# 医论医话卷

中医必读百部名著

中华中医药学会／编

主编／李俊德　高文柱

- 格致馀论
- 医贯
- 医学源流论
- 冷庐医话
- 柳洲医话

本册主编／许敬生

华夏出版社

# 《中医必读百部名著》编委会

| | | | | |
|---|---|---|---|---|
| 顾　　问 | 邓铁涛 | 路志正 | 马继兴 | 张灿玾 |
| 主　　任 | 王国强 | 佘　靖 | | |
| 执行主任 | 房书亭 | | | |
| 主　　编 | 李俊德 | 高文柱 | | |
| 副 主 编 | 张　伟 | 曹正逵 | 温长路 | |
| 编　　委 | 王均宁 | 王　奕 | 王振国 | 牛兵占 |
| | 牛淑平 | 田代华 | 田思胜 | 朱　桂 |
| | 伊广谦 | 庄乾竹 | 刘　平 | 刘山永 |
| | 刘更生 | 刘掌印 | 孙永章 | 孙中堂 |
| | 纪立金 | 许敬生 | 严季澜 | 吴启富 |
| | 沈澍农 | 张效霞 | 张瑞贤 | 张子明 |
| | 和中浚 | 祝庆俊 | 欧阳兵 | 胡晓峰 |
| | 郭君双 | 黄龙祥 | 常章富 | 蒋力生 |
| | 董尚朴 | 焦振廉 | | |

（以上名单以姓氏笔画为序）

# 《中医必读百部名著》序

"读万卷书，行万里路，与天下名士游"，是古人对治学之道的高度总结。读书与实践，更是人们获取知识的两大法宝。历代医家为我们留下了大量的医学名著，这些名著既是历代医家智慧的结晶，也是历代中医药学术经验的积淀和理论的升华。源远流长的中医药学术、根基深厚的中医药理论体系，蕴藏于历代医药典籍之中。博览群书，精研覃思，从中汲取前人的宝贵经验和学术精华，是造就自身良好学术素质的必由之路。

纵观古往今来的名医巨匠，无不是通过熟谙典籍、躬身实践而登上中医药学术高峰的。医圣张仲景"勤求古训，博采众方"，是在书的催化中，锤炼为万代永传之宗师的；药圣李时珍"岁历三十稔，书考八百家"，是在书的滋养中，磨砺为千秋不朽之巨匠的。可以说，凡有成就的名医和学者，尽管他们各自的成长道路不同，或家传，或师承，或自学，但"学经典，读名著"是不可或缺的。历史已经证明，认真继承中医经典理论与临床诊疗经验，是每位医家成功的门径。不读书，就谈不上扎实的继承；无继承，学术的发展就将成为无源之水、无本之木，更无从奢谈创新和进步。

经典著作不仅是理论家的治学根底，更是临床家的活水源头。诚如徐灵胎所言："一切道术，必有本源。未有目不睹汉唐以前之书，徒记时尚之药数种，而可为医者。"历代名医都把读熟、背熟经典名著作为治医、行医的一项基本功。已故名医岳美中先生亦曾颇有体会地说道："对《金匮要略》、《伤寒论》，如果能做到不加思索，张口即来，到临床应用时，就成了有源头的活水。不但能触机即发，左右逢源，还会熟能生巧，别有会心。否则，读时明白了，一遇到障碍又记不起，临证时就难以得心应手。""学医必须读书"，早已成为医家之共识。

实践告诉我们，中医人才的培养，离不开读书、临证、师承这三大要素。读书是认识中医、接受中医学术的重要源泉。临证是体验中医、运用中医学知识实现防病治病的基本途径。师承是按照中医学自身规律传承和发展中医学术的学科特色。这三大要素，互相关联，各有侧重，不可偏废。但三者之中，读书是最基本的路径。只有多读书，才能加深对中医药学的认识，才能增强对其内涵的领会，才能提高理论水平与实践能力。如果读书太少，面对博大精深的中医药学则难以登堂窥奥，临证则辨证不精、用方不活，仅能知常，而难达变，要想提高学术水平和临床疗效是很难的。

有鉴于此，中华中医药学会在华夏出版社的密切配合下，决定在全国范围内组织发起"学经典，读名著"的大型读书活动，旨在培养、发现并推出一大批优秀中医药人才，以更好地促进中医药学术的继承与发展。这是一个很好的举措，我完全赞同并大力支持，国家中医药管理局将会积极推动这项活动的开展。希望全国中医药行业共同关注医学名著的阅读，分享阅读的收获和快乐。

中医典籍，浩如烟海，学会为了组织这次读书活动，按照名老中医推荐、参编人员精选、有关专家把关、藏书部门和出版社提供服务的原则和程序，从历代流传广、社会影响大、临床实用价值高的古医籍善本中确定百部左右，编成这套《中医必读百部名著》丛书。考虑到读者阅读方便，尽量采取合并同类、合理集成的形式，把百种古籍分为医经、伤寒、金匮、温病、方剂、本草、诊法、针灸、推拿按摩、养生、医案、医论医话、通用临床及临床各科若干个类别，部帙较大的图书，则单独成册。每书均采取书前写导读，随文做注释，分章（节）加按语的体例，帮助读者尽快了解内容、掌握重点，并解决阅读上的困难。导读主要介绍作者生平、成书年代、主要内容、学术价值及影响、本次校注整理的原则和方法等。其中重点内容是古籍的学术价值及影响，特别是对中医理论与临床的指导作用；还刻意引证了古今名医对该书的评价，以现身说法的形式把读者带进书中来。对原文的整理以点校为主，注释简明扼要，减少过多过繁的考证。按语则紧扣各书的内容，以自然章节、门类为单位，通过简洁的文字表述，把学术亮点突出出来，对读者真正起到辅导作用。从整体水平上看，这次出版的每类书籍既是该领域历代医籍的精萃，又是该学科学术构成的主流，具有较高的实用价值和永久的收藏价值。

中医之计人为本，人才之计书在先。希望中医药院校广大师生、科研机构研究人员、医疗机构从业人员，根据本丛书所收书目，结合自身实际情况，选择、制定自己的读书计划，在读书过程中汲取历代医学之精华，发皇古义，融会新知，为弘扬华夏传统文化，为振兴祖国中医药学而努力提高每一个中医药工作者的学术素养。

"书到用时方恨少"。让《中医必读百部名著》陪伴我们的一生，让阅读成为我们的生活方式，让读书成为指导和提高中医药实践能力的源泉！

中华人民共和国卫生部副部长<br>
国家中医药管理局局长<br>
2007年4月23日

# 格致馀论

元·朱震亨 著
许振国 校注
刘婕

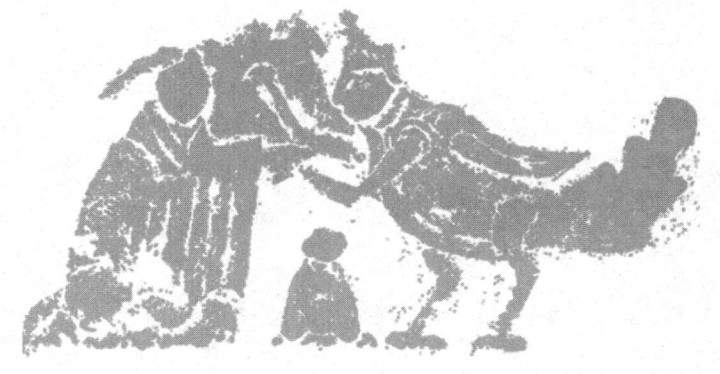

# 导读

《格致余论》是朱丹溪医学论文集,全书1卷,共收医论42篇,涉及内容相当广泛,篇次排列没有规律,颇有随笔杂记之韵味,若不拘原书篇序而按所论内容分类,则大致有:论养生者,如"饮食色欲箴"、"养老论"等;论生理病理者,如"受胎论"、"阳有余阴不足论"等;论诊断者,如"涩脉论"、"治病先观形色然后察脉问证论"等;论治则者,有"治病必求其本论"、"大病不守禁忌论"等;论具体病证者,有"痛风论"、"疟论"等;论具体方药者,有"脾约丸论"、"石膏论"等。另外,还有其他杂论数篇。

《格致余论》书虽小,影响甚大,云丹溪学派立论以此为基亦不为过。朱丹溪早年习儒,曾师事朱熹四传弟子许谦,深受理学影响,其书名"格致",即理学"格物致知"的简称。

他生活的年代,《局方》盛行,世人治病崇尚温燥。朱丹溪独具只眼,洞识其弊,以丰富的临床实践为基础,从《黄帝内经》、《神农本草》及张仲景、李东垣、罗知悌等医家的著述中寻求医理,并吸收理学的研究成果,形成独有见地的学术见解,确立了养阴学派创始人的地位。著名文学家宋濂称其所见粹精类多前人所未发,《四库全书提要》也对《格致余论》作了较高评价。

在本书中,朱丹溪从人体生理角度阐述了著名的"阳有余阴不足论";在病因病机方面,提出了"相火论",指出正常相火虽为人身动气,若因物欲妄动,亦可成为"贼邪",导致"阴精亏损";在临证治疗方面,主张滋阴、养血、清热,反对滥用温补及盲目攻邪。

## 一、丹溪生平

朱丹溪(1281~1358),名震亨,字彦修,元婺州路义乌(今浙江义乌)人。朱丹溪倡导滋阴学说,创立丹溪学派,对祖国医学贡献卓著,后人将他和刘完素、张从正、李东垣一起,誉为"金元四大医家"。

丹溪之名,因其所居之赤岸村,原名蒲墟村,南朝时朱幼之女适王,"亲迎之日……车红辉映溪岸,蒲墟因名曰赤岸,继而又改为丹溪"。所以人们尊称他为"丹溪先生"或"丹溪翁"。

朱氏家族,世代为儒。朱丹溪祖父名环,宋宝祐时中乡试第28名。父名元,母戚氏。祖父辈均以孝闻名乡里。朱丹溪的堂曾祖朱杓,精通医学,著有《本草千金方》、《卫生普济方》等医书,重医德。堂祖父叔麒,宋咸淳进士,晚年从事医学,医德十分高尚,他们均对丹溪有一定的影响。

元至元十八年(1281)十一月二十八日,朱丹溪诞生于义乌县赤岸村。朱丹溪自幼聪敏,"受资爽朗,读书即了大义","自幼好学,日记千言",又善作诗赋,受到长辈们的器重。

朱丹溪经历了一个苦难的童年。当时宋亡为元,人民不堪沉重的民族压迫,纷纷起来反抗。兵祸连年不断,生灵涂炭。丹溪9岁时(1289),三月初,台州杨镇龙在台州、东阳、玉山交界处起兵,建大兴国,兴兵十余万,攻东阳、义乌,浙东大震。十月,被浙东宣慰使史弼所镇压。丹溪家处义乌南赤岸村,首当其冲,房屋被烧毁,家中也被洗劫一空。一波未平,一波又起,不久,丹溪一家又受到"资助杨镇龙"的牵连。当时史弼的镇压十分残酷,凡是供词中有牵涉到的,全家"必尽杀乃止"。此时,丹溪父亲正患病卧床,幸仗姑母朱寿多方营救,才不致全家蒙冤而成刀下之鬼。但从此后,家境每况愈下,朝不保夕。兵乱、饥寒,时时刻刻侵袭着丹溪幼小的心灵。

元贞元年(1295),丹溪父亲朱元因病去世。丹溪和两个弟弟都尚年幼,全家靠戚氏一人支撑,"艰辛悲悴",苦不堪言。戚氏教子有方,对儿子"有恩且严"。一次,小儿子"戏取人一鸡卵",戚氏很生气,"笞而责还之"。朱丹溪的童年就是在贫寒和严格的家教中度过的。他既经历了艰辛的磨炼,又得到了母亲很好的教育和熏陶。

在逆境中成长的朱丹溪,性格豪迈,见义勇为,从"不肯出人下"。元大德四年(1300),朱丹溪年满20岁,时任义乌双林乡蜀山里里正。他刚正不阿,处处为民着想,敢于以下犯上,拒抗官府的苛捐杂税,深得民众的拥护。他的名声也因此远近皆知,连官府都忌他三分。大德六年(1302),丹溪22岁。"'包银'之令下,州县承之,急如星火,一里之间,不下数十姓,民莫敢与辩"。丹溪所辖之里仅报富户二家。郡守召丹溪责问:"此非常法,君不爱头乎?"丹溪笑着回答:"守为官,头固当惜,民不爱也,此害将毒子孙,必欲多及,民愿倍输吾产当之。"郡守虽然发怒,丹溪始终没有屈服。

当时著名理学家、朱熹的四传弟子许谦,在八华山讲学,"授受分明,契证确切",跟他学习的学生有数百人之多。丹溪时年30岁,对以前的所作所为有所感悟,认识到"丈夫所学,不务闻道,而唯侠是尚"是错误的,遂辞去里正,准备到八华山求学。但母亲重病,无法分身,而"众工束手",因此他转而立志学医,誓把母亲的病治好。他刻苦钻研《素问》等书,但《素问》一书深奥难懂,丹溪就"缺其所可疑,通其所可通",浅显易懂的先弄通它,把难点疑问先搁置起来。朱丹溪克服了种种学习上的困难,经过五年的勤奋学习,不耻下问,治好了母亲的病,他也因此有了相当的医学基础。

这时,丹溪已经36岁,他感到自己学问的肤浅,因此,在强烈的求知欲驱使下,他毅然离别妻儿老母,到东阳八华山白云书院,从师许谦,学习理学。他学习十分用功,每夜读书至四更,"潜研默察,必要求于实践","不以一毫苟且自恕",学业突飞猛进。过了四年,已成为许谦的得意门生。后来他将理学的知识结合于医学,推动了医学理论的发展。

元皇庆三年(1314)八月,恢复科举制度。丹溪在学习期间,曾参加过两次科举考试,但都没有考中。

科举失败并没有使丹溪灰心,他认为:"既穷而在下,泽不能致远。"要使德泽远播于四方,只有学医济人。这时,他的老师许谦,卧病日久,多方求医,然愈治而病愈剧,此时许谦也鼓励丹溪学医,并对他说:我卧病已久,"非精于医者不能以起之",你聪明过人,又肯在医学上下功夫,你就学医吧。于是,朱丹溪决意断绝仕途,专心医学。

朱丹溪此时已40岁了,他一心扑在医学上,加之原来已有一定基础,轻车熟路,学业大进。但他没有丝毫放松,学习更加刻苦。他重新钻研了《素问》等书,对当时盛行的陈师文、裴宗元所定《大观二百九十七方》,也手自抄录,昼夜揣摩。

过了两年,丹溪42岁时,治愈了许谦多年的顽疾,从此声名鹊起。据丹溪自述,许谦开始时患胃痛,多方求医,用药多"燥热辛香",治数十年而变成"足挛痛甚"。许谦自料已成废人,医生也技穷。丹溪经过细心诊断,用防风通圣散,连服半月,泻下"积滞如五色烂锦者,如柏烛油凝者",近半月,病似退,又半月而进食稍增,但"两足难移,计无所出"。此后,丹溪得一"西域之异人"传授的"倒仓法",此法对瘫痪非常有效。丹溪经多次实践,确有意想不到的效果。于第三年三月将此法用于许谦,许谦服后泻下多次,又饮"轮回酒"数杯,调理半月后,便觉身体轻健了许多,两足渐渐活动,不久便行动自如了。

朱丹溪在实践中不断检验和探讨,领悟到当时风行南北的《和剂局方》"集前人已效之方,应今人无穷之病"的弊端,同时,《和剂局方》的用药又偏于温燥,流弊不少。又联想起父亲的死于"内伤",伯父的死于"瞀闷",叔父的死于"鼻衄",幼弟的死于腿痛,妻子的死于"积痰",都是由于"药之误也"。种种疑问困扰着他,"心胆摧裂,痛不可追"。朱丹溪的心情十分沉重,出于医生救死扶伤的责任心,丹溪再也无法平静,决定抛开现有的名利,离开温暖的家,再度外出求师,以"为之依归,发其茅塞"。

## 二、求学经历

泰定二年(1325),朱丹溪45岁,渡钱塘江,千里迢迢来到吴中(今江苏苏州)。"但闻某处有某医,便往拜而问之",这就是著名的千里寻师之行。到宛陵(今安徽宣城),上南徐(今江苏镇江),辗转建业(今南京),"连经数郡",但始终没有找到一位适合当自己老师的人。

后又到定城,得到寒凉派刘完素的《原病式》和补土派李东垣的方稿,丹溪耳目为之一新,但始终未得"的然之议论"。有人告知,杭州罗知悌医术高明,学问精湛,他就不顾夏日的炎热,日夜兼程,匆忙赶到杭州求教。

罗知悌,字子敬,世称太无先生,精于医,得金·刘完素之学,为刘完素的二传弟子,旁参张从正、李东垣两家,曾以医侍宋理宗,并甚得宋理宗宠厚。另外,又兼通天文、地理、艺术,医德十分高尚,性情却非常傲慢。当时他隐居杭州,朱丹溪去拜见他,"十往返不能通","蒙叱骂者五七次",虽遭闭门拒客,但丹溪意志坚定不移,"日拱立于其门",大风大雨也不例外。从夏到秋,整整过了三个月,罗知悌"爱其诚",才接见他。时罗知悌已年近九十且多病,他见丹溪学识过人,学医之心虔诚,高兴地说:"吾道赖子不灭矣。"遂收丹溪为唯一的弟子,授以刘完素、张从正、李东垣三家之书,并深入说明三家的要旨。罗又开导他:为医之要,必以《素问》、《难经》二书为根本,且"湿热、相火"是最为重要的致病因素,为病也最多。兼之张仲景的书详于"外感",李东垣的书详于"内伤",必两尽之,治疾方无所憾。又指出:"区区陈、裴之学,泥之且杀人。""陈、裴之学",指北宋陈师文、裴宗元所集的《大观二百九十七方》。

罗知悌的谆谆教导,使朱丹溪豁然开朗。丹溪自述:"每日有病者来,罗知悌'必令其诊视脉状回禀',罗但卧听,口授用某药治某病,用某药监某药,用某药为引经,往来一年半,并无一定之方。一方之中,有攻补并用、先攻后补或先补后攻。"罗知悌对朱丹溪既有理论的传授,又有实践的教诲。朱丹溪的医术有了长足的进步。对用"古方治今病"的问题,罗又有很形象的说明:好比拆掉旧房来建新房,材料不一样,没有经过工匠的裁取,怎么可以用呢?

朱丹溪求学期间,对罗的治病很注重观察。有一四川籍的和尚,因离别老母已有七年,突然有一天非常想念母亲,回去又没路费,"徒尔朝夕望西而泣",因此得病。罗知悌看他"黄瘦倦怠",每天给他吃煮烂的牛肉、猪肚之类,又赠他10锭银子作路费,好言好语安慰他。过了半个月,和尚的病有好转后,罗知悌又用桃仁承气汤治之,一日连服三帖,大便中皆是"血块积痰方止"。次日,只给他吃熟菜和稀粥,调理了半个月,病就完全好了。

朱丹溪仔细观察罗对四川和尚的治法后,体会到:半个月的补养,是为以后的攻下作准备;而一日的攻下,须要半个月的补养。又经过长期不断的实践,他总结出一个重要的论点,即"阴易乏,阳易亢,攻击宜详审,正气须保护"。为创立后来的丹溪学派奠定了坚实的基础。

一年半后,即1327年的夏秋之际,罗知悌去世。丹溪安葬了师傅后回到义乌老家。朱丹溪已尽得其学,成为寒凉派刘完素的三传弟子。这次求师,跨浙、苏、皖三省,行程超过千里,历经艰难险阻和重重挫折。正是这种锲而不舍的精神,才使得朱丹溪的千里求师画上了圆满的句号;也正是这种精神,才使他在以后的医学领域中能有重大的突破。

## 三、从医经历

丹溪既得罗知悌之学,回家乡给人治病,"每治疾,往往以意为之,巧发奇中,按之书,无有也"。当时乡之诸医,仍循规守旧,死死抱着陈、裴之学不放,对丹溪的疗法和医理大惑不解,甚至嘲笑、排挤他。朱丹溪也不争辩。事实胜于雄辩,不久,曾经嘲笑、排挤过他的医生,见他对诸家的医论,无所不通,治病不死板地套用古方,且"所疗皆中",群众又交口称赞他的医术,也终于心服口服,愿做他的弟子。数年后,朱丹溪"声誉顿著,遍浙河(即钱塘江)西东,至苏州一带"。当时很少有人不知道丹溪先生大名的。

朱丹溪50多岁后,客居金华,常住在吴翰家中。吴翰亦为许谦弟子,他们有同窗之谊,二人交情很深,常常"士大夫相过,坐席恒满"。朱丹溪与宋濂交谊亦颇深,对各种问题,常互相讨论和质疑。时宋濂才20岁,二人遂成忘年交。

朱丹溪53岁那一年,金华叶仪患痢疾,病很重。叶仪曾与丹溪同学于白云许公,共修程朱理学。明太祖下金华,召叶仪为五经师,叶仪以年老多疾坚辞,隐居婺城,与丹溪情意相投。

原来叶仪身患滞下,久治不愈,以致腹痛难忍,饮食点滴不入,痢下无度,困倦乏力,不能起床,只得在床上开一个孔,就在孔中解便。他的身体日渐消瘦,生命危在旦夕。

此时,朱丹溪正在金华城中。丹溪即为叶仪切脉看苔,丹溪安慰说:"贤弟之疾,并非不治之症,只要坚持服用我所开之药,不久可望痊愈。"

自此,丹溪日日为他开人参、白术等补脾胃之药。如此数日,可叶仪之疾并不见好转,反而日见加重。叶仪仍对丹溪深信不疑。叶家亲朋见此议论纷纷,丹溪佯装不知。

转眼叶仪已服用丹溪所开之药十日,但疾病愈治愈重。叶仪暗忖:丹溪乃当今首屈一指的名医,由其诊治,仍难治愈,今生恐已无望。于是将儿子叫至床头,安排后事。家人闻之,哭声不绝。四邻听到哭声,皆认为叶仪已不在人世,一时议论哗然。丹溪闻之,仅付之一笑,也不争辩。

次日清早,丹溪来到叶家,为叶仪细察脉象,尔后开了一剂小承气汤。方中乃是大黄、厚朴、枳实,攻下逐邪之药。丹溪亲自煎药,待叶仪喝下汤药,仍留下不走。

叶仪服下汤药,不久便觉肚中咕咕作响,尔后拉出一大堆污物来。泻毕,但觉浑身轻松,腹痛顿减,竟沉沉睡去。次日已能进食粥饭,精神大为好转。

如此调养不多日,叶仪竟身离床榻,走坐说笑,一同常人。为叶仪诊治过的乡医们个个惊异不已,前来探虚实,问究竟。丹溪解释道:"病人外形虽较丰实,可面色萎黄苍白,诊其气口脉虚,饮食不入,可知其胃气已伤,此时若贸然用攻积逐下的治痢之剂,必有后患。故先投补益胃气之品以固其本,虽病情似乎加重,人体正气却在恢复之中。待其胃气已充,则可用承气汤攻逐结邪。这就是先补后攻之法。"众人闻说,无不叹服。

朱丹溪与苏州名医葛可久相交甚厚,医术不相上下。他们互相推崇,二人经常一同会诊。有一次,江浙行省有某平章,在上任途中忽患中风,四肢不举,请葛可久前来诊治。可久诊后,甚感棘手,如若一不小心,病人命之不存,将待如何?遂对平章道:"我友义乌朱丹溪医名盖世,妙手回春。若得他来会诊,才保无虞。"平章即命人到义乌传朱丹溪到来。葛可久忙道:"丹溪脾气甚犟,他重百姓,轻权贵,若以令去传必不肯来。今我书信一封,你等带去相请,他可能会来与我一同会诊。"

官差快马加鞭驰往赤岸,丹溪接到可久书信后立即启程。

会诊后,丹溪道:"病已危殆,不可救药了。"葛可久说:"我也知其危殆,故请你来。不过,还有一针法可用。"丹溪沉思一下,接着说:"针法只不过可以暂时运动他的二肢,对疾病并没有好处。"旁边的人都要可久用针。针刺后,果如丹溪所说。丹溪问了平章的回家路程,计算一下,就对他们说:"即刻回去,还可到家,稍为迟缓,就来不及了。"后平章真的到家就去世了。

丹溪治病体察入微。有清江县人杜清碧,也是名医,并与丹溪老师罗知悌交往颇深,编著有《敖氏伤寒金镜录》,是最早的舌诊专家。时杜清碧学道武夷山,至婺源时,忽患脑疽,但自治不愈。朱丹溪闻讯赶往婺源诊治,对清碧说:"何不服防风通圣散?"清碧说:"已服三四帖了。"丹溪仔细想了想说:"何不用酒制过?"清碧随悟,依照丹溪的方法自治,结果"服不尽剂而愈"。从此以后,清碧心服丹溪。

丹溪治病十分注意正气的保护,但并不拘泥。所以他说:"有病则病受之",对体格强健、病情较急的患者,常灵活运用,单纯用攻击之药,又注重"腹诊",用化瘀活血药。

赤岸朱同道,48岁。八月十五日,因雨后受凉,半夜后忽患小腹痛,痛势剧烈,汗出如雨,手不可近,请朱丹溪诊治。诊断时朱同道说六月大热时,曾在深潭洗浴,丹溪想,病或者由此而起。丹溪诊其六脉,弦而细实,重取如循刀刃,十分有力,遂用大承气汤治之,服后有轻微泻,痛即时停止。至次日傍晚时,腹痛又发作,痛处坚硬,丹溪用大承气汤加桂,研桃仁同煎,服两帖,大便解下黑色血升余,痛又即时停止。第三日傍晚时,腹痛又复发如初,痛在小腹,痛处坚硬,手不可近。丹溪仍用大承气汤加附子,研桃仁同煎,又服两帖,大便泻五次,泻下黑紫血如破棉絮一样约二升左右,痛顿时即止,一夜安睡。嗣后小腹和软,脉亦和,调理半月而愈。

关于情志过分变动引起的疾病,丹溪尤有独到心得,或"以情解情",或行气解郁,或化瘀兼用补药,种种不一。

有一次,丹溪治一女子,已许嫁,夫到广州,近五年未归,不思食,面向床里卧,病将半年。医已术穷。丹溪诊之,说:"此因思想太过,气结于脾,药物难以治疗,只有发怒可解。怒属肝,肝能克脾,才能冲开脾气之结。"遂激之使其发怒。女子大哭大闹后,便思食、起床。丹溪又说:"思气虽解,必得喜,才不致再结。"家属诈称夫有书信来,最近将回家。碰巧,三个月后,其夫果归,病未复发。

有一妇人,昏倒不知人事,稍有苏醒时,即叫号再三,接着又昏倒。丹溪诊之,肝脉弦数且滑,丹溪说:"此病因怒火引起,发怒而勉强饮酒所以得病。"再盘问她,"以不得于夫",每夜必满杯饮酒以自解。丹溪用涤痰降火之剂加入香附,以散肝分之郁,即时而愈。

一未婚女子,因不顺心事。半年不食,每日只吃菱或枣数枚,遇有高兴事,能吃馒头一小块,始终不肯吃饭粥。丹溪认为病属脾气实,只有枳实才可散,用温胆汤去竹茹,服数十帖而安。

另有一19岁少妇,因发生不如意事,引起连月膈满不食,后觉困倦,不能起床,巳、午间发热面赤,酉、戌退,夜间尿频而不畅,脉沉涩而短小,月经量极少。丹溪认为此乃气不遂而郁于胃口,有瘀血而虚,中宫却因食郁而生痰。遂补泻兼用,用参术等先补,再用神祐丸治之。过七日而愈。

丹溪治病,不畏权贵。有一次,一权贵以轻微小病来唤,端坐于中庭,两旁分别摆列三品官员的仪仗队,摆出一副威风凛凛不可一世的架子。丹溪并不在乎,诊脉后,一言不发,转身就走。有人问他,他说:"三月后将为鬼。"后果如期去世。

丹溪不但医术高明,且医德高尚。为贫穷的人治病,不取报酬。有贫困而无处求告的,送药送医上门,即使远在百里亦不辞辛苦。有外地人因病来迎,不论大雪大雨,无不即时前往,并说:病人度刻如年,怎么可以自图安逸呢?

**四、学术主张**

丹溪著书的态度十分严谨,在此以前,"不从弟子之请而著方",恐后人拘泥其方,不再详审病情。至67岁时,他的见解更加精粹,"其自得者,类多前人所未发",遂应弟子张翼等再次请求,著《格致馀论》一书。不久又著《局方发挥》、《本草衍义补遗》、《伤寒论辨》、《外科精要发挥》等,共五种。今仅存前三部书。

《格致馀论》是丹溪医论的专著,共收医论42篇,充分反映丹溪的学术思想,是丹溪的代表作之一。该书以《相火论》、《阳有余阴不足论》两篇为中心内容,创立"阳常有余,阴常不足"的论点,强调保护阴气的重要性,确立"滋阴降火"的治则,为倡导滋阴学说,打下牢固的基础。其他如《饮食色欲箴》、《养老论》、《慈幼论》、《茹淡论》等篇,围绕着养阴的观点,深入论述养生的道理。《生气通天论病因章句辨》一篇,提出"六气之中,湿热为病十居八九"的观点,又对某些章句的断句进行探讨。《石膏论》中,纠正了石膏的名实之误。李时珍盛赞其说,认为"至朱震亨始断然以软者为石膏,而后人遵用有验,千古之惑始明矣"。其他各篇,侧重论述滋阴降火和气、血、痰、郁的观点,内容十分丰富,每篇中又多以治验相对照。

"相火论"和"阳有余阴不足论",体现了朱丹溪学术思想的主要方面。"相火论"深入说明了相火为人身生命活动的原动力的道理,若反常妄动则变为贼邪而致人于病,并以此为基础,在"阳有余阴不足论"中创立人身"阳常有余阴常不足"之说。

丹溪"相火论",是在师承了寒凉派刘完素火热病机的基础上,又参之以"太极"之理,进一步加以阐发和补充而发展起来的。首先,他说:"天主生物,故恒于动","人有此生,亦恒于动",认为天地万物,都是恒动的,而"凡动皆属火"。火有君火、相火之分。丹溪说:"心,君火也。"《内经》"心主神明",可见,君火主持人身的思维活动。关于相火,丹溪说:"生于虚无,守位禀命,因其动而可见……"又说:"天非此火不能生物,人非此火不能有生。"可见相火指推动人身生生不息的原动力,又指出肝、肾、胆、三焦为相火的根源,主要发源于肾,君火、相火只有互相配合,才能温养脏腑,推动人身的各种功能活动。所以,丹溪说:"彼五火之动皆中节,相火惟有裨补造化,以为生生不息之运用耳。"但是,相火之性易起,若五志之火变动反常,则"五性厥阳之火相扇",相火就会妄动,产生病理性的变化,以致"火起于妄,变化莫测,无时不有,煎熬其阴,阴虚则病,阴绝则死"。可以看出,相火既有推动人身生命活动的一面,如果反常妄动,又有"煎熬真阴",而使人生病的一面。

在"相火论"的基础上,丹溪又于"阳有余阴不足论"中创立"阳常有余,阴常不足"之说。首先从天人合一的观点出发,用天地日月这些自然界的现象来说明阴阳的变化。他说:"天,大也,为阳,而运于地之外;地,居天之中,为阴,天之大气举之。"又说:"日,实也,亦属阳;月,缺也,属阴。"由于"人受天地之气以生,天之阳气为气,地之阴气为血,故气常有余,血常不足。"

古人必近二十、三十而后嫁娶,《内经》亦认为"年四十,阴气自半,起居衰矣",又说"男子六十四而精绝,女子四十九而经断"。可见阴气之难于成,且人的情欲无限,此难成易亏的阴气,自然更不足了。何况,肾主闭藏,肝主疏泄,两脏皆有相火,皆听命于心。"心动则相火亦动,动则精自走,相火翕然而起",阴气无形中自然消耗了。

既然阴气之难于成,故丹溪谆谆于阴气的保养,教人"收心养心"、"动而中节",以免相火妄动而伤阴。又"人之阴气,依胃为养",如"谷、菽、菜、果,自然冲和之味,有食人补阴之功"。菽,指豆类。粮食、豆类、蔬菜、水果,才是人的最佳食品。丹溪提出"节饮食",是指烈酒、肥肉等偏厚之味。又提出"节情欲","夫妇之间,成之以礼,接之以时",如"徇情纵欲,惟恐不及",又用燥毒药品以助之,难免阴气虚耗,身亦憔悴,所以要"节情欲"。

在临床治疗中,丹溪强调"滋阴降火"。他说:"阴易乏,阳易亢,攻击宜详审,正气须保护。"又说"脾具坤静之德,而有乾健之运","脾土之阴受伤,转输之官失职,胃虽受谷,不能运化","脾为消化之器,清和则能运","嗜酒则伤血,血伤则脾中之阴亦伤",谆谆于脾阴的保养,充实了养阴理论。丹溪又提出"其人素有火盛者,是水不能制火"的病理,与"相火者,……阴血愈耗,其升愈甚"相参,说明丹溪较深入地认识到阴虚火旺的病理。丹溪又说:"阴虚则发热,……精神外驰,嗜欲无节,阴气耗散,阳无所附,遂致浮散于肌表之间而恶热也,当作阴虚治之,而用补养之法可也。"恶热,作阴虚治,为内伤发热的治疗另立一大法门。在用药方面,丹溪发现龟版大有补阴之功。由于丹溪的发现,龟版一药才以著名的滋阴药为后人广泛使用,并被后世医家誉为"大补真水,为滋阴第一神品"。丹溪又以龟版为主药,创立大补阴丸,用熟地、龟版、知母、黄柏等,滋肾水、降阴火。朱丹溪还深刻批评了习用温燥的《局方》。在以上理论和实践的基础上,丹溪确立"滋阴降火"的治则,倡导滋阴学说,也因此被后世尊为滋阴派的代表。"滋阴降火"治则的确立,对后世影响很大。温热学派"养阴清热"治则的确立,实导源于此。

著《格致馀论》这一年,丹溪67岁。秋,丹溪患病一年余,服药至冬至节,便不再服药,以白粥调养而愈。这时,他一再在《复戴仲积书》中,说明了一个重要观点:久病以后,"气血消损,膏脂消散",在这种时候,"初感之症已减退,惟诸虚百损在耳"。而"大凡药,虽参、芪亦是毒物",只有谷物才是大有功于人的。信中又深入透彻地剖析了仲积的病情,分析各症的病机,补充了辨证的方法。信中说:"其所以烦躁者,气随火升也;喘急者,气因火郁,而为痰在肺也;气响与痛或咳嗽者,由食成积,而愈盛也;大腑溏者,肺因火烁,不行收令,其大肠之门户不得敛也;小腑涩者,心因火烁,下焦无血,气不得降,而渗泄之令不行也。"皆从火盛烁阴入手,很有参考价值。

丹溪医学上的成就是多方面的,临床上阐明气、血、痰、郁的致病机理,并在此基础上创立一套完整的疗法,大大丰富了杂病的辨证论治内容。

"医之门户分于金元"。金元时代,医学进入"新兴肇兴"时期,争鸣之风大兴,打破了自东汉张仲景后直至隋唐,医学理论相对没有取得突出进展的局面。此时,不少医家各自发挥新的见解,相继各成一说,各树一帜。自宋钱仲阳的对于儿科开始,至金元而此风大盛。金元时期,有刘完素的对于火热,张子和的对于攻下逐邪,李东垣的对于脾胃,朱丹溪的对于滋阴,都是当时力倡新学的杰出代表,朱丹溪尤能集诸家之大成而多有发展。但诸家新说虽立,仍未能从根本上动摇《局方》在当时医学界的统治地位,至朱丹溪《局方发挥》之书一出,深刻揭示了《局方》的种种弊端,才使医风为之一变。可见,朱丹溪的成就实在各家之上。

总之,朱丹溪的医学成就,主要是"相火论"、"阳有余阴不足论",并在此基础上,确立"滋阴降火"的治则,倡导滋阴学说及著《局方发挥》一书,对杂病创气、血、痰、郁的辨证方向。其他如恶寒非寒、恶热非热之论,养老、慈幼、茹淡、节饮食、节情欲等论,大都从养阴出发,均对后世有深远的影响。

丹溪学说不仅在国内影响深远,而且在15世纪时,由日本人月湖和田代三喜等传入日本,成为沿用至今的日本汉医的辨证纲领。日本又成立"丹溪学社",进行研究和推广,迄今日本尚存"丹溪学社"。日本汉医痰、气、血、水病因学说,由张仲景的水饮和朱丹溪所创之气、血、痰演化而来。朱丹溪得罗知悌之学后,不断进行实践,又集张子和、李东垣二家之长处,将刘完素之说一变而为阴虚火旺之说,专于泻相火,补真阴,形成丹溪学派。

### 五、学派及影响

丹溪门人众多,他对明清医学家影响之深广,金元诸大家皆难以与其相比。

丹溪63岁时,浦江赵良仁、戴思恭、戴尧、赵良本等,同日就学于丹溪。其他如金华赵道震,江苏王安道、刘叔渊,绍兴徐彦纯,丽水楼厘,义乌虞诚斋等,亦先后来就学。

赵良仁,字以德,浙江浦江人,曾从柳贯游,后柳贯奉诏进京,勉励良仁从丹溪学医。当时良仁28岁,丹溪见其领悟绝伦,遂授以《素问》、《难经》。又见其志诚,乃尽前人所发明者而极言之。三年后,良仁遂从丹溪临诊切脉;再过三年,丹溪令其诊治,某是某非,则校正之。据良仁自述:"从先生学十余年而来苏州。"在苏州行医,多奇效,名动浙东西。撰有《丹溪药要或问》,深得丹溪治疗杂病的要旨。另撰有《金匮方论衍义》,为现存最早的《金匮要略》注释专著。良仁所注部分体现了丹溪学术思想的特色。

戴思恭,字原礼,明初浙江浦江人,与父戴尧同学于丹溪,丹溪"倾之授之"。他从学时间最长,有近20年之久,岁或十余往返,遂尽得丹溪之学。中年行医苏州,医道大行,奇验者甚众,驰名江浙。洪武时,征为御医,历任太医院使,被誉为"国朝之圣医"。撰有《推求师意》等。他所校补的

《金匮钩玄》一书，对后世医学的影响很大，如目前流行较广的程充《丹溪心法》等，均以此书为底本。戴原礼在丹溪"阴易乏，阳易亢"的基础上加以阐发，形成以血气言阴阳的论点。对丹溪学说，既有继承，又有发展，扩大了丹溪学说的应用范围。

王履，字安道，江苏昆山人。学医于朱丹溪，尽得其传。他对《内经》、《难经》、《伤寒论》有深入的研究和发挥，著有《医经溯洄集》，对后世贡献很大。他对"亢害承制"很有创见，得到后世医家的赞许。

赵道震，字处仁，金华人，为丹溪弟子。"凡轩岐以下医书，靡不精究"。医德高尚，尤精于运气学说，著有《伤寒类证》，已佚。洪武时，迁安徽定远县。

除以上弟子外，尚有私淑弟子，其中如王纶、虞抟、汪机等，均对丹溪学说有发挥和补充。

王纶，字汝言，浙江慈溪人。明成化时进士，曾任都御史、巡抚湖广等职。平时钻研医学，私淑丹溪，著有《明医杂著》。王纶很推崇"阴常不足，阳常有余"之说。平时治病，不但加重了大补阴丸中龟版的用量，并且认为补阴之药，自少年至老年都不可缺少。王纶又将丹溪学说与东垣之学结合起来讨论，对内伤发热概括为阴虚发热、阳虚发热两种，不但对丹溪学说有所发挥，而且对推广丹溪学说起到了重要的作用。

虞抟，字天民，浙江义乌华溪人。曾叔祖诚斋为丹溪弟子，父南轩私淑丹溪，故虞抟世代相传，学宗丹溪。虞抟之论认为"气虚者，气中之阴虚"，可用补中益气治之；"血虚者，血中之阴虚"，治法用君子汤。他又认为血虚亦可用补中益气汤，为阳生阴长之理，对丹溪学说多有贡献。其主要著作为《医学正传》等。日本延寿玄朔非常赞赏虞抟的《医学正传》，认为是"承丹溪先生之遗流而述作之书也"。后延寿玄朔把此书作为课徒的教材，对中日医学交流作出了积极的贡献。

汪机，字省之，世居安徽祁门之石山，故自号石山居士。父渭，亦精医，私淑东垣、丹溪之学。汪机继父业学医，著作颇多，有《外科理例》等，弟子整理有《石山医案》。汪机之论，以营卫立说，强调补营中之气，故其治病善用参芪。学本丹溪而有发展和补充。

以上所述，可见丹溪学派的影响之大。明方广曾说："求其可以为万世法者，张长沙外感，李东垣内伤，刘河间热证，朱丹溪杂病，数者而已。然而丹溪又贯通乎诸君子，尤号集医道之大成者也。"

丹溪为人，"刚毅沉潜，遇事奋发，而神闲气和即之"。"精神充满，接物和粹，人皆众亲炙之"。既奋发有为，又平易近人。生活崇尚俭朴，衣服仅取蔽体，食物安于粗茶淡饭，至年70岁，仍"色泽色茂"。而对公益事业，如兴修水利等，则无不慷慨资助。

惠宗十八年（1358）夏，丹溪外出治病，"暑行来归"，没有什么大病。但过三四日，于六月二十四日，一代医学宗师朱丹溪与世长辞，终年78岁。临终前，无他言，独呼嗣汜，说："医学亦难矣，汝谨识之！"言毕，遂卒。

丹溪去世后，人们莫不洒泪哀恸。诚如宋濂之言："丹溪先生既卒，宗族失其所倚藉，井邑失其所依凭，嗜学之士失其所承事，莫不彷徨遥慕，至于洒涕。"丹溪子女与弟子将其葬于义乌东朱之郭头庵。

明清时期一些学者，对丹溪推崇备至，常远道前来祭奠。今日之丹溪故里赤岸，丹溪之滨狮子岩顶建有朱丹溪纪念亭，狮子岩麓建有朱丹溪纪念堂。东朱村辟有朱丹溪陵园。赤岸镇区、义乌城区、金华市区分别有丹溪街之命名。丹溪在人民心目中，正如"云山苍苍，高风不磨，世远弥声，仰止者多"。

**六、本次校释说明**

《格致馀论》作为朱丹溪的代表作，成书于元至正七年。元代即有刻本问世；明万历二十九年，吴学勉校刻《医统正脉》，收录《格致馀论》；清光绪庚子年间的《丹溪全书》刻本，人民卫生出版社曾有单行本影印，并有编校本《丹溪医集》出版。

  本次校释以明敦化堂刊本为主校本，以人民卫生出版社1956年出版的影印本为助校本进行校释。对书中个别误字，均参照《黄帝内经》、《伤寒论》等予以改正，文中通假，凡无歧义者皆不更改，有歧义者径予正之，若有不周之处，祈请达者指正。

校注者

# 格致馀论序

　　《素问》,载道之书也。词简而义深,去古渐远,衍文错简仍或有之,故非吾儒不能读。学者以易心求之,宜其茫若望洋,淡如嚼蜡。遂直以为古书不宜于今,厌而弃之,相率以为《局方》之学。间有读者,又以济其方技,漫不之省。医道隐晦,职此之由,可叹也!

　　震亨三十岁时,因母之患脾疼,众工束手,由是有志于医。遂取《素问》读之,三年似有所得。又二年,母氏之疾以药而安。因追念先子之内伤,伯考之瞽闷,叔考之鼻衄,幼弟之腿痛,室人之积痰,一皆殁于药之误也。心胆摧裂,痛不可追。然犹虑学之未明,至四十岁复取而读之。顾以质钝,遂朝夕钻研,缺其所可疑,通其所可通。

　　又四年,而得罗太无讳知悌者为之师。因见河间、戴人、东垣、海藏诸书,始悟湿热相火为病甚多。又知医之为书,非《素问》无以立论,非《本草》无以立方。有方无论无以识病,有论无方何以模仿?夫假说问答,仲景之书也,而详于外感;明著性味,东垣之书也,而详于内伤。医之为书,至是始备;医之为道,至是始明。由是不能不致疑于《局方》也。

　　《局方》流行,自宋迄今,罔间南北,翕然而成俗,岂无其故哉!徐而思之,湿热相火,自王太仆注文已成湮没,至张、李诸老始有发明。人之一身,阴不足而阳有余,虽谆谆然见于《素问》,而诸老犹未表章,是宜《局方》之盛行也。

　　震亨不揣芜陋,陈于编册,并述《金匮》之治法,以证《局方》之未备,间以己意附之于后,古人以医为吾儒格物致知一事,故目其篇曰《格致馀论》。未知其果是否耶?后之君子,幸改而正诸。

> **按**:格物、致知、诚意、正心、修身、齐家、治国、平天下,后世称之为《大学》的"八条目"。"格物"、"致知"是八条目的基础,所格的"物"、所致的"知"在这里指的是修己治人的道德修养。朱震亨在此序中道出了篇名立意之所在,正可以表明作者的人品与心迹。
> 　　《黄帝内经》中说:"上医医国,其次医人,其下医病。""医为吾儒格物致知一事"者,实非"一事",而谓之一体两面可也。医者仁术,儒者仁道,其心一也;儒而医,医而儒,道在其中。

# 目录

**格致馀论**

饮食色欲箴序 …………………… (14)
    饮食箴 ………………………… (14)
    色欲箴 ………………………… (14)
阳有余阴不足论 ………………… (14)
治病必求其本论 ………………… (16)
涩脉论 …………………………… (16)
养老论 …………………………… (17)
慈幼论 …………………………… (19)
夏月伏阴在内论 ………………… (19)
豆疮陈氏方论 …………………… (20)
痛风论 …………………………… (21)
痎疟论 …………………………… (22)
病邪虽实胃气伤者勿使攻击论 … (23)
治病先观形色然后察脉问证论 … (23)
大病不守禁忌论 ………………… (24)
虚病痰病有似邪祟论 …………… (24)
面鼻得冷则黑论 ………………… (25)
胎自堕论 ………………………… (25)
难产论 …………………………… (25)
难产胞损淋沥论 ………………… (26)
胎妇转胞病论 …………………… (26)
乳硬论 …………………………… (26)
受胎论 …………………………… (27)
人迎气口论 ……………………… (27)
春宣论 …………………………… (27)
醇酒宜冷饮论 …………………… (28)
痈疽当分经络论 ………………… (28)
脾约丸论 ………………………… (29)
鼓胀论 …………………………… (29)
疝气论 …………………………… (30)
秦桂丸论 ………………………… (30)
恶寒非寒病恶热非热病论 ……… (31)
经水或紫或黑论 ………………… (31)
石膏论 …………………………… (32)
脉大必病进论 …………………… (32)
《生气通天论》病因章句辩 …… (32)
    太仆章句 ……………………… (33)
    新定章句 ……………………… (33)
倒仓论 …………………………… (33)
相火论 …………………………… (35)
左大顺男右大顺女论 …………… (36)
茹淡论 …………………………… (36)
呃逆论 …………………………… (37)
房中补益论 ……………………… (38)
天气属金说 ……………………… (38)
张子和攻击注论 ………………… (38)

# 格致馀论

金华朱彦修撰　新安吴中珩校

## 饮食色欲箴序

传曰：饮食男女，人之大欲存焉。予每思之，男女之欲，所关甚大；饮食之欲，于身尤切。世之沦胥陷溺于其中者，盖不少矣。苟志于道，必先于此究心焉。因作饮食、色欲二箴，以示弟侄，并告诸同志云。

## 饮食箴

人身之贵，父母遗体。为口伤身，滔滔皆是。人有此身，饥渴洊①兴，乃作饮食，以遂其生。睠彼昧者，因纵口味，五味之过，疾病蜂起。病之生也，其机甚微，馋涎所牵，忽而不思。病之成也，饮食俱废，忧贻父母，医祷百计。山野贫贱，淡薄是谙。动作不衰，此身亦安。均气同体，我独多病，悔悟一萌，尘开镜净。曰节饮食，《易》之象辞。养小失大，孟子所讥。口能致病，亦败尔德。守口如瓶，服之无斁②。

## 色欲箴

惟人之生，与天地参，坤道成女，乾道成男。配为夫妇，生育攸寄，血气方刚，惟其时矣。成之以礼，接之以时，父子之亲，其要在兹。睠彼昧者，徇情纵欲惟恐不及，济以燥毒。气阳血阴，人身之神，阴平阳秘，我体长春。血气几何？而不自惜！我之所生，翻为我贼。女之耽兮，其欲实多。闺房之肃，门庭之和。士之耽兮，其家自废，既丧厥德，此身亦瘁。远彼帷薄，放心乃收，饮食甘美，身安病瘳。

> 按："饮食男女，人之大欲"。按照马斯洛的需求层次理论，人的需求有五个层次，中国人讲节而有度，西方人求纵而后收。一为执两用中，阴中有阳；一为极端释放，阳极生阴。不能讲谁对谁错，只能说各自对应不同的文化背景。对于中国人而言，中庸文化要求每个人都需要在中道之间徘徊，但中道到底如何，没有体验就很难知道。所以中国文化中就出现了特有的"房室养生术"：一部分人说御女越多越好，甚至可以"采阴补阳"、"长生不死"。还有一部分人则说若欲"长生久视"，必须"斩断六根"。这中间的很多东西都流于空想，缺乏实操的可能，因此中国的"房中术"往往显得"玄之又玄"。
> 
> 中道的选择，往往是在知道了"两极"之后，才能有所会心的，这就是孔子所说的"执两用中"。"守口如瓶"、"远彼帷薄"的节制未必能够保证身心之间的协调健康，当然"恣肆放纵"、"败俗伤风"更不能让人获得快乐的感觉。道用东方之"中庸"，术用西方之"收纵"，理法兼备，庶可以得饮食男女之秘矣。

## 阳有余阴不足论

人受天地之气以生，天之阳气为气，地之阴气为血。故气常有余，血常不足。何以言之？天地为万物父母，天，大也，为阳，而运于地之

---

① 洊：古同"荐"。屡次，接连。
② 斁：败坏。

外；地，居天之中，为阴，天之大气举之。日，实也，亦属阳，而运于月之外；月，缺也，属阴，禀日之光以为明者也。

人身之阴气，其消长视月之盈缺。故人之生也，男子十六岁而精通，女子十四岁而经行，是有形之后，犹有待于乳哺水谷以养，阴气始成而可与阳气为配，以能成人，而为人之父母。古人必近三十、二十而后嫁娶，可见阴气之难于成，而古人之善于摄养也。《礼记》注曰：惟五十然后养阴者有以加。《内经》曰：年至四十阴气自半，而起居衰矣。又曰：男子六十四岁而精绝，女子四十九岁而经断。夫以阴气之成，止供给得三十年之视听言动，已先亏矣。

人之情欲无涯，此难成易亏之阴气，若之何而可以供给也？经曰：阳者天气也，主外；阴者地气也，主内。故阳道实阴道虚。又曰：至阴虚天气绝，至阳盛地气不足。观虚与盛之所在，非吾之过论。主闭藏者肾也，司疏泄者肝也。二脏皆有相火，而其系上属于心。心，君火也，为物所感则易动，心动则相火亦动，动则精自走，相火翕然①而起，虽不交会，亦暗流而疏泄矣。所以圣贤只是教人收心养心，其旨深矣。

天地以五行更迭衰旺而成四时，人之五脏六腑亦应之而衰旺。四月属巳，五月属午，为火大旺。火为肺金之夫，火旺则金衰。六月属未，为土大旺，土为水之夫，土旺则水衰。况肾水常藉肺金为母，以补助其不足，故《内经》谆谆于资其化源也。古人于夏必独宿而淡味，兢兢业业于爱护也。保养金水二脏，正嫌火土之旺尔。《内经》曰：冬不藏精者，春必病温。十月属亥，十一月属子，正火气潜伏闭藏，以养其本然之真，而为来春发生升动之本。若于此时恣嗜欲以戕贼②，至春升之际，下无根本，阳气轻浮，必有温热之病。

夫夏月火土之旺，冬月火气之伏，此论一年之虚耳。若上弦前下弦后，月廓月空，亦为一月之虚。大风大雾，虹霓飞电，暴寒暴热，日月薄蚀，忧愁忿怒，惊恐悲哀，醉饱劳倦，谋虑勤动，又皆为一日之虚。若病患初退，疮痍正作，尤不止于一日之虚。今日多有春末夏初，患头痛脚

软，食少体热，仲景谓春夏剧秋冬差，而脉弦大者，正世俗所谓注夏病。若犯此四者之虚，似难免此。夫当壮年便有老态，仰事俯育一切躔坏。兴言至此，深可惊惧。

古人谓不见所欲，使心不乱。夫以温柔之盛于体，声音之盛于耳，颜色之盛于目，馨香之盛于鼻，谁是铁汉，心不为之动也？善摄生者，于此五个月出居于外。苟值一月之虚，亦宜暂远帷幕，各自珍重，保全天和，期无负敬身之教，幸甚！

**按**：丹溪之作多攻其时滥用《局方》温热之剂之弊，后景岳亦多攻击时人滥施伐阳滋阴之弊而及丹溪。然观其《质疑录》攻击丹溪数则，实未相抵触也。

若《论阳有余》条云："不知天癸未至，本由乎气，而阴气自半，亦由乎气，是形虽属阴，而气则从阳也。故人身通体之温者，阳气也。及既死，则形存气去，此阳脱在前，阴留在后。可见生由乎阳，死亦由乎阳。非阳能死物也，阳来则生，阳去则死。"

丹溪之论只云阴难成而易亏，非弃阳之所用，故其云"有待于乳哺水谷以养，阴气始成，而可与阳气为配"，明言需阳气之为配也。且相火论亦云"人有此生，亦恒于动"，"人非此火不能有生"也，此丹溪亦不废阳用之证。

其《论气有余即是火》条云："少火生人之元气，是火即为气。此气为正气。壮火食人之元气，是气即为火。此气是邪气。邪气有余即为火，若正气有余，便是人身之元气。……若正气有余，不可便指为火。丹溪之言殊欠明白。"此壮火少火与丹溪相火之论，特概念有别也，其实则一。

丹溪论相火之为贼，此相火即景岳所言相火之类也。唯丹溪特未言所谓正气有

---

① 翕(xī)然：统一，一致。
② 戕贼：同义复用，伤害。

余之属也。盖丹溪就朱子中庸之论,以中和宁静为正,故无正气有余之类言。然以壮火少火立论,或胜于统以相火论之。

**按**:中医最讲"整体观念"、"辨证论治",讲求"因人"、"因时"、"因地"制宜。不辨病因,不识病机,一叶障目,只看表象,必不能得其病本。所谓病本者,病因、病机、病位、病性、病势而已,不知此不足以为医;圆机活法,全在一心之妙,非胆大心细智圆行方之辈,不可以为医。

## 治病必求其本论

病之有本,犹草之有根也。去叶不去根,草犹在也。治病犹去草。病在脏而治腑,病在表而攻里,非惟戕贼胃气,抑且资助病邪,医云乎哉。

族叔祖年七十,禀甚壮,形甚瘦,夏末患泄利,至深秋百方不应。予视之日,病虽久而神不悴,小便涩少而不赤,两手脉俱涩而颇弦,自言膈微闷,食亦减。因悟曰:此必多年沉积,僻在胃肠。询其平生喜食何物?曰:我喜食鲤鱼,三年无一日缺。予曰:积痰在肺。肺为大肠之脏,宜大肠之本不固也。当与澄其源而流自清。以茱萸、陈皮、青葱、蔍苜根、生姜,煎浓汤和以沙糖,饮一碗许,自以指探喉中,至半时辰,吐痰半升许如胶,是夜减半。次早又饮,又吐半升而利止。又与平胃散加白术、黄连,旬日而安。

东阳王仲延遇诸途,来告曰:我每日食物,必屈曲自鬲而下,且硬涩作微痛,它无所苦,此何病?脉之右甚涩而关尤沉,左却和。予曰:污血在胃脘之口,气因郁而为痰,此必食物所致,明以告我。彼亦不自觉。予又曰:汝去腊食何物为多?曰:我每日必早饮点剁酒二三盏逼寒气。为制一方,用韭汁半银盏,冷饮细呷之,尽韭菜半斤而病安。已而果然。

又一邻人,年三十余,性狡而躁,素患下疳疮,或作或止。夏初患自利,鬲上微闷,医与治中汤二帖,昏闷若死,片时而苏。予脉之两手皆涩,重取略弦似数。予曰:此下疳疮之深重者。与当归龙会丸去麝,四帖而利减;又与小柴胡去半夏,加黄连、芍药、川芎、生姜,煎五六帖而安。彼三人者,俱是涩脉,或弦或不弦,而治法迥别。不求其本,何以议药?

## 涩脉论

人一呼脉行三寸,一吸脉行三寸,呼吸定息,脉行六寸。一昼一夜,一万三千五百息,脉行八百一十丈,此平人血气运行之定数也。医者欲知血气之病与不病,非切脉不足以得之。脉之状不一,载于《脉经》者二十有四:浮、沉、芤、滑、实、弦、紧、洪、微、缓、涩、迟、伏、濡、弱、数、细、动、虚、促、结、代、革、散。其状大率多兼见。人之为病有四:曰寒、曰热、曰实、曰虚。故学脉者,亦必以浮、沉、迟、数为之纲,以察病情,此不易之论也。

然涩之见,固多虚寒,亦有瘤热为病者。医于指下见有不足之气象,便以为虚,或以为寒,孟浪与药,无非热补,轻病为重,重病为死者多矣。何者?人之所藉以为生者,血与气也。或因忧郁,或因厚味,或因无汗,或因补剂,气腾血沸,清化为浊,老痰宿饮,胶固杂糅,脉道阻涩,不能自行,亦见涩状。若重取至骨,来似有力且带数,以意参之,于证验之,形气但有热证,当作瘤热可也。此论为初学者发,圆机之士必以为赘。

东阳吴子方,年五十,形肥味厚,且多忧怒,脉常沉涩,自春来得痰气病。医认为虚寒,率与燥热香窜之剂,至四月间两足弱,气上冲,饮食减。召我治之,予曰:此热郁而脾虚,痿厥之证作矣,形肥而脉沉,未是死证。但药邪太盛,当此火旺,实难求生。且与竹沥下白术膏尽二斤,气降食进,一月后大汗而死。书此以为诸贤覆辙戒云!

> **按**："气腾血沸，清化为浊，老痰宿饮，胶固杂糅，脉道阻涩，不能自行，亦见涩状"。凡涩者，无非血行不畅。故血虚精少者涩，失血汗出者涩，血滞气结者涩，痰浊水饮者亦涩，此虚实两端，不可不详辨。辨之者甚轻易，祸不旋踵耳。

## 养老论

人生至六十、七十以后，精血俱耗，平居无事，已有热证。何者？头昏目眵，肌痒溺数，鼻涕牙落，涎多寐少，足弱耳聩，健忘眩运，肠燥面垢，发脱眼花，久坐兀睡，未风先寒，食则易饥，笑则有泪，但是老境，无不有此。

或曰：《局方》乌附丹剂，多与老人为宜，岂非以其年老气弱下虚，理宜温补，今子皆以为热，乌附丹剂将不可施之老人耶？

余晓之曰：奚止乌附丹剂不可妄用，至于好酒腻肉，湿面油汁，烧炙煨炒，辛辣甜滑，皆在所忌。

或曰：子何愚之甚耶？甘旨养老，经训具①在。为子为妇，甘旨不及，孝道便亏。而吾子之言若是，其将有说以通之乎？愿闻其略。

予愀然②应之曰：正所谓道并行而不悖者，请详言之。古者井田之法行，乡间之教兴，人知礼让，比屋可封。肉食不及幼壮，五十才方食肉。强壮恣饕③，比及五十，疾已蜂起。气耗血竭，筋柔骨痿，肠胃壅阂，涎沫充溢，而况人身之阴难成易亏。六七十后，阴不足以配阳，孤阳几欲飞越，因天生胃气尚尔留连，又藉水谷之阴，故羁縻而定耳。所陈前证，皆是血少。《内经》曰：肾恶燥。乌附丹剂，非燥而何？夫血少之人，若防风、半夏、苍术、香附，但是燥剂且不敢多，况乌附丹剂乎？

或者又曰：一部《局方》，悉是温热养阳，吾子之言无乃缪妄乎？

予曰：《局方》用燥剂，为劫湿病也。湿得燥则豁然而收。《局方》用暖剂，为劫虚病也。补肾不如补脾，脾得温则易化而食味进，下虽暂虚，亦可少回。《内经》治法，亦许用劫，正是此意，盖为质厚而病浅者设。此亦儒者用权之意。若以为经常之法，岂不大误！彼老年之人，质虽厚，此时亦近乎薄；病虽浅，其本亦易以拔，而可以劫药取速效乎？若夫形肥者血少，形瘦者气实，间或可用劫药者，设或失手，何以取救？吾宁稍迟，计出万全，岂不美乎？乌附丹剂，其不可轻饵也明矣。

至于饮食，尤当谨节。夫老人内虚脾弱，阴亏性急。内虚胃热则易饥而思食，脾弱难化则食已而再饱，阴虚难降则气郁而成痰，至于视听言动，皆成废懒。百不如意，怒火易炽。虽有孝子顺孙，亦是动辄扼腕。况未必孝顺乎！所以物性之热者，炭火制作者，气之香辣者，味之甘腻者，其不可食也明矣。虽然肠胃坚厚，福气深壮者，世俗观之，何妨奉养，纵口固快一时，积久必为灾害。由是观之，多不如少，少不如绝，爽口作疾，厚味措毒，前哲格言，犹在人耳，可不慎欤！

或曰：如子之言，殆将绝而不与，于汝安乎？

予曰：君子爱人以德，小人爱人以姑息。况施于所尊者哉！惟饮与食将以养生，不以致疾。若以所养转为所害，恐非君子之所谓孝与敬也。然则如之何则可？曰：好生恶死，好安恶病，人之常情。为子为孙，必先开之以义理，晓之以物性，旁譬曲喻，陈说利害，意诚辞确，一切以敬慎行之，又次以身先之，必将有所感悟而无扞格之逆矣。吾子所谓绝而不与，施于有病之时，尤是孝道。若无病之时，量酌可否，以时而进。某物不食，某物代之，又何伤于孝道乎？若夫平居闲话，素无开导诱掖之言，及至饥肠已鸣，馋涎已动，饮食在前，馨香扑鼻，其可禁乎？

经曰：以饮食忠养之。"忠"之一字，恐与此意合，请勿易看过。予事老母，固有愧于古者，然母年逾七旬，素多痰饮，至此不作。节养

---

① 具：同"俱"。
② 愀（qiǎo 悄）然：容色变动的样子。
③ 饕：大吃，贪吃。

有道，自谓有术。只因大便燥结时，以新牛乳、猪脂和糜粥中进之，虽以暂时滑利，终是腻物积多。次年夏时，郁为粘痰，发为胁疮，连日作楚，寐兴隕获。

为之子者，置身无地，因此苦思而得节养之说。时进参、术等补胃、补血之药，随天令加减，遂得大腑不燥，面色莹洁，虽觉瘦弱，终是无病。老境得安，职此之由也。因成一方，用参、术为君，牛膝、芍药为臣，陈皮、茯苓为佐。春加川芎，夏加五味、黄芩、麦门冬，冬加当归身、倍生姜。一日或一帖或二帖，听其小水才觉短少，便进此药。小水之长如旧，即是去病捷法。

后到东阳，因闻老何安人性聪敏，七十以后稍觉不快，便却粥数日，单进人参汤数帖而止。后九十余无疾而卒。以其偶同，故笔之以求是正。

**按**：人到老年，由于脏腑功能的衰退，便形成了老年人特有的"阴虚血燥"的体质特点。在《养老论》中，朱丹溪列举了老年人在外形、五官、智力、动作、饮食等方面的特征：目昏目眵、肌痒溺数、鼻涕牙落、涎多寐少、足弱耳聩、健忘眩晕、肠燥面垢、发脱眼花、久坐即睡、未风先寒、食则易饥、笑则有泪等。朱丹溪从人体阴阳平衡的生理病理观审视，指出这些脏腑功能衰退出现的衰老体征，其原因是"精血俱燥"、"相火妄动"所致。因此，从情志、起居、饮食、药补等方面，护养人体的精气，平衡人体的阴阳气血，才能顺其自然，延年益寿。在《饮食箴》中，朱丹溪指出，老年人阴虚内热则易饥，脾弱难化而食后饱胀。因此，饮食应当节减，"爽口作疾，厚味错毒"。如果偏食偏嗜，谷气不化，则郁而生痰，引发各种老年疾病，出现气、血、痰、郁的"四伤"证候。现代医学也认为，饮食失节失宜，是糖尿病、高脂血症、肥胖症、心脑血管疾病、普通老化症等代谢病的潜在诱因。在《茹淡论》中，朱丹溪进一步阐发说："胃为水谷之海，清和则能受；脾为消化之器，清和则能运。"五味之过，损伤阴气，饕餮厚味，化火生痰，是"致疾伐命之毒"。指出老年人的饮食方式，应该以清淡为主，这是养阴摄生的措施之一。

七情内伤，情欲妄动，是耗伤阴精、使脏腑功能失和的又一原因。老年人在情志方面，多表现为怒火易炽，焦虑抑郁。受宋时理学的影响，朱丹溪强调"主静节欲"的养生方法，认为"心动则相火亦动"，只有静心澄志，情欲不妄动，才能乐天知命，颐养天年。因此，用疏导的方法，"听之以义理，晓之以物性"，不使自己的过激情志内伤脏腑，化火生痰，暗耗阴精。从房室养生的角度来说，节欲的目的是保护人体的"阴精"。他提出的谨"四虚"的观点，即注意季节、时令、环境对性健康的影响。特别是谨"病患之虚"，即注意疾病与性养生的关系，值得借鉴。

药补是老年养生保健的方法之一，历代都有名方传世。唐宋以来，世人多喜服热药，滥用香燥药温补成风，如将"乌附丹"、"黑锡丹"等作为老年人滋补的通剂。朱丹溪根据时人的体质特点，首创"寒凉补肾"学说。认为肾属水恶燥，偏执于用香燥类的药物补肾，对于阴精亏虚的老年人来说，无异于饮鸩止渴，是损阴助火、耗损精气的"劫药"。为此，他专门创制了"大补阴丸"、"虎潜丸"、"玉泉丸"等滋阴降火、益气生津的方剂，开创了中医补剂史上应用寒凉药补肾的新思路。

朱丹溪"阴虚相火劫"的养生观的核心，在于顾护阴精，维持人体阴阳的平衡。其创立的养阴理论和养阴方剂，对于今人的体质特点和疾病谱来说，仍不失时代意义。

## 慈幼论

人生十六岁以前，血气俱盛，如日方升，如月将圆。惟阴长不足，肠胃尚脆而窄，养之之道，不可不谨。

童子不衣裘帛，前哲格言，具在人耳。裳，下体之服。帛，温软甚于布也。盖下体主阴，得寒凉则阴易长，得温暖则阴暗消。是以下体不与帛绢夹厚温暖之服，恐妨阴气，实为确论。

血气俱盛，食物易消，故食无时。然肠胃尚脆而窄，若稠粘干硬，酸咸甜辣，一切鱼肉、木果、湿面、烧炙、煨炒，但是发热难化之物，皆宜禁绝。只与干柿、熟菜、白粥，非惟无病，且不纵口，可以养德。此外，生栗味咸，干柿性凉，可为养阴之助。然栗大补，柿大涩，俱为难化，亦宜少与。妇人无知，惟务姑息，畏其啼哭，无所不与。积成痼疾，虽悔何及！所以富贵骄养，有子多病，迨至成人，筋骨柔弱，有疾则不能忌口以自养，居丧则不能食素以尽礼，小节不谨，大义亦亏。可不慎欤！

至于乳子之母，尤宜谨节。饮食下咽，乳汁便通。情欲动中，乳脉便应。病气到乳，汁必凝滞。儿得此乳，疾病立至。不吐则泻，不疮则热。或为口糜，或为惊搐，或为夜啼，或为腹痛。病之初来，其溺必甚少，便须询问，随证调治。母安亦安，可消患于未形也。夫饮食之择，犹是小可。乳母禀受之厚薄，情性之缓急，骨相之坚脆，德行之善恶，儿能速肖，尤为关系。

或曰：可以已矣！曰：未也。古之胎教，具在方册，愚不必赘。若夫胎孕致病，事起茫昧，人多玩忽，医所不知。儿之在胎，与母同体，得热则俱热，得寒则俱寒，病则俱病，安则俱安。母之饮食起居，尤当慎密。

东阳张进士次子二岁，满头有疮，一日疮忽自平，遂患痰喘。予视之曰：此胎毒也。慎勿与解利药。众皆愕然，予又曰：乃母孕时所喜何物？张曰：辛辣热物是其所喜。因口授一方，用人参、连翘、芎、连、生甘草、陈皮、芍药、木通，浓煎。沸汤入竹沥与之，数日而安。或曰：何以知之？曰：见其精神昏倦，病受得深，决无外感，非胎毒而何？

予之次女，形瘦性急，体本有热，怀孕三月，适当夏暑，口渴思水，时发小热，遂教以四物汤加黄芩、陈皮、生甘草、木通，因懒于煎煮，数帖而止。其后，此子二岁，疮痏遍身，忽一日其疮顿愈，数日遂成痎疟。予曰：此胎毒也。疮若再作，病必自安。已而果然。若于孕时确守前方，何病之有？

又陈氏女，八岁时得痫病，遇阴雨则作，遇惊亦作，口出涎沫，声如羊鸣。予视之曰：如胎受惊也。其病深痼，调治半年，病亦可安。仍须淡味以佐药功。与烧丹元，继以四物汤入黄连，随时令加减，半年而安。

## 夏月伏阴在内论

天地以一元之气化生万物。根于中者，曰神机；根于外者，曰气血。万物同此一气，人灵于物，形与天地参而为三者，以其得气之正而通也。故气升亦升，气浮亦浮，气降亦降，气沉亦沉。人与天地同一橐籥①。子月一阳生，阳初动也；寅月三阳生，阳初出于地也。此气之升也。巳月六阳生，阳尽出于上矣。此气之浮也。人之腹属地气，于此时浮于肌表，散于皮毛，腹中虚矣。经曰：夏月经满，地气溢满，人经络受血，皮肤充实。长夏气在肌肉，所以表实。表实者，里必虚。世言夏月伏阴在内，此阴字有虚之义。若作阴冷看，其误甚矣。

或曰：以手扪腹，明知其冷，非冷而何？前人治暑病，有玉龙丸、大顺散、桂苓丸、单煮良姜与缩脾饮用草果等，皆行温热之剂，何吾子不思之甚也？

予曰：春夏养阳，王太仆谓春食凉，夏食寒，所以养阳也。其意可见矣。若夫凉台水馆、大扇风车、阴水寒泉、果冰雪凉之伤，自内及外，不用温热，病何由安？详玩其意，实非为内伏阴而

---

① 橐籥（tuóyuè 佗跃）：古代冶炼鼓风用的器具。橐是鼓风器，籥是送风的管子。

用之也。前哲又谓：升降浮沉则顺之，寒热温凉则逆之。若于夏月火令之时，妄投温热，宁免实实虚虚之患乎？

或曰：巳月纯阳，于理或通，五月一阴、六月二阴，非阴冷而何？

予曰：此阴之初动于地下也，四阳浮于地上，燔灼焚燎，流金烁石，何阴冷之有？孙真人制生脉散，令人夏月服之，非虚而何？

> **按**：《黄帝内经》中的"春夏养阳，秋冬养阴"其实是一种互文的修辞手法。所谓互文，即上下文各言一语，其义互备。上文言春夏，下文说秋冬，春夏秋冬皆备；上文言养阳，下文说养阴，养阳养阴皆备。并非春夏养阳不养阴，秋冬养阴不养阳。把春夏强并，秋冬强合，把春夏与秋冬割裂或对立的理解，都是错误的。
>
> 简言之，"圣人春夏养阳，秋冬养阴"就是说，圣人根据四时调理阴阳。正如《灵枢·本神论》所言："故智者之养生也，必顺四时而适寒暑，和喜怒而安居处，节阴阳而调刚柔"。因此丹溪之说，也不过是一家之言罢了。

## 豆疮①陈氏方论

读前人之书，当知其立言之意。苟读其书，而不知其意，求适于用，不可得也。豆疮之论，钱氏为详，历举源流经络，明分表里虚实，开陈其施治之法，而又证以论辩之言，深得著书垂教之体。学者读而用之，如求方圆于规矩，较平直于准绳，引而伸之，触类而长之，可为无穷之应用也。今人不知致病之因，不求立方之意，仓卒之际，据证检方，漫尔一试，设有不应，并其书而废之，不思之甚也。近因《局方》之教久行，《素问》之学不讲，抱疾谈医者，类皆喜温而恶寒，喜补而恶解利。忽得陈氏方论，皆燥热补剂，其辞确，其文简，欢然用之，翕然信之，遂以为钱氏不及陈氏远矣。

或曰：子以陈氏方为不足欤？

曰：陈氏方诚一偏论，虽然亦可谓善求病情者，其意大率归重于太阴一经。盖以手太阴属肺，主皮毛也；足太阴属脾，主肌肉。肺金恶寒而易于感，脾胃土恶湿而无物不受，观其用丁香、官桂，所以治肺之寒也；用附、术、半夏，所以治脾之湿也。使其肺果有寒，脾果有湿兼有虚也，量而与之，中病即止，何伤之有？

今也不然，徒见其疮之出迟者、身热者、泄泻者、惊悸者、气急者、渴思饮者，不问寒热虚实，率投木香散、异功散，间有偶中，随手获效。设或误投，祸不旋踵。何者？古人用药制方，有向导，有监制，有反佐，有因用。若钱氏方固未尝废细辛、丁香、白术、参、芪等，率有监制辅佐之药，不专务于温补耳。然其用凉寒者多，而于辅助一法，略开端绪，未曾深及。痴人之前，不可说梦，钱氏之虑至矣，亦将以候达者扩充推广而用。

虽然渴者用温药，痒塌者用补药，自陈氏发之，迥出前辈。然其多用桂、附、丁香等燥热，恐未为适中也。何者？桂、附、丁香辈，当有寒而虚，固是的当，虚而未必寒者，其为害当何如耶？陈氏立方之时，必有挟寒而豆疮者，其用燥热补之，固其宜也。今未挟寒而用一偏之方，宁不过于热乎？予尝会诸家之粹，求其意而用之，实未敢据其成方也。试举一二以证之。

从子六七岁时，患痘疮发热，微渴自利。一小方脉视之，用木香散，每帖又增丁香十粒。予切疑焉。观其出迟，固因自利而气弱。察其所下，皆臭滞陈积，因肠胃热蒸而下也。恐非有寒而虚，遂急止之，已投一帖矣。继以黄连解毒汤加白术，与十帖以解丁香之热，利止疮亦出。其后肌常有微热，而手足生痈疖，与凉剂调补，逾月而安。

又一男子，年十六七岁，发热而昏，目无视，耳无闻，两手脉皆豁大而略数，知其为劳伤矣。时里中多发豆者，虽不知人，与药则饮，与粥则食。遂教参、芪、当归、白术、陈皮大料浓煎与

① 豆疮：即痘疮。

之，饮至三十余帖豆始出，又二十余帖，则成浓泡，身无全肤。或曰：病势可畏，何不用陈氏全方治之？余曰：此但虚耳，无寒也。只守前方，又数十余帖而安。后询其病因，谓先四五日恐有出豆之病，遂极力樵采，连日出汗甚多，若用陈氏全方，宁无后悔？

至正甲申春，阳气早动，正月间，邑间豆疮不越一家，卒投陈氏方，童幼死者百余人。虽由天数，吾恐人事亦或未之尽也。

**按**：痘疮一证，在古时最为可怖。治不得法，生死在反掌之间。寒热虚实之辨，着实宜慎，不可墨守前人之法，辨清证候，方可施药。今人已有各种疫苗，此不惧也，今日之孩童幸甚幸甚！

## 痛风论

气行脉外，血行脉内，昼行阳二十五度，夜行阴二十五度，此平人之造化也。得寒则行迟而不及，得热则行速而太过。内伤于七情，外伤于六气，则血气之运或迟或速，而病作矣。

彼痛风者，大率因血受热已自沸腾，其后或涉冷水，或立湿地，或扇取凉，或卧当风，寒凉外搏，热血得寒，污浊凝涩，所以作痛。夜则痛甚，行于阴也。治法以辛热之剂，流散寒湿，开发腠理。其血得行，与气相和，其病自安。然亦有数种治法稍异，谨书一二，以证予言。

东阳傅文，年逾六十，性急作劳，患两腿痛甚，动则甚痛。予视之曰：此兼虚证，当补血温血，病当自安。遂与四物汤加桃仁、陈皮、牛膝、生甘草，煎入生姜，研潜行散，热饮三四十帖而安。

又朱宅阃内，年近三十，食味甚厚，性躁急，患痛风，挛缩数月，医祷不应。予视之曰：此挟痰与气证，当和血疏气导痰，病自安。遂以潜行散入生甘草、牛膝、炒枳壳、通草、陈皮、桃仁、姜汁，煎服半年而安。

又邻鲍六，年二十余，因患血痢，用涩药取效，后患痛风，叫号撼邻。予视之曰：此恶血入经络证。血受湿热，久必凝浊，所下未尽，留滞隧道，所以作痛。经久不治，恐成偏枯。遂与四物汤加桃仁、红花、牛膝、黄芩、陈皮、生甘草，煎入生姜，研潜行散，入少酒饮之数十帖。又与刺委中，出黑血近三合而安。

或曰：比见邻人用草药研酒饮之不过数帖，亦有安者，如子之言，类皆经久取效，无乃太迁缓乎？

予曰：此劫病草药，石上采石丝为之君，过山龙等佐之，皆性热而燥者，不能养阴却能燥湿。病之浅者，湿痰得燥则开，热血得热则行，亦可取效。彼病深而血少者，愈劫愈虚，愈劫愈深，若朱之病是也。子以我为迁缓乎？

**按**：治病必求其本。病本于何？本于天时，本于地理，本于人情世故。由于义乌气候、地理环境、生活习惯、嗜食酒肉厚味等情况，因而有痛风病发生的条件。本病病因是自身血分受热，再受风寒湿等诱因而致，与一般风湿病先从外受六淫不同，此其一；由于血热，又受寒凉，热血得寒，而污浊凝涩，此其二；其痛所以夜剧，是行于阴之故，此其三。

在治法上，虽指出"以辛热之剂，流散寒湿，开发腠理，其血得行，与气相和，其病自安。然亦有数种治法稍异，谨书一二，以证予言"。从所举三个病例看，一是60多岁男性患者补血温血，以四物汤加桃仁、牛膝、陈皮、生甘草，入生姜研潜行散（即单味黄柏）。二是30岁女性患者，因食味甚厚（肥甘厚味），性情急躁，挛缩数月，诊为挟痰与气证，当和血疏气，导痰，以潜行散入生甘草、牛膝、桃仁、通草、炒枳壳、姜汁煎，半年而安。三是20多岁的男子，病后患痛风，叫号撼邻，诊为恶血入经络，血受湿热，久必凝浊，所下未尽，留滞隧道，所以作痛，用四物汤加桃仁、红花、牛膝、黄芩、陈皮、生甘草，入生姜研潜行散。

> 这三个病例，第一与第三所用药物基本都是四物汤加活血通络药；第二例明确指出是饮食肥甘，其治不用导滞药，而用活血通络、理气药；这三个病例都用潜行散、生甘草，以苦寒燥湿、清热解毒为其特点，这与丹溪所说"湿热相火为甚"的论点是一致的。

## 痎①疟论

《内经》谓：夏伤于暑，秋伤于风，必有痎疟。痎疟，老疟也。以其隔两日一作，缠绵不休，故有是名。前贤具有治法，然皆峻剂。有非禀受性弱，与居养所移者，所宜用也，惟许学士方有用参、芪等补剂，而又不曾深论，后学难以推测。因见近年以来，五十岁以下之人，多是怯弱者，况嗜欲纵恣，十倍于前。以弱质而得深病，最难为药。始悟常山、乌梅、砒丹等为劫痰之剂，若误用之，轻病为重，重病必死。

何者？夫三日一作，阴受病也。作于子、午、卯、酉日，少阴疟也；作于寅、申、巳、亥日，厥阴疟也；作于辰、戌、丑、未日，太阴疟也。疟得于暑，当以汗解。或凉台水阁，阴木冷地，他人挥扇，泉水澡浴，汗不得泄，郁而成痰。其初感也，胃气尚强，全不自觉。至于再感，憎然无知，又复恣意饮食，过分劳动，竭力房事，胃气大伤，其病乃作。深根固蒂，宜其难愈。

病者欲速愈，甘辛峻剂，医者欲急利，遽便将投。殊不知感风、感暑，皆外邪也，当以汗解。所感既深，决非一二升汗可除。亦有胃气少回，已自得汗，不守禁忌，又复触冒，旧邪未去，新邪又感，展转沉滞，其病愈深。况来求治者，率皆轻试速效。劫病之药，胃气重伤，吾知其难免于祸矣。

由是甘为迟钝，范我驰驱，必先以参、术、陈皮、芍药等补剂，辅以本经之药，惟其取汗。若得汗而体虚，又须重用补剂以助之，俟汗出通身，下过委中，方是佳兆。仍教以淡饮食，省出外，避风就温，远去帷薄，谨密调养，无有不安。若感病极深，虽有大汗，所感之邪，必自脏传出至腑，其发也必乱而失期，亦岂是佳兆？故治此病，春夏为易，秋冬为难，非有他也，以汗之难易为优劣也。

或曰：古方用砒丹、乌梅、常山得效者不为少，子以为不可用乎？

予曰：腑受病者浅，一日一作。间一日一作者，是胃气尚强，犹可与也。彼三日一作者，病已在脏矣，在脏者难治。以其外感犹可治也，而可用劫药以求速效乎？

前岁宪金詹公，禀甚壮，形甚强，色甚苍，年近六十，二月得痎疟，召我视之。知其饫于酉农肥者，告之曰：须远色食淡，调理浃月，得大汗乃安。公不悦。一人从旁曰：此易耳，数日可安。与劫药三五帖病退，旬日后又作，又与又退，绵延至冬，病犹未除，又来求治。

予知其久得药，痰亦少，惟胃气未完，又天寒汗未透。遂以白术粥和丸与二斤，令其遇饥时且未食，取一二百丸以热汤下，只与白粥调养，尽此药，当大汗而安。已而果然，如此者甚多，但药略有加减，不必尽述。

① 痎：隔日发作的疟疾。

> **按**：蒋宝素《医略十三篇》曰：此《内经》诸篇，分明以暑热伏于前，风寒感于后，而会于少阳表里营卫之间，所受之气，本一寒一热，故病亦如是。少阳介乎表里，乃四战之地，营卫邪正之出入，必由乎此。卫为阳，营为阴，卫犹兵卫卫于外，营犹营垒营于中，营卫相维，不容邪扰。邪之所凑，其气必虚。邪正不两立，相遇必交争。暑热先伏营中，风寒后乘卫外，营阴不容暑热，逼之而外越。卫阳不容风寒，迫之而内侵。卫失外护，营失中守，邪正争，营卫乱，而寒热作。正气胜，营卫和，而寒热止。邪正复争，寒热更作。正气复胜，寒热更止。

---

① 痎：隔日发作的疟疾。

若以瘕疟对言,疟属阳,瘕属阴,日作者属阳,间日间数日作者属阴,而曰温、曰寒、曰瘅、曰牝,皆可以瘕疟该之,当分虚实寒热以辨治之。

## 病邪虽实胃气伤者勿使攻击论

凡言治国者,多借医为喻。仁哉斯言也!真气,民也。病邪,贼盗也。或有盗贼,势须剪除而后已。良相良将,必先审度兵食之虚实,与时势之可否,然后动。动涉轻妄,则吾民先困于盗,次困于兵,民困而国弱矣。行险侥幸,小人所为。万象森罗,果报昭显。其可不究心乎?请举一二以为凡例。

永康吕亲,形瘦色黑,平生喜酒,多饮不困,年近半百,且有别馆。忽一日,大恶寒发战,且自言渴,却不饮。予诊其脉大而弱,惟右关稍实略数,重取则涩。遂作酒热内郁,不得外泄,由表热而不虚也。黄芪一物,以干葛汤煎与之,尽黄芪二两,干葛一两,大得汗,次早安矣。

又叶先生患滞下,后甚逼迫,正合承气证。予曰:气口虚,形虽实而面黄稍白,此必平昔食过饱而胃受伤。宁忍一二日辛苦,遂与参、术、陈皮、芍药等补药十余帖。至三日后,胃气稍完,与承气两帖而安。苟不先补完胃气之伤,而遽行承气,吾恐病安之后,宁免瘦惫乎!

又一婢,色紫稍肥,性沉多忧,年近四十,经不行三月矣。小腹当中有一气块,初起如栗,渐如炊饼。予脉之,两手皆涩,重取却有。试令按其块,痛甚,扪之高半寸,遂与千金消石丸。至四五次,彼忽自言乳头黑且有汁,恐有娠。予曰:非也,涩脉无孕之理。又与三五帖,脉之稍觉虚豁。予悟曰:药太峻矣。令止前药,与四物汤倍加白术,佐以陈皮。至三十帖,候脉完再与消石丸。至四五次,忽自言块消一晕,便令莫服。

又半月,经行痛甚,下黑血半升,内有如椒核数十粒,乃块消一半。又来索药,以消余块。余晓之曰:勿性急。块已开矣,不可又攻。若次

月经行,当尽消矣。次月经行下少黑血块,又消一晕,又来问药。余曰:但守禁忌,至次月必消尽。已而果然。

大凡攻击之药,有病则病受之。病邪轻而药力重,则胃气受伤。夫胃气者,清纯冲和之气也。惟与谷、肉、菜、果相宜。盖药石皆是偏胜之气,虽参、芪为性亦偏,况攻击之药乎?此妇胃气自弱,好血亦少,若块尽而却药,胃气之存者几希矣。议论此至,医云乎哉?

**按**:朱丹溪曾从人生的生长壮老已整个过程来论证胃气的重要性,他认为:"人之生也,男子十六岁而精通,女子十四岁而经行,是有形之后,犹有待于乳哺水谷以养,阴气始成而可与阳气为配,以能成人,而为人之父母"。意即是说,人生之后,正有赖于后天胃气的滋养,才能成长发育,由少及壮。这里,后天胃气,实在处于一个非常重要的地位,要加以高度的注意。论及小儿,虽然"血气俱盛,食物易消,故食无时,然肠胃尚脆而窄",不能纵口,不能姑息,要注意饮食,保护胃气,才能正常的生长发育,这就是"慈幼"之道。老年之人"阴不足以配阳,孤阳几欲飞越,因天生胃气,尚尔留连,又藉水谷之阴,故羁縻而定耳",更宜重视保护胃气,使脾易化而食味进,则下焦的暂虚,亦可以得到胃气的滋养,而少少回复。朱丹溪还在《养老论》中提出"补肾不如补脾"的著名论点,其重视胃气问题,可见一斑。

## 治病先观形色然后察脉问证论

经曰:诊脉之道,观人勇怯、肌肉皮肤,能知其情,以为诊法也。

凡人之形,长不及短,大不及小,肥不及瘦。人之色,白不及黑,嫩不及苍,薄不及厚。而况肥人湿多,瘦人火多,白者肺气虚,黑者肾气足。形色既殊,脏腑亦异。外证虽同,治法迥别。所

以肥人贵脉浮，瘦人贵脉沉，躁人疑脉缓，缓人疑脉躁，以其不可一概观也。试陈一二，可以例推。

东阳陈兄，露筋，体稍长。患体虚而劳，头痛，甚至有决别之言。余察其脉弦而大带数，以人参、白术为君，川芎、陈皮为佐，至五六日未减，众皆讶之，以药之不对也。余曰：药力有次第矣，更少俟一二宿，当自安。忽其季来问：何不少加黄芪？予笑不答。又经一宿，忽自言病顿愈。予脉之，觉指下稍盛。又半日，病者言膈上满，不觉饥，视其腹纹已隐矣。予曰：夜来药中，莫加黄芪否？曰：然。止与三帖。遂速与二陈汤加厚朴、枳壳、黄连，以泻其卫，三帖而安。

又浦江义门郑兄，年二十余，秋间大发热，口渴，妄言妄见，病似邪鬼。七八日后，召我治。脉之两手，洪数而实，视其形肥，面赤带白，却喜露筋，脉本不实，凉药所致。此因劳倦成病，与温补药自安。曰：柴胡七八帖矣。以黄芪附子汤，冷与之饮。三帖后，困倦鼾睡，微汗而解，脉亦稍软。继以黄芪白术汤至十日，脉渐收敛而小，又与半月而安。

夫黄芪，补气药也。此两人者，一则气虚，一则气实，便有宜不宜存焉，可不审乎！

按：四诊合参，方可论病。一丝不察，一着不甚，不可救矣，仁术杀人，全在一念之间，可不慎哉！

## 大病不守禁忌论

病而服药，须守禁忌，孙真人《千金方》言之详矣。但不详言所以守禁忌之由，敢陈其略，以为规戒。

夫胃气者，清纯冲和之气，人之所赖以为生者也。若谋虑神劳，动作形苦，嗜欲无节，思想不遂，饮食失宜，药饵违法，皆能致伤。既伤之后，须用调补，恬不知怪，而乃恣意犯禁，旧染之证，与日俱积。吾见医将日不暇给，而伤败之胃气，无复完全之望，去死近矣。

予族叔形色俱实，痃疟又患痢，自恃强健能食，绝无忌惮。一日召我曰：我虽病，却健而能食，但苦汗出耳！汝能止此汗否？予曰：痎疟非汗出不能愈也。可虑者正在健与能食耳！此非痢也。胃热善消，脾病不化，食积与病势已甚矣。此时节择饮食以养胃气，省出入以避风寒，候汗透而安。叔曰：世俗谓无饱死痢，我今能食，何谓可虑？余曰：痢而能食者，知胃气未病也，故言不死，非谓恣食不节择者。不从所言，恣口大嚼，遇渴又多啖水果，如此者月余后，虽欲求治，不可著手矣。淹淹又月余而死。《内经》以骄恣不论于理，为不治之病。信哉！

又周其姓者，形色俱实，患痢善食而易饥，大嚼不择者五日矣。予责之：病中当调补自养，岂可滋味戕贼！遂教之只用熟萝卜吃粥耳，少与调治，半月而安。

按：《史记·扁鹊仓公列传》曰："人之所病，病疾多；而医之所病，病道少。故病有六不治：骄恣不论于理，一不治也；轻身重财，二不治也；衣食不能适，三不治也；阴阳并，脏气不定，四不治也；形羸不能服药，五不治也；信巫不信医，六不治也。有此一者，则重难治也。"

## 虚病痰病有似邪祟论

血气者，身之神也。神既衰乏，邪因而入，理或有之。若夫血气两亏，痰客中焦，妨碍升降，不得运用，以致十二官各失其职，视听言动，皆有虚妄。以邪治之，其人必死。吁哉冤乎！谁执其咎？

宪幕之子傅兄，年十七八，时暑月，因大劳而渴，恣饮梅浆，又连得大惊三四次，妄言妄见，病似邪鬼。诊其脉，两手皆虚弦而带沉数。予曰：数为有热，虚弦是大惊，又梅酸之浆，郁于中脘，补虚清热，导去痰滞，病乃可安。遂与人参、白术、陈皮、茯苓、芩、连等浓煎汤，入竹沥、姜汁。与旬日，未效，众皆尤药之不审。余脉之，知其虚之未完，与痰之未导也。仍与前方，入荆沥。又旬日而安。

外弟岁一日醉饱后，乱言妄语妄见，询之系伊亡兄附体，言生前事甚的。乃叔在边叱之。曰：非邪。食腥与酒太过，痰所为耳！灌盐汤一大碗，吐痰一二升，汗因大作，困睡一宵而安。

又金氏妇，壮年。暑月赴筵，妇乃姑询其坐次失序，遂赧然自愧，因成此病。言语失伦，其中又多间一句曰：奴奴不是。脉皆数而弦。余曰：此非邪，乃病也。但与补脾清热导痰，数日当自安。其家不信，邀数巫者，喷水而咒之，旬余而死。

或问曰：病非邪而邪治之，何遽至于死？

余曰：暑月赴宴，外境蒸热，辛辣适口，内境郁热，而况旧有积痰，加之愧闷，其痰与热，何可胜言。今乃惊以法尺，是惊其神而血不宁也。喷以法水，是审其体密其肤，使汗不得泄也。汗不泄，则蒸热内燔；血不得宁，则阴消而阳不能独立也。不死何俟？

或曰：《外台秘要》有禁咒一科，庸可废乎？

予曰：移精变气乃小术耳，可治小病。若内有虚邪，外有实邪，当用正大之法，自有成式，昭然可考。然符水气膈上热痰，一呷凉水，胃热得之，岂不清快，亦可取安。若内伤而虚，与冬严寒，符水下咽，必冰胃而致害。彼郁热在上，热邪在表，须以汗解。率得清冷，肤腠固密，热何由解？必致内攻，阴阳离散，血气乖争，去死为近。

**按**："移精变气乃小术耳"，朱丹溪这样讲，是因为他很相信，医术可以解决生命过程中的一切问题。但中国又有这样一句话"心病还需心药医"。因此，像"祝由"这样的心理疗法，实非小道。人心的问题，是人类遇到的最难解决的问题，病人"信巫不信医"，就是不配合医生的治疗，你怎样治好他的病？因此关注人的心理问题，更有助于疾病的康复。

## 面鼻得冷则黑论

诸阳聚于头，则面为阳中之阳，鼻居面中央，而阳明起于頞中，一身之血运到面鼻，到面鼻阳部。皆为至清至精之血矣。

酒性善行而喜升，大热而有峻急之毒。多酒之人，酒气熏蒸，面鼻得酒，血为极热，热血得冷，为阴气所搏，污浊凝结，滞而不行，宜其先为紫而后为黑色也。须用融化滞血使之得流，滋生新血可以运化，病乃可愈。予为酒制四物汤，加炒片茯苓、陈皮、生甘草、酒红花、生姜煎，调五灵脂末饮之。气弱者，加酒黄芪。无有不应者。

## 胎自堕论

阳施阴化，胎孕乃成。血气虚损，不足荣养，其胎自坠。或劳怒伤情，内火便动，亦能坠胎。推原其本，皆因于热。火能消物，造化自然，《病源》乃谓风冷伤于子脏而堕，此未得病情者也。

予见贾氏妇，但有孕至三个月左右必堕。诊其脉，左手大而无力，重取则涩，知其少血也。以其妙年，只补中气，使血自荣。时正初夏，教以浓煎白术汤下黄芩末一钱，服三四十帖，遂得保全而生。因而思之，堕于内热而虚者，于理为多。曰热曰虚，当分轻重。好生之工，幸毋轻视。

## 难产论

世之难产者，往往见于郁闷安佚之人，富贵奉养之家。若贫贱辛苦者无有也。方书止有瘦胎饮一论，而其方为湖阳公主作也，实非极至之言。何者？见有此方，其难自若。

予族妹苦于难产，后遇胎孕，则触而去之，余甚悯焉。视其形肥而勤于针指，构思旬日，忽自悟曰：此正与湖阳公主相反。彼奉养之人，其气必实，耗其气使和平，故易产。今形肥知其气虚，久坐知其不运，而其气愈弱。久坐胞胎因母气不能自运耳。当补其母之气，则儿健而易产。

今其有孕至五六个月，遂于《大全方》紫苏

饮加补气药,与十数帖,因得男而甚快。后遂以此方随母之形色性禀,参以时令加减与之,无不应者。因名其方曰大达生散。

## 难产胞损淋沥论

常见尿胞因收生者不谨,以致破损而得淋沥病,遂为废疾。一日有徐姓妇,壮年得此。因思肌肉破伤,在外者且可补完,胞虽在腹,恐亦可治。遂诊其脉,虚甚。

曰:难产之由,多是气虚,难产之后血气尤虚,试与峻补,因以参、术为君,芎、归为臣,桃仁、陈皮、黄芪、茯苓为佐,而煎以猪羊胞中汤,极饥时饮之,但剂率用一两,至一月而安。盖是气血骤长,其胞自完。恐稍迟缓,亦难成功。

> **按**:气为血帅,血为气母,补气以养血,补血以养气。气血双补,气血双充,故气血骤长,其胞自完。

## 胎妇转胞病论

转胞病,胎妇之禀受弱者,忧闷多者,性急躁者,食味厚者,大率有之。古方皆用滑利疏导药,鲜有应效。因思胞为胎所堕,展在一边,胞系了戾不通耳。胎若举起,悬在中央,胞系得疏,水道自行。然胎之坠下,必有其由。

一日吴宅宠人患此,脉之两手似涩,重取则弦,然左手稍和。余曰:此得之忧患,涩为血少气多,弦为有饮,血少则胞弱而不能自举,气多有饮,中焦不清而溢,则胞之所避而就下,故坠。遂以四物汤加参、术、半夏、陈皮、生甘草、生姜,空心饮,随以指探喉中,吐出药汁。俟少顷气定,又与一帖。次早亦然。如是与八帖而安。

此法未为的确,恐偶中耳。后又历用数人亦效。未知果如何耶?仲景云:妇人本肥盛且举自满,全羸瘦且举空减,胞系了戾,亦致胞转。其义未详,必有能知之者。

> **按**:此病又称"妊娠小便不通",清代《沈氏女科辑要》云:"转胞一证,因胎大压住膀胱或因气虚不能举膀胱之底。气虚者补气,胎压者托胎,若浪投通利,无益于病,反伤正气。"丹溪首创此"举胎法",效用颇佳。另探喉引吐以开肺举中、通利小便之法,思路虽好,却未必取效。

## 乳硬论

乳房,阳明所经;乳头,厥阴所属。乳子之母,不知调养,怒忿所逆,郁闷所遏,厚味所酿,以致厥阴之气不行,故窍不得通,而汁不得出。阳明之血沸腾,故热甚而化脓。

亦有所乳之子,膈有滞痰,口气焮①热,含乳而睡,热气所吹,遂生结核。于初起时,便须忍痛,揉令稍软,吮令汁透,自可消散。失此不治,必成痈疖。

治法:疏厥阴之滞,以青皮;清阳明之热,细研石膏;行污浊之血,以生甘草之节;消肿导毒,以瓜蒌子,或加没药、青橘叶、皂角刺、金银花、当归。或汤或散,或加减,随意消息。然须以少酒佐之,若加以艾火两三壮于肿处,其效尤捷。彼庸工喜于自炫,便用针刀引惹拙痛,良可哀悯!

若夫不得于夫,不得于舅姑,忧怒郁闷,昕②夕累积,脾气消阻,肝气横逆,遂成隐核,如大棋子,不痛不痒,数十年后,方为疮陷,名曰奶岩③。以其疮形嵌凹似岩穴也,不可治矣。若于始生之际,便能消释病根,使心清神安,然后施之以治法,亦有可安之理。

---

① 焮(xīn 欣):炙,烧灼。
② 昕(xīn 欣):黎明。
③ 奶岩:即今之乳腺癌。

予族侄妇年十八时,曾得此病,察其形脉稍实,但性急躁,伉俪自谐,所难者后姑耳。遂以本草单方青皮汤,间以加减四物汤,行以经络之剂,两月而安。

> **按**：奶岩之生,忧怒郁闷,昕夕累积,遂成隐核,情志因素在这里占了很大比重,因此调适情绪,使心清神安,方有可安之理。

## 受胎论

成胎以精血之后,先分男女者,褚澄之论,愚切惑焉。后阅李东垣之方,有曰经水断后一二日,血海始净,精胜其血,感者成男;四五日后,血脉已旺,精不胜血,感者成女。此确论也。

《易》曰：乾道成男,坤道成女。夫乾坤,阴阳之情性也;左右,阴阳之道路也;男女,阴阳之仪象也。父精母血因感而会,精之施也。血能摄精成其子,此万物资始于乾元也;血成其胞,此万物资生于坤元也。阴阳交媾,胎孕乃凝,所藏之处,名曰子宫。一系在下,上有两岐,一达于左,一达于右。精胜其血,则阳为之主,受气于左子宫而男形成;精不胜血,则阴为之主,受气于右子宫而女形成。

或曰：分男分女,吾知之矣,男不可为父,女不可为母,与男女之兼形者,又若何而分之耶? 余曰：男不可为父,得阳气之亏者也;女不可为母,得阴气之塞者也;兼形者,由阴为驳气所乘而成,其类不一。以女函男有二：一则遇男为妻,遇女为夫;一则可妻而不可夫。其有女具男之全者,此又驳之甚者。

或曰：驳气所乘,独见于阴,而所乘之形,又若是之不同耶? 予曰：阴体虚,驳气易于乘也。驳气所乘,阴阳相混,无所为主,不可属左,不可属右,受气于两岐之间,随所得驳气之轻重而成形。故所兼之形,有不可得而同也。

> **按**："乾道成男,坤道成女",但未必"左宫生男","右宫生女"。"左右,阴阳之道路也;"左右和阴阳也不是一一对应的关系。倒是在这里朱丹溪介绍了古人对"两性人"种种表现的认识,良能可贵。

## 人迎气口论

六阳六阴脉,分属左右手。心、小肠、肝、胆、肾、膀胱在左,主血;肺、大肠、脾、胃、命门、三焦在右,主气。男以气成胎,故气为之主;女以血成胎,故血为之主。若男子久病,气口充于人迎者,有胃气也,病虽重可治;女子久病,人迎充于气口者,有胃气也,病虽重可治。反此者逆。

或曰：人迎在左,气口在右,男女所同,不易之位也。《脉法》赞曰：左大顺男,右大顺女,何子言之悖耶?

曰：《脉经》一部,王叔和谆谆于教医者,此左右以医者为主而言,若主于病者,奚止千里之谬!

> **按**：女子以肝为先天,以血为本;男子以肾为先天,以精为本。

## 春宣论

春,蠢也。阳气升浮,草木萌芽,蠢然而动。前哲谓春时人气在头,有病宜吐。又曰：伤寒大法,春宜吐。宣之为言扬也,谓吐之法自上出也。

今之世俗,往往有疮痍者、膈满者、虫积,以为不于春时宣泻以毒药,不可愈也。医者遂用牵牛、巴豆、大黄、枳壳、防风辈为丸,名之曰春宣丸。于二月、三月服之,得下利而止。于初泻之时,脏腑得通,时暂轻快。不知气升在上,则在下之阴甚弱,而用利药戕贼其阴,其害何可胜言! 况仲景用承气汤等下药,必有大满、大实坚、有燥屎、转矢气、下逼迫而无表证者,方行此法。可下之证未悉具,犹须迟以待之。泄利之药,其可轻试乎?

余伯考形肥骨瘦,味厚性沉,五十岁轻于听信,忽于三月半赎春宣丸一帖,服之下两三行。每年率以为常。至五十三岁时,七月初炎热之甚,无病暴死。此岂非妄认春宣为春泻,而致祸耶?

自上召下曰宣,宣之一字,吐也明矣。张子和先生已详论之,昔贤岂妄言哉!详之审订无疑。后之死者,又有数人,愚故表而出之,以为后人之戒!

> **按**:非有实证,不得轻用吐下之药。张子和在《儒门事亲》中说:"凡药有毒也,非止大毒,小毒谓之毒,虽甘草、苦参不可不谓之毒,久服必有偏胜。气增而久,夭之由也。"他认为"养生当论食补,治病当论药攻",他特别赞同《黄帝内经》中所说的"五谷为养,五畜为益,五果为助,五菜为充"。在这一点上,朱丹溪对张子和推崇备至。

## 醇酒宜冷饮论

醇酒之性,大热大毒,清香美味,既适于口,行气和血,亦宜于体,由是饮者不自觉其过于多也。不思肺属金,性畏火,其体脆,其位高,为气之主,肾之母,木之夫。酒下咽膈,肺先受之。若是醇者,理宜冷饮,过于肺,入于胃,然后渐温肺,先得温中之寒,可以补气,一益也;次得寒中之温,可以养胃,二益也;冷酒行迟,传化以渐,不可恣饮,三益也。古人终日百拜,不过三爵,既无酒病,亦免酒祸。今余稽之于《礼经》,则曰:饮齐视冬时。饮齐,酒也。视,犹比也。冬时,寒也。参之《内经》,则曰热因寒用。厥旨深矣!

今则不然,不顾受伤,只图取快。盖热饮有三乐存焉,膈滞通快,喉舌辛美,盖行可多。不知酒性喜升,气必随之,痰郁于上,溺涩于下,肺受贼邪,金体必燥。恣饮寒凉,其热内郁,肺气得热,必大伤耗。其始也病浅,或呕吐,或自汗,或疮痍,或鼻齄,或自泄,或心脾痛,尚可发散而去之。若其久也,为病深矣,为消,为渴,为内疽,为肺痿,为内痔,为鼓胀,为失明,或喘哮,为劳嗽,为癫痫,亦为难明之病,倘非具眼,未易处治,可不谨乎?

或曰:人言一盏冷酒,须二盏血乃得行,酒不可冷饮明矣。余曰:此齐东之语耳。今参之于经,证之以理,发之为规戒,子以为迂耶?

## 痈疽当分经络论

六阳经、六阴经之分布周身,有多气少血者,有少气多血者,有多气多血者,不可一概论也。若夫要害处,近虚怯薄处,前哲已曾论及,惟分经之言未闻也。何则?诸经惟少阳、厥阴经之生痈疽,理宜预防,以其多气少血,其血本少,肌肉难长,疮久未合,必成死证。其有不思本经少血,遽用驱毒利药,以伐其阴分之血,祸不旋踵矣。请述一二成败之迹,以告来者。

余从叔父平生多虑,质弱神劳,年近五十,忽左膊外侧廉上起一小红肿,大约如栗。予视之曰:慎勿轻视,且生与人参大料作汤,得二三斤为好。人未之信,漫进小帖数服,未解而止。旬余值大风拔木,疮上起一道红如线,绕至背胛,直抵右肋。予曰:必大料人参少加当归、川芎、陈皮、白术等补剂与之。后与此方,两阅月而安。

又东阳李兄,年逾三十,形瘦肤厚,连得忧患,又因作劳,且过于色,忽左腿外侧廉上一红肿,其大如栗。一医问其大腑坚实,与承气两帖下之,不效。又一医教与大黄、朱砂、生粉草、麒麟竭,又二三帖。半月后召予视之,曰:事去矣。

又一李兄,年四十余,而面稍白,神甚劳,忽胁下生一红肿如桃。一人教用神剂,众笑且排,于是流气饮、十宣散,杂而进之。旬余召予视之。予曰:非惟不与补药,抑且多得解利,血气俱惫矣。已而果然。

或曰:太阳经非多血少气者乎?何臀疽之生,初无甚苦,往往间有不救者,吾子其能治之乎?

予曰:臀居小腹之后,而又在其下,此阴中

之阴也。其道远，其位辟，虽曰多血，气运不到，气既不利，血亦罕来。中年之后，不可生痈，才有痈肿，参之脉证，但见虚弱，便与滋补，血气无亏，可保终吉。若用寻常驱热拔毒纾气之药，虚虚之祸，如指诸掌。

> **按**：因时制宜、因地制宜、因人制宜而外，尚须因经制宜，由大到小，层层推进，才能做到精细辨证，才能深得病情，效如桴鼓。

## 脾约丸论

成无己曰：约者，结约之约，胃强脾弱，约束津液，不得四布，但输膀胱，故小便数而大便硬，故曰脾约。与此丸以下脾之结燥，肠润结化，津流入胃，大便利，小便少而愈矣。

愚切有疑焉。何者？既曰约，脾弱不能运也，脾弱则土亏矣，必脾气之散，脾血之耗也。原其所由，久病大下、大汗之后，阴血枯槁，内火燔灼，热伤元气，又伤于脾，而成此证。伤元气者，肺金受火，气无所摄；伤脾者，肺为脾之子，肺耗则液竭，必窃母气以自救，金耗则木寡于畏，土欲不伤，不可得也。脾失转输之令，肺失传送之官，宜大便秘而难下，小便数而无藏蓄也。理宜滋养阴血，使孤阳之火不炽，而金行清化，木邪有制，脾土清健而运行，精液乃能入胃，则肠润而通矣。

今以大黄为君，枳实、厚朴为臣，虽有芍药之养血，麻仁、杏仁之温润为之佐使，用之热甚而气实者，无有不安。愚恐西北二方，地气高厚，人禀壮实者可用。若用于东南之人，与热虽盛而血气不实者，虽得暂通，将见脾愈弱而肠愈燥矣。后之欲用此方者，须知在西北以开结为主，在东南以润燥为主，慎勿胶柱而调瑟。

> **按**：药不坚执，合宜为用，用之之法，在乎医之一心。

## 鼓胀论

心肺，阳也，居上；肝肾，阴也，居下；脾居中，亦阴也，属土。经曰：饮食入胃，游溢精气，上输于脾，脾气散精，上归于肺，通调水道，下输膀胱，水精四布，五经并行。是脾具坤静之德，而有乾健之运。故能使心肺之阳降，肾肝之阴升，而成天地交之泰，是为无病之人。

今也七情内伤，六淫外侵，饮食不节，房劳致虚，脾土之阴受伤，转输之官失职，胃虽受谷，不能运化，故阳自升阴自降，而成天地不交之否。于斯时也，清浊相混，隧道壅塞，气化浊血瘀郁而为热。热留得久，气化成湿，湿热相生，遂生胀满。经曰鼓胀是也。以其外虽坚满，中空无物，有似于鼓。其病胶固，难以治疗，又名曰蛊。若虫侵蚀，有蛊之义。

验之治法，理宜补脾，又须养肺金以制木，使脾无贼邪之虑；滋肾水以制火，使肺得清化之令。却盐味以防助邪，断妄想以保母气，无有不安。医不察病起于虚，急于作效，炫能希赏。病者苦于胀急，喜行利药，以求一时之快，不知宽得一日半日，其肿愈甚。病邪甚矣，真气伤矣，去死不远。

古方惟禹余粮丸，又名石中黄丸，又名紫金丸，制肝补脾殊为切当，亦须随证，亦须顺时加减用之。余友俞仁叔，儒而医，连得家难，年五十得此疾，自制禹余粮丸服之。予诊其脉，弦涩而数。曰：此丸新制，锻炼之火邪尚存，温热之药太多，宜自加减，不可执方。俞笑曰：今人不及古人，此方不可加减。服之一月，口鼻见血，色脱立而死。

又杨兄，年近五十，性嗜好酒，病疟半年，患胀病，自察必死，来求治。诊其脉弦而涩，重则大，疟未愈，手足瘦而腹大，如蜘蛛状。予教以参、术为君，当归、川芎、芍药为臣，黄连、陈皮、茯苓、厚朴为佐，生甘草些少，作浓汤饮之。一日定三次，彼亦严守戒忌。一月后，疟因汗而愈。又半年小便长而胀愈。中间稍有加减，大意只是补气行湿。

又陈氏年四十余,性嗜酒,大便时见血,于春间患胀,色黑而腹大,其形如鬼。诊其脉数而涩,重似弱。予以四物汤加黄连、黄芩、木通、白术、陈皮、厚朴、生甘草,作汤与之,近一年而安。一补气,一补血,余药大率相出入,皆获安以保天寿。

或曰:气无补法,何子补气而获安,果有说以通之乎?

予曰:气无补法,世俗之言也。以气之为病,痞闷壅塞似难于补,恐增病势。不思正气虚者不能运行,邪滞所著而不出,所以为病。经曰:壮者气行则愈,怯者著而成病。苟或气怯不用补法,气何由行?

或曰:子之药,审则审矣,何效之迟也?病者久在床枕,必将厌子之迂而求速者矣。

予曰:此病之起,或三五年,或十余年,根深矣,势笃矣,欲求速效,自求祸耳。知王道者能治此病也。

或曰:胀病将终不可与利药耶?

予曰:灼知其不因于虚,受病亦浅,脾胃尚壮,积滞不痼而又有可下之证,亦宜略与疏导。若授张子和浚川散、禹功丸为例行速攻之策,实所不敢。

**按**:病来如山倒,病去如抽丝。像鼓胀这样虚实兼夹、寒热错杂的病症,不可能一日而成,更不可能一日而愈。大攻大下不可,大温大补亦不可,须剥茧抽丝,层层递进,假以时日,或可获安,否则欲速而不达矣!

## 疝气论

疝气之甚者,睾丸连小腹急痛也。有痛在睾丸者,有痛在五枢穴边者,皆足厥阴之经也。或有形,或无形;或有声,或无声。有形如瓜,有声如蛙。自《素问》以下,历代名医皆以为寒。盖寒主收引,经络得寒,故引不行,所以作痛,理固然也。有得寒而无疝者,又必有说以通之可也。

予尝屡因门户雪上有霜,没脐之水,踢冰徒涉,不曾病此,以予素无热在内也。因而思之,此证始于湿热在经,郁而至久,又得寒气外束,湿热之邪不得疏散,所以作痛。若只作寒论,恐为未备。

或曰:厥阴一经,其道远,其位卑,郁积湿热,何由而致?予曰:大劳则火起于筋,醉饱则火起于胃,房劳则火起于肾,大怒则火起于肝。本经火积之久,母能生子虚,湿气便盛。厥阴属木,系于肝,为将军之官,其性急速,火性且又暴,为寒所束,宜其痛之大暴也。

愚见有用乌头、栀子等分作汤用之,其效亦敏。后因此方随证与形加减用之,无有不应。然湿热又须分多少而始治,但湿者肿多,㿗①病是也。又有挟虚而发者,当以参术为用,而以疏导药佐之,诊其脉有甚沉紧而大豁无力者是也。其痛亦轻,惟觉重坠牵引耳。

**按**:疝气为病,病在厥阴。有寒有热,常伴湿邪。寒者痛缓,热者痛急,分清寒热,辨治无误。兼湿则通利疏导,气行则水湿亦行矣!

## 秦桂丸论

无子之因,多起于妇人。医者不求其因起于何处,遍阅古方,惟秦桂丸其辞确,其意专,用药温热,近乎人情,欣然授之,锐然服之,甘受燔灼之祸,犹且懵然不悔。何者?阳精之施也,阴血能摄之,精成其子,血成其胞,胎孕乃成。今妇人之无子者,率由血少不足以摄精也。血之少也,固非一端。然欲得子者,必须补其阴血,使无亏欠乃可。推其有余以成胎孕,何乃轻用热剂,煎熬脏腑,血气沸腾,祸不旋踵矣。

---

① 㿗:疝气的一种,湿热为病,肿甚于痛。

或曰：春气温和，则万物发生，冬气寒凛，则万物消殒，非秦桂丸之温热，何由得子脏温暖而成胎耶？

予曰：《诗》言妇人和平，则乐有子。和则气血不乖，平则阴阳不争。今得此药，经血转紫黑，渐成衰少，或先或后，始则饮食骤进，久则口苦而干，阴阳不平，血气不和，疾病蜂起，焉能成胎？纵使成胎，生子亦多病而不寿。以秦桂丸之耗损天真之阴也，戒之慎之！

郑廉使之子，年十六，求医曰：我生七个月患淋病，五日、七日必一发。其发也大痛，打地叫天，水道方行，状如漆和粟者，约一盏许，然后定。诊其脉轻则涩，重则弦。视其形瘦而稍长，其色青而苍。意其父必因多服下部药，遗热在胎，留于子之命门而然。遂以紫雪和黄柏细末，丸梧子大，晒十分干，而与二百丸作一服，率以热汤下，以食物压之，又经半日，痛大作，连腰腹，水道乃行，下如漆和粟者一大碗许，其病减十分之八。后张子忠以陈皮一两，桔梗、木通各半两，作一帖与之，又下漆粟者一合许遂安。

父得燥热且能病子，况母得之者乎？余书此以证东垣红丝瘤之事。

> **按**：精神不平，气血乖戾，燥热遗胎，焉能生成？故辛香燥热之品，大是妊娠禁忌。贪口腹之嗜，逞色欲之能，败己乱性，祸及子女，良可叹哉！

## 恶寒非寒病恶热非热病论

经曰：恶寒战栗，皆属于热。又曰：禁栗如丧神守，皆属于火。恶寒者，虽当炎月，若遇风霜，重绵在身，自觉凛凛。战栗、禁栗，动摇之貌。如丧神守，恶寒之甚。《原病式》曰：病热甚而反觉自冷，此为病热，实非寒也。

或曰：往往见有得热药而少愈者，何也？

予曰：病热之人，其气炎上，郁为痰饮，抑遏清道，阴气不升，病热尤甚。积痰得热，亦为暂退，热势助邪，其病益深。

或曰：寒热如此，谁敢以寒凉与之，非杀之而何？

予曰：古人遇战栗之证，有以大承气下燥粪而愈者。恶寒战栗，明是热证，但有虚实之分耳。经曰：阴虚则发热。夫阳在外，为阴之卫；阴在内，为阳之守。精神外驰，嗜欲无节，阴气耗散，阳无所附，遂致浮散于肌表之间而恶热也。实非有热，当作阴虚治之，而用补养之法可也。

或曰：恶寒非寒，宜用寒药，恶热非热，宜用补药，甚骇耳目，明示我之法可乎？

予曰：进士周本道，年逾三十，得恶寒病，服附子数日而病甚，求予治。诊其脉弦而似缓，予以江茶入姜汁、香油些少，吐痰一升许，减绵大半，周甚喜。予曰：未也，燥热已多，血伤亦深，须淡食以养胃，内观以养神，则水可生而火可降。彼勇于仕进，一切务外，不守禁忌。予曰：若多与补血凉热，亦可稍安。内外不静，肾水不生，附毒必发。病安后，官于婺城，巡夜冒寒，非附子不可疗，而性怕生姜，只得以猪腰子作片，煮附子，与三帖而安。予曰：可急归。知其附毒易发。彼以为迂。半年后，果发背而死。

又司丞叔，平生脚自踝以下常觉热，冬不可加绵于上，常自言曰：我禀质壮，不怕冷。予曰：此足三阴之虚，宜早断欲事，以补养阴血，庶乎可免。笑而不答。年方五十，患痿半年而死。观此二人，治法盖可知矣。或曰：伤寒病恶寒、恶热者，亦是虚耶？予曰：若病伤寒者，自外入内，先贤论之详矣。

> **按**：恶寒壮热皆是表象，其寒热虚实之判，绝不可"但见一证便是，不必悉具"。头疼医头，脚疼医脚，皆非良医之道。内伤之寒热不比外感之寒热，更须详审，不可妄断。寒寒热热，虚虚实实，致有"有病不治，常得中医"之叹！

## 经水或紫或黑论

经水者，阴血也。阴必从阳，故其色红，禀

火色也。血为气之配,气热则热,气寒则寒,气升则升,气降则降,气凝则凝,气滞则滞,气清则清,气浊则浊。往往见有成块者,气之凝也。将行而痛者,气之滞也。来后作痛者,气血俱虚也。色淡者,亦虚也。错经妄行者,气之乱也。紫者,气之热也。黑者,热之甚也。

人但见其紫者、黑者、作痛者、成块者,率指为风冷,而行温热之剂,祸不旋踵矣。良由《病源》论月水诸病,皆曰"风冷乘之",宜其相习而成俗也。或曰:黑,北方水之色也。紫淡于黑,非冷而何?予曰:经曰亢则害,承乃制,热甚者,必兼水化。所以热则紫,甚则黑也。况妇人性执而见鄙,嗜欲加倍,脏腑厥阳之火,无日不起,非热而何?若夫风冷,必须外得,设或有之,盖千百而一二者也。

> **按**:经之寒热虚实,清浊浓淡以分。清者寒,浊者热;淡者虚,浓者实。清淡者虚寒,浓浊者实热。热者多而寒者少,以"五志过极,皆能化火"也。朱丹溪云:"妇人性执而见鄙,嗜欲加倍,脏腑厥阳之火,无日不起,非热而何?"

## 石膏论

本草药之命名,固有不可晓者,中间亦多有意义,学人不可以不察。

以色而名者,大黄、红花、白前、青黛、乌梅之类是也。以形而名者,人参、狗脊、乌头、贝母、金铃子之类是也。以气而名者,木香、沉香、檀香、麝香、茴香之类是也。以质而名者,厚朴、干姜、茯苓、生熟地黄之类是也。以味而名者,甘草、苦参、淡竹叶、草龙胆、苦酒之类是也。以能而名者,百合、当归、升麻、防风、滑石之类是也。以时而名者,半夏、茵陈、冬葵、寅鸡、夏枯草之类是也。

以石膏火煅、细研、醋调、封丹炉,其固密甚于脂,苟非有膏焉能为用。此兼质与能而得名,正与石脂同意。阎孝忠妄以方解石为石膏,况石膏其味甘而辛,本阳明经药。阳明主肌肉,其甘也,能缓脾益气,止渴去火;其辛也,能解肌出汗,上行至头。又入手太阴、手少阳。彼方解石者,止有体重、质坚、性寒而已。求其所谓有膏而可为三经之主治者焉在哉?医欲责效,不亦难乎!

> **按**:自汉代张仲景作白虎汤,以辛凉重剂治阳明经病而获效,以石膏为主药的白虎汤开始大行其道,后世屡用白虎重剂治疗疫疠邪气所病。上世纪50年代华北乙型脑炎流行,蒲辅周重用石膏救治危重患者,成为一段医学佳话。石膏之用,开河间之寒凉学派,启叶薛之温病先河,其功甚伟,厥绩可嘉!

## 脉大必病进论

脉,血之所为,属阴。大,洪之别名,火之象,属阳。其病得之于内伤者,阴虚为阳所乘,故脉大当作虚治之。其病得之于外伤者,邪客于经,脉亦大,当作邪胜治之。合二者而观之,皆病证方长之势也,谓之病进,不亦宜乎?海藏云:君侵臣之事也。孰为是否?幸有以教之。

> **按**:病势之进退,仅以脉判,远未足也,若欲精确辨证,当四诊合参。

## 《生气通天论》病因章句辩

《礼记》曰:一年视离经。谓离析经理,在乎章句之绝。《内经·生气通天论》病因四章,第一章论因于寒,欲如运枢。以下三句与上文意不相属,皆衍文也。"体若燔炭,汗出而散"两句,当移在此。夫寒邪初客于肌表,邪郁而为热,有似燔炭,得汗则解。此仲景麻黄汤之类是也。第二章论因于暑。暑者君火为病,火主动则散,故自汗烦渴而多言也。第三章论因于湿。湿者土浊之气,首为诸阳之会,其位高而气清,其体虚,故聪明得而系焉。浊气熏蒸,清道不通,沉重而不爽利,似乎有物以蒙冒之。失而不治,湿郁为热,热留不去,大筋软短者,热伤血,不能养筋,故为拘挛。小筋弛长者,湿伤筋,不能束骨。故为痿弱。因于湿,首如裹,各三字为句,"湿热不攘"以下各四字为句,文正而意明。第四章论因于气,为肿。下文不序病证,盖是脱简。"四维相代"二句,与上文意不相属,亦衍文也。王太仆曰:暑热湿气三病,皆以为发于伤寒之毒,次第相仍,展转生病。五段通为一章,余有疑焉。暑病不治,伏而生热,热久生湿,湿久气病,盖有之矣。《内经》止有"冬伤于寒,不即病,至夏有热病"之言,未闻寒毒伏藏,至夏发为暑病。至于湿病,亦蒙上文之热,谓反湿其首,望湿物裹之,望除其热,当以因于湿首为句。如裹湿又为句,则湿首之湿,裹湿之湿,皆人为也。与上下文列言寒暑之病因,文义舛乖,不容于不辩。或曰:先贤言温湿、寒湿、风湿矣,未闻有所谓湿热病者。考之《内经》,亦无有焉,吾子无乃失之迂妄耶?予曰:六气之中,湿热为病十居八九。《内经》发明湿热,此为首出。《至真要大论》曰:湿上甚而热,其间或言湿而热在中者。或曰热而湿在中者,此圣人爱人论道之极致,使天下后世不知湿热之治法者,太仆启之也。君其归取《原病式》熟读而审思之,幸甚!

### 太仆章句

因于寒,欲如运枢,起居如惊,神气乃浮。
因于暑,汗,烦则喘喝,静则多言,体若燔炭,汗出而散。
因于湿(句),首如裹(句),湿热不攘(句),大筋软短,小筋弛长,软短为拘,弛长为痿。
因于气为肿(云云)。

### 新定章句

因于寒,体若燔炭,汗出而散。
因于暑,汗,烦则喘喝,静则多言。
因于湿(句),首如裹(句),湿热不攘(句),大筋软短,小筋弛长,软短为拘,弛长为痿。
因于气为肿(云云)。

**按**:王冰在《素问注序》中说:"且将升岱岳,非逵奚为?欲诣扶桑,无舟莫适"。对于像《黄帝内经》这样一本典籍之作,"其文简,其意博,其理奥,其趣深",如果不能掌握有效的学习方法,则望之如汤汤之海,不测之渊,每畏其难,而不敢近焉。

"文以载道",思想和理论,都必须以文字为载体。只有通过文字的正确表达,才能叙述精密的理论。著名学者钱大昕指出:"有文字而后有诂训,有诂训而后有义理。诂训者,义理所由出,非别有义理出乎诂训之外者。"(《经籍纂诂·序》)

研究《黄帝内经》,探求中医医理,懂校勘训诂与否,虽然都可以读原文,阅注书,会意却有深浅之异,解词亦有是非之分,其效天壤之殊,可不慎哉?!只有像朱丹溪这样通过对《内经》文字进行校勘训诂研究之后,才能系统深刻理解内中玄远精微的医理。因此,这是《内经》研究的基础,必须由此循阶而登堂入室,不得有所逾越。

## 倒仓论

经曰:肠胃为市。以其无物不有,而谷为最多,故谓之仓,若积谷之室也。倒者,倾去积旧而涤濯,使之洁净也。胃居中属土,喜容受而不能自运者也。人之饮食,遇适口之物,宁无过量而伤积之乎?七情之偏,五味之厚,宁无伤于冲和之德乎?糟粕之余,停痰瘀血,互相纠缠,日积月深,郁结成聚,甚者如核桃之穰,诸般奇形之虫,中宫不清矣,土德不和矣。诚于中形于外,发为痈疽,为劳瘵,为蛊胀,为癫疾,为无名奇病。

先哲制为万病丸、温白丸等剂,攻补兼施,寒热并用,期中病情,非不工巧,然不若倒仓之为便捷也。以黄牡牛,择肥者买一二十斤,长流水煮糜烂,融入汤中为液,以布滤出渣滓,取净汁,再入锅中,文火熬成琥珀色,则成矣。每饮一钟,少时又饮,如此者积数十钟。寒月则重汤温而饮之。病在上者,欲其吐多;病在下者,欲其利多;病在中者,欲其吐下俱多。全在活法,而为之缓急多寡也。须先置一室,明快而不通风者,以安病人。视所出之物,可尽病根则止。吐利后,或渴不得与汤,其小便必长,取以饮病者,名曰轮回酒。与一二碗,非惟可以止渴,抑且可以涤濯余垢。睡一二日,觉饥甚,乃与粥淡食之。待三日后,始与少菜羹自养,半月觉精神涣发,形体轻健,沉疴悉安矣。其后须五年忌牛肉。

吾师许文懿始病心痛,用药燥热香辛,如丁、附、桂、姜辈,治数十年而足挛痛甚,且恶寒而多呕。甚而至于灵砂、黑锡、黄芽、岁丹,继之以艾火十余万。又杂治数年而痛甚,自分为废人矣,众工亦技穷矣,如此者又数年。因其烦渴、恶食者一月,以通圣散与半月余,而大腑逼迫后重,肛门热气如烧,始时下积滞如五色烂锦者,如柏烛油凝者,近半月而病似退,又半月而略思谷,而两足难移,计无所出。至次年三月,遂作此法,节节如应,因得为全人。次年再得一男,又十四年以寿终。

其余与药一妇人,久年脚气,吐利而安。

又镇海万户萧伯善公,以便浊而精不禁,亲与试之有效。

又临海林兄,患久嗽吐红,发热消瘦,众以为瘵,百方不应。召予视之,脉两手弦数,日轻夜重,计无所出,亦因此而安。时冬月也。第二年得一子。

牛,坤土也。黄,土之色也。以顺为德,而效法乎健,以为功者,牝之用也。肉者,胃之乐也。熟而为液,无形之物也。横散入肉络,由肠胃而渗透肌肤、毛窍、爪甲,无不入也。积聚久则形质成,依附肠胃回薄曲折处,以为栖泊之窠臼,阻碍津液气血,熏蒸燔灼成病。自非剖肠刮骨之神妙,孰能去之?又岂合勺铢两之丸散,所能窃犯其藩墙户牖乎?

窃详肉液之散溢,肠胃受之,其厚皆倍于前,有似乎肿,其回薄曲折处,非复向时之旧,肉液充满流行,有如洪水泛涨,其浮莝①陈朽,皆推逐荡漾,顺流而下,不可停留。表者因吐而汗,清道者自吐而涌,浊道者自泄而去。凡属滞碍,一洗而定。牛肉全重厚和顺之性,蔼然涣然,润泽枯槁,补益虚损,宁无精神涣发之乐乎?正似武王克商之后,散财发粟,以赈殷民之仰望也。其方出于西域之异人,人于中年后亦行一二次,亦却疾养寿之一助也。

> **按**:从倒仓法所治疾病范围来看,大多与现代医学肠道菌群失调症候的表现相关,因此,笔者推测其作用机理同肠道菌群有很大关系。
>
> 正常人体都寄生着大量的成群分布的微生物,在人体免疫功能正常的情况下,对人体无害。菌群之间相互制约,以维持相对的平衡。在一定的条件下,人体内正常菌群的平衡制约作用被破坏,一些原来被抑制的菌群乘机大量繁殖,由劣势菌群转化为优势菌群而致病。下面我们推测一下使用倒仓法治疗疾病的大致过程和机理。
>
> 倒仓法的主要药物是牛肉汤,而牛肉汤作为细菌的基础培养基,在现代微生物培养中广泛应用。不夸张地说,人体肠道比人为环境更适宜于肠道菌群的生长发育。人在服食了牛肉汤后,肠道就成了细菌培养基地。肠道菌群失调状态下,优势菌群(大多为正常状态下被抑制的菌群)得到生长发育所需的充足的养料后,大量地繁殖并释放出毒性代谢产物,这些毒性代谢产物刺激肠道黏膜,使肠道分泌物增加,肠蠕动加快,从而产生泻下效应,而在泻下的过程中,由于优势菌群最多,所以被泻出的相应也多,在经过多次泻下之后,体内的菌群再一次达到相对平衡状态,在此基础上,机体功能逐渐恢复至正常水平。同时,从治疗时间来看,整个过程需要1到3天(睡一二日觉饥甚,乃与粥,淡食之),这

---

① 莝:草茎。

与细菌培养的时间一般在 48～72 小时相同。只有经过这么长的时间,细菌才会得到充分生长,也才会使人体出现泻下反应。另外,在倒仓法中,朱氏有"吐利后或渴,不得与汤",当与"轮回酒"(实际上是病人自身的尿液,后世的自身尿液疗法大致来源于此)的戒条,此条亦是本法中不可忽视的地方。考虑其作用有二:其一,此时口渴若给水,必然会稀释肠道内的分泌物,减弱泻下的作用;其二,人体尿液中含有细菌所需的多种物质,可以促进细菌的生长和发育。

对于倒仓一法,临床较少运用。但从病机病理而言,其效宜如丹溪所言。特别对于中老年人和久病之人,运用此法,可获良效。它的作用机理,只是推测,还有待进一步实验验证。随着现代工业化进程的加快,环境污染日益严重;又由于抗生素等药物的滥用,使人体出现菌群失调的情况日益增多,因此对于菌群失调疾病的研究,应予高度重视。

## 相火论

太极,动而生阳,静而生阴。阳动而变,阴静而合,而生水、火、木、金、土,各一其性。惟火有二:曰君火,人火也;曰相火,天火也。火内阴而外阳,主乎动者也,故凡动皆属火。以名而言,形气相生,配于五行,故谓之君;以位而言,生于虚无,守位禀命,因其动而可见,故谓之相。天主生物,故恒于动,人有此生,亦恒于动,其所以恒于动,皆相火之为也。

见于天者,出于龙雷,则木之气;出于海,则水之气也;具于人者,寄于肝肾二部,肝属木而肾属水也。胆者,肝之腑;膀胱者,肾之腑;心胞络者,肾之配;三焦以焦言,而下焦司肝肾之分,皆阴而下者也。天非此火不能生物,人非此火不能有生。天之火虽出于木,而皆本乎地。故雷非伏,龙非蛰,海非附于地,则不能鸣,不能飞,不能波也。鸣也,飞也,波也,动而为火者也。肝肾之阴,悉具相火,人而同乎天也。

或曰:相火,天人之所同,何东垣以为元气之贼?又曰:火与元气不两立,一胜则一负。然则,如之何而可以使之无胜负也?

曰:周子曰,神发知矣,五性感物而万事出,有知之后,五者之性为物所感,不能不动。谓之动者,即《内经》五火也。相火易起,五性厥阳之火相扇,则妄动矣。火起于妄,变化莫测,无时不有,煎熬真阴,阴虚则病,阴绝则死。君火之气,经以暑与湿言之;相火之气,经以火言之,盖表其暴悍酷烈,有甚于君火者也,故曰相火元气之贼。周子又曰:圣人定之以中正仁义而主静。朱子曰:必使道心常为一身之主,而人心每听命焉。此善处乎火者。人心听命乎道心,而又能主之以静。彼五火之动皆中节,相火惟有裨补造化,以为生生不息之运用耳,何贼之有?

或曰:《内经》相火,注曰少阴、少阳矣,未尝言及厥阴、太阳,而吾子言之何耶?

曰:足太阳、少阴,东垣尝言之矣,治以炒柏,取其味辛能泻水中之火是也。戴人亦言:胆与三焦寻火治,肝和胞络都无异。此历指龙雷之火也。予亦备述天人之火皆生于动,如上文所云者,实推广二公之意。

或曰:《内经》言火不一,往往于六气中见之,言脏腑者未之见也。二公岂它有所据耶?子能为我言之乎?

经曰:百病皆生于风、寒、暑、湿、燥、火之动而为变者。岐伯历举病机一十九条,而属火者五,此非相火之为病之出于脏腑者乎?

考诸《内经》少阳病为瘈疭,太阳病时眩仆,少阴病瞀、暴喑、郁冒不知人,非诸热瞀瘈之属火乎?少阳病恶寒鼓栗,胆病振寒,少阴病洒淅恶寒振栗,厥阴病洒淅振寒,非诸禁鼓栗如丧神守之属火乎?少阳病呕逆,厥气上行,膀胱病冲头痛,太阳病厥气上冲胸,小腹控睾引腰脊上冲心,少阴病气上冲胸,呕逆,非诸逆冲上之属火乎?少阳病谵妄,太阳病谵妄,膀胱病狂颠,非诸躁狂越之属火乎?少阳病胕肿善惊,少阴病瞀热以酸,胕肿不能久立,非诸病胕肿疼酸惊骇之属火乎?

又《原病式》曰:诸风掉眩属于肝,火之动也;诸气膹郁病痿属于肺,火之升也;诸湿肿满属于脾,火之胜也;诸痛痒疮疡属于心,火之用也。是皆火之为病,出于脏腑者然也,注文未之发耳。以陈无择之通敏,且以暖炽论君火,日用之火言相火,而又不曾深及,宜乎后之人不无聋瞽也,悲夫!

> **按**:《素问·阴阳应象大论》曰:"壮火食气,气食少火;壮火散气,少火生气。"相火者,肝肾龙雷之火也。亢则害,承乃制,制则生化,生化之火即为少火,亢害之火即为壮火,即今所谓"生理之火"与"病理之火"也。

## 左大顺男右大顺女论

肺主气,其脉居右寸,脾、胃、命门、三焦,各以气为变化运用,故皆附焉。心主血,其脉居左寸,肝、胆、肾、膀胱,皆精血之隧道管库,故亦附焉。男以气成胎,则气为之主;女挟血成胎,则血为之主。男子久病,右脉充于左脉者,有胃气也,病虽重可治。女子久病,左脉充于右者,有胃气也,病虽重可治。反此者,虚之甚也。

或曰:左心、小肠、肝、胆、肾、膀胱;右肺、大肠、脾、胃、命门、三焦,男女所同,不易之位也。脉法赞曰:左大顺男,右大顺女。吾子之言,非惟左右倒置,似以大为充,果有说以通之乎?

曰:大,本病脉也。今以大为顺,盖有充足之义,故敢以充言之。《脉经》一部,谆谆于教为医者尔!此左右当以医者为言。若主于病,奚止于千里之谬?

或曰:上文言肝、心出左,脾、肺出右,左主司官,右主司府,下文言左为人迎,右为气口,皆以病人之左右而为言,何若是之相反耶?

曰:《脉经》第九篇之第五章,上文大、浮、数、动、长、滑、沉、涩、弱、弦、短、微,此言形状之阴阳。下文关前、关后等语,又言部位之阴阳。阴附阳,阳附阴,皆言血气之阴阳。同为论脉之阴阳,而所指不同若此。上下异文,何足疑乎!赞曰:阴病治官,非治血乎?阳病治腑,非治气乎?由此参考,或恐与经意有合。

> **按**:左脉为心肝肾、右脉为肺脾命,左脉主有形之精血,右脉主无形之神气。若男女之分,似不可胶柱,验之临床,亦无一定之征,其说存疑待考。

## 茹①淡论

或问:《内经》谓精不足者,补之以味。又曰:地食人以五味。古者年五十食肉,子今年迈七十矣,尽却盐醯②,岂中道乎?何子之神茂而色泽也?

曰:味有出于天赋者,有成于人为者。天之所赋者,若谷、菽、菜、果,自然冲和之味,有食人补阴之功,此《内经》所谓味也。人之所为者,皆烹饪调和偏浓之味,有致疾伐命之毒,此吾子所疑之味也。今盐醯之却,非真茹淡者。大麦与栗之咸,粳米、山药之甘,葱、薤之辛之类,皆味也。子以为淡乎?安于冲和之味者,心之收,火之降也。以偏浓之味为安者,欲之纵火之胜也,何疑之有?

《内经》又曰:阴之所生,本在五味。非天赋之味乎?阴之五宫,伤在五味,非人为之味乎?圣人防民之具,于是为备。凡人饥则必食,彼粳米甘而淡者,土之德也,物之属阴而最补者也。惟可与菜同进,经以菜为充者,恐于饥时顿

---
① 茹:吃。
② 醯(xī希):醋。

食，或虑过多，因致胃损，故以菜助其充足，取其疏通而易化，此天地生物之仁也。《论语》曰：肉虽多，不使胜食气。《传》曰：宾主终日百拜，而酒三行，以避酒祸。此圣人施教之意也。

盖谷与肥鲜同进，浓味得谷为助，其积之也久，宁不助阴火而致毒乎？故服食家在却谷者则可，不却谷而服食，未有不被其毒者。《内经》谓久而增气，物化之常；气增而久，夭之由也。彼安于浓味者，未之思尔！

或又问：精不足者，补之以味，何不言气补？曰：味，阴也；气，阳也。补精以阴，求其本也。故补之以味，若甘草、白术、地黄、泽泻、五味子、天门冬之类，皆味之浓者也。经曰虚者补之，正此意也。上文谓形不足者温之以气。夫为劳倦所伤，气之虚，故不足。温者，养也。温存以养，使气自充，气完则形完矣。故言温，不言补。经曰劳者温之，正此意也。

彼为《局方》者，不知出此，凡诸虚损证，悉以温热佐辅补药，名之曰温补，不能求经旨者也。

**按**：平补脾胃，甘淡可以实脾。盖土本无味，无味即为淡，淡即土之正味也。传统上用来治疗小儿疳积的八珍糕，由四君加芡实、莲子、扁豆、薏仁、米粉（又分糯米、粳米、藕粉）等取八味，处方虽略有不同，治法却不离甘淡实脾平补脾胃之根本，寓补于泻，补而不腻，实药食两宜之佳方也。

## 呃逆论

呃，病气逆也，气自脐下直冲，上出于口，而作声之名也。《书》曰：火炎上。《内经》曰：诸逆冲上，皆属于火。东垣谓：火与元气不两立。又谓：火，气之贼也。古方悉以胃弱言之，而不及火，且以丁香、柿蒂、竹茹、陈皮等剂治之，未审孰为降火，孰为补虚？人之阴气，根据胃为养。胃土伤损，则木气侮之矣，此土败木贼也。阴为火所乘，不得内守，木挟相火乘之，故直冲清道而上。言胃弱者，阴弱也，虚之甚也。病患见此似为死证，然亦有实者，不可不知，敢陈其说。

赵立道，年近五十，质弱而多怒。七月炎暑，大饥索饭，其家不能急具，因大怒，两日后得滞下病。口渴，自以冷水调生蜜饮之甚快，滞下亦渐缓，如此者五七日，召予视。脉稍大不数，遂令止蜜水，渴时但令以人参、白术煎汤，调益元散与之，滞下亦渐收。

七八日后，觉倦甚，发呃，予知其因下久而阴虚也，令其守前药。然滞下尚未止，又以炼蜜饮之，如此者三日，呃犹未止。众皆尤药之未当，将以姜、附饮之。予曰：补药无速效，附子非补阴者，服之必死。众曰：冷水饭多得无寒乎？予曰：炎暑如此，饮凉非寒，勿多疑。待以日数，力到当自止。又四日而呃止，滞下亦安。

又陈择仁，年近七十，厚味之人也。有久喘病，而作止不常，新秋患滞下，食大减，至五七日后呃作，召予视。脉皆大豁，众以为难。予曰：形瘦者尚可为，以人参白术汤下大补丸以补血，至七日而安。

此二人者虚之为也。

又一女子，年逾笄，性躁味厚，暑月因大怒而呃作，每作则举身跳动，神昏不知人，问之乃知暴病，视其形气俱实，遂以人参芦煎汤。饮一碗，大吐顽痰数碗，大汗昏睡，一日而安。

人参入手太阴，补阳中之阴者也。芦则反尔，大泻太阴之阳。女子暴怒气上，肝主怒，肺主气。经曰：怒则气逆，气因怒逆，肝木乘火侮肺，故呃大作而神昏。参芦喜吐，痰尽气降而火衰，金气复位，胃气得和而解。麻黄发汗，节能止汗。谷属金，糠之性热；麦属阳，麸之性凉。先儒谓物物具太极，学人其可不触类而长，引而伸之乎！

**按**："物物具太极"者，吴鞠通所谓"草木各得一太极"之论也。呃逆实者多气多火，虚者土败木贼而已。虚实之辨，诊病之大要也，不可有丝毫差错，认虚为实，将实作虚，生死立判，福祸亦在瞬息之间。

## 房中补益论

或问：《千金方》有房中补益法，可用否？予应之曰：《传》曰吉凶悔吝生乎动。故人之疾病亦生于动，其动之极也，病而死矣。人之有生，心为火居上，肾为水居下，水能升而火能降，一升一降，无有穷已，故生意存焉。水之体静，火之体动，动易而静难，圣人于此未尝忘言也。

儒者立教曰：正心、收心、养心。皆所以防此火之动于妄也。医者立教：恬淡虚无，精神内守，亦所以遏此火之动于妄也。盖相火藏于肝肾阴分，君火不妄动，相火惟有禀命守位而已，焉有燔灼之虐焰、飞走之狂势也哉？《易·兑》取象于少女。兑，说也。遇少男，艮为咸。咸，无心之感也。艮，止也。房中之法有艮止之义焉。若艮而不止，徒有戕贼，何补益之有？

窃详《千金》之意，彼壮年贪纵者，水之体非向日之静也，故著房中之法为补益之助。此可用于质壮心静，遇敌不动之人也。苟无圣贤之心、神仙之骨，未易为也。女法水，男法火，水能制火，一乐于兴，一乐于取，此自然之理也。若以房中为补，杀人多矣。况中古以下，风俗日偷，资禀日薄，说梦向痴，难矣哉！

> **按**："女法水，男法火，水能制火，一乐于兴，一乐于取，此自然之理也。"白行简在《天地阴阳交欢大乐赋》中说："夫性命者人之本，嗜欲者人之利。本存利资，莫远乎衣食。既足，莫远乎欢娱。至精，极乎夫妇之道，合乎男女之情。情所知，莫甚交接（交接者，夫妇行阴阳之道）。其余官爵、功名，实人怀之衰也。夫造构已为群伦之肇，造化之端，天地交接而覆载均，男女交接而阴阳顺。故仲尼称婚姻之大，诗人著《螽斯》之篇，考本寻根，不离此也。"因此，欲望之道，在顺其自然之天性，"法于阴阳，和于术数，食饮有节，起居有常，不妄作劳，故能形与神俱，而尽终其天年，度百岁乃去"。

## 天气属金说

邵子曰：天依地，地依天，天地自相依附。《内经》曰：大气举之也。夫自清浊肇分，天以气运于外而摄水，地以形居中而浮于水者也。是气也，即天之谓也。自其无极者观之，故曰大气。至清、至刚、至健，属乎金者也。非至刚，不能摄此水；非至健，不能运行无息以举地之重；非至清，其刚健不能长上古而不老。或曰：子以天气为属金者，固《易》卦取象之义，何至遂以属金言之乎？善言天者，必有证于人；善言大者，必有譬于小，愿明以告我。曰：天生万物，以人为贵，人形象天，可以取譬。肺主气，外应皮毛，《内经》谓阳为外卫，非皮毛乎？此天之象也。其包裹骨肉、脏腑于其中，此地之象也。血行于皮里肉腠，昼夜周流无端，此水之象也。合三者而观，非水浮地、天摄水、地悬于中乎？圣人作《易》，取金为气之象，厥有旨哉！

> **按**："人应于天，形合于神"，《黄帝内经》与《易经》中的哲学基础就是"天人合一"、"心物一元"。若不知此，不足以为大医也！

## 张子和攻击注论

愚阅张子和书，惟务攻击。其意以为正气不能自病，因为邪所客，所以为病也，邪去正气自安。因病有在上、在中、在下、深浅之不同，立为汗、吐、下三法以攻之。

初看其书，将谓医之法尽于是矣。后因思《内经》有谓之虚者，精气虚也；谓之实者，邪气实也。夫邪所客，必因正气之虚，然后邪得而客之。苟正气实，邪无自入之理。由是于子和之法，不能不致疑于其间。又思《内经》有言：阴平阳秘，精神乃治；阴阳离决，精气乃绝。又思仲景有言：病当汗解，诊其尺脉涩，当与黄芪建中汤补之，然后汗之。于是以子和之书，非子和之笔也。驰名中土,其法必有过于朋辈者,何其书之所言,与《内经》、仲景之意,若是之不同也?

于是决意于得名师以为之依归,发其茅塞。遂游江湖,但闻某处有某治医,便往拜而问之。连经数郡,无一人焉。后到定城,始得《原病式》、东垣方藁,乃大悟子和之孟浪,然终未得的然之议论,将谓江浙间无可为师者。

泰定乙丑夏,始得闻罗太无并陈芝岩之言,遂往拜之。蒙叱骂者五七次,越趄三阅月,始得降接。因观罗先生治一病僧,黄瘦倦怠,罗公诊其病,因乃蜀人,出家时其母在堂,及游浙右经七年。忽一日,念母之心不可遏,欲归无腰缠,徒而朝夕西望而泣,以是得病。时僧二十五岁,罗令其隔壁泊宿,每日以牛肉、猪肚、甘肥等,煮糜烂与之。凡经半月余,且时以慰谕之言劳之。又曰:我与钞十锭作路费,我不望报,但欲救汝之死命尔!察其形稍苏,与桃仁承气,一日三帖下之,皆是血块痰积方止。次日只与熟菜、稀粥,将息又半月,其人遂如故。又半月余,与钞十锭遂行。因大悟攻击之法,必其人充实,禀质本壮,乃可行也。否则邪去而正气伤,小病必重,重病必死。

罗每日有求医者来,必令其诊视脉状回禀。罗但卧听,口授用某药治某病,以某药监其药,以某药为引经。往来一年半,并无一定之方。至于一方之中,自有攻补兼用者,亦有先攻后补者,有先补后攻者。又大悟古方治今病焉能吻合?随时取中,其此之谓乎。是时罗又言:用古方治今病,正如拆旧屋凑新屋,其材木非一,不再经匠氏之手,其可用乎?

由是又思许学士《释微论》曰:予读仲景书,用仲景之法,然未尝守仲景之方,乃为得仲景之心也。遂取东垣方藁,手自抄录。乃悟治病人,当如汉高祖纵秦暴,周武王纵商之后,自非发财散粟,与三章之法,其受伤之气,惓惫之人,何由而平复也。于是定为阴易乏,阳易亢,攻击宜详审,正气须保护,以《局方》为戒哉!

**按**:朱丹溪是医学史上有名的养阴学派的创始人,然从未胶着,他既擅滋阴又长攻邪,补益于人所不补,攻击于人所不攻,其高明处正由他荟萃众长、淹通诸家所得。丹溪自谓遍读"河间、戴人、东垣、海藏诸书",中年后复从师罗太无而得其真传,这对他医学思想的发展具有重要的影响。

朱丹溪得罗知悌之学后,不断进行实践,又集张子和、李东垣二家之长处,既认识到攻邪去病的重要性,又注意到必须以察气壮实为前提,从邪正两个方面来总结治疗经验,纠正了妄攻与漫补之偏,将刘完素之说一变而为阴虚火旺之说,专于泻相火、补真阴,形成了独树一帜的丹溪学派。

# 医贯

明·赵献可 撰

刘景超
赵云芳 校注
李华伟

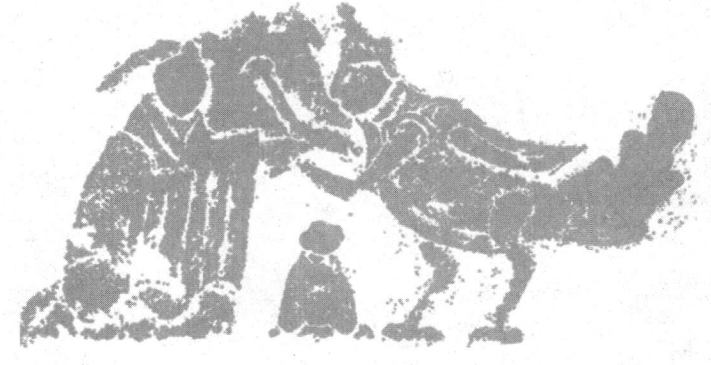

# 导　读

　　《医贯》是明代温补学派的代表作之一，是赵献可一生对"命门"理论探索和实践的经验结晶。
　　"命门学说"肇始于《难经》，而形成于明代。赵氏《医贯》以其独创"命门为十二经之主"说，治疗独重"温补命火"，而为后世医家所推崇，并促使明清之际"温补学派"的形成。该书对命门的阐释、对命门水火的探究，不仅丰富了明代温补学派的理论，而且对于今天有关"命门学说"的理论研究与临床运用，及气功学、老年病学、医易相通、人体生命科学等领域的研究，均具有重要的参考价值。
　　本次整理在精选版本的基础上，对全书进行了系统的校勘、注释，并对赵氏的原文进行评按，以冀有助于对《医贯》的研读。

## 一、作者及成书年代

　　赵献可，字养葵，号医巫闾子，明末浙江鄞县人。生活于明隆庆（1567）至崇祯间（1628）。
　　据《浙江通志》载：赵氏一生"好学淹贯，尤善于《易》，兼精医，其医以养火为主"。由于他淡泊名利，喜欢隐居或云游，又兼通医学、易学及儒、佛、道学，故被誉为"江湖状元"，人称逸士、游仙。
　　赵氏现存著作有《医贯》、《邯郸遗稿》二书。其中，《邯郸遗稿》乃其之子赵如葵整理。所著《内经钞》、《素问注》、《经络考正》、《脉论》、《二本一例》等，均已佚失。《医贯》对后世的影响最大。
　　《医贯》全书共六卷，卷一为"玄元肤论"，论《内经》十二官、阴阳、五行；卷二为"主客辨疑"，论中风、伤寒、温病、郁病；卷三为"绛雪丹书"，专论血证；卷四、五为"先天要论"，以六味丸、八味丸为主方，治疗真阴、真阳不足诸病；卷六为"后天要论"。赵氏对后天之本虽亦重视，但他认为先天之火乃人生立命之本，养生治病莫不以此理"一以贯之"，因名其书为《医贯》。

## 二、主要学术成就及影响

　　《医贯》一书，属于医家个人专著。全书以丰富的临床经验为基础，围绕"命门"这个中心，紧密结合病证说理，深入浅出。其命门学说，以及善用六味丸、八味丸等方治疗诸病的经验，对发掘古方深义，提高临床疗效均有重要的意义，对后世产生了重大影响。其主要学术成就及影响如下：

### （一）学术成就

**1. 发挥命门学说**

　　赵氏确立了命门水火理论，他据《易经》所谓"一阳陷于二阴之中"之说，认为十四椎处为两肾所寄，左为阴水，右为阳水，中间为命门所居之宫，命门在两肾之间构成坎卦，从而否定了《难经·三十六难》的"左肾右为命门"之说，后世关于命门位置的认识，多采赵氏之说。
　　关于命门的功用，赵氏从儒道佛三家理论中参悟到有形之物必生于无形，无形（即形而上）是其主宰。又援引《系辞》中"太极"之说，阐明人身之太极即"命门"。命门有位而无形，位于两肾之间，内俱有水火，为人身之主，立命之本，具有主宰先天之体，流行后天之用的作用。其中，尤其注重命门火的功能，称"火乃人身之至宝"。并以走马灯作比喻，认为舞者、飞者、走者，中间唯一火也。火旺则动速，火微则动缓，火熄则寂然不动。形象地说明了十二官的功能活动，都必须以肾间命门之火为原动力。

至于命门与肾的关系,他认为即水与火的关系。命门位于两肾中间,两肾有形而属水,其左为阴水,右为阳水,但命门则无形而属火,即所谓"命门无形之火,在两肾有形之中……故曰五脏之真,惟肾为根"。正说明了肾、命二者既需分而又不可截然而分,它们的关系十分密切,而命门的作用处于主导地位。

赵氏虽然极其重视命门之火的作用,强调凡养生、治病,均须"加意于火之一字",然而对阴精也十分重视,如认为"命门君主之火,乃水中之火,相依而永不相离也"。他在《阴阳论》中也说:"未有精泄已虚,而元阳能独全者。"反映出他虽加意于命火,但却不忘乎阴精。

2. 善用六味、八味丸治疗先天水、火不足

赵氏在理论上极为重视命门先天水火,其在临证中对此也多有发挥。他特别重视命门先天水火的治疗,且多有发挥,指出对先天无形水火,要以无形治无形,"火不可水灭,药不可寒攻",并且深彻阴阳互根之理。其在《内经十二官论》中提出:"火之有余,缘真水之不足,毫不敢去火,只补水以配火,壮水之主以镇阳光;火之不足,因见水之有余也,亦不必泻水,就于水中补火,益火之源以消阴翳。"并发挥阴阳互根思想,指出:"取之阴者,火中求水,其精不竭,取之阳者,水中寻火,其明不熄,斯大寒大热之病得以平矣。"具体用药,壮水用六味丸加减,益火用八味丸加减。六味丸"壮水之主,以制阳光",主治肾水虚而不能制火之证,用此方来补无形之水。八味丸"益火之源,以消阴翳",其既用六味壮水,又以桂、附于水中补火,使水火得养而肾气自复。在运用六味、八味丸时,赵反对杂加脾胃药或其他寒凉药。特别提出人参是脾经药,引不得肾经;黄柏、知母苦寒,不能治无形之火,却反戕脾胃,且认为方中泽泻不可减去。

在临床上,诸如中风、血证、痰证、消渴、喘证,以及眼目、口齿、咽喉等疾,其病因病机虽各自不同,但多有属于真阴、真阳不足者,不可不辨。凡真阴不足者,用六味丸;真阳不足者,用八味丸。

3. 开创五行水火理论,丰富临证治则

赵氏在"五行论"中,不囿于常规的水克火,木克土,金生水,土生金等常规的五行生克制化关系,而是从命门水火立论,提出水养火、水生金、水中补土、升木培土等独特见解,升华了五行论治理论的高度,开阔了论治方法上的思路。因此,在当代中医治则研究中,应根据赵氏的某些理论,重新审视阴阳五行理论的运用范围和价值。

4. 推崇东垣,重视后天脾胃

赵氏虽然极其重视命门,但对后天脾胃亦不忽视。他在《医贯》的《先天要论》之后,继以《后天要论》来详述后天的作用。《补中益气汤》中说:"所谓先天者,指一点无形之火气也;后天者,指有形之体,自脏腑及血肉、皮肤,与夫唾液津液皆是也。……总而言之,先天后天不得截然两分。"他认为水、火的偏衰偏盛,皆可使脾胃为病。并引用何柏斋的话论说:"脾胃能化物,实由于水火二气,非脾所能也。火盛则脾胃燥,水盛则脾胃湿,皆不能化物,乃生诸病。"(《伤饮食论》)同时他强调命火是脾胃运化的原动力,说:"水谷在釜,非釜底有火则不熟。"其治疗脾胃病,主张"分别阴阳水火而调之",如"阴火乘脾,六味丸;命门火衰,不能生脾土,八味丸",丰富和发挥了脾胃学说的内容。

治疗脾胃内伤,赵氏对李东垣的补中益气汤十分推崇。他对此方有独特的认识,以为"后天脾土,非得先天之气不行。是方盖为此气因劳而下陷于肾肝,清气不升,浊气不降。故用升麻,使由右腋而上;用柴胡,使由左腋而上。非藉参芪之功,则升提无力。是方所以补益后天中之先天也"。由此可见,他在后天论中发挥东垣之旨,实亦以先天为主。

5. 注重临证,简约方药

该书除《内经十二官论》外,论述中无不以医案论机理、论治疗。对常见的中风、血证、消渴、郁

病、耳目、口齿、咽喉等30余种疾病，进行了详细的论述。如中风以补虚为治，补肝肾或补脾肺，方用六味丸、八味丸，或六君子、十全大补汤补之，反对过用搜风顺气及清气化痰之品；郁证以木郁为主要机理，用逍遥散为主方；消渴病机为肾虚，故从肾论治，方用六味丸、八味丸加减；咽喉病从肺胃肾论治，实证用荆防败毒散或防风通圣散为主方，虚证用麦味地黄汤或八味丸大剂煎服。

《医贯》所及方剂几十余首，但重点是八味丸、六味丸、逍遥散、补中益气汤四大方剂的临证应用及加减变化。文中以八味丸、六味丸、补中益气汤为论题，从主治病证、方药组成、用法到加减应用，逐一分析，并述以历代名家之言，其论述也更贴近临床实用。其简约方药的思路，为临证工作掌握同病异治与异病同治的原则，探讨古方新用，提供了很好的借鉴。

（二）学术影响

《医贯》一书问世后，经清初医家高鼓峰、吕晚村等在临床上的推广应用，遂为更多医者效法。

明末李中梓在赵氏命门学说的基础上另创"肾为先天之本，脾为后天之本"论，主张脾肾并重。其所著《医宗必读》中屡见治先天水火不足的论述，如肾水不足、虚火上燔之类中风、虚劳者以六味丸治之；脉沉细深冷之虚寒型黄疸、噎嗝反胃者治以八味丸。

清代吕晚村指出赵氏命门学说可广泛运用于内伤杂病的晚期治疗，且多有神效，说："穷源返本之论，拨乱救弊功用甚大，然以治败症则神效，而以之治初病则多疏。"

清代名医张璐比较推崇赵献可的言论，于所著《张氏医通》中大量引用赵献可的著述，作为辨证论治的基础，且能在实践中加以应用发挥。《张氏医通·诸伤门·火》记载治疗太史张弘篷的经验。张太史因劳心过度精气滑脱，过食辛温峻补之剂导致阳亢伤阴，最后出现手足指甲隐隐作痛、心牵引痛、怔忡多梦、嗜睡遗精等真元下脱、虚阳上扰的证候，以保元汤加四君子汤、六味丸加生脉散以急救垂危之阴。

清初陈士铎的《石室秘录》广泛摘用赵氏之言，虽被清·王三尊评为"乃从《医贯》中化出"，但陈氏积极运用命门学说的成效在《石室秘录》中处处可见。

以六味丸治疗阴虚火旺、火沸成痰的方法，明清医学著作《王孟英医案》、《傅青主男科》、《续名医类案》等皆有实际运用之医案记载。

现代郭贞卿用六味丸治疗阴虚湿热型的肝硬化合并腹水，刘浙伟从命门火衰论治慢性胃炎，张嘉楠运用温补肾命法治疗老年大便艰涩、阳虚自汗、经行泄泻、膏淋、下肢软弱无力、腹水等多种病症。刘含堂、罗桂荣、马锐等人总结其临床体会，认为脾虚久治无效者加入补肾药后多显效，肾虚先用六味、八味丸后，仍见食欲不振、腹胀、腹泻等症者，加入六君子汤或补中益气汤后症减。上述临床实践均取得了良好成效。正如刘含堂、罗桂荣、马锐等指出的那样：多种慢性疾病后期往往出现肾中水火阴阳失衡的现象，如中风、水肿、哮喘、肺胀、咳嗽、痰饮等，可以用六味、八味丸善后收功。

**三、研读《医贯》应注意的问题**

《医贯》吸取了薛己重视脾肾的理论和经验，在薛氏使用六味、八味丸治疗肾命水火不足的基础上，把易理及理学中所论的"太极"理论引用到中医学中，来探寻生命活动的本源，治病养生的关钥。在此基础上，系统地阐述了命门的位置、功用、调治命门水火的原则和具体方药，从临床角度赋予王太仆"壮水之主，以制阳光；益火之源，以消阴翳"这一治则以具体含义，升华丰富了薛己的理论和经验，深化了"治病求本"、"扶正托邪"的论治观念。此外，《医贯》着意阐发温补命门的重要性，对金元之后刘、朱之言盛行，医家习用寒凉、滋阴降火之时弊，起到了一定的补偏救弊的作用。

鉴上，在研读本书时，可参阅薛己的《内科摘要》、张介宾《类经图翼》、李中梓《医宗必读》、孙一奎《医旨绪余》等相关论述，从而加深我们对温补派理论的认识。另外，参阅《周易》、《老子》、《中国哲学史》可加深我们对赵氏命门学说的整体把握和理解。

赵氏对补中益气也有比较中肯的论述。他认为脾乃后天之本，必赖先天之气而行，故用升麻、柴胡升发先天之气。为了理解赵氏的理论，建议可研读李杲的《脾胃论》及《内外伤辨惑论》。

此外，该书论及的四大方剂为八味丸、六味丸、补中益气丸、逍遥丸，其中又以六味、八味为核心。赵氏所论四大方剂的配伍理论及原则，为后世方家所重视。如李飞主编《中医历代方论精选》、赵存义《中医古方名考》等书，均有所引用，可作参考。

但是，《医贯》养生治病独重命门水火，习用六味、八味丸的调治方法受到了后世一些医家的批评，如徐大椿《医贯砭》即针对此书而作。我们应对书中的内容进行客观公正的评价，取其精华，重点掌握，内容联系实际，达到学以致用的目的。

**四、本次校释说明**

1. 本次校注释，采用清顺治刻本为底本，以河南中医药大学图书馆所藏三多斋本、吕氏评注的天盖楼本、人民卫生出版社1959年排印本（简称"人卫本"）为校本，同时参阅徐灵胎《医贯砭》、《黄帝内经素问》、《灵枢经》、《伤寒论》、《金匮要略》、《难经》等。

2. 凡底本与校本互异，若显系底本脱误衍倒者，予以勘正，并出校注明据补、据改、据删之版本、书名或理由。

3. 底本不误而显系校本讹误者，一般不予处理；凡底本与校本虽同，但对原书文字仍有疑问者，不妄加改动，只出校注明疑误、疑衍、疑脱之处。或结合理、校判定是非。

4. 对个别冷僻字词加以注音、注释，注释力求简明扼要，不作繁琐考据。

5. 俗写字、异体字、古今字，不出校。

校注者

# 医无闾子《医贯》序

凡人有所以生,而非形也;形有所以促,而非病也;病有所以治,而非药石也。中医以药石治病,上医借药石以治生。病病者不必不生,惟生生者病而生危,甚则促,故欲治生者原生。夫人何以生?生于火也。三统之说,人生于寅,寅生火也。火,阳之体也。造化以阳为命之根,人生以火为生之门。儒者曰:天开于水,子为元①。医者曰:人生于水,肾为元。孰知子为阳初也,又孰知肾为火脏也。阴生于阳,故水与火为对名②,而火不与水为对体。其与水对者,后天之火,离火也;其不与水为对者,先天之火,乾火也。夫乾,阳之纯也;夫阳,火之主也;夫水,火之原也。后天之火有形,而先天者无形。有形之火,水之所克;无形之火,水之所生。今夫艾台见日而火,方诸见月而水,此水火之大分也。然取水者迎月之光,而不迎其魄,何也?魄,阴也;而光借于日则阳也。水不生于水,而生于火明矣。是故土蒸而润,肤燠③而泽,酿醅④而溢,釜炊而汗,丹砂硫黄之所韫而汤也,汇焉温泉出焉,水之生于火也益信。火生乎水,亦还藏于水也,其象在坎,一阳陷于二阴之中,而命门立焉。盖火也而肾水寄之矣,其生乎水也,其象在乾,纯阳立于杂卦之先,左旋而坎水出焉,右旋而兑水纳焉,盖水也而阴阳之火,则分而寄之矣。此所谓后天中之先天也。有气而未始有形也,无形之火以阳生,阳寄位于心则为君,神明以官,譬若火之光。以阳生阴,寄运于三焦则为相,腑脏以充,譬若火之焰。君火在上,而相火巽乎水而上行,譬若辘轳之转而未始停也,水乃升而火降,所谓既济者也。如是则生全。不则其生非者,反以克水。水为火所克,则水竭而火无所与藏,还以自克而生害,故养生莫先于养火。医无闾子曰:余所重先天之火者,非第火也,人之所以立命也。仙炼之为丹,释传之为灯,儒明之为德者,皆是物也,一以贯之也,故命其名曰《医贯》。其说具载于书,余不论,论其原生之大指若此。医无闾子姓赵氏,名献可,别号养葵,其为今称,盖有逃名之意焉。且以书成于幽州,若曰藏诸山以俟其人,刻而行之者,家伯兄司马公也。

赐进士第奉训大夫右春坊右谕德兼翰林院侍讲撰述诰敕东宫日讲官甬东友人薛三省拜撰

---

① 天开于水,子为元:人卫本作"天开于子,水为元"。
② 名:三多斋本及人卫本均无。
③ 燠(yù 郁):暖。
④ 酿醅(niàng pēi):酿,酿造。醅,未滤过的酒。

# 目 录

## 卷之一　玄元肤论
《内经》十二官论 …………………… (49)
阴阳论 ………………………………… (52)
五行论 ………………………………… (55)
　论五行各有五 ……………………… (57)

## 卷之二　主客辨疑
中风论 ………………………………… (59)
　王安道中风辨 ……………………… (59)
　口眼㖞斜 …………………………… (61)
　厥 …………………………………… (63)
伤寒论 ………………………………… (64)
温病论 ………………………………… (66)
　论阳毒阴毒 ………………………… (68)
郁病论 ………………………………… (68)

## 卷之三　绛雪丹书
血病论 ………………………………… (70)
附　方 ………………………………… (76)
　中　风 ……………………………… (76)
　厥 …………………………………… (76)
　伤　寒 ……………………………… (76)
　温 …………………………………… (77)
　郁 …………………………………… (77)
　血 …………………………………… (77)

## 卷之四　先天要论上
八味丸 ………………………………… (78)
张仲景八味丸用泽泻论 ……………… (78)
水火论 ………………………………… (79)
六味丸说 ……………………………… (80)

八味丸说 ……………………………… (81)
滋阴降火论 …………………………… (81)
相火龙雷论 …………………………… (82)
阴虚发热论 …………………………… (82)
痰　论 ………………………………… (83)
咳嗽论 ………………………………… (84)
吐血论 ………………………………… (86)
喘　论 ………………………………… (87)
喉咽痛论 ……………………………… (89)
眼目论 ………………………………… (90)

## 卷之五　先天要论下
齿　论 ………………………………… (93)
口疮论 ………………………………… (94)
耳　论 ………………………………… (94)
耳疮论 ………………………………… (96)
消渴论 ………………………………… (97)
气虚中满论 …………………………… (98)
噎膈论 ………………………………… (100)
泻利并大便不通论 …………………… (101)
小便不通并不禁论 …………………… (103)
梦遗滑精论 …………………………… (105)

## 卷之六　后天要论
补中益气汤论 ………………………… (107)
伤饮食论 ……………………………… (110)
中暑伤暑论 …………………………… (112)
湿　论 ………………………………… (114)
疟　论 ………………………………… (115)
痢疾论 ………………………………… (118)

# 卷之一　玄元肤论

## 《内经》十二官论

　　心者，君主之官也，神明出焉；肺者，相傅之官，治节出焉；肝者，将军之官，谋虑出焉；胆者，中正之官，决断出焉；膻中者，臣使之官，喜乐出焉；脾胃者，仓廪之官，五味出焉；大肠者，传道之官，变化出焉；小肠者，受盛之官，化物出焉；肾者，作强之官，伎巧出焉；三焦者，决渎之官，水道出焉；膀胱者，州都之官，津液藏焉，气化则能出矣。凡此十二官者，不得相失也。故主明则下安，以此养生则寿，殁世不殆①，以为天下则大昌；主不明则十二官危，使道闭塞而不通，形乃大伤，以此养生则殃，以为天下者，其宗大危，戒之戒之。至道在微，变化无穷，孰知其原？窘乎哉！消者瞿瞿②，孰知其要？闵闵之当③，孰者为良？恍惚之数，生于毫厘，毫厘之数，起于度量，千之万之，可以益大，推之大之，其形乃制。

　　此《内经》文。

　　玩《内经》注文，即以心为主。愚谓人身别有一主，非心也，谓之君主之官，当与十二官平等，不得独尊心之官为主，若以心之官为主，则下文"主不明则十二官危"，当云十一官矣，此理甚明，何注《内经》者昧此耶？盖此一主者，气血之根，生死之关，十二经之纲维，医不达此，医云乎哉？

　　或问：心既非主，而君主又是一身之要，然则主果何物耶？何形耶？何处安顿耶？余曰：悉乎问也。若有物可指，有形可见，人皆得而知之矣。惟其无形与无物也，故自古圣贤，因心立论，而卒不能直指其实。孔门之一贯，上继精一执中④之统，惟曾子⑤、子贡⑥得其传。然而二子俱以心悟，而非言传也。若以言传，当时门人之所共闻，不应复有何谓之问也。后来子思⑦衍其传而作《中庸》，天命之性，以中为大本，而终于无声无臭。孟子⑧说不动心有道，而根于浩然之气。及问浩然之气，而又曰难言也。老氏⑨《道德经》云：谷神⑩不死，是为玄牝⑪，玄牝之门，造化之根。又曰：恍恍惚惚，其中有物。佛氏《心经》⑫云：空中无色，无受想形识，无眼耳鼻舌身意。又曰：万法归一。一归何处？夫一也，中也，性也，浩然也，玄牝也，空中也，皆虚名也，不得已而强名之也。立言之士，皆可以虚名著论，至于行医济世，将以何味的为君主之药，而可以纲维一身之疾病耶？余一日遇一高僧，问之：自心是佛，佛在胸中也？僧曰：非也，在胸中者是肉团心，有一真如心是佛。又问僧曰：真如心有何形状？僧曰：无形。余又问：在何处安寄？僧曰：想在下边。余曰此可几⑬于道矣。因与谈《内经》诸书，及铜人图，豁然超悟，唯唯而退。今将十二经形景图，逐一申示，俾学者按图考索，据有形之中，以求无形之妙，

---

① 殁世不殆：即终身不致危殆。殁世，终身之意。殆，危也。
② 消者瞿瞿（qú）：消，衰微。瞿瞿，惊视、神情不安貌。
③ 闵闵之当：闵闵，忧愁貌。当，对着，向着。
④ 精一执中：精心一意，不偏不倚。中，中庸，即遵守中正之道。
⑤ 曾子：名参，字子舆，孔子学生。相传《大学》为其所著。
⑥ 子贡：端木氏，名赐，孔子学生。善于辞令。
⑦ 子思：孔子之孙，名伋。相传《中庸》为他所著。
⑧ 孟子：名轲，字子舆，战国时人，为儒家学派的主要代表人物。
⑨ 老氏：即老子，姓李名聃，先秦道家学派的创始人。
⑩ 谷神：谷，读为"縠"。《尔雅·释诂》"縠，善也"，《尔雅·释言》"縠，禄也"。谷神即指"道"能生养天地与万物，而无形体，神妙难识。
⑪ 玄牝：玄，古语称形而上为玄，又谓微妙难识为玄。牝，母体。
⑫ 《心经》：佛教经名，全称《般若波罗密多心经》。此经说明以般若（智慧）观察宇宙万事万物自性本空的道理，而证悟无所住的境界。这一思想是全部般若学说的核心，故称《心经》。
⑬ 几：近。

自得之矣。特撰形影图说于后。

脏腑内景①，各有区别，咽喉二窍，同出一脘，异途施化，喉在前主出，咽在后主吞。喉系坚空，连接肺本，为气息之路，呼吸出入，下通心肝之窍，以激诸脉之行，气之要道也。咽系柔空，下接胃本，为饮食之路。水谷同下，并归胃中，乃粮运之关津也。二道并行，各不相犯。盖饮食必历气口而下，气口有一会厌，当饮食方咽，会厌即垂，厥口乃闭，故水谷下咽，了不犯喉。言语呼吸，则会厌开张。当食言语，则水谷乘气，送入喉脘，遂呛而咳矣。喉下为肺，两叶白莹，谓之华盖，以覆诸脏，虚如蜂窠，下无透窍，故吸之则满，呼之则虚，一吸一呼，本之有源，无有穷也。乃清浊之交运，人身之橐籥②。肺之下为心，心有系络上系于肺。肺受清气，下乃灌注。其象尖长而圆，其色赤，其中窍数多寡各异，迥不相同，上通于舌，下无透窍。心之下有心包络，即膻中也，象如仰盂③。心即居于其中，九重端拱④，寂然不动。凡脾胃肝胆两肾膀胱，各有一系，系于包络之旁以通于心。此间有宗气，积于胸中，出于喉咙，以贯心脉而行呼吸，即如雾者是也。如外邪干犯，则犯包络，心不能犯，犯心即死矣。此下有膈膜，与脊胁周回相著，遮蔽浊气，使不得上熏心肺。膈膜之下有肝，肝有独叶者，有二三叶者，其系亦上络于心包，为血之海，上通于目，下亦无窍。肝短叶中，有胆附焉。胆有汁藏而不泻。此喉之一窍也，施气运化，熏蒸流行，以成脉络者如此。咽至胃，长一尺六寸，通谓之咽门，咽下是膈膜，膈膜之下，有胃盛受饮食，而腐熟之。其左有脾，与胃同膜，而附其上，其色如马肝赤紫，其形如刀镰，闻声则动，动则磨胃，食乃消化。胃之左有小肠，后附脊膂⑤，左环回周迭积，其注于回肠者，外附脐上，共盘十六曲。右有大肠，即回肠，当脐左回周迭积而下，亦盘十六曲。广肠附脊，以受回肠，左环迭积，下辟乃出滓秽之路，广肠左侧为膀胱，乃津液之府。五味入胃，其津液上升，精者化为血脉，以成骨髓。津液之余，流入下部，得三焦之气施化，小肠渗出，膀胱渗入，而溲便注泄矣。凡胃中腐熟水谷，其精气自胃口⑥之上口，曰贲门，传于肺，肺播于诸脉。其滓秽自胃之下口，曰幽门，传于小肠。至小肠下口，曰阑门，泌别其汁。清者渗出小肠而渗入膀胱，滓秽之物则转入大肠。膀胱赤白莹净，上无所入之窍，止有下口，全假三焦之气化施行。气不能化，则闭格不通而为病矣。此咽之一窍，资生气血，转化糟粕，而出入如此。三焦者，上焦如雾，中焦如沤，下焦如渎，有名无形，主持诸气，以象三才⑦，故呼吸升降，水谷腐熟，皆待此通达。与命门相为表里。上焦出于胃口，并咽以上贯膈而布胸中，走腋，循太阴之分，而行传胃中谷味之精气于肺。肺播于诸脉，即膻中气海所留宗气是也。中焦在中脘，不上不下，主腐熟水谷，泌糟粕，蒸津液，化其精微，上注于肺脉，乃化为血液，以奉生身，莫贵于此。即肾中动气，非有非无，如浪花泡影是也。下焦如渎，其气起于胃下脘，别回肠，注于膀胱，主出而不纳，即州都之官气化则能出者，下焦化之也。肾有二，精所舍也，生于脊膂十四椎下两旁各一寸五分，形如豇豆，相并而曲附于脊，外有黄脂包裹，里白外黑，各有带二条，上条系于心包，下条过屏翳穴⑧后趋脊骨。两肾俱属水，但一边属阴，一边属阳。越人⑨谓左为肾，右为命门，非也。命门即在两肾各一寸五分之间，当一身之中，《易》⑩所谓"一阳陷于二阴之中"，《内经》曰"七节之旁，有小心"⑪是也，名曰命门。是为

---

① 脏腑内景：指脏腑的解剖形态及其功能活动。
② 橐籥(tuóyuè 驼月)：古代冶炼鼓风用的器具，橐为鼓风器，籥为送风管。此喻肺之一呼一吸，其功能有如鼓风器具。
③ 仰盂：仰，向上。盂，盛饮食等的圆口器皿。
④ 九重端拱：九重，旧指帝王所居之处。端拱，端坐拱手，旧指帝王无为而治。此以九重喻心包，以帝王喻心，意谓心脏安居于心包之内。
⑤ 脊膂(lǚ 旅)：膂，脊两侧隆起的肌肉。指腰脊部位。
⑥ 口：他本皆有，字疑衍。
⑦ 三才：指天、地、人。
⑧ 屏翳穴：即会阴穴。属任脉，位于会阴部正中。出《针灸甲乙经》。
⑨ 越人：即秦越人，又称扁鹊，战国末时人，相传《难经》为其所著。
⑩ 《易》：《周易》的简称。
⑪ "七节之旁，有小心"：《素问·刺禁论》为："七节之傍，中有小心。"

真君真主，乃一身之太极①，无形可见。两肾之中，是其安宅也。其右旁有一小窍，即三焦。三焦者，是其臣使之官，禀命而行，周流于五脏六腑之间而不息，名曰相火。相火者，言如天君无为而治，宰相代天行化，此先天无形之火，与后天有形之心火不同。其左旁有一小窍，乃真阴，真水气也，亦无形。上行夹脊，至脑中为髓海，泌其津液，注之于脉，以荣四末，内注五脏六腑，以应刻数，亦随相火而潜行于周身，与两肾所主后天有形之水不同。但命门无形之火，在两肾有形之中，为黄庭②，故曰五脏之真，惟肾为根。褚齐贤③云：人之初生受胎，始于任之兆，惟命门先具。有命门，然后生心，心生血；有心然后生肺，肺生皮毛；有肺然后生肾，肾生骨髓；有肾则与命门合，二数备。是以肾有两歧也。可见命门为十二经之主，肾无此，则无以作强，而技巧不出矣；膀胱无此，则三焦之气不化，而水道不行矣；脾胃无此，则不能蒸腐水谷，而五味不出矣；肝胆无此，则将军无决断，而谋虑不出矣；大小肠无此，则变化不行，而二便闭矣。心无此，则神明昏，而万事不能应矣。正所谓主不明则十二官危也。余有一譬焉：譬之元宵之鳌山走马灯，拜者、舞者、飞者、走者，无一不具。其中间惟是一火耳。火旺则动速，火微则动缓，火熄则寂然不动。而拜者、舞者、飞者、走者，躯壳未尝不存也，故曰汝身非汝所有，是天地之委形也。余所以谆谆必欲明此论者，欲世之养身者、治病者的以命门为君主，而加意于火之一字。夫既曰立命之门，火乃人身之至宝，何世之养身者，不知保养节欲，而日夜戕贼④此火？既病矣，治病者，不知温养此火，而日用寒凉，以直灭此火，焉望其有生气耶？经曰：主不明则十二官危。以此养生则殃，戒之戒之！余今直指其归元之路而明示之。命门君主之火，乃水中之火，相依而永不相离也。火之有余，缘真水之不足也，毫不敢去火，只补水以配火，壮水之主，以镇阳光；火之不足，因见水之有余也，亦不必泻水，就于水中补火，益火之原，以消阴翳。所谓原与主者，皆属先天无形之妙，非曰心为火而其原在肝，肾为水而其主属肺。盖心脾肾肝肺，皆后天

有形之物也，须有无形之火配无形之水，直探其君主之穴宅而求之，是为同气相求，斯易以入也。所谓知其要者，一言而终也。若夫风寒暑湿燥火之入于人身，此客气也，非主气也。主气固，客气不能入，今之谈医者，徒知客者除之，漫不加意于主气何哉？纵有言固主气者，专以脾胃为一身之主，焉知坤土是离火所生，而艮土又属坎水所生耶？明乎此，不特医学之渊源有自，而圣贤道统之传，亦自此不昧。而所谓一贯也，浩然也，明德也，玄牝也，空中也，太极也，同此一火而已，为圣为贤，为佛为仙，不过克全此火而归之耳。小子兹论，阐千古之未明，慎勿以为迂。

《系辞》⑤曰：易有太极，是生两仪⑥。周子⑦惧人之不明，而制为太极图。无极⑧而太极，无极者，未分之太极；太极者，已分之阴阳也。一中分太极，中字之象形，正太极之形也，一即伏羲⑨之奇一而圆之，即是无极，既曰先天太极。天尚未生，尽属无形，何为伏羲画一奇，周子画一圈，又涉形迹矣？曰：此不得已而开示后学之意也。夫人受天地之中以生，亦原具有太极之形，在人身之中，非按形考索，不能穷其奥也。

余因按古铜人图，画一形象，而人身太极之妙，显然可见，是岂好事哉，亦不得已也。试即命门言之。命门在人身之中，对脐附脊骨，自上数下则为十四椎，自下数上则为七椎。《内经》曰：七节之旁，有小心。此处两肾所寄，左边一

---

① 太极：指原始混沌之气，即派生万物的本原。
② 黄庭：黄者，中之色也；庭者，四方之中也。此以黄庭喻命门，强调命门功能的重要性。
③ 褚齐贤：褚澄，字颜道，南齐阳翟（今河南省禹县）人。曾官侍中，故又称褚侍中，著有《褚氏遗书》一卷传世。
④ 戕（qiāng枪）贼：伤害。
⑤ 《系辞》：是《易传》中的两篇，分上、下。
⑥ 两仪：即阴阳。
⑦ 周子：即周敦颐，字茂叔，号濂溪。北宋哲学家，理学的奠基人之一。著有《太极图说》、《通书》等，后人辑成《周子全书》。
⑧ 无极：古代哲学术语，指宇宙原始的、无形无象的本体。
⑨ 伏羲：古代传说中的部落酋长，相传他始书八卦。

肾属阴水，右边一肾属阳水，各开一寸五分，中间是命门所居之宫，即太极图中之白圈也，其右旁一小白窍，即相火也。其左旁之小黑窍，即天一之真水也。此一水一火，俱属无形之气。相火禀命于命门，真水又随相火，自寅至申，行阳二十五度；自酉至丑，行阴二十五度。日夜周流于五脏六腑之间，滞则病，息则死矣。人生男女交媾之时，先有火会，而后精聚，故曰火在水之先。"人生先生命门火"，此褚齐贤之言也，发前人之所未发。世谓父精母血，非也。男女俱以火为先，男女俱有精，但男子阳中有阴，以火为主；女子两肾俱属水，左为阴水，右为阳水，以右为命门非也。命门在两肾中。命门左边小黑圈是真水之穴，命门右边小白圈是相火之穴，此一水一火俱无形，日夜潜行不息。两肾在人身中合成一太极，自上数下十四节，自下数上七节。阴中有阳，以精为主，谓阴精阳气则可。男女合，此二气交聚，然后成形，成形俱属后天矣。后天百骸俱备，若无一点先天火气，尽属死灰矣。故曰：主不明则十二官危。

或又问曰，如上所言，心为无用之物耶？古之圣贤，未有不以正心、养心、尽心为训，而先生独欲外心以言道，恐心外之道，非至道也。余曰：子细玩经文，自得之矣。经曰神明出焉，则所系亦重矣，岂为无用哉？盍不观之朝廷乎，皇极殿是王者向明出治之所也，乾清宫是王者向晦晏息之所也，指皇极殿而即谓之君身可乎？盖元阳君主之所以为应事接物之用者，皆从心上起经纶，故以心为主。至于栖①真养息，而为生生化化之根者，独藏于两肾之中，故尤重于肾，其实非肾而亦非心也。

> **按**：本论是赵氏的"命门论"，也是《医贯》一书中的核心。赵献可在中医学上的主要贡献是突出地发挥了命门学说。
>
> 命门之名，最早见于《内经》，如《灵枢·根结》曰："太阳根于至阴，结于命门，命门者，目也。"《素问·阴阳离合论》等篇都有命门的记载，督脉亦有命门穴。但与后世所称之命门，意义悬殊。自《难经·三十六难》提出"肾两者，非皆肾也，其左者为肾，右者为命门"之说，命门始有新的涵义，给后世以很大的影响。
>
> 赵氏从儒家孟子所言的"浩然之气"，老子所言的永恒存在的"道"及佛教所言的"空"，参悟到有形之物必生于无形，无形（即形而上）是其主宰。又援引《系辞》中"太极"之说，阐明人身之太极即"命门"。命门有位而无形，位于两肾之间，内俱有水火，以火为用，为人身之主，立命之本，统领各脏腑的功能活动。若命门火衰则影响到全身的生机，故养生治病，若懂得保养命门火之重要性，则医学的道理可豁然贯通，这也是书名《医贯》的由来。
>
> 此外，赵氏在本论中，否认了《素问·灵兰秘典论》中所言"心者君主之官"之说，把命门的地位置于心君之上，称为"立命之本"，是人身的"真君真主"。此对命门学说的着意发挥，其目的是在阐扬水火阴阳二气在人身的重要性及其相互关系。

## 阴阳论

阴阳之理，变化无穷，不可尽述，姑举其要者言之。夫言阴阳者，或指天地，或指气血，或指乾坤，此对待之体。其实阳统乎阴，天包乎地，血随乎气，故圣人作《易》，于乾则曰大哉乾元，乃统天；于坤则曰至哉坤元，乃顺承天。古人善体《易》义，治血必先理气，血脱益气，故有补血不用四物汤之论。如血虚发热，立补血汤一方，以黄芪一两为君，当归四钱为臣，气药多而血药少，使阳生阴长。又如失血暴甚欲绝者，以独参汤一两顿煎服，纯用气药，斯时也，有形之血不能速生，几微②之气所当急固，使无形生

---

① 栖：停留，居住。
② 几(jī机)微：同义词复用。几，隐微，不明显。

出有形。盖阴阳之妙，原根于无①也，故曰无名天地之始。生死消长，阴阳之常度，岂人所能损益哉？圣人裁成②天地之化，辅相③天地之宜，每寓扶阳抑阴之微权④，方复⑤而先忧七日之来，未济⑥而预有衣，旧絮，可备之以塞舟漏。衣袽⑦之备，防未然而治未病也。然生而老，老而病，病而死，人所不能免，但其间有寿夭长短之差，此岐黄之道所繇⑧始。神农尝药，按阴阳而分寒热温凉辛甘酸苦咸之辩，凡辛甘者属阳，温热者属阳；寒凉者属阴，酸苦者属阴。阳主生，阴主杀，司命者欲人远杀而就生，甘温者用之，辛热者用之，使共跻⑨乎春风生长之域，一应苦寒者俱不用。不特苦寒不用，至于凉者亦少用。盖凉者秋气也，万物逢秋风不长矣。或时当夏令，暑邪侵入；或过食炙煿⑩辛热而成疾者，暂以苦寒一用，中病即止，终非济生之品。世之惯用寒凉者，闻余言而怪矣，幸思而试之，其利溥⑪哉！若夫尊生之士，不须服食，不须导引，不须吐纳，能大明生死，几于道矣。生之门，死之户，不生则不死，上根⑫顿悟无生⑬，其次莫若寡欲，未必长生，亦可却病。反而求之，人之死，繇于生，人之病，繇于欲，上工治未病，下工治已病。已病矣，绎⑭其致病之根，繇于不谨，急远房帏，绝嗜欲，庶几得之。世人服食以图长生，惑矣。甚者日服补药，以资纵欲，则惑之甚也！

天上地下，阴阳之定位，然地之气每交于上，天之气每交于下，故地天为泰⑮，天地为否⑯。圣人参赞天地，有转否为泰之道，如阳气下陷者，用味薄气轻之品，若柴胡升麻之类，举而扬之，使地道左旋，而升于九天⑰之上；阴气不降者，用感秋气肃杀为主，若瞿麦、扁蓄之类，抑而降之，使天道右迁，而入于九天之下。此东垣补中益气汤，万世无穷之利，不必降也，升清浊自降矣。

春秋昼夜，阴阳之门户，一岁春夏为阳，秋冬为阴；一月朔⑱后为阳，望⑲后为阴；一日昼为阳，夜为阴。又按十二时而分五脏之阴阳。医者全凭此，以明得病之根原，而施治疗之方术。

春夏秋冬，非今行夏之时⑳，当依周正建子㉑。冬至一阳生，夏至一阴生，此二至最为紧要。至者极也，阴极生阳，绝处逢生，自无而有；阳极生阴，从有而无，阳变阴化之不同也，若春分秋分，不过从其中平分之耳。然其尤重者，独在冬至，故《易》曰：先王以至日闭关。闭关二字，须看得广。观《月令》㉒云：是月斋戒掩身，以待阴阳之所定，则不止关市之门矣。

或问：冬至一阳生，当渐向暖和，何为腊月大寒，冰雪反盛？夏至一阴生，当渐向清凉，何为三伏溽暑㉓，酷热反炽？亦有说乎？曰：此将来者进，成功者退，隐微㉔之际，未易以明也。盖阳复于下，逼阴于上，井水气蒸，而坚冰至也；阴盛于下，逼阳于上，井水寒，而雷电合也。今人病面红、口渴、烦燥、喘咳者，谁不曰火盛之极，抑孰知其为肾中阴寒所逼乎？以寒凉之药进而毙者，吾不知其几矣，冤哉冤哉！

---

① 无：古代哲学范畴，与"有"相对。指事物的不存在，有无形、无名、虚无等义。
② 裁成：筹谋而成就之。
③ 辅相：辅助。
④ 微权：指微妙的权变之法。权，权宜，权变。
⑤ 复：六十四卦之一，震下坤上。
⑥ 未济：六十四卦之一，坎下离上。
⑦ 衣袽（rú 如）：袽，本义旧絮，破布。
⑧ 繇（yóu）：同"由"。
⑨ 跻：登，升。
⑩ 炙煿（bó 搏）：炙，烧烤。煿，煎炒食物。
⑪ 溥（pǔ）：广大。
⑫ 上根：指佛教所言智慧最高境界的人。
⑬ 无生：佛教名词，是佛教修习的最高理想，即是超越"生死轮回"后获得的一种精神境界。
⑭ 绎（yì）：抽丝，引申为寻究。
⑮ 泰：六十四卦之一，乾下坤上，为上下交通之意。
⑯ 否（pǐ 皮）：六十四卦之一，坤下乾上，为上下隔阂、闭塞不通之象。
⑰ 九天：人卫本作"九地"。
⑱ 朔：阴历每月初一。
⑲ 望：阴历每月十五日。
⑳ 行夏之时：夏历始以建寅之月为正月，即今所沿用的农历。
㉑ 周正建子：正，正月，岁首。子，子月，即十一月。周代以夏历十一月为岁首。
㉒ 《月令》：《礼记》中的篇名。
㉓ 溽（rǔ 辱）暑：指盛夏湿热的气候。溽，潮湿，闷热。
㉔ 隐微：隐晦奥秘。

朔望分阴阳者,初一日为死魄,阴极阳生,初三日而朏①,十三日而几望②,十五则盈矣,渐至二十已后,月廓空虚,海水东流,人身气血亦随之。女人之经水,期月③而满,满则溢,阴极而少阳生,始能受孕,故望以前属阳。

阳病则昼重而夜轻,阳气与病气交旺也;阴病则昼轻而夜重,阴气与病气交旺也。若夫阳虚病则昼轻,阴虚病则夜轻,阴阳各归其分也。治之者既定其时,以证其病。若未发之时,当迎而夺之,如孙子之用兵,在山谷则塞渊泉,在水陆则把渡口;若正发之时,当避其锐锋;若势已杀,当击其惰归,恐旷日迟久,反生他患也。至于或昼或夜,时作时止,不时而动,是纯虚之症,又不拘于昼夜之定候,当广服补药,以养其正,如在平川广漠,当清野千里。又以十二时分配五脏六腑,自子至午,行阳之分;自午至亥,行阴之分。仲景云:少阴之病欲解时,从子至卯④,乘此阳道方亨之时而投之,药易以入。故仲景《伤寒论》中,逐时分治,不可不考。

年、月、日、时,皆当各分阴阳,此其大略也。独甲子运气,《内经》虽备言之,往往不验。当时大挠⑤作甲子,即以本年本月本日本时为始,统纪其数如此,未必能直推至上古甲子年甲子月日时为历元⑥也。《内经》特明气运有如许之异,民病亦有如许之别如此,读《内经》者,不可执泥,譬如大明统历,选择已定,可信乎,不可信乎?

阳一而实,阴二而虚,盖阴之二,从阳一所分,故曰秉全体,月有盈亏。人之初生,纯阳无阴,赖其母厥阴乳哺,而阴始生,是以男子至二八而精始通,六十四而精已绝;女子至二七而经始行,四十九而经已绝。人身之阴,止供三十年之受用,可见阳常有余,阴常不足。况嗜欲者多,节欲者少,故自幼至老,补阴之功,一日不可缺。此阴字指阴精而言,不是泛言阴血,今之以四物汤补阴者误也。王节斋⑦云:水虚成病者,十之八九;火虚成病者,十之一二。微得其意矣。褚侍中云:男子阴已耗,而思色以降其精,则精不出而内败,小便道涩如淋;阳已痿而复竭之,则大小便牵痛,愈痛则愈便,愈便则愈痛。

玩褚、王二公之言,阴中有水有火,水虚者固多,火衰者亦不少,未有精泄已虚,而元阳能独全者。况阴阳互为其根,议补阴者,须以阳为主,盖无阳则阴无以生也。

男子背阳而负阴,女子背阴而负阳。人身劈中分阴阳左右,男子右属火而为气,左属水而为血;女子右属水,而左属火。凡人半肢风⑧者,男子多患左,女子多患右,岂非水不能营耶。

此皆泛言阴阳之理,有根阴根阳之妙,不穷其根,阴阳或几乎息矣。谈阴阳者,俱曰气血,是矣。讵⑨知火为阳气之根,水为阴血之根?盍⑩观之天地间,日为火之精,故气随之;月为水之精,故潮随之。然此阴阳水火,又同出一根,朝朝禀行,夜夜复命,周流而不息,相偶而不离。惟其同出一根,而不相离也,故阴阳又各互为其根,阳根于阴,阴根于阳,无阳则阴无以生,无阴则阳无以化,从阳而引阴,从阴而引阳,各求其属而穷其根也。世人但知气血为阴阳,而不知水火为阴阳之根,能知水火为阴阳,而误认心肾为水火之真,此道之所以不明不行也。试观之天上,金木水火土五星见在,而日月二曜,所以照临于天地间者,非真阴真阳乎?人身心肝脾肺肾五行俱存,而所以运行于五脏六腑之间者,何物乎?有无形之相火行阳二十五度,无形之肾水行阴二十五度,而其根则原于先天太极之真。此所以为真也,一属有形,俱为后天,而非真矣、非根矣。谓之根,如木之根而枝叶所繇以生者也。

既有真阴真阳,何谓假阴假阳?曰:此似是而非,多以误人,不可不知。如人大热发燥口渴

---

① 朏(fěi 匪,又读 pèi 配):阴历每月初三日的代称。
② 几望:几,接近。望,望日。
③ 期(jī基)月:一整月。
④ 卯:《伤寒论·辨少阴病脉证并治法》作"寅"。
⑤ 大挠:黄帝之臣,传说中他曾造六十甲子,用以名日。
⑥ 历元:天文学术语,我国古代历法推算的起算点。
⑦ 王节斋:名王纶,字汝言,号节斋,浙江慈溪人,明代医家。著有《明医杂著》6卷、《本草集要》8卷。
⑧ 半肢风:即中风所致的偏瘫。
⑨ 讵(jù巨):岂,何。
⑩ 盍(hé何):何不。

舌燥，非阳症乎？余视其面色赤，此戴阳也。切其脉，尺弱而无力，寸关豁大而无伦，此系阴盛于下，逼阳于上，假阳之症，余以假寒之药，从其性而折之，顷刻平矣。如人恶寒，身不离复衣，手足厥冷，非阴症乎？余视其面色滞，切其脉涩，按之细数而有力，此系假寒之症，寒在皮肤，热在骨髓，余以辛凉之剂，温而行之，一汗而愈。凡此皆因真气之不固，故假者得以乱其真。假阳者，不足而示之有余也；假阴者，有余而示之不足也。既已识其假矣，而无术以投其所欲，彼亦捍格①而不入。经曰：伏其所主，而先其所因。其始则异，其终则同，可使去邪，而归于正矣。

有偏阴偏阳者，此气禀也。太阳之人，虽冬月身不须绵，口常饮水，色欲无度，大便数日一行，芩、连、栀、柏、大黄、芒硝，恬不知怪；太阴之人，虽暑月不离复衣，食饮稍凉，便觉腹痛泄泻，参、术、姜、桂，时不绝口，一有欲事，呻吟不已。此两等人者，各禀阴阳之一偏者也，与之谈医，各执其性之一偏而目为全体，常试而漫为之，虽与之言，必不见信，是则偏之为害，而误人多矣。今之为医者，鉴其偏之弊，而制为不寒不热之方，举世宗之，以为医中王道。岂知人之受病，以偏得之，感于寒则偏于寒，感于热则偏于热，以不寒不热之剂投之，何以补其偏而救其弊哉？故以寒治热，以热治寒，此方士之绳墨②也。然而苦寒频进，而积热弥炽；辛热比年③，而沉寒益滋者何耶？此不知阴阳之属也。经曰：诸寒之而热者取之阴，诸热之而寒者取之阳，所谓求其属也④。斯理也，惟王太仆⑤能穷之。注云：寒之不寒，是无水也；热之不热，是无火也。无水者，壮水之主，以镇阳光；无火者，益火之原，以消阴翳。启玄达至理于绳墨之外，而开万世医学之源也。

阴阳者，虚名也；水火者，实体也。寒热者，天⑥之淫气也；水火者，人之真元也。淫气凑疾，可以寒热药施之；真元致病，即以水火之真调之。然不求其属，投之不入。先天水火，原属同宫，火以水为主，水以火为原，故取之阴者，火中求水，其精不竭；取之阳者，水中寻火，其明不

熄。斯大寒大热之病，得其平矣。偏寒偏热之士，不可与言也。至于高世立言之士，犹误认水火为心肾，无怪乎后人之懵懵⑦也。

> **按**：本论体现了赵氏重视命门水火的观点，他批判了世人俱以"气血为阴阳，心肾为水火之本"的看法，认为命门所藏之水火才是其正的阴阳之本。对命门之水亏火衰所致的"有余"之证，他提出了"火中求水"、"水中求火"各求其属的治疗原则，从临床角度赋予王太仆"壮水之主，以制阳光；益火之源，以消阴翳"这一治则以具体含义。
>
> 此外，在本篇中，赵氏以《易》理来解医理，对阴阳学说作了新的发挥。赵氏指出："古人作《易》，于乾则曰大哉乾元，乃统天；于坤则曰至哉坤元，乃顺承天。"可见"阳统乎阴"。基于这一观点，在治疗疾病时，他强调"升清浊自降"；对于阳气不足而下陷的病证，尤其推崇补中益气汤，认为是"万世无穷之利"；对于气血证治，主张"治血必先理气，血脱益气"，并用独参汤治失血暴脱欲绝，纯用气药，使阳生阴长，气旺血生。在应用药物时，认为甘温热之品可促进阳气的升发，寒凉之品则应避免滥用。赵氏突出阳气对人体的重要性，与其注重命门之火的学说，是一脉相承的。

## 五行论

以木火土金水，配心肝脾肺肾，相生相克，

---

① 捍格：抵御，阻止。
② 绳墨：木匠画直线用的工具，比喻规矩或法度。
③ 比年：连年。此意为频进。
④ 见《素问·至真要大论》。
⑤ 王太仆：即王冰，号启玄子，唐代医家，曾官太仆令。于公元762年撰成《黄帝内经素问注》24卷。
⑥ 天：原本作"天下"，今据三多斋本及上下文义改。
⑦ 懵（měng 猛）懵：无知貌。

素知之矣。诸书有云：五行惟一，独火有二。此言似是而非。论五行俱各有二，奚①独一火哉？若论其至，五行各各有五，五五二十五；五行各具一太极，此所以成变化而行鬼神也。今以五行之阴阳生死言之，木有甲木属阳，乙木属阴。人身之胆是甲木，属足少阳；肝是乙木，属足厥阴。甲木生于亥而死于午，乙木生于午而死于亥。火有丙火属阳；丁火属阴。人身之相火属手少阳，心火属手少阴。丙火生于寅而死于酉，丁火生于酉而死于寅。水有壬水属阳，癸水属阴。人身之肾水属足少阴，膀胱属足太阳。壬水生于申而死于卯，癸水生于卯而死于申。土有戊土②属阳，己土③属阴。人身之胃土属足阳明，脾土属足太阴，戊土生于寅而死于酉，己土生于酉而死于寅。金有庚金属阳，辛金属阴。人身之肺金属手太阴，大肠金属手阳明。庚金生于巳而死于子，辛金生于子而死于巳。欲察病情者，专以时日之生旺休囚④，而验其阴阳之属，如胆火旺，则寅卯旺而午未衰；肝火旺，则午未甚而亥子衰。五行各以其类推之。

独土金随母寄生，故欲补土金者，从寄生处而补其母。是以东垣有隔二⑤之治，是从母也；有隔三⑥之治，又从母之外家也。土金惟⑦寄生，故其死为真死。惟水火从真生，故其死不死，绝处逢生矣。归库⑧者，绝其生气而收藏也；返魂者，续其死气而变化也。况水火随处有生机。钻木可取，击石可取，圆珠⑨可取；方诸⑩取水，掘地取水，承露取水。若金死不救，土死不救，木死不救，是以余于五行中，独重水火，而其生克之妙用，又从先天之根，而与世论不同。

近世人皆曰水克火，而余独曰水养火；世人皆曰金生水，而余独曰水生金；世人皆曰土克水，而余独于水中补土；世人皆曰木克土，而余独升木以培土。若此之论，颠倒拂⑪常，谁则信之？讵知君相二火，以肾为宫。水克火者，后天有形之水火也；水养火者，先天无形之水火也。海中之金，未出沙土，不经锻炼，不畏火，不克木，此黄钟根本。人之声音，出自肺金，清浊轻

重，丹田所系。不求其原，徒事于肺，抑末也。今之言补肺者，人参、黄芪；清肺者，黄芩、麦冬；敛肺者，五味、诃子；泻肺者，葶苈、枳壳。病之轻者，岂无一效？若本源亏损，毫不相干。盖人肺金之气，夜卧则归藏于肾水之中，丹家谓之母藏子宫，子隐母胎。此一脏名曰娇脏，畏热畏寒。肾中有火，则金畏火刑而不敢归；肾中无火，则水冷金寒而不敢归。或为喘胀，或为咳唉，或为不寐，或为不食，如丧家之狗。斯时也，欲补土母以益子，喘胀愈甚；清之泻之，肺气日消，死期迫矣。惟收敛者，仅似有理，然不得其门，从何而入？《仁斋直指》⑫云：肺出气也，肾纳气也。肺为气之主，肾为气之本。凡气从脐下逆奔而上者，此肾虚不能纳气归元也，毋徒从事于肺，或壮水之主，或益火之原，火⑬向水中生矣。

若夫土者，随火寄生，即当随火而补。然而补火，有至妙之理。阳明胃土，随少阴心火而生，故补胃土者补心火，而归脾汤一方，又从火之外家而补之，俾⑭木生火，火生土也；太阴脾土，随少阳相火而生，故补脾土者，补相火，而八味丸一方，合水火既济⑮而蒸腐之。此一理也

---

① 奚（xī 西）：为什么。
② 戊土：阳土，即燥土。
③ 己土：阴土，即湿土。
④ 休囚：犹"休咎"。善恶，吉凶。
⑤ 隔二：以五行相生关系推之，虚则补其母的治法。如肾虚治肺，肺病治脾等。
⑥ 隔三：以五行相生关系推之，虚则补其母之母的治法。如肾虚治脾，肺病治肝。
⑦ 惟：仅，只有。
⑧ 归库：归于地府。库，府也。
⑨ 圆（wán 完）珠：消除棱角使圆。"圆"通"刓"。
⑩ 方诸：古代在月下承露取水之器具。
⑪ 拂：违背，不顺。
⑫ 《仁斋直指》：即《仁斋直指附遗方论》，宋·杨士瀛（字登文，号仁斋）撰，26卷。该书以"气为血帅"之说最为著名，以介绍内科杂证为主，旁及眼、耳、鼻、咽齿、外科、妇科诸证诊治，对五脏阴阳虚实营卫气血论述颇详。
⑬ 火：原作"虎"，据天盖楼本改。
⑭ 俾（bǐ 比）：使。
⑮ 水火既济：既济，六十四卦之一，离下坎上。指水火相交的状态。

至理也，人所不知，人所不信，余特申言之。盖混沌①之初，一气而已，何尝有土？自天一生水②，而水之凝成处始为土，此后天卦位③，艮土居坎水之次也。其坚者为石，而最坚者为金。可见水土金，先天之一原也。又有补子之义，盖肺为土之子，先补其子，使子不食母之乳，其母不衰，亦见金生土之义。又有化生之妙，不可不知，甲木戊土所畏，畏其所胜，不得已以己妹嫁之，配为夫妇，后归外氏成家，此甲己化土，其间遇龙则化，不遇龙则不化。凡化物以龙为主。张仲景立建中汤，以健脾土。木曰曲直，曲直作酸，芍药味酸属甲木；土曰稼穑，稼穑作甘，甘草味甘属己土，酸甘相合，甲己化土。又加肉桂，盖桂属龙火，使助其化也。仲景立方之妙类如此。又以见木生土之义，盖土无定位，旺于四季，四季俱有生理，故及之。至于木也者，以其克土，举世欲伐之。余意以为木借土生，岂有反克之理？惟木郁于下，故其根下克。盖木气者，乃生生之气，始于东方，盍不观之为政者，首重农事，先祀芒神④。芒神者木气也，春升之气也，阳气也，元气也，胃气也，同出而异名也。我知种树而已，雨以润之，风以散之，日以暄⑤之，使得遂其发生长养之天耳。及其发达既久，生意已竭，又当敛其生生之气，而归于水土之中，以为来春发生之本，焉有伐之之理。此东垣《脾胃论》中用升柴以疏木气，谆谆言之详也。但未及雨润风散，与夫归根复命之理。余于《木郁论》中备言之，总之申明五行之妙用，专重水火耳。

## 论五行各有五

以火言之，有阳火，有阴火，有水中之火，有土中之火，有金中之火，有木中之火。阳火者，天上日月之火，生于寅而死于酉；阴火者，炳烛之火，生于酉而死于寅，此对待之火也。水中火者，霹雳火⑥也，即龙雷之火，无形而有声，不焚草木，得雨而益炽，见于季春而伏于季秋。原夫龙雷之见者，以五月一阴生，水底冷而天上热，龙为阳物，故随阳而上升，至冬一阳来复，故龙亦随阳下伏，雷亦收声。人身肾中相火，亦犹是

也。平日不能节欲，以致命门火衰，肾中阴盛，龙火无藏身之位，故游于上而不归。是以上焦烦热、咳嗽等症，善治者，以温肾之药，从其性而引之归原，使行秋冬阳伏之令，而龙归大海，此至理也。奈何今之治阴虚火衰者，以黄柏、知母为君，而愈寒其肾，益速其毙，良可悲哉！若有阴虚火旺者，此肾水干枯而火偏盛，宜补水以配火，亦不宜苦寒之品以灭火。"壮水之主，以镇阳光"，正谓此也。如灯烛火，亦阴火也，须以膏油养之，不得杂一滴寒水，得水即灭矣。独有天上火入于人身，如河间所论六气暑热之病，及伤暑、中暑之疾，可以凉水沃之，可以苦寒解之。其余炉中火者，乃灰土中无焰之火，得木则烟，见湿则灭，须以炭培，实以温烬⑦。人身脾土中火，以甘温养其火，而火自退。经曰"劳者温之，损者温之"、"甘能除大热"、"温能除大热"，此之谓也。

空中之火，附于木中，以常有坎水滋养，故火不外见。惟干柴生火，燎原不可止遏，力穷方止。人身肝火内炽，郁闷烦燥，须以辛凉之品发达之。经曰"木郁则达之"、"火郁则发之"，使之得遂其炎上之性。若以寒药下之，则愈郁矣；热药投之，则愈炽矣。

金中火者，凡山中有金银之矿，或五金理瘞⑧之处，夜必有火光，此金郁土中而不得越，故有光辉发见于外。人身皮毛空窍中，自觉针刺蚊咬，及巅顶如火炎者，此肺金气虚，火乘虚而现，肺主皮毛也故也。经曰：东方木实，因西方金虚也；补北方之水，即所以泻南方之火⑨。

---

① 混沌：亦作"浑沌"。指开天辟地之前的状态。
② 天一生水：语出《易》之《河图》，白圈一与黑圈六相配居北，北方属水，故称"天一生水，地六成之"。
③ 后天卦位：指文王后天八卦图的排列位置。即按周期环转，如水之流行，用以表示五行的母子相生。
④ 芒神：句(gōu 勾)芒神。句芒神本为古代传说中管木之官，后作神名。
⑤ 暄：温暖。
⑥ 霹雳火：伴随着雷声的闪电。霹雳，疾雷声。
⑦ 温烬(jìn 尽)：物体在温和的火燃烧后剩余的部分。
⑧ 理瘞(yì 意)：埋葬之意。瘞，埋。
⑨ 见《难经·七十五难》，文字有出入。

虽曰治金中之火,而通治五行之火,无余蕴矣。

以水言之,有阳水,有阴水,有火中之水,有土中之水,有金中之水,有木中之水。阳水者,坎水也,气也。希夷先生①《阴阳消息论》曰:坎以一阳陷于二阴,水气潜行地中,为万物受命根本。盖润液也,气之液也。《月令》于仲秋云:杀气浸盛,阳气日衰,水始涸,是水之涸,地之死也。于仲冬云:水泉动,是月一阳生,是水之动,地之生也。谓之火中之水可也,谓之土中水可也。阴水者,兑泽②也,形也,一阴上彻于二阳之上,以有形之水,普施万物,下降为资生之利泽。在上即可谓雨露之水,在下即为大溪之水。人之饮食入胃,命门之火蒸腐水谷,水谷之气上熏于肺,肺通百脉,水精四布,五经并行,上达皮毛,为汗、为涕、为唾、为津,下濡膀胱,为便为液。至于血亦水也,以其随相火而行,故其色独红,周而复始,滚滚不竭③。在上即可为天河水,在下即为长流水,始于西北天门④,终于东南地户⑤,正所谓"黄河之水天上来,奔流到海不复回"。故黄河海水,皆同色也。

金中之水,矿中之水银是也。在人身为骨中之髓,至精至贵,人之宝也。木中水者,巽木⑥入于坎水而上出,其水即木中之脂膏。人身足下有涌泉穴,肩上有肩井穴,此暗水潜行之道。凡津液润布于皮肤之内者,皆井泉水也。夫水有如许之不同,总之归于大海。天地之水,以海为宗;人身之水,以肾为源。而其所以能昼夜不息者,以其有一元之乾⑦气为太极耳。此水中之五行也。明此水火之五行,而土木金可例推矣。经曰:纪于水火,余气可知。

> **按**:五行同阴阳一样,也属于古代哲学范畴。《黄帝内经》将五行学说应用于医学,使哲学理论与医学有机结合,形成了中医学的五行学说。
>
> 本论反对"五行惟一,独火有二"之说,认为木火土金五行各具阴阳属性,与脏腑相配,从而使脏腑各具不同的功能特点,如戊土为胃,己土为脾,癸水为肾,壬水为膀胱等。
>
> 但在五行中,赵氏不囿于常规的水克火,木克土,金生水,土生金等常规的五行生克制化关系,而是从天水火立论,提出水养火、水生金、水中补土、升木培土等独特见解,为临床治疗另辟蹊径。如赵氏认为肺虚喘逆或肺热咳喘,补肺泻肺仅为治标之举,应从调补水火入手,纳气归元,其症自消。对于世俗习用知母、黄柏滋阴降火之法,指出只能"愈寒其肾",只宜补水配火,水足火自降,临床论治独重水火,可窥一斑。

---

① 希夷先生:即陈抟,字图南,五代末宋初道士,隐居华山,宋太宗赐号希夷先生。著有《无极图》、《先天图》及《指玄篇》。
② 兑泽:兑,八卦之一,象征沼泽。
③ 滚滚不竭:滚滚,原本作"滚液",据三多斋本改。"竭"原本作"渴",形讹,据天盖楼本改。
④ 西北天门:天门,谓天宫之门,古人认为天之门户开在西北方。
⑤ 东南地户:户,单扇的门,此泛指门。古人认为地之门户在东南方。
⑥ 巽:八卦之一,象征风、木。
⑦ 一元之乾:即指"乾元"。

# 卷之二　主客辨疑

## 中风①论

### 王安道中风辨

人有卒暴僵仆，或偏枯，或四肢不举，或不知人，或死或不死者，世以中风呼之，而方书以中风治之。余考诸《内经》，则曰风之伤人也，或为寒热，或为热中，或为寒中，或为疠风，或为偏枯，或为风也②。其卒暴僵仆，不知人，四肢不举者，并无所论，止有偏枯一论而已。及观《千金方》③，则引岐伯曰：中风大法有四：一曰偏枯，二曰风痱，三曰风懿，四曰风痹。《金匮要略·中风篇》云：寸口脉浮而紧，紧则为寒，浮则为虚，寒虚相搏，邪在皮肤。浮者血虚，络脉空虚，贼邪不泻，或左或右，邪气反缓，正气即急，正气引邪，喎僻不遂。邪在于络，肌肤不仁；邪在于经，即重不胜；邪入于腑，即不识人；邪入于脏，舌即难言，口吐涎沫。繇是观之，知卒暴僵仆，不知人，偏枯，四肢不举等症，固为因风而致者矣，故用大小续命④、西州续命⑤、排风⑥、八风⑦等诸汤散治之。及近代刘河间、李东垣、朱彦修三子者出，所论始与昔人异矣。河间主乎火，东垣主乎气，彦修主乎湿，反以风为虚象，而大异于昔人矣。以予观之，昔人三子之论，皆不可偏废，但三子以相类中风之病，视为中风而立论，故使后人狐疑而不能决。殊不知因于风者，真中风；因于火、因于气、因于湿者，类中风，而非中风也。三子之所论者，自是因火、因气、因湿，而为暴病暴死之证，与风何相干哉？如《内经》所谓三阴三阳发病，为偏枯痿易，四肢不举，亦未尝必因于风而后然也。夫风、火、气、湿之殊，望闻问切之间，岂无所辨乎？辨之为风，则从昔人以治之，辨之为火、气、湿，则从三子以治之，如此庶乎析理明而用法当矣。惟其以因火、因气、因湿之证，强引风而合论之，所以真伪不分而名实相紊。若以因火、因气、因湿证分出之，则真中风病彰矣。

王氏⑧之论甚妙，但类中风与真中风并论，无轻重缓急之分，亦不能无弊。愚意邪之所凑，其气必虚，内伤者间而有之"间"字，当作五百年间出之"间"，当专主虚论，不必兼风。河间、东垣各发前人所未发，至为精妙，但有论无方，后人何所依从？而彦修以阴虚立论，亦发前人所未发，惜乎以气血湿痰为主，而不及真阴，不能无遗弊于后世焉。

东垣⑨云：有中风者，卒然昏愦，不省人事，痰涎壅盛，语言謇涩等症，此非外来风邪，乃本气自病也。凡人年逾四旬，气衰之际，或忧喜忿怒伤其气者，多有此症，壮岁之时无有也。若肥盛者，则间而有之，亦是形盛气衰而如此耳。

观东垣之论，当以气虚为主，纵有风邪，亦是乘虚而袭。经曰"邪之所凑，其气必虚"是也。当此之时，岂寻常药饵能通达于上下哉！急以三生饮一两，加人参一两，煎服即苏。夫三生饮乃行经治痰之剂，斩关夺旗之将，每服必用人参两许，驾驭其邪，而补助真气，否则不惟无

---

① 中风：原缺，据目录补。
② 见《素问·风论》。
③ 《千金方》：《备急千金要方》之简称，唐代孙思邈著。
④ 大小续命：均为《备急千金要方》卷八方。大续命汤有三方，治肝厉风等；小续命汤治中风口眼㖞斜、半身不遂等。
⑤ 西州续命：《备急千金要方》卷八方。治中风痱，并治上气咳逆。
⑥ 排风：即排风汤，《备急千金要方》卷八方。治诸毒风邪气所中，口噤、闷绝不识人等。
⑦ 八风：即八风散，《备急千金要方》卷七方。治风虚面色青黑呈土色，畏见日光，脚气痹弱。
⑧ 王氏：即王履，元末明初医家(1332～1391)，字安道，号畸叟，又号抱独山人。江苏昆山人，著《医经溯洄集》。
⑨ 东垣：即李杲，金元四大家之一(1180～1251)，字明之，自号东垣老人，真定(今河北正定)人。著有《脾胃论》、《内外伤辨惑论》、《兰室秘藏》等。

益，适以取败。观先哲用芪附、参附，其义可见矣。若遗尿、手撒、口开、鼾睡为不治，然用前药，多有得生者，不可不知。

河间①曰：所谓中风瘫痪者，非为肝木之风实甚而卒中之，亦非外中于风，良繇将息失宜，心火暴甚，肾水虚衰，不能制之，则阴虚阳实，而热气拂郁，心神昏冒，筋骨不用，而卒倒无知也。亦有因喜怒思悲恐五志有所过极而卒中者。夫五志过极，皆为热甚，俗云风者，言末而忘其本也。

观刘氏之论，则以风为末，而以火为本。世之尊刘氏者，专以为刘氏主火之说，殊不知火之有余，水之不足也。刘氏原以补肾为本，观其地黄饮子之方可见矣。故治中风，又当以真阴虚为本。

注云：舌喑②不能言，足废不能行，此谓少阴气厥不至，急当温之，名曰痱证③。

但阴虚有二，有阴中之水虚，有阴中之火虚。火虚者专以河间地黄饮子为主。水虚者，又当以六味地黄为主。果是水虚，则辛热之药，与参芪之品，俱不可加。

河间、东垣专治本而不治风，可为至当不易之论。学者必须以阴虚阳虚为主。自后世医书杂出，而使后学狐疑不决。《丹溪纂要》④曰：有气虚，有血虚，有湿痰。左手脉不足，及左半身不遂者，以四物汤补血之剂为主，而加以竹沥、姜汁；右手脉不足，及右半身不遂者，以四君子补气之剂，而佐以竹沥、姜汁，如气血两虚而挟痰盛者，以八物汤为主，而加南星、半夏、竹沥、姜汁之类。丹溪之论，平正通达，宜世之人盛宗之。但持此以治中风，而多不效，或少延而久必毙，何也？盖治气血痰之标，而不治气血痰之本也。人之有是四肢也，如木之有枝干也。人之气血，荣养乎四肢也，犹木之浆水，灌溉乎枝叶也。木有枝叶，必有根本，人之气血，岂无根本乎？人有半身不遂，而迁延不死者，如木之根本未甚枯，而一边之枝干先萎耳。人有形容肥壮，忽然倒仆，而即毙者，如木之根本已绝，其枝叶虽滋荣，犹枯杨生华，何可久也？忽遇大风而摧折矣，观此则根本之论明矣。然所谓气血之根本者何？盖火为阳气之根，水为阴气之根，而火与水之总根，两肾间动气是也，此五脏六腑之本，十二经之源，呼吸之门，三焦之根，又名守邪之神。经曰：根于中者命曰神机，神去则机息；根于外者名曰气立，气止则化绝。今人纵情嗜欲，以致肾气虚衰，根先绝矣，一或内伤劳役，或六淫七情，少有所触，皆能卒中。此阴虚阳暴绝也，须以参附大剂，峻补其阳，继以地黄丸、十补丸之类，填实真阴。又有心火暴甚，肾水虚衰，又兼之五志过极，以致心神昏闷，卒倒无知。其手足牵掣，口眼㖞斜，乃水不能荣筋急而纵也。俗云风者，乃风淫末疾之假象，风自火出也，须以河间地黄饮子峻补其阴，继以人参、麦门冬、五味之类，滋其化源。此根阳根阴之至论也。若夫所谓痰者，凡人将死之时，必有痰，何独中风为然？要之痰从何处来？痰者水也，其原出于肾。张仲景曰：气虚痰泛，以肾气丸补而逐之⑤。观此，凡治中风者，既以前法治其根本，则痰者不治而自去矣。若初时痰涎壅盛，汤药不入，少用稀涎散之类，使喉咽疏通，能进汤液即止。若欲必尽攻其痰，顷刻立毙矣。戒之哉！戒之哉！

或问：人有半肢风者，必须以左半身属血，右半身属气，岂复有他说乎？曰：未必然。人身劈中分阴阳水火，男子左属水，右属火，女子左属火，右属水。男子半肢风者多患左，女子半肢风者多患右。即此观之，可见以阴虚为主。又有一等人，身半以上俱无恙如平人，身半以下，软弱麻痹，小便或涩或自遗，果属气乎？属血乎？此亦足三阴之虚证也，不可不知。

经曰：胃脉沉鼓涩、胃外鼓大、心脉小坚急，皆得偏枯，男子发左，女子发右，不喑舌转可治，

---

① 河间：即刘完素，金元四大家之一（1120～1200），字守真，自号通玄处士，今河北省河间人。著有《素问玄机原病式》、《宣明方论》等。
② 喑：失音不能言。
③ 痱证：一种中风后遗症，以手足瘫废不能收引故名。痱，义同废。
④ 《丹溪纂要》：综合性医书，明·卢和编注。
⑤ 考《伤寒论》、《金匮要略》均无此文。

三十日起；其从者喑三岁起；年不满二十者，三岁死①。盖胃与脾为表里，阴阳异位，更②实更虚，更逆更从，或从内，或从外。是故胃阳虚则内从于脾，内从于脾则脾之阴盛，故胃脉沉鼓涩也。涩为多血少气。胃之阳盛，则脾之阴虚，虚则不得与阳主内，反从其胃，越出于部分之外，故胃脉鼓大于臂外也。大为多气少血。心者元阳君主宅之，生血生脉，因元阳不足，阴寒乘之，故心脉小坚急，小者阳不足也，坚急者阴寒之邪也。夫如是心、胃、脾三脉，凡有其一，即为偏枯者何也？盖心是天真神机开发之本，胃是谷气充大真气之标，标本相得，则胸膈间之膻中气海，所留宗气盈溢，分布四脏三焦，上下中外，无不周遍。若标本相失，则不能致其气于气海，而宗气散矣，故分布不周于经脉则偏枯，不周于五脏则喑。即此言之，是一条，可为后之诸言偏枯者纲领也，未有不因真气不周而病者也。

《乾坤生气》③云：凡人有手足渐觉不遂，或臂膊及髀股指节麻痹不仁，或口眼歪斜，语言謇涩，或胸膈迷闷，吐痰相续，或六脉弦滑而虚软无力，虽未至于倒仆，其中风晕厥之候，可指日而决矣，须预防之。愚谓预防之理，当节饮食、戒七情、远房事，此至要者也。如欲服饵预防，须察其脉证之虚实，如两尺虚衰者，以六味地黄、八味地黄，培④补肝肾；如寸关虚弱者，以六君子、十全大补之类，急补脾肺，才有补益。若以搜风顺气，及清气化痰等药，适所以招风取中也，不可不知。

岐伯谓中风大法有四：

一曰偏枯，谓半身不遂而痛也。

如木之根本未甚枯，而一边枝干先萎者是也。言不变，志不乱，病在分腠之间，巨针⑤取之，益其不足，损其有余，乃可复也。

二曰风痱⑥，谓身无疼痛，四肢不收也。

如瘫痪是也。瘫者坦也，筋脉弛纵，坦然而不举也；痪者涣也，血气涣散而无用也。志乱不甚，其言微知可治。甚则不能言，不可治也。

三曰风懿⑦，谓奄然⑧忽不知人也。

咽中塞窒，舌强不能言，则是急中风。而其候也，发汗身软者生，若汗不出，身硬唇干者死。

视其鼻，人中左右上下白者可治，一黑一赤、吐沫者死。

四曰风痹，谓诸痹类风状也。

经曰：风寒湿三气合而成痹。曰痛痹，筋骨掣痛；曰著痹，著而不行；曰行痹，走注疼痛；曰周痹，周身疼痛。又曰行痹属风，痛痹属寒，著痹属湿。

如正气不足之症，只补正气，不必祛邪；如邪气有余，若痹症之类，虽以扶正气为主，不可少用祛邪之法，如易老天麻丸之类。

### 口眼㖞斜

《灵枢》言足阳明之筋，其病颊筋有寒，则急引颊移口；热则筋弛，纵缓不能收，故僻。是左寒右热，则左急而右缓；右寒左热，则右急而左缓。故偏于左者，左寒而右热；偏于右者，右寒而左热也。夫寒不可径用辛热之剂，盖左中寒，则逼热于右，右中寒，则迫热于左，阳气不得宣行故也。

口之㖞，灸以地仓；目之斜，灸以承泣。苟不效，当灸人迎。夫气虚风入而为偏，上不得出，下不得泄，真气为风邪所陷，故宜灸。经曰"陷下则灸之"是也。

惟外中风邪者，方有㖞斜等证。若夫热则生风者，不可谓尽得病于窗隙之风，纵有㖞斜等证，乃假象也，亦不甚。盖火胜则金衰，金衰则木盛，木盛则生风。惟润燥则风自息，不必用前灸法。

《素问》曰：诸风掉眩，支痛强直筋缩，为厥阴风木之气。自大寒至小满，风木君火二气之位，风主动，善行数变，木旺生火，风火属阳，多为兼化。且阳明燥金，主于紧敛缩劲，风木为

---

① 以上见《素问·大奇论》。
② 更：或。
③ 《乾坤生气》：疑指《乾坤生意》一书。明·朱权撰。
④ 培：原文作"切"，文意未属，据天盖楼本改。
⑤ 巨针：古代针具名，形似毫针而粗长。
⑥ 风痱：病证名，见《诸病源候论》卷一。
⑦ 风懿：病证名，见《诸病源候论》卷一。
⑧ 奄然：猝然。

病，反见燥金之化，亢则害，承乃制。谓已极过，则反似胜己之化①，故木极似金。况风能胜湿而为燥，风病势甚而成筋缩，燥之甚也。

此等症候，正所谓风淫所胜，治以清凉者也，不宜用桂附。

或问曰：当此之时，小续命汤②可用乎？曰：未必然。小续命汤，此仲景《金匮要略》治冬月直中风寒之的方，即麻黄桂枝汤之变方也，其间随六经之形症，遂一加减，未便可按方统用其全方也。如太阳无汗，于本方中倍麻黄、杏仁、防风；如有汗恶风，于本方中倍桂枝、芍药、杏仁；如阳明无汗身热，不恶风，于本方中加石膏、知母、甘草；有汗身热不恶风，于本方中加葛根、桂枝、黄芩；如太阳无汗身凉，于本方中加附子、干姜、甘草；少阴经中有汗无热，于本方中加桂枝、附子、甘草。凡中风无此四证，六经混淆，系于少阳厥阴，或肢节挛痛，或麻木不仁，每续命八两，加羌活四两、连翘六两，此系六经有余之表症，须从汗解，如有便溺阻隔，宜三化汤③，或局方麻仁丸④通利之。虽然，邪之所凑，其气必虚，世间内伤者多，外感者间而有之，此方终不可轻用也。

许学士⑤云：气中者，因七情所伤。

经曰：神伤于思虑则肉脱，意伤于忧愁则肢废，魂伤于悲哀则筋挛，魄伤于喜乐则衰槁，志伤于盛怒则腰脊重，难俯仰也。又曰：暴怒伤阴，暴喜伤阳。故忧愁不已，气多厥逆，牙关紧急，若作中风误治，杀人多矣。盖中风者，身温且多痰涎；中气者，身凉而无痰涎，宜苏合香丸灌之即苏。经曰：无故而喑，脉不至者，虽不治自已，谓气暴逆也，气复自愈。

王节斋云：饮食过伤，变为异常急暴之病，人所不识。多有饮食醉饱之后，或感风寒，或著气恼，食填太阴，胃气不行，须臾厥逆，昏迷不省。若误作中风、中气，治之立毙，惟以阴阳淡盐汤探吐之，食出即愈。经曰：上部有脉，下部无脉，法当吐，不吐则死，详见《格致余论》木郁则达之条下。已上二条论，当与厥门互看。

有一等形体肥胖，平素善饮，忽一日舌本硬强，语言不清，口眼㖞斜，痰气上涌，肢体不遂。此肥人多中，以气盛于外而歉于内也，兼之酒饮湿热之证，须用六君子加煨葛根、山栀、神曲而治之。

有一人久病滞下⑥，忽一日昏仆，目上视，溲注而汗泻，脉无伦。丹溪先生曰：此阴虚阳暴绝也，得之病后而酒且内。急治人参膏，而促灸其气海。顷之⑦手动，又顷之唇动，参膏成三饮之而苏，后服尽数斤而愈。予观此，凡人大病后，及妇人产后，多有此证，不可不知。

按：丹田气海与肾脉相通，人于有生之初，先生命门，胞系在脐，故气海丹田，实为生气之源，十二经之根本也，故灸而效。

有一妇人先胸胁胀痛，后四肢不收，自汗如雨，小便自遗，大便不实，口紧目瞤⑧，饮食颇进，十余日，或以为中脏甚忧，请薛立斋先生视之。曰：非也。若风既中脏，真气既脱，恶症既见，祸在反掌，焉能延至十日？乃候其色，面目俱赤而或青，诊其脉左三部洪数，惟肝尤甚。乃知胸乳胀痛，肝经血虚，肝气否塞也；四肢不收，肝经血虚不能养筋也；自汗不止，肝经血热，津液妄泄也；小便自遗，肝经热甚，阴挺失职也；大便不实，肝木炽盛克脾土也。遂用犀角散四剂，诸症顿愈，又用加味逍遥散调理而安。后因郁怒，前症复作，兼发热呕吐，饮食少思，月经不止，此木盛克土而脾不能摄血也，用加味归脾为主，佐以逍遥散而愈。后每遇怒，或睡中手足搐搦，复用前药即愈。

---

① 胜己之化：五行相克中，被克方出现所克者的病证特点。如木克土，土病而见拘挛、抽搐等风动表现。
② 小续命汤：见《金匮要略·中风历节病脉证并治》，方由麻黄、桂枝、当归、人参、石膏、干姜、甘草、川芎、杏仁组成，治中风痱。与《千金要方》所载有所不同。
③ 三化汤：见《素问病机气宜保命集》，本方治中风在外，六经形证已解，内有便溺之阻格者。
④ 局方麻仁丸：《太平惠民和剂局方》卷六方。
⑤ 许学士：即许叔微，字知可，宋代著名医家（1079～1154）。真州白沙（今江苏仪征）人。著有《伤寒百证歌》、《伤寒发微论》等。
⑥ 滞下：痢疾的古称。因排便有脓血黏腻，滞涩难下称之为滞下。
⑦ 顷之：一会儿。
⑧ 瞤（shùn 顺）：指眼睑跳动。

唐柳太后病风不能言，脉沉欲脱，群医束手相视。许胤宗①曰：是饵阳药无及②矣。即以黄芪、防风煮汤数十斛，置床下，气腾腾如雾熏薄之，是夕语，更药之而起。

卢州王守道风噤不能语，王克明③令炽炭烧地，上洒以药，置病者于其上，须臾小苏。

以上二法，病至垂绝，汤液不及，亦治法之变者也。

有人平居无疾苦，忽如死人，身不动摇，默默不知人，目闭不能开，口噤不能言，或微知人，恶闻人声，但如眩冒，移时方寤。此繇已④汗过多，血少气并于血，阳独上而不下，气壅塞而不行，故身如死。气过血还，阴阳复通，故移时方寤。名曰郁冒，亦名血厥⑤，妇人多有之，宜白薇汤、仓公散。

## 厥

此厥与伤寒二厥不同，不可不知分辨。

阳气衰乏者，阴必凑之，令人五指⑥至膝上皆寒，名曰寒厥，是寒逆于下也，宜六物附子汤主之。阴退则阳进，故阴气衰于下，则阳往凑之，故令人足下热也，热甚则循三阴而上逆，谓之热厥，宜六味地黄丸主之。肝藏血而主怒，怒则火起于肝，载血上行，故令血菀于上，是血气乱于胸中，相薄而厥逆也，谓之薄厥⑦，宜蒲黄汤主之。诸动属阳，故烦劳则扰乎阳，而阳气张大。阳气张大，则劳火亢矣。火炎则水干，故令精绝，是以迁延辟积至于夏月，内外皆热，水益亏而火益亢，孤阳厥逆，如煎如熬，故曰煎厥⑧，宜人参固本丸主之。五尸之气，暴注于人，乱人阴阳气血，上有绝阳之络，下有破阴之纽，形气相离，不相顺接，故令暴厥如死，名曰尸厥⑨，宜二十四味流气饮、苏合香丸主之。寒痰迷闷，四肢逆冷，名曰痰厥，宜姜附汤主之。胃寒即吐蛔虫，名曰蛔厥，宜乌梅丸加理中汤主之。气为人身之阳，一有怫郁⑩，则阳气不能四达，故令手足厥冷，与中风相似，但中风身温，中气身冷耳，名曰气厥，宜八味顺气散主之。

余按：常病阳厥补阴，壮水之主；阴厥补阳，益火之源。此阴厥阳厥，与伤寒之阴阳二厥不同。伤寒阳厥，用推陈致新之法，阴厥则用附子理中，冰炭殊涂，死生反掌，慎之哉！慎之哉！

> **按**：本论纵覆《内经》、《金匮》、许叔微、王节斋、刘完素、李东垣、朱丹溪诸家中风之说，主张中风分"真中"、"类中"两类。认为"真中风"乃外中风邪，虽有口眼㖞斜等症，但当随证施治。如中风寒则宜小续命汤；内热生风则当滋阴润燥、泄火风自熄；并对气中、食填太阴、胃气不行、昏迷不醒及痰气上涌、肢体不遂等所见之"中风"类症，一一进行鉴别。其治或以苏合香丸芳香开窍；或以六君子汤加煨葛根、山栀、神曲、茯苓健脾，升清降浊；或犀角散、加味逍遥散，疏肝理气。
>
> 对于"类中"，赵氏认为河间以肾为本、东垣以气虚为主立论可为至当不易之论。而丹溪从气血痰论治，虽议论平正通达，但治标不治本，而多不效。他主张，类中风须以命门水火为主。火虚者参附大剂，峻补其母，继以地黄丸，十补丸之类填实真阴；阴虚者须以地黄饮子峻补真阴，继以人参、麦冬、五味之类滋其化源。同时，他也注意到中风每有痰涎壅盛，其治当开痰治标与补肾治本结合，不可逐痰太甚，否则正气虚

---

① 许胤宗：隋唐间名医，常州义兴（今江苏宜兴）人，以擅长治疗骨蒸病（结核病）而著名。
② 无及：无度。
③ 王克明：宋代医生，字彦昭，湖州乌程（今浙江吴兴）人，尤擅针灸。
④ 已：天盖楼本作"出"。
⑤ 血厥：病名，又称"郁冒"。
⑥ 指：当为"趾"。
⑦ 薄厥：古病名。指因暴怒等精神刺激，致阳气亢盛，血随气逆，郁积头部，而出现卒然厥逆、头痛、眩仆的昏厥重症。
⑧ 煎厥：古病名。指内热消烁阴液而出现昏厥的病症。多因阴精素亏，阳气亢盛，复感暑热所致。症见耳鸣、耳聋、目盲，甚则突然昏厥。
⑨ 尸厥：古病名。指突然昏倒不省人事、状如昏死的恶候。
⑩ 怫郁：犹悒郁，此指阳气遏郁。

脱，不可挽回。

另外，他指出中风的预防很重要，节饮食、戒七情、远房事，为预防中风之关键。服饵预防，宜用六味、八味丸等补肝肾，六君子、十全大补之类补脾肺，而不可用搜风、顺气及清气、化痰药，以免招风取中。

## 伤寒论

伤寒专祖仲景，凡读仲景书，须将伤寒与中寒分为两门，始易以通晓。为因年久残缺，补遗注释者，又多失次①错误，幸历代考正者渐明。逮陶节庵《六书》②、吴绶《蕴要》③二书刊行，而伤寒之理始著。余于至理，未暇详辨，先将伤寒、中寒，逐一辨明，庶不使阴阳二证混乱。夫伤寒治之，得其纲领不难也，若求之多歧，则支离矣。先以阳症言之，夫既云伤寒，则寒邪自外入内而伤之也。其入则有浅深次第，自表达里，先皮毛，次肌肉，又次筋骨、肠胃，此其渐入之势然也。若夫风寒之初入，必先太阳寒水之经，便有恶风恶寒、头痛脊痛之证，寒郁皮毛，是为表证。若在他经，则无此证矣。脉若浮紧无汗为伤寒，以麻黄汤发之，得汗为解；浮缓有汗为伤风，用桂枝汤散邪，汗止为解。若无头疼恶寒，脉又不浮，此为表证罢而在中。中者何？表里之间也，乃阳明少阳之分。脉不浮不沉，在乎肌肉之间，谓皮肤之下也，然有二焉：若微洪而长，即阳明脉也，外证鼻干不眠，用葛根汤以解肌；脉弦而数，少阳脉也，其症胁痛耳聋，寒热往来而口苦，以小柴胡汤和之。盖阳明少阳不从标本从乎中治也。若有一毫恶寒尚在表，虽入中还当兼散邪，过此为邪入里，为实热。脉不浮不沉，沉则按之筋骨之间方是。若脉沉实有力，外症不恶风寒，而反恶热、谵语、大渴，六七日不大便，明其热入里而肠胃燥实也，轻则大柴胡汤，重则三承气汤，大便通而热愈矣。以阴证言之，若初起，便怕寒，手足厥冷，或战栗踡卧不渴，兼之腹痛呕吐泄泻，或口出涎沫，面如刀刮，不发热而脉沉迟无力，此为阴证。不从阳经传入热

证治例，更当看外证如何，轻则理中汤，重则姜附汤、四逆汤以温之。繇此观之，可见伤寒者，由皮毛而后入脏腑，初虽恶寒发热而终为热证，其人必素有火者；中寒者，直入脏腑，始终恶寒，而并无发热等证，其人必无火者。一则发表攻里，一则温中散寒，两门判然明白，何至混杂于中而使后人疑误耶。

寒伤荣，风伤卫。卫，阳也，风亦阳也，阳从阳之类，故风能伤卫；血，阴也，寒亦阴也，阴从阴之类，故寒能伤荣。辛甘发散为阳，风宜辛散，寒宜甘发，桂枝辛而热者，故能发散卫中之风邪；麻黄甘而热者，故能发散血中之寒邪。又桂枝、麻黄，气味俱轻，阳中之阳，故能入太阳经，散皮肤间之风寒也。此二方者，乃治冬月正伤寒之的方。霜降后至春分前，此时太阳寒水用事，房劳辛苦之人，其太阳寒水之气，乘虚而客入于太阳经，同气相求，故易以伤也。仲景特以杀气最重，故详言之。其余时月则无伤寒，则二方不可用也。今人医牌上多书治四时伤寒，名不正则言不顺矣。《活人》④言头痛如破者，连须葱白汤，不可便与升麻葛根汤，恐太阳流入阳明，是太阳邪气入阳明，不能解也。未至少阳者，不可便与柴胡汤。如有恶寒症，本方加麻黄，恶风加桂枝；如正阳明腑病，不恶寒有汗而渴，当用白虎汤。

太阳经，表之表也，行身之背；阳明经，表之里也，行身之前；少阳经半表半里也，行乎两胁之旁。过此则少阴、太阴、厥阴，俱入脏而为里。

大凡伤寒邪热传里结实，须看热气浅深用药。今之医不分当急下、可少与、宜微和胃气之论，一概用大黄芒硝，乱投汤剂下之，因兹枉死者多矣。余谓伤寒之邪，传来非一，治之则殊耳。病有三焦俱伤者，则痞满燥实坚俱全，宜大

---

① 失次：次序混乱。
② 陶节庵《六书》：陶节庵（1369～?），明代名医，名华，字尚文，号节庵道人，浙江余姚人，撰《伤寒六书》。
③ 吴绶《蕴要》：吴绶，元代医生，钱塘（今浙江杭州）人，善治伤寒。《蕴要》，即《伤寒蕴要全书》。
④ 《活人》：即《南阳活人书》，又名《类证活人书》，《无求子伤寒百问》，宋·朱肱著。

承气汤，厚朴苦温以去痞，枳实苦寒以泄满，芒硝咸寒以润燥软坚，大黄苦寒以泄实去热，病斯愈矣。邪在中焦，则有燥、实、坚三症，故用调胃承气汤，以甘草和中、芒硝润燥、大黄泄实，不用枳实、厚朴，恐伤上焦元气，调胃之名，繇此立矣。上焦受伤，则痞而实，用小承气汤，枳实、厚朴之能除痞，大黄之泄实，去芒硝不伤下焦真阴，谓不伐其根本也。若夫大柴胡汤，则有表证尚未除，而里症又急，不得不下者，只得以此汤通表里而缓治之。尤有老弱及血气两虚之人，亦宜用此。故经云：转药孰紧？有芒硝者紧也，大承气最紧，小承气次之，柴胡①又次之，其大柴胡加芒硝，方得转药，盖为病轻者设也。仲景云：荡涤伤寒热积，皆用汤药，切不宜用丸药，不可不知。如欲用此三方，须以手按病人，自胸至小腹，果有硬处，手不可近，方敢下手。然其至妙处，尤须辨舌之燥滑若何，此《金镜录》②三十六舌，不可不细玩③也。

初病无热，便四肢厥冷，或胸腹中满，或呕吐、腹满痛、下利，脉细无力，此自阴证④受寒，即真阴证，非从阳经传来，便宜温之，不宜少缓。经云：发热恶寒者，发于阳也；无热恶寒者，发于阴也。治宜四逆汤。腹满腹痛，皆是阴症，只有微甚不同，治难一概，腹痛不大便，桂枝芍药汤；腹痛甚，桂枝大黄汤；若自利腹痛，小便清白，宜温中，理中、四逆看微甚用，轻者五积散，重者四逆汤，无脉者通脉四逆汤，使阴退而阳复也。

阴毒病，手足指甲皆青，脉沉细而急者，四逆汤；无脉者，通脉四逆汤、阴毒甘草汤，脐中葱熨，气海、关元著艾，可灸二三百壮，乃用温和补气之药，通其内外，以复阳气。若俱不效，死证也。

以上皆真阴证，人皆知之，至于反常，则不易晓。有发热面赤，烦躁揭去衣被，饮冷脉大，误为阳证投寒药，死者多矣。必须凭脉下药，不问浮沉大小，但指下无力，按至筋骨，全无力者，必有伏阴，不可与凉药；若已曾服过凉药，脉必鼓指而有力，脉又难凭矣。若一应茶汤，及寒热药俱吐者，此阴盛格阳，急用白通汤，加入尿胆汁，以通拒格之寒。所以仲景《伤寒论》中，传经与直中并论者，正谓有阳证似阴，阴证以阳，所宜详辨。但年久散乱，后人误相补集，致使不明。如太阳证头痛发热，当脉浮而反沉，又似少阴矣，故用麻黄附子细辛汤；如少阴证脉沉，应无热，而反发热者，又似太阳矣，须用干姜附子甘草汤。如阴证四肢厥逆，而阳证亦有厥逆者，此四逆汤与四逆散不同。又如阴证下利，而阳证又有漏底⑤者，此理中汤与黄龙汤不同。若此之类，疑似难明，幸陶节庵《六书》已明分矣。予又有说焉：若读伤寒书，而不读东垣书，则内伤不明，而杀人多矣；读东垣书，而不读丹溪书，则阴虚不明，而杀人多矣；读丹溪书，而不读薛氏⑥书，则真阴真阳不明，而杀人亦多矣。东垣曰：邪之所凑，其气必虚，世间内伤者多，外感者间而有之。此一"间"字当作五百年间出之"间"，甚言其无外感也。东垣《脾胃论》，与夫内伤外感辨，深明饥饱劳逸发热等证，俱是内伤，悉类伤寒，切戒汗下。以为内伤多，外感少，只须温补，不必发散；外感多而内伤少，温补中少加发散。以补中益气汤一方为主，加减出入，如内伤兼伤寒者，以本方加麻黄；兼伤风者，本方加桂枝；兼伤暑者，本方加黄连；兼伤湿者，本方加羌活，实万世无穷之利。东垣特发明阳虚发热之一门也，然世间真阴虚而发热者十之六七，亦与伤寒无异，反不及论何哉？今之人一见发热，则曰伤寒，须用发散。发散而毙，则曰伤寒之书法已穷，奈何？岂知丹溪发明之外，尚有不尽之旨乎！予尝于阴虚发热者，见其大热面赤口渴烦躁，与六味地黄大剂，一服即愈。如见下部恶寒足冷，上部渴甚燥极，或欲饮而反吐，即以六味汤中，加肉桂五味，甚则加附子冷饮，

---

① 柴胡：三多斋本作"大柴胡"。
② 《金镜录》：即《敖氏伤寒金镜录》，元·杜清碧撰，是现存最早的舌诊专著。
③ 玩：探索，思考。
④ 证：原本即三多斋本均作"症"，据文义改。下同。
⑤ 漏底：指下利。
⑥ 薛氏：指薛己，字新甫，号立斋，明代医家。江苏苏州（吴县）人。著有《薛氏医案》一书。

下咽即愈。予尝以此活人多矣,敢以私秘乎?因制《补天要论》①一卷,以补前人之不逮②,所望于高明者,再加裁夺,幸甚幸甚!且举伤寒口渴一证言之,邪热入于胃腑,消耗津液故渴,恐胃汁干,急下之,以存津液。其次者,但云欲饮水者,不可不与,不可多与,并无治法。纵有治者,徒知以芩、连、知、柏、麦冬、五味、天花粉,甚则石膏、知母以止渴,此皆有形之水,以沃无形之火,安能滋肾中之真阴乎?若以六味地黄大剂服之,其渴立愈,何至传至少阴,而成燥实坚之证乎?既成燥实坚之证,仲景不得已而以承气汤下之,此权宜之霸术③。然谆谆有虚人、老弱人之禁,故以大柴胡代之,陶氏以六乙顺气汤代之,岂以二汤为平易乎?代之而愈,所丧亦多矣,况不愈者十之八九哉。当时若多用六味地黄饮子大剂服之,取效虽缓,其益无穷,况阴虚发热者,小便必少,大便必实,其上证口渴烦躁,与伤寒无异,彼之承气者,不过因亢则害,下之以承真阴之气也。予今直探其真阴之源而补之,如亢旱而甘霖一施,土木皆濡,顷刻为清凉世界矣,何不可哉?况肾水既虚矣,复经一下之后,万无可生之理,慎之慎之!吾为此惧,故于《补天要论》中详言之。

陶节庵亦悟此理,有云自气而至血,血而复之气者,大承气汤④下之;自血而之气,气而复之血者,生地黄黄连汤主之。二者俱不大便,此是承气汤对子,又与三黄石膏汤相表里,是皆三焦胞络虚火之用也。病既危急,只得以此汤降血中之火耳。陶⑤以血为阴,故有此论,惜乎其不识真阴真阳之至理也。

合而言之,真知其为阳虚也,则用补中益气汤;真知其为阳虚直中也,则用附子理中汤;真知其为阴虚也,则用六味肾气汤;真知其为阴虚无火也,则用八味肾气汤。其间有似阴似阳之假证也,则用寒因热用之法从之,不可少误,惟以补正为主,不可攻邪,正气得力,自然推出寒邪,汗出而愈。攻之一字,仁人之所恶也。百战百胜,非战之善者也;不战而屈人之兵,善之善者也⑥,故曰善战者服上刑⑦。

**按**:赵氏研究伤寒,推崇陶节庵《伤寒六书》,认为该书以阴阳为纲,分伤寒、中寒两门,尤为恰切。

赵氏认为,伤寒为寒邪自外入内,由表及里,虽见症不同,属阴证,宜发表攻里。发表则麻黄汤、桂枝汤为的方;攻里则主张宜据热气浅深,酌用承气汤之属,反对邪热传里结实,概用大黄、芒硝攻下,枉杀人命。中寒乃寒邪直中,即真阴证,治宜温中散寒。轻者五积散,重者温中、理中、四逆辈使阴退阳复,其症自愈。

虽然赵氏主张论治伤寒明辨阴阳最为枢要,但又认为伤寒之外感,多缘内伤、正气不足而招邪外入,主张治疗外感,以补正为主,自然推出寒邪。其治可用东垣补中益气汤出入加减。明末清初高鼓峰、吕留良诸家深受此说影响。

对于内伤发热,他认为"世间真阴虚而发热者十之六七",其治应以六味地黄汤补真阴之源,不可投以清热生津之剂。

## 温病论

夫伤寒二字,盖冬时严寒而成杀厉之气,触冒之而即时病者,乃名伤寒。不即发者,寒毒藏于肌肤,至春变为温,至夏变为暑病。暑病者,热极重于温也。既变为温,则不得复言其为寒,不恶寒而渴者是也,此仲景经文也。其麻黄、桂枝,为即病之伤寒设,与温热何与?受病之源虽同,所发之时则异。仲景治之,当别有方,缘皆遗失而无征,是以各家议论纷纷,至今未明也。

---

① 《补天要论》:指本书卷四之《先天要论上》。
② 不逮:不逮,不及。
③ 权宜之霸术:原文作"伯术",今据上下文义改。
④ 大承气汤:三多斋本无"汤"字。
⑤ 陶:三多斋本作"陶公",即陶节庵。
⑥ 百战……者也:语出《孙子·谋攻篇》。
⑦ 服上刑:语出《孟子·离娄上》。上刑,即重刑。

刘守真谓欲用麻黄、桂枝,必加凉药于其中,以免发黄之病。张子和①六神通解散,以石膏寒药中,加麻黄、苍术,皆非也。盖麻黄、桂枝辛热,乃冬月表散寒邪所宜之药,不宜用于春夏之时。陶氏欲以九味羌活汤,谓一方可代三方,亦非也。羌活汤易老②所制之方,乃治感四时不正之气,如春宜温而反寒,夏宜热而反温,秋宜凉而反热,冬宜寒而反温,又有春夏秋三时为暴寒所折,虽有恶寒发之证③,不若冬时肃杀之气为甚,故不必麻黄、桂枝以散寒,惟宜辛凉之药,通内外而解之。况此方须按六经加减之法,不可全用也。不若逍遥散为尤妙,真可一方代三方也。然则欲治温病者,将如何?余有一法,请申而明之。经曰"不恶寒而渴者"是也,不恶寒则知其表无寒邪矣,曰渴则知肾水干枯矣。盖缘其人素有火者,冬时触冒寒气,虽伤而亦不甚,惟其有火在内,寒亦不能深入,所以不即发,而寒气伏藏于肌肤,自冬至三四月,历时既久,火为寒郁,中藏亦久,将肾水熬煎枯竭。盖甲木,阳木也,藉癸水而生。肾水既枯,至此时强木旺,无以为发生滋润之本,故发热而渴,非有所感冒也。海藏④谓新邪唤出旧邪,非也。若复有所感,表又当恶寒矣。余以六味地黄滋其水,以柴胡辛凉之药舒其木郁,随手而应,此方活人者多矣。予又因此而推广之,凡冬时伤寒者,亦是郁火证。若其人无火,则为直中矣。惟其有火,故繇皮毛而肌肉,肌肉而腑脏。今人皆曰寒邪传里,寒变为热。既曰寒邪,何故入内而反为热?又何为而能变热耶?不知即是本身中之火,为寒所郁而不得泄,一步反归一步,日久则纯热而无寒矣。所以用三黄解毒,解其火也;升麻葛根即火郁发之也,三承气即土郁则夺之,小柴胡汤木郁达之也,此理甚简而易。只多了传经六经诸语,支离多歧。凡杂症有发热者,皆有头疼、项强、目痛、鼻干、胁痛、口苦等证,何必拘为伤寒,拘伤寒方以治之也?余于冬月正伤寒,独麻黄、桂枝二方,作寒郁治,其余俱不恶寒者,作郁火治。此不佞⑤之创论也,闻之者孰不骇然吐舌?及阅虞天民⑥《医学正传·伤寒篇》云:有至人传曰,传经伤寒,是郁病。余见之,不觉窃喜,以为先得我心之同然。及考之《内经》,帝曰:人伤于寒,而传为热何也?岐伯曰:寒气外凝内郁之理,腠理坚致,玄府闭密,则气不宣通,湿气内结,中外相薄,寒盛热生,故人伤于寒,转而为热,汗之则愈。则外凝内郁之理可知⑦。观此而余以伤寒为郁火者,不为无据矣。故特著郁论一篇。

> **按**:温病学是在历代医家研究外感温热病的基础上形成的,经过明清两代而逐渐发展成熟。《素问·生气通天论》曰:"冬伤于寒,春必病温。"张仲景在《伤寒论》中也提到了对温病的认识,如"太阳病,发热而渴,不恶寒者为温病"。但他是在广义伤寒的范畴内论述温病。《伤寒论》中的许多治法方药为温病学派所汲取,如白虎汤、竹叶石膏汤、麻杏石甘汤等,一直用于温病的治疗,具有很高的学术和临床价值。但是其成书年代久远,由于历史条件的限制,对温病的认识难免局限。
>
> 赵氏认为温病与伤寒,虽然"受病之原虽同,所发时之则异",但有其共性,即两者皆内有郁热。主张外寒内郁,玄府闭塞;或寒邪入里,变为热证,皆可作郁病对待。麻黄、桂枝二方或小柴胡汤、承气汤其治皆在使郁有出路。他还指出,解利四时之伤寒,逍遥散解郁疏散,其效尤捷于九味羌活汤。

---

① 张子和:张从正,字子和,号戴人(1156~1228),河南考城人(今河南兰考人),著有《儒门事亲》。
② 易老:即张元素,金代著名医家。字洁古,易州(今河北易县)人,著有《珍珠囊药性赋》、《医学启源》等。
③ 恶寒发之证:三多斋本作"恶寒发热之证"。
④ 海藏:王好古,字进之,号海藏(1200~1264),赵州(今河北赵县)人,著有《此事难知》、《阴证略例》等。
⑤ 不佞(nìng宁):无才,自谦词。
⑥ 虞天民:虞抟,字天民(1438~1517),自号花溪恒德老人,浙江义乌人,明代医家。著有《医学正传》。
⑦ 见《素问·水热穴论》。

> 而温病与伤寒之异，在于郁热内炽、肾水被耗，故初病即现"不恶寒而口渴"之症，主张用六味地黄丸加柴胡等辛散之品，滋阴解郁。但在临床上，此法对温病初期以邪实为主者，则不可用。
> 以上是赵氏的温热观，也是对《内经》"冬伤于寒，春必病温"的进一步阐发。

### 论阳毒阴毒

《金匮要略》云：阳毒之为病，面赤斑斑如锦纹，咽喉痛，唾脓血，五日可治，七日不可治。

阴毒之为病，面目青，身痛如被杖，咽喉痛，死生如阳毒，升麻鳖甲汤并主之。

《千金》云：阳毒汤治伤寒一二日，变成阳毒，或服药吐下后，变成阳毒，身重，腰脊背痛，烦闷不安，狂言或走，或见鬼神，或吐血下利，其脉浮。

## 郁病论

《内经》曰：木郁则达之，火郁则发之，土郁则夺之，金郁则泄之，水郁则折之。然调其气，过者折之以其畏也，所谓泻之。

注《内经》者谓，达之，吐之也，令其条达也；发之，汗之也，令其疏散也；夺之，下之也，令其无壅凝也；泄之，谓渗泄、解表、利小便也；折之，谓制其冲逆也。予谓凡病之起，多縣于郁，郁者抑而不通之义。《内经》五法，为因五运之气所乘而致郁，不必作忧郁之郁，忧乃七情之病，但忧亦在其中。丹溪先生①云：气血冲和，百病不生，一有怫郁，诸病生焉。又制为六郁之论，立越鞠丸以治郁，曰气、曰湿、曰热、曰痰、曰血、曰食，而以香附、抚芎、苍术，开郁利气为主。谓气郁而湿滞，湿滞而成热，热郁而成痰，痰滞而血不行，血滞而食不消化，此六者相因为病者也。此说出而《内经》之旨始晦，《内经》之旨，又因释注之误而复晦，此郁病之不明于世久矣。苟能神而明之，扩而充之，其于天下之病，思过半矣。且以注《内经》之误言之，其曰达之谓吐之，吐中有发散之义。盖凡木郁乃少阳胆经半表半里之病，多呕酸吞酸症，虽吐亦有发散之益，但谓无害耳，焉可便以吐字该②达字耶？达者，畅茂调达之义，王安道曰：肝性急怒气逆，肢胁③或胀，火时上炎，治以苦寒辛散而不愈者，则用升发之药，加以厥阴报使而从治之。又如久风入中为飧泄，及不因外风之入而清气在下为飧泄，则以轻扬之剂举而散之。凡此之类，皆达之之法也，此王氏推广达之之义甚好。火郁则发之，发之汗之也，东垣升阳散火汤④是也，使势穷则止。其实发与达不相远，盖火在木中，木郁则火郁，相因之理，达之即所以发之，即以达之之药发之，无有不应者。但非汗之谓也，汗固能愈，然火郁于中，未有不蒸蒸汗出，须发之得其术耳。土郁夺之，谓下夺之，如中满腹胀，势甚而不能顿除者，非力轻之剂可愈，则用咸寒峻下之剂，以劫夺其势而使之平，此下夺之义也。愚意谓夺不止下，如胃亦土也。食塞胃中，下部有脉，上部无脉，法当吐，不吐则死。《内经》所谓高者因而越之，以吐为上夺，而衰其胃土之郁，亦无不可。东垣书引木郁于食填肺分，为金克木，何其牵强！金郁泄之，如肺气膹满⑤，胸臆仰息⑥，非解利肺气之剂，不足以疏通之，只解表二字，足以尽泄金郁之义，不必更渗泄利小便，而渗利自在其中，况利小便是涉水郁之治法矣。独水郁折之难解，愚意然调其气四句，非总结上文也，乃为折之二字，恐人不明，特说此四句，以申明之耳。然犹可也，水之郁而不通者，可调其气而愈，如经曰：膀胱者州都之官，

---

① 丹溪先生：朱震亨（1281～1358），字彦修，居义乌（今浙江义乌）丹溪，人称丹溪翁。著有《格致余论》、《局方发挥》等。
② 该：兼、包括。
③ 肢（qū区）胁：泛指两胁部位。肢，腋下胁上。
④ 升阳散火汤：《脾胃论》方。升麻、葛根、羌活、独活、白芍药、人参、柴胡、生甘草、炙甘草、防风，主治胃虚过食冷物，抑遏阳气于脾土，四肢发热倦怠或骨蒸劳热等。
⑤ 膹（fèn忿）满：指肺气郁满不利。膹，积满，通"愤"。
⑥ 胸臆仰息：指胸中满闷而仰头呼吸。臆，人卫本作"凭"，烦闷之意。息，呼吸。

津液藏焉，气化则能出矣。肺为肾水上源，凡水道不通者，升举肺气，使上窍通则下窍通，若水注之法，自然之理。其过者，淫溢于四肢，四肢浮肿，如水之泛滥，须折之以其畏也。盖水之所畏者，土也，土衰不能制之，而寡于畏，故妄行，兹惟补其脾土，俾能制水，则水道自通，不利之利，即所谓泻之也。如此说，则折字与泻字，于上文接续，而折之之义益明矣。《内经》五法之注，乃出自张子和之注，非王启玄旧文，故多误。予既改释其误，又推广其义，以一法代五法，神而明之，屡获其效，故表而书之。盖东方先生木，木者生生之气，即火气。空中之火，附于木中，木郁则火亦郁于木中矣。不特此也，火郁则土自郁，土郁则金亦郁，金郁则水亦郁，五行相因，自然之理，唯其相因也，予以一方治其木郁，而诸郁皆因而愈。一方者何？逍遥散是也。方中唯柴胡、薄荷二味最妙。盖人身之胆木，乃甲木少阳之气，气尚柔嫩，象草穿地始出而未伸，此时如被寒风一郁，即萎软抑遏，而不能上伸，不上伸则下克脾土，而金水并病矣。唯得温风一吹，郁气即畅达，盖木喜风，风摇则舒畅，寒风则畏。温风者，所谓"吹面不寒杨柳风"，木之所喜。柴胡、薄荷辛而温者，辛也，故能发散；温也，故入少阳。古人立方之妙如此。其甚者，方中加左金丸，左金丸止黄连、吴茱萸二味。黄连但治心火，加吴茱萸气燥，肝之气亦燥，同气相求，故入肝以平木，木平则不生心火，火不刑金，而金能制木。不直伐木，而佐金以制木，此左金之所以得名也。此又法之巧者，然犹未也。一服之后，继用六味地黄加柴胡、芍药服之，以滋肾水，俾水能生木。逍遥散者，风以散之也；地黄饮者，雨以润之也。木有不得其天者乎？夫此法一立，木火之郁既舒，木不下克脾土，且土亦滋润，无燥煂①之病，金水自相生。予谓一

法，可通五法者如此。岂惟是哉！推之大之，千之万之，其益无穷。凡寒热往来，似疟非疟，恶寒恶热，呕吐吞酸，嘈杂，胸痛胠痛，小腹胀闷，头晕盗汗，黄疸温疫，疝气飧泄等症，皆对症之方。推而伤风、伤寒、伤湿，除直中外，凡外感者，俱作郁看，以逍遥散加减出入，无不获效。如小柴胡汤、四逆散、羌活②，大同小异，然不若此方之响应也。神而明之，变而通之，存乎人耳。倘一服即愈，少顷即发，或半日或一日又发，发之愈频愈甚，此必属下寒上热之假症，此方不宜复投，当改用温补之剂。如阳虚，以四君子汤加温热药；阴虚者，则以六味汤中加温热药。其甚者，尤须寒因热用，少以冷药从之，用热药冷探之法。不则拒格不入，非惟无益，而反害之。病有微甚，治有逆从，玄机之士，不须予赘。

**按**：本论为赵氏对中医发病学的见解。赵氏认为凡病之起多缘于郁。郁者，抑而不通、结聚而不得发越之义。他主张"伤风、伤寒、伤湿等外感病，除直中外，俱可作郁看"。并认为朱丹溪论郁，立气、血、痰、湿、食、火六郁说，并制越鞠丸、六郁丸解郁，有悖《内经》五郁之经旨。

他根据"五行相因"之理，提出了五郁相因为病的观点。而五郁之中尤重木郁，认为木郁可传变发展为火、土、金、水等郁。故治疗当以调治木郁为首，提出逍遥散"治其木郁，而诸郁皆因而愈"的观点，对郁之甚者，主张用左金丸清肝佐金，或六味地黄丸加柴胡、芍药，滋水清肝解郁。赵氏对《内经》郁证的发挥，至今仍对临床有一定的指导意义。

---

① 煂（hè贺）：煂煂，火势炽盛貌。
② 羌活：三多斋、人卫本均作"羌活汤"。

## 卷之三　绛雪丹书

### 血病论

客有问于余曰：失血一症，危急骇人，医疗鲜效，或暴来而顷刻即逝。或暂止而终亦必亡，敢问有一定之方，可获万全之利否？余曰：是未可以执一论也，请备言之。

凡血症，先分阴阳，有阴虚，有阳虚。阳虚补阳，阴虚补阴，此直治之法，人所共知。又有真阴真阳，阳根于阴，阴根于阳。真阳虚者，从阴引阳；真阴虚者，从阳引阴。复有假阴假阳，似是而非，多以误人。此真假二字，旷世之所不讲，举世之所未闻，在杂病不可不知，在血症为尤甚也，汝知之乎？

既分阴阳，又须分三因。风寒暑湿燥火，外因也过食生冷，好啖炙博①，醉饱无度，外之内也。喜怒忧思恐，内因也，劳心好色，内之内也。跌扑闪朒②，伤重瘀蓄，不内外因也。

既分三因，而必以吾身之阴阳为主，或阴虚而挟内外因也，或阳虚而挟内外因也。盖阴阳虚者，在我之正气虚也；三因者，在外之邪气有余也。邪之所凑，其气必虚，不治其虚，安问其余！

客问曰：吐衄血者，从下炎上之火，暑热燥火，固宜有之，何得有风寒之症？曰：此六淫之气，俱能伤人，暑热者十之一二，火燥者半，风寒者半，而火燥之后，卒又归于虚寒矣。

《内经》曰：岁火太过，炎暑流行，肺金受刑，民病血溢血泄。又曰：少阳之复，火气内发，血溢血泄，是火气能使人失血也。而又云：太阳司天，寒淫所胜，血变于中，民病呕血、血泄、衄衄、善悲；又太阳在泉，寒淫所胜，民病血见，是寒气能使人失血也。又云：太阴在泉，湿淫所胜，民病血见，是湿气使人失血也。又云：少阴司天之政，水火寒热持于气交，热病生于上，冷病生于下，寒热凌犯，能使人失血者也；太阴司天之政，初之气，风湿相薄，民病血溢，是风湿相搏血溢也。又云：岁金太过，燥气流行，民病反侧咳逆，甚而血溢，是燥气亦能使人血溢也。六气俱能使人血溢，何独火乎？况火有阴火阳火之不同，日月之火与灯烛之火不同，垆③中之火与龙雷之火不同。又有五志过极之火，惊而动血者，火起于心；怒而动血者，火起于肝；忧而动血者，火起于肺；思而动血者，火起于脾；劳而动血者，火起于肾。能明乎火之一字，而于血之理，思过半矣。

刘河间先生特以五运六气暑火立论，故专用寒凉以治火。而后人宗之，不知河间之论，但欲与仲景《伤寒论》对讲，各发其所未发之旨耳，非通论种种不同之火也。自东垣先生出，而论脾胃之火，必须温养，始禁用寒凉。自丹溪先生出，而立阴虚火动之论，亦发前人所未发。可惜大补阴丸④、补阴丸二丸中，俱以黄柏、知母为君，而寒凉之弊又盛行矣。嗟乎！丹溪之书不息，岐黄之道不著。余特撰阴阳五行之论，以申明火不可以水灭，药不可以寒攻也。

六淫中虽俱能病血，其中独寒气致病者居多，何也？盖寒伤荣，风伤卫，自然之理。又太阳寒水、少阴肾水，俱易以感寒，一有所感，皮毛先入。肺主皮毛，水冷金寒，肺经先受。血亦水也，故经中之水与血，一得寒气，皆凝滞而不行。咳嗽带痰而出，问其人必恶，切其脉必紧，视其血中间，必有或紫或黑数点，此皆寒淫之验也。医者不详审其证，便以为阴虚火动，而概用滋阴降火之剂，病日深而死日迫矣。余尝用麻黄桂枝汤而愈者数人，皆一服得微汗而愈。盖汗与血一物也，夺血者无汗，夺汗者无血，余读《兰室秘藏》而得此意，因备记以广其传。

---

① 傅：三多斋本作"博"。
② 朒（nǜ 恧）：此谓"筋缩不舒"。
③ 垆：通"炉"。
④ 大补阴丸：《丹溪心法》方，由黄柏、知母、熟地黄、龟版、猪脊髓组成，主治咳嗽、咳血等。

一贫者冬天居大室中，卧大热炕，得吐血，求治于余。余料此病大虚弱而有火，热在内，上气不足，阳气外虚，当补表之阳气，泻其里之虚热，是其法也。冬天居大室，衣盖单薄，是重虚其阳。表有大寒壅遏，里热火邪不得舒伸，故血出于口。忆张仲景所著《伤寒论》中一证，太阳伤寒当以麻黄汤发汗而不与，遂成衄血，却①以麻黄汤，立愈。

独有伤暑吐衄者，可用河间法，必审其症面垢、口渴、喜饮、干呕、腹痛或不痛、发热或不热，其脉必虚，大汗出者，黄连解毒主汤之，甚者白虎汤。

《金匮方》云：心气不足，吐血衄血者，泻心汤主之。大黄二两，黄连、黄芩各一两，水三升，煮取一升，顿服之。此正谓手少阴心经之阴气不足，本经之阳火亢甚，无所辅②，肺肝俱受其火而病作，以致阴血妄行而飞越，故用大黄泄去亢甚之火，黄芩救肺，黄连救肝，使之和平，则阴血自复而归经矣。

愚按暑伤心，心气既虚，暑气故乘而入之，心主血，故吐衄。心既虚而不能主血，恐不宜过用寒凉以泻心，须以清暑益气汤中，加丹皮、生地，兼犀角地黄治之。盖暑伤心，亦伤气，其人必无气以动，脉必虚，以参芪助气，使气能摄血，斯无弊也。

客问曰：既云须分阴阳，则吐衄血者，阴血受病，以四物汤补血是矣。参芪补气，奚为用之？而复有谓阳虚补阳之说何耶？曰：子正溺于世俗之浅见也。自王节斋制《本草集要》，有云阴虚吐血者，忌人参，服之则阳愈旺而阴愈消，过服人参者死。自节斋一言，而世之受病治病者，无问阳虚阴虚而并弃之若砒毒矣。冤哉冤哉！盖天地间之理，阳统乎阴，血随乎气，故治血必先理气，血脱必先益气，古人之妙用也。

凡内伤暴吐血不止，或劳力过度，其血妄行，出如涌泉，口鼻皆流，须臾不救即死，急用人参一两或二两为细末，入飞罗面一钱，新汲水调如稀糊，不拘时啜服③。或用独参汤亦可。古方纯用补气，不入血药何也？盖有形之血，不能速生，无形之气，所当急固，无形自能生有形也。若有真阴失守，虚阳泛上，亦大吐血，又须八味地黄汤固其真阴，以引火归原，正不宜用人参。及火既引之而归矣，人参又所不禁。阴阳不可不辨，而先后之分，神而明之，存乎人耳。

凡失血之后，必大发热，名曰血虚发热。古方立当归补血汤，用黄芪一两，当归六钱，名曰补血而以黄芪为主，阳旺能生阴血也。如丹溪于产后发热，用参、芪、归、芎、黑姜以佐之。或问曰：干姜辛热，何以用之？曰：姜味辛，能引血药入气分，而生新血，神而明之。不明此理，见其大热，六脉洪大，而误用发散之剂，或以其象白虎汤证，而误用白虎，立见危殆，慎之哉！

客又问曰：阳能统阴，闻命矣；伤寒吐血，亦闻命矣。然除伤寒外，或者寒凉之药，不能不少加一二，以杀其火势，至于辛热之品，以火济火，恐一入口而直冲不止，奈何？宁和平守中，以免谤怨，何如？若丹溪产后用干姜者，为有恶露凝留，故用之以化其瘀，未必可为典要也。余见先生治血证，不惟不用寒凉，而反常用大辛热之药，屡以奏功，不已霸④乎？曰：子之言，不读古书，不穷至理，不图活人之命者也。试简⑤古人已验之名言以示之。

《金匮方》云：吐血不止，柏叶汤主之，柏叶、干姜各二两，艾三把，以水五升，取马通⑥一升，合煮取一升，分温再服。

凡吐血不已，则气血皆虚，虚则生寒，是故用柏叶。柏叶生而西向，乃禀兑金之气而生，可制肝木。木主升，金主降，取其升降相配，夫妇之道和，则血得以归藏于肝矣，故用是为君。干姜性热，炒黑则止而不走，用补虚寒之血；艾叶之温，能入内而不炎于上，可使阴阳之气反归于里，以补其寒，用二味为佐。取马通者为血生于

---

① 却：再。
② 无所辅：指阴阳失去相互依存关系。
③ 啜(chuò 绰)服：饮服。
④ 已霸：这里有太不可思议的意思。已，太，甚。
⑤ 简：天盖楼本作"检"。
⑥ 马通：马尿。

心,心属午,于是用午兽之通①,主降火消停血,引领而行为使。仲景治吐血准绳,可以触类而长之。

《仁斋直指》云:血遇热则宣流,故止血多用凉药。然亦有气虚挟寒,阴阳不相为守,荣气虚散,血亦错行,所谓阳虚阴必走耳。外必有虚冷之状。法当温中,使血自归于经络,可用理中汤加南木香,或干姜甘草汤,其效甚著。又有饮食伤胃,或胃虚不能传化,其气逆上,亦能吐衄,木香理中汤、甘草干姜汤。出血诸证,每以胃药收功。

《曹氏必用方》②:吐血须煎干姜甘草作汤与服,或四物理中汤亦可,如此无不愈者。若服生地黄、藕汁、竹茹,去生便远。

《三因方》③云:理中汤能止伤胃吐血,以其方最理中脘,分别阴阳,安定气血。按患人果身受寒气,口受冷物,邪入血分,血得冷而凝,不归经络而妄行者,其血必黑黯,其色必白而夭,其脉必微迟,其身必清凉,不用姜桂而用凉血之剂,殆矣!临病之工,宜详审焉。

《褚氏遗书》云:喉有窍咳血伤人,肠有窍便血杀人。便血犹可治,咳血不易医。饮溲溺百不一死,服寒凉百不一生。血虽阴类,运之者其阳和乎。玩"阳和"二字,褚氏深达阴阳之妙者矣。

海藏云:胸中聚集之残火,腹里积久之太阴,上下隔绝,脉络部分阴阳不通。用苦热以定于中,使辛热以行于外,升以甘温,降以辛润,化严肃为春温,变凛冽为和气,汗而愈也。然余毒土苴④,犹有存者;周身阳和,尚未泰然。胸中微燥而思凉饮,因食冷物、服凉剂,阳气复消,余阴再作,脉退而小,弦细而迟,激而为衄血、吐血者有之,心肺受邪也;下而为便血、溺血者有之,肾肝受邪也。三焦出血,色紫不鲜,此重沓⑤寒湿化毒,凝泣水谷道路,浸溃而成。若见血证,不详本末,便用凉折,变乃生矣。

客又问曰:吐血可用辛热,为扶阳抑阴,始闻命矣。然复有真阴真阳之说,可得闻乎?答曰:世之言阴阳者,气血尽之矣。岂知火为阳气之根,水为阴血之根乎?吾所谓水与火者,又非心与肾之谓。人身五行之外,另有一无形之火、无形之水,流行于五脏六腑之间。惟其无形,故人莫得而知之。试观之天,日为火之精,故气随之;月为水之精,故潮随之。如星家看五行者,必以太阳太阴为主。然此无形之水火,又有一太极为之主宰,则又微乎微⑥矣。此天地之正气,而人得以生者,是立命之门,谓之元神,无形之火,谓之元气,无形之水,谓之元精,俱寄于两肾中间。故曰五脏之中,惟肾为真。此真水、真火、真阴、真阳之说也。

又问曰:真阴真阳,与血何干乎?曰:子但知血之为血,而不知血之为水也。人身涕、唾、津液、痰、汗、便溺,皆水也,独血之水,随火而行,故其色独红。肾中之真水干,则真火炎,血亦随火而沸腾矣,肾中之真火衰,则真水盛,血亦无附而泛上矣。惟水火奠其位,而气血各顺布焉,故以真阴真阳为要也。

又问曰:既是火之为害,正宜以水治之,而先生独曰火不可水灭,反欲用辛热何耶?曰:子但知火之为火,而不知火有不同也。有天上之火,如暑月伤暑之病是也,方可以井水沃之,可以寒凉折之。若垆中之火,得水则灭。在人身即脾胃之火,脾胃之中无火,将以何者蒸腐水谷,而分温四体耶?至于相火者,龙雷之火,水中之火也。龙雷之火,得雨而益炽,惟太阳一照,而龙雷自息,及秋冬阳气伏藏,而雷始收声,龙归大海矣。此火不可水灭,而用辛热之义也。当今方书亦知龙雷之火不可水灭,不可直折,但其注皆曰黄柏、知母之类是也。若是依旧,是水灭、直折矣。误天下苍生者,此言也。哀哉!

又问曰:黄柏、知母既所禁用,治之将何如?若与前所论,理中温中无异法,何必分真阴真阳乎?曰:温中者,理中焦也,非下焦也,此系下焦

---

① 午兽之通:指马尿。兽,原作"战",据天盖楼本改。午兽,马。
② 《曹氏必用方》:作者待考。
③ 《三因方》:即《三因极一病证方论》,宋·陈言著。
④ 土苴(zhǎ biǎn):犹土渣,此指残留的病邪。
⑤ 重沓:犹重迭。
⑥ 微乎微:非常微妙。

两肾中先天之真气，与心肺脾胃后天有形之体，毫不相干，且干姜、甘草、当归等药，俱入不到肾经，惟仲景八味肾气丸斯为对证。肾中一水一火，地黄壮水之主，桂附益火之原，水火既济之道。盖阴虚火动者，若肾中寒冷，龙宫无可安之穴宅，不得已而游行于上，故血亦随火而妄行。今用桂附二味纯阳之火，加于六味纯阴水中，使肾中温暖，如冬月一阳来复于水土之中，龙雷之火，自然归就于原宅，不用寒凉而火自降，不必止血而血自安矣。若阴中水干而火炎者，去桂、附而纯用六味，以补水配火，血亦自安，亦不必去火，总之保火为主。此仲景二千余年之玄秘，岂后人可能笔削一字哉！

客又问曰：假寒假热之说何如？曰：此真病之状，惑者误以为假也。经曰：少阴司天之政，水火寒热持于气交，热病生于上，冷病生于下，寒热凌犯而争于中，民病血溢、血泄①。《内经》盖指人之脏腑而言，言少阴司天者，肾经也。凡肾经吐血者，俱是下寒上热，阴盛于下，逼阳于上之假证。世人不识而为其所误者多矣。吾独窥其微，而以假寒治之，所谓假对假也。但此证有二：有一等少阴伤寒之证，寒气自下肾经，而感小腹痛，或不痛，或呕或不呕，面赤口渴不能饮水，胸中烦躁，此作少阴经外感伤寒看，须用仲景白通汤之法治之，一服即愈，不再作。又有一等真阴失守，命门火衰，火不归元，水盛而逼其浮游之火于上，上焦咳嗽气喘、恶热、面红、呕吐痰涎、出血，此系假阳之证，须用八味地黄引火归元。兹二方俱用大热之药，倘有方无法，则上焦烦热正甚，复以热药投之，入口即吐矣。须以水探冷，假寒驱之，下嗌之后，冷性既除，热性始发，因而呕哕皆除，此加人尿、猪胆汁于白通汤，下以通拒格之寒也。用八味汤者，亦复如是。倘一服寒凉，顷刻立化②，慎之哉！

客曰：真假之说，至矣精矣。吾何以辨其为假而识之耶？又何以识其为伤寒与肾虚而辨之耶？曰：此未可以易言也。将欲望而知之，是但可以神遇，而不可以目遇也；将欲闻而知之，是可以气听，而不可以心符也；将欲问而知之，可以意会，而不可以言传也；将欲切而知之，得

心而应之手，巧则在其人，父不能传之子也。若必欲言之，姑妄言乎，余辨之舌耳：凡有实热者，舌胎必燥而焦，甚则黑；假热者，舌虽有白胎而必滑，口虽渴而不能饮水，饮水不过一二口，甚者少顷亦吐出，面虽赤而色必娇嫩，身作躁而欲坐卧于泥水中，此为辨也。伤寒者，寒从下受之，女人多有此证。大小便闭，一剂即愈，此暴病也。阴虚者，大小便俱利，吐痰必多，此阴虚火衰之极，不能以一二药愈，男女俱有之。纵使引得火归，又须以参芪补阳兼补阴，岁月调理，倘不节欲，终亦必亡而已。余所传如此，此不过糟粕耳。所望于吾子者，得意而忘言，斯得之矣。

凡治血证，前后调理，须按三经用药。心主血，脾裹血，肝藏血。归脾汤一方，三经之方也。远志、枣仁补肝以生心火；茯神补心以生脾土；参、芪、甘草补脾以固肺气；木香者，香先入脾，总欲使血归于脾，故曰归脾。有郁怒伤脾、思虑伤脾者尤宜。火旺者，加山栀、丹皮；火衰者，加丹皮、肉桂。又有八味丸，以培先天之根，治无余法矣。

薛立斋遇星士张东谷谈命时，出中庭，吐血一二口，久有此症，遇劳即发。余意此劳伤肺气，其血必散，视之果然。与补中益气汤，加门冬、五味、山药、熟地、茯神、远志，服之而愈。翌早请见，云：服四物、黄连、山栀之类，血益多而倦益甚，得公一匕③，吐血顿止，精神如故，何也？余曰：脾统血，肺主气，此劳伤脾肺，致血妄行，故用前药，健脾肺之气，而嘘④血归元耳。

一男子咳嗽吐血，热渴痰盛，盗汗遗精，用六味地黄料，加门冬、五味治之愈。后因劳怒，忽吐紫血块。先用花蕊石散⑤，化其紫血，又用独参汤渐愈。后劳则咳血一二口，脾肺肾三脉，

① 见《素问·六元正纪大论》。
② 化：三多斋本作"死"。
③ 一匕：匕，为古代量取药末的器具。一匕，这里实指一剂。
④ 嘘：呼。引申为喝令。
⑤ 花蕊石散：《十药神书》方。花蕊石煅为末，每服三钱至五钱，冲服，主治咳血。

皆洪数,用归脾汤、六味丸而全愈。

一童子年十四,发热吐血,余谓宜补中益气,以滋化源。不信,用寒凉降火愈甚,始谓余曰:童子未室,何肾虚之有,参芪用之奚为?余述丹溪云:肾主闭藏,肝主疏泄,二脏俱有相火,而其系上属于心,为物所感,则易于动,心动则相火翕然①而起,虽不交会,其精已暗耗。又褚氏《精血篇》云:男子精未满而御女②,以通其精,则五脏有不满之处,异日必有难状之疾。遂与补中益气、六味地黄而瘥。

愚谓童子之证,须看先天父母之气,而母气为尤重。凡惊风痘疹,肾虚发热,俱以母气为主。如母有火者,其子必有火;母脾虚者,子必多脾病;母火衰者,子必从幼有肾虚证。如齿迟、语迟、行迟、囟门开大、肾疳③等证,皆先天不足,从幼填补,亦有可复之天。不必如上所言暗泄④,方有血证。

客问曰:吐血衄血,同是上炎之火,一出于口,一出于鼻,何也?东垣云:衄血出于肺,从鼻中出也;呕血出于胃,吐出成碗成盆也;咯唾血者,出于肾,血如红缕,在痰中唾中,咳咯而出也;痰涎血者,出于脾,涎唾中有少血散漫而出也。

东垣论虽如此,然肺不特衄血,亦能咳血、唾血。不特胃呕血,肝亦呕血。盖肺主气,肝藏血,肝血不藏,乱气自两胁中逆而出之。然总之是肾水随相火炎上之血也。肾主水,水化液为痰为唾为血,肾脉上入肺,循喉咙,挟舌本,其支者从肺出络心,注胸中,故病则俱病也。但衄血出于经,衄行清道;吐血出于胃,吐行浊道。喉与咽二管不同也。盖经者走经之血,走而不守,随气而行,火气急,故随经直犯清道而出于鼻,其不出于鼻者,则为咳咯,从肺窍而出于咽也。胃者守营之血,守而不走,存于胃中,胃气虚不能摄血,故令人呕吐,从喉而出于口也。今人一见吐衄,便以犀角地黄为必用之药,然耶否耶?曰:犀角地黄乃是衄血之的方,若阴虚火动吐血与咳咯者,可以借用成功;若阳虚劳力及脾胃虚者,俱不宜。盖犀,水兽也,焚犀可以分水,可以通天。鼻衄之血,从任督而至巅顶,入鼻中,惟

犀角能下入肾水,鬻肾脉而上引;地黄滋阴之品,故为对征⑤。今方书中所载云:如无犀角,以升麻代之。犀角、升麻,气味形性迥不相同,何以代之?曰:此又有说焉。盖缘任冲二脉,附阳明胃经之脉,亦入鼻中。火郁于阳明而不得泄,因成衄者,故升麻可代。升麻阳明药,非阳明经衄者,不可代。衄亦有阴虚火衰者,其血必点滴不成流,须用壮火之剂,不可概用犀角。有伤寒病五六日,但头汗出,身无汗,际颈而还,小便自利,渴饮水浆,此瘀血证也,宜犀角地黄汤、桃仁承气汤。看上下虚实,用犀角地黄汤治上,桃仁承气汤治中,抵当汤丸治下也。

有血从齿逢中,或牙龈中出,名曰齿衄,亦系阳明、少阴二经之证。盖肾主骨,齿者骨之标,其龈则属胃土。又上齿止而不动属土,下齿动而不止属水。凡阳明病者,口臭不可近,根肉腐烂,痛不可忍,血出或如涌,而齿不动摇,其人必好饮,或多啖炙煿肥甘,豢养所致。内服清胃汤,外敷石膏散,甚者服调胃承气汤,下黑粪而愈。或有胸虚热者,以补中益气加丹皮黄连亦得,少阴病者,口不臭,但浮动,或脱落出血,或缝中痛而出血,或不痛,此火乘水虚而出,服安肾丸而愈,余尝以水虚有火者,用六味加骨碎补,无火者八味加骨碎补,随手而应。外以雄鼠骨散敷之,齿动复固。又有齿痛连脑者,此系少阴伤寒,用麻黄附子细辛汤,不可不知。又小儿疳证,出血口臭肉烂者,芦荟丸⑥主之。

有怒气伤肝,而成吐衄者,其人必唇青面青脉弦,须用柴胡栀子清肝散。

有郁气伤脾者,须用归脾汤,加丹皮、山栀。推而广之,世人因郁而致血病者多。凡郁皆肝

---

① 翕(xī 细)然:一致貌。
② 御(yù 讶)女:此指近女色。御,迎迓。
③ 肾疳:小儿五疳之一,因乳食失调,伏热内阻所致。可见消瘦、面黑、龈烂等症。
④ 暗泄:指遗精。
⑤ 征:三多斋本作"证"。
⑥ 芦荟丸:《医宗金鉴》方。五谷虫、白扁豆、山药、神曲、芦荟、胡黄连、黄连、芜荑、山楂、使君子、银柴胡、麦芽、鹤虱、肉豆蔻、槟榔、虾蟆、朱砂、麝香,醋糊为丸,主治小儿肝疳。

病也，木中有火，郁甚则火不得舒，血不得藏而妄行。但郁之一字，不但怒为郁，忧为郁，怒与忧固其一也。若其人素有阴虚火证，外为风寒暑湿所感，皮毛闭塞即为郁，郁则火不得泄，血随火而妄行，郁于经络，则从鼻而出，郁于胃脘，则从吐而出。凡系郁者，其脉必涩，其人必恶风恶寒。不知者便以为虚而温补之，误矣！须视其面色必滞，必喜呕，或口苦，若口酸，审有如是证，必当舒散其郁为主，木郁则达之，火郁则发之是也。其方惟逍遥散为的药，外加丹皮、茱、连，随手而应。血止后，若不用六味地黄以滋其阴，翌日必发。余于五郁论中，言之详矣。

有饮酒过多，伤胃而吐血，从吐后出者，以葛花解酲汤①，加丹皮，倍黄连，使之上下分消，酒病愈，血亦愈矣。

有过啖炙煿辛热等物而得者，上焦壅热，胸腹满痛，血出紫黑成块者，可用桃仁承气汤，从大便导之，此釜底抽薪之法。

已上二证，虽属内伤，犹作有余之证，可用前法。

有妇人发热，经水适来适止，谵语昼轻夜重，如见鬼，小便利或不禁，此名热入血室，须用小柴胡汤，加红花、生地、丹皮、官桂、归尾破血之剂。详见伤寒门。

有坠车坠马，跌扑损折，失血瘀蓄，肿痛发热者，先以桃仁、大黄、川芎、当归、赤芍、丹皮、红花，行血破瘀之剂，折其锐气，而后区别治之，以和血消毒之药。张子和尝以通经散②、神祐丸③，大下数十行，病去如扫，不致有癃残跛躃④之患。又尝以此法治杖疮痛肿发热绝者，十余行而肿退热消，真不虚语也。

有产后恶露未尽，儿枕作痛者，须用桃仁、红花、当归、川芎、赤芍、丹皮等，行血破血之药，加姜桂辛热，以行其瘀。又有虚痛无瘀血者，当另行温补，不可概用破血之剂。且以今时之弊言之，夫人之吐衄，非阴虚则阳虚，余备言矣。今人一见血证，以为阴虚者，血虚也，舍四物何法乎，火动者热也，非芩、连、栀、柏何药乎？咳嗽者火也，非紫菀、百部、知母、贝母何物乎？丹溪、节斋，俱有明训，岂能外之？谁知阴虚之证，

大抵上热下寒者多，始而以寒凉进之，上焦非不爽快，医者病者无不以为道在是矣。稍久则食减，又以为食不化，加神曲、山查。再久而热愈盛，痰嗽愈多，烦躁愈甚，又以药力欠到，寒凉增进，而泄泻腹胀之症作矣，乃以枳壳、大腹皮宽中快气之品进矣。至此不毙，将待何时？是故咳嗽吐血，时时发热，未必成瘵也，服四物、黄柏、知母之类不已，则瘵⑤成矣。胸满膨胀，悒悒⑥不快，未必成胀也，服山查、神曲之药不已，则胀成矣。面浮胕肿，小便秘涩，未必成水也，服渗利之药不已，则水成矣。

气滞膈塞，未必成噎也，服青皮、枳壳宽快之药不已，则噎成矣。成则不可复药及阽⑦于危，乃曰病犯条款，虽对证之药，无可奈何也！

> **按**：本论是赵氏将命门学说运用于血证治疗之例，反映了其论治血证，独重先天水火，擅用温补，反对滥用寒凉的独到见解。
>
> 赵氏认为辨治血证，当明三因二证。三因即六淫、五志过极、跌仆损伤，为外之邪气有余。其治虽有麻黄、桂枝、黄连解毒、泻心汤之类，但邪之所入，其气必虚。因此，论治血证，纵为邪实，不可忽略正虚。二证，即辨析真阴虚或真阳虚证。真阴不足，血随火沸；真阳不足，则水盛火无所附亦可泛上。故主张论治血证，尤以真阴真阳为要。用六味丸加丹皮、山栀扶阴抑阳，或用八味丸培先天之根，引火归元。

---

① 葛花解酲汤：《兰室秘藏》方。青皮、木香、橘皮、人参、茯苓、猪苓、白豆蔻、葛花、砂仁、泽泻、白术、干姜、神曲，主治饮酒太过呕吐、痰逆。
② 通经散：陈皮、当归、甘遂，上为细末，每服三钱，温汤调下，临卧服，主治经闭不通。
③ 神祐丸：甘遂、大戟、芫花，上为细末，滴水丸如小豆大，每服五、七十丸，临卧温水下，主治水肿。
④ 癃残跛躃：癃，小便不通；残，肢体残废；躃，腿瘸。
⑤ 瘵（zhài）：指劳瘵，虚劳病的一种。
⑥ 悒悒（yì）：郁结不舒。
⑦ 阽（diàn 店）：临近险境。

> 对于血证的调理，赵氏按心肝脾三经用药，尤其重视脾，推崇归脾汤，认为该方是三经之药的组合。除此，赵氏还从气血的关系，阐述了有形之血不能速生，无形之气所当急固以及"气能生血，气能摄血"之理，破阴虚吐血禁服人参之谬。
>
> 综上所述，赵氏对血证的论述，从病因、病机、治法、用药、调理等方面均有其独到之处，特别是强调以温治血，这对医者见血即用寒凉通治，不乏现实意义。

## 附　方

### 中　风

**三生饮方**

生南星一两　生川乌半两,去皮　生附子半两,去皮　木香二钱

每用共一两,加人参一两煎。

**河间地黄饮子方**

熟地　巴戟去心　山茱萸肉　肉苁蓉酒浸　附子　石斛　五味　茯苓　石菖蒲　远志去心　官桂　麦门冬去心各等分,每服五钱,入薄荷少许,姜枣煎服。

**易老天麻丸方**

天麻六两,酒浸三日,焙干。除风　牛膝六两,酒浸三日,焙干。强筋　玄参六两,枢机管领　杜仲七两,使筋骨相着　萆薢六两,壮筋骨　当归二十两,和养血脉　附子一两,炮过。行诸经中之血　羌活十两,去骨间风　生淮地黄一斤,益真阴

诸书所载，名曰愈风丹，与此方相合，治诸风肢体麻木，手足不遂等症。但愈风丹无附子，加肉桂三两，淮地黄一斤。其余品数分两俱一般。

**考补小续命汤**

麻黄　人参　黄芩　白芍　防己　桂枝　川芎　防风　甘草　附子　杏仁　石膏　当归

本方无附子、防风、防己

### 厥

**六味附子汤**

附子　肉桂　防己各四钱　白术　茯苓各三钱　炙甘草二钱

**蒲黄汤**

蒲黄一两,炒褐色　清酒十大盏,热沃之温服。

**二十四味流气饮**

丁香　肉桂　草果　麦门冬　赤茯苓　木通　槟榔　枳壳　厚朴　木瓜　大腹皮　青皮　陈皮　木香　人参　白术　蓬莪术　甘草　紫苏　香附　菖蒲

**乌梅丸**

乌梅三十个,去核　人参　细辛　香附　附子炮　桂枝洗净,炮,各六钱　黄连一两六钱,炒　干姜一两,炮　当归酒浸　蜀椒去目及闭口者,各四钱

共为丸,理中汤下。

**八物顺气散**

白芷　台乌　青皮　陈皮　白术　人参　茯苓　甘草

### 伤　寒

**桂枝汤**　治太阳经伤风发热,自汗恶风。

桂枝　芍药　甘草

**麻黄汤**　治太阳经伤寒发热,无汗恶寒。

麻黄　桂枝　甘草　杏仁

**小柴胡汤**　治少阳胆经耳聋胁痛,寒热往来,口苦。

柴胡　黄芩　甘草

**大柴胡汤**　表证未除,而里证又急,汗下兼行。

柴胡　黄芩　芍药　半夏　人参　大黄　枳实

**白虎汤**　治身热大渴而有汗,脉洪大者。如无渴者,不可用此药,为大忌。倘是阴虚发热,服之者死。若五六月暑病者,必用此方,又当审其虚实。

石膏　知母　甘草　人参　竹叶　糯米

**调胃承气汤** 治太阳阳明,不恶寒反恶热,大便秘结而呕,日晡潮热者,阳明有二证,在经则解肌,入腑则攻下。

大黄 甘草 芒硝

**小承气汤** 六七日不大便,腹胀满闷,病在太阴无表证,汗后不恶寒,潮热狂言而喘者。

大黄 厚朴 枳实

**大承气汤** 治阳明太阴谵语,五六日不大便,腹满烦渴,并少阴舌干口燥,日晡发热,脉沉实者。

大黄 厚朴 枳实 芒硝

**桃仁承气汤** 治外证已解,小腹急,大便黑,小便利,为瘀血证。

**四逆散** 治阳气亢极,血脉不通,四肢厥逆,在臂胫之下,若阴证则上过乎肘,下过乎膝,以此为辨也。

柴胡 芍药 甘草 枳实

**理中汤** 治即病太阴,自利不渴,寒多而腹痛等证。

人参 甘草 干姜 白术

加附子,即为附子理中汤。

**真武汤**

茯苓 芍药 生姜 附子 白术

**四逆汤**

附子 干姜 甘草

**术附汤**

白术 甘草 附子

**姜附汤**

干姜 附子

**回阳返本汤** 此方治阴盛格阳,阴极发躁,渴而面赤,欲坐卧泥水中,脉来无力,或脉全无欲绝者。

熟附 干姜 甘草 人参 五味 黄连 腊茶

面戴阳者,下虚也,加连须葱白七茎,用澄清泥浆水煎。临服须以冷水探冷,入猪胆汁、人尿各一匙服。无脉者,脉渐出者生,暴出者死。

**生地黄连汤**

生地 川芎 当归 栀子 黄连 黄芩 芍药 防风

## 温

**阳毒升麻汤**

升麻半两 当归 蜀椒 雄黄 桂枝各一两

每服五钱,水一钟半,煎一盏温服,覆手足取汗,得吐亦佳。

**阴毒甘草汤**

甘草 升麻各半两 当归 川椒 鳖甲各一两

每服五钱,水一盏半,煎一盏服。

此二方,与《伤寒论》阳毒、阴毒特异之,故记之。是感天地疫疠非常之气,遍家传染,所谓时疫证者是也。

## 郁

**古方逍遥散**

柴胡 薄荷 当归 芍药 陈皮 甘草 白术 茯神

加味者,加丹皮、山栀。予以山栀屈曲下行泄水,改用茱萸炒黄连。

## 血

**麻黄桂枝汤**

人参益上焦元气不足而实其表也 麦门冬保肺气,各三分 桂枝辛甘发散寒气 当归和血养血,各五分 麻黄去根沫,主发散寒气 甘草味甘,发散寒气 黄芪实表益卫 白芍药已上各一钱 五味子五个,安其脉气

右以水三盏,先煮麻黄一味,令沸,去沫,至二盏,入余药同煎至一盏,去渣热服,只一服而愈,不再作。

# 卷之四　先天要论上

## 八味丸

治命门火衰，不能生土，以致脾胃虚寒，饮食少思，大便不实，或下元衰惫，脐腹疼痛，夜多溲溺等证症。

熟地黄八两，用真生怀庆，酒洗净，浸一宿，柳木甑①砂锅上蒸半日，晒干再蒸，再晒，九次为度，临用捣膏　山药四两　山茱萸肉四两　丹皮三两　白茯苓三两　泽泻三两　肉桂一两　附子一两

制附子法：附子重一两三四钱，有莲花瓣，头圆底平者佳。备童便五六碗，浸五七日，候透润，揭皮切作四块，仍浸三四日。用粗纸数层包之，浸湿煨灰火中，取出切片，检视有白星者，仍用新瓦上炙热，至无星为度。如急欲用，即切大片，用童便煮三四沸，热瓦上炮熟用之。

八味丸，乃张仲景所制之方也，《圣惠》②云能伐肾邪，皆君主之药，宜加减用。加减不依易老③亦不效。今人有加人参者，人参乃是脾经药，到不得肾经；有加黄柏、知母者；有欲减泽泻者。皆不知立方本意也。

六味加五味子名曰都气丸，述类象形之意也。

钱氏减桂附，名曰六味地黄丸，以治小儿。以小儿纯阳，故减桂附。

杨氏④云：常服去附子加五味，名曰加减八味丸。

丹溪有三一肾气丸，独此方不可用。

仲景有《金匮》肾气丸。

益阴地黄丸，治目病火衰者。

济阴地黄丸，治目病有火者。

二方见《原机启微》⑤。易老云：八味丸治脉耗而虚，西北二方之剂也。金弱木胜，水少火亏，或脉鼓按之有力，服之亦效，何也？答曰：诸紧为寒，火亏也，为内虚水少，为木胜金弱，故服之亦效。

> **按**：八味丸出自张仲景《金匮要略》，主治虚劳腰疼、痰饮、水肿、消渴、脚气、转胞等病，其功效为益肾气。柯琴谓："此肾气丸纳桂附于滋阴剂中十倍之一，意不在补火，而在微微生火，即生肾气也。"方中重用地黄滋阴补肾为君药，辅以山茱萸、山药补肝脾而益精血，加附子、桂枝之辛热，助命门以温阳化气。君臣相伍，补肾填精，温肾助阳，乃阴中求阳，鼓舞肾气，正如《景岳全书·新方八阵》云："善补阳者，必于阴中求阳，则阳得阴助，而生化无穷。"又配泽泻、茯苓利水渗湿，丹皮清泄肝火，三药于补中寓泻，并防滋阴药之腻滞。诸药相合，助阳之弱以化水，滋阴之虚以生气，使肾阳振奋，气化复常，后世皆称补肾之要方。赵氏谓：八味丸，治命门火衰，乃张仲景所制之方，有加人参者，有加知母、黄柏者，有欲减泽泻者，皆不知立方本意也。可见，赵氏推崇八味丸，与其倡导命门学说是一脉相承的。

## 张仲景八味丸用泽泻论 出《东垣十书》

张仲景八味丸用泽泻，寇宗奭⑥《本草衍义》云，不过接引桂附等归就肾经，别无他意。

---

① 甑（zèng）：古代蒸食饮器，如同现在的蒸锅。
② 《圣惠》：即《太平圣惠方》，北宋翰林院医官王怀隐等集体编成。
③ 易老：即易州张元素。
④ 杨氏：指杨康候，字子建，号退修，北宋医家。著有《十产论》、《护命方》等书。
⑤ 《原机启微》：眼科著作，元·倪维德撰。
⑥ 寇宗奭：寇宗奭（公元11～12世纪），药学家，著有《本草衍义》30卷，成书于1116年。

王海藏韪①之。愚谓八味丸，以地黄为君而以余药佐之，非止为补血之剂，盖兼补气也。若专为补肾而入肾经，则地黄、山茱萸、白茯苓、牡丹皮，皆肾经之药，固不待夫泽泻之接引而后至也。其附子乃右命门之药，浮中沉，无所不至，又谓通行诸经引用药。官桂能补下焦相火不足，是亦右肾命门药也。然则桂附，亦不待夫泽泻之接引而后至矣。且泽泻虽曰咸以泻肾，乃泻肾邪，非泻肾之本也，故五苓散用泽泻者，讵非泻肾邪乎？白茯苓亦伐肾邪，即所以补正耳。是则八味丸之用泽泻者，非但为接引诸药泻肾邪，盖取其养五脏，益气力，起阴气，补虚损、五劳之功，寇氏又何疑耶？且泽泻固能泻肾，然从于诸补药之中，虽欲泻之，而力莫能施矣②，其妙为何如！

余所以谆谆于此方者，盖深知仲景为立方之祖，的认此方为治肾之要，毫不敢私意增减。今人或以脾胃药杂之，或以寒凉加之，皆不知立方之本意也。余特将仲景立意之奥旨，阐发于各条门下。

**按**：本篇引用《东垣十书·医经溯洄集》中的观点，来说明八味丸中用泽泻"非但为接引诸药、泻肾邪，盖取其养五脏、益气力、起阴气、补虚损五劳之功"。

泽泻味淡、微甘、性寒，归肾、膀胱经。《神农本草经》谓其"主风寒湿痹，乳难，消水，养五脏，益气力，肥健，久服耳目聪明，不饥，延年轻身，面生光"。《绛雪园古方选注》云："肾气丸者……地黄、萸肉、山药补足三阴经，泽泻、丹皮、茯苓补足三阳经。脏者，藏精气而不泄，以填塞浊阴为补；腑者，如府库之出入，以通利清阳为补。"可见泽泻不但泻肾邪，也确有养五脏、补虚损之力。

然不少医家对泽泻的功效却颇有异议。李时珍《本草纲目》云："仲景地黄丸，用茯苓、泽泻者，乃取其泻膀胱之邪气，非引接也。……神农列泽泻于上品，复云久服轻身、面生光……。《本草正义》曰："《本经》养五脏，益气力云云，属溢美太过。"大概医家在临床实践中各有其不同经验，我们临证时应全面考虑，不可执一偏之见。

## 水火论

坎，乾水也，气也，即小而井，大而海也；兑，坤水也，形也，即微而露，大而雨也。一阳陷于二阴为坎，坎以水气潜行地中，为万物受命根本，故曰润万物者，莫润乎水。一阴上彻于二阳为兑，兑以有形之水，普施于万物之上，为资生之利泽，故曰说③万物者，莫说乎泽。明此二水，可以悟治火之道矣。心火者，有形之火也；相火者，无形之火也。无形之火内燔热而津液枯，以五行有形之兑水制之者，权也，吾身自有上池真水④，气也，无形者也。以无形之水沃无形之火，当而可久者也。是为真水真火，升降既宜，而成既济矣。

医家不悟先天太极之真体，不穷无形水火之妙用，而不能用六味、八味之神剂者，其于医理，尚欠太半。

陈希夷《正易消息》曰：坎，乾水也，气也，一阳陷于二阴为坎。坎以水气潜行地中，为万物受命根本，故曰润万物者，莫润乎水，盖润液也，气之液也。《月令》于仲秋乃云：杀气浸盛，阳气日衰，水始涸，是水之涸，地之死也。于仲冬乃云：水泉动，然而是月一阳生，是水之动，地之生也。由斯而观，不过欲人脱死地而求生地。凡举动先自潜固根本以待，后乃能万应而万举万胜，明其理也。

**六味丸**一名地黄丸　治肾虚作渴，小便淋秘，气壅痰涎，头目眩晕，眼花耳聋，咽燥舌痛齿

---

① 韪（wěi 伟）：是，对。
② 见《医经溯洄集·八味丸用泽泻论》。
③ 说：通"悦"，喜欢。
④ 上池真水：即未沾及地面的水。

痛,腰腿痿软等症,及肾虚发热,自汗盗汗,便血诸血,失音水泛。为痰之圣药,血虚发热之神剂。又治肾阴虚弱,津液不降,败浊为痰,或致咳逆。又治小便不禁,收精气之虚脱。为养气滋肾,制火导水,使机关利而脾土健实。

　　熟地黄八两,杵膏　　山茱萸肉　　山药各四两　　牡丹皮　　白茯苓　　泽泻各三两

　　上为细末,和地黄膏,加炼蜜,丸桐子大。每服七八十丸,空心①食前,滚盐汤下。凡服须空腹,服毕少时,便以美膳压之,使不得停留胃中,直至下元,以泻冲逆也。

> **按**:赵氏命门学说主要目的是在强调命门之火对人体的影响,但同时也很重视对真水的调养。他在《阴阳论》中说道:"先天水火,原属同宫,水以火为主,火以水为原。"并在《五行论》一节中专详水火,谓"世人皆曰水克火,而余独曰水养火"。说明重视命门之火,但却不忘乎阴精。本篇则着重强调了补水的重要性。
> 
> 　　先秦哲学对宇宙起源和万物本原的认识,除了众所周知的精气学说外,还有水生万物说。《管子·水地》篇指出:"是故具者何也?水是也。万物莫不以生,唯知其托其能为之正。具者,水是也。"明确提出了水为万物的本原,从而进一步演化为自然万物。
> 
> 　　赵氏治疗阴阳水火之证,在阴阳互根思想的指导下,得出了治疗水火不足的法则,即"以无形之水沃无形之火",用六味丸补水,八味丸补火治之。

## 六味丸说

　　肾虚不能制火者,此方主之。肾中非独水也,命门之火并焉。肾不虚,则水足以制火,虚则火无所制,而热证生矣,名之曰阴虚火动,河间氏所谓"肾虚则热"是也。今人足心热,阴股热,腰脊痛,率是此证,乃咳血之渐②也。熟地黄、山茱萸,味厚者也,经曰味厚为阴中之阴③,

故能滋少阴、补肾水;泽泻味咸,咸先入肾。地黄、山药、泽泻,皆润物也,肾恶燥,须此润之。此方所补之水,无形之水,物之润者亦无形,故用之。丹皮者,牡丹之根皮也,丹者南方之火色,牡而非牝属阳,味苦辛,故入肾而敛阴火,益少阴,平虚热。茯苓味甘而淡者也,甘从土化,土能防水,淡能渗泄,故用之以制水脏之邪,且益脾胃而培万物之母。壮水之主,以镇阳光,即此药也。

> **按**:六味丸出自《小儿药证直诀》,系钱乙从《金匮要略》的肾气丸中减去桂枝、附子而成。原治"肾怯失音,囟开不合,神不足,目中白睛多,面色㿠白"等症。观书中所论,本方乃为补肝阴、滋肾水之剂,故后世又以"补肾地黄丸"、"补肝肾地黄丸"称之。《小儿药证直诀笺正》说:"仲阳意中,谓小儿阳气甚盛,因去桂、附而创立此丸,以为幼科补肾专药。"
> 
> 　　方中重用地黄,滋阴补肾,填精益髓;山萸肉补养肝肾;山药补益脾胃。三药相配,滋养肝脾肾,称为三补。配伍泽泻利湿泄浊,并防地黄之滋腻,丹皮清泄相火,并制山萸肉之温涩;茯苓淡渗脾湿,并助山药之健运。六味合用,三补三泻,补泻兼施,开阖并用。龚氏《红炉点雪》说:"古人用补药,必兼泻邪,邪去则补药得力。"
> 
> 　　然方中补药用量大于泻药,并以补肾阴为主,这是本方的配伍特点,所谓"壮水之主,以制阳光"之意。后世将本方作为滋补肝肾的代表方,其主治亦由原来的儿科用药拓展到内、外、妇、儿、五官等各科。在《医贯》中,赵氏论治诸病,凡真阴不足者,主用六味丸,不仅体现了中医"异病同治"思想,而且突出"肾主一身之阴"的观点。

---

① 空心:即空腹。
② 渐:发展,加剧。
③ 经曰味厚为阴中之阴:《素问·阴阳应象大论》:"味厚者为阴。"

## 八味丸说

君子观象于坎，而知肾中具水火之道焉。夫一阳居于二阴为坎，此人生与天地相似也。今人入房盛而阳事易举者，阴虚火动也；阳事先痿者，命门火衰也。真水竭则隆冬不寒，真火息则盛夏不热。是方也，熟地、山萸、丹皮、泽泻、山药、茯苓，皆濡润之品，所以能壮水之主；肉桂、附子，辛润之物，能于水中补火，所以益火之原。水火得其养，则肾气复其天矣。益火之原，以消阴翳，即此方也。盖益脾胃而培万物之母，其利溥矣。

> **按**：肾为水火之脏，内藏真阴真阳。赵氏谓："火以水为主，水以火为源。故取之阴者，火中求水，其精不竭，取之阳者，水中寻火，其明不熄。"此即水火相济，阴阳互根也。八味丸补肾阳之名方，方中地黄、山萸肉、丹皮、泽泻、山药、茯苓，皆为濡润之品，即可壮水之主；肉桂、附子辛热之物，纳于水中，阴中求阳，而谓益火之源，以消阴翳之意。赵氏释八味丸，意在强调水火之关系，不可不知。

## 滋阴降火论

节斋云：人之一身，阴常不足，阳常有余，况节欲者少，纵欲者多，精血既亏，相火必旺，火旺则阴愈消，而痨瘵、咳嗽、咯血、吐血等症作矣。故宜常补其阴，使阴与阳齐，则水能制火，而水升火降，斯无病矣。故丹溪先生发明补阴之说，谓专补左尺肾水也。古方滋补药，皆兼补右尺相火，不知左尺原虚，右尺原旺，若左右平补，依旧火胜于水，只补其左、制其右，庶得水火相平也。右尺相火，固不可衰，若果相火衰者，方宜补火。但世之人火旺致病者，十之八九，火衰成病者，百无一二。且少年肾水正旺，似不必补，然欲心正炽，妄用太过。至于中年，欲心虽减，然少年斫①丧既多，焉得复实！及至老年，天真渐绝，只有孤阳。故补阴之药，自少至老，不可缺也。节斋先生发明先圣之旨，以正千载之讹，其功盛哉！但水衰者固多，火衰者亦不少。先天禀赋若薄者，虽童子尚有火衰之证，焉可独补水哉？况补阴丸中，以黄柏、知母为君，天、麦门冬为佐。盖黄柏苦寒泄水，天门寒冷损胃，服之者，不惟不能补水，而且有损于肾，故滋阴降火者，乃谓滋其阴，则火自降，当串讲，不必降火也。然二尺各有阴阳水火互相生化，当于二脏中各分阴阳虚实，求其所属而平之。若左尺脉虚弱而细数者，是左肾之真阴不足也，用六味丸；右尺脉迟软，或沉细而数欲绝者，是命门之相火不足也，用八味丸。至于两尺微弱，是阴阳俱虚，用十补丸。此皆滋其先天之化源，实万世无穷之利。自世之补阴者，率用黄柏、知母，反戕脾胃，多致不起，不能无遗憾于世。予特表而出之，以广前人之未备，使医者、病者加意于六味、八味二方云。

**附录十补丸** 治肾虚冷，足寒膝软。

五味子　附子各二两　山萸　山药　丹皮　桂心　茯苓　泽泻　制鹿茸各一两

> **按**：滋阴降火法源于朱丹溪，因当时医家墨守《局方》滥用辛燥药，故提出"阳常有余，阴常不足"学说，强调保养阴精的重要性，并创制了大补阴丸一类的方剂。大补阴丸中重用熟地、龟版滋阴潜阳，黄柏、知母苦寒降火，配以猪脊髓、蜂蜜为丸。后世的知柏地黄丸、河车大造丸等，大都是沿袭了朱氏的学术思想而演变发展。其学说亦对后世医家产生极大影响。
>
> 赵氏以"阳有余阴不足论"为基础，并对其作了新的发挥，认为"水衰者固多，火衰者亦不少"，不但要注意阴精，更应重视命门火衰。在治疗中，他用六味丸来补真阴之不足，八味丸补命门之火衰，若阴阳俱

---

① 斫（zhuó 酌）：削伐。

虚，则用十补丸。他反对在补阴剂中加入黄柏、知母之类的苦寒药，认为苦寒药不但不能补水，且有损于脾胃，以广前人之未备。

## 相火龙雷论

火有人火，有相火。人火者，所谓燎原之火也，遇草而爇①，得木而燔，可以湿伏，可以水灭，可以直折，黄连之属可以制之；相火者，龙火也，雷火也，得湿则焰②，遇水则燔。不知其性而以水折之，以湿攻之，适足以光焰烛③天，物穷方止矣。识其性者，以火逐之，则焰灼自消，炎光扑灭，古书泻火之法，意盖如此。今人率以黄柏治相火，殊不知此相火者，寄于肝肾之间，此乃水中之火，龙雷之火也，若用黄柏苦寒之药，又是水灭湿伏，龙雷之火愈发矣。龙雷之火，每当浓阴骤雨之时，火焰愈炽，或烧毁房屋，或击碎木石，其势诚不可抗，惟太阳一照，火自消灭。此得水则炽，得火则灭之一验也。

又问：龙雷何以五六月而启发，九十月而归藏？盖冬时阳气在水土之下，龙雷就其火气而居于下；夏时阴气在下，龙雷不能安其身而出于上。明于此义，故惟八味丸桂附与相火同气，直入肾中，据其窟宅而招之，同气相求，相火安得不引之而归原。即人非此火不能有生。世人皆曰降火，而予独以地黄滋养水中之火；世人皆曰灭火，而予独以桂附温补天真之火。千载不明之论，予独表而出之，高明以为何如？

震本坤体，阳自外来交之，有动乎情欲之象，是以圣人于卦中，凡涉乎震体者，取义尤严。洊④雷震，君子以恐惧修省⑤。在复则曰先王以至日闭关，欲其复之静也；在随⑥则曰向晦入晏，息欲其居之安也；在颐⑦则曰慎言语、节饮食，欲其养之正也。明乎此义，而相火不药自伏矣。

**按**：相火之说首见于《内经》，如《素问·天元正纪大论》云："君火以明，相火以位。"但此处相火仅被用于阐述运气学说。迨至宋金元时期，诸家对相火论述日益趋多。如钱乙指出："肝有相火，肾为真水。"刘河间则倡"三焦相火无不足，肾脏阴水难得实"。李东垣更认为："相火为元气之贼。"其戕害元气，是导致气火失调的主要原因之一。朱丹溪撷采诸家之长，既言"相火为人身之动气"，又认为饮食厚味、房室过度、五志过极皆可引起肝肾相火妄动，损伤阴精，从而创立了著名的"滋阴降火"论。

赵氏从自然界龙腾雷鸣等现象取类比象，认为论治火热之证，须明辨人火（即实火）、相火（即龙雷之火）。实火者，应本"热者寒之"原则，苦寒直折；但对阴盛格阳、阳浮于上之火证，则须用八味丸"引火归元"，极力反对滥用黄柏、知母苦寒灭火。

此外，他根据《易》理来说明"君子以恐惧修省"，"慎言语、节饮食"，则相火可自灭。赵氏的这些观点，也成为中医养生保健的重要内容。

## 阴虚发热论

世间发热类伤寒者数种，治各不同。伤寒、伤风及寒疫也，则用仲景法，温病及瘟疫也，则用河间法，此皆论外感者也。今人一见发热，皆认作伤寒，率用汗药以发其表。汗后不解，又用

---

① 爇（ruò 弱，又读 rè 热）：燃烧。
② 焰：音义同"爇"。
③ 烛：照亮。
④ 洊：通"荐"。屡次，接连。
⑤ 修省：修德省身。
⑥ 随：六十四卦之一，震下兑上。
⑦ 颐：六十四卦之一，震下艮上。

表药以凉其肌,柴胡、凉膈、白虎、双解等汤,杂然并进。若是虚证,岂不殆哉!自东垣出,而发内伤补中益气之论,此用气药以补气之不足者也。至于劳心好色,内伤真阴,真阴既伤,则阳无所附,故亦发热。其人必面赤烦躁,口渴引饮,骨痛脉数而大,或尺数而无力者是也。惟丹溪发明补阴之说,以四物汤加黄柏、知母,此用血药以补血之不足者也。世袭相因,屡用不效何耶?盖因阴字认不真,误以血为阴耳,当作肾中之真阴,即先天也。《内经》曰:诸寒之而热者取之阴,诸热之而寒者取之阳,所谓求其属也。王太仆先生注云:大寒而盛,热之不热,是无火也;大热而盛,寒之不寒,是无水也。又云:倏忽往来,时发时止,是无火也;昼见夜伏,夜见昼止,时节而动,是无水也,当求其属而主之。无火者,宜益火之源,以消阴翳;无水者,宜壮水之主,以镇阳光。必须六味、八味二丸,出入增减,以补真阴,屡用屡效。若泥黄柏、知母苦寒之说,必致损伤脾阴而毙者,不可胜举。大抵病热作渴,饮冷便秘,此属实热,人皆知之。或恶寒发热,引衣蜷卧,四肢逆冷,大便清利,此属真寒,人亦易知。至于烦扰狂越,不欲近衣,欲坐卧泥水中,此属假热之证。其甚者,烦极发躁,渴饮不绝,舌如芒刺,两唇燥裂,面如涂朱,身如焚燎,足心如烙,吐痰如涌,喘急,大便秘结,小便淋沥,三部脉洪大而无伦。当是时也,却似承气证,承气入口即毙;却似白虎证,白虎下咽即亡。若用二丸①,缓不济事。急以加减八味丸料一斤,内②肉桂一两,以水顿煎五六碗,冰冷与饮,诸证自退。翌日必畏寒脉脱,是无火也,当补其阳,急以附子八味丸料,煎服自愈。此证与脉俱变其常,而不以常法治之者也。若有产后,及大失血后,阴血暴伤,必大发热,亦名阴虚发热,此阴字正谓气血之阴。若以凉药正治立毙,正所谓象白虎汤证,误服白虎汤必死。当此之时,偏不用四物汤,有形之血,不能速化,几希之气③,所宜急固,须用独参汤,或当归补血汤,使无形生出有形来。此阳生阴长之妙用,不可不知也。或问曰:子之论则详矣,气虚血虚,均是内伤,何以辨之?予曰:悉乎子之问也。盖阴

虚者,面必赤,无根之火,载于上也;若是阳证,火入于内,面必不赤。其口渴者,肾水干枯,引水自救也。但口虽渴,而舌必滑,脉虽数而尺必无力,甚者尺虽洪数,而按之必不鼓,此为辨耳。虽然,若问其人曾服过凉药,脉亦有力而鼓指矣。戴复庵④云:服凉药而脉反加数者,火郁也,宜升宜补,切忌寒凉,犯之必死。临证之工,更宜详辨,毫厘之差,枉人性命,慎哉慎哉!

> **按**:《内经》曰:"阴虚则热。"巢元方《诸病源候论·虚劳热候》提出"虚劳而热者,是阴气不足,阳气有余,故内外生于热,非邪气从外来乘也"。认为阴虚发热非外邪引起,其病机为阴气不足,阳气有余而阴阳失调。朱丹溪对阴虚发热的认识更为深入,在《格致余论》中云:"夫阳在外为阴之卫,阴在内为阳之守。精神外弛,嗜欲无节,阴气耗散,阳无所附,遂致浮散于肌表之间而恶热也,实非有热,当作阴虚治之,而用补养之法可也。"强调保养阴精的重要性,提出对阴虚发热宜用养阴降火之法。
>
> 在本篇,赵氏深悟《内经》之旨与王冰之注,认为阴虚发热为"劳心好色,内伤真阴,真阴既伤,则阳无所附,故亦发热",主张以六味、八味二丸补真阴。亦批评世人屡用四物汤加黄柏、知母以滋阴降火。他认为阴虚之阴乃肾中之真阴,当以补肾为主,赵氏此观点至今指导着临床。

## 痰 论

王节斋云:痰之本水也,原于肾;痰之动湿也,主于脾。古人用二陈汤,为治痰通用。然以

---

① 二丸:指六味地黄丸和八味地黄丸。
② 内:通"纳"。
③ 几希之气,指极微少的阳气。
④ 戴复庵:疑指戴煟,号复庵。宋·浙江永嘉人。

治湿痰、寒痰则是矣,若夫阴火炎上,熏于上焦,肺气被郁,故其津液之随气而升者,凝结而成痰,腥秽稠浊,甚则有带血而出者,此非中焦脾胃湿痰、寒痰之所比,亦非半夏、枳壳、南星之所治,惟用清气化痰,须有效耳①。噫!节斋论痰而首揭痰之本于肾,可为发前人所未发,惜乎启其端而未竟其说,其所制之方,皆治标之药,而其中寒凉之品甚多,多致损胃。惟仲景先生云:气虚有痰,用肾气丸补而逐之。吴茭山②《诸证辨疑》又云:八味丸治痰之本也。此二公者,真开后学之矇瞆③,济无穷之夭枉。盖痰者病名也,原非人身之所有,非水泛为痰,则水沸为痰,但当分有火、无火之异耳。肾虚不能制水,则水不归源,如水逆行,洪水泛滥而为痰,是无火者也,故用八味丸以补肾火。阴虚火动,则水沸腾。动于肾者,犹龙火之出于海,龙兴而水附;动于肝者,犹雷火之出于地,疾风暴雨,水随波涌而为痰,是有火者也,故用六味丸以配火。此不治痰之标,而治痰之本者也。然有火、无火之痰,何以辨之?曰:无火者纯是清水,有火者中有重浊白沫为别耳。善用者,若能于肾虚者,先以六味、八味、壮水之主、益火之原,复以四君子或六君子,补脾以制水。于脾虚者,既补中、理中,又能以六味、八味制水以益母,子母互相生克,而于治痰之道,其庶几矣。

庞安常④有言:有阴水不足,阴火上升,肺受火侮,不得清肃下行,胶是津液凝浊,生痰不生血者,此当以润剂,如门冬、地黄、枸杞之属滋其阴,使上逆之火,得返其宅而息焉,则痰自清矣。投以二陈,立见其殆。有肾虚不能纳气归原,原出而不纳则积,积而不散则痰生焉,八味丸主之。庞公之见甚确,录之以为案。

《蒙筌》⑤谓地黄泥膈生痰,为痰门禁药,以姜汁炒之。嗟乎!若以姜汁炒之,则变为辛燥,地黄无用矣。盖地黄正取其濡润之品,能入肾经,若杂于脾胃药中,土恶湿,安得不泥膈生痰?八味、六味丸中诸品,皆少阴经的药,群队相引,直入下焦,名曰水泛为痰之圣药,空腹服之,压以美膳,不留胃中。此仲景制方立法之妙,何必固疑!

> **按**:"痰",古通"淡",指水一类物质,在人体与肺脾肾功能失常关系密切,《金匮要略》首创痰饮病名,继之隋唐又有痰、饮之分,后世详于痰而略于饮。《古今医统》指出:"稠浊者为痰,清稀者为饮。"赵氏言:"痰者病名也,非人身之所有,非水泛为痰,则水沸为痰。"并引王节斋云:"痰之本水也,原于肾。"强调痰的形成与肾关系密切,并当分有火无火。
>
> 本篇批评世人无论湿痰寒痰,有火无火,治痰通用二陈汤,并赞仲景立法之妙,进一步强调肾虚不能制水,则水不归源,如水逆行,洪水泛滥而为痰,是无火也,故用八味丸,以补肾火。阴虚火动,则水沸腾动于肾,水随波涌而为痰,故用六味丸以配火,直入下焦,为水泛成痰之圣药,复以四君子或六君子,补土以制水。
>
> 赵氏之论使痰病的论治逐渐完备,治疗时重视补益脾肾,尤其着重补肾为痰病治本之法。故清代医家徐大椿言痰病治法:"……脾虚有痰宜健脾运其痰涎,肾虚有痰宜补肾以引其归脏。"故临证应四诊合参而详辨。

## 咳嗽论

咳谓无痰而有声,嗽是有痰而有声,虽分六腑五脏之殊,而其要皆主于肺。盖肺为清虚之府,一物不容,毫毛必咳。又肺为娇脏,畏热畏寒,火刑金故嗽,水冷金寒亦嗽。故咳嗽者,必

---

① 参《明医杂著·化痰丸论》。
② 吴茭山:吴茭山,即吴球,明代医家。著有《诸症辨疑录》。
③ 矇瞆(kuì 溃):比喻无知。矇,睁眼瞎子。瞆,天生耳聋。
④ 庞安常:即庞安时,字安常,宋代医家,著有《伤寒总病论》。
⑤ 《蒙筌》:即《本草蒙筌》,明·陈嘉谟撰。

责之肺。而治之之法，不在于肺，而在于脾，不专在脾，而反归重于肾。盖脾者肺之母，肾者肺之子，故虚则补其母，虚则补其子也。

如外感风寒而咳嗽者，今人率以麻黄、枳壳、紫苏之类，发散表邪，谓从表而入者，自表而出。如果系形气①、病气俱实者，一汗而愈。若形气病气稍虚者，宜以补脾为主，而佐以解表之药。何以故？盖肺主皮毛，惟其虚也，故腠理不密，风邪易以入之。若肺不虚，邪何从而入耶？古人所以制参苏饮中必有参，桂枝汤中有芍药、甘草，解表中兼实脾也。脾实则肺金有养，皮毛有卫，已入之邪易以出，后来之邪无自而入矣。若专以解表，则肺气益虚，腠理益疏，外邪乘间而来者，何时而已耶？须以人参、黄芪、甘草以补脾，兼桂枝以驱邪，此予谓不治肺而治脾，虚则补其母之义也。

《仁斋直指》云：肺出气也，肾纳气也；肺为气之主，肾为气之本。凡咳嗽暴重，动引百骸，自觉气从脐下逆奔而上者，此肾虚不能收气归元，当以地黄丸、安肾丸主之，毋徒从事于肺，此虚则补子之义也。余又有说焉：五行之间，惟肺肾二藏，母盛而子宫受邪，何则？肺主气，肺有热，则气得热而上蒸，不能下生于肾，而肾受邪矣。肾既受邪，则肺益病，此又何也？盖母藏子宫，子隐母胎，凡人肺金之气，夜卧则归藏于肾水之中，今因肺受心火之邪，欲下避水中，而肾水干枯有火，无可容之地，于是复上而病矣。

有火烁肺金而咳嗽者，宜清金降火。今之医书中，论清金降火者，以黄芩、天麦冬、桑白皮清肺金，以黄连降心火，石膏降胃火，以四物、黄柏、知母降阴火；谓枳、半燥泄伤阴，易用贝母、瓜蒌、竹沥、枇杷叶以润肺而化痰。已上治法，岂不平正通达耶？殊不知清金降火之理，似是而实非。补北方，正所以泻南方也；滋其阴，即所以降火也。独不观启玄子"壮水之主，以制阳光"乎？予《相火论》及《滋阴降火论》中，已详言黄柏、知母之不宜用，与夫寒凉诸药之害矣。予又有说焉：王节斋云：凡酒色过度，损伤肺肾真阴者，不可服参芪，服之过多则死，盖恐

阳旺而阴消也。自此说行，而世之治阴虚咳嗽者，视参芪如砒毒，以黄柏、知母为灵丹，使患此证而服此药者，百无一生，良可悲也。有能寡欲而不服药者，反可绵延得活。可见非病不可治，乃治病之不如法也。盖病本起于房劳太过，亏损真阴，阴虚而火上，火上而刑金故咳，咳则金不能不伤矣。予先以壮水之主之药，如六味地黄之类，补其真阴，使水升而火降；随即以参芪救肺之品，以补肾之母，使金水相生而病易愈矣。世之用寒凉者，肤浅庸工，固不必齿，间有知用参芪者，不知先壮水以镇火，而遽②投参芪以补阳，反使阳火愈旺，而金益受伤，岂药之罪哉？此所谓不识先后者也。

有脾胃先虚，土虚不能制水，水泛为痰，子来乘母而嗽者矣；又有初虽起于心火刑金，因误服寒凉，以致脾土受伤，肺益虚而嗽者。乃火位之下，水气承之，子来救母，肾水复火之仇，寒水挟木势而上侵于肺胃，水冷金寒故嗽。前病未除，新病愈甚。粗工不达此义，尚谓痰火难除，寒凉倍进，岂不殆哉！斯时也。须用六君子汤加炮姜，以补脾肺；八味丸以补土母，而引水归原。此等治咳嗽之法，幸同志者加之意焉。

《金匮》云：咳而上气，喉中水鸡声，射干麻黄汤主之③。此论外感。

有嗽而声哑者，盖金实不鸣，金破亦不鸣。实则清之，破则补之，皆治肺之事也。又须知少阴之络入肺中，循喉咙，挟舌本，肺为之标，本虚则标弱，故声乱咽嘶，舌萎声不能前。出仲景伤寒书。

一男子年五十余岁，病伤寒咳嗽，喉中声如鼽，与独参汤。一服而鼽声④除，至二三服而咳嗽亦渐退，服二三斤病始全愈。此阳虚之案⑤

《衍义》云：有暴嗽服诸药不效，或教之进生料鹿茸丸、大菟丝子丸方愈。有本有标，却不可以其暴嗽而疑骤补之非，所以易愈者，亦觉之

---

① 形气：指人体的正气。
② 遽（jù 具）：急，急忙。
③ 见《金匮要略·肺痿肺痈咳嗽上气病脉证并治》。
④ 鼽（hōu）声：鼻息声。
⑤ 此阳虚之案：吕注：似气虚之案，可参。

早故也。此阴虚之案①

有一等干咳嗽者，丹溪云：干咳嗽极难治。此系火郁之证，乃痰郁其火，邪在中，用逍遥散以开之，下用补阴之剂而愈②。

> **按**：本篇对咳嗽的论述，赵氏认为："肺为清虚之脏，一物不容，毫毛必咳，又有肺为娇脏，畏热畏寒，火刑金故嗽，水冷金寒亦嗽。"治疗上提出"咳嗽必责之肺，而治之之法，不在于肺，而在于脾，不专在脾，而反归重于肾"。赵氏对咳嗽的治疗重视补肾，这与其所倡导的命门学说是分不开的。
>
> 咳嗽临床常分为外感和内伤两大类。外感咳嗽由外邪干肺所致；内伤咳嗽与肺脾肾三脏有关。肺与肾的关系"肺为气之主，肾为气之根"。肺主呼气，肾主纳气；脾与肺的关系"脾为生痰之源，肺为贮痰之器"。五行为母子相生关系，久咳肺虚，及脾及肾，在慢性咳嗽治疗中，治脾肾尤为关键。赵氏认为正虚的外感咳嗽宜以补脾为主，佐以解表，脾实则金自养，使肺不虚则邪无从入里，此为虚则补其母之意。火灼肺金而咳嗽者，宜补北泻南，滋其阴，即所以降火也。又有酒色过度损伤肺肾真阴，阴虚火旺刑金致咳，以六味地黄丸之类补真阴，则火自降，使金水相生。有脾土虚不能制水为痰上泛而嗽者，有初期心火刑金，服寒凉脾土受伤而致咳嗽者，先用六君子汤加炮姜，以补肺脾，后用八味丸治之，谓虚者补其子，子令母实之意。
>
> 总之，赵氏对咳嗽的论治重视肺脾肾三脏，尤其强调培补脾肾。

## 吐血论

问：吐血多起于咳嗽，咳嗽血者，肺病也，方家多以止嗽药治肺兼治血而不效，何也？曰：诸书虽分咳血、嗽血出于肺，咯血、唾血出于肾，余谓咳、嗽、咯、唾皆出肾。盖肾脉入肺，循喉咙，挟舌本；其支者，从肺出络心，注胸中，故二脏相连，病则俱病，而其根在肾。肾中有火有水，水干火燃，阴火刑金，故咳；水挟相火而上化为痰，入于肺，肺为清虚之府，一物不容，故嗽。中有痰唾带血而出者，肾水从相火炎上之血也，岂可以咳嗽独归之肺耶？《褚氏遗书·津润论》云：天地定位，水位乎中，人肖③天地，亦有水焉，在上为痰，在下为水，伏皮为血，从毛窍中出为汗。可见痰也、水也、血也，一物也。血之带痰而出者，乃肾水挟相火炎上也。又云：服寒凉百不一生，饮溲溺百不一死。童便一味，可谓治血之要。然但暴发之际，用之以为降火消瘀之急剂则可，若多服，亦能损胃。褚氏特甚言寒凉之不可用耳。曰若是，则黄柏、知母既所禁用，童便又不宜多服，治之当如何？曰：惟六味地黄，独补肾水，性不寒凉，不损脾胃，久服则水升火降而愈，又须用人参救肺补胃药收功，使金能生水，盖滋其化源也。

又有一等肾水泛上，上侵于肺，水冷金寒，故咳嗽；肺气受伤，血无所附，故亦吐血。医见嗽血者火也，以寒折之，病者危而危者毙矣。须用八味丸补命门火，以引水归原；次用理中汤补脾胃，以补肺之母，使土能克水。则肾水归原，而血复其位矣。

以上论阴虚吐血者，用补天④之法。若阳虚吐血，与夫六淫七情所致，各各不同，余另有《绛雪丹书》，专论血症，逐一可考，兹不能悉。今有一单方：只是节欲，不但节欲，直须绝欲。不绝欲，而徒恃乎药，未有能生者也。

> **按**：吐血之名，首见于《金匮要略》。在历代医籍中，将咳血包括在吐血之内，在本篇中亦是如此。本论所论吐血

---

① 此阴虚之案：吕注：似阳虚之案，可参。
② 见《丹溪心法·咳嗽》。
③ 肖：相象，类似。
④ 补天：指补养先天肾水命火以治本。

亦概括了咳血、嗽血、咯血、唾血四种血证。

有关吐血之病机，《张氏医通》及《血证论》中多有论述，多责之于胃，气盛火逆、迫血妄行为其主要机理。而明代医家缪仲淳的"治吐血三要法"更为医林所称颂。而赵氏论吐血不同诸家，独出机杼，认为吐血之标在肺，其根在肾。肾水不足，相火炎上，灼伤肺络为吐血之要旨。知母、黄柏、童便等降火消瘀之品不仅无益于止血，反而更损脾胃。他主张从调补命门水火入手论治，先用六味丸补肾水，用八味丸补命门火；次用理中汤补脾胃，使土能克水，肾水归原，而血复其位。

清代医家徐大椿融古创新提出："从胃上逆于口者谓之吐，从肾而挟于吐者谓咯，从嗽而来于肺者为咳……"，将吐咯咳血明确归于胃肾肺。

本篇强调了咳嗽咯唾血从肾水火论治，实际更注重命门之火。但在临床上不可一概而论。咳血、嗽血、咯血、唾血涉及的脏腑有肺、肝、脾胃、肾，临证时不可不辨。

## 喘 论

喘与气短不同，喘者，促促气急，喝喝息数，张口抬肩，摇身撷①肚；短气者，呼吸虽数，而不能接续，似喘而不抬肩，似呻吟而无痛，呼吸虽急而无痰声。宜详辨之。丹溪云：须分虚实新久。久病是气虚，宜补之；新病是气实，宜泻之。

愚按：喘与短气分，则短气是虚，喘是实，然而喘多有不足者，短气间亦有有余者，新病亦有本虚者，不可执论也。

《金匮》②云：实喘者，气实肺盛，呼吸不利，肺窍壅塞，若寸沉实，宜泻肺；虚喘者肾虚，先觉呼吸短气，两胁胀满，左尺大而虚，宜补肾。此肾虚证非新病虚者乎？

邪喘者，繇肺受邪，伏于肺中，关窍不通，呼吸不利，若寸沉而紧，此外感也。亦有六部俱伏者，宜发散，则身热退而喘定。此郁证，人所难知，非短气中之有余乎？

论人之五脏，皆有上气，而肺为之主，居于上而为五脏之华盖，通荣卫，合阴阳，升降往来，无过不及，何病之有？若为风寒暑湿所侵，则肺气胀满而为喘，呼吸迫促，坐卧不安，或七情内伤，郁而生痰，或脾胃俱虚，不能摄养，一身之痰，皆能令人喘。

真知其风寒也，则用仲景青龙汤；真知其暑也，则用白虎汤；真知其湿也，则用胜湿汤；真知其七情郁结也，则用四磨、四七汤。又有木郁、火郁、土郁、金郁、水郁，皆能致喘，治者察之。
以上俱属有余之证

东垣云：病机③云诸痿喘呕，皆属于上。辩云：伤寒家论喘，以为火热者，是明有余之邪中于表，寒变为热，心火太旺攻肺，故属于上。又云：膏粱之人，奉养太过，及过爱小儿，亦能积热于上而成喘，宜以甘寒之剂治之。饮食不节，喜怒劳役不时，水谷之寒热④。感则害人六腑，皆繇中气不足。其膜胀腹满，咳喘呕食不下，宜以大甘辛热之剂治之。《脉经》云：肺盛有余，则咳嗽上气渴烦，心胸满短气，皆冲脉之火行于胸中而作，系在下焦，非属上也。观东垣之辩，可见起于有余者，病机之邪⑤；杂病者，不足之邪。自是标本判然条析。如遇标病，或汗或吐或下，一药而痰去喘定，奏功如神。粗工以其奏功如神也，执而概施之不足之证，岂不殆哉！娄全善⑥云：凡下痰定喘诸方，施之形实有痰者神效。若虚而脉浮大，按之涩者，不可下之，下之必反剧而死。

经云诸喘皆属于上，又谓诸逆冲上皆属于火，故河间叙喘病在于热条下；华佗云肺气盛为喘；《活人书》云气有余则喘。后代集证类方，

---

① 撷（xié）：用衣襟兜物。
② 以下二段引文出朱丹溪《脉因证治·喘》篇，赵氏误作《金匮要略》文。
③ 病机：即《素问·至真要大论》中"病机十九条"。
④ 热：原本脱，据三多斋本补。
⑤ 起于有余者，病机之邪：人卫本为"起于伤寒者，有余之邪"。
⑥ 娄全善：即楼英，明代医家，浙江萧山人，著有《医学纲目》。

不过遵此而已。独王海藏辨云：气盛当作气衰，有余当认作不足。肺气果盛与有余，则清肃下行，岂复为喘？以其火入于肺，炎烁真阴，衰与不足而为喘焉。所言盛与有余者，非肺之气也，肺中之火也①。海藏之辨，超出前人，发千古之精奥。惜乎起其端，未竟其火之所繇来。愚谓火之有余，水之不足也；阳之有余，阴之不足也。凡诸逆冲上之火，皆下焦冲任相火，出于肝肾者也，故曰冲逆。肾水虚衰，相火偏胜，壮火食气，销铄肺金，乌得而不喘焉？丹溪云：喘有阴虚，自小腹下火起而上，宜四物汤加青黛、竹沥、陈皮，入童便煎服。如挟痰喘者，四物加枳壳、半夏，补阴以化痰。夫谓阴虚发喘，丹溪实发前人之所未发，但如此治法，实流弊于后人。盖阴虚者，肾中之真阴虚也，岂四物汤阴血之谓乎？其火起者，下焦龙雷之火也，岂寒凉所能降乎？其间有有痰者，有无痰者。有痰者，水挟木火而上也，岂竹沥、枳、半之能化乎？须用六味地黄，加门冬、五味大剂煎饮，以壮水之主，则水升火降，而喘自定矣。盖缘阴水虚故有火，有火则有痰，有痰则咳嗽，咳嗽之甚则喘。当与前"阴虚相火论"参看。

又有一等，似火而非火，似喘而非喘者。经曰：少阴所谓呕咳上气喘者，阴气在下，阳气在上，诸阳气浮，无所依归，故上气喘也②。《黄帝针经》③云：胃络不和，喘出于阳明之气逆。阳明之气下行，今逆而上行故喘。真元耗损，喘出于肾气之上奔，其人平日若无病，但觉气喘，非气喘也，乃气不归元也。视其外证，四肢厥逆，面赤而烦燥恶热，似火非火也，乃命门真元之火，离其宫而不归也。察其脉两寸虽浮大而数，而尺微而无力，或似有而无为辨耳。不知者以其有火也，少用凉药以清之，以其喘急难禁也，佐以四磨之类以宽之，下咽之后，似觉稍快，少顷依然。岂知宽一分，更耗一分。甚有见其稍快，误认药力欠到，倍进寒凉快气之剂，立见其毙矣。何也？盖阴虚至喘，去死不远矣，幸几希一线④牵带在命门之根，尚尔留连。善治者，能求其绪，而以助元接真镇坠之药，俾其返本归原，或可回生，然亦不可峻骤也。且先以八味丸、安肾丸、养正丹之类，煎人参生脉散送下。觉气若稍定，然后以大剂参芪补剂，加破故纸、阿胶、牛膝等，以镇于下。又以八味丸加河车为丸，日夜遇饥则吞服方可。然犹未也，须远房帏、绝色欲，经年积月，方可保全，不守此禁，终亦必亡而已。予论至此，可为寒心，聪明男子，当自治未病，毋蹈此危机。

又有一等火郁之证，六脉微涩，甚至沉伏，四肢悉寒，甚至厥逆，拂拂⑤气促而喘，却似有余，而脉不紧数，欲作阴虚，而按尺鼓指。此为蓄郁已久，阳气拂遏，不能营运于表，以致身冷脉微而闷乱喘急。当此之时，不可以寒药下之，又不可以热药投之，惟逍遥散加茱连之类，宣散蓄热，得汗而愈。愈后仍以六味地黄，养阴和阳方佳。此谓火郁则发之，木郁则达之，即《金匮》所云六脉沉伏，宜发散，则热退而喘定是也。经曰：火郁之发，民病少气，治以诸凉。或问：喘者多不能卧，何也？《素问·逆调论》云：夫不得卧，卧则喘者，水气之客也。夫水者，循经液而流也。肾者水脏，主津液，主卧与喘也。东垣云：病人不得卧，卧则喘者，水气逆行乘于肺，肺得水而浮，使气不得流通也。

仲景云：短气皆属饮。《金匮》云：短气有微饮，当从小便去之，苓桂术甘汤主之，肾气丸亦主之。

以上详论阴虚发喘之证治。若阳虚致喘，东垣已详尽矣；外感发喘，仲景已详尽矣。兹为补天立论，故加意于六味、八味云。

**按**：喘，《说文·心部》："喘，疾息也"，"息，喘也"。指呼吸急促，张口抬肩，多是肺系疾患的常见症状。《内经》对喘证的病因病机、病位论述较详。《素问·大奇论篇》："肺之壅，喘而两胠满……"《灵

---

① 见《此事难知·喘论》。
② 见《素问·脉解》。
③ 《黄帝针经》：即《灵枢经》。
④ 几希一线：指极微少的一点真元之气。
⑤ 拂拂：这里指胸中气满。

枢·本神》："劳则喘息汗出……"《素问·经脉别论》："有所堕恐，喘出于肝，淫气害脾……度水跌仆，喘出于肾与骨。"提示了喘虽然以肺为主，但可涉及肝、脾、肾等。《金匮要略》称为上气，以外感为主。赵氏在前人的基础上，强调肾在喘证中的重要性。

喘与短气不同，遵丹溪之言"须分虚实新旧"，赵氏提出"短气是虚，喘是实，然喘多有不足者，短气亦有有余者，新病亦有本虚"。外感致喘，肺气胀满，若风寒者，用仲景青龙汤；因暑者，白虎汤；湿者，胜湿汤；七情致喘，四磨四七汤。《内经》云："诸痿喘呕，皆属于上……诸逆冲上，皆属于火。"观东垣之辨，喘是有余之邪中于表，寒变为热，心火太旺上攻肺；或饮食不节，喜怒劳役不时，导致中气不足而致喘。赵氏发前人所未发，认为火之有余，为水之不足，阳有余，阴不足，冲逆之火皆下焦冲任相火，出于肝肾，上逆之火消灼肺金，发为喘，用六味地黄加麦门冬、五味子煎饮，以壮水之主，水升火降喘自定。又有似火非火，似喘非喘，实为真元耗损，肾气上奔所致。但觉气喘，非喘，是气不归元，四肢厥逆，面赤而烦躁，非火也，是命门真元之火，离其宫而不归。非滋阴理气所奏效，用八味丸，安肾丸，养正丹可获效。

总之，本篇详论喘的证治。气虚致喘守东垣，外感发喘遵仲景，赵氏以补先天立论，倡用六味八味，对喘证的论治更加完善。

## 喉咽痛论

喉与咽不同，喉者肺脘，呼吸之门户，主出而不纳；咽者胃脘，水谷之道路，主纳而不出。盖喉咽司呼吸，主升降，此一身之紧关橐籥也。经曰：足少阴所生病者，口渴舌干咽肿，上气嗌干及痛。《素问》云：邪客于足少阴之络，令人咽痛，不可纳食，又曰：足少阴之络，循喉咙，通舌本。凡喉痛者，皆少阴之病，但有寒热虚实之分。少阴之火，直如奔马，逆冲于上，到此咽喉紧锁处，气郁结而不得舒，故或肿或痛也。其证必内热、口干、面赤，痰涎涌上，其尺脉必数而无力，盖缘肾水亏损，相火无制而然，须用六味地黄、门冬、五味大剂作汤服之。又有色欲过度，元阳亏损，无根之火游行无制，客于咽喉者，须八味肾气丸大剂煎成，冰冷与饮，使引火归原，庶几可救。此论阴虚咽痛者，如此治法，正褚氏所谓上病疗下也。人之喉咽如曲突，曲突火炎，若以水自上灌下，曲突立爆烈矣。惟灶床下以盆水㬉①之，上炎即熄，此上病疗下之一验也。其间有乳鹅、缠喉二名不同。肿于咽两旁者为双鹅，肿于一边者为单鹅，治法用鹅翎蘸米醋搅喉中，去尽痰涎，复以鹅瓴探吐之，令着实一咯，咯破鹅中紫血即溃。或紫金锭磨下即愈。甚而不散者，上以小刀刺出紫血即愈。古方有刺少商穴法甚好。刀针刺血，急则用之，然亦有不宜用者。薛案②云：一人年五十，咽喉肿痛，或针去血，神思虽清，尺脉洪数而无伦，次按之微细如无。余曰：有形而无痛，戴阳之类也，当峻补其阴。今反伤阴血必死，已而果殁。引此一案，以为粗工轻用刀针之戒。

缠喉风者，肿透达于外，且麻且痒且痛，可用谦甫③**解毒雄黄丸**

雄黄一钱　郁金一分　巴豆十四粒，去油皮

醋糊丸，绿豆大。热茶送下，吐顽痰立苏，未吐再服。

古方有用巴豆油，摊纸作捻子④，点火吹灭，以烟熏鼻中，即时口鼻流涎，牙关自开，即用此搐⑤患处愈。有一等阳虚咽痛者，口舌生疮，遇劳益甚，其脉必浮大，此脾肺气虚，膀胱虚热，

---

① 㬉：人卫本作"昫"。昫（xù 煦），温暖。
② 《薛案》：即《薛氏医案》，系薛己所著。
③ 谦甫：罗天益，字景弟子，元代医学家，真定（今河北正定）人。著有《卫生宝鉴》等。
④ 捻（niǎn 捻）子：用纸或布条等搓捻成的长圆形的东西。
⑤ 搐：牵动。此指触动。

须以理中汤加山药、山茱萸服乃痊。有上焦风热者,用荆防败毒散效。有咽喉肿痛,作渴饮冷,大便秘结,六脉俱实,必下之乃愈,可用防风通圣散,今人虚热者多,实热者少,如此证不多得,此法不可轻用。又有急喉痹者,其声如鼾,痰如拽锯,此为肺绝之候,速熬人参膏,用竹沥、姜汁同调服。如未即得膏,速煎独参汤服。早者十全七八,次则十救四五,迟则不救。

丹溪云:咽喉肿痛,有阴虚阳气飞越,痰结在上者,脉必浮大,重取必涩,其去死不远,宜独参汤浓煎细细饮之。如作实证治,祸在反掌矣。仲景云:少阴客热咽痛,用甘草汤;少阴寒热相搏,用桔梗汤;少阴客寒咽痛,用半夏散及汤;少阴病咽中伤生疮,不能语言,声不出者,苦酒汤;少阴阴虚客热不利,咽痛胸满心烦者,猪肤汤。世人但知热咽痛,而不知有寒咽痛。经曰:太阳在泉,寒淫所胜,民病咽肿颔肿。陈藏器①用附子去皮脐,炮裂切片,以蜜涂炙,令蜜入内,噙咽其津,甘味尽,再换一片吟噙之。

仲景云:下利清谷,里寒外热,脉微欲绝,面赤咽痛,用通脉四逆汤②。盖以冬月伏寒在于肾经,发则咽痛下利,附子汤温其经则愈。又有司天运气,其年乡村相染,若恶寒者,多是暴寒折热,寒闭于外,热郁于内,切忌胆矾酸寒之剂点喉,反使阳郁结不伸,又忌硝黄等寒剂下之,反使阳下陷入里,则祸不旋踵矣。须用表散之剂,若仲景甘桔汤之类。

又有阳毒咽痛,用升麻汤;阴毒咽痛,用甘草汤。方见《金匮要略》及《千金方》中。

咽痛用诸药不效者,此非咽痛,乃是鼻中生一条红丝如发,悬一黑泡,大如樱珠,垂挂到咽门,而口中饮食不入。须用牛膝根直而独条者,洗净入米醋四五滴,同研细,就鼻孔滴二三点入内去,则红丝断而珠破,其病立安。又有喉间作痛,溃烂日久不愈,此必杨梅疮毒,须以萆薢汤为主。

**按**:咽喉是人体的要冲,在十二经脉中除手厥阴心包经和足太阳膀胱经间接通于咽喉外,其余经脉皆直接通达。赵氏本篇首先指出喉与咽不同,"喉者肺脘,呼吸之门户,咽者胃脘,水谷之道路"。咽喉是呼吸和饮食的要道,咽下通胃,喉下通肺,是胃系肺系所属。又进一步指出咽喉的生理功能和在人体中的重要性,即"盖咽喉司呼吸,主升降,此一身之紧关橐籥也"。

赵氏在本篇详论了喉咽痛的常见证治。少阴之火逆冲于上,气郁结而不舒,或肿或痛,此缘肾水亏损,相火无制,须用六味地黄、门冬、五味大剂作汤服之;色欲过度,元阳亏损,无根之火浮游所致者,用八味肾气丸大剂煎服;缠喉风,且麻痒痛,可用解毒雄黄丸;今人虚热者多,实热者少,有急喉痹者,为肺绝之候,用人参膏,竹沥姜汁调服;丹溪治阴虚阳飞越之咽喉肿痛,用独参汤细细饮之;仲景少阴客热咽痛之甘草汤,少阴寒热相搏之桔梗汤等。最后赵氏论述了咽痛的外治法。

可见赵氏对喉咽痛的论治,从寒热虚实四方面论之,内容丰富,但更注重肾水、肾阳亏损所致之喉咽痛的论治。我们临证应该精心体会,灵活应用。

## 眼目论

经曰:五脏六腑之精,皆上注于目,而为之精。肾藏精,故治目者,以肾为主。目虽肝之窍,子母相生,肾肝同一治也。

华元化③云:目形类丸,瞳神居中而前,如日月之丽东南,而晦西北也。有神膏、神水、神光、真气、真血、真精,此滋目之源液也。神膏者,目内包涵膏液,此膏繇胆中渗润精汁,积而

---

① 陈藏器:唐代本草学家,今浙江鄞县人。著有《本草拾遗》。
② 见《伤寒论·辨少阴病脉证并治》。
③ 华元化:即华佗。

成者，能涵养瞳神，衰则有损。神水者，躲三焦而发源，先天真一之气所化，目上润泽之水是也。水衰则有火胜燥暴之患，水竭则有目轮大小之疾，耗涩则有昏眇①之危。亏者多，盈者少，是以世无全精之目。神光者，原于命门，通于胆，发于心火之用事也。火衰则有昏瞑②之患，火炎则有焚燥之殃。虽有两心③而无正轮④，心君主也通于大眦，故大眦赤者，实火也。命门为小心，小心相火也，代君行令，通于小眦，故小眦赤者，虚火也。若君主拱默⑤，则相火自然清宁矣。真血者，即肝中升运滋目注络之血也。此血非比肌肉间易行之血，即天一所生之水，故谓之真也。真气者，即目之经络中往来生用之气，乃先天真一发生之元阳也。真精者，乃先天⑥元气所化精汁，起于肾，施于胆，而后及瞳神也。凡此数者一有损，目则病矣。大概目圆而长，外有坚壳数重，中有清脆肉，包黑稠神膏一函；膏外则白稠神水，水以滋膏；水外则皆血，血以滋水。膏中一点黑莹，是肾胆所聚之精华，惟此一点，烛照鉴视，空阔无穷者，是曰水轮，内应于肾，北方壬癸亥子水也。五轮之中，惟瞳神乃照。或曰：瞳神水耶、气耶、血耶、膏耶？曰：非气、非血、非水、非膏，乃先天之气所生，后天之气所成，阴阳之妙蕴，水火之精华。血养水，水养膏，膏护瞳神，气为运用，神即维持，喻以日月，理实同之。男子右目不如左目精华，女子左目不如右目光彩，此皆各得其阴阳气血之正也。

许学士云：经曰足少阴之脉，是动则病坐而欲起瞑瞑，瞑瞑如无所见。又曰：少阴所谓起则目瞑瞑无所见者，阴内夺，故目瞑瞑无所见也。此盖房劳目昏也。左肾阴虚，益阴地黄丸、六味地黄丸；右肾阳虚，补肾丸、八味地黄丸。

东垣云：能远视不能近视者，阳有余，阴气不足也。海藏云：目能远视，责其有火；不能近视，责其无火。《秘要》⑦云：阴精不足，阳光有余，病于水者。故光华发见散乱，而不能收敛近视，治之在心肾，心肾平，则水火调而阴阳和。夫水之所化为血，在身为津液，在目为膏汁。若贪淫恣欲，饥饱失节，形脉劳甚，过于悲泣，能斫

耗阴精，阴精亏则阳火盛，火性炎而发见，阴精不能制伏挽回，故越于外而远照，反不能近之而视也。治之当如何？壮水之主，以镇阳光。东垣云：能近视不能远视，阳气不足，阴气有余也。海藏云：目能近视，责其有水；不能远视，责其无火。《秘要》云：此证非谓禀成近亏之病，乃平昔无病，素能远视，而忽然不能者也。盖阳不足，阴有余，病于火者，故光华不能发越于外，而畏敛近视耳，治之在胆肾。胆肾足则木火通明，神气宣畅，而精光远达矣。夫火之所用为气，在身为威仪，在目为神光。若纵恣色欲，丧其元阳，元阳既惫，则云霾阴翳，肾中之阴水，仅足以回光自照耳，焉能健运精汁，以滋于胆，而使水中之火，远布于空中耶？治之当何如？益火之原，以消阴翳。

已上之证，皆阴弱不能配阳，内障之病，其病无眵泪痛痒羞明紧涩之证，初但昏如雾露中行，渐空中有黑花，又渐暗，物成二体，久则光不收，遂为废疾。患者皆宜培养先天根本，乘其初时而治之。况此病最难疗，服药必积岁月，绝酒色淫欲，毋饥饱劳役，驱七情五贼，庶几有效，不然必废，终不复也。世不知此，始曰目昏无伤，略不经意。及病成，医亦不识，直曰热致，竟用凉药，殊不知凉药伤胃，况凉为秋为金，肝为春为木，又伤肝矣，往往致废而后已。病者不悟药之过，诿之曰命也；医者亦不自悟，而曰病拙⑧，悲夫！

又有阳虚不能抗阴者。若因饮食失节，劳役过度，脾胃虚弱，下陷于肾肝，浊阴不能下降，清阳不能上升，天明则日月不明，邪害空窍，令人耳目不明。夫五脏六腑之精，皆禀受于脾土，而上贯于目。此"精"字乃饮食所化之精，非天一之元精也。脾者诸阴之首也，目者血气之宗

---

① 昏眇（miǎo秒）：视物昏花或不见。眇，眼瞎。
② 昏瞑：视物昏花。瞑，眼花。
③ 两心：指两眼瞳神。
④ 正轮：指虹膜等实体组织。
⑤ 拱默：拱手沉默。指君主无为而治。
⑥ 天：原作"后"，据天盖楼本改。
⑦ 《秘要》：疑指唐·王焘《外台秘要》。
⑧ 病拙：指病情顽固。

也,故脾虚则五脏之精气皆失所司,不能归明于目矣。况胃气下陷于肾肝,名曰重强,相火挟心火而妄行,百脉沸腾,血脉逆上而目病矣。若两目暗昏,四肢倦怠者,用东垣益气聪明汤;若两目紧小羞明畏日者,或视物无力,肢体倦怠,或手足麻木,乃脾肺气虚,不能上行也,用神效黄芪汤;若病后,或日晡,或灯下,不能视者,阳虚下陷也,用决明夜光丸,或升麻镇阴汤。

张子和云:目不因火则不病。白轮变赤,火乘肺也;肉轮赤肿,火乘脾也;黑水神光被翳,火乘肝与肾也;赤脉贯目,火自甚也。能治火者,一句可了。但子和一味寒凉治火,余独补水以配火,亦一句可了。至于六淫七情错杂诸证,详倪仲贤《原机启微》。此书甚好,而薛立斋又为之参补,深明壮水之主,益火之原,甚有益于治目者也。

**按**:《灵枢·大惑论》言:"五脏六腑之精气,皆上注于目,而为之精。精之窠为眼,骨之精为之瞳子……上属于脑。"说明目与五脏六腑的关系,五脏六腑在目均有相应的部位对应,即后世之"五轮学说"。而肾藏五脏六腑之精,肝开窍于目,故赵氏言:"肝肾同一治也。"本篇主要论述了目的生理、病理与肝肾的密切关系。病有能远视而不能近视为阳有余,阴气不足,治在心肾。有七情饮食劳倦所伤,阴精暗耗,阳火易旺,越于外则能远视,阴耗于内则不能近视者,治宜壮水之主,以制阳光;病有能近视而不能远视为阴气有余,阳气不足,治在胆肾。七情所伤,元阳衰,阴气盛,治宜益火之源,以消阴翳。赵氏倡补水以配火,忌独用寒凉治火。又有阳虚不能抗阴,脾胃虚弱,下陷于肝肾致两目昏暗,用东垣益气聪明汤;肺脾气虚不能上行,致视物无力,羞明畏日用神效黄芪汤;阳虚下陷,致日晡、灯下不能视者用决明夜光丸、升麻镇阴汤。

综上所述,壮水之主擅用地黄丸、六味地黄丸;益火之源擅用补肾丸、八味地黄丸;脾虚者,用益气聪明汤、神效黄芪汤。可见赵氏治目疾重视脾肾,尤其补肾重于补脾,乃子母相生、肝肾同源之意也。

## 卷之五　先天要论下

### 齿论

《素问》曰：男子八岁，肾气实而齿生更，三八真牙生，五八则齿槁，八八而齿去矣。女子亦然，以七为数。盖肾主骨，齿者骨之标，髓之所养也，凡齿属肾。上下斷①属阳明，上②斷痛，喜寒而恶热，取足阳明胃；下斷痛，喜热而恶寒，取手阳明大肠。凡动摇袒脱③而痛，或不痛，或出血，或不出血，全具如欲落之状者，皆属肾。经曰：肾热者色黑而齿槁，又曰：少阴经者，面黑齿长而垢④。其虫疳斷肿不动，溃烂痛秽者，皆属阳明，或诸经错杂之邪，与外因为患，俱分虚实而治。肾经虚寒者，安肾丸、还少丹，重则八味丸主之。其冬月时，大寒犯脑，连头痛，齿牙动摇疼痛者，此太阳并少阴伤寒也，仲景用麻黄附子细辛汤，凡肾虚者多有之。如齿痛摇动，肢体倦怠，饮食少思者，脾肾亏损之证，用安肾丸、补中益气并服；如喜寒恶热者，乃胃血伤也，清胃汤；若恶寒喜热者，胃气伤也，补中益气汤。

凡齿痛遇劳即发，或午后甚者，或口渴面黧，或遗精者，皆脾肾虚热，补中益气送八味丸，或十全大补汤。

若齿龈肿痛，焮连腮颊，此胃经风热，用犀角升麻汤。

若善饮者，齿痛腮颊焮⑤肿，此胃经湿热，清胃汤加葛根，或解醒汤。

海藏云：牙齿等龋，臭秽不可近，数年不愈，当作阳明蓄血治，桃仁承气汤为细末，蜜丸服之。好饮者多有此证，屡服有效。

凡小儿行迟、语迟、齿迟，及囟门开者，皆先天母气之肾衰，须肾气丸为主。

有一固齿方

雄鼠骨　当归　没石子　熟地　榆皮　青盐　细辛各等分

右研为细末，绵纸裹成条，抹牙床上，则永固不落矣。尝有人齿缝出血者，余以六味地黄加骨碎补，大剂一服即瘥，间有不瘥者，肾中火衰也，本方加五味、肉桂而愈。

> **按**：《素问·上古天真论》曰："女子七岁肾气盛，齿更发长……三七肾气平均，故真牙生而长极……丈夫八岁肾气实，发长齿更……三八肾气平均，筋骨劲强，故真牙生而长极……五八肾气衰，发堕齿槁……"指出了肾的盛衰影响着齿的生理功能。又足阳明胃经入上齿龈内，手阳明大肠经入下齿龈内，故齿属肾，上下龈属阳明。基于此论，赵氏提出："上齿痛，喜寒恶热，取足阳明；下齿痛，喜热而恶寒，取手阳明大肠经；凡动摇袒脱而痛，或不痛，或出血，或不出血，全具如欲落之状者，皆属肾。"
> 
> 齿病虽责之胃肾，但论治仍当分其虚实。一般肾虚者多见。肾经虚寒者，安肾丸、还少丹，重用八味丸；外寒侵犯，牙痛动摇连脑者，用仲景麻黄附子细辛汤；脾肾亏损，牙痛动摇，肢体倦怠，不思饮食，用安肾丸、补中益气丸；喜寒恶热，用清胃汤；胃气伤，补中益气汤；齿痛遇劳即发，脾肾虚热，用补中益气汤送服八味丸；胃经风热，用犀角升麻汤；小儿行迟语迟齿迟用肾气丸等等。
> 
> 统观赵氏之论，从虚实入手，归于脾胃肾而论治，蕴含了丰富的辨证思想。后世医

---

① 斷：音义同"龈"。
② 上：原作"下"，据天盖楼本改。
③ 袒脱：指牙齿松动上浮。
④ 见《素问·诊要经终论》及《灵枢·终始》，原文作"少阴终者，面黑齿长而垢"。
⑤ 焮：红肿。

家均有所发挥,《景岳全书》《医宗金鉴》对齿病的治疗有专篇及方药的论述。温病学派的新起,叶天士将验齿作为温病学的重要诊断方法。

## 口疮论

口疮,上焦实热,中焦虚寒,下焦阴火,各经传变所致,当分别而治之。如发热作渴饮冷,实热也,轻则用补中益气,重则用六君子汤;饮食少思,大便不实,中气虚也,用人参理中汤;手足逆冷,肚腹作痛,中气虚寒,用附子理中汤;日晡热,内热,不时而热,血虚也,用八物加丹皮、五味、麦门;发热作渴、唾痰、小便频数,肾水虚也,用八味丸;日晡发热,或从小腹起,阴虚也,四物、参、术、五味、麦门,不应,用加减八味丸;若热来复去,昼见夜伏,不时而动,或无定处,或从脚起,乃无根之火也,亦用前丸,及十全大补加麦门、五味,更以附子末唾津调,抹涌泉穴。若概用寒凉,损伤生气,为害匪①轻。

或问:虚寒何以能生口疮,而反用附子理中耶?盖因胃虚谷少,则所胜者,肾水气之逆而乘之②,反为寒中,脾胃衰虚之火,被迫炎上,作为口疮。经曰"岁金不及,炎火乃行,复则寒雨暴至,阴厥乃格阳反上行,民病口疮"是也。故用参、术、甘草补其土,姜、附散其寒,则火得所助,接引而退舍矣。

按《圣济总录》③,有元脏虚冷上攻口舌者,用巴戟、白芷、高良姜末,猪腰煨服,又有用丁香、胡椒、松脂、细辛末,苏木汤调涂舌上,有用当归、附子蜜炙含咽。若此之类,皆治龙火上迫,心肺之阳不得下降,故用此以引火归原也。

**按**:口疮是口腔科常见病,多发病,一般指口腔内之唇、舌、颊及上腭等处的黏膜发生单个或多个黄白色如豆大的溃烂点。后世常以心脾积热,阴虚火旺,阳虚上

浮立论,而赵氏从三焦立论,提出:"口疮,上焦实热,中焦虚寒,下焦阴火。"

上焦实热,如发热作渴饮冷,轻用补中益气汤,重用六君子汤,此为实热之证,后世常用凉膈散;中焦虚寒,由于胃虚谷少,肾水之气逆而乘之,脾胃衰虚之火炎上发为口疮,用参术甘草补其土,姜附散其寒。血虚内热者,八物加丹皮、五味子、麦冬;发热作渴唾痰小便数,肾水虚者,用八味丸;又有元藏虚冷上攻而致口疮者,此为龙火上迫,心肺之阳不得下降所致,用巴戟、白芷、高良姜、猪胆汁煨服,也可用丁香、胡椒、松枝、细辛末,苏木汤调涂舌上,此皆为引火归源之法。

赵氏以温补命门为主要学术思想,在本篇有所体现。上、中、下三焦所致口疮皆善用温补,以防寒凉伤气,时刻顾护元气。

## 耳论

耳者,肾之窍,足少阴之所主。人身十二经络中,除足太阳、手厥阴,其余十经络,皆入于耳。惟肾开窍于耳,故治耳者,以肾为主。或曰:心亦开窍于耳,何也?盖心窍本在舌,以舌无孔窍,因寄于耳,此肾为耳窍之主,心为耳窍之客尔。以五脏开于五部,分阴阳言之,在肾肝居阴,故耳目二窍④,阴精主之;在心脾肺居阳,故口鼻舌三窍,阳精主之。《灵枢》云:肾气通乎耳,肾和则能闻五音。五脏不和,则七窍不通,故凡一经一络有虚实之气入于耳者,皆足以乱其聪明,而致于聋聩⑤。此言暴病者也,若夫久聋者,于肾亦有虚实之异,左肾为阴主精,右

---

① 匪:不。
② 肾水气之逆而乘之:人卫本作"肾水之气,逆而乘之"。
③ 《圣济总录》:又名《政和圣济总录》,宋徽宗政和年间由朝廷组织人员编撰。
④ 窍:原作"脏",据天盖楼本改。
⑤ 聩:指天生耳聋的病。

肾为阳主气,精不足气有余,则聋为虚。若其人瘦而色黑,筋骨健壮,此精气俱有余,固藏闭塞,是聋为实,乃高寿之兆也。二者皆禀所致,不须治之。又有乍聋者,经曰:不知调和七损八益之道,早衰之节也,其年未五十,体重耳目不聪明矣。是可畏也。其证耳聋、面颊黑者,为脱精肾衰,安肾丸、八味丸、苁蓉丸、薯蓣丸,选而用之。若肾经虚火,面赤口干,痰盛内热者,六味丸主之,此论阴虚者也。至于阳虚者,亦有耳聋。经曰:清阳出上窍。胃气者,清气、元气、春升之气也,同出而异名也。今人饮食劳倦,脾胃之气一虚,不能上升,而下流于肾肝,故阳气者闭塞,地气者冒昧,邪害空窍,令人耳目不明。此阳虚耳聋,须用东垣补中益气汤主之。有能调养得所,气血和平,则其耳聋渐轻。若不知自节,日就烦劳,即为久聋之证矣。

又有因虚而外邪乘袭者,如伤寒邪入少阳,则耳聋胁痛之类,当各经分治之。

又有耳痛、耳鸣、耳痒、耳脓、耳疮,亦当从少阴正窍,分寒热虚实而治之者多,不可专作火与外邪治。耳鸣以手按之而不鸣,或少减者,虚也;手按之而愈鸣者,实也。王节斋云:耳鸣盛如蝉,或左或右,或时闭塞,世人多作肾虚治不效,殊不知此是痰火上升,郁于耳而为鸣,甚则闭塞矣。若其人平昔饮酒厚味,上焦素有痰火,只作清痰降火治之,大抵此证多先有痰火在上,又感恼怒而得,则气上少阳之火客于耳也。若肾虚而鸣者,其鸣不甚,其人必多欲,当见劳怯等证。惟薛立斋详分屡辨,云血虚有火,用四物加山栀、柴胡。若中气虚弱,用补中益气汤。若血气俱虚,用八珍汤加柴胡。若怒便聋而或鸣者,属肝胆经气实,用小柴胡加芎、归、山栀;虚用八珍汤加山栀。若午前甚者,阳气实热也,小柴胡加黄连、山栀;阳气虚,用补中益气汤加柴胡、山栀;午后甚者,阴血虚也,四物加白术、茯苓。若肾虚火动,或痰盛作渴者,必用地黄丸。

耳中哄哄然,是无阴也。又液脱者,脑髓消,胫瘦,耳数鸣,宜地黄丸。

肾虚耳中潮声、蝉声,无休止时,妨害听闻者,当坠气①补肾,正元饮咽黑锡丹,间进安肾丸。肾脏风耳鸣,夜间睡着,如打战鼓,更四肢抽掣痛,耳内觉风吹奇痒,宜黄芪丸。肾者宗脉所聚,耳为之窍,血气不足,宗脉乃虚,风邪乘虚,随脉入耳,气与之搏,故为耳鸣,先用生料五苓散,加制枳壳、橘红、紫苏、生姜同煎,吞青木香丸,散邪风下气,续以芎归饮和养之。耳中耵聍,耳鸣耳聋,内有污血,宜柴胡聪耳汤。

其余耳痛、耳痒、耳肿等证,悉与薛氏②论相参用之。《丹铅续录》③云:王万里时患耳痛,魏文靖公劝以服青盐鹿茸煎雄附为剂,且言此药非为君虚损服之。曷不观《易》之坎为耳痛,坎水藏在肾,开窍于耳,而在志为恐,恐则伤肾,故耳痛。气阳运动常显,血阴流行常幽。血在形,如水在天地间,故坎为血卦,是经中已著病证矣。竟饵之而悉愈。

《圣惠》云:有一耳痒,一日一作,可畏,直挑剔出血稍愈。此乃肾脏虚,致浮毒上攻,未易以常法治也,宜服透冰丹,勿饮酒啖湿面鸡猪之属,能尽一月为佳,不能戒无效。

> **按**:《内经》中较详细地论述了耳与脏腑经络的关系,如《灵枢·口问篇》:"耳者,宗脉之所聚。"《素问·阴阳应象大论》:"肾主耳,……在窍为耳。"在本篇赵氏总结为:"耳者,肾之窍,足少阴之所主,故治耳者以治肾为主。"
>
> 赵氏认为左肾为阴主精,右肾为阳主气,精不足气有余,则聋为虚。若耳聋面颊黑者,为脱精肾衰,用安肾丸、八味丸、苁蓉丸、薯蓣丸;阴虚者,六味丸主之。脾胃之气虚,不能上升,下流肝肾,故阳气闭塞,地气冒明,邪害空窍,为阳虚耳聋,用东垣补中益气汤。肾虚耳鸣属血虚有火者,用四物汤加山栀、柴胡;中气虚弱,用补中益气

---

① 坠气:指以重镇之品固摄下焦元气。坠,重坠。
② 薛氏:即薛立斋,以下同。
③ 《丹铅续录》:明·杨慎著。

汤；气血俱虚，八珍汤加柴胡；阴血虚，四物汤加白术、茯苓；肾虚火动，地黄丸等。

可见本篇重点论述了内伤所致耳病，着重从脾肾治疗。临床上外感所致耳病也较为常见，如风邪、热邪、湿邪，多为实证，病变脏腑涉及肝、胆、心。临证应辨明外感内伤，寒热虚实，随证治之。

## 耳疮论

耳脓即聤耳①。用红绵散、麝香散，内服柴胡聪耳汤、通气散俱可。如壮盛之人，积热上攻，脓水不住，则上二散不宜用，恐收敛太过也，用三黄散有效。

薛氏云：耳疮属手少阳三焦经，或足厥阴肝经血虚风热，或肝经暴火风热，或肾经风火等因。若发热焮痛，属少阳厥阴风热，用柴胡栀子散；若内热痒痛，属前二经血虚，用当归川芎散；若寒热作痛，属肝经风热，小柴胡汤加山栀、川芎；若内热口干，属肾经虚火，用加味地黄丸，如不应，用加减八味丸。余当随证治之。

罗谦甫云：耳内生疮者，为足少阴，是肾之经也，其气上通于耳。其经虚，风热乘之，随脉入于耳，与气相搏，故令耳门生疮也。曾青散主之，黄连散亦可，内须食后②黍粘子汤。

**黄连散**

黄连五分　枯矾七分

细末。同后法用。

**曾青散**

曾青五分　雄黄七分半　黄芩二分半

有脓水，搓胭脂拭干，细末一分，裹绵纳耳中。

有一小儿患耳脓，经年屡月，服药不效，殊不知此肾疳也，用六味丸加桑螵蛸，服之即愈。

**黄芪丸方**

黄芪一两　沙苑蒺藜炒　羌活各半两　黑附子大个　羖羊肾一对，焙干

右为细末，酒糊丸如桐子③大。每服四十丸，空心食前，煨葱盐汤下。

**柴胡聪耳汤**　治耳中干耵，耳鸣致聋。

柴胡三钱　连翘四钱　水蛭半钱，炒，另研　虻虫三个，去翅足，研　麝香少许，研　当归身　炙甘草　人参各二钱

右除另研外，以水二盏，姜三片，煎至一盏，少热下水蛭等末，再煎一二沸，食少远热服。

**透水散**

川大黄去粗皮　山栀子去皮　蔓荆子去白皮　白茯苓去皮　益智子去皮　葳灵仙去芦头，洗，焙干　白芷各半两　香墨烧醋淬干，细研　麝香研，各④一钱　茯神去木，半两　川乌二两，用河水浸半月，切作片，焙干，用盐炒　天麻去苗　仙灵脾叶洗，焙，各三钱

右为细末，炼蜜和如麦饭相似，以真酥涂，杵白捣万杵⑤。如干，旋入蜜令得所，和成剂。每服旋丸，如桐子大，用薄荷自然汁同温酒，化下两丸。如卒中风，涎涌昏塞，煎皂荚白矾汤，温化两丸。

虫入耳痛，将生姜擦猫鼻，其尿自出。取尿滴内，虫即出而愈。

有一人耳内不时作痛，痛而欲死，痛止如故，就诊于立斋先生。诊之六脉皆安，非疮也。话间痛忽作，意度⑥其有虫，令急取猫尿滴耳，果出一臭虫，遂不复痛。或用麻油滴之，则虫死难出。或用炒芝麻枕之，则虫亦出，但不及猫尿之速也。

**按**：《医贯·耳论篇》云："人生十二经中，除足太阳手厥阴，其余十经络皆入于耳。"赵氏指出足少阴经上通于耳，其经虚，风热乘之，随脉入耳与气相搏，故生疮，曾青散主之，黄连散亦可；少阳厥阴风热用

---

① 聤耳：耳内流脓水的病症。
② 须食后：天盖楼本作"服后"。
③ 桐子：当指梧桐子。
④ 各：原本脱，据文意补。
⑤ 杵：捣米用具。
⑥ 意度（duó 夺）：怀疑；推测。

柴胡栀子散；内热痒痛，二经血虚用当归川芎散；寒热作痛，属肝经风热者，用小柴胡加山楂、川芎；内热口干，肾经虚火用加味地黄丸。又有肾疳所致耳脓，用六味丸加桑螵蛸治之。本篇重点阐述了肾经虚感风气，或少阳厥阴感风热致耳疮之证治。

对耳疮的治疗，后世不断发展，逐渐完善。有内治法、外治法，内治法多选用五味消毒饮、银花解毒汤、龙胆泻肝汤、小柴胡汤等；外治法包括：热敷、擦涂、药栓填塞、切开排脓，以清热毒，活气血。

## 消渴论

上消者，舌上赤裂，大渴引饮，《逆调论》①云"心移热于肺，传于②膈消"者是也，以白虎汤加人参治之。中消者，善食而瘦，自汗，大便硬，小便数，叔和云"口干饮水，多食肌肤瘦，成消中"者是也，以调胃承气汤治之。下消者，烦躁引饮，耳轮焦干，小便如膏，叔和云：焦烦水易亏，此肾消也，六味丸治之。古人治三消③之法，详别如此。余又有一说焉：人之水火得其平，气血得其养，何消之有？其间摄养失宜，水火偏胜，津液枯槁，以致龙雷之火上炎，熬煎既久，肠胃合消，五脏干燥，令人四肢瘦削，精神倦怠。故治消之法，无分上中下，先治肾为急，惟六味、八味及加减八味丸，随证而服。降其心火，滋其肾水，则渴自止矣。白虎与承气，皆非所治也。

娄全善云：肺病本于肾虚，肾虚则必寡于畏，妄行陵肺而移寒与之，故肺病消。仲景治渴而小便反多，用八味丸补肾救肺，后人因名之曰肾消也。

《总录》谓不能食而渴者，末传中满；能食而渴者，必发脑疽、背痈。盖不能食者，脾之病。脾主浇灌四旁，与胃行其津液者也，脾胃既虚，则不能敷布其津液，故渴。其间纵有能食者，亦是胃虚引谷自救，若概以寒凉泻火之药，如白虎承气之类，则内热未除，中寒复生，能不末传鼓胀④耶？惟七味白术散，人参生脉散之类，恣意多饮，复以八味地黄丸，滋其化源，经是治法，及能食而渴发疽者，乃肥贵人膏粱之疾也，数食甘美而肥多，故其上气转溢而为消渴，不可服膏粱芳草石药，其气慓悍，能助燥热。经曰治之以兰，消陈积也，亦不用寒凉，及发痈疽者，何也？经曰"膏粱之变，饶生大疔"，此之谓也。其肾消而亦有脑疽背痈者，盖肾主骨，脑者髓之海，背者太阳经寒水所过之地，水涸海竭，阴火上炎，安得不发而为痈疽也？其疮甚而不溃，或赤水者是。甚则或黑或紫，火极似水之象，乃肾水已竭，不治。或峻补其阴，亦可救也。

或曰：人有服地黄汤而渴仍不止者，何也？曰：此方士不能废其绳墨，而更其道也。盖心肺位近，宜制小其服⑤；肾肝位远，宜制大其服。如高消中消，可以前丸缓而治之；若下消已极，大渴大燥，须加减八味丸料一升，内肉桂一两，水煎六七碗，恣意水冷饮之，熟睡而渴病如失矣。处方之制，存乎人之通变耳。

或问曰：下消无水，用六味地黄丸，可以滋少阴之肾水矣。又加附子、肉桂者何？盖因命门火衰，不能蒸腐水谷，水谷之气，不能腐蒸，上润乎肺，如釜底无薪，锅盖干燥，故渴。至于肺亦无所禀，不能四布水精，并行五经，其所饮之水，未经火化，直入膀胱，正谓饮一升溺一升，饮一斗溺一斗。试尝其味，甘而不咸可知矣。故用附子、肉桂之辛热，壮其少火，灶底加薪，枯笼蒸溽，槁禾得雨，生意维新。惟明者知之，昧者鲜不以为迂也。昔汉武帝病渴，张仲景为处此方，至圣玄关，今犹可想，八味丸诚良方也。疮疽痊后，及将痊口渴甚者，舌黄坚硬者，及未患先渴，或心烦燥渴，小便频数，或白浊阴痿，饮食少思，肌肤消瘦，及腿肿脚瘦，口齿生疮，服之无不效。一贵人病疽，疾未安而渴作，一日饮水数升。愚遂献加减地黄方。诸医大笑云：此药若

---

① 《逆调论》：当为《素问·气厥论》。
② 于：《素问·逆调论》作"为"。
③ 三消：三多斋本为"三焦"。
④ 鼓胀：即臌胀。
⑤ 服：此指药力药量。

能止渴,我辈当不复业医矣。皆用木瓜、紫苏、乌梅、人参、茯苓、百药煎等生津液之药止之,而渴愈甚。数剂之后,茫无功效。不得已而用前方,三日渴止,因相信。久服不特渴疾不作,气血亦壮,饮食加倍,强健过于少壮之年。盖用此药,非予敢自执鄙见,实有源流。薛氏家藏此方,屡用有验,故详著之,使有渴疾者信其言,专志服饵取效,无为庸医所惑,庶广前人之志。久服轻身,耳目聪明,令人皮肤光泽。

方内用北五味子,最为得力,独能补肾水降心气。其肉桂一味不可废,若去肉桂,服之不效。

一男子患此,余欲以前丸治之。彼则谓肉桂性热,乃私易之以黄柏、知母等药,遂口渴不止,发背疽而殂。彼盖不知肉桂为肾经药也。前证乃肾经虚火炎上无制为患,用桂导引诸药以补之,引虚火归元,故效也。成无己曰:桂犹圭①也,引导阳气,若执圭以从使者然。若夫上消者,谓心移热于肺;中消者,谓内虚胃热,皆认火热为害。故或以白虎汤,或以承气汤,卒致不救。总之是下焦命门火不归元,游于肺则为上消,游于胃即为中消。以八味肾气丸,引火归元,使火在釜底,水火既济,气上熏蒸,俾肺受湿润之气而渴疾愈矣。

有一等病渴,惟欲饮冷,但饮水不过二三口,即厌弃,少顷复渴,其饮水亦如前,第不若消渴者之饮水无厌也。此证乃是中气虚寒,寒水泛上,逼其浮游之火于咽喉口舌之间。故上焦一段,欲得水救,若到中焦,以水见水,正其所恶也。治法如面红而烦躁者,煎理中汤吞八味丸,二三服而愈。若用他药,必不能济。

又有一等病,渴急欲饮水,但饮下不安,少顷即吐,吐出片刻,复欲水饮。至于药食,毫不能下。此是阴盛格阳,肾经伤寒之证也。予反复思之,用仲景之白通汤,加人尿、胆汁,热药冷探之法,一服稍解,三服全瘳。其在男子间有之,女子恒多有此证。陶节庵名之曰回阳返本汤。

> **按**:消渴历来有上、中、下三消之分,其治分别偏重于肺、脾、肾三脏。而赵氏却提出"治消之法,无分上、中、下,先治肾为急",在治疗上独重六味丸及八味丸。
>
> 《灵枢·本脏》云:"肾脆,善病消瘅易伤。"明确指出肾虚是消渴发病的重要内因。张仲景首开温阳补肾治疗消渴病的先河。《金匮要略》中就记载了:"男子消渴,小便反多,以饮一斗,小便一斗,肾气丸主之。"正说明了肾气丸是治消渴的主方。消渴涉及多个脏腑,但肾在诸脏中最为关键。消渴病机既可侧重于肾阴虚,也可侧重于肾阳虚,还可出现阴阳两虚。肾阴虚则虚火内生,灼烁阴液,并耗伤肾气,而见尿浊尿甜,饮一溲一;火热上燔心肺,则肺燥津亏而见烦渴多饮;火游于胃则消谷善饥。肾阳不足,不能蒸化津液,而致水谷下泄,脾失于濡润,亦发本病。由此可见,三消之间有着十分密切的联系,肾虚可导致肺、脾、胃等其他脏腑功能失调,从而引起消渴。
>
> 现代医学研究证明:补肾不仅可以改善肾虚症状,还可以刺激胰岛素的分泌,部分恢复胰岛β细胞功能,调节体内糖代谢。
>
> 本篇强调了补肾以治消渴的重要,但在临床中不可概以肾虚论。消渴从病位而言,有属肺、脾胃者,从病性而论,亦有属气虚、阴虚、痰湿者,故其治疗也应根据临床实际而有不同的偏重。

## 气虚中满论

中满者,其证悉与鼓胀水肿无异,何故属之气虚?请得明言之否?曰:气虚者,肾中之火气虚也。中满者,中空似鼓,虚满而非实满也,大

---

① 圭(guī 归):古玉器名,长条形,上圆下方。

略皆脾肾两虚所致。海藏云：夫水气者，乃胃土不能制肾水，水逆而上行，传入于肺，故令人肿。治者惟知泄水，而不知益胃，故多下之强令水出，不依天度流转，故胃愈虚，食无滋味，则发而不能制也。莫若行其所无事，则为上计。何今之人，不知此等高论，举手便以为水肿，用《内经》去菀陈莝、开鬼门、洁①净府之法治之，如舟车丸、禹功散之类。若真知其为水湿之气，客于中焦，侵于皮肤，皮肤中如水晶之光亮，手按之随起者，以前药一服而退。若久病大病后，或伤寒疟痢后，女人产后，小儿痘后，与夫元气素弱者，概以前法施之，脾气愈泄愈虚，不可复救矣。故治肿者，先以脾土为主，须补中益气汤，或六君子汤温补之，俾脾土旺，则能散精于肺，通调水道，下输膀胱，水精四布，五经并行矣。或者疑谓喘胀水满，而又加纯补之剂，恐益胀满，必须补药中，加行气利水之品方妙。此论似深得病情，终非大方家体。盖肺气既虚，不可复行其气；肾水已衰，不可复利其水。纯补之剂，初时似觉不快，过时药力得行，渐有条理矣。

至于补肾以治肿，其说难明。盖禹之治水，行其所无事也，若一事疏凿，则失之矣。今人之治肾水者，牵牛、大戟，粗工之小智，正禹之所恶也。间有用五苓、五皮者，以为中正，亦转利转虚，肾气愈衰而愈不能推送矣，故须用补肾。经曰：肾开窍于二阴，肾气化则二阴通，二阴闭则胃膜胀，故曰肾者胃之关。关门不利，故水聚而从其类也，又曰：肾主下焦，三焦者，决渎之官，水道出焉；膀胱者，州都之官，津液藏焉，必待三焦之火化，始能出也。其三焦之经，在上者布膻中，散络心包；在下者，出于委阳，上络膀胱。上佐天道之施化，下佐地道之发生，与手厥阴为表里，以应诸经之使者也。是故肾虚者，下焦之火虚也。《宣明五气论》云：下焦溢为水，以水注之，斯气窒而不泻，则溢而为水也。经曰：三焦病者，气满小腹尤坚，不得小便，溢则水留而为胀。惟张仲景制《金匮》肾气丸，补而不滞，通而不泄，诚治肿之神方。国朝薛立斋先

生，屡用屡效，详载之医案中。余依其案，亲试之甚效，故敢详著焉。世有患此者，幸毋诞之②乎！

《金匮》肾气丸 此方藏于《金匮玉函》③。

白茯苓三两 附子五钱 川牛膝一两 肉桂一两 泽泻一两 车前子一两 山茱萸一两 山药一两 牡丹皮二两 熟地四两

中满之病，原于肾中乏火，气虚不能行水。此方内八味丸为主，以补肾中之火，则三焦有所禀命，浩然之气，塞乎天地，肾气不虚而能行水矣。内有附子、肉桂辛热之品，热则流通，又火能生土，土实而能制水矣。内加牛膝、车前子二味，最为切当。考之本草，云车前子虽利小便，而不走气，与茯苓同功，强阴益精，令人有子；牛膝治老人失溺，补中续绝，壮阳益精，病人虚损，加而用之。方见《金匮要略》，故名《金匮》肾气丸。

前所论证治，乃脾肾两虚者。至于纯是脾虚之证，既以参芪四君为主，亦须以八味丸兼补命门火。盖脾土非命门火不能生，虚则补母之义，不可不知。

又有一等纯是阴虚者，其证腹大脐肿腰痛，两足先肿，小水短涩，喘嗽有痰，不得卧，甚至头面皆肿，或面赤口渴，但其人饮食知味，大便反燥。医见形肿气喘，水证标本之疾，杂用利水之药而益甚。殊不知阴虚，三焦之火旺，与冲脉之属火者，同逆而上。繇是水从火溢，上积于肺而嗽，甚则为喘呼不能卧，散聚于阴络而为跗肿，随五脏之虚者入而聚之，为五脏之胀。皆相火泛滥其水而生病也，以六味地黄加门冬、五味大剂服之。余亲试有验，故录。

又有一等火郁者，其症口苦、胁痛、恶寒、目黄、面黄、呕酸等证，须用逍遥散舒其郁，继以六味、肾气滋其阴。亦禁用分利。

---

① 洁：原文作"泄"，据《素问·汤液醪醴论》改。
② 诞之：荒诞之意。
③ 《金匮玉函》：即《金匮玉函经》，系张仲景《伤寒论》的古传本之一。

**按**：赵氏所论气虚中满是由脾肾气虚，水液内停致腹部胀大，外形似鼓胀。对此病症，《内经》早有论述。《灵枢·本神篇》曰："脾气……实则腹胀，经溲不利。"《金匮要略》专篇论述水气病，有多条涉及到脾肾虚而致腹满；巢元方《诸病源候论》："水病无不有脾肾虚所为。"其治法多发汗、利小便、攻下逐水。宋元以后，出现了温肾化气之法，后世多从之。赵氏更注重肾在水液代谢中的作用，提出温脾肾以行水，赞"金匮肾气丸是补而不滞，通而不泄，治水肿之神方"。

脾虚水停，多因大病久病，妇人产后，小儿痘后，脾虚而不能制水所致，赵氏提出治宜补中益气汤、六君子汤温补脾土，使脾土旺，散精于肺，通调水道，水精四布，五经并行。指责世人凡见水肿，多以舟车丸等逐水药治之，使其脾土愈虚，愈难以制水。肾主下焦，肾虚即下焦之火虚，火虚不能制水则小便不利，水留为胀。中满之病源于肾中之火气虚，宜仲景金匮肾气丸。气虚中满若纯属脾虚，以参芪四君为主，亦须以八味兼补命门，脾土非命门之火不能生。

本篇在倡温补命门治水之时，也强调了阴虚而致腹大脐肿腰痛的病症，宜六味地黄加麦冬、五味大剂治之。可见赵氏既强调温补命门，又未忽视肾水的亏损，实是启迪后世临证，应当详辨。

## 噎膈论

噎膈、翻胃、关格三者，名各不同，病原迥异，治宜区别，不可不辨也。噎膈者，饥欲得食，但噎塞迎逆于咽喉胸膈之间，在胃口之上，未曾入胃，即带痰涎而出。若一入胃下，无不消化，不复出矣。唯男子年高者有之，少无噎膈。翻胃者，饮食倍常，尽入于胃矣，但朝食暮吐，暮食朝吐，或一两时而吐，或积至一日一夜，腹中胀闷不可忍而复吐。原物酸臭不化。此已入胃而反出，故曰翻胃，男女老少皆有之。关格者，粒米不欲食，渴喜茶水饮之，少顷即吐出，复求饮复吐；饮之以药，热药入口即出，冷药过时而出；大小便秘，名曰关格。关者下不得出也，格者上不得入也，唯女人多有此证。

论噎膈，丹溪谓得之七情六淫，遂有火热炎上之化，多升少降，津液不布，积而为痰为饮。被劫时暂得快，不久复作，前药再行，积成其热，血液衰耗，胃脘干槁。其槁在上，近咽之下，水饮可行，食物难进，食亦不多，名之曰噎；其槁在下，与胃为近，食虽可入，难尽入胃，良久复出，名之曰膈，亦曰反胃。大便秘少，若羊矢然。必外避六淫，内节七情，饮食自养，滋血生津，以润肠胃，则金无畏火之炎，肾有生水之渐，气清血和，则脾气运健，而食消传化矣。丹溪之论甚妙，但噎膈翻胃，分别欠明。余独喜其"火热炎上之化"、"肾有生水之渐"二句，深中病源。惜其见尤未真，以润血为主，而不直探乎肾中先天之原，故其立方，以四物中牛羊乳之类，加之竹沥、韭汁化痰化瘀，皆治标而不治本也。岂知《内经》原无多语，唯曰"三阳结谓之膈"。三阳者，大肠、小肠、膀胱也；结谓结热也。大肠主津，小肠主液。大肠热结则津涸，小肠热结则液燥。膀胱为州都之官，津液藏焉，膀胱热结则津液竭。然而三阳何以致结热？皆肾之病也。盖肾主五液，又肾主大小便，肾与膀胱为一脏一腑，肾水既干，阳火偏盛，熬煎津液，三阳热结，则前后闭涩。下既不通，必反于上，直犯清道，上冲吸门喉咽，所以噎食不下也。何为水饮可入，食物难下？盖食入于阴，长气于阳，反引动胃口之火，故难入。水者阴类也，同气相投，故可入口。吐白沫者，所饮之水，沸而上腾也。粪如羊矢者，食入者少，渣滓消尽，肠亦干小而不宽大也。此证多是男子年高五十已外得之，又必其人不绝色欲。潜问其繇，又讳疾忌医，曰近来心事不美，多有郁气而然。予意郁固有之，或以郁故，而为消愁解闷之事，不能无也。此十有八九，亦不必深辨。但老人天真已绝，只有孤阳，只以养阴为主。王太仆云：食入即出，是无水也；食久反出，是无火也。无水者，壮水之主；无火者，益火之源。褚侍中云：上病疗下。直须以六味地黄丸料大剂煎饮，久服可挽于十中之一二。又须绝嗜欲，远房帏，薄滋味，可也。若曰温胃，胃本①不寒；若曰补胃，胃本不虚；若曰开郁，香燥之品适以助火，《局方发挥》已有明训。河间刘氏下以承气，咸寒损胃，津液愈竭，无如补阴，焰光自灭。世俗不明，余特详揭。

论反胃，《金匮要略》云：趺阳脉浮而涩，浮则为虚，涩则为伤脾，脾伤则不磨，朝食暮吐，暮食朝吐，宿食不化，名曰反胃。予阅《函史·列传》②，有一医案云：病反胃者，每食，至明日清晨皆出不化，医以暖胃药投之罔效。脉甚微而弱，有国工视之，揆③诸医所用药，无远于病而不效，心歉然未有以悟也。读东垣书，谓吐有三证，气、积、寒也，上焦吐者从气，中焦吐者从积，下焦从寒。今脉沉而迟，朝食暮吐，暮食朝吐，小便利、大便秘，此下焦吐也，法当通其闭、温其寒。乃遂跃然，专治下焦散其寒，徐以中焦药和之而愈。观此可见下焦吐者，乃命门火衰，釜底无薪，不能蒸腐胃中水谷，腹中胀满，不得不吐也。王太仆所谓"食久反出，是无火也"是矣。须用益火之原，先以八味地黄丸补命门火，以扶脾土之母，徐以附子理中汤理中焦，万举万全。不知出此，而徒以山查、神曲、平胃化食，适以速其亡也。

论关格者，忽然而来，乃暴病也。大小便秘，渴饮水浆，少顷则吐，又饮又吐，唇燥，眼珠微红，面赤或不赤，甚者或心痛或不痛，自病起，粒米不思，滴水不得下胃，饮一杯吐出杯半，数日后脉亦沉伏。此寒从少阴肾经而入，阴盛于下，逼阳于上，谓之格阳之证，名曰关格。关格者，不得尽其命而死矣。须以仲景白通汤，用《内经》寒因热用之法。经曰：若调寒热之逆，冷热必行。则热物冷服，下咽之后，冷性既除，热性始发，籧是病气随愈，呕哕皆除。情且不违，而致大益。此和人尿、猪胆汁咸苦寒之物，于白通汤中，要其气相从，可以去拒格之寒也。服药后，脉渐出者生，脉乍出者死。陶节庵《杀车槌》④中，有回阳反本汤极妙。愈后须以八味丸常服，不再发。

又有一种肝火之证，亦呕而不入。但所呕者酸水，或苦水。或青蓝水，惟大小便不秘，亦能作心痛。此是火郁、木郁之证，木郁则达之，火郁则发之，须用茱连浓煎，细细呷之，再服逍遥散而愈。愈后须以六味丸调理。

> **按**：本篇论述了噎膈、反胃、关格三病。赵氏认为噎膈之病机关键是肾阴亏虚，阳火偏盛，煎熬津液所致。对丹溪治噎膈，赞其论甚妙，而惜"其见尤未真，以润血为主，而不直探乎肾中先天之原"，故提出："津液愈竭，无如补阴，焰火自灭。"主张六味地黄丸大剂煎饮，壮水之主；若食久反出，是无火也，要益火之源。关于反胃，赵氏引用东垣治吐三法，即上焦吐者从气，中焦吐者从积，下焦吐者从寒。提出：下焦吐者，乃命门火衰，釜底无薪，治以益火之源，先用八味地黄丸补命门火，以扶脾土之母，徐以附子理中汤理中焦，此乃万全之策。至于关格一病，赵氏遵《内经》寒因热用之法，方用白通汤或回阳反本汤治其急，八味丸善其后。
>
> 总之，赵氏在治疗诸如噎膈、反胃、关格等慢性虚损性疾病时，多从肾之阴阳出发，充分体现其所倡的"命门"学说和治病必求于本的学术思想。

## 泻利并大便不通论

脏腑泻利，其证多端，大抵皆因脾胃而作。东垣先生制《脾胃论》一篇，专以补中益气汤，

---

① 本：原脱，据天盖楼本补。
② 《函史·列传》：《函史》，史书，明·邓元锡撰。列传，史书中的人物传记。
③ 揆（kuí）：揣测。
④ 《杀车槌》：即陶节庵《伤寒六节》中的"伤寒杀车槌法"。

升提清气为主。其间治脾泄之证，庶无余蕴矣，特未及乎肾泄也。是故以其湿也，利水以分之；以其风也，助风以平之；以其实也，下之；以其虚也，补之；寒则温之；热则清之；有食者化之；有积者祛之。凡五行之相胜，与六气之加临，莫不以生克制化之法治之。然而经年经月，不得一效者何耶？仲景云：下利不止，医以理中汤与之，利益甚。理中者，理中焦也，此利在下焦，当以理下焦①法则愈矣。昔赵以德②有云：予闻先师言泄泻之病，其类多端，得于六淫、五邪、饮食所伤之外，复有杂合之邪，似难执法而治。乃见先师治气暴脱而虚，顿泻不知人，口眼俱闭，呼吸甚微，几欲绝者，急灸气海，饮人参膏十余斤而愈。治积痰在肺，致其所合大肠之气不固者，涌出上焦之痰，则肺气下降，而大肠之虚自复矣。治忧思太过，脾气结而不能升举，陷入下焦而成泄泻者，开其郁结，补其脾胃，使谷气升发也。治阴虚而肾不能司禁固之权者，峻补其肾而愈也。凡此之类甚多。因问先生治病何神也？先生曰无他，圆机活法，《内经》熟之自得③矣。

经曰：肾主大小便。又曰：肾司开阖。又曰：肾开窍于二阴。可见肾不但主小便，而大便之能开而复能闭者，肾操权也。今肾既虚衰，则命门之火熄矣，火熄则水独治，故令人多水泻不止。其泻每在五更天将明时，必洞泄二三次，此其故何也？盖肾属水，其位在北，于时为亥子。五更之时，正亥子水旺之秋，故特甚也。惟八味丸以补真阴，则肾中之水火既济，而开阖之权得宜，况命门之火旺，火能生土，而脾亦强矣。故古方有椒附丸、五味子散，皆治肾泄之神方，不可不考也。考之薛案云：脾胃虚寒下陷者，用补中益气汤，加木香、肉果、补骨脂；若脾气虚寒不禁者，用六君子汤，加炮姜、肉桂；若命门火衰，脾土虚寒者，用八味丸；若脾胃气血俱虚者，用十全大补汤，送四神丸；若大便滑利，小便闭涩，或肢体渐肿，喘嗽唾痰，为脾肾亏损，宜《金匮》加减肾气丸。

秦越人《难经》有五泄之分：曰胃泄，曰脾泄，曰大肠泄，曰小肠泄，曰大瘕泄。夫所谓大瘕泄者，即肾泄也。注云：里急后重，数至圊④而不能便，茎中痛，世人不知此证，误为滞下治之，祸不旋踵。滞下即今所谓痢疾也。此是肾虚之证，欲去不去，似痢非痢，似虚努而非虚努。盖痢疾后重。为因邪压大肠坠下，故大肠不能升举而重，治以大黄、槟榔辈，泻其所压之邪而愈。又有久泻，大肠虚滑，元气下陷，不能自收而重，乃用粟壳等涩剂，以固其脱、升其坠而愈。其虚坐努责，此痢后积已去尽，无便而但虚坐耳，此为亡血过多，倍用归芎以和之而愈，惟肾虚后重者，亦数至圊而不能便，必茎中痛，或大便不能得，而小便先行而涩，或欲小便，而大便反欲去而痛。独褚氏《精血论》⑤中云：精已耗而复竭之，则大小便道牵痛，愈痛则愈便，愈便则愈痛，须以补中益气汤，倍升麻送四神丸，又以八味地黄丸料，加五味、吴茱萸、补骨脂、肉豆蔻，多服乃效。此等证候，以痢药致损元气，肢体肿胀而毙者，不可枚举。肾既主大小便而司开阖，故大小便不禁者责之肾。即此推之，然则大便不通者，独非肾乎？《金匮真言论》云：北方黑色，入通于肾，开窍于二阴。故肾气虚，则大小便难，宜以地黄、苁蓉、车前子、茯苓之属，补其阴、利水道；少佐辛药，开腠理、致津液，而润其燥。洁古云：脏腑之秘，不可一概治疗，有热秘，有冷秘，有实秘，有虚秘，有风秘，有气秘。老人与产后，及发汗利小便过多，病后气血未复者，皆能成秘，禁用硝、黄、巴豆、牵牛等药。世人但知热秘，不知冷秘。冷秘者，冷气横于肠胃，凝阴固结，津液不通，胃气闭塞，其人肠内气攻，喜热恶冷，宜以八味地黄丸料，大剂煎之，冷饮即愈。或《局方》半硫丸，碾生姜，调乳香下

---

① 下焦：原脱，据天盖楼本补。
② 赵以德：元代医家，字良仁，著有《金匮方论衍义》，为现存较早的《金匮要略》全注本。
③ 熟之自得：据三多斋本改为"熟自得之"，人卫亦改之。
④ 圊（qīng 青）：厕所。
⑤ 《精血论》：指《褚氏遗书·精血》篇。

之，或海藏已寒丸俱效。海藏云：已寒丸虽热，得芍药、茴香润剂，引而下之，阴得阳而化，故大小便自通。如遇春和之阳，冰①自消矣。然不若八味丸更妙也。

东垣云：肾主五液，津液盛则大便如常。若饥饱劳役，损伤胃气，及食辛热厚味而助火邪，伏于血中，耗散真阴，津液亏少，故大肠结燥。又有老年气虚，津液衰少而结者，肾恶燥，急食辛以润之是也②。予尝法体③东垣之论，不用东垣之方，如润肠丸、润燥汤、通幽散之类俱不用，惟用六味地黄丸料，煎服自愈。如热秘而又兼气虚者，以前汤内加参芪各五钱立愈。此因气虚不能推送，阴虚不能濡润故耳。已上治法，予尝亲试而必验，且又不犯大黄、桃仁、枳壳等破气破血之禁，可以久服，永无秘结，故表而出之。

或问曰：何为不用四物汤？曰：四物汤特能补血耳，此是先天津液不足，故便难。经曰：大肠主津，小肠主液。又曰：肾主五液。津液皆肾水所化，与血何干？故不用四物汤。或又问曰：如干结之甚，硝黄亦可暂用否？曰：承气汤用硝黄，乃为伤寒从表入里，寒变为热，热入三阴，恐肾干枯，故用硝黄以逐去外邪，急救肾水。余独禁用者，乃是论老人、虚人及病后人，肾水原不足，以致干枯，若再用硝黄等药下之，是虚其虚。今日虽取一时之快，来日必愈结；再下之，后日虽铁石亦不能通矣。倘有患此者，当劝慰之，勿令性急，以自取危殆。况老人后门固者，寿考④之征，自是常事，若以六味、八味常服，永保无虞。

**按**：对于泻利，赵氏虽认为与脾胃关系密切，并举东垣之法，但叹其特未提及肾泄。故明确提出：肾开窍于二阴，主大小便，司开阖。可见，肾不但主小便，而大便之能开而复能闭，亦肾操权也。今肾既虚衰，则命门之火熄也，火熄则水独治，故令人水泻不止。唯八味丸以补肾阴，则肾中之水火既济，火能生土，脾亦强也。主张补命门火以健脾，则泻利自止，此谓火能生土

之意。至于大便不通之证，赵氏览前人之法而叹曰"世人但知热秘，不知冷秘"。并提出冷秘者冷气横于肠胃，凝阴固结，津液不通，胃气闭塞所致，治以八味丸料，大剂煎之，冷饮即愈。对于老年、产后，气虚、真阴亏损、津液衰少而结者，赵氏是法东垣之论，不用东垣之方，惟用六味地黄，禁用攻下之品。

可见，赵氏无论是治疗泻利还是大便不通，多重视肾之阴阳，并进一步揭示了脾与肾的关系，此与其倡导命门学说是分不开的。

## 小便不通并不禁论

溲溺不通，匪细故也。小腹急痛，状如覆碗，奔迫难禁，期朝⑤不通，便令人呕，名曰关格，又曰不通而毙矣。今人一见此证，除用五苓散之外，束手待毙。若盐熨丹田，蝼蛄、田螺罨⑥脐之法，抑末也。

若津液偏渗于肠胃，大便泄泻，而小便不通者，宜五苓分利之；若水停心下，不能下输膀胱者，亦用五苓渗泄之；若六腑客热，转于下焦而不通者，用益元散以清之；若气迫闭塞，升降不通者，宜升麻以提之，或探吐之，譬如水注之气，上窍开而下窍通也。

经曰：膀胱者，州县⑦之官，津液藏焉，气化则能出矣。又曰：三焦者，决渎之官，水液出焉⑧。可见膀胱但能藏水，必待三焦之气化，方能出水。有服附子热药太过，消尽肺阴，气所不化，用黄连解毒而通者。有用茯苓陈皮甘草汤，

---

① 冰：三多斋本作"水"。
② 见《兰室秘藏·大便结燥门》，与原文有出入。
③ 法体：天盖楼本作"体法"。
④ 寿考：高寿。
⑤ 期朝：一昼夜，也指第二天早晨。
⑥ 罨（yǎn 掩）：掩覆。
⑦ 县：人卫本作"都"，与《素问》同。
⑧ 以上二句经文见《素问·灵兰秘典论》。

送下木香、沉香末而通者,此皆气化之验也。已上治法,皆有余之证,谓膀胱中原有水,或为热结,或气闭,有水可通而通之也。至于不足之证,乃虚劳汗多,五内枯燥,脂腴既去,不能生津,膀胱中原无水积而欲通之,如向乞人而求食,已穷而益穷矣。故东垣分在气在血而治之,以渴与不渴辨之。如渴而小便不利,此属上焦气分,水生于金,肺热则是清化之源绝矣,当于肺之分助其秋令,水自生焉。如天令至秋,白露降,须用清金之药,如生脉散之类为当。又有肺①虚者,盖因饮食失节,伤其胃气,陷于下焦,经所谓"脾胃一虚,令人九窍不通"。用补中益气汤,以参、芪甘温之品,先调其胃气,以升、柴从九原②之下而提之,则清升而浊自降矣。清肺者,隔二之治也;补脾者,隔三之治。东垣虚则补母之妙用,类如此,此皆滋后天之化源者。如不渴而小便不利,此属下焦血分。下焦者,肾与膀胱也,乃阴中之阴。阴受热,闭塞其下流,经曰:无阳则阴无以生,无阴则阳无以化。若淡渗之药,乃阳中之阴,非纯阴之剂,阳何以化?须用滋肾丸,此气味俱阴,乃阴中之阴也。东垣先生治一人目睛突出,腹胀如鼓,膝已上坚硬,皮肤欲裂,饮食不下,便秘急危者,精思半夜而得之,投之即愈。此是阴虚阳无以化也。盖至于真阳真阴虚者,东垣未之论。如有真阴虚者,惟六味地黄以补肾水,滋肾丸又所当禁,黄柏、知母恐其苦寒泄水,又忌淡味渗泄之药。有真阳虚者,须八味丸。褚氏云:阴已萎而思色以降其精,则精不出而内败,小便道涩如淋。精已耗而复竭之,则大小便道牵痛,愈痛则愈便,愈便则愈痛。戴氏③云:有似淋非淋,便中有如鼻涕之状,此乃精溺俱出。精塞溺道,故欲出不能而痛。宜大菟丝子丸、鹿茸丸。戴氏亦得褚氏之法也。若至于转筋喘急欲死,不问男女孕妇产后,急用八味丸料煎饮,缓则不救。或疑桂附辛热,不敢轻用,岂知肾气虚寒,水寒水冻之义,得热则流通,舍此更有何物能直达膀胱,而使雪消春水来耶?

丹溪治一老人患小便不利,因服分利之药太过,遂致秘塞,点滴不出。予以其胃气下陷,用补中益气汤,一服而通。因先多用利药,损其肾气,遂致通后遗尿一夜不止,急补其肾然后已。凡医之治是证者,未有不用泄利之剂,谁能顾其肾气之虚哉?予特表之,以为世戒。

后若有善法丹溪者,已明知其肺虚矣,乃以补中益气汤送肾气丸,岂不上下相须,子母相益耶?《灵枢》言手太阴之别,名曰列缺,其病虚则欠缺④,小便遗数。肺为上焦,通调水道,下输膀胱,肾又上连肺,故将两脏,是子母也。母虚子亦虚,自然之理。东垣云:小便遗失,肺金虚也,宜安卧养气,禁劳役,以黄芪、人参之类大补之,不愈当责之肾⑤。经曰:膀胱不约为遗尿。仲景云:下焦竭则遗溺失便。又云:下焦不归则遗溲。盖下焦在膀胱上口,主分别清浊,溲小便。下焦不归其部,不能约制溲便,故遗溺。大抵天暖衣厚则多汗,天冷衣薄则多溺,多溺者寒也,至于不禁,虚寒之甚,非八味丸不效。古方如菟丝子丸、鹿茸散、二气丹,俱可选用。戴氏云:睡着遗尿者,此亦下元冷小便无禁而然,宜大菟丝子丸,猪胞炙碎煎汤下。凡遗尿皆属虚⑥。刘河间谓热甚,客于肾部,干于足厥阴之经,廷孔⑦郁结,甚而气血不能宣通,则痿痹,神无所用,故津液渗入膀胱,而旋溺⑧遗失,不能收禁也。即《内经》"淫气遗溺,痹聚在肾"。此系热证,不可不知。考之薛按,有因劳发热作渴,小便自遗,或时闭涩,余作肝火血虚,阴挺不能约制,午前补中益气汤加山药、山茱,午后六味丸,月余悉退。

大抵不禁之病,虚寒多而实热少,倘以虚证

---

① 肺:天盖楼本、人卫本均作"脾"。
② 九原:即九地,这里喻指人体的下焦部位。
③ 戴氏:即戴思恭,字元礼,明代医家,浙江浦江人。著有《证治要诀》等书。
④ 缺:原文为"去欠",见《灵枢·经脉》。
⑤ 见《医学发明·四时加减用药法》。
⑥ 见《证治要诀》。
⑦ 廷孔:指尿道口。
⑧ 旋溺:小便。

误投泻火，顷刻危殆，慎之！

**按**：《素问·灵兰秘典论》曰："膀胱者，州都之官，津液藏焉，气化则能出矣。"可见，膀胱为藏水之脏，然必待三焦之气化则小便通利。赵氏提出若膀胱中有水，或因膀胱热结，气化不行，可致小便不通，此为有余之证，可用通利之法；若虚劳汗出、五内枯燥或脂腴既去而不能生津液，致使膀胱中无水者，遵"无阳则阴无以生，无阴则阳无以化"之旨，治以六味、八味丸及大菟丝丸、鹿茸丸以调和阴阳。总之，对于小便不利之症，赵氏提出：有肺气不足，津液失布而偏渗于肠胃所致者；有六腑客热，转系下焦而不通者；有升降不通者。但关键在于肾之亏虚，膀胱气化失司所致。然肾之亏虚，膀胱气化失司不但可致小便不利，而且还可致小便不禁。赵氏又提出：有因小便不利服分利之药太过，损伤肾气而致的小便不禁；有肺金虚，小便遗失者；有肾虚寒，下焦竭，则遗溺失便者；有肝火血虚，阴挺不能约制，小便自遗者。大抵不禁之病，虚寒多而实热少。可见，重点强调肾虚在小便不禁中的作用。

小便不通之病，虚实皆有；遗溺之病，多虚寒而少实热，但赵氏着重从肾治之，临床中要辨证施治，不可一概而论。

## 梦遗滑精论

治以肾肝为主。经曰：阴阳之要，阳密乃固，阳强不能密，阴气乃绝。阴平阳秘，精神乃治；阴阳离决，精气乃绝。夫所谓阳强者，乃肝肾所寄之相火强也；所谓阴绝者，乃肾中所藏之真阴绝也。肾为阴，主藏精；肝为阳，主疏泄。是故肾之阴虚，则精不藏；肝之阳强，则火不秘。以不秘之火，加临不藏之精，有不梦，梦即泄矣。或问曰：何故不为他梦，而偏多淫耶？曰：《灵枢经·淫邪发梦》篇云：厥气客于阴器①，则梦接内。盖阴器者，泄精之窍，主宗筋，虽太阴、阳明、少阴、厥阴之筋，与夫冲、任、督三脉之所会，诸筋皆结聚于阴器，而其中有相火寄焉。凡平人入房，而强于作用者，皆此相火充其力也。若不接内，不与阴气合，则精不泄。一接内，与阴相合，则三焦上下内外之火，翕然而下从，百体玄府悉开，其滋生之精，尽趋于阴器以泄，而肾不藏矣。若其人元精坚固者，淫气不能摇，久战而尚不泄，况于梦乎！纵相火动而成宵梦，梦亦不遗。此谓阴平阳秘，无病人也。今人先天禀赋原虚，兼之色欲过度，以致肾阴衰惫，阴虚则相火动。相火之系，上系于心为君火，感物而动，动则相火翕然而随，虽不交会，而精已离其位，即客于阴器间矣。夜卧时，当所寄之相火一遇，与接内时与阴气相合同，故卧而即梦，梦而即遗也。若肾不虚，则无复是梦，梦亦不遗矣。故治是证者，先以肾肝为主。或问曰：阴虚火动而梦遗，服丹溪补阴丸，以滋阴降火，则证与药相对，每依法服之，而不效何也？曰：此未得丹溪滋阴之本意也。盖《丹溪心法》第一方，原以肾气丸为滋阴之要药也。今人不会其意，以黄柏、知母为君，概用坎离丸固本之类，凡此俱是沉寒泻火之剂。苦寒极能泻水，肾有补而无泻，焉能有裨于阴哉！独薛立斋发明丹溪之所未发，专用六味地黄以补肾，而治梦遗屡效。纵有相火，水能滋木，水升而木火自息矣。倘有脾胃不足，湿热下流者，以前丸为主，煎服补中益气以升提之。有用心过度，心不能主令，而相火代事者，亦以前丸为主，而兼用归脾汤。有命门火衰，元精脱陷，玉关②不闭者，急用八味丸，或用金锁正元丹，以壮真阳，使之涵乎阴精而不泄。此其大略也。

**归脾汤**

人参　茯神　黄芪　白术　龙眼肉　酸枣仁炒研，各二钱半　木香　炙甘草各五分

用水二钟，生姜二钱，大红枣一枚，煎一钟

---

① 器：原本及三多斋本均作"气"，据《灵枢·淫邪发梦》改。
② 玉关：指男子的阴器。下文"玉门"义同此。

服。薛新甫加当归、远志各一钱，亦妙。

昔赵以德云：予治郑鲁叔二十余岁，攻举子业，四鼓犹不卧，遂成此病。卧间玉茎但著被与腿，便梦交接脱精，惟悬空不着则不梦，饮食日减，倦怠少气。此用心太过，二火俱起，夜不得睡，血不归肝，肾水不足，火乘阴虚，入客下焦，鼓其精房，则精不得聚藏而欲走。因玉茎着物，厥气客之，故作接内之梦。于是上补心安神，中调脾胃升其阳，下用益精生阴固阳之剂，近三月乃痊。

昔吴茭山有治遗精得法论。一男子，因病后用心过度，遂梦遗多痰瘦削，诸医以清心莲子饮，久服无效。吴诊其脉紧涩，知冷药利水之剂太过，致使肾气独降，服此愈剧矣，随用升提之法。升坎水而济离火，降阳气而滋阴血，次用鹿角胶、人乳填补精血，逾月全愈。思得梦遗多端，难作一途施治。有因用心积热而泄者，有因多服门冬、茯苓、车前、知母、黄柏冷利之药而泄者，有久泄玉门不闭而泄者，治疗之法，积热者，当清心降火；冷利者，温补下元；肾气独降者，当升提，使水火交而坎离定位。

上二案，皆以肾为主，而兼治心脾者也。独有一等，肾不虚而肝经湿热火旺者，茎中作痛，筋急缩，或作痒，或肿，或挺纵不收，白物如精，随溺而下，此筋疝也，宜用龙胆泻肝汤。张子和曰：遗溺、闭癃、阴痿、脬肿痹、精滑、白淫，皆男子之疝也。若血涸不月，月罢腰膝上热，足躄嗌干癃闭，而小腹有块，或定或移，前阴突出，后阴痔漏，此女子之疝也。惟女子不曰疝而曰瘕。①

> **按**：《素问·六节藏象论》曰："肾者主蛰，封藏之本，精之处也。"基于《内经》理论，赵氏强调梦遗、滑精之病与肝肾关系密切，指出肾为阴，主藏精，肾之阴虚，则精不藏；肝为阳，主疏泄，肝之阳强，则火不秘，下迫精室故遗精。若先天禀赋本虚，兼之色欲过度，以致肾阴衰惫，阴虚则相火动，上扰于心，故梦遗。治疗本病赵氏谓："治是证者，先以肝肾为主。"方以六味八味，兼以归脾汤、补中益气汤、丹溪补阴丸、坎离丸等随证加减，无不收效。且赵氏又特示应于肾不虚而肝经湿热火旺所致男子遗溺白淫之疝气者，以兹鉴别。
>
> 由此可见，梦遗滑精病可能涉及多个脏腑，病机复杂，但在临证时应注意：一是本病病因多起于情志失调，酒色过度，病机与心、肝、脾、肾等脏腑功能失调有关，但其中与肝肾关系最为密切。二是肾者主蛰，受五脏六腑之精而藏之，所以不论火旺、湿热、劳色、色欲等不同病因引起，久遗则无不耗精伤肾。即赵氏所言：相火易动，真阴易虚矣。正所谓"火不动则肾不扰，肾不虚则精不滑"。因此，补肾可谓治疗梦遗、滑精之大法。

---

① 见《儒门事亲·疝本肝经宜通勿塞状》。

## 卷之六　后天要论

### 补中益气汤论

黄芪一钱　当归　人参　炙甘草　陈皮
升麻　柴胡　白术

此方东垣所制,治内伤之方。古方止有黄芪一钱,其余各三分。薛立斋常用参芪各钱半,白术一钱,当归一钱,陈皮七分,升、柴各五分,进退加减,神应无穷。如病甚者,参芪或三钱、五钱,随证加用。凡脾胃喜甘而恶苦,喜补而恶攻,喜温而恶寒,喜通而恶滞,喜升而恶降,喜燥而恶湿,此方得之。

或问曰:古今称补中益气汤,为万世无穷之利,其义云何?曰:此发前人之所未发,继仲景、河间而立,意义深远也。世人一见发热,便以外感风寒暑湿之邪,非发散邪从何处解?又不能的见风寒暑湿对证施治,乃通用解表之剂,如九味羌活汤、败毒散、十神汤之类,甚则凉膈、白虎,杂然并进,因而致毙者多矣。东垣深痛其害,创立此方,以为邪之所凑,其气必虚,内伤者多,外感者间有之,纵有外邪,亦是乘虚而入,但补其中益其气,而邪自退听。不必攻邪,攻则虚者愈虚,而危亡随其后矣。倘有外感,而内伤不甚者,即于本方中,酌加对证之药,而外邪自退,所谓仁义之师,无敌于天下也。至于饮食失节,劳役过度,胃中阳气自虚,下陷于阴中而发热者,此阳虚自病,误作外感而发散之,益虚其虚矣,为害岂浅哉?又有一种内伤真阴而发热者,与内伤阳气相似,此当补真阴,非四物汤之谓,又非坎离丸之类,详见《先天要论》中者。心肺在上,肾肝在下,脾胃处于中州,为四脏之主气者,中焦无形之气。所以蒸腐水谷,升降出入,乃先天之气,又为脾胃之主。后天脾土,非得先天之气不行。是方盖为此气因劳而下陷于肾肝,清气不升,浊气不降,故用升麻使鼝右腋而上,用柴胡使鼝左腋而上,非藉参芪之功,则升提无力。是方所以补益后天中之先天也。

或问曰:余见先生动辄以先天、后天立论,余考之《易》中先天、后天之图,乾南、坤北、离东、坎西等卦位,于医道中甚无所合,而先生屡言之不已,其义云何?曰:怪乎子之问也。余所谓先天者,指一点无形之火气也;后天者,指有形之体,自脏腑及血肉皮肤,与夫涕唾津液,皆是也。既曰先天,此时天尚未生,何况有乾南、坤北八卦对待之图乎?曰:然则伏羲此图,何为而设也?余曰:此非先天之图,乃中天八卦之图,天位乎上,地位乎下,日出乎东,水源于西,风雨在天上,山雷在地下,人与万物位乎中。余尝见邵子①排列如此,有中天八卦数,其当今所用者,止一文王后天图,出乎震,齐乎巽,相见乎离,致役乎坤,悦言乎兑,战乎乾,劳乎坎,成乎艮,以春秋昼夜十二时相配,因以定阴阳,决生死,推而天文、地理、星相、医卜,无一不以此图为则。至于先天者,无形可见,即《易》中帝出乎震之帝,神也者妙万物而为言之神是也。帝与神,即余《先天要论》中所称真君真主,本系无形,不得已而强立此名,以为主宰先天之体,以为流行后天之用。东垣先生独会其宗,而于补中益气方中,用柴胡、升麻者,正以升发先天之气,于脾土之中,真万世无穷之利。余所以谆谆为言也。盖人身以脾胃为主,人皆知之,而先天隐于无形者,举世置而弗论。故余既立"先天要论"矣,复于"后天论"中,发明东垣《脾胃论》,亦用先天无形者为主。读《脾胃论》者,读至人受水谷之气以生,所谓清气、营气、卫气、元气、谷气、春升之气,皆胃气之别名,则可见矣。饮食入胃,犹水谷在釜中,非火不熟。脾能化食,全藉少阳相火之无形者,在下焦蒸腐,始能

---

① 邵子:指邵雍,北宋哲学家,字尧夫,谥康节。著有《皇极经世》等。

运化也。此时若用寒凉之药,饮食亦不运化矣。盖脾胃中之火,土中之火,纳音①所谓炉中火。养炉中火者,须频加煤炭,盖以热灰温养其火,而火气自存。一经寒水,便成死灰,将以何者蒸腐水谷,以何者接引灯烛?举目皆地狱光景,可不戒哉!经曰:劳者温之,损者温之。正取温养之义也。

东垣曰:岐伯曰有所劳倦,形气衰少,谷气不盛,上焦不行,下脘不通,而胃气热,热气熏胸中故内热②。《举痛论》云:劳则气耗。劳则喘且汗出,内外皆越,故气耗。夫喜怒不节,起居不时,有所劳伤,皆损其气。气衰则火旺,火旺则乘其脾土。脾主四肢,故困热无气以动,懒于语言,动作喘乏,表热自汗,心烦不安。当病之时,宜安心静坐,以养其气,以甘寒泻其热火,以酸味收其散气,以甘温补其中气。经言"劳者温之,损者温之"是也。《金匮要略》云:平人脉大为劳。脉极虚亦为劳,夫劳之为病,其脉浮大,手足烦热,春夏剧,秋冬瘥,以黄芪建中汤治之。此亦温之之意也。盖人受水谷之气以生,所谓清气、营气、元气、卫气、春升之气,皆胃气之别名也。夫胃气为水谷之海,饮食入胃,游溢精气,上输于脾,脾气散精,上归于肺,通调水道,下输膀胱,水精四布,五经并行,合于四时五脏阴阳,揆度以为常也。若饮食失节,寒温不适,脾胃乃伤。喜怒忧恐,损耗元气,脾胃气衰,元气不足,而火独盛。火者阴火也,起于下焦,元气之贼也。壮火食气,少火生气,火与元气不两立,一胜则一负。脾胃气虚,则下流肝肾,名曰重强③,阴火得以乘其土位,故脾证始得,则气高而喘,身热而烦,其脉洪大而头痛,或渴不止,其皮肤不任风寒,而生寒热。盖脾胃之气下流,使谷气不得升浮,是春生之令不行,则无阳以护其荣卫,遂不任风寒,而生寒热,此皆脾胃之气不足所致也。然与外感风寒之证,颇同而实异。内伤脾胃,乃伤其气,外感风寒,乃伤其形。伤其外则有余,有余者泻之;伤其内则不足,不足者补之。汗之、下之、吐之、克之之类,皆泻也;温之、和之、调之、养之之类,皆补也。内伤不足之病,苟误认作外感有余之证,而反泻

之,则虚其虚也,实实虚虚,如此死者,医杀之耳。然则奈何?唯当以辛甘温剂补其中,而升其阳则愈矣。经曰:劳者温之,损者温之。又曰:温能除大热。大忌苦寒之药,损其脾胃。今立补中益气汤主之。夫因饥饱劳役,损伤脾胃;或专因饮食不调,或专因劳力过度;或饥饱之后,加之劳力;或劳力之后,加之饥饱,皆为内伤。脾胃一虚,肺气先绝,故用黄芪以益皮毛而闭腠理,不令自汗,损其元气。上喘气短,人参以补之。心火乘脾,须炙甘草之甘,以泻大热,而补脾胃中元气。若脾胃急痛,并大虚腹中急缩者,宜多用之。经曰:急者缓之。白术苦甘温,除胃中热,利腰脐间血。胃中清气在下,必加升麻、柴胡以引之,引黄芪、甘草甘温之气味上升,能补卫气之散解而实其表也,又缓带脉之缩急。二味皆苦平,味之薄者,阴中之阳,引胃中清气升于阳道,及诸经生发之气,以滋春气之和也。气乱于胸中,为清浊相干,用去白陈皮以理之,清升而浊自降矣。胃气虚不能升浮,为阴火伤其生发之气,荣血大亏,荣气不营,阴火炽起,日渐煎煎,血气日减,心主血,减则心无所养,致使心乱而烦,故以当归和之。如烦犹未止,加服地黄丸,以补肾水,水旺而心火自降。以手扪之,而肌表热者,表证也,只服补中益气汤一二服,得微汗则已。非止发汗,乃阴阳气和,自然汗出也。

如精神短少,倍加人参、五味子;如头痛,加蔓荆子;如头痛有痰沉重,乃太阴痰厥头痛,加半夏、天麻;如腹中痛者,加白芍药;如恶寒冷痛,更加桂心;如恶热喜寒热痛,更加黄连;如腹中痛,恶寒,而脉弦者,是木来克土也,小建中汤主之。盖芍药味酸,于土中泻木为君。如脉沉细腹痛,以理中汤主之,干姜味热,于土中泻水,以为主也。

脐下痛者,加熟地黄。如不已,乃大寒也,更加肉桂。凡小腹痛,多属肾气奔豚,惟桂泄奔

---

① 纳音:古乐十二律。
② 见《内外伤辨惑论·饮食劳倦论》。
③ 重强:重,谓脏气重迭;强,谓气不和顺。

豚,故加之。如胁痛,或胁下缩急,俱加柴胡、芍药;如体重肢节痛,或腹胀自利,脉来濡缓者,湿胜也,加苍术、厚朴主之;如风湿相搏,一身尽痛,加羌活、防风、藁本,别作一服,病去勿再服,以诸风药损人元气也。

如冬月恶寒发热无汗,脉浮而紧,本方加麻黄、桂枝如麻黄五分,用参、芪各一钱;如冬月恶风发热有汗,脉浮而缓,加桂枝、芍药。伤寒必恶寒,伤风必恶风,伤食必恶食。伤寒恶寒,烈火不能热,重绵不能温者;内伤者,得就暖处,着绵温火,便不恶矣。内伤饮食,口不知味,不思饮食;伤寒者,虽不能食,未尝不知味也。劳力内伤者,身体沉重,四肢困倦,面节烦疼,必满气短,懒于言语;若伤寒者,太阳则头痛,少阳则胁痛,阳明则目痛,不若内伤之怠惰嗜卧也。伤寒发热,拂拂如羽毛之热,热在皮毛;内伤者,肌体壮热,扪之烙手,右手气口脉大于左手人迎三倍,其气口脉急大而数,时一代而涩。涩是肺之本脉,代是气不相接,乃脾胃不足之脉;大是洪大,洪大而数,乃心脉刑肺;急是弦急,乃肝木挟心火克肺金也。其右关脉属脾,比五脉独大而数,数中时显一代,此不甚劳役,是饮食不时,寒温失所,胃脉损弱,隐而不见,惟内显脾脉如此。若外伤,人迎脉大于气口也①。

东垣以手扪热,有三法:以轻手扪之则热,重按之则不热,是热在皮毛血脉也;重按筋骨之间则热蒸手,轻摸之则不热,是热在骨髓也;轻手扪之不热,重手按之亦不热,不轻不重按之而热者,是热在筋骨之上,皮毛血肉之下,乃热在肌肉。肌肉间热者,正内伤劳倦之热也。若余于内伤真阴者,以手扪热,亦有二,扪之烙手,骨中如炙者,肾中之真阴虚也;扪之烙手,按之筋骨之下,反觉寒者,肾中真阳虚也。面必赤者,阴盛于下,逼阳于上也;口必渴者,肾水干枯,引水自救也。若口吐痰多,如清水者,肾水泛上为痰,口必不渴也。口咯痰如沫者,水沸为痰,阴火熬煎,口必渴也。腰胁痛者,肾肝虚也;足心如烙者,涌泉涸竭也;膝以下冷者,命门衰绝,上气必喘也;尺脉必数者,阴火旺也;尺脉数而无力,或欲绝者,真阳衰也;骨痛如折者,肾主骨,

骨衰乘火也。此阳虚阴虚之辨。而阴虚之中,又有真阴、真阳之不同,其治法详于《先天论》中。

或问曰:丹溪云东南之人,阳气易以升,不可服补中益气汤。当今江以南之人,果尽不当服乎?曰:此东南指人之脏腑而言也,盖东方属肝,南方属心,肝与心有火者,不可服,恐木火愈旺。若黄帝起四方之问,岐伯有四治之能,此东南西北方,指地位也。既不可服东南二方之剂,其人上盛者,必下虚,其肾气大虚矣,急须填补北方先天之元气为要。总而言之,先天后天不得截然两分。上焦元阳不足者,下陷于肾中也,当取之至阴之下;下焦真阴不足者,飞越于上部也,焉可不引而归原耶?是以补中益气汤,与肾气丸并用,朝服补阳,暮服补阴,互相培养。但先后轻重之分,明者知之,不必详述。

或问:肾气丸中,以地黄为君,恐其泥膈,或于脾胃有妨乎?曰:肾气丸中,尽是肾经的药,并无一味脾胃药杂其中,径入肾经,焉能泥膈?凡用药须要分得阴阳水火清净②,如朝廷有六部,一部有一部之事,一部有一部用事之人。今欲输纳钱粮,而可与天曹用事之人同议乎?曰:若如所言,予正谓肾经水部,不可与脾经户部相杂之谓耳。曰:余所谓不杂者,谓肾水药中,不可杂脾土药,脾胃药中,不得杂肾经药。如四君子汤,脾经药也,杂地黄其中,则泥膈矣;八味地黄丸,肾经药也,加人参则杂矣。若论肾与脾胃,水土原是一气,人但知土之为地,而不知土亦水也。自天一生水,而水之凝成处,始为土,土之坚者为石,此后天卦位坎之后,继之艮,艮为山为土。艮土者,先天之土,水中之主也,土无定位,随母寄生,随母而补,故欲补太阴脾土,先补肾中少阳相火,若水谷在釜中,非釜底有火则不熟。补肾者,补肾中火也,须用八味丸。医不达此,而日从事于人参、白术,非探本之术,盖土之本初原是水也。世谓补肾不如补脾,余谓

---

① 上段参《脾胃论·补中益气汤》。
② 净:疑为"浊"。

补脾不如补肾。

> **按**：胃为水谷之海，五脏六腑之大主，人受水谷之气以生。《素问·经脉别论》云："饮入于胃，游溢精气，上输于脾，脾气散精，上归于肺……水精四布，五经并行。"若因喜怒不节，起居不时，饥饱劳役过度，损伤脾胃，脾胃气虚，运化失权，先天之气无所资，则元气不足，阴火独盛而发热者，东垣首创补中益气汤，补益中气，甘温除热，实开甘温除热法之先河，发前人所未发，为后世医家所推崇。赵氏对其方药配伍有独到见解，认为心肺在上，肾肝在下，脾胃处于中州，为四脏之主气。中焦无形之气，所以蒸腐水谷，升降出入。先天之气，又为脾胃所主；后天脾土，非得先天之气不行。故补中益气汤方中，用柴胡、升麻，正以升发先天之气于脾土之中。赵氏谓：用升麻使由右腋而上，用柴胡使由左腋而上，非借参芪之功，则升提无力，是方所以补益后天中之先天也。可见，是篇赵氏虽为论补中益气汤，实在详释先后天之关系。
>
> 对于肾与脾胃，赵氏认为水土原是一气也。土无定位，随母寄生，随母而补。故欲补太阴脾土，先补肾中相火，使釜底有火，则釜中物熟。故赵氏云："盖土之本出原是水也，世谓补肾不如补脾，余谓补脾不如补肾。"可见，赵氏补肾重于补脾之观点略见一斑。

## 伤饮食论

《阴阳应象论》云：水谷之寒热，感则害人六腑。是饮食之伤，伤于寒热也。《痹论》云：饮食自倍，肠胃乃伤。是饮食之伤，自伤于饥饱也。古人治法，分上中下三等而治之，在上者因而越之，瓜蒂散之类主之；中者消化，神曲、麦芽、山查、三棱、广茂之类主之；在下者引而竭之，硝、黄、巴豆、牵牛、甘遂之类主之。古人又分寒热而治之，伤热物者，以寒药治之；伤寒物者，以热药治之。如伤冷物二分，热物一分，则用热药二停①，寒药一停，若备急丸是也。予意当随证加减，大抵饮食之病，伤寒物一边居多，以上法门，未必可为典要也。

当今方家，以平胃散为主，出入增减，亦可为脾胃之准绳。平胃者，胃中有高阜②，则使平之，一平即止，不可过剂，过剂则平地反成坎矣。今人以平胃散为常服补剂者，误也。不若枳术丸为胜。夫枳术丸，乃洁古老人所制，用枳实一两，白术二两，补药多于消药，先补而后消，以荷叶裹饭烧熟为丸。盖取荷叶色青，得震卦之体，有仰盂之象，中空而清气上升，烧饭为丸，以助谷气。谓洁古枳术一方，启东垣末年之悟，补中益气，自此始也。但洁古专为有伤食者设，今人以此丸为补脾药，朝服暮饵，更有益之橘、半、香、砂者，则又甚矣。吾恐枳实一味，有推墙倒壁之功，而人之肠胃中，既已有伤，墙壁不固，能经几番推倒乎？

至若山查、神曲、麦芽三味，举世所常用者，余独永弃。盖山查能化肉积，凡年久母猪肉，煮不熟者，入山查一撮，皮肉尽烂。又产妇儿枕痛者，用山查二十粒，砂糖水煎一碗服之，儿枕立化。可见其破气又破血，不可轻用。曲蘖③者，以米与水在瓷缸中，必借曲以酿成酒，必借蘖以酿成糖。脾胃在人身，非瓷缸比，原有化食之能。今食不化者，其所能者病也，只补助其能而食自化，何必用此消克之药哉？大凡元气完固之人，多食不伤，过时不饥。若夫先因本气不足，致令饮食有伤矣，前药一用，饮食虽消，但脾既已受伤，而复经此一番消化，愈虚其虚，明后日食复不化，犹谓前药已效，药力欠多，汤丸并进，展转相害，羸瘦日增，良可悲哉！余痛此弊，因申言之，凡太平丸、保和丸、肥儿丸之类，其名虽美，俱不敢用。盖名之美者，其药必恶，故以

---

① 停：份数。把总数分几份，其中的一份叫一停。
② 阜(fù 负)：土山。
③ 曲蘖(niè 捏)：酒母。

美名加之，以欺人耳目，非大方家可用也。故医有贫贱之医，有富贵之医。膏粱①之子弟，与藜藿②之民不同；太平之民，与疮痍③之民不同。乡村闾巷顽夫壮士，暴有所伤，一服可愈；若膏粱子弟，禀受虚弱，奉养柔脆，概以此术施之，贻害不小。夫有医术，有医道，术可暂行一时，道则流芳千古。有古方，有今方，有圣方，有俗方。余以为今人不如古人，不敢自立一方。若脾胃惟东垣为圣，择而用之，以调中益气、补中益气二方，因人增减。真知其寒物伤也，本方中加热药，如姜、桂之类；热物伤也，加黄连之类。真知有肉食伤也，加山查数粒；酒食伤也，加葛花一味，随证调理。此东垣之法，方士之绳墨也。然以寒治热而热不去，以热治寒而寒不除，奈之何？经曰：寒之不寒，是无水也；热之不热，是无火也。壮水之主，益火之原，此东垣之未及也。

如有食填太阴，名曰食厥者，上部有脉，下部无脉，不治则死。急以阴阳盐汤，探吐其物即愈。如有食积，肠腹绞痛，手不可按者，不得不下，审知其为寒积，必用巴豆感应丸下；审知其为热积，必用大黄承气汤。下之不当，死生立判，慎之哉！

昔张子和动辄言下，盖下之当也。仲景三承气，审之详密，可下、不可下、急下，分毫不爽。如下血积，必用桃仁、红花；下水必用牵牛、甘遂；下水中之血，必用虻虫、水蛭。今人畏而不敢下者，不明之罪小；无忌而妄用者，杀人之罪大。医司人命，忌易言哉！

何柏斋④云：造化生物，天地水火而已，主之者天，成之者地也，故曰乾知大始，坤作成物⑤。至于天地交合变化之用，则水火二气也。天运水火于地之中，则物生矣。然水火不可偏盛，太旱物不生，火偏盛也；太涝物亦不生，水偏盛也。水火和平而物生，自然之理。人之脏腑，以脾胃为主，盖饮食入于胃，而运以脾，犹地之土也。然脾胃能化物，实籍于水火二气，非脾所能也。火盛则脾胃燥，水盛则脾胃湿，皆不能化物，乃生诸病。制其偏而使之平，则治之之法也。

愚按："制其偏而使之平"一句，甚好。所谓制者，非去水去火之谓。人身水火，原自均平，偏者病也。火偏多者，补水配火，不必去火；水偏多者，补火配水，不必去水。譬之天平，此重则彼轻，一边重者，只补足轻之一边，决不凿去马子⑥，盖马子一定之数。今人欲泻水降火者，凿马子者也。

余于脾胃，分别阴阳水火而调之。如不思饮食，此属阳明胃土受病，须补少阴心火，归脾汤补心火，以生胃土也；能食不化，此属太阴脾土，须补少阳相火，八味丸补相火，以生脾土也。无非欲人培养一点先天之火气，以补土之母耳。若理中汤用干姜，所以制土中之水也；建中汤用芍药，所以制土中之木也；黄芪汤所以益土之子，使不食母之食也；六味丸所以壮水之主也；八味丸所以益火之原也。土无定位，寄旺于四时，无专能，代天以成化，故于四脏中兼用之。总之以补为主，不用克伐。脾气下陷，补中益气；肝木乘脾，加左金丸；郁怒伤脾，归脾汤；脾虚不能摄痰，六君子汤；脾肾两虚，四君、四神；阴火乘脾，六味丸；命门火衰，不生脾土，八味丸。先天之气足，而后天之气不足者，补中气为主；后天足而先天不足者，补元气为主。或曰：正当胸膈饱闷之时，数日粒米不下，陈皮、枳壳、木香、乌药，日夜吞咽，尚且不通，复可补乎？曰：此正因初先不知补益，擅用发散，克伐太过，虚否之病也。经曰：下焦虚乏，中焦否满，欲治其虚，则中满愈甚；欲消其痞，则下焦愈乏。庸医值此，难以措手，疏启其中，峻补于下。少用则邪塞于上。多用则峻补于下，所谓塞因塞用⑦者也。善用者能以人参一两，或七八钱，少加升麻一钱，大剂一服即愈。此《内经》之妙

---

① 膏粱：此指富贵人家。
② 藜藿：此指贫苦人家。藜，可食的嫩叶。藿，豆叶。
③ 疮痍：同"创痍"。
④ 何柏斋：何瑭，号柏斋，明代人，著《医学管见》。
⑤ 见《易·系辞上》。
⑥ 马子：即码子，天平的法码。
⑦ 塞因塞用：反治法之一，指用补益药治疗因虚而闭塞不通的真虚假实证。

用，不可不知也。

东垣云：酒者大热有毒，气味俱阳，乃无形之物也。若伤之，止当发散，汗出则愈矣。其次莫如利小便，乃上下分消其湿。今之病酒者，往往服酒癥丸大热之药下之，又有牵牛、大黄下之者，是无形元气受病，反下有形阴血，乖误甚矣。酒性大热，已伤元气，而复重泻之，亦损肾水真阴，及有形血气，俱为不足。如此则阴血愈虚，真水愈弱，阳毒之热大旺，反增其阴火，是元气消铄，折人长命，不然则虚损之病成矣。宜以葛花解酲汤主之①。

**葛花解酲方**

青皮去瓤，三钱　木香五分　橘红　人参　茯苓各一钱五分　猪苓一钱五分　白豆蔻五分　葛花五分　砂仁五分　泽泻一钱　白术二钱　干姜一钱　神曲一钱

右为细末，每服三钱，白汤调下。得微汗则病去。此东垣原方，宜加减用。

**按**：《素问·阴阳应象大论》云："水谷之寒热，感则害人之六腑。"《素问·痹论》又云："饮食自倍，肠胃乃伤。"对于伤食，方家多以平胃散为主，佐以山楂、神曲、麦芽及硝黄等消食导滞之品，唯赵氏则异。赵氏认为：脾胃者，原有化食之能，今食不化者，其所能者病也，只补助其能而食自化，何必用此消克之药。主张补益脾胃，助其脾运。并进一步提出：脾胃能化物，实由于水火二气，寒之不寒，是无水也；热之不热，是无火也。壮水之主以制阳光，益火之源以消阴翳。发东垣之未发，强调肾的作用，脾不能运化，责之水火不足。若先天之气足，而后天之气不足者，以补中气为主；后天足而先天不足者，以补元气为主。如不思饮食，此属阳明胃土受病，须补少阴心火，归脾汤主之，以生胃气；如能食不化，此属太阴脾土，须补少阳相火，八味丸主之，以生脾土。

# 中暑伤暑论

中暑者，面垢自汗口燥。闷倒昏不知人，背冷，手足微冷，或吐、或泻、或喘、或满是也。当是时，切勿便与冷水，或卧冷地。如行路喝②死者，即置日中热地上，以小便溺热土上，取热土罨病人脐上，急以二气丹同苏合香丸，汤调灌下。如无二气丹，研蒜水灌之亦可。盖中伤暑毒，外阳内阴，诸暑药多用暖剂，如大顺散之用姜、桂，枇杷叶散之用丁香。蒜亦辛热之物，又蒜气臭烈，能通诸窍也。

东垣分阴阳动静而治之。

静而得之者，为阴证。或深堂水阁，过处凉室，以伤其外；或浮瓜沉李，过食生冷，以伤其内，所谓因暑而伤暑者也。其病必头痛恶寒，肢节疼痛而烦心，肌肤大热无汗，腹痛吐泻。为房室冷物之阴寒所遏，使周身阳气不得伸越，以大顺散主之。

动而得之者，为阳证。或行人或农夫，于日中劳役得之，为热伤元气。其病必苦头疼发燥恶热，扪之肌肤大热，必大渴引饮，汗大泄，齿燥，无气以动，乃为暑伤气，苍术白虎主之。若人元气不足，用前药不应，惟清暑益气汤，或补中益气汤为当。大抵夏月阳气浮于外，阴气伏于内。若人饮食劳倦，内伤中气，或酷暑劳役，外伤阳气者多患之，法当调补元气为主，而佐以解暑。若阴寒之证，用大顺散、桂、附大辛热之药。此《内经》舍时从证之良法，不可不知。今人患暑证殁而手足指甲或肢体青黯，此皆不究其因，不温其内，而泛用香薷饮之类所误也。夫香薷饮，乃散阳气、导真阴之剂也，须审有是证而服之，斯为对证。今人平日间恐患暑病，而先服此以预防，适所以招暑也。若人元气素虚，或房劳过度而饮之者，为祸尤不浅。若欲预防，惟

---

① 见《脾胃论·论饮酒过伤》及《内外伤辨惑论·论酒客病》。
② 喝（yē 耶）死：中暑而死。

孙真人①生脉散，为夏令最宜。

暑乃六气中之一，即天上火，惟此火可以寒水折之，非比炉中火与龙雷火也。凡伤暑腹痛，吐泻交作者，一味冷井水，加清蒿汁饮之立愈。暑毒从小便中泄矣。名曰臭灵丹。

暑喜伤心，心属南方火，从其类也。小肠为心之腑，利心经暑毒，使繇小肠出，故青蒿、香藿为要。

有因伤暑，遂极饮冷水，或医者过投冷剂，致吐利不止，外热内寒，烦躁多渴，甚欲裸形，状如伤寒，此阴盛格寒，宜用温药。香薷饮中加附子，浸冷服。

又有因冒暑，吐极胃虚，百药不入，粒米不下，入口即吐，病甚危笃。急用人参一钱，黄连五分，姜汁炒焦，糯米一撮，水一钟，煎一小酒盏，候冷用茶匙徐徐润下，少顷再入一匙。得入数匙不吐，尽一小盏，便可投药食矣。

暑病与热病相似，但热病脉盛，暑病脉虚为辨耳。

**二气丹**　治伏暑伤冷，二气交错，中脘痞结，或吐或泻。

硝石　硫黄各等分

右为细末，石器内火炒令黄色，再研，用糯米丸如梧桐子大。每服四十丸。

**大顺散**　治冒暑伏热，引饮过多，脾胃受湿，水谷不分，霍乱呕吐，脏腑不调。

甘草三两　干姜　杏仁　肉桂各四两

右先将甘草炒八分黄色，次入干姜同炒，令姜裂，次入杏仁同炒，令杏仁不作声为度，用筛筛净后，同作一处捣罗②。每服二钱，水一钟，煎七分，温服。如烦躁，井花水③调服，不拘时。

**香薷饮**　治伏暑引饮，口燥咽干，或吐或泻，并皆治之。

香薷半斤　白扁豆炒，四两　厚朴姜汁炒，四两　黄连姜汁炒，二两

上㕮咀④。每服三钱，水一钟，入酒少许，煎七分温服。

**十味香薷饮**　消暑气，和脾胃。

香薷一两　人参　陈皮　白术　茯苓　黄芪　白扁豆　木瓜　厚朴姜汁炒　甘草炙，已上各半两

右为细末，每服三钱，冷水调下。

**清暑益气汤**

黄芪一钱　苍术钱半　升麻一钱　人参　白术　陈皮　神曲　泽泻各五分　甘草　黄柏　葛根　青皮　当归　麦门冬各三分　五味子九粒

水二钟，煎至一钟。

《内经》曰：阳气者，卫外而为固也，热则气泄。今暑邪干卫，故身热自汗，以黄芪甘温补之为君，人参、陈皮、当归、甘草微温补中益气为臣，苍术、白术、泽泻渗利而除湿，升麻、葛根苦甘甘平，善解肌热。又以风胜湿也，热则食不消，而作痞满，故以炒曲甘辛，青皮辛温，消食快气。肾恶燥，急食辛以润之，故以黄柏苦寒，借其气味，泻热补水。虚者滋其化源，故以麦门冬、五味子酸甘微寒，救天暑之伤庚金为佐。此病皆繇饮食劳倦，伤其元气，乘天暑而发也。元气不虚，暑邪从何处而入哉？

一小儿患呕吐泻利，烦躁搐搦，或以为惊，或以为风。余见其口燥，手指茶壶，腹中鸣，出对诸医曰：易治也，借药笼中三味药足矣。用黄连五分，甘草三分，人参五分，水煎冷服，下咽顷刻，即睡而安。或问曰：黄连、甘草解毒善矣，又加人参五分，谓何？余曰：若不用参，此儿当病气弱数日，得参明后日复如无病人矣。次日果然。

**白虎汤**

石膏　知母　甘草　人参　糯米

此方是暑月热病发热之正方，名曰白虎者，西方之金神也。将来者进，成功者退，使秋金之令行，则火令退听。石膏寒中之药，淡而辛，能汗能利，必审其人有大汗而渴、齿燥，其脉洪而长，时当夏月可用。若无汗不渴，脉虚而不洪

---

① 孙真人：即孙思邈，唐代著名医家，著有《千金要方》、《千金翼方》。
② 捣罗：(将药物)捣碎并筛成极细粉末。
③ 井花水：即井水。
④ 㕮咀(fǔjǔ 辅举)：本指咬嚼。泛指炮制。用刀切或捣剉等法。

长，或重按全无，虽壮热、口渴，象白虎汤证，此系脾胃气虚，元阳不足，误服白虎必死。又有一等大失血后，或妇人产后，壮热喘促，面赤引饮，脉虚，名曰血虚发热，最忌白虎，须用当归补血汤则安。

《夷坚甲志》①云：昔虞丞相自渠川被召，途中冒暑，得疾泄痢连月。萝壁②间有韵语云：暑毒在脾，湿气连脚，不泄则痢，不痢则疟。独炼雄黄，蒸饼和药，甘草作汤，服之安乐。别作治疗，医家大错。如方制服，其疾随愈。引此为例，余可类推。

> **按**：赵氏云："暑乃六气中之一，即天上火，惟此火可以寒水折之，非比炉中火与龙雷之火也。"暑之中人，易伤津耗气，故可见头疼身热、自汗心烦、口渴面垢。如因失治误治，而传于他脏，入肝则眩晕顽麻，入脾则昏睡不觉，入肺则喘咳痿躄，入肾则消渴烦躁，归心则神昏卒倒。有静而得之者，有动而得之者。《素问·阴阳应象大论》曰："壮火食气，少火生气。"若人元气不足，或饮食劳倦内伤中气，或酷暑劳役外伤阳气者，法当调补元气为主，佐以解暑；若为阴寒之证，可用大顺散桂附等大辛大热之药，此《内经》舍时从证之法也。若欲预防，可用孙真人之生脉散，益气养阴，为夏令最宜。可见，伤暑中暑之病因兼症错杂，故赵氏提出：临证不可不究其因，而泛用香薷饮白虎汤之类，要辨证施治，固其根本。

## 湿 论

有在天之湿，雨露雾是也。在天者本乎气，故先中表之荣卫。有在地之湿，泥水是也，在地者本乎形，故先伤肌肉筋骨血脉。有饮食之湿，酒水乳酪是也。胃为水谷之海，故伤于脾胃。有汗液之湿，谓汗出沾衣，未经解换者是也。有太阴脾土所化之湿，不从外入者也。阳盛则火胜，化为湿热；阴盛则水胜，化为寒湿。其证发热恶寒，身重自汗，筋骨疼痛，小便秘涩，大便溏泄，腰痛不能转侧，跗肿肉如泥，按之不起。

经曰：因于湿，首如裹。湿气蒸于上，故头重。又曰：湿伤筋③，故大筋软短，小筋弛长，短为拘，弛长为痿。又曰：湿胜则濡泄。故大便溏泄，大便泄故小便涩。又曰：湿从下受之，故跗肿④。又曰：诸湿肿满，皆属脾土。故腹胀肉如泥。湿气入肾，肾主水，水流湿，各从其类，故腰肾痛。

治法：在上者当微汗，羌活胜湿汤；在下者当利小便，五苓散。夫脾者，五脏之至阴，其性恶湿。今湿气内客于脾，故不能腐熟水谷，致清浊不分，水入肠间，虚莫能制，故濡泄，法当除湿利小便也。

东垣曰：治湿不利小便，非其治也。又曰：在下者引而竭之。圣人之言，虽布在方策⑤，其不尽者，可以意求耳。夫湿淫从外而入里，若用淡渗之剂以除之，是降之又降，是复益其阴，而重竭其阳，则阳气愈削，而精神愈短矣；是阴重⑥强阳重衰，反助其邪之谓也。故用升阳风药即瘥。以羌活、独活、柴胡、升麻各一钱，防风根半钱，炙甘草半钱，水煎热服。大法云：湿淫所胜，助风以平之。又曰：下者举之。得阳气升腾而愈矣。又曰：客者除之。是因曲而为之直也。夫圣人之法，可以类推，举一而知百也。

有脚气类伤寒，发热恶寒，必脚胫间肿痛，俱从湿治。《千金方》有阴阳之分：阴脚气，胫处肿而不红；阳脚气，肿而红者是也。

有湿热发黄者，当从郁治，凡湿热之物，不郁则不黄。禁用茵陈五苓散。凡见用五苓茵陈者，十不一生。当用逍遥散，方见《郁论》。

---

① 《夷坚甲志》：宋·洪迈著。为笔记小说集《夷坚志》的一部分。
② 萝壁：蔓生着女萝的墙壁。
③ 湿伤筋：原文作"湿热不攘"，见《素问·生气通天论》。
④ 查《内经》无此文。
⑤ 方策：典籍，此作记载于典籍中之意。
⑥ 重：更加。

凡伤寒必恶寒，伤风必恶风，伤湿必恶雨。如伤湿而兼恶寒无汗，骨节疼痛者，仲景有**甘草附子汤**。

甘草炙，一钱　附子钱半　白术二钱　桂枝四钱

水煎，作一服。

**《金匮》防己汤**　治湿胜身重阳微，中风则汗出恶风，故用黄芪、炙甘草以实表，防己、白术以胜湿。

防己三钱　甘草钱半，炙　白术二钱　黄芪三钱半

加生姜、大枣，水煎作一服。

**羌活胜湿汤**　通治湿证。

羌活　独活　藁本　防风　甘草　川芎各一钱　蔓荆子三分

如身重腰痛沉沉然，经中有寒也，加酒防己五分，附子五分。

有一友宦游京师，病腿痛发热，不能履地，众以为腿痈。延予视之，扶掖而出见。予曰：非痈也。以补中益气汤，加羌活、防风各一钱，一服如失。次日乘马来谢。

余一日患阴丸一个肿如鸭卵，发热，以温热证治之，不效。细思之，数日前从定海小船回，有湿布风帆在座下，比①登舟②始觉，以意逆之，此感寒湿在肾丸也。乃用六味地黄，加柴胡、吴茱萸、肉桂各一钱，独活五分，一服而热退，再服而肿消。后有患偏坠者，此方多妙。

**按**：湿有天之湿，雨露是也，伤人肌表营卫；地之湿，水泥是也，伤人皮肉筋脉；饮食之湿，酒饮乳酪是也，乃伤脾胃。汗液之湿感于外，脾气之湿动于中。《徐大椿医书全集·湿证》云："湿气在上则头重目黄，鼻塞声重；在中则痞闷不舒，肠鸣漉漉；在下则足跗浮肿，膝胫重痛……"结合临床及兼夹邪气，湿证多见于痹证、痰饮、泄泻、黄疸、淋证及痛证、癫证、咳嗽、眩晕等病。湿证的治疗，赵氏法东垣之"治湿不利小便，非其治也"，提出"在上者当微汗，在下者当利小便"。并指出若湿淫从外入里者，不可用淡渗之剂复益其阴而重竭其阳，而应用升阳风药发散之；对于湿热发黄，赵氏提出当从郁论治，禁用茵陈五苓散，方用逍遥散，此乃开前人未有之先河。然据其所举案例，赵氏治湿多注重湿之本原，俾使脾虚不能制湿者，助健运之堤防，使湿从气化消散；肾虚不能化湿者，滋蓄泄之气机，使湿从小便分消。临床当参考应用，辨证施治，不可拘于一法。

## 疟　论

或问曰：经云夏伤于暑，秋必病疟。前人虽备言之，旨殊未畅，盍明示诸？曰：不发于夏，而发于秋，此亢则害承乃制，子来救母之义。盖暑令当权，君火用事，肺金必受伤克。火位之下，水气承之，肾水为肺之子，因母受火伤，子来承之，以制火救母。于是水火相战，阴阳交争，大胜则大复，小胜则小复，此阴阳胜复之常理，疟之所由作也。然而有病有不病者。盖邪之所凑，其气必虚，故其人元气不固者，暑邪得以乘之。所以治疟，以扶元气为主。

发在夏至后处暑前者，此三阳受病，伤之浅者，近而暴也；发在处暑后冬至前者，此三阴受病，伤之重者，远而深也。

发在子半之后午之前，是阳分受病，其病易愈；发于午后者，是阴分受病，其病难愈。

或问曰：有一日一发，有间日一发，有三日一发，何也？曰：在阳则发早，在阴则发晏③，浅则日作，深则间日。夫人荣卫之气，一日一周，历五脏六腑、十二经络之界分。每一界各有一舍，荣卫之有舍，犹行人之传舍也。邪气客于荣卫之舍，与日行之卫气相接，则病作，离则病退，故一日一周，有止发之定期。其间日而作者，气

---

① 比：等到。
② 登舟：天盖楼本作"上岸"。
③ 晏：晚，迟。

之舍深，内薄①于阴，阳气独发，阴气内著，阴与阳争，不得出，故间日而作也；三日一作者，邪入于三阴也。作于子午卯酉日者，少阴也；寅申巳亥日者，厥阴也；辰戌丑未日者，太阴也。

凡治疟必先问其寒热多寡，而参之脉证。有寒多热少者，有热多寒少者。大抵寒热往来，皆属少阳经证，治法当以小柴胡为主。若寒多者，小柴胡加桂枝。有但热不寒者，名曰瘅疟；有但寒不热者，名曰牝疟。《金匮》云：阴气孤绝，阳气独发，则热而少气烦冤，手足热而欲呕，名曰瘅疟。邪气内藏于心肺，外舍于分肉之间，令人消烁脱肉。又云：温疟者，其脉如平人，身无寒但热，骨节疼烦，时时呕逆，以白虎加桂枝汤主之；但寒者，名曰牝疟，蜀漆散主之②。此寒热多寡之定法也。然亦有不可执者，当察其脉之虚实何如。若但寒者，其脉或洪实或滑，当作实热治之；若但热者，其脉或空虚或微弱，当作虚寒治之。

仲景云：疟脉自弦。弦数者多热，弦迟者多寒。弦小紧者可下，弦迟者可温，弦紧者可发汗及针灸也。弦数者，风痰发也，以饮食消息止之③。

凡疟将发之时，与正发之际，慎勿施治，治亦无效。必待阴阳并极而退，过此邪留所客之地，然后治之，且当病未发二三时前，迎而夺之可也。

古今治疟证候，有风寒暑湿不同治疗，有汗吐下各异方术，无虑千百，不能尽述。独"无痰不成疟，无食不成疟"，深得致疟之因。"无汗要有汗，散邪为主；有汗要无汗，扶正气为主"，深得治疟之法。以青皮饮一方，治秋时正疟，随证加减，屡用屡效。若胃中有郁痰伏结者，以草果饮一服即愈。

服前方不应，当以补中益气汤，倍柴胡加半夏、生姜，养正而邪自除。薛立斋先生云：凡人久疟，诸药不效，以补中益气汤内加半夏，用人参一两，煨姜五钱，此不截之截也，一服即愈。

仁斋云：有人脏腑久虚，大便常滑，忽得疟疾，呕吐异常。以二陈加人参、白豆蔻，进一二服，病人自觉气脉顿平，寒热不作。盖白豆蔻流行三焦，元气荣卫一转，寒热自平。继今遇有呕吐发疟之证，或其人素虚者，慎勿用常山等药。

以上专论秋时正疟之法也。世间似疟非疟者多，世人一见寒热往来，便以截疟丹施治，一截不止则再截，再截而止，止而复发复截，以致委顿，甚或因而致毙者有之。是不可不辨也。经曰：阳虚则恶寒，阴虚则恶热。阴气上入于阳中，则恶寒，阳气下陷于阴中，则恶热。凡伤寒后、大病后、产后劳瘵等证，俱有往来寒热，似疟非疟，或一日二三度发，并作虚治。但有阳虚阴虚之别，阳虚者补阳，如理中汤、六君子汤、补中益气汤加姜桂，甚则加附子。诸方中必用升麻、柴胡，以提出阴中之阳，水升火降而愈。医书中有论之者矣。至于阴虚者，其寒热亦与正疟无异，而阴疟中又有真阴真阳之分，人所不知。经曰：昼见夜伏，夜见昼止，按时而发，是无水也；昼见夜伏，夜见昼止，倏忽往来，时作时止，是无火也。无水者，壮水之主，以镇阳光，六味汤主之；无火者，益火之原，以消阴翳，八味汤主之。世人患久疟而不愈者，非疟不可愈，乃治之不如法也。丹溪云：夜发者邪入阴分，宜用血药引出阳分，当归、川芎、红花、生地、黄柏治之。亦未及真阴真阳之至理。遍考诸书"疟论"，并未能露其意，且余常试有神验，故特表而出焉。余见发疟有面赤口渴者，俱作肾中真阴虚治，无不立应。凡见患者寒来如冰，热来如烙，惟面赤如脂，渴欲饮水者，以六味地黄加柴胡、芍药、肉桂、五味，大剂一服便愈。

有渴甚者，每发时饮汤不绝，必得五六大壶方可。余以六味丸一料，内肉桂一两，水十碗，作四砂锅，煎五六碗，以水探冷，连进代茶，遂熟睡渴止而热愈。

又有恶寒恶热，如疟无异，面赤如脂，口渴不甚，吐痰如涌，身以上热如烙，膝以下自觉冷。此真阳泛上，肾虚之极，急以附子八味地黄汤，大剂冷饮而热退，继以人参建中汤

---

① 薄：迫近。
② 以上二段引文见《金匮要略·疟病脉证并治》，与原文略有出入。
③ 见《金匮要略·疟病脉证并治》，与原文稍有出入。

调理。

**加减地黄方** 肾肝同治之法。

熟地四钱 山药二钱 山茱萸肉二钱 丹皮钱半 茯苓钱半 泽泻一钱 五味子一钱 柴胡一钱 芍药一钱 肉桂一钱

水三钟，煎一钟服。

**八味地黄方**，即如前六味分两，外加附子一钱、肉桂一钱。

**补中益气汤加半夏方**

人参 黄芪 甘草 当归 白术 柴胡 升麻 陈皮 半夏 加煨姜

**六味丸方**

熟地八两 山药四两 山萸肉四两 丹皮三两 茯苓三两 泽泻三两 加肉桂一两

**建中汤方**

人参一钱 芍药二钱 甘草一钱 肉桂七分 大枣 饴糖

又有一等郁证似疟者，其寒热与正疟无异，但其人口苦、呕吐清水或苦水、面青、胁痛、耳鸣、脉涩。须以逍遥散加柴、连、贝母，倍柴胡，作一服。继以六味地黄，加柴胡芍药调理而安。

至于三阴疟者，惟太阴疟，当用理中汤，必加肉桂，若少阴厥阴，非八味地黄不效。

**逍遥散** 治郁疟。

柴胡一钱 芍药一钱 陈皮一钱 牡丹皮一钱 茯神一钱 当归一钱 白术一钱 贝母一钱 薄荷七分 黄连五分，每一两用吴茱萸二钱，水拌炒焦色，合用

**青皮饮**

青皮 厚朴 白术 柴胡 草果仁 茯苓 黄芩 半夏 甘草

此方小①柴胡为主，大抵寒热往来，属少阳经证，故用以为君。草果、厚朴所以化食，青皮、半夏所以祛痰。寒多者，可加肉桂；热多者，可加黄连。

**草果饮** 治脾胃有郁痰伏涎者，元气壮强者可用，虚者莫用。

草果 常山 知母 乌梅 槟榔 甘草 穿山甲

赵以德云：知母性寒，入足阳明药，用治阳明独盛之火热，使其退就太阴也。草果性温药，治足太阴独盛之寒，使其居于阳明也。二经合和，则无阴阳交错之变，是为君。常山主吐胸中痰结，是为臣。甘草和诸药，乌梅去痰，槟榔除痰癖，破滞气，是佐药。穿山甲者，以其穿山而居，遇水而入，则是出阴入阳，穿其经络于荣分，以破暑结之邪，为之使也。

**白虎汤加桂方** 治瘅疟。若脉虚弱，不宜。

石膏一斤 知母六两 甘草二两 桂枝去皮，三两 糯米二合②

每服五钱。

**蜀漆散** 治牝疟，见《金匮》。③

蜀漆烧去腥 云母烧三夜 龙骨各等分

右为散。未发前，以浆水服半钱匕。如温疟，加蜀漆一钱，临发时服一钱匕④。

**牡蛎汤** 治牡疟。

牡蛎四两，熬 麻黄去节 蜀漆各三两 甘草二两

水八升，先煮蜀漆、麻黄去沫，得六升，纳诸药，煮取二升，温服一升，若吐则勿更服。

**理中汤** 此方专治太阴疟，必加肉桂一钱乃效。

人参二钱 白术二钱 干姜钱半 炙甘草一钱

**按**：疟疾是由于感受疟邪而引起的以寒战、壮热、头痛、汗出、休作有时为临床特征的一种疾病，多发于夏秋季节。最早见于《内经》，《素问·疟论》曰："夏伤于暑，秋为痎疟。"疟病因夏感暑气至秋复加时邪而发，赵氏提出："独无痰不成疟，无食不成疟，深得致疟之因；无汗要有汗，散邪为主；有汗要无汗，扶正为主。深得治疟之法。"而张景岳在《地质录·论无痰不作

---

① 小：人卫本作"以"。
② 合(gě 葛)：古代容量单位，一升的十分之一。
③ 见《金匮要略·疟病脉证并治》，方药剂量及服法亦与原文有出入。
④ 钱匕：古代量取药末的器具。一钱匕约今2克多。

疟》中说："痰本因疟邪以生，而非因痰以有疟邪者。"在《景岳全书·疟疾》中说："疟疾之作……无非外邪为之本，岂果因食因痰有能成疟者耶。"可见，疟疾之因并非完全如赵氏所述因食因痰。因此，临床上要谨察病机，据证施治。

## 痢疾论

痢者，古名滞下是也。里急后重，逼迫恼人，或脓或血，或脓血相杂，或无糟粕，或糟粕相杂，或肠垢，或痛或不痛，或呕或不呕，或发热或不发热。当详辨其阴阳寒热虚实而施治，不可偏执一见也。

《原病式》①云：利为湿热甚于肠胃，怫郁而成，其病皆热证也，俗以白痢为寒误也。世有用辛热药而愈者，盖病微，得热则郁结开通，气和而愈；甚者其病转极。故治痢者，必用寒以胜热，燥以胜湿，少加辛热佐之，以为发散开通之用，如此无不愈者。

丹溪谓：仲景可下者，悉以承气汤下之。大黄之寒，其性善走，佐以厚朴之温，善行滞气，缓以甘草之甘，饮以汤液，荡涤肠胃，滋润轻快，积行即止。禁用砒、丹、巴、硇等药，恐其暴悍毒气，有伤肠胃清纯之气。又谓《局方》例用热药为主，涩药为佐，用之于下痢清白者犹可，其里急后重，经所谓"下重者，皆属于火"。又加湿②热之药，非杀而何？按前论皆专主寒治之说，以为痢发于秋，是暑月郁热所致，其理甚著，其议论亦和平。但不详所以致郁热者，多因暑热酷烈，过饮冰水，过食生冷，热为寒郁，久而为沉寒积冷者，亦有之，不可泥定是热。当辨证切脉，真知其有热积，方可大黄。若系寒积而用大黄，不惟不行，反增痛极而危矣。大凡下热痢用大黄，下寒痢用巴豆，有是病则服是药，详按古人之成法，不容毫发差谬。《内经》通因通用，原有两条，有酒蒸大黄，有蜡丸巴豆，分析甚明，不可不考也。又谓湿③热之药，用于下痢清白者犹可，则谓纯红血痢者，必不可用温热矣。然王海藏有云：暑月血痢，不用黄连，阴在内也。《本草衍义》云：有一男子暑月患血痢，医以凉药逆治，专用黄连、木香、阿胶。此病始感便治则可，病久肠虚，理不可服，逾旬几至委顿，理当别治此一段论，又见《证类本草·序》中。海藏云：杨师三朝三大醉，至醒发大渴，饮冷水三巨杯，次日又饮茶三碗，后病便鲜血，四次约一盆。先以吴茱萸丸，翌日又以平胃、五苓各半散，二大服血止。复白痢，又以感应丸，四服白痢乃止，其安如故。或问曰：何为不用黄连之类以解毒，而所用者温热之剂乎？予曰：若用寒凉，其疾大变难疗，寒毒内伤，复用寒凉，非其治也。况血为寒所凝，浸入大肠间而便下，得温乃行，所以用热药其血自止。经曰"治病必求其本"，此之谓也。胃既得温，其血不凝而自行，各守其乡矣。举此为例，可见不可偏执用寒之说。倘有遇血痢者，不可偏见以为热也。

大抵后重者宜下；腹痛者宜和；身重者宜除湿；脉弦者去风；脓血稠粘者，以重药④竭之；身冷自汗者，以毒药⑤温之；风邪内缩者，宜汗之；滑泄不及拈衣者，止涩之；鹜溏为利，宜温之而已。必当求其所因，辨其阴阳而治之，斯得之矣。

世人一见滞下，不分寒热阴阳虚实，便以大黄汤荡涤之，是重剂也；其次者黄芩芍药汤和之，是轻剂也。香连丸是常药也，当归、芍药和其血；槟榔、枳壳调其气。见有血色者，红花、生地、地榆以凉其血，黄连、黄柏以清其火。朝夕更医，出入增减，不过如此。已濒于危，犹曰血色依然，腹痛未减，谁敢温补，死而无悔，伤哉伤哉！

凡腹痛后重，小便短少，口渴喜冷饮，大肠口燥辣，是为挟热下痢，前法固宜，若腹痛口不渴，喜热饮，小便清长，身不热，腹喜热手熨者，是为挟寒下痢，须理中姜桂温之。至于初起受

---

① 《原病式》：即《素问玄机原病式》，金·刘完素撰。
② 湿：人卫本作"温"。
③ 湿：天盖楼本作"温"。
④ 重药：此指荡涤峻下药。
⑤ 毒药：此指药性峻猛的药物。

病，原系热痢，迁延日久，各证不减，或反加重，理当别治，竟作虚看，须用补中益气一升一补。倍加参芪温补，如小腹重坠，切痛奔豚，此兼属少阴症，急加吴萸、肉桂、破故纸、肉果，甚则加附子；如有纯血者，加炒黑干姜，虚回而利自止。若必待血清利止而后补，亦晚矣。

世间似痢非痢者多。东垣云：饮食有伤，起居不时，损其胃气，则上升清华之气，反从下降，是为飧泄。久则太阴传少阴，而为肠澼，里急后重，脓血相错，数至圊而不能即便者，专用补中益气汤为主，使升降之道行，其痢不治而自消矣。余法东垣，凡有热者，加姜炒黄连；有寒者加姜桂；兼小腹痛者，用建中汤；有风湿者，加防风羌活；肝气乘脾者，倍柴胡，加芍药、木香；滑泄者，加粟壳、诃子。如此温补不愈，又当别治。经曰：热之不热，是无火也。无火者，益火之原，急补命门之火，以生脾土之母。此万举万全之策也。

又有一等阴虚似痢者，即五泄中大瘕泄者是也。经曰：里急后重，数至圊而不能便，必茎中痛①。褚氏云：阴已耗而复竭之，则大小便牵痛，愈痛则愈便，愈便则愈痛。其证红白相杂，里急后重，悉似痢疾，必小便短涩而痛，或不通而痛，或欲小便而大便先脱，或欲大便而小便自遗，两便牵引而痛，此肾虚之危证。急以八味地黄，加补骨脂、肉豆蔻、阿胶，兼理中汤加升麻、桂、附，相继间服，庶可挽回。世以痢药致毙者，不可枚举。特详见《先天要论》泄泻条内。

有一等积滞已少，但虚坐努责，此为下多亡血，倍用当归为主，生血药为佐，血生自安。此是血虚阴证。

后重有二：邪气坠下者，圊后不减；虚努不收者，圊后随减。此可以辨虚实。

有一等噤口痢者，汤药入口随出，在下缠住急迫，多因热毒炽盛，逆冲胃口，胃气伏而不宣。急用黄连以吴茱萸炒过，拣去茱萸，人参等分，加糯米一撮，浓煎一盏，细口一匙润下。但得二三匙咽下，便不复吐矣。如吐再服。

有一等寒气逆上者，用温补之药调之，其病易治。

有一等休息痢者，经年屡月，愈而复发，此系寒积在大肠底，诸药所不到。独巴豆一味研炒，蜡丸如龙眼大，空腹服之，再不复发。此亦通因通用之法也。

不肖体素丰，多火善渴，虽盛寒，床头必置茗碗，或一夕尽数瓯②许。又时苦喘急。质之先生，为言此属郁火证，常令服茱连丸，无恙也。丁巳之夏，避暑檀州，酷甚，朝夕坐冰盘间，或饮冷香薷汤，自负清暑良剂。孟秋痢大作，初三昼夜下百许，次红白相杂，绝无渣滓，腹胀闷，绞痛不可言。或谓宜下以大黄，先生弗顾也，竟用参术姜桂渐愈。犹白积不止，服感应丸而痊。后少尝蟹螯，复泻下委顿，仍服八味汤，及补剂中重加姜桂而愈。夫一身历一岁间耳，黄连苦茗，曩③不辍口，而今病以纯热瘥。向非先生，或投大黄凉药下之，不知竟作何状。又病室④孕时，喘逆不眠，用逍遥散立安。又患便血不止，服补中黑姜立断，不烦再剂。种种奇妙，未易殚述。噫！先生隔垣见人，何必饮上池水哉！闻之善赠人者以言，其永矢勿谖者，亦以言。不肖侏儒未足为先生重，窃以识明德云尔。四明弟子徐阳泰顿首书状。

世有疟后痢，有痢后疟者。夫既为疟后发泄已尽，必无暑热之毒，复为痢疾，此是元气下陷，脾气不能升举，似痢非痢也。既为痢后下多则亡血，气又随痢散，阴阳两虚，阳虚则恶寒，阴虚则恶热，故寒热交战，似疟非疟也。俱作虚论，俱用补中益气加温补，其病自愈。

有一孕妇疟、痢齐发，医治两月余，疟止而痢愈甚，又加腹痛，饮食少进，延余视之。余曰：虚寒也。以补中益气加姜桂，一服痢止太半，再一服而反加疟病大作。主人惊恐。余曰：此吉兆也。向者疟之止，乃阴盛之极，阳不敢与之

---

① 见《难经·五十七难》。
② 瓯：盆盂一类的器具。
③ 曩（náng 囊）：从前。
④ 病室：应指徐阳泰之妻。

争。今服补阳之剂，阳气有权，敢与阴战，再能助阳之力，阴自退听。方中加附子五分，疟痢齐愈。大服补剂，越三月产一子，产后甚健。

**大黄汤**

用大黄一两，锉碎

好酒二大盏，浸半日，煎至一盏半，去渣，分作二服。痢止勿服。如未止再服，取利为度。

**芍药汤**

芍药一两 当归 黄连 黄芩各五钱 肉桂二钱半 大黄 甘草 槟榔各二钱 木香一钱

上九味，每服五钱，水二钟，煎至一钟。

**香连丸**

黄连净，二十两，用吴茱萸十两同炒焦，捡去茱萸不用 木香五两，不见火

上为细末，醋糊丸，如桐子大。每服三十丸，米饮下。

**感应丸** 新旧冷积并可治。此方神妙不可言，虽有巴豆不令人泻下，其积自然消化。

南木香 肉豆蔻 丁香各一两半 干姜泡，一两 百草霜二两 巴豆七十粒，去皮心膜，研去油 杏仁一百四十粒，去皮尖

上前四味为末，外入百草霜研，与巴豆杏仁共研，七味同和匀。用好黄蜡六两，溶化成汁，以重绢滤去渣。更以好酒一升，于砂锅内，煮蜡数沸倾出。酒冷其蜡自浮于上，取蜡称用。丸用清油一两，铫①内熬令香熟，次下蜡四两，同化成汁，就铫内乘热拌和前药末，捏作条子，丸如豆大。每服三十丸，姜汤空心送下。

杨子建云：世人有患疫毒痢，初得时，先发寒热，忽头痛壮热，思入凉室，思吃冷水，狂言狂走，浑身肌肉疼痛，手不可着，忽下痢，或白或赤，或赤白相杂，此证难治。此系太岁②中，其年春夏之内，多有寒肃之化，阳光少见，寒热二气，更相交争。忽于夏月多寒湿之化，寒邪犯心，水火相战，所以先发寒热；水火相犯，血变于中，所以多下赤痢。如紫草色，如苋菜色者，寒邪犯心之重也；白色者尚轻；赤色者渐重；赤白相杂者，气血相等，寒热之气相搏也。治诸证之法。先夺其寒，以后随证调理。

**万全护命方**

麻黄去根节 官桂去粗皮，各七钱半 大川芎 白术各二两 藁本 独活 桔梗 防风 芍药 白芷各半两 丹皮 甘草各二钱半 细辛三钱三分 牵牛一钱七分

上为细末，每服二钱，热汤调下，和渣热服。若服此药后，寒热已退，赤痢已消减，便修合第二方。

诃子五枚

用面裹，火煨熟，去核为细末，每服二钱匕，以米汤一盏半，煎取一盏，空心和渣服。

服前二方药病势已减，所下之物止余些小，或下清水，或如鸭溏，或只余些小红色，宜修合第三方，以牢固大肠，还复真气。

舶上硫黄二两，去砂，细研为末 薏苡仁二两，炒，研为末

上二味和匀，滴熟水为丸。如桐子大。每服五十丸，空心米汤下。

**按**：痢疾者，古有"肠澼"、"大瘕泄"、"热利下重"、"下利便脓血"、"滞下"之称，然皆由生冷油腻滞于胃，湿蒸热郁积于肠，风寒暑湿动其秽浊而成。《济生方·痢疾论治》："今之所谓痢疾者，古所谓滞下是也。盖尝推原其故……夫人饮食起居失其宜，运动劳役过其度，则脾胃不充，大肠虚弱，而风冷暑湿之邪，得以乘间而入，故为痢疾。"《金匮要略·五脏风寒积聚病》："大肠有寒者，多鹜溏；有热者，便肠垢；小肠有寒者，其人下重便血；有热者必痔。"

本病以里急后重，便下脓血为主症。初起头身疼痛，发热恶寒者，为表实；心烦口渴，腹胀呕逆者，为里实。刘河间云："调气则后重自除，行血则便脓自愈。"临床治疗当以和血调气为主，辨其阴阳寒热虚

---

① 铫（diào 吊）：有柄有流的小型烧器。
② 太岁：旧历纪年所用值岁干支的别名。

实而施治。赵氏提出:治痢,大抵后重者宜下;腹痛者宜和;身重者宜除湿;脉弦者去风;脓血稠者,以重药竭之;身冷自汗者,以毒药温之;风邪内缩者,宜汗之;滑泄不及拈衣者,止涩之;鹜溏为利,宜温之而已。

必当求其所因,辨其阴阳而治之。赵氏治痢法东垣而唾世人,多注重温补,推崇温补命门之火,以生脾土,此乃治病必求本之意。然痢疾初起多以邪结肠道为主,日久损伤脾肾。因此,临证要详辨虚实,随证施治。

# 医学源流论

清·徐大椿 撰
李具双 付笑萍 校注

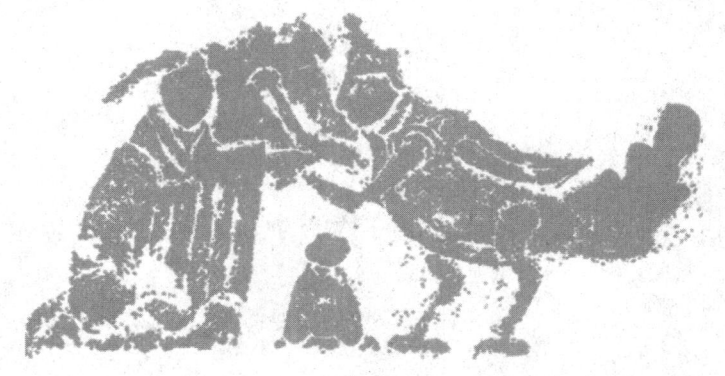

# 导 读

## 一、徐灵胎先生简介

徐大椿(1693～1771)，又名大业，字灵胎，晚号洄溪老人。清代江苏吴江县松陵镇人。据清·袁枚《徐灵胎先生传》和其他文献介绍，灵胎先生祖父徐釚，康熙年间为翰林院检讨，曾纂修《明史》。父徐养浩，精水利之学，曾聘修《吴中水利志》。徐大椿生活在一个家学渊源十分深厚的士大夫家族，自幼习儒，旁及诸子百家，凡星经、地志、九宫、音律、技击无不探究，尤嗜《易经》与黄老之学。20岁时从学于周意庭先生，是年通过县试，后因故被革除生员资格。随即改习武，精通技击及枪棍之法，可举三百斤巨石。其时他的三弟患痞症，使他有机会与名医讲论医学并研制药物，后四弟、五弟又相继病故，他的父亲也悲悼成疾。大椿遂发奋研读医书，致力于医学，攻读《本草》、《内经》、《难经》、《伤寒》、《千金》、《外台》及历代名医之书，50年间，经他批阅之书约千余卷，泛览之书达万余卷，可见其治学之勤。由于其洞悉医学源流，妙悟医理，自学成才，其理论不为一家一派的学说所拘泥，多有独特创见。其临证洞晓病源，用药精当，虽至重至危之疾，每能手到病除，为时医所叹服。乾隆二十五年，文华殿大学士蒋溥患病，皇帝诏访海内名医，大司寇秦公首荐徐大椿。徐氏诊病后直言蒋氏的病已无药可救，皇帝欣赏他的朴诚，欲留他在京，经再三恳求，才得返回故里，后隐居于吴山眉泉。乾隆三十六年十月又被召入京，其时徐氏正卧病在床，病稍愈，即由其子陪同前往，抵京三日后病逝。

徐氏生于康、乾盛世。其时，统治者为了控制人们思想，一方面设科举、办学堂、兴八股以宣扬正统儒家思想；另一方面又大兴文字狱，对有碍清统治者的思想、言论严加控制和防范，限制言论、创作、出版的自由，故考据学盛行，此风亦严重影响医学界。徐氏鄙视这种以八股制艺求取功名利禄的道路，在他入学后的一次岁试时，因发泄这种厌恶情绪，而被学官开除。从此他摆脱了科举束缚，专心于医学的研究及古典医著的考证，旁及天文、历算、史地、音乐、武技、水利等。如在雍正二年修浚塘河，以及乾隆二十七年泄太湖下流时，政府曾采用徐氏建议，省工且有成效。

徐氏一生勤奋，除了勤于临床外，也不停于笔耕，所著甚丰。所撰医学著作有7种：《难经经释》2卷，《神农本草经百种录》1卷，《医贯砭》2卷，《医学源流论》2卷，《伤寒论类方》1卷，《兰台轨范》8卷，《慎疾刍言》(又名《医砭》)1卷。评注前人的著述则有《外科正宗》、《评叶氏临证指南》。徐氏经治案例，由后人整理而成的医案著作1种，即《洄溪医案》；另有未刊稿本《管见集》。后人辑刊或托名为徐氏撰著的医书如《内经诠释》、《杂病证治》、《女科医案》等共16种。医学丛书则有徐氏医书三种、六种、八种、十六种等八种(其中包括1988年人民卫生出版社出版之《徐大椿医书全集》点校本)。非医学著作有《乐府传声》、《道德经注》等10种。其中文学著作《洄溪道情》颇受读者称誉；而其《时文叹》一篇，揭露八股文的弊端，亦为世人所赞赏。

## 二、《医学源流论》的基本学术思想

《医学源流论》为徐大椿晚年所著。此书虽名曰"源流论"，但并非是一部论述中医学发展的源和流的历史性著作，而是一部阐述自己对中医学中许多问题的观点的理论性著作。其目的在于引起医学界对医学理论的重视和研究。作者博学精思，在文中纵横捭阖，触及之处，每有新见，发前人之未发，言常人所不敢言，尤针砭时弊甚多，论述道理深厚，《四库全书总目提要》对该书有较概括的评价，现转引如下，以广见闻：

（《医学源流论》）国朝徐大椿撰。其大纲凡七，曰经络脏腑、曰脉、曰病、曰药、曰治法、曰书论、曰古今，分子目九十有三。（按：今本九十九篇）持论多精鉴有据，如谓病之名有万，而脉之象不过数十种，是必以望、闻、问三者参之。又如病同人异之辨，兼证兼病之别，亡阴亡阳之分，病有不愈不死，有虽愈必死，又有药误不即死，药性有今古变迁，《内经》司天运气之说不可泥，针灸之法失传，其说皆可取。而《人参论》一篇、《涉猎医书论》一篇，尤深切著明。至于有欲救俗医之弊而矫枉过直者，有求胜古人之心而大言失实者，故其论病则自岐黄以外，秦越人亦不免诋排；其论方则自张机《金匮要略》、《伤寒论》之外，孙思邈、刘守真、李杲、朱震亨皆遭驳诘。于医学中殆同毛奇龄之说经，然其切中庸医之弊者，不可废也。

灵胎先生为清代有名的医学大师，既有较高的理论造诣，又有丰富的临床经验。本书是其晚年的一部综合性医学杂著，在全书的九十九篇医论中，充分发表了他对祖国医学理、法、方、药的整套意见。本书意在唤起广大医家对祖国医学理论的重视和研究，是其学术思想的代表之作。现按原书的分类，分析该书的主要学术思想。

（一）经络脏腑

脏腑经络部分计9篇论文，主要论述了脏腑的生理病理及元气肾气等问题，现择其要论述如下：

1. 元气论

首先，阐明了元气的来源、功能及寄寓的处所。元气，又名真气、原气，是人体生命活动的原动力。金元医家李东垣阐述了脾胃与元气的关系，张景岳则认为命门为元气之根，水火之宅，滋养五脏阴阳之气。有趣的是，灵胎虽然对明以来，张景岳等医家提倡温补而引起的滥施温补的医界习气大加诋排，但他对元气的认识，则继承了宋明诸家的有关观点并有所发展。他认为元气源于先天，根于命门，行于五脏，可温养周身，滋润脏腑。指出："所谓元气者，何所寄耶？五脏有五脏之真精，此元气之分体者也。而其根本所在，则《道经》所谓丹田，《难经》所谓命门，《内经》所谓七节之旁，中有小心。阴阳阖辟存乎此，呼吸出入系乎此，无火而能令百体皆温，无水而能令五脏皆润。"（《元气存亡论》）

其次，阐述了元气对人寿命的决定作用，指出生长壮老死是人生的必然规律，长生不死是没有的。寿命的长短，由元气的多少决定。他指出："当其受生之时，已有定分焉。所谓定分者，元气也。视之不见，求之不得，附于气血之内，宰乎气血之先。其成形之时，已有定数。譬如置薪于火，始然尚微，渐久则烈，薪力既尽，而火熄矣。其有久暂之殊者，则薪之坚脆异质也。故终身无病者，待元气之自尽而死，此所谓终其天年者也。"（《元气存亡论》）

第三，元气的存亡对判断疾病及预后有着重要意义。由于元气在人体内有如此重要的作用，故察元气的存亡对判断病情及预后有着重要的意义，指出：对于患病的人，如果元气不伤，即使病很重也不会死亡；元气受到严重损伤，即外在表现的症状很轻，病人也会死亡。"人之死，大约因元气存亡而决，故患病者，元气已伤即变危殆，盖元气脱，则五脏六腑皆无气矣"（《一脏一腑先绝论》）。"此中一线未绝，则生机一线未亡"（《元气存亡论》）。再者，由于造成元气损伤有不同的情况，其预后也不一样：有先伤元气而病的，这种情况难以治疗；有因病而损伤元气的，这种情况尤其要加以防护；有因误治而伤及元气的；还有元气损伤未甚，尚可保全之的，其等不一。总之，医者判断病情的预后，只要察元气之存亡，则百不失一。

2. 阳气宜下固，阴津宜上溉

徐灵胎对阴、阳颇多发挥，尤其对人体生命活动的根本——元阳、元阴更有深刻的论述。他指出人的阳气藏于肾,布于周身。"人身象天地。天之阳藏于地之中者,谓之元阳。元阳之外护者,谓之浮阳,浮阳则与时升降。若人之阳气,则藏于肾中,而四布于周身,惟元阳则固守于中而不离其位。故太极图中心白圈,即元阳也,始终不动,其分阴分阳,皆在白圈之外。故发汗之药,皆鼓动其浮阳,出于营卫之中,以泄其气耳。"(《阴阳升降论》)元阳不能动,"一动则元气漓矣"。"汗出太甚动元阳,即有亡阳之患,病深之人发喘、呃逆,亦有阳越之虞……"(《阴阳升降论》)。对于元阴则不同,"不患其升,而患其竭。竭则津液不布,干枯燥烈,廉泉玉英毫无滋润,舌燥唇焦,皮肤粗槁"(《阴阳升降论》)。谆谆告诫医者对元阳不足患者,慎用升提发散之药,以防元阳散绝;对元阴不足患者,慎用辛热香燥灼阴伤津之剂。指出:"故阴气有余则上溉,阳气有余则下固,其人无病,病亦易愈,反此则危。故医人者,慎毋发其阳而竭其阴也。"(《阴阳升降论》)在《洄溪医案》中,他治一例肠红过用参附,引起灼阴竭阴的患者"舌红而不润,目不交睫者旬余,面赤有油光,脉洪大时伏,四肢发冷",重用一味白茅根生津养阴、凉血清火,引阳气达于四肢。患者由于津液得以上溉,阴阳得以相济,遂夜得寐而手足温。此案实乃大椿先生阳气宜下固、阴津宜上溉学术思想的具体运用。

3. 肾精宜充盈,强制则有害

作者指出,肾藏精,有先天之精和日生之精。先天之精藏于肾,充满不缺,如井中之水,日夜充盈;欲动交媾所出之精,为后天之精,纵欲多动,则会出现滑脱之症。在动欲与节欲养生的关系上,作者强调,对于那些肾气充盛的人,多欲并不会造成损害,而对于那些肾气衰竭的人,则应当节欲自养。而针对宋明以来,不分肾气的强弱,过分强调节欲保精,作者指出,强壮之人强制节欲,则会造成浮火日动,精离其位,必有头眩、目赤、身痒、腰疼、遗泄、偏坠等症,甚者或发痈疽。总之,人能够保持肾中之精的充盈,则身体健康,在无其他疾病的情况下,可尽寿其天年。虽男女结合为生理要求,但不能纵欲过度,必须要"任其自然而无所勉强"(《肾藏精论》),强制则有害,过用则衰竭。

4. 致病有因,受病有位

徐氏指出,致病有因,受病有位。病内出由脏腑,外入由经络,治病必须要先明白病是由七情所因,还是六淫所犯,然后分清疾病是在脏腑还是在经络,用药时选择何经何脏对病之药,依据的是古人的什么方法,分毫不爽,才能一剂而即见效。辨证时不仅要辨清疾病的虚、实、寒、热的性质,还要辨清疾病在脏、腑、气、血等的部位。而对时医仅"病必分经络而后治之",辨证时辨病位不全面,进行了严厉的批评。指出:"邪之伤人,或在皮肉,或在筋骨,或在脏腑,或在经络。有相传者,有不相传者,有久而相传者,有久而终不传者。"(《躯壳经络脏腑论》)而且,"经络之病,深入脏腑,则以生克相传"。为医者当认清病症在"何脏何腑,何经何络,何筋何骨,或传或不传,其传以何经始,以何经终"(《躯壳经络脏腑论》)。针对有些医生治病不究病根所在,不明病位,不知病因所由而漫然治之,提出"治病必分经络脏腑论";同时,对那些拘泥附会、误认穿凿、斤斤于病位计较者,提出"治病不必分经络脏腑论"。因为人的气血,无所不通,而药物的寒热,有毒无毒,也是无所不到。"盖通气者,无所不通,解毒者,无所不解,消痰者,无痰不消,其中不过略有专宜耳"。"故不知经络而用药,其失也泛,必无捷效。执经络而用药,其失也泥,反能致害"(《治病不必分经络脏腑论》)。既遵古法,又不墨守古法,不能执死方以治活病,充分体现了中医的辨证论因人因时因地而治的特点。

(二) 脉

本部分共3篇论文,主要讨论脉诊的作用、脉症病的关系。

1. 脉诊候胃气

《诊脉决死生论》指出,脉诊之所以能在人体脉动的末端,两手方寸之处,判断人的死生,关键在于脉诊能候人胃气的强弱。脉诊的首要任务是察病人有无融和调畅的胃气,有胃气则生,无胃气则死。其次,脉诊用来推测天时顺逆与人体相应的情况,如春气属木,脉宜弦;夏气属火,脉宜洪之类。第三，审脏气之生克。第四，辨别脉与病是从还是违。再以望、闻、问、切四诊合参，如此才能决断死生，方可有据有凭。同时，揭露那些自称仅凭诊脉即知何病的医生，实属饰智欺人。因为"病之名有万，而脉之象不过数十种，且一病而数十种之脉无不可见，何能诊脉而即知其何病？"

2. 脉症与病既相应，又相反

在脉、症和疾病的关系问题上，作者阐述了脉症对发现疾病的重要性，同时指出，临床中不能拘泥固执，要看到脉和症与病有相应的一面，也有与病相反的一面，决断病情，宜脉症合参。在《脉症轻重论》中，作者指出，对于疾病的发现和确诊，中医是通过切脉和观察外在症象来发现的。脉与症在临床诊断中孰轻孰重？由于脉、症的复杂多样性，在具体的临床诊断过程中，有宜从症舍脉的，如噎膈反胃，脉如常人，久则胃绝而脉骤变，百无一生；有宜舍症从脉的，即使症极险而脉和，也判定病人有生。如脱血之人，形如死状，危在顷刻，而六脉有根则不死。总之，是脉症合参，还是舍症取脉，或者舍脉取症，都要根据具体的情况参酌运用，不能拘泥固执。

另一方面，脉和症，在临床中，还有与病相反的。一般情况下，脉和症，是中医发现、判定和最终确诊疾病的依据和手段，病热则症热，病寒则症寒，脉和则病浅，此为一定之理。然而，症竟有与病相反的。如冒寒之病，反身热而恶热；伤暑之病，反身寒而恶寒。一旦误治，生死立判。脉与症也有相反的，"或其人本体之脉与常人不同；或轻病未现于脉；或痰气阻塞，营气不利，脉象乖其所之；或一时为邪所闭，脉似危险，气通即复；或其人本有他症，仍其旧症之脉"（《脉症与病相反论》）。所以在临床上，必须辨别疑似，审其真实，然后不为脉症所惑。

（三）病

本部分计16篇论文，主要论述各种疾病及治病的大法。

1. 针砭时弊，阐述治病大法

徐灵胎先生生于清初盛世，医界深受明以来温补学派的影响，滥用温补风行一时。徐氏针对医界的这种弊端，振臂高呼，力排时弊。他指出，"医者先以虚脱吓人，而后以补药媚人。浙江则六味、八味汤加人参、麦冬等药；江南则理中汤加附、桂、熟地、鹿茸等药"（《慎疾刍言·补剂》）更有甚者，临证不精求医理，"议论则杂乱无统，其方药则浮泛不经……惟记通治方之数首，药名数十种，以治万病"（《兰台轨范·序》）。针对医界常滥施温补而误治的疑难大症，徐氏详细阐述了对这些病症的治疗大法。

对中风的治疗，他认为此症多属实邪，故在治疗中反对温补，宜攻其邪。"惟服热补者，无一存者矣"（《中风论》）。指出凡古圣定病名的时候，必指出该病的实质。名曰中风，那么其病属风可想而知。既为风病，则主病之方必以治风为本。所以，治疗上当先驱其风，继清痰火，而后调整病人的气血，那么经络可以渐通，反对一见中风等症，即用人参、熟地、附子、肉桂等温补辛热之品，将风火痰气尽行补住，轻者变重，重者即死。又指出，随中风的证型不同，于治风药中，随症加减等语，确实是治疗中风的要诀。看《洄溪医案》中治王叙揆案，用小续命汤除却桂、附之热，加入生大黄泻火活血，以达消风、泄热、化痰、散邪之目的。治刘避岑徐子静案，用至宝丹清其痰火皆愈，可知作者此论，确实是临床经验的总结。

对臌症的病理与治法，指出臌属实膈属虚，实可治而虚不可治。臌之病因为肠胃衰弱不能运化，其治当先攻后补。膈之症或为肝火犯胃，或为痰涎瘀血闭塞，使饮食不能下达。食既不入，则五脏六腑皆竭。故臌膈虽皆为大症，而膈尤为难治。

作者还详细辨析了寒热虚实的真假情况，以及随症施治、应变处方的法则。指出假寒，寒在外而热在内；假热，热在外而寒在内。假实形实而神衰；假虚形衰而神全。在治疗上，要"或宜正治，或宜从治，或宜分治，或宜合治，或宜从本，或宜从标，寒因热用，热因寒用，上下异方，煎丸异法，补中兼攻,攻中兼补"。(《寒热虚实真假论》)对内伤与外感,指出"二者之病,有病形同而病因异者,亦有病因同而病形异者"(《内伤外感论》)。在治疗上要细心体认,审明病因,于内伤外感,能划清界限,才不致杂药乱投,误治杀人。阐述了肾虚非阴症,痛斥一般庸医,以房劳或遗精后的伤寒,谓之阴症之非是。并反复说明阳症阴症的症状不同,肾虚不是阴症,不可妄用温补的理由。

2. 阐述病、症、因之间的关系,强调辨证求因

徐氏治病,不仅强调医生要知道病人所患何病,所现何症,还要知道致病之由,强调识病求因。什么是病呢？"凡人之所苦谓之病"(《病同因别论》)。而一病又必有数症。病与症之间的关系是总属关系,"症者,病之发现者也"(《脉症与病相反论》)。治疗的时候,要探求疾病的病因并明察疾病的不同表现,即求其端而分其绪,然后视病人病情的轻重缓急,依次施治。他强调辨明病症的目的,在于审症以求致此病此症的因。因不同,则治法不同,用药也不同。指出："欲治病者,必先识病之后,而后求其病之所由生,知其所由生,又当辨其生之因各不同,而病状所由异,然后考其治之之法。"(《兰台轨范·序》)主张"治病之法,必宜先立病案,指为何病,所本何方,方中用某药,专治某症……然后立方,不得冒昧施治"(《治人必考其验否论》)。对于病、症、因三者,在临床诊治过程中,孰先孰后,孰轻孰重,从何着手,徐氏都做了详细的分析,他指出："病之与症,其分并何啻千万？不可不求其端而分其绪也。而治之法,或当合治,或当分治,或当先治,或当后治,或当专治,或当不治。尤在视其轻重缓急,而次第奏功。一或倒行逆施,杂乱无纪,则病变百出,虽良工不能挽回矣。"(《病症不同论》)他认为,疾病的发生,必先有致病之因,人体受邪后,无论是由脏腑而外出,或从皮毛而内侵,均有症状可凭。如怔忡心悸为心主病,其虚症有虚烦不得眠,多疑善惑,嗜卧,心悸盗汗；实证则悸而烦躁,胸中热,口苦,不寐或多恶梦或卧喘,神痴或谵语如狂。在治疗上,无论是病或兼症,都要辨别其病因,针对病因而立法处方,才能愈其病并知其何以愈的道理。在临床中,注意从症状入手,多方参合分析,以找到致病的真正原因,反对不加分析地孟浪投药。他举例说："如同一身热也,有风有寒,有痰有食,有阴虚火升,有郁怒忧思劳怯虫疰。"(《病同因别论》)值得提出的是,他在辨主症之因的基础上,注意辨别兼症之因,他说,"而病又非止一症,必有兼症焉,如身热而腹痛,则腹痛又为一症,而腹痛之因,又复不同,有与身热相合者,有与身热各别者"(《病同因别论》)。

3. 亡阴亡阳论

亡阴亡阳,是临床的重危之证,大都发生在高热熏蒸,发汗过多,或吐泻过度,失血过甚等情况下,而汗出过多的亡阴亡阳,在临床上尤须注意。徐灵胎先生对亡阴亡阳的病机和诊断作了详尽的分析,他指出："经云：夺血者无汗,夺汗者无血。血属阴,是汗多乃亡阴也。故止汗之法,必用凉心敛肺之药,何也？心主血,汗为心之液,故当清心火。汗必从皮毛出,肺主皮毛,故又当敛肺气,此正治也。惟汗出太甚,则阴气上竭,而肾中龙雷之火随水而上。若以寒凉折之,其火愈炽。惟用大剂参附,佐以咸降之品,如童便、牡蛎之类,冷饮一碗,直达下焦,引其真阳下降,则龙雷之火反乎其位,而汗随止。此与亡阴之汗,真大相悬绝。"(《亡阴亡阳论》)对亡阴亡阳的治疗法则及临床上如何辨别,也做了详细的说明,指出："亡阴亡阳,其治法截然,而转机在顷刻。当阳气之未动也,以阴药止汗,及阳气之既动也,以阳药止汗。……亡阴之汗,身畏热,手足温,肌热汗亦热而味咸,口渴喜凉饮,气粗,脉洪实,此其验也。亡阳之汗,身反恶寒,手足冷,肌凉汗冷,而味淡微黏,口不渴而喜热饮,气微,脉浮数而空,此其验也。"(《亡阴亡阳论》)《洄溪医案》载苏州沈母按,徐氏根据脉洪大、手足不冷,喘汗淋漓的见证,断为痰喘亡阴。急以浮麦半合,大枣七枚煮服,先以敛汗,养其心气,后立消痰降火之方,二剂而安。至于分别亡阴亡阳之界限,案中指出："亡阳亡阴,相似而实不同,一则脉微,汗冷如膏,手足厥逆而舌润；一则脉洪,汗热不黏,手足温和而舌干。但亡阴不止、阳从汗

出,元气散脱即为亡阳,然亡阴之时,阳气方炽,不可即用阳药,宜收敛其阳气,不可不知也。亡阴之药宜凉,亡阳之药宜热,一或相反,无不立毙,标本先后之间,辨在毫发。"二者可互参。

(四)方药

该部分计24篇论文,论述了古方的运用,方与药的关系,药性专能,以及药物的炮制、煎药、服药法等和方药有关的问题。

1. 继承传统,强调对症灵活运用古方

徐灵胎先生论病,强调先明病人所患为何病何症,以及引起此病此症的原因,然后依古圣积累下来的治此病此症的经验之方,随其所现之症加减而灵活运用。指出古人对症下药,症、方、药丝丝相扣。病有总名,有分名,有主症,有兼症,而诸症又各有定名,各有定方。古人制方,意义微妙精深,能审察病情,辨别经络,参考药性,斟酌轻重,对于所治的病,不爽毫发。所以,在临床中,病症和古方所治完全相同的,强调要运用古方去治疗。但对于变化万端的疾病,则强调在古方所治病症的主症基础上,随病人具体所现之症适当加减。"即于是方之内,因其现症之异而为之加减"。(《古方加减论》)他举例说,《伤寒论》中治太阳病用桂枝汤,若见项背强者,则用桂枝加葛根汤;喘者则用桂枝加厚朴杏子汤;下后脉促胸满者,桂枝去白芍汤;更恶寒者,去白芍加附子汤。先生特别强调,医生在临床中必须能实指病为何名,治疗时遵古人所主何方,加减何药,自有法度可循。不能不论何病,总以阴虚阳虚等笼统之谈来概括,而试以笼统不切之药。谆谆告诫医生要先分清疾病的名称,而后对症处方。反对不知病症,不明病因,无论何症皆以寒热虚实笼统言之,而以己意出方的做法。指出那些认为古方难为今用,古方今病不相能,是他们"全失古方之精义",所以用古方治病不仅"与病毫无益而反有害"。(《古方加减论》)对后世一些庸医,轻视古代医学遗产,随心所欲地标新立异,滥用新奇之物以入药,流毒无穷,徐大椿极反感,称之为"邪说"。他驳斥道:"时医之言曰:古方不可以治今病。嗟乎!天地之风寒暑湿燥火犹是也,生人七情六欲犹是也,而何以古人用之则生,今人用之则死?"(《邪说陷溺论》)指出古今的病因是相同的,都是"风寒暑湿燥火"和"七情六欲"。既然病因相同,能治古人之病的方药,亦应能治今人的病。所以医生如"能识病情与古方合者,则全用之;有别症,则据古法加减之;如不尽合,则依古方之法,将古方所用之药而去取损益之。必使无一药之不对症,自然不倍于古人之法,而所投必有神效矣"。(《古方加减论》)

2. 精究《本草》,辨析药性

先生强调方、药、症要丝丝相扣,"方中所用之药必准对其病而无毫发之差,无一味泛用之药"。(《貌似古方欺人论》)指出医生将药物按一定规则配伍立方,能使方中的药物各全其性,也能使方中的药各失其性,而如何巧妙配伍,孰君孰臣,孰攻孰补,其间大有奥妙。按病用药,药虽切中病情而立方无法,谓之有药无方;或守一成方治病,方虽良方,而其中有一二味药与病不相关,谓之有方无药。要做到方、药、症紧密结合,必须研究《本草经》,精通药性,还要深究《伤寒论》,学习领悟先圣立方的规矩,严格保持方药的一致以增强疗效。

对于药物的研究,徐氏著有《神农本草经百种录》。在《医学源流论》中,对药物的性同用异、古今药性的不同及药性的不可解之处,也都做了深入的阐述。指出,凡药物气厚力大,其药性无有不偏,偏则有利必有害,炮制则是取其利而去其害。炮制药物的含义,或以相反为制,或以相资为制,或以相恶为制,或以相畏为制,或以相喜为制。制药的方法,则或制其形,或制其性,或制其味,或制其质。同时指出,药物存在大量的药性相同而用法迥异,比如同一热药,附子之热与干姜之热,迥异不同,同一寒药,石膏之寒与黄连之寒,也完全不同,一旦误用,祸害立至。同时指出,古人用药的方法,并不专取药的寒热温凉之性,或取其性,或取其气,或取其味,或取其色,或取其所生之方,或取其嗜好之偏。其药与病情之寒热温凉补泻,并不相关,而投之反有神效。告诫医者,不仅要探求

《神农本草经》的精义,还要参以仲景诸方,深入病机,从而无难治之症。最后,指出药物治病,有可解的,有不可解的,其不可解处,即药性的专能。性有专能、性同而用异的观点,是作者从大量临床实践中得来的结论。并教导医生要广集奇方,深明药理,取得常用药中专长之功效。对古今药性的不同,他指出有四种情况:产地的不同,种类的差异,天生与人工培植的不同,名实的讹误,所以今天的医生依方施用,对药物的真假莫辨,虽有神医,也不能以假药治真病。

3. 汤药不可拘,多法宜并用

祖国医学宝库中有丰富的治疗方法,除汤液、丸、散、膏丹等内服外用药外,还有针灸、气功、导引、按摩、放血、刮痧、火罐、敷贴、熏洗以及饮食、心理、环境等疗法。正是这些众多的疗法,使中医学在人民群众中享有很高的声誉。大椿先生认为,《内经》治病以针灸为主,佐以砭石、导引、洗浴、按摩、汤液、酒醴等,治疗手段较多,而今天的医生,只以一煎方治病,故难取效。因为临床中病各有宜,各种方法缺一不可。"盖服药之功,入肠胃而气四达,未尝不能行于脏腑经络。若邪在筋骨肌肉之中,则病属有形,药之气味,不能奏功也。故必用针灸等法,即从病之所在,调其血气,逐其风寒,为实而可据也。况即以服药论,止用汤剂,亦不能尽病"。(《汤药不足尽病论》)指出汤药的作用,在于其质轻,在体内运行的速度快,但其缺点是其药力易在人体一穿而过而不能久留,只适应那些在营卫肠胃的病症,其他的疾病,则宜丸宜散,宜膏宜丹,随病情的不同,而采用不同的剂型。这个认识,实乃大椿先生对古代医学研究的结果。看唐宋金元时期的医学文献,除外感疾病外,其他疾病的剂型多以丸散为主,辅以膏丹等,剂型丰富多样。大椿先生有感于此,强调内科医生必须预备丸散及不常用之药,以待不时之需,而外科的围药涂药,升药降药,种种不同,尤须备以待用。批评自宋以后,医生渐渐只写方而不备药,对药物的是非真伪,全然不知,医生不研究甚至不认识药物的结果,即使医方不误,而药多误的话,治疗依然无功。先生此等认识,尤切中时弊,对今天中医的发展,仍有警示。大椿先生对外用膏药的功用及治病的机理也进行了阐发,指出膏药一是用来治表,一是用来治里。治表的道理容易知道,而治里的道理则不容易明了。凡是那些气聚血结有形之病,用膏药贴之,较服药还要有力。因为膏药能闭塞其气,使药性从毛孔而入,通经贯络,或提而出之,或攻而散之。

针对时医仅以一煎方治病,又特别强调了煎药的方法,指出药物的有效还是没效,全在煎药。因有发散之药,有芳香之药,有补益滋腻之药。有宜多煎,有不宜多煎,煎法失度,其药则不效。不仅煎药要得法,服药也要得其法,比如,发散之剂宜热服,通利之剂宜空腹顿服,伤寒更有宜热宜温,宜凉宜冷,宜缓宜急,宜多宜少,宜早宜晚,宜饱宜饥,宜汤不宜散,宜散不宜丸,宜膏不宜圆等等,都有一定至理。

(五)治法

本部分计 24 篇论文,集中论述了治病用药的原则和方法,诸如用药如用兵,临症时注意疾病的分合缓急,顾护正气,反对滥施温补,注重后天调摄等重大问题。

1. 用药如用兵,治病如治国

袁枚在《徐灵胎先生传》中称徐氏"聪明过人,凡星经、地志、九宫、音律,以至舞刀夺槊,勾卒嬴越之法,靡不宣究"。故徐氏在论述医理时,常与物理、天理、地理、人理等加以联系,类比贴切,既透彻地说明了问题又能帮助人们去理解医理。其中专门列题类比而又最为著名的,则是"用药如用兵"和"医道通治道"两段论述。

关于用药如用兵,作者运用类比的手法,以设兵除暴说明设药攻疾,以用兵之道类比用药之法,以用兵缓急比喻用药峻和,从目的、方法、条件的相似性论证了"用药如用兵"的观点,并且从"知彼知己,多方以制之"的指导思想出发,提出了有效治疗的防治原则,这对于现代的辨证施治、对症下药仍然具有十分重要的启迪意义。他称"兵之设也以除暴,不得已而后兴;药之设也以除疾,亦不得已而后用,其道同也"。(《用药如用兵论》)对于疾病发生的急慢不同、致病因素侵入的途径不同、并发症不同、病程的久暂不同,运用不同的方法与手段进行治疗,均与军事上根据军情不同,用兵布阵的原则不同进行类比。他认为"是故传经之邪,而先夺其未至,则所以断敌之要道也;横暴之疾,而急保其未病,则所以守我之岩疆也。挟宿食而病者,先除其食,则敌之资粮已焚;合旧疾而发者,必防其并,则敌之内应既绝。辨经络而无泛用之药,此之谓向导之师;因寒热而有反用之方,此之谓行间之术"。(《用药如用兵论》)对于疾病的原因不同、性质不同、病位不同、发展变化错综复杂的程度不同的用药原则,他也均与用兵进行了对比。他还说:"一病而分治之,则用寡可以胜众,使前后不相救,而势自衰;数病而合治之,则并力捣其中坚,使离散无所统,而众悉溃。病方进,则不治其太甚,固守元气,所以老其师;病方衰,则必穷其所之,更益精锐,所以捣其穴。若夫虚邪之体,攻不可过,本和平之药,而以峻药补之,衰敝之日不可穷民力也;实邪之伤,攻不可缓,用峻厉之药,而以常药和之,富强之国可以振威武也。"最后他说:"孙武子十三篇,治病之法尽之矣。"(《用药如用兵论》)说明用药之理完全符合用兵之理。

关于医道通治道,作者博学精思,能远取诸天,近取诸地,取类以比象,以为用药如用兵,治病如治国。认为国家的动乱有由于自然灾害的,也有因为人为因素的。人的疾病也是如此,有因于先天因素的,也有因于后天因素的。他指出:"由乎先天者,其人生而虚弱柔脆是也;由乎后天者,六淫之害,七情之感是也。"(《医道通治道论》)在治疗原则上,强调先天之病,需要病人细心的调养,并且要"与服大药";后天之病,诸如风寒暑湿燥火等外患,喜怒忧思悲惊恐等内伤,在治疗上则要"以养胜,纲纪不正,而崇儒讲道,徐化导之可也"。(《医道通治道论》)总之,要施治有时,先后有序,大小有方,轻重有度,疏密有数,纯而不杂,整而不乱,所用之药,各得其性。

2. 拿握分合,辨别缓急

治疗的目的是为了祛除病邪,恢复健康。面对各种繁杂的病症,何以能在最短时间内最有效地解除病痛呢?大椿先生提出治疗法则的确立应首先"于诸症中择最甚者为主",(《治病分合论》)具体可采取分、合二法。分,就是有区别地对待诸症,如痢疾患者的腹痛胀满,或先治其腹痛,或先治其胀满。并把这种方法比喻为"用寡可以胜众,使前后不相救",(《用药如用兵论》)分别一个个解决。合,指数症合并治疗中,以一症为主,兼顾他症,指出:"有当合治者,如寒热、腹痛、头疼、泄泻、厥冒、胸满,内外上下无一不病,则当求其因何而起,先于诸症中择最甚者为主。而其余症,每症加专治之药一二味以成方,则一剂而诸症皆备。以此类推,则合治之法可知矣。"(《治病分合论》)总之要抓住主要矛盾,即疾病的关键所在,或分或合地进行针对性治疗。对于药,他也强调有分有合,指出:"药亦有分合焉,有一病而合数药以治之者,阅古圣人制方之法自知;有数病而一药治之者,阅本草之主治自知。"(《治病分合论》)最后强调"为医者,无一病不穷究其因,无一方不洞悉其理,无一药不精通其性,庶几可以自信,而不枉杀人矣"。(《治病分合论》)

所谓缓急,即病症的急重表现,也就是疾病主要矛盾的外在症象,大椿强调应当"相其缓急而施治之"。他特别强调外部入侵的急症处理应该及时,他说:"外感之邪猛悍剽疾,内犯脏腑则元气受伤,无以托疾于外,必乘其方起之时,邪入尚浅,与气血不相乱,急驱而出之于外,则易而且速。若俟邪气已深,与气血相乱,然后施治,则元气大伤,此当急治者也。"(《治病缓急论》)他总结治疗急症的体会,认为医者对于急重病症不仅要有深邃的见解,辨认准确,而且要有物质准备,经常备有救急的丸散药剂,方不致束手无策。所以徐氏又有"医必备药"的论点。

3. 强调对症治疗,反对滥施温补

针对宋明以来,有些医家流派强调温补,滥施温燥的弊端,徐灵胎先生指出,古圣治伤寒杂感,发汗用至轻至淡芳香清冽之品,使邪气缓缓从皮毛透出,不犯胃气,不伤津液。后世不知先圣之法,滥施温燥之药,使病人津液亏损,邪无所附而出,而导致邪火四布。指出:"驱邪之法,惟发表、攻里二端而已,发表所以开其毛孔,令邪从汗出也。当用至轻至淡芳香清冽之品,无犯中焦,无伤津液,仲景麻黄桂枝等汤是也。然犹恐其荣中阴气,为风火所煽,而消耗于内,不能滋润和泽,以托邪于外。于是又啜薄粥以助胃气,以益津液,此服桂枝汤之良法。凡发汗之方,皆可类推。"(《发汗不用燥药论》)认为李东垣所立温燥之方,皆治湿邪之法,与伤寒杂感无涉,一般庸医,乃以燥药发杂感之汗,既非仲景之法,并误用东垣之法,以致恶症百出。

在《补药可通融论》一文中,批评了后世滥服补药的弊端,指出"古人病愈之后,即令食五谷以养之,则元气自复,无所谓补药也。神农、仲景之书,岂有补益之方哉?"后世长服补药,专取贵重辛热为主,虽一时取效,久必得风痹阴涸等疾。强调即使病人病后体虚,须服补药,也当因人辨证施治,视脏腑之所偏而损益之。

在《人参论》一文中,大椿认为,人参是一种名贵药材,确有补五脏、助精神、益元气、抗衰老的作用。如"用之而当,实能补养元气,拯救危险","自然有扶危定倾之功"。但滥服人参,则贻害无穷。"天下之害人者,杀其身未必破其家,破其家未必杀其身。先破人之家而后杀其身者,人参也"。因此,人参虽是滋补之药,也不可滥用。指出人参对于阳气虚的病人确有良效,但对于阴虚火旺或有外邪的病人,一般不宜服用。如用则如"抱薪救火",殊不知"人参一用,凡病之百邪者,即死,其不死者,亦终身不得愈"。况且人参昂贵,即使"小康之家,服二三两而家已荡然矣";贫穷之家,服之弄得"终身冻馁",甚至"卖妻鬻子,全家覆败"。因此,大椿告诫医生们,慎用人参,如果滥用就是"害人破家,其恶甚于盗贼"。

4. 固护正气,攻补兼施,寒热并用

正确的治疗,其根本目的是为了维护、恢复和增强人身正气,因为"人之一身无处不宜谨护,而药不可轻试也"。(《元气存亡论》)为了保持人体内的阴阳和平,升降协调,使"阴气有余则上溉,阳气有余则下固",徐氏谆谆告诫说:"医人者,慎毋越其阳而竭其阴也"。(《阴阳升降论》)譬如用发汗药品,不宜燥烈太过,以免耗伤津液,因为阴气最"患其竭",同时也要防止大汗亡阳,"用升提发散之药,最防阳气散越"。(《阴阳升降论》)阴精阳气的虚损过度,不但疾病未愈,反致速毙。所以他说:"若夫虚邪之体,攻不可过,本和平之药而以峻药补之,衰蔽之日不可穷民力也。"(《用药如用兵论》)

大椿先生虽然强调要顾护元阳,但也反对不加辨证的温补,尤其反对纯补、早补。他举中风为例,批评当时医者"一见中风等症,即用人参、熟地、附子、肉桂等纯补温热之品,将风火痰气尽行补住,轻者变重,重者即死;或有元气未伤而感邪浅者,亦必迁延时日,以成偏枯永废之人"。(《中风论》)他从临床实践中认识到:"盖服纯补之药,断无专补正不补邪之理,非若家人之专于御盗贼也,是不但不驱盗,并助盗矣。"(《中风论》)因而主张在治疗中把固护正气和祛除邪气结合起来,如果"药惟一途,若遇病情稍异,非顾此失彼,即游移浮泛,无往而非棘手之病矣"。(《攻补寒热同用论》)在具体应用中应参合病症,分清轻重缓急。指出"惟其正虚而邪凑,尤当急驱其邪。以卫其正……即使正气全虚不能托邪于外,亦宜于驱风药中少加扶正之品,以助驱邪之力"。(《中风论》)再次强调了攻邪与补正的参合运用,这是临床中必须遵循的。由此,他又指出:"盖药之性各尽其能,攻者必攻强,补者必补弱。"(《攻补寒热同用论》)这与上述单纯用补剂则既补正又补邪之说互相映照,证实了他是从临床实践验证中来认识药品的攻补性能与作用对象的,反映了他灵活运用攻补同进的治疗思想。对古方中的寒热并用,作者也有特殊的体会,指出,人身有病,并非单一的虚实寒热之症,或人虚而症实;或人本不虚,而邪深难出;或人已极虚而外邪尚伏;或寒中兼热,或热中有寒,种种不同,治法也不同,故古人有攻补兼施,寒热同用之法。如仲景附子泻心汤,大黄芩连附子,寒热兼用。仲景柴胡加龙骨牡蛎汤,既用人参,又用大黄,既用黄芩,又用桂姜,乃是补泻寒热,并而用之。同时强调攻补同用,寒热兼施,决不会造成"攻者不攻,补者不补"的后果,因为"药之性,各尽其能,攻者必攻强,补者必补弱"。(《攻补寒热同用论》)

5. 强调预防,注重调摄

杜绝疾病的发生和深入是中医预防和早期治疗的主要目的。这种"治未病"思想,是祖国医学防治疾病的重要原则。先生反复强调,有病宜早治,以防邪气深入;对病后加病尤须预防,避免病邪扩大蔓延,导致无法救治。指出"预防之道,惟上工能虑在病前,不使其势已横而莫救,使元气充全,则自能托邪于外"。(《元气存亡论》)如果病已发生,作为一个医生,要知道病势盛重一定会传变,预先采取防范措施,不使病邪结聚或泛滥,如果病人有宿疾的话,还要防止新老疾病合并,这也属于"上工治未病之说"。总之,抓紧时机,不延误治疗,阻止病势的发展,这是掌握治疗主动权的一个重要方面。

疾病不仅使脏腑生理功能受到创伤,病人往往在心理活动上也发生了不同程度的改变。因为人是生活在社会中,有着脏腑精气所产生的神志活动,所以在《涉猎医书误人论》、《病家论》、《医者误人无罪论》中,大椿先生从医生、病人、家属及旁观者的各个侧面力析社会因素、心理因素对治疗的重要影响。指出要避免弊端,还要"善于调摄"。并说明这种调摄,包括煎服药物、寒暖护理、饮食嗜好及劳作休息等各方面的适中调和,以有节为度,不可"纵欲以益其疾"。这些都是治疗疾病所不可缺少的重要环节,也体现了中医治疗学的特色。

(六)书论

本部分共13篇论文,作者评论了《难经》、《伤寒论》、《金匮要略》、《千金方》、《外台秘要》等著作,并对痘科、幼科、疡科等进行了评论。

该部分内容实际分两部分,即书论和医学各科论。书论部分,大椿先生评价了《难经》、《伤寒论》、《金匮要略》、《千金方》、《外台秘要》、《太素脉》五部著作。其论《难经》,认为《难经》非经,而是以设为问答的形式,推求经旨,发挥至道,剖析疑义,垂示后学,为后人读《内经》的津梁,同时指出,《难经》中也有未尽善的地方。对于《伤寒论》,作者曾深究七年,五易其稿,著《伤寒类方》,指出《伤寒论》并非仲景依六经立方之书,实际是救误之书,每一经的正治之法,也不过三四条,其余的都是救误之法。同时指出,后世《伤寒论》的编次者聚讼纷纭,是不知仲景作书之旨。作者对《金匮要略》尤为推崇,指出它是仲景治杂病的著作,所载诸病,虽未能全备,然诸大症之纲领,亦已粗备。《金匮要略》中的方都是上古圣人历代相传的经方,治病无不精切周到,学医的人,以此书为经,神而明之,则临证中的大部分问题,就基本能解决了。体现大椿先生崇古尊经思想的当属对《千金方》和《外台秘要》的评价,他指出,"仲景之治病,其论脏腑经络,病情传变,悉本《内经》。而其所用之方,皆古圣相传之经方,并非私心自造,间有加减,必有所本。其分两轻重,皆有法度。其药悉本于《神农本草》,无一味游移假借之处。非此方不能治此病,非此药不能成此方,精微深妙,不可思议"。(《千金方》《外台》论)然而《千金方》则不然,该书论病,虽然也依《内经》的理论,但已经参杂了后世臆度之说。《千金方》中的方,虽然大多采择古方,但不无兼取后世偏杂之法。其所用药,也未必全本于《神农》,兼取杂方单方,及通治之品。"其中对症者固多,不对症者亦不少,故治病亦有效有不效。大抵所重,专在于药,而古圣制方之法不传矣。此医道之一大变也"。(《千金方》《外台》论)但认为其用药奇,用意巧,能自成一家,有不可磨灭之处。认为《外台秘要》纂集了自汉以来的诸家方,汇萃成书,唐以前的医方,赖此书得以保存,其功劳也不可泯灭,但该书收集医方繁多,使人难以取舍,不便使用。所以读《千金》、《外台》时,首先要精通《内经》、仲景、本草等

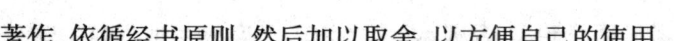

著作,依循经书原则,然后加以取舍,以方便自己的使用。

医学各科论,主要论述了作者对妇、儿、外伤等科有关问题的看法,认为妇女的疾病多与经期胎产有关,故与男子不同。而经带胎产,多易瘀血凝结。故治妇女病,首先要明了冲任脉的位置、循行路线、致病特点,洞悉本原,然后参合古人所用之方,灵活运用,则有效验。至于世俗相传的凉温之说,则要根据实际情况来使用,并非必然之理。总之,无论治何病,皆应依于古圣之理,否则则会害人。指出幼科的病症,如变蒸胎惊之类,与成人不同的,举不胜举。幼科的治法立方,与成人也不相同,即使病相同,治法也完全不同。比如伤食症,反有用巴豆、硼砂,其余症候,也多用金石峻厉之类的药,只是分量极少极轻罢了,认为这都是古人的真传,而今天的医生不敢使用,只用一些平和的药,导致病人病情拖延而无效。另外,病家和医生多不知调养之法,婴儿饮食失宜,也使小儿病难以治疗。至于外科,则强调手法的师徒传授。凡是辨形察色知吉凶,以及先后施治之法,都有一定规则,必须读书与临证二者皆到,然后才能无误,仅凭学问的渊深广博对临床并无大的益处。指出疡科如有师授则较内科容易,而外科同时兼有内科的病症,则不得不兼用内科的方法治疗,如果不能治疗病人的内症,内外症合并,殆不可救。

(七)古今

古今类共10篇论文,在对古今医家的评论中,反映了作者厚古薄今的学术思想。大椿先生分析了中医学的渊源,历代的医学考试制度及考试的内容,揭露了品德不良的医生的种种欺骗方法和手段,提出了学医者的标准和条件:"非敏哲之人","非渊博通达之人","非虚怀灵变之人","非勤读善记之人","非精鉴确识之人",不可学也。这里,我们重点讨论徐灵胎先生的复古尊经思想及对这种思想的评价。

这一部分中的几篇论文,集中反映了作者的尊经崇古思想,他在对历代医家的评论中,指出明代有人指张仲景、刘河间、李东垣、朱丹溪为四大家,奉他们为千古医宗,是无知妄谈。因为仲景先生,乃千古集大成之圣人,刘河间、李东垣乃一偏之学,丹溪不过斟酌诸家之言,而调停去取,以开学者便易之门,三人之于仲景,万不能跻而与之并称。又说刘河间专崇《内经》,而实不得其精义,朱丹溪平易浅近,未睹本源,至于李东垣,执专理脾胃之说,纯用升提香燥,意见偏而方法乱,贻误后人,与仲景相反。作者厚古薄今的观点也反映在《医学渊源论》一文中,指出《内经》乃岐黄之祖。它探讨了脏腑经络的本原,以及邪气致病的不同,药物的配伍,针灸治法等,医学从此完备。其后,仲景用方皆本原于《内经》、《本草》,可称为方之祖。作者认为后世医家,多不明仲景深意,也不能了解仲景制方之妙,并批评了金元以后医家的学说,诚如《四库全书总目提要》所言:"故其论病则自岐黄以外,秦越人亦不免诋排;其论方则自张机《金匮要略》、《伤寒论》之外,孙思邈、刘守真、李杲、朱震亨皆遭驳诘。"

那么作者何以会有如此严重的崇古尊经思想,我们今天又如何客观地评价呢?

作者复古尊经的思想,既有当时的时代背景,又有医学发展自身的原因。清初的著名思想家顾炎武、方以智、王夫之、傅山等,面对当时国危民艰的局面,把"程朱理学"与"陆王心学"的空疏、教条看作是导致国弱民贫的重要原因。为了救亡图存、济世救民,他们竭力提倡"治国平天下"的有用之"实学"。同时,在文化专制主义的高压下,顾炎武等只得转向"尊崇节义,敦励名实"的东汉古文经学,意图从经学的研究中找到治世的真理和方法,以复古为维新。徐大椿是清代早期的著名医家,儒界的复古尊经思潮,在徐大椿身上也表露无疑。他认定神农、岐伯、黄帝是创立医药学的圣人,《神农本草》、《黄帝内经》为不可移易之经典。他尤其对张仲景推崇备至,乃至无以复加,谓"仲景先生,乃千古集大成之圣人,犹儒宗之孔子"。(《四大家论》)"仲景《伤寒论》中诸方,字字金科玉律,不可增减一字。犹之录六经四子语"。(《医贯砭·伤寒论》)他主张医者"言必本于圣经,治必尊乎古法,学有渊源,而师承不绝"。(《考试医学论》)否则,难称之为医。后人对他的这一主张褒贬非一,毁誉参半。

就中医学自身的发展来看,大椿先生复古尊经是有针对性的,即针对金元以来,时医片面理解"古方今病不相能",学无根基,随意出方,导致杀人无算,大椿先生痛心疾首。我国医学自金元时代出现空前盛况的学术之争后,各家竞相著书立说,形成各树一帜的学术讨论之风,一直延续到明清时期,对中医学术的发展具有深刻影响。清初,刘河间、李杲、朱丹溪、张景岳各家学说仍被医家所重视,尤其是温补学说,继明末之后,仍然盛行。清初受明末温补学派的影响,医生用补已成风气,每病都认为是"邪之所凑,其气必虚",而崇张景岳、赵献可、薛立斋、李东垣温补之说,对《内经》理论,《神农本草经》的性能,仲景制方和辨证论治的法则,没有深入全面的研究,执一二温补之方而通治万病。徐氏对这种不讲究经旨,盲议用补的现象非常气愤。他说:"邪之所凑,其气必虚,气虚固当补矣,所凑之邪,不当去耶? 盖邪气补住,则用不复出,重则即死,轻则迁延病变,或有幸而愈者,乃病轻而元气渐复,非药之功也。"(《慎疾刍言·补剂》)又说:"人非老死即病死,其无病而虚死者,千不得一,况病去则虚者亦生,病留则实者亦死,若果元气欲脱,虽浸其身于参附之中,亦何所用。"又在《中风论》中说:"邪之所凑,其气必虚,故补正即所以驱邪,此大缪也。惟其正虚而邪凑,尤当急驱其邪,以卫其正。若更补其邪气,则正气益不能支矣。即使正气全虚,不能托邪于外,亦宜于驱风药中,少加扶正之品,以助驱邪之力,从未有纯用温补者。譬之盗贼入室,定当先驱盗贼,而后固其墙垣,未有盗贼未去,而先固其墙垣者。或云补药托邪,犹之增家人以御盗也,是又不然。盖服纯补之药,断无专补正不补邪之理,非若家人之专于御盗贼也,是不但不驱盗,并助盗矣。"大椿先生力排滥用温补,强调学有根基,具有很强的针对性,可以说是唤起清初医生重视钻研经典医学的中坚人物,对清代医学的发展,对温补学派的形成,有一定的贡献。

同时,他强调要重视古代医药遗产,也是有其合理性和理论基础的。

首先,他指出古今致病的病因相同,能治古人之病的方药,也应该能治今人的病。张元素言:"运气不齐,古今异轨,古方今病不相能也。"而朱丹溪也认为"操古方以治今病,其势不能尽合"。针对后世一些庸医,借此轻视古代医学遗产,随心所欲地标新立异,滥用新奇之物以入药,不知古方治何病何症,临症时随意以一己之意立方,全无章法,流毒无穷,他驳斥道:"时医之言曰:古方不可以治今病。嗟乎! 天地之风寒暑湿燥火犹是也,生人七情六欲犹是也,而何以古人用之则生,今人用之则死?"(《邪说陷溺论》)徐氏在此指出古今的病因是相同的,都是"风寒暑湿燥火"和"七情六欲"。前者即"外因",后者即"内因"。既然病因相同,能治古人之病的方药,亦应能治今人之病。徐氏此说是有客观根据的。从汉至清,中国的自然条件和社会生活变化不大,致病的内因、外因差别无几,疾病谱也大体相同,所以古方可以治今病。一概否定古方能治今病,就等于割断了医学传统。

其次,作者推崇经方,认为古方是经过古圣代代相传,经过实践检验的有效方。古人能对症下药,验之于疾皆有奇效。他指出"古圣相传之说,揆之于情有至理,验之于疾有奇效"。(《邪说陷溺论》)"古圣立方,原有定法,最为严谨"。"古人制方之义,微妙精详,不可思议。盖其审察病情,辨别经络,参考药性,斟酌轻重,其于所治之病,不爽毫发。故不必有奇品异术,而沉痼艰险之疾,投之辄有神效,此汉以前之方也"。(《古方加减论》)故古人治病覆杯而愈,不必尽剂,如《外台》有沃雪汤之名,喻其效若以汤泼雪中立融。而"古法之严如此,后之医者,不识此义,而又欲托名用古,取古方中一二味,则即以某方目之"。(《古方加减论》)"去其要药",杂以他药,而仍以某方名之,用而不效,不知道自咎,或则归咎于病,或则归咎于药,认为古方不可治今病。他强烈地感叹道:"即使果识其病而用古方,支离零乱,岂有效乎?"(《古方加减论》)指出古人则不然,古人治病,对症下药,故药到病除。"古人治法,无一方不对病,无一药不对症"。(《药误不即死论》)今人看病,既不识病,药不对症,只以几个通治之方应万病,用古方不效,遂相戒以为古方难用,不知道全失古方的精义,不仅与病毫无益而反有害。对于古方,指出,今天的医生"能识病情与古方合者,则全用之。有别症者,则据古法加减之。如不尽合,则依古方之法,将古方所用之药,而去取损益之,必使无一药之不对症,自然不倍于古人之法,而所投必有神效矣"。(《古方加减论》)最后作者结论说,那些经方,古人用之则生,今人用之则死,是因为时医不知古人之用某方治某病,必先审明病症,然后以其方治之。今人辨病之不准,就轻易责备古方之误人。强调今人凡读书议论,一定要知其然,还要知其所以然,更要不断实践,才能不为邪说所误。徐氏这种复古的思想,不是盲目从古,他主张学古的目的,是要大家不要割断历史,要重视自然科学的继承性,要学习医学理论,学习古人制方的严格性和临床治病的严肃态度,必须严密观察服药后的变,及时加以总结,把古人已取得的成就,继承下来,这是科学的态度。

总之,大椿先生历毕生精力研究中医学,精于临床,对宋元以来,诋诽古方不能治今病,轻视对古代医学遗产的继承,临床滥施温燥的行为,进行了有力的驳斥,而对那些学无根基的时医,只背几个通治之方,无论何病何症,皆以虚实阴阳笼统之言应付,不知病为何病,因为何因,而施以浮泛不切之药,害人无数,更是痛心疾首,指出经方"皆历圣相传之定法,千古不能易也。至于危险疑难之症,则非此等药所能愈,必博考群方,探明经络,实指此病何名,古人以何方主治,而随症加减。今则以古圣之法为卑鄙不足道,又不能指出病名,惟以阳虚阴虚、肝气肾弱等套语概之,专用温补,以致外邪入里,驯至不救"。(《慎疾刍言·补剂》)大椿先生深有感于此,所以会"有欲救俗医之弊而矫枉过直者,有求胜古人之心而大言失实者"。但先生奋力疾呼,为医者要学有根基,要研究《内经》、《伤寒论》、《神农本草经》等著作,在临床中,要知道病人所患何病何症,古圣施以何方何法,随症加减,信古而不泥古,对我们今天的临床,仍不失指导意义。

**三、《医学源流论》的校勘选本及校注说明**

1. 版本的选定

本次校注以乾隆二十二年半松斋初刻本(简称"原本")为底本,以同治十二年湖北崇文书局重刊本(简称"同治本")为主校本。参校本有1988年3月人民卫生出版社出版的《徐大椿医书全集》竖排繁体校注本(简称"人卫本"),1999年8月中国中医药出版社出版的《明清名医全书大成·徐灵胎医学全书》刘洋等人校注的简体横排本(简称"刘氏本")。

2. 校勘说明

在校勘整理中,根据四校法,以对校为主,本校、他校、理校并用。兼顾了四校合参之法。

(1)以底本为主,对校本择善而从。若底本有明显的脱、讹、衍、倒等错误,则加以改正,一律出校记说明。

(2)底本与校本文字不同,据文义若疑底本有误,则原文不动,出校记存疑。

(3)底本与校本文字不同,但二者义皆可通,校本有参考价值者,则原文不动,在校记中说明互异之处,提出可参或提示何说义胜。

(4)底本与校本文字不同,若底本正确,校本有误者,一般不出校记;必要时则加注说明,以便读者阅读时进行比较,辨明是非。

(5)本书的校注原则是以注为主,以校辅之。

(6)本校注只对文中个别疑难字词,简略注释,一般不出书证,更不作详细考证。

(7)生僻字、疑难字皆注有汉语拼音。

(8)某词在书中多次出现,一般情况下注解一次,但若词同义不同,或词义重要,则也重复注释。

（9）书中出现的语法现象尽可能进行注解，但一般不标明其类种，只解释意义。

（10）本书用简体字横排，以便阅读。对有关字做以下处理：

对通假字作注，一般用"通某"字样；对古今字作注，一般用"同某"字样；异体字改成正规简化字，一般不再出校记。

对中医特殊用字若使用简化字会令人误解的情况，仍用繁体字。如癥瘕不写成"症瘕"，瘀血不写成"淤血"。

最后需要说明的是，本次校注，时间紧迫，加之学识有限，虽然参考吸收了前贤很多研究成果，但仍会有不当之处，敬请读者批评指正。

校注者

## 医学源流论自叙

医,小道也,精义也,重任也,贱工也。古者大人之学,将以治天下国家,使无一夫①不被其泽②,甚者天地位③而万物育,斯学者之极功也。若夫④日救一人,月治数病,顾此失彼,虽数十里之近,不能兼及。况乎不可治者,又非使能起死者而使之生,其道不已小乎?虽然,古圣人之治病也,通于天地之故,究乎性命之源,经络、脏腑、气血、骨脉,洞然如见,然后察其受病之由,用药以驱除而调剂之。其中自有玄机妙悟,不可得而言喻者,盖与造化⑤相维,其义不亦精乎?道小,则有志之士有所不屑为。义精,则无识之徒有所不能窥也。人之所系,莫大乎生死。王公大人,圣贤豪杰,可以旋转乾坤⑥,而不能保无疾病之患。一有疾病,不得不听之医者,而生杀唯命矣。夫一人系天下之重,而天下所系之人,其命又悬于医者。下而一国一家所系之人更无论矣,其任不亦重乎?而独是其人者,又非有爵禄道德之尊,父兄师保⑦之重,既非世之所隆,而其人之自视,亦不过为衣食口腹⑧之计。虽以一介⑨之微,呼之而立,至其业不甚贱乎?任重,则托之者必得伟人;工贱,则业之者必无奇士。所以势出于相违,而道因之易坠也。余少时颇有志于穷经,而骨肉数人疾病连年,死亡略尽。于是博览方书,寝食俱废。如是数年,虽无生死骨肉之方,实有寻本溯源之学。九折臂而成医,至今尤信。而窃慨唐宋以来,无儒者为之振兴,视为下业,逡巡⑩失传,至理已失,良法并亡,恧⑪然伤怀,恐自今以往,不复有生人之术。不揣庸妄,用敷厥言,倘有所补所全者,或不仅一人一世已乎?

乾隆丁丑秋七月洄溪徐大椿书于吴山之半松书屋

---

① 一夫:一人。
② 被其泽:承受它的恩惠。
③ 位:位置确定。
④ 若夫:至于。
⑤ 造化:自然界的创造者,也指自然。
⑥ 旋转乾坤:改变自然的面貌或已成的局面。形容人的本领极大。
⑦ 师保:古代担任辅导和协助帝王的官,有师有保,统称师保。
⑧ 衣食口腹:人卫本作"衣服口食"。疑非。
⑨ 一介:一人。
⑩ 逡巡:"后退"之意;形容时间短暂,犹言"顷刻"、"须臾"。
⑪ 恧(nì 逆):忧伤,忧思。

# 目 录

## 卷 上

经络脏腑 …………………………（142）
  元气存亡论 ………………………（142）
  躯壳经络脏腑论 …………………（143）
  表里上下论 ………………………（143）
  阴阳升降论 ………………………（144）
  治病必分经络脏腑论 ……………（144）
  治病不必分经络脏腑论 …………（145）
  肾藏精论 …………………………（145）
  一脏一腑先绝论 …………………（146）
  君火相火论 ………………………（146）
脉 …………………………………（146）
  诊脉决死生论 ……………………（146）
  脉症轻重论 ………………………（147）
  脉症与病相反论 …………………（148）
病 …………………………………（148）
  中风论 ……………………………（148）
  臌膈论 ……………………………（149）
  寒热虚实真假论 …………………（149）
  内伤外感论 ………………………（150）
  病情传变论 ………………………（150）
  病同人异论 ………………………（150）
  病症不同论 ………………………（151）
  病同因别论 ………………………（151）
  亡阴亡阳论 ………………………（152）
  病有不愈不死虽愈必死论 ………（152）
  卒死论 ……………………………（153）
  病有鬼神论 ………………………（153）
  肾虚非阴症论 ……………………（154）
  吐血不死咳嗽必死论 ……………（154）
  胎产论 ……………………………（154）
  病有不必服药论 …………………（155）
方 药 ……………………………（155）

方药离合论 ………………………（155）
古方加减论 ………………………（156）
方剂古今论 ………………………（156）
单方论 ……………………………（157）
禁方论 ……………………………（157）
古今方剂大小论 …………………（158）
药误不即死论 ……………………（159）
药石性同用异论 …………………（159）
劫剂论 ……………………………（160）
制药论 ……………………………（160）
人参论 ……………………………（160）
用药如用兵论 ……………………（161）
执方治病论 ………………………（162）
汤药不足尽病论 …………………（162）
本草古今论 ………………………（163）
药性变迁论 ………………………（163）
药性专长论 ………………………（164）
煎药法论 …………………………（164）
服药法论 …………………………（165）
医必备药论 ………………………（165）
乩方论 ……………………………（166）
热药误人最烈论 …………………（166）
薄贴论 ……………………………（167）
貌似古方欺人论 …………………（167）

## 卷 下

治 法 ……………………………（169）
  司天运气论 ………………………（169）
  医道通治道论 ……………………（170）
  五方异治论 ………………………（170）
  病随国运论 ………………………（171）
  针灸失传论 ………………………（171）
  水病针法论 ………………………（172）
  出奇制病论 ………………………（173）

| | |
|---|---|
| 治病缓急论 …………………… (173) | 《脉经》论 …………………… (183) |
| 治病分合论 …………………… (173) | 《千金方》《外台》论 ………… (183) |
| 发汗不用燥药论 ……………… (174) | 《活人书》论 ………………… (184) |
| 病不可轻汗论 ………………… (174) | 《太素脉》论 ………………… (185) |
| 伤风难治论 …………………… (175) | 妇科论 ………………………… (185) |
| 攻补寒热同用论 ……………… (175) | 痘科论附:种痘说 …………… (185) |
| 临病人问所便论 ……………… (176) | 幼科论 ………………………… (186) |
| 治病不必顾忌论 ……………… (176) | 疡科论 ………………………… (187) |
| 病深非浅药能治论 …………… (177) | 祝由科论 ……………………… (187) |
| 愈病有日期论 ………………… (177) | 兽医论 ………………………… (188) |
| 治人必考其验否论 …………… (178) | 古 今 ………………………… (188) |
| 防微论 ………………………… (179) | 四大家论 ……………………… (188) |
| 知病必先知症论 ……………… (179) | 医家论 ………………………… (189) |
| 补药可通融论 ………………… (179) | 医学渊源论 …………………… (189) |
| 轻药愈病论 …………………… (180) | 考试医学论 …………………… (190) |
| 腹内痈论 ……………………… (180) | 医非人人可学论 ……………… (191) |
| 围药论 ………………………… (181) | 名医不可为论 ………………… (191) |
| 书论附科 ……………………… (181) | 邪说陷溺论 …………………… (192) |
| 《难经》论 …………………… (181) | 涉猎医书误人论 ……………… (192) |
| 《伤寒论》论 ………………… (182) | 病家论 ………………………… (193) |
| 《金匮》论 …………………… (182) | 医者误人无罪论 ……………… (194) |

# 卷 上

## 经络脏腑

### 元气存亡论

养生者之言曰：天下之人，皆可以无死。斯言妄也。何则？人生自免乳哺以后，始而孩，既而长，既而壮，日胜一日。何以四十以后，饮食奉养如昔，而日且就衰？或者曰：嗜欲戕①之也。则绝嗜欲，可以无死乎？或者曰：劳动②贼之也。则戒劳动，可以无死乎？或者曰：思虑扰之也。则屏思虑，可以无死乎？果能绝嗜欲，戒劳动，减思虑，免于疾病夭札③则有之。其老而眊④，眊而死，犹然也。况乎四十以前，未尝无嗜欲、劳苦、思虑，然而日生日长。四十以后，虽无嗜欲、劳苦、思虑，然而日减日消，此其故何欤？盖人之生也，顾夏虫而却⑤笑，以为是物之生死，何其促也，而不知我实犹是耳。当其受生之时，已有定分焉。所谓定分者，元气也。视之不见，求之不得，附于气血之内，宰乎气血之先。其成形之时，已有定数。譬如置薪于火，始然⑥尚微，渐久则烈，薪力既尽，而火熄矣。其有久暂之殊者，则薪之坚脆异质也。故终身无病者，待元气之自尽而死，此所谓终其天年者也。至于疾病之人，若元气不伤，虽病甚不死；元气或伤，虽病轻亦死，而其中又有辨焉。有先伤元气而病者，此不可治者也；有因病而伤元气者，此不可不预防者也。亦有因误治而伤及元气者，亦有元气虽伤未甚，尚可保全之者，其等不一。故诊病决死生者，不视病之轻重，而视元气之存亡，则百不失一矣。至所谓元气者，何所寄耶？五脏有五脏之真精，此元气之分体者也。而其根本所在，即《道经》⑦所谓"丹田"⑧，《难经》所谓"命门"⑨，《内经》所谓"七节之旁，中有小心"⑩。阴阳阖辟⑪存乎此，呼吸出入系乎此。无火而能令百体皆温，无水而能令五脏皆润。此中一线未绝，则生气一线未亡，皆赖此也。若夫有疾病而保全之法何如？盖元气虽自有所在，然实与脏腑相连属⑫者也。寒热攻补不得其道，则实⑬其实而虚⑭其虚，必有一脏大受其害。邪入于中，而精不能续，则元气无所附而伤矣。故人之一身，无处不宜谨护，而药不可轻试也。若夫预防之道，惟上工能虑在病前，不使其势已横而莫救，使元气克⑮全，则自能托邪于外。若邪盛为害，则乘元气未动，与之背城而一决，勿使后事生悔，此神而明之⑯之术也。若欲与造化争权，而令天下之人终不死，则无是理矣。

**按**：提出元气源于先天，根于命门，行于五脏，可温养周身，滋润脏腑。阐明了元气与命门、脏腑的关系，以及元气对人寿命的决定作用，指出生长壮老死是人生的

---

① 戕（qiāng枪）：残害。
② 劳动：活动，运动。
③ 夭札：遭瘟疫而早死。
④ 眊：通"耄"，老。
⑤ 却：后。
⑥ 然：同"燃"。
⑦ 《道经》：泛指道家著作。
⑧ 丹田：道家称人身脐下三寸为丹田，是男子精室，女子胞宫所在之处。
⑨ 命门：《难经·三十六难》云："肾两者，非皆肾也，其左者为肾，右者为命门。命门者，诸神精之所舍，原气之所系也，故男子以藏精，女子以系胞。"
⑩ "七节之旁"两句：第七椎的旁边，内中有个小心。语见《素问·刺禁论》。七节，指第七椎。小心，有心包络、命门、膈俞穴三种说法。按本文所言，道经所说的丹田，《难经》所说的命门和《内经》所说的小心，所指为同一部位。
⑪ 阖辟：关闭开启。
⑫ 连属（zhǔ主）：连接。
⑬ 实：使……更实。
⑭ 虚：使……更虚。
⑮ 克：能。
⑯ 神而明之：即"神而明之，存乎其人"的省略。出自《易经·系辞上》。意谓只有深入研究的人，才能够神妙而深刻地明察事理。此指深入研究。

必然规律，长生不死是没有的。寿命的长短，由元气的多少决定；疾病的生死，由元气的存亡决定。因此，宜谨护元气，寒热攻补，不可轻试。在治疗上，主张采用祛邪安正和补气养正的方法来顾护元气。

### 躯壳经络脏腑论

凡致病必有因，而受病之处则各有部位。今之医者曰：病必分经络而后治之。似矣，然亦知病固非经络之所能尽者乎？夫人有皮肉筋骨以成形，所谓躯壳也。而虚其中，则有脏腑以实之。其连续贯通者，则有经有络贯乎脏腑之内，运乎躯壳之中，为之道路，以传变周流者也。故邪之伤人，或在皮肉，或在筋骨，或在脏腑，或在经络。有相传者，有不相传者，有久而相传者，有久而终不传者。其大端①则中于经络者易传；其初不在经络，或病甚而流于经络者，亦易传。经络之病，深入脏腑，则以生克相传。惟皮肉筋骨之病，不归经络者，则不传，所谓躯壳之病也。故识病之人，当直指其病在何脏何腑，何筋何骨，何经何络，或传或不传，其传以何经始，以何经终。其言历历②可验，则医之明者矣。今人不问何病，谬举一经以借口，以见其颇识《内经》，实与《内经》全然不解也。至治之难易，则在经络者易治，在脏腑者难治，且多死。在皮肉筋骨者，难治，亦不易死，其大端③如此。至于躯壳脏腑之属于某经络，以审其针灸用药之法，则《内经》明言之，深求自得也。

**按**：徐氏指出致病有因，受病有位。医生不仅要辨清疾病的虚、实、寒、热性质，还要辨清疾病在脏、腑、气、血等病变的部位。而时医仅"病必分经络而后治之"，也就是辨证时辨病位不全面。他指出："邪之伤人，或在皮肉，或在筋骨，或在脏腑，或在经络。有相传者，有不相传者，有久而相

传者，有久而终不传者。"而且，"经络之病，深入脏腑，则以生克相传"。医生当认清病症在何脏何腑，何经何络，何筋何骨，或传或不传，其传以何经始，以何经终。

### 表里上下论

欲知病之难易，先知病之浅深。欲知病之浅深，先知病之部位。夫人身一也，实有表里上下之别焉。何谓表？皮肉筋骨是也；何谓里，脏腑精神是也。而经络则贯乎其间。表之病，易治而难死；里之病，难治而易死。此其大略④也。而在表在里者，又各有难易，此不可执⑤一而论也。若夫病本在表而传于里，病本在里而并及⑥于表，是为内外兼病，尤不易治。身半已⑦上之病，往往近于热；身半已下之病，往往近于寒，此其大略也。而在上在下，又各有寒热，此亦不可执一而论也。若夫病本在上而传于下，病本在下而传于上，是之谓上下兼病，亦不易治。所以然者，无病之处多，有病之处少，则精力犹可维持，使正气渐充，而邪气亦去。若夫一人之身，无处不病，则以何者为驱病之本，而复其元气乎？故善医者，知病势之盛而必传也。豫⑧为之防，无使结聚，无使泛滥，无使并合，此上工治未病之说也。若其已至于传，则必先求其本，后求其标，相⑨其缓急而施治之。此又桑榆之收⑩也。以此决病之生死难易，思过半矣。

---

① 大端：本原。
② 历历：清清楚楚。
③ 大端：主要方面。
④ 大略：大概。
⑤ 执：持。
⑥ 及：涉及，连及。
⑦ 已：通"以"。下句"身半已下"同。
⑧ 豫：预先。
⑨ 相：根据。
⑩ 桑榆之收：即"失之东隅，收之桑榆"之意。谓在这方面失败了，在那方面获得成功。

> **按**：该文也是论述辨证论治中的辨病位的问题。人的一身，有表里上下之分，皮肉筋骨为表，脏腑精神为里，经络贯穿其间，沟通内外。表病易治而里病难治易死。上病多近于热，下病多近于寒。同时指出，元气为驱病之本，善医者，治病时当谨护其元气，无使结聚，无使泛滥，以防病的传变。若已传变当知其标本，相其缓急而治之。

## 阴阳升降论

人身象天地。天之阳，藏于地之中者，谓之元阳。元阳之外护者，谓之浮阳。浮阳则与时升降。若人之阳气，则藏于肾中，而四布于周身，惟元阳则固守于中而不离其位。故太极图①中心白圈，即元阳也，始终不动，其分阴分阳，皆在白圈之外。故发汗之药，皆鼓动其浮阳，出于营卫之中，以泄其气耳。若元阳一动，则元气漓②矣。是以发汗太甚，动其元阳，即有亡阳之患。病深之人发喘呃逆，即有阳越之虞③，其危皆在顷刻，必用参附及重镇之药，以坠安之。所以治元气虚弱之人，用升提发散之药，最防阳气散越，此第一关也。至于阴气则不患其升，而患其竭，竭则精液不布，干枯燥烈，廉泉玉英④，毫无滋润，舌燥唇焦，皮肤粗槁。所谓天气不降，地气不升，孤阳无附，害不旋踵⑤。《内经》云：阴精所奉其人寿⑥。故阴气有余则上溉，阳气有余则下固，其人无病，病亦易愈，反此则危。故医人者，慎毋越其阳而竭其阴也。

> **按**：指出人的阳气藏于肾，布于周身。阳气有余则下固，阴气有余则上溉，如此，才算没有病，即使有病也容易痊愈。治病时要谨护阳气，不要滥用升散发越之类的药物耗伤元阳，导致亡阳的灾祸。而阴气宜于升，治疗时不要使其阴气衰竭，使精液不能充布全身。

## 治病必分经络脏腑论

病之从内出者，必由于脏腑；病之从外入者，必由于经络。其病之情状，必有凿凿⑦可征⑧者。如怔忡⑨惊悸为心之病，泄泻臌胀为肠胃之病，此易知者。又有同一寒热而六经各殊，同一疼痛而筋骨皮肉各别。又有脏腑有病而反现于肢节，肢节有病而反现于脏腑。若不究其病根所在，而漫然⑩治之，则此之寒热，非彼之寒热，此之痛痒，非彼之痛痒，病之所在，全不关着，无病之处，反以药攻之。《内经》所谓：诛伐无过，则故⑪病未已，新病复起。医者以其反增他病，又复治其所增之病，复不知病之所从来，杂药乱投，愈治而病愈深矣。故治病者，必先分经络脏腑之所在，而又知其七情六淫所受何因，然后择何经何脏对病之药，本于古圣何方之法，分毫不爽，而后治之，自然一剂而即见效矣。今之治病不效者，不咎⑫己药之不当，而反咎病之不应药，此理终身不悟也。

> **按**：指出病内出由脏腑，外入由经络，医生必须要先明白病是由七情所因，还是六淫所犯，然后分明疾病是在脏腑还是在经络，用药时选择何经何脏对病之药，本于古圣何方之法，分毫不爽，才能一剂而即见效。

---

① 太极图：古代说明宇宙现象的图。一般是用圆形的图像表示阴阳对立面的统一体。
② 漓：丧失。
③ 虞：忧虑。
④ 廉泉玉英：唾液。舌下廉泉穴和玉英穴（或作金津穴和玉液穴）为津液外泌的孔道，故称津窍。《灵枢·胀论》："廉泉、玉英者，津液之道也。"
⑤ 不旋踵：喻时间短暂。
⑥ "阴精所奉其人寿"句：语出《素问·五常政大论》。谓阴精与天年有密切关系。
⑦ 凿凿：确实。
⑧ 征：验证。
⑨ 怔忡（zhèngchōng 正冲）：心悸。是以阵发性，或持续发作为特点，病人自觉心中剧烈跳动的一种急性病症。
⑩ 漫然：随便貌。
⑪ 故：旧。
⑫ 咎：责备。

## 治病不必分经络脏腑论

病之分经络脏腑，夫人知之。于是天下遂有因经络脏腑之说，而拘泥附会，又或误认穿凿，并有借此神①其说以欺人者。盖治病之法多端，有必求经络脏腑者，有不必求经络脏腑者。盖人之气血无所不通，而药性之寒热温凉有毒无毒，其性亦一定不移，入于人身，其功能亦无所不到，岂有其药止②入某经之理？即如参芪之类，无所不补；砒鸩之类，无所不毒，并不专于一处也。所以古人有现成通治之方，如紫金锭、至宝丹之类，所治之病甚多，皆有奇效。盖通气者无气不通，解毒者无毒不解，消痰者无痰不消，其中不过略有专宜耳。至张洁古辈，则每药注定云独入某经，皆属附会之谈，不足征也。曰：然则用药竟不必分经络脏腑耶？曰：此不然也。盖人之病，各有所现之处，而药之治病，必有专长之功。如柴胡治寒热往来，能愈少阳之病；桂枝治畏寒发热，能愈太阳之病；葛根治肢体大热，能愈阳明之病。盖其止寒热，已畏寒，除大热，此乃柴胡、桂枝、葛根专长之事。因其能治何经之病，后人即指为何经之药，孰知其功能实不仅入少阳、太阳、阳明也。显然者尚如此，余则更无影响矣。故以某药为能治某经之病则可，以某药为独治某经则不可；谓某经之病当用某药则可，谓某药不复入他经则不可。故不知经络而用药，其失也泛，必无捷效。执经络而用药，其失也泥，反能致害。总之，变化不一，神而明之，存乎其人③也。

：前文针对有些医生治病不究病根所在，不知病因所由而漫然治疗，提出"治病必分经络脏腑论"；而此文则针对那些拘泥附会、误认穿凿、斤斤于病位计较者，提出"治病不必分经络脏腑论"。因为人的气血，无所不通，而药物的寒热，有毒无毒，也是无所不到。"盖通气者，无所不通，解毒者，无所不解，消痰者，无痰不消，其中不过略有专宜耳"。所以作者指出，不知疾病在何经络，其用药失于浮泛，拘泥于某经用某药，某药只能入某经，其过失在于拘泥，在临床上反能致害。强调要既遵古法，又不墨守古法，不能执死方以治活病。

## 肾藏精论

精藏于肾，人尽知之。至精何以生？何以藏？何以出？则人不知也。夫精即肾中之脂膏也，有长存者，有日生者。肾中有藏精之处，充满不缺，如井中之水，日夜充盈，此长存者也；其欲④动交媾所出之精，及有病而滑脱之精，乃日生者也。其精旋⑤去旋生，不去亦不生，犹井中之水，日日汲⑥之，不见其亏，终年不汲，不见其溢。《易》云：井道不可不革，故受之以革，其理然也。⑦曰：然则纵欲可无害乎？曰：是又不然。盖天下之理，总归自然，有肾气盛者，多欲无伤；肾气衰者，自当节养。《左传》云：女不可近乎？对曰：节之⑧。若纵欲不节，如浅狭之井，汲之无度，则枯竭矣。曰：然则强壮之人而绝欲，则何如？曰：此亦无咎无誉⑨，惟肾气略坚实耳。但必浮火不动，阴阳相守，则可耳。若浮火日动而强制之，则反有害。盖精因火动而离其位，则必有头眩、目赤、身痒、腰疼、遗泄、偏坠等症，甚者或发痈疽，此强制之害也。故精之为物，欲动则生，不动则不生，能自然不动则有益，强制则有害，过用则衰竭。任其自然而无所勉强，则保精之法也。老子云：天法道，道法自

---

① 神：使……神妙。
② 止：只。
③ 神而明之，存乎其人：出自《易经·系辞上》。意谓只有深入研究的人，才能够神妙而深刻地明察事理。
④ 欲：情欲。
⑤ 旋：很快。
⑥ 汲：取。从下往上打水。
⑦ "井道不可不革"两句：语出《周易·序卦传》。
⑧ "女不可近乎"两句：语出《左传·昭公元年》。
⑨ 无咎无誉：语出《易·坤》。既没有错误，也没有功绩。比喻工作表现一般。咎：过失；誉：称扬、赞美。

然，自然之道，乃长生之诀也。

> **按**：言肾藏精，有先天之精和日生之精。能够保持肾中之精的充盈，则身体健康，在无其他疾病情况下，可尽终其天年。虽男女结合为生理要求，但不能纵欲过度，必须要"任其自然而无所勉强"，强制则有害，过用则衰竭。

### 一脏一腑先绝论

人之死，大约因元气存亡而决。故患病者，元气已伤即变危殆。盖元气脱，则五脏六腑皆无气矣。竟有元气深固，其根不摇，而内中有一脏一腑先绝者。如心绝则昏昧不知世事，肝绝则喜怒无节，肾绝则阳道①痿缩，脾绝则食入不化，肺绝则气促声哑。六腑之绝，而失其所司②亦然，其绝之象，亦必有显然可见之处。大约其气尚存，而神志精华不用事③耳，必明医乃能决之。又诸脏腑之中，惟肺绝则死期尤促。盖肺为脏腑之华盖④，脏腑赖其气以养，故此脏绝则脏腑皆无禀受⑤矣，其余则视其绝之甚与不甚。又观其别脏之盛衰何如，更观其后天之饮食何如，以此定其吉凶，则修⑥短之期可决矣。然大段⑦亦无过一年者，此皆得之目睹，非臆说⑧也。

> **按**：指出人的生死，取决于元气的存亡。病有元气深固，其根不摇，而内有一脏一腑先绝者，亦属不治。医生观察病人其他脏器的盛衰以及后天饮食如何，可以定其吉凶。

### 君火相火论

近世之论心火谓之君火，肾火谓之相火，此说未安。盖心属火而位居于上，又纯阳而为一身之主，名曰君火，无异议也。若肾中之火，则与心相远，乃水中之火也，与心火不类，名为相火，似属非宜。盖阴阳互藏其宅⑨，心固有火，而肾中亦有火。心火为火中之火，肾火为水中之火。肾火守于下，心火守于上，而三焦为火之道路，能引二火相交。心火动，而肾中之浮火亦随之，肾火动而心中之浮火亦随之；亦有心火动而肾火不动，其患独在心，亦有肾火动而心火不动，其害独在肾。故治火之法，必先审其何火，而后用药有定品。治心火以苦寒，治肾火以咸寒。若二脏之阴不足以配火，则又宜取二脏之阴药补之。若肾火飞越，又有回阳之法，反宜用温热，与治心火迥然不同。故五脏皆有火，而心肾二脏为易动，故治法宜详究也。若夫相火之说，则心胞之火能令人怔忡、面赤、烦躁、眩晕，此则在君火之旁，名为相火，似为确切，试以《内经》参之，自有真见也。

> **按**：指出心火为火中之火，肾火为水中之火。肾火守于下，心火守于上，三焦为火之道路，引二火相交。二者的性质与治法都不相同，并且辨明近世称相火为肾火的说法不恰当，而心包在心君之旁，心包之火，名为相火，似乎确切。

## 脉

### 诊脉决死生论

生死于人大矣！而能于两手方寸之地，微末⑩之动，即能决其生死，何其近于诬⑪也。然古人往往百不失一者，何哉？其大要则以胃气为本。盖人之所以生，本乎饮食。《灵枢》云：

---

① 阳道：男子的生殖器或生殖力。
② 司：主管，主持。
③ 用事：当权，显示作用。
④ 华盖：古代帝王所乘车子上伞形的遮蔽物。常喻肺，因其如伞盖居心君之上，故云。
⑤ 禀受：承受。
⑥ 修：长。
⑦ 大段：大略。
⑧ 臆说：主观猜测。
⑨ 宅：住所，处所。
⑩ 微末：微小。
⑪ 诬：欺骗。

谷入于胃,乃传之肺,五脏六腑,皆以受气①。寸口属肺经,为百脉之所会。故其来也,有生气以行乎其间,融和调畅,得中土②之精英。此为有胃气,得者生,失者死,其大较③也。其次则推天运之顺逆,人气与天气相应,如春气属木,脉宜弦;夏气属火,脉宜洪之类,反是则与天气不应。又其次则审脏气之生克。如脾病畏弦,木克土也;肺病畏洪,火克金也,反是则与脏气无害。又其次则辨病脉之从违,病之与脉,各有宜与不宜。如脱血之后,脉宜静细,而反洪大,则气亦外脱矣。寒热之症,脉宜洪数,而反细弱,则真元将陷矣。至于真脏之脉,乃因胃气已绝,不营④五脏。所以何脏有病,则何脏之脉独现,凡此皆《内经》、《难经》等书言之,明白详尽。学者苟潜心观玩⑤,洞然易晓,此其可决者也。至云诊脉即可以知何病,又云:人之死生,无不能先知,则又非也。盖脉之变迁无定,或有卒中之邪,未即通于经络,而脉一时未变者;或病轻而不能现于脉者;或有沉痼之疾,久而与气血相并,一时难辨其轻重者;或有依经传变,流动无常,不可执一时之脉,而定其是非者。况病之名有万,而脉之象不过数十种,且一病而数十种之脉无不可见,何能诊脉而即知其何病?此皆推测偶中,以此欺人也。若夫真脏之脉,临死而终不现者,则何以决之?是必以望闻问三者,合而参观⑥之,亦百不失一矣。故以脉为可凭,而脉亦有时不足凭;以脉为不可凭,而又凿凿乎其可凭。总在医者熟通经学,更深思自得,则无所不验矣。若世俗无稽之说,皆不足听也。

> **按**:脉诊必须首先察病人有无融和调畅的胃气,有胃气者生,无胃气者死。其次推演天时之顺逆,审察脏气之生克,辨别病脉之从违,更以望闻问四诊合参,如此才能决断死生,方可有据有凭。同时,揭露那些自谓仅凭诊脉即知何病的医生,实属欺人。因为"病之名有万,而脉之象不过数十种,且一病而数十种之脉无不可见,何能诊脉而即知其何病?"

## 脉症⑦轻重论

人之患病,不外七情六淫,其轻重死生之别,医者何由知之?皆必问其症,切其脉而后知之。然症脉各有不同,有现症极明而脉中不见者,有脉中甚明而症中不见者。其中有宜从症者,有宜从脉者,必有一定之故。审之既真,则病情不能逃,否则不为症所误,必为脉所误矣。故宜从症者,虽脉极顺而症危,亦断其必死;宜从脉者,虽症极险而脉和,亦决其必生。如脱血之人,形如死状,危在顷刻,而六脉有根则不死,此宜从脉不从症也。如痰厥之人,六脉或促或绝,痰降则愈,此宜从症不从脉也。阴虚咳嗽,饮食起居如常,而六脉细数⑧,久则必死,此宜从脉不宜从症也。噎膈反胃,脉如常人,久则胃绝而脉骤变,百无一生,此又宜从症不从脉也。如此之类甚多,不可枚举。总之,脉与症分观之,则吉凶两不可凭;合观之,则某症忌某脉,某脉忌某症,其吉凶乃可定矣。又如肺病忌脉数,肺属金,数为火,火刑⑨金也,余可类推,皆不外五行生克之理。今人不按其症,而徒⑩讲乎脉,则讲之愈密,失之愈远。若脉之全体,则《内经》诸书详言之矣。

> **按**:本文与下文《脉症与病相反论》都是谈脉与症在诊断疾病过程中的作用。是脉症合参,还是舍症取脉,抑或舍脉取症,都要根据具体的情况斟酌运用,不能拘泥固执。指出,在临床上,脉与症,分别孤立地去看,则吉凶两不可凭,总合二者去

---

① "谷入于胃"等句:语出《灵枢·营卫生会》。
② 中土:脾。
③ 大较:大法。人卫本作"大概"。
④ 营:疑为"盈"。充盈。
⑤ 观玩:研读。
⑥ 参观:参考观察。
⑦ 脉症:同治本作"症脉"。
⑧ 数(shuò 朔):脉象名。
⑨ 刑:克贼,残伤。
⑩ 徒:只,仅。

> 考察它，那么某症忌某脉，某脉忌某症，其吉凶就不难断定。下文指出症是病的表现反应。病热则症热，病寒则症寒，此一定之理。然症竟有与病相反者，脉与症亦有相反者，必须辨别疑似，才能不迷惑。

## 脉症与病相反论

症者，病之发现①者也。病热则症热，病寒则症寒，此一定之理。然症竟有与病相反者，最易误治，此不可不知者也。如冒寒之病，反身热而恶热；伤暑之病，反身寒而恶寒；本伤食也，而反易饥能食；本伤饮也，而反大渴口干。此等之病，尤当细考，一或有误，而从症用药，即死生判矣。此其中盖有故焉，或一时病势未定，如伤寒本当发热，其时尚未发热，将来必至于发热，此先后之不同也；或内外异情，如外虽寒而内仍热是也；或有名无实，如欲食好饮，及至少进即止，饮食之后又不易化是也；或有别症相杂，误认此症为彼症是也；或此人旧有他病，新病方发，旧病亦现也。至于脉之相反，亦各不同。或其人本体之脉与常人不同；或轻病未现于脉；或痰气阻塞，营气不利，脉象乖②其所之③；或一时为邪所闭，脉似危险，气通即复；或其人本有他症，仍其旧症之脉。凡此之类，非一端④所能尽，总宜潜心体认，审其真实，然后不为脉症所惑。否则徒执一端之见，用药愈真，而愈误矣。然苟非辨症极精，脉理素明，鲜有不惑者也。

# 病

## 中风论

今之患中风偏瘫等病者，百无一愈，十死其九，非其症俱不治，皆医者误之也。凡古圣定病之名，必指其实。名曰中风，则其病属风可知。既为风病，则主病之方必以治风为本。故仲景侯氏黑散、风引汤、防己地黄汤，及唐人大小续命等方，皆多用风药，而因症增减。盖以风入经络，则内风与外风相煽⑤，以致痰火一时壅塞，惟宜先驱其风，继清痰火，而后调其气血，则经

脉可以渐通。今人一见中风等症，即用人参、熟地、附子、肉桂等纯补温热之品，将风火痰气尽行补住，轻者变重，重者即死。或有元气未伤，而感邪浅者，亦必迁延时日，以成偏枯永废之人，此非医者误之耶？或云：邪之所凑，其气必虚，故补正即所以驱邪，此大缪⑥也。惟其正虚而邪凑，尤当急驱其邪，以卫其正。若更补其邪气，则正气益不能支矣。即使正气全虚，不能托邪于外，亦宜于驱风药中，少加扶正之品，以助驱邪之力，从未有纯用温补者。譬之盗贼入室，定当先驱盗贼，而后固其墙垣，未有盗贼未去，而先固其墙垣者。或云补药托邪，犹之增家人以御盗也，是又不然。盖服纯补之药，断无专补正不补邪之理，非若家人之专于御盗贼也，是不但不驱盗，并助盗矣。况治病之法，凡久病属虚，骤病属实。所谓虚者，谓正虚也；所谓实者，谓邪实也。中风乃急暴之症，其为实邪无疑。天下未有行动如常，忽然大虚而昏仆⑦者，岂可不以实邪治之哉？其中或有属阴虚阳虚，感实感寒之别，则于治风方中，随所现之症加减之。汉唐诸法具⑧在，可取而观也。故凡中风之类，苟无中脏之绝症，未有不可治者。余友人患此症者，遵余治法，病一二十年而今尚无恙⑨者甚多，惟服热补者，无一存者矣。

> 按：此论谈中风的治疗大法。认为中风多属实邪，故在治疗中反对温补，宜攻其邪。"惟服温补者，无一存者矣"。指出古圣定病之名，必指其实。名曰中风，则其病属风可知。既为风病，则主病之方必以治风为本。故治疗上当先驱其风，继清痰

---

① 发现：发生表现。
② 乖：违背。
③ 之：到。
④ 端：种。
⑤ 煽：鼓动，摇动。
⑥ 缪：通"谬"。
⑦ 昏仆：昏倒。
⑧ 具：全，都。
⑨ 恙：病。

火，而后调其气血，则经络可以渐通。反对一见中风等症，即用人参、熟地、附子、肉桂等温补辛热之品，将风火痰气尽行补住，导致轻者变重，重者即死。又谓随中风的证型不同，于治风药中，随症加减等语，确实是治疗中风的要诀。看《洄溪医案》中治王叙揆案，用小续命汤除却桂、附之热，加入生大黄泻火活血，以达消风、泄热、化痰、散邪之目的。治刘避岑徐子静案，用至宝丹清其痰火皆愈。

## 臌膈论

臌膈同为极大之病，然臌可治而膈不可治。盖臌者，有物积中，其症属实；膈者不能纳物，其症属虚。实者可治，虚者不可治，此其常也。臌之为病，因肠胃衰弱，不能运化，或痰或血，或气或食，凝结于中，以致膨脝①胀满。治之当先下其结聚，然后补养其中气，则肠胃渐能克化②矣。《内经》有鸡矢醴方③，即治法也。后世治臌之方，亦多见效。惟脏气已绝，臂细脐凸，手心及背平满，青筋绕腹，种种恶症齐现则不治。若膈症，乃肝火犯胃，木来侮土，谓之贼邪。胃脘枯槁，不复用事④，惟留一线细窍，又为痰涎瘀血闭塞，饮食不能下达，即勉强纳食，仍复吐出。盖人生全在饮食，经云：谷入于胃，以传于肺，五脏六腑，皆以受气。今食既不入，则五脏六腑皆竭矣。所以得此症者，能少纳谷，则不出一年而死；全不纳谷，则不出半年而死。凡春得病者，死于秋；秋得病者，死于春，盖金木相克之时也。又有卒然⑤呕吐，或呕吐而时止时发，又或年当少壮，是名反胃，非膈也，此亦可治。至于类臌之症，如浮肿水肿之类，或宜针灸，或宜泄泻，病象各殊，治亦万变。医者亦宜广求诸法，而随宜施用也。

**按**：本文论述臌膈的病理与治法。臌属实膈属虚，实可治而虚不可治。臌之病因为肠胃衰弱不能运化，其治当先攻后补。膈之症或为肝火犯胃，或为痰涎瘀血闭塞，使饮食不能下达。食既不入，则五脏六腑皆竭。故臌膈虽皆为大症，而膈尤为难治。至于对膈的死亡预期，则可作为参考。

## 寒热虚实真假论

病之大端，不外乎寒热虚实，然必辨其真假而后治之无误。假寒者，寒在外而热在内也，虽大寒而恶热饮；假热者，热在外而寒在内也，虽大热而恶寒饮，此其大较⑥也。假实者，形实而神衰，其脉浮、洪、芤、散也；假虚者，形衰而神全，其脉静、小、坚、实也。其中又有人之虚实，症之虚实。如怯弱之人而伤寒伤食，此人虚而症实也；强壮之人而失血劳倦，此人实而症虚也。或宜正治，或宜从治，或宜分治，或宜合治，或宜从本，或宜从标，寒因热用，热因寒用，上下异方，煎丸异法，补中兼攻，攻中兼补，精思妙术，随变生机，病势千端，立法万变。则真假不能惑我之心，亦不能穷⑦我之术。是在博求古法而神明⑧之，稍执己见，或学力不至，其不为病所惑者，几希⑨矣。

**按**：此段辨析寒热虚实的真假情况，以及随症施治，应变处方的法则。假寒，寒在外而热在内；假热，热在外而寒在内。假实形实而神衰；假虚形衰而神全。在治疗上，要"或宜正治，或宜从治，或宜

---

① 膨脝（pénghēng 朋哼）：腹部胀大如鼓。
② 克化：消化。
③ 鸡矢醴方：出自《内经·腹中论》。治疗臌胀的药酒方。
④ 用事：当权，显示作用。
⑤ 卒然：突然。卒，通"猝"。
⑥ 大较：大法。
⑦ 穷：用尽。
⑧ 神明：即"神而明之，存乎其人"的省略。出自《易经·系辞上》。意谓只有深入研究的人，才能够神妙而深刻地明察事理。
⑨ 几希：相差甚微，很少。

分治，或宜合治，或宜从本，或宜从标，寒因热用，热因寒用，上下异方，煎丸异法，补中兼攻，攻中兼补，精思妙术，随变生机，病势千端，立法万变"。

## 内伤外感论

七情所病，谓之内伤；六淫所侵，谓之外感。自《内经》《难经》以及唐宋诸书，无不言之，深切著明①矣。二者之病，有病形同而病因异者，亦有病因同而病形异者；又有全乎外感，全乎内伤者；更有内伤兼外感，外感兼内伤者。则因与病又互相出入，参错②杂乱，治法迥殊。盖内伤由于神志，外感起于经络，轻重浅深，先后缓急，或分或合，一或有误，为害非轻。能熟于《内经》及仲景诸书，细心体认，则虽其病万殊，其中条理井然，毫无疑似，出入变化，无有不效。否则彷徨③疑虑，杂药乱投，全无法纪，屡试不验。更无把握，不咎己之审病不明，反咎药之治病不应，如此死者，医杀之耳。

**按**：此段首称七情所伤，谓之内伤，六淫所侵，谓之外感，然内伤与外感，有病形同而病因异的，亦有病因同而病形异的，在治疗上要细心体认，审明病因，对内伤外感，能划清界限，才不致杂药乱投，误治杀人。

## 病情传变论

病有一定之传变，有无定之传变。一定之传变，如伤寒太阳传阳明，及《金匮》"见肝之病，知肝传脾④"之类。又如痞病变臌，血虚变浮肿之类，医者可豫⑤知而防之也。无定之传变，或其人本体先有受伤之处；或天时不和，又感时行之气；或调理失宜，更生他病，则无病不可变，医者不能豫知而为防者也。总之，人有一病，皆当加意⑥谨慎，否则病后增病，则正虚而感益重，轻病亦变危矣。至于既传之后，则标本

缓急，先后分合，用药必两处兼顾，而又不杂不乱，则诸病亦可渐次⑦平复。否则新病日增，无所底止⑧矣。至于药误之传变，又复多端；或过于寒凉而成寒中之病；或过服温燥而成热中之病；或过于攻伐而元气大虚；或过于滋润而脾气不实，不可胜举。近日害人最深者，大病之后，邪未全退，又不察病气所伤何处，即用附子、肉桂、熟地、麦冬、人参、白术、五味、萸肉之类，将邪火尽行补涩。始若⑨相安，久之气逆痰升，胀满昏沉，如中风之状，邪气与元气相并，诸药无效而死。医家病家，犹以为病后大虚所致，而不知乃邪气固结而然也。余见甚多，不可不深戒！

**按**：此段指出，疾病的传变有的有一定的规律，但也有无定的传变，还有药误而致传变。在疾病未传之前，须防微杜渐，毋使疾病泛滥蔓延。既传之后，医生须审明标本缓急，在治疗上或先后或分合，统筹全局，用药两相兼顾。篇末痛言庸医在病后滥用补涩药之误人，切中时弊。

## 病同人异论

天下有同此一病，而治此则效，治彼则不效，且不惟无效，而反有大害者，何也？则以病同而人异也。夫七情六淫之感不殊，而受感之人各殊。或气体⑩有强弱，质性⑪有阴阳，生长有南北，性情有刚柔，筋骨有坚脆，肢体有劳逸，年力有老少，奉养有膏粱藜藿⑫之殊，心境有忧

---

① 著明：显示明白。
② 参错：参差交错。
③ 彷徨：犹疑不决。
④ "见肝之病"两句：语出《金匮要略·脏腑经络先后病脉证治第一》。
⑤ 豫：预先。
⑥ 加意：特别注意，非常留意。
⑦ 渐次：渐渐。
⑧ 底止：终止。
⑨ 若：好象，如同。
⑩ 气体：身体体质。
⑪ 质性：体质特性。
⑫ 藜藿：指粗劣的饭菜。

劳和乐之别。更加天时有寒暖之不同，受病有深浅之各异。一概施治，则病情虽中，而于人之气体迥乎相反，则利害亦相反矣。故医者必细审其人之种种不同，而后轻重缓急，大小先后之法因之而定。《内经》言之极详，即针灸及外科之治法尽然，故凡治病者，皆当如是审察也。

> **按**：指出病同而治疗效果不同，是因为病相同而人不同。七情所伤，六淫所犯，致病的病因相同，但是感受病邪的病人各各不同。由于人的体质不同，则同一疾病，不仅治效不同，甚至会反有大害。所以医生必须详细审查病人的种种不同，然后根据病情的轻重缓急，大小先后，治法治则因之而定，自然药到病除。

## 病症不同论

凡病之总者，谓之病。而一病必有数症，如太阳伤风，是病也；其恶风、身热、自汗、头痛，是症也。合之而成其为太阳病，此乃太阳病之本症也。若太阳病，而又兼泄泻、不寐、心烦、痞闷，则又为太阳病之兼症矣。如疟病也，往来寒热、呕吐、畏风、口苦，是症也。合之而成为疟，此乃疟之本症也。若疟而兼头痛、胀满、噫逆、便闭，则又为疟疾之兼症矣。若疟而又下痢数十行，则又不得谓之兼症，谓之兼病。盖疟为一病，痢又为一病，而二病又各有本症，各有兼症，不可胜举。以此类推，则病之与症，其分并何啻①千万？不可不求其端②而分其绪③也。而治之法，或当合治，或当分治，或当先治，或当后治，或当专治，或当不治。尤在视其轻重缓急，而次第④奏功。一或倒行逆施⑤，杂乱无纪，则病变百出，虽良工⑥不能挽回矣。

> **按**：徐氏认为诊治疾病的时候，应该识辨病名，审证求因。什么是病呢？"凡人之所苦谓之病"。而一病又必有数症。病与症之间的关系是总属关系，"症者，病之发现者也"。治疗的时候，要求其端而分其绪，视病情的轻重缓急，依次施治。

## 病同因别论

凡人之所苦谓之病，所以致此病者谓之因。如同一身热也，有风有寒，有痰有食，有阴虚火升，有郁怒、忧思、劳怯、虫疰⑦，此谓之因。知其因，则不得专以寒凉治热病矣。盖热同而所以致热者不同，则药亦迥异。凡病之因不同，而治各别者尽然，则一病而治法多端矣。而病又非止一症，必有兼症焉。如身热而腹痛，则腹又为一症。而腹痛之因又复不同，有与身热相合者，有与身热各别者。如感寒而身热，其腹亦因寒而痛，此相合者也；如身热为寒，其腹痛又为伤食，则各别者也。又必审其食为何食，则以何药消之。其立方之法，必切中⑧二者之病源，而后定方，则一药而两病俱安矣。若不问其本病之何因，及兼病之何因，而徒曰某病以某方治之。其偶中者，则投之或愈，再以治他人，则不但不愈，而反增病。必自疑曰：何以治彼效，而治此不效？并前此之何以愈亦不知之。则幸中者甚少，而误治者甚多，终身治病而终身不悟，历⑨症愈多而愈惑矣。

> **按**：本文阐述了病、症、因三者之间的关系。指出凡人之所苦谓之病，所以致此病者谓之因。而一病又有数症，必须一

---

① 何啻(chì 赤)：表示反问的语气。意为"不止，何止"。
② 端：开头，起因。
③ 绪：残余。
④ 次第：一个接一个。
⑤ 倒行逆施：原指做事情违背常理。此指治疗违背原则。
⑥ 工：医生。古代称医生为治病工。
⑦ 虫疰：人卫本作"虫病"。
⑧ 切中：正好击中。
⑨ 历：经历，经过。

一辨明。强调辨明病症的目的,在于审症以求致此病此症的因。因不同,则治法不同,用药也不同。在治疗上,无论是病或兼症,都要辨别其病因,针对病因而立法处方,才能愈其病并知其何以愈的道理。

## 亡阴亡阳论

经云:夺血者无汗,夺汗者无血[1]。血属阴,是汗多乃亡阴也。故止汗之法,必用凉心敛肺之药,何也?心主血,汗为心之液,故当清心火。汗必从皮毛出,肺主皮毛,故又当敛肺气,此正治也。惟汗出太甚,则阴气上竭,而肾中龙雷之火随水而上。若以寒凉折[2]之,其火愈炽。惟用大剂参附,佐以咸降之品,如童便、牡蛎之类,冷饮一碗,直达下焦,引其真阳下降,则龙雷之火反[3]乎其位,而汗随止。此与亡阴之汗,真[4]大相悬绝。故亡阴亡阳,其治法截然[5],而转机在顷刻。当阳气之未动也,以阴药止汗,及阳气之既动也,以阳药止汗。而龙骨、牡蛎、黄芪、五味收涩之药,则两方皆可随宜用之。医者能于亡阴亡阳之交,分其界限,则用药无误矣。其亡阴亡阳之辨法何如?亡阴之汗,身畏热,手足温,肌热汗亦热而味咸,口渴喜凉饮,气粗,脉洪实,此其验也。亡阳之汗,身反恶寒,手足冷,肌凉汗冷,而味淡微粘,口不渴而喜热饮,气微,脉浮数而空,此其验也。至于寻常之正汗、热汗、邪汗、自汗,又不在二者之列,此理知者绝少,即此汗之一端,而聚讼[6]纷纷,毫无定见,误治甚多也。

**按**:指出亡阴亡阳,在治法上完全不同,一旦有误,转机在顷刻之间。当阳气未动的时候,以阴药(凉药)止汗,待阳气动的时候,以阳药(热药)止汗。同时指出亡阴亡阳的界限:亡阴之汗,身畏热,手足温,肌热汗热,而味咸,口渴喜凉饮,气粗,脉洪实。亡阳之汗,身反恶寒,手足冷,肌凉汗冷,而味淡微黏,口不渴而喜热饮,气微,脉浮数而空。

## 病有不愈不死虽愈必死论

能愈病之非难,知病之必愈必不愈为难。夫人之得病,非皆死症也。庸医治之,非必皆与病相反也。外感内伤,皆有现症,约略治之,自能向[7]愈,况病情轻者,虽不服药亦能渐痊,即病势危迫[8],医者苟无大误,邪气渐退,亦自能向安,故愈病非医者之能事也。惟不论轻重之疾,一见即能决其死生难易,百无一失,此则学问之极功,而非浅尝者所能知也。夫病轻而预知其愈,病重而预知其死,此犹为易知者。惟病象甚轻,而能决其必死,病势甚重,而能断其必生,乃为难耳。更有病已愈而不久必死者。盖邪气虽去,而其人之元气与病俱亡,一时虽若粗安,真气不可复续。如两虎相角[9],其一虽胜,而力已脱尽,虽良工亦不能救也。又有病必不愈而人亦不死者。盖邪气盛而元气坚固,邪气与元气相并,大攻则恐伤其正,小攻则病不为动,如油入面,一合则不可复分,而又不至于伤生。此二者,皆人之所不知者也,其大端则病气入脏腑者,病与人俱尽者为多;病在经络骨脉者,病与人俱存者为多,此乃内外轻重之别也。斯[10]二者,方[11]其病之始形,必有可征之端[12],良工知之,自有防微之法。既不使之与病俱亡,亦不使之终身不愈。此非深通经义之人,必不能

[1] "夺血者无汗"两句:语出《灵枢·营卫生会篇》。夺,失。
[2] 折:削除。
[3] 反:同"返"。
[4] 真:的确。
[5] 截然:形容界限分明,像割断一样。
[6] 聚讼:争辩。
[7] 向:接近。
[8] 迫:急促。
[9] 角:竞争。
[10] 斯:这。
[11] 方:在。
[12] 端:方面。

穷源极流,挽回于人所不见之地也。

> **按**:该文指出,医生能治愈疾病不难,难的是知道病必愈与必不愈的区别。有的病已愈必死,有的病必不愈而人不死,其因在于元气的存与亡。良工治病,在于谨护元气,使其不与病俱亡。

## 卒死论

天下卒死之人甚多,其故不一。内中可救者,十之七八,不可救者,仅十之二三,惟一时不得良医,故皆枉死耳。夫人内外无病,饮食行动如常,而忽然死者,其脏腑经络本无受病之处,卒然感犯外邪,如恶风秽气鬼邪毒厉等物。闭塞气道,一时不能转动,则大气阻绝。昏闷迷惑,久而不通,则气愈聚愈塞,如系绳于颈,气绝则死矣。若医者能知其所犯何故,以法治之,通其气,驱其邪,则立愈矣。又有痰涎壅盛①,阻遏气道而卒死者,通气降痰则苏,所谓痰厥之类是也。以前诸项,良医皆能治之,惟脏绝之症则不治。其人或劳心思虑,或酒食不节,或房欲过度,或恼怒不常,五脏之内,精竭神衰。惟一线真元未断,行动如常,偶有感触。其元气一时断绝,气脱神离,顷刻而死,既不可救,又不及救,此则卒死之最急,而不可治者也。至于暴②遇神鬼,适逢冤谴③,此又怪异之事,不在疾病之类矣。

> **按**:指出天下卒死的人很多,但大多是因为不得良工而误死。那些卒然感犯外邪,以及痰涎壅塞,阻遏气道而卒死的,如果遇到良工皆可救治,只有脏绝之症不治。

## 病有鬼神论

人之受邪也,必有受之之处,有以召之,则应者斯④至矣。夫人精神完固,则外邪不敢犯,惟其所以御之之具有亏,则侮之者斯集。凡疾病有为鬼神所凭⑤者,其愚鲁⑥者,以为鬼神实能祸人;其明理者,以为病情如此,必无鬼神,二者皆非也。夫鬼神,犹风寒暑湿之邪耳。卫气虚则受寒,荣⑦气虚则受热,神气虚则受鬼。盖人之神属阳,阳衰则鬼凭之,《内经》有五脏之病则现五色之鬼。《难经》云:脱阳者见鬼⑧。故经穴中有鬼床、鬼室等穴。此诸穴者,皆赖神气以充塞之。若神气有亏,则鬼神得而凭之,犹之风寒之能伤人也。故治寒者壮其阳,治热者养其阴,治鬼者充其神而已。其或有因痰、因思、因惊者,则当求其本而治之。故明理之士,必事事穷⑨其故,乃能无所惑而有据。否则执一端之见,而昧⑩事理之实,均属愦愦⑪矣。其外更有触犯鬼神之病,则祈祷可愈。至于冤谴之鬼,则有数端。有自作之孽,深仇不可解者;有祖宗贻累⑫者;有过误害人者,其事皆凿凿可征。似儒者所不道,然见于经史,如公子彭生、伯有⑬之类甚多,目睹者亦不少,此则非药石祈祷所能免矣。

> **按**:文中认为鬼神犹风寒暑湿之邪,为外来邪气之一。卫气虚则受寒,荣气虚则受热,神气虚则受鬼。在治疗上,寒者壮其阳,热者养其阴,为鬼神所犯者充其神。此等认识,有一定的局限性。

---

① 盛:人卫本作"塞"。
② 暴:突然。
③ 冤谴:冤鬼申诉。
④ 斯:就。
⑤ 凭:占据。
⑥ 愚鲁:愚笨。
⑦ 荣:通"营"。
⑧ 脱阳者见鬼:语出《难经·二十难》。指阳气耗伤太过,以致神气不藏而出现幻觉、幻视、神志异常,或大汗淋漓、手足逆冷、蹉卧神疲等症状。
⑨ 穷:彻底探究。
⑩ 昧:不明白。
⑪ 愦愦(kuìkuì 愧愧):昏庸,糊涂。
⑫ 贻累:连累,牵累。
⑬ 彭生、伯有:古代的厉鬼,多用来指受屈或含冤而死的人。

## 肾虚非阴症论

今之医者,以其人房劳之后,或遗精之后,感冒风寒而发热者,谓之阴症。病者遇此,亦自谓之阴症。不问①其现症何如,总用参、术、附、桂、干姜、地黄等温热峻补之药。此可称绝倒②者也。夫所谓阴症者,寒邪中于三阴经也。房后感风,岂风寒必中肾经?即使中之,亦不过散少阴之风寒,如《伤寒论》中少阴发热,仍用麻黄、细辛发表③而已。岂有用辛热温补之法耶?若用温补,则补其风寒于肾中矣。况阴虚之人而感风寒,亦必由太阳入,仍属阳邪,其热必甚,兼以燥闷烦渴,尤宜清热散邪,岂可反用热药?若果直中三阴,则断无壮热之理。必有恶寒、倦卧、厥冷、喜热等症,方可用温散,然亦终无用滋补之法。即如伤寒差④后,房事不慎,又发寒热,谓之女劳复。此乃久虚之人,复患大症。依今人之见,尤宜峻补者也。而古人治之,用竹皮一升煎汤服。然则无病而房后感风,更不宜用热补矣。故凡治病之法,总视目前之现证现脉。如果六脉沉迟,表里皆畏寒,的系三阴之寒证。即使其本领⑤强壮,又绝欲十年,亦从阴治。若使⑥所现脉证,的⑦系阳邪,发热烦渴,并无三阴之症。即使其人本体虚弱,又复房劳过度,亦从阳治。如《伤寒论》中阳明大热之证,宜用葛根、白虎等方者,瞬息之间,转入三阴,即改用温补;若阴症转阳症,亦即用凉散,此一定之法也。近世惟喻嘉言先生能知此义,有《寓意草》中黄长人之伤寒案可见。余人皆不知之,其杀人可胜道哉!

按:本论痛斥一般庸医把房劳或遗精后的伤寒称为阴症的做法,并反复说明阳症阴症的症状不同,肾虚不是阴症,不可妄用温补的理由。

## 吐血不死咳嗽必死论

今之医者,谓吐血为虚劳之病,此大谬也。夫吐血有数种,大概咳者成劳,不咳者不成劳。间⑧有吐时偶咳者,当其吐血之时,狼狈颇甚,吐止即瘥,皆不成劳,何也?其吐血一止,则周身无病,饮食如故,而精神生矣。即使亡血之后,或阴虚内热,或筋骨疼痛,皆可服药而瘥。若咳嗽则血止而病仍在,日嗽夜嗽,痰壅气升,多则三年,少则一年而死矣。盖咳嗽不止,则肾中之元气震荡不宁,肺为肾之母,母病则子亦病故也。又肺为五脏之华盖。经云:谷气入胃以传于肺,五脏六腑皆以受气,其清者为荣⑨,浊者为卫。是则脏腑皆取精于肺,肺病,则不能输精于脏腑,一年而脏腑皆枯,三年而脏腑竭矣。故咳嗽为真劳不治之疾也。然亦有咳嗽而不死者,其嗽亦有时稍缓,其饮食起居不甚变,又其人善于调摄。延至三年之后,起居如旧,间或一发,静养即愈,此乃百中难得一者也。更有不咳之人,血症屡发,肝竭肺伤,亦变咳嗽,久而亦死。此则不善调摄,以轻变重也。执此以决血症之死生,百不一失矣。

按:徐灵胎指出,吐血有数种,咳嗽,成劳必死;不咳,不成劳,不死。吐血而咳为肺病,而五脏六腑皆受气于肺,肺生病则不能输精于脏腑,脏腑精绝故必死。

## 胎产论

妇科之最重者二端,堕胎与难产耳。世之治堕胎者,往往纯用滋补;治难产者,往往专于攻下,二者皆非也。盖半产之故非一端,由于虚滑者,十之一二;由于内热者,十之八九。盖胎惟赖血以养,故得胎之后,经事不行者,因冲任之血皆为胎所吸,无余血下行也。苟血或不足,

---

① 问:人卫本作"顾"。可参。
② 绝倒:可笑。
③ 发表:发汗解表。
④ 差:同"瘥"。病愈。
⑤ 本领:本源,根本。
⑥ 使:人卫本作"系"。
⑦ 的(dí):真实。
⑧ 间:间或,偶尔。
⑨ 荣:通"营"。

则胎枯竭而下堕矣。其血所以不足之故，皆由内热火盛，阳旺而阴亏也。故古人养胎之方，专以黄芩为主。又血之生，必由于脾胃。经云：荣卫之道，纳谷为宝。故又以白术佐之。乃世之人专以参芪补气，熟地滞胃。气旺则火盛，胃湿则不运，生化之源衰，而血益少矣。至于产育之事，乃天地化育之常，本无危险之理，险者千不得一。世之遭厄难者，乃人事①之未工②也。其法在乎产妇，不可令早用力。盖胎必转③而后下，早用力，而胎先下坠，断难舒④转，于是横生倒产之害生。又用力则胞浆骤下，胎已枯涩，何由能产？此病不但产子之家不知，即收生稳妇⑤亦有不知者。至于用药之法，则交骨不开，胎元不转，种种诸症，各有专方。其外或宜润，或宜降，或宜温，或宜凉，亦当随症施治。其大端⑥以养血为主，盖血足则诸症自退也。至于易产强健之产妇，最多卒死。盖大脱血之后，冲任空虚，经脉娇脆。健妇不以为意，轻举妄动，用力稍重，冲脉断裂，气冒血崩，死在顷刻。尤忌举手上头，如是死者，吾见极多。不知者以为奇异，实理之常，生产之家不可不知也。

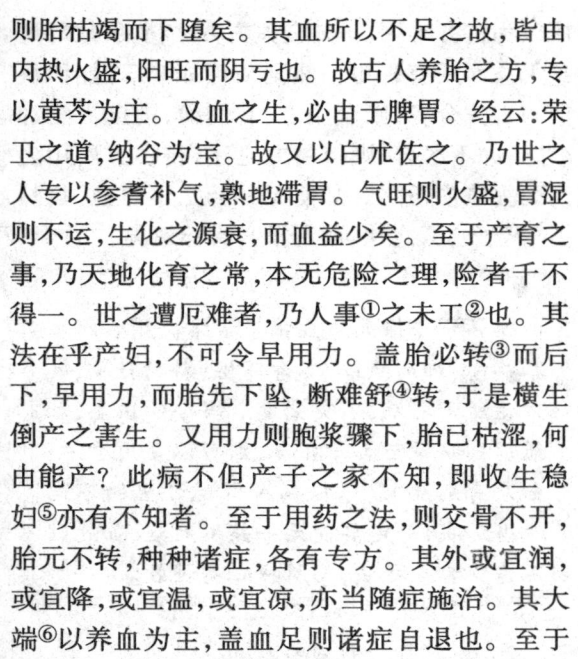

按：文章指出世医治流产往往纯用滋补，治难产往往专于攻下之误。因为半产的原因，由于虚滑的少而由于内热的多，所以古人养胎之方，专以黄芩为主，佐以白术。难产则由于不知胎必转而后下，产妇用力早，则胎儿下坠，断难舒转，于是横产倒产之害生。

### 病有不必服药论

天下之病，竟有不宜服药者，如黄疸之类是也。黄疸之症，仲景原有煎方，然轻者用之俱效，而重者俱不效，何也？盖疸之重者，其胁中有囊以裹黄水，其囊并无出路。药只在囊外，不入囊中，所服之药，非补邪即伤正，故反有害。若轻病，则囊尚未成，服药有效。至囊成之后，则百无一效。必须用轻透之方，或破其囊，或消其水。另有秘方传授，非泛然⑦煎丸之所能治

也。痰饮之病，亦有囊，常药亦不能愈。外此如吐血久瘀等疾，得药之益者甚少，受药误者甚多。如无至稳必效之方，不过以身试药，则宁以不服药为中医⑧矣。

按：指出重症黄疸病人，胁中有囊，以裹黄水，由于囊并无出路，若轻病，囊尚未成，服药有效，重病囊成之后，则百无一效。此等言论，当属臆想之谈，不合实际。

## 方 药

### 方药离合论

方之与药，似合而实离也。得天地之气，成一物之性，各有功能，可以变易⑨血气以除疾病，此药之力也。然草木之性，与人殊体，入人肠胃，何以能如人之所欲，以致其效？圣人为之制方以调剂⑩之，或用以专攻，或用以兼治，或相辅者，或相反者，或相用者，或相制者。故方之既成，能使药各全其性，亦能使药各失其性。操纵之法，有大权⑪焉，此方之妙也。若夫按病用药，药虽切中，而立方无法，谓之有药无方；或守一方以治病，方虽良善，而其药有一二味与病不相关者，谓之有方无药。譬之作书之法，用笔已工⑫，而配合颠倒，与夫字形俱备，而点画不成者，皆不得谓之能书。故善医者，分观之而无药弗切于病情；合观之而无方不本于古法。然后用而弗效，则病之故也，非医之罪也。而不然

① 人事：人力所能做到的事。
② 工：擅长，精致。
③ 转：旋转。
④ 舒：伸展。
⑤ 稳妇：旧时以接生为业的妇女。
⑥ 大端：主要。
⑦ 泛然：普通。
⑧ 中医：中等医生。
⑨ 变易：改变。
⑩ 调剂：配制药物。
⑪ 权：权变，变通。
⑫ 工：高明，精巧。

者,即偶或取效,隐害必多,则亦同于杀人而已矣。至于方之大小奇偶之法,则《内经》详言之,兹不复赘①云。

> **按**:本文对方剂与药物的关系,作了很好的论述。作者认为方与药,有合有离。扶正气、除疾病,是药之力,而组成方剂,能使药各全其性,或各失其性,其中的关键在于配伍得当。文中还对不知方药离合的医生,在治病时出现有药无方或有方无药的现象,作了批评。

### 古方加减论

古人制方之义,微妙精详,不可思议。盖其审察病情,辨别经络,参考药性,斟酌轻重,其于所治之病,不爽②毫发。故不必有奇品异术,而沉痼艰险之疾,投之辄有神效,此汉以前之方也。但生民之疾病不可胜穷,若必每病制一方,是曷③有尽期乎?故古人即有加减之法。其病大端相同,而所现之症或不同,则不必更立一方。即于是方之内,因其现症之异而为之加减。如《伤寒论》中治太阳病用桂枝汤,若见项背④强⑤者,则用桂枝加葛根汤;喘者则用桂枝加厚朴杏子汤;下后脉促胸满者,桂枝去白芍汤;更恶寒者,去白芍加附子汤,此犹以药为加减者也。若桂枝麻黄各半汤,则以两方为加减矣。若发奔豚者,用桂枝为加桂枝汤,则又以药之轻重为加减矣。然一二味加减,虽不易本方之名,而必明著其加减之药。若桂枝汤倍用芍药而加饴糖,则又不名桂枝加饴糖汤,而为建中汤。其药虽同,而义已别,则立名亦异。古法之严如此,后之医者不识此义,而又欲托名用古,取古方中一二味,则即以某方目⑥之。如用柴胡,则即曰小柴胡汤,不知小柴胡之力,全在人参也;用猪苓、泽泻,即曰五苓散,不知五苓之妙,专在桂枝也。去其要药,杂以他药,而仍以某方目之。用而不效,不知自咎,或则归咎于病,或则归咎于药,以为古方不可治今病。嗟乎!即使果识其病而用古方,支离零乱,岂有效乎?遂相

戒以为古方难用,不知全失古方之精义,故与病毫无益而反有害也。然则当何如?曰:能识病情与古方合者,则全用之;有别症,则据古法加减之;如不尽合,则依古方之法,将古方所用之药而去取损益之。必使无一药之不对症,自然不倍⑦于古人之法,而所投必有神效矣。

> **按**:徐氏临症推崇古方。谓古人审察病情,辨别经络,参考药性,斟酌轻重,其方于所治之病,不爽毫发。当今的医生,如能识别病情与古方相合,则可以全用古方;如果有别症,应根据病人所现之症的不同适当加减,一定要使无一药不对症,如此则不违背古人之法,而所投必有神效。

### 方剂古今论

后世之方,已不知几亿万矣,此皆不足以名方者也。昔者圣人之制方也,推药理之本原,识药性之专能,察气味之从逆,审脏腑之好恶,合君臣之配偶,而又探索病源,推求经络。其思远,其义精,味不过三四,而其用变化不穷。圣人之智,真与天地同体,非人之心思所能及也。上古至今,千圣相传,无敢失坠。至张仲景先生,复申明用法,设为问难,注明主治之症。其《伤寒论》、《金匮要略》,集千圣之大成,以承先而启后,万世不能出其范围,此之谓古方,与《内经》并垂不朽者。其前后名家,如仓公、扁鹊、华佗、孙思邈诸人,各有师承,而渊源又与仲景微别,然犹自成一家,但不能与《灵》、《素》、《本草》一线相传,为宗枝⑧正脉耳。既而积习相仍⑨,每著一书,必自撰方千百。唐时诸公,

---

① 赘:多余的。
② 爽:差错,失误。
③ 曷:怎么。
④ 项背:颈项和背脊。
⑤ 强(jiàng 降):僵硬,不柔和。
⑥ 目:看待。
⑦ 倍:违背。
⑧ 宗枝:同宗族的支派。
⑨ 仍:沿袭。

用药虽博,已乏化机①。至于宋人,并不知药,其方亦板实②肤浅。元时号称极盛,各立门庭,徒聘③私见。迨乎有明,蹈袭元人绪余④而已。今之医者,动云古方,不知古方之称,其指不一,若谓上古之方,则自仲景先生流传以外无几也。如谓宋元所制之方,则其可法⑤可传者绝少,不合法而荒谬者甚多,岂可奉为典章?若谓自明人以前,皆称古方,则其方不下数百万。夫常用之药不过数百品,而为方数百万,随拈⑥几味,皆已成方,何必定云某方也。嗟!嗟!古之方何其严,今之方何其易,其间亦有奇巧之法、用药之妙,未必不能补古人之所未及,可备参考者。然其大经大法⑦,则万不能及,其中更有违经背法之方,反足贻害。安得有学之士为之择而存之,集其大成,删其无当,实千古之盛举,余盖有志而未遑⑧矣!

【按】:灵胎论病,强调先明病人为何病何症,以及引起此病此症的原因,然后依古圣积累下来的治此病此症的经验之方,随其所现之症加减而灵活运用。认为仲景方,集古圣之大成,与《内经》并存而不朽,唐宋及其以后的方,何止千万,但其可法可传的极少。诚如《四库全书总目提要》所言,论中有欲救世俗之弊而矫枉过正的地方,有欲求胜古今之心而大言失实之处,我们当客观分析。

### 单方论

单方者,药不过一二味,治不过一二症,而其效则甚捷。用而不中,亦能害人,即世所谓海上方者是也。其原起于本草。盖古之圣人,辨药物之性,则必著其功用,如逐风、逐寒、解毒、定痛之类。凡人所患之症,止一二端,则以一药治之,药专则力厚,自有奇效。若病兼数症,则必合数药而成方。至后世药品日增,单方日多,有效有不效矣。若夫内外之感,其中自有传变之道,虚实之殊,久暂之别,深浅之分,及夫人性各殊,天时各异,此非守经⑨达权⑩者不能治。

若皆以单方治之,则药性专而无制,偏而不醇⑪,有利必有害。故医者不可以此尝试,此经方之所以为贵也。然参考以广识见,且为急救之备,或为专攻之法,是亦不可不知者也。

【按】:言单方只能治单纯之病,且药性专而有奇效。而内伤外感,病往往兼有数症,如果都用单方治疗,由于其药性专而无制,偏而不醇,则有利必有害,反而不如经方可贵。

### 禁方论

天地有好生之德,圣人有大公之心,立方以治病,使天下共知之,岂非天地圣人之至愿哉?然而方之有禁,则何也?其故有二:一则惧天下之轻视夫⑫道也。夫经方之治病,视其人学问之高下,以为效验。故或用之而愈,或用之而反害,变化无定,此大公之法也。若禁方者,义有所不解,机⑬有所莫测。其传也,往往出于奇人隐士,仙佛鬼神,其遇之也甚难,则爱护之必至。若轻以授人,必生轻易之心,所以方家往往爱惜,此乃人之情也。一则恐发天地之机也。禁方之药,其制法必奇,其配合必巧,窃⑭阴阳之柄⑮,窥造化之机。其修合必虔诚⑯敬慎,少犯禁忌,则药无验。若轻以示人,则气泄而用不

---

① 化机:变化的枢机。
② 板实:平实。
③ 聘:用。
④ 绪余:残余。
⑤ 法:效法。
⑥ 拈:夹取,捏。
⑦ 大经大法:根本的原则和法则。
⑧ 遑:闲暇。
⑨ 经:常规。
⑩ 权:变通。
⑪ 醇:纯正,纯粹。
⑫ 夫:那。
⑬ 机:先机,关键。
⑭ 窃:通"察"。人卫本作"穷"。可参。
⑮ 柄:权力。
⑯ 虔诚:恭敬而有诚意。

神,此又阴阳之理也。《灵枢·禁服篇》黄帝谓雷公曰:此先师之所禁,割臂歃①血之盟也。故黄帝有兰台②之藏,长桑君有无泄之戒,古圣皆然。若夫诡诈之人,专欲图利,托名禁方,欺世惑众。更有修炼热药,长欲导淫,名为养生,实速其死。此乃江河恶习,圣人之所以③诛也。又有古之禁方,传之已广,载入医书中,与经方并垂④,有识者自能择之也。

> **按**:此论分析了经方之外还有禁方。之所以叫禁方,其因有二:一是对禁方的方义有所不解,又很难遇到,所以爱惜备至,不肯轻易授人;一是禁方制法奇特,配伍巧妙,修制虔诚。需要说明的是,中医的理论和技术,是人民长期和疾病作斗争积累的宝贵经验,对于有些验方,人们珍而秘之,也是事实。作者分析禁方存在的原因,确实言之有理。最后痛斥那些诡诈之人专欲图利,托禁方以欺世盗名,修炼热药以助淫道的卑劣行径。

## 古今方剂大小论

今人以古人气体⑤充实,故方剂分两甚重,此无稽之说也。自三代至汉晋,升斗权衡⑥,虽有异同,以今较之,不过十分之二。余亲见汉时有六升铜量容⑦,今之一升二合。如桂枝汤伤寒大剂也,桂枝为⑧药各三两,甘草二两,共八两为一剂,在今只一两六钱,又分三服,则一服不过五钱三分零。他方有药品多者,亦不过倍之而已。况古时之药,医者自备,俱用鲜者,分两以鲜者为准,干则折算。如半夏、麦冬之类,皆生大而干小,至附子,则野生者甚小,后人种之乃肥大,皆有确证。今人每方必十余味,每味三四钱,则一剂重二三两矣。更有熟地用至四两一剂者,尤属可怪。古丸药如乌梅丸,每服如桐子大十丸,今秤不过二三分,今则用三四钱至七八钱矣。古末药⑨用方寸匕⑩,不过今之六七分,今服三四钱矣。古人用药,分两未尝从重。《周礼·遗人》凡万民之食食者,人四鬴⑪。六斗四升曰鬴,四鬴共二石五斗六升,为人一月之食,则每日食八升有余矣。盖一升只二合也。二十年来,时医误阅古方,增重分两,此风日炽⑫。即使对病,元气不胜药力,亦必有害,况更与病相反,害不尤速乎?既不考古,又无师授,无怪乎其动⑬成笑柄也。

> **按**:灵胎先生博学精思,不随流俗,不仅表现在他对病、方、症的认识上,在古今成方剂量的大小方面,也有独到的见解。他用事实批驳了时人认为古人气体充实,方剂分两甚重于今的无稽之说。科技史家丘光明先生,利用迄今为止所发现的考古材料,证明东汉时期的一两约合13.8克,有学者更进一步证明,从东汉到唐代,医家习其相因,药用衡制一两皆约13.8克。诚如先生所言,桂枝汤大剂不过八两,合今约110克,分三服,每服约37克。清代医家用经方剂量多折古一两为一钱,桂枝汤八钱约30克,考虑到古人多用生鲜药,桂枝汤古今的剂量并没有大的差别,所以先生言"古人用药分两,未尝从重",今人误增误减经方剂量,确实是既不考古,也无师授,岂不遗害?

---

① 歃(shà 厦):原作"插",据《灵枢·禁服》改。
② 兰台:汉代中央档案、典籍库,也是当时名儒著述的地方。用以收藏地图、户籍等档案及图书,由御史中丞掌之。此指"灵台兰室",黄帝藏书之处。
③ 所以:同治本作"所必"。
④ 垂:流传。
⑤ 气体:身体。
⑥ 权衡:秤锤和秤杆。衡器的通称。
⑦ 铜量容:量器。多为铜制。
⑧ 为:人卫本作"芍"。
⑨ 末药:散剂。
⑩ 方寸匕:古代量取药末的器具。其状如刀匕。一方寸匕大小为古代一寸正方,其容量相当于十粒梧桐子大。
⑪ 鬴:同"釜"。古代的容量单位。
⑫ 炽:盛,旺。
⑬ 动:常常。

## 药误不即死论

古人治法，无一方不对病，无一药不对症，如是而病犹不愈，此乃病本不可愈，非医之咎也。后世医失其传，病之名亦不能知，宜其胸中毫无所主也。凡一病有一病之名，如中风，总名也。其类有偏枯、痿痹、风痱、历节之殊。而诸症之中，又各有数症，各有定名，各有主方。又如水肿，总名也。其类有皮水、正水、石水、风水之殊，而诸症又各有数症，各有定名，各有主方。凡病尽然，医者必能实指其何名，遵古人所主何方，加减何药，自有法度可循。乃不论何病，总以阴虚阳虚等笼统之谈概之，而试以笼统不切之药。然亦竟有愈者，或其病本轻，适欲自愈。或偶有一二对症之药，亦奏小效，皆属误治，其得免于杀人之名者，何也？盖杀人之药，必大毒，如砒鸩之类，或大热大寒，峻厉之品。又适①与病相反，服后立见其危。若寻常之品，不过不能愈病，或反增他病耳，不即死也，久而病气自退，正气自复，无不愈者。间有迁延日久，或隐受其害而死。更或屡换庸医，遍试诸药，久而病气益深，元气竭亦死。又有初因误治，变成他病，辗转而死。又有始服有小效，久服太过，反增他病而死。盖日日诊视，小效则以为可愈，小剧又以为难治，并无误治之形，确有误治之实。病家以为病久不痊，自然不起，非医之咎，因其不即死，而不之罪②，其实则真杀之而不觉也。若夫误投峻厉相反之药，服后显然为害，此其杀人，人人能知之矣。惟误服参附峻补之药而即死者，则病家之所甘心③，必不归咎于医。故医者虽自知其误，必不以此为戒，而易其术也。

> **按**：先生指出，古人对症下药，症、方、药丝丝相扣。病有总名，有分名，有主症，有兼症，而诸症又各有定名，各有定方。医者必能实指其何名，遵古人所主何方，加减何药，自有法度可循。不能不论何病，总以阴虚阳虚等笼统之谈概之，而试以笼统不切之药。谆谆告诫医生先分清疾病名称，而后对症处方。文中谈庸医误药，所以不即死之理由，也言之成理。

## 药石性同用异论

一药有一药之性情功效，其药能治某病，古方中用之以治某病，此显而易见者。然一药不止一方用之，他方用之亦效，何也？盖④药之功用，不止一端⑤，在此方，则取其此长，在彼方，则取其彼长。真知其功效之实，自能曲中⑥病情，而得其力。迨⑦至后世，一药所治之病愈多，而亦效者，盖古人尚未尽知之，后人屡试而后知。所以历代本草所注药性，较之《神农本经》所注功用增益数倍，盖以此也。但其中有当有不当，不若《神农本草》字字精切耳。又同一热药，而附子之热与干姜之热，迥乎不同；同一寒药，而石膏之寒与黄连之寒，迥乎不同。一⑧或误用，祸害立至。盖古人用药之法，并不专取其寒热温凉补泻之性也。或取其气，或取其味，或取其色，或取其形，或取其所生之方，或取其嗜好之偏。其药似与病情之寒热温凉补泻若不相关，而投之反有神效。古方中如此者，不可枚举。学者必将《神农本草》字字求其精义之所在，而参以仲景诸方，则圣人之精理，自能洞晓⑨。而己之立方，亦必有奇思妙想，深入病机，而天下无难治之症也。

> **按**：指出药物有性同而用异。如同一热药，附子之热与干姜之热，完全不同；同一寒药，石膏之寒与黄连之寒，也迥然有别。一旦误用，祸害立至。因为古人用药的方法，并不专取药的寒热温凉之性，或取其性，或取其气，或取其味，或取其色，或取其性，或取其所生之方，或取其嗜好之偏。其

---

① 适：恰巧。
② 不之罪：不怪罪医生。
③ 甘心：称心满意。
④ 盖：因为。
⑤ 一端：一种。
⑥ 曲中：全部符合。
⑦ 迨：到，等到。
⑧ 一：一旦。
⑨ 洞晓：透彻地知道，精通。

药与病情之寒热温凉补泻，并不相关，而投之反有神效。告诫医生，不仅要探求《神农本草经》的精义，还要参以仲景诸方，深入病机，从而无难治之症。

## 劫剂论

世有奸医，利人之财，取效于一时，不顾人之生死者，谓之劫剂。劫剂者，以重药夺截邪气也。夫邪之中人，不能使之一时即出，必渐消渐托①而后尽焉。今欲一日见效，势必用猛厉之药，与邪相争，或用峻补之药，遏抑邪气。药猛厉则邪气暂伏，而正亦伤；药峻补则正气骤发，而邪内陷。一时似乎有效，及至药力尽而邪复来，元气已大坏矣。如病者身热甚，不散其热，而以沉寒之药遏之；腹痛甚，不求其因，而以香燥御之；泻痢甚，不去其积，而以收敛之药塞之之类，此峻厉之法也。若邪盛而投以大剂参附，一时阳气大旺，病气必潜藏，自然神气略定。越②一二日，元气与邪气相并，反助邪而肆③其毒，为祸尤烈，此峻补之法也。此等害人之术，奸医以此欺人而骗财者，十之五；庸医不知，而效尤④以害人者，亦十之五。为医者可不自省，病家亦不可不察也。

**按**：作者指出，劫剂以重药截夺邪气，势必用猛厉之药，与邪相争，或用峻补之药，遏抑邪气。药猛厉则邪气暂伏，药峻补则邪内陷，一时似乎有效，等到药力尽而邪气复来，元气被伤，则遗害无穷。

## 制药论

制药之法，古方甚少，而最详于宋之雷敩⑤，今世所传《雷公炮炙论》是也。后世制药之法，日多一日，内中亦有至无理者，固不可从，若其微妙之处，实有精义存焉。凡物气厚力大者，无有不偏，偏则有利必有害。欲取其利而去其害，则用法以制之，则药性之偏者醇矣。其制之义，又各不同，或以相反为制，或以相资为制，或以相恶为制，或以相畏为制，或以相喜为制。而制法又复不同，或制其形，或制其性，或制其味，或制其质，此皆巧于用药之法也。古方制药无多，其立方之法，配合气性。如桂枝汤中用白芍，亦即有相制之理，故不必每药制之也。若后世好奇眩⑥异之人，必求贵重怪僻之物，其制法大费工本，以神其说，此乃好奇尚异之人，造作⑦以欺诳富贵人之法，不足凭也。惟平和而有理者，为可从耳。

**按**：文中指出，凡药物气厚力大，它的药性没有不偏的，偏则有利必有害，炮制就是取其利而去其害。炮制药物的精义，有的是用药物的相反为制，有的以相资为制，有的以相恶为制，有的以相畏为制，有的以相喜为制。制药的方法，或制其形，或制其性，或制其味，或制其质。最后批评了社会上好奇眩异的人，以此欺诳富贵之人的行径。

## 人参论

天下之害人者，杀其身未必破其家，破其家未必杀其身。先破人之家而后杀其身者，人参也。夫人参用之而当，实能补养元气，拯救危险，然不可谓天下之死人皆能生之也。其为物气盛而力厚，不论风寒暑湿，痰火郁结，皆能补塞。故病人如果邪去正衰，用之固宜。或邪微而正亦惫，或邪深而正气怯弱，不能逐之于外，则于除邪药中投之，以为驱邪之助。然又必审

① 托：推。
② 越：过。
③ 肆：放纵。
④ 效尤：仿效坏的行为。
⑤ 雷敩（xiào 笑）：南北朝时刘宋药学家。以其所著《炮炙论》而留名于世。该书又称《雷公炮炙论》、《炮炙方》，为我国现存最早的炮炙专著，奠定我国炮炙学之基础。
⑥ 眩：迷惑，执迷。
⑦ 造作：制造，制作。

其轻重而后用之，自然有扶危定倾之功。乃①不察其有邪无邪，是虚是实，又佐以纯补温热之品，将邪气尽行补住，轻者邪气永不复出，重者即死矣。夫医者之所以遇疾即用，而病家服之死而无悔者，何也？盖愚人之心，皆以价贵为良药，价贱为劣药，而常人之情，无不好补而恶②攻。故服参而死，即使明知其误，然以为服人参而死，则医者之力已竭，而人子之心已尽，此命数使然，可以无恨矣。若服攻削之药而死，即使用药不误，病实难治，而医者之罪已不可胜诛矣。故人参者，乃医家邀功避罪之圣药也。病家如此，医家如此，而害人无穷矣！更有骇者，或以用人参为冠冕③，或以用人参为有力量，又因其贵重，深信以为必能挽回造化，故毅然用之。孰知人参一用，凡病之有邪者即死。其不死者，亦终身不得愈乎。其破家之故，何也？盖向日④之人参，不过一二换⑤，多者三四换，今则其价十倍，其所服又非一钱二钱而止。小康之家，服二三两而家已荡然矣。夫人情于死生之际，何求不得，宁恤⑥破家乎！医者全不一念，轻将人参立方。用而⑦不遵，在父为不慈，在子为不孝，在夫妇昆弟⑧为忍心害理。并有亲戚朋友，责罚痛骂，即使明知无益，姑以此塞责⑨。又有孝子慈父，幸其或生，竭力以谋之。遂使贫窭⑩之家，病或稍愈，一家终身冻馁。若仍不救，棺殓俱无，卖妻鬻子，全家覆败。医者误治，杀人可恕，而逞己之意，日日害人破家，其恶甚于盗贼，可不慎哉！吾愿天下之人，断不可以人参为起死回生之药，而必服之。医者必审其病，实系纯虚，非参不治，服必万全，然后用之。又必量其家业尚可以支持，不至用参之后，死生无靠，然后节省用之。一以惜物力，一以全人之命，一以保人之家。如此存心，自然天降之福。若如近日之医，杀命破家于人不知之地，恐天之降祸，亦在人不知之地也，可不慎哉！

**按**：作者针对当时社会上滥用人参，痛陈妄用人参以致病人"杀身破家"的现象，并谓愚人之心，皆以价贵为良药，提出慎用人参的观点，认为使用人参与否以及剂量的多少，应当根据病人的病情和经济条件来决定。

## 用药如用兵论

圣人之所以全民生也，五谷为养，五果为助，五畜为益，五菜为充，而毒药⑪则以之攻邪。故虽甘草、人参，误用致害，皆毒药⑫之类也。古人好服食者，必生奇疾，犹之好战胜者，必有奇殃。是故兵之设也以除暴，不得已而后兴；药之设也以攻疾，亦不得已而后用，其道同也。故病之为患也，小则耗精，大则伤命，隐然⑬一敌国也。以草木偏性，攻脏腑之偏胜，必能知彼知己，多方以制之，而后无丧身殒命之忧。是故传经之邪，而先夺其未至，则所以断敌之要道也；横暴之疾，而急保其未病，则所以守我之岩疆⑭也。挟宿食而病者，先除其食，则敌之资粮已焚；合旧疾而发者，必防其并，则敌之内应既绝。辨经络而无泛用之药，此之谓向导之师；因寒热而有反用之方，此之谓行间之术。一病而分治之，则用寡可以胜众，使前后不相救，而势自衰；数病而合治之，则并力捣其中坚，使离散无所统，而众悉溃。病方进，则不治其太甚，固守元气，所以老⑮其师；病方衰，则必穷⑯其所之，更

---

① 乃：竟然。
② 恶（wù 误）：讨厌。
③ 冠冕：古代帝王、官员所戴的帽子。比喻首位。
④ 向日：往日，从前。
⑤ 换：旧时称黄金与货币的比价。如：每两黄金值八十元时，叫做八十换。
⑥ 恤：顾虑，忧虑。
⑦ 而：如果。
⑧ 昆弟：兄弟。
⑨ 塞责：对自己应负的责任敷衍了事。
⑩ 窭（jù 巨）：贫穷。
⑪ 毒药：此指祛邪治病之药。
⑫ 毒药：此指危害人体的毒性猛烈的药物。
⑬ 隐然：严重貌。
⑭ 岩疆：险要的疆界。
⑮ 老：使……疲惫。
⑯ 穷：穷追。

益精锐,所以捣其穴。若夫虚邪之体,攻不可过,本和平之药,而以峻药补之,衰败之日不可穷民力也;实邪之伤,攻不可缓,用峻厉之药,而以常药和之,富强之国可以振威武也。然而选材必当,器械必良,克期①不愆②,布阵有方,此又不可更仆数③也。孙武子十三篇,治病之法尽之矣。

> **按**:作者运用类比的手法,以设兵除暴说明设药攻疾,以用兵之道类比用药之法,以用兵缓急比喻用药峻和,从目的、方法、条件的相似性论证了"用药如用兵"的观点,并且从"知彼知己,多方以制之"的指导思想出发,提出了有效治疗的防治原则,这对于现代的辨证施治、对症下药仍具有十分重要的启迪意义。

## 执方治病论

古人用药立方,先陈列病症,然后云某方主之。若其症少有出入,则有加减之法,附于方后。可知方中之药,必与所现之症纤悉④皆合,无一味虚设,乃用此方,毫无通融也。又有一病而云某方亦主之者,其方或稍有异同,或竟不同,可知一病并不止一方所能治。今乃病名稍似,而其中之现症全然不同,乃亦⑤以此方施治,则其药皆不对症矣。并有病名虽一,病形相反,亦用此方,则其中尽属相反之药矣。总之,欲用古方,必先审病者所患之症,悉⑥与古方前所陈列之症皆合,更检方中所用之药,无一不与所现之症相合,然后施用,否则必须加减。无可加减,则另择一方。断不可道听途说,闻某方可以治某病,不论其因之异同,症之出入,而冒昧施治。虽所用悉本于古方,而害益大矣。

> **按**:作者强调,运用古代的成方,必须先审明病者所患之症,全部与古方所陈列的症相合,再检查方中所用的药,无一不与病人所现之症相合,然后施用,否则必须加减。无可加减,则另择一方。作者虽然强调运用古方,但反对在临证时不察病情的变化,拘泥死守古方。

## 汤药不足尽病论

《内经》治病之法,针灸为本,而佐之以砭石、熨浴、导引、按摩、酒醴等法。病各有宜,缺一不可。盖服药之功,入肠胃而气四达,未尝不能行于脏腑经络。若邪在筋骨肌肉之中,则病属有形,药之气味,不能奏⑦功也。故必用针灸等法,即从病之所在,调其血气,逐其风寒,为实而可据也。况即以服药论,止⑧用汤剂,亦不能尽病。盖汤者,荡也,其行速,其质轻,其力易过而不留,惟病在荣⑨卫肠胃者,其效更速。其余诸病,有宜丸、宜散、宜膏者,必医者豫⑩备,以待一时急用。视其病之所在,而委曲⑪施治,则病无遁形。故天下无难治之症,而所投辄有神效,扁鹊、仓公所谓禁方者是也。若今之医者,只以一煎方为治,惟病后调理,则用滋补丸散,尽废圣人之良法,即使用药不误,而与病不相入,则终难取效。故扁鹊云:人之所患,患病多;医之所患,患道少。近日病变愈多,而医家之道愈少,此痼疾之所以日多也。

> **按**:作者指出,《内经》治病之法,针灸为本,而佐之以砭石、熨浴、导引、按摩、酒醴等法,病各有宜,缺一不可,而当今的医生,只以一煎方为治。虽然汤药入肠胃

① 克期:限定日期。
② 愆(qiān 千):失误。
③ 更仆数:即"更仆难数"。形容事物繁多,数不胜数。
④ 纤悉:细微详尽。
⑤ 亦:人卫本作"立"。
⑥ 悉:全部,都。
⑦ 奏:发生,取得。
⑧ 止:只,只是。
⑨ 荣:通"营"。
⑩ 豫:预先。
⑪ 委曲:详尽,详细。

而气四达,如果邪在筋骨肌肉之中,病属有形,汤药的气味,则不易奏功。感叹今人完全抛弃古人的良法,即使用药不误,而剂型与病情不相符,仍然难以取效,强调医生要视病之所在,而采取不同的治疗方法,这样病无遁形。

## 本草古今论

本草之始,仿①于神农,药止三百六十品②。此乃开天之圣人,与天地为一体,实能探造化之精,穷万物之理,字字精确,非若后人推测而知之者。故对症施治,其应若响③。仲景诸方之药,悉本此书。药品不多,而神农变化,已无病不治矣。迨其后,药味日多,至陶弘景④倍⑤之,而为七百二十品。后世日增一日,凡华夷⑥之奇草逸品⑦,试而有效,医家皆取而用之,代有成书。至明李时珍⑧,增益唐慎微⑨《证类本草》为《纲目》,考其异同,辨其真伪,原⑩其生产⑪,集诸家之说,而本草更大备,此药味由少而多之故也。至其功用,则亦后人试验而知之。故其所治之病益广,然皆不若《神农本草》之纯正真确。故宋人有云:用神农之品无不效,而弘景所增已不甚效,若后世所增之药,则尤有不足凭者。至其诠释,大半皆视古方用此药医某病,则增注之。或古方治某病,其药不止一品,而误以方中此药为专治此病者有之,更有以己意推测而知者。又或偶愈一病,实非此药之功,而强著其效者,种种难信。至张洁古⑫、李东垣⑬辈,以某药专派入某经,则更穿凿⑭矣。其详在治病不必分经络脏腑篇。故论本草,必以神农为本,而他说则必审择而从之,更必验之于病而后信。又必考古人方中所曾用者,乃可采取,余则止可于单方外治之法用之。又有后世所谓之奇药,或出于深山穷谷,或出于殊方⑮异域,前世所未尝有者,后人用之,往往有奇效。此乃偏方异气之所钟,造物之机,久而愈泄,能治古方所不能治之奇病。博物君子,亦宜识之,以广见闻,此又在本草之外者矣。

**按**:作者尊经复古思想严重,认为《神农本草经》字字精确,药物对症施治,其应若响。梁·陶弘景所增的药物,已不甚效。认为张元素、李东垣等人倡某药专派入某经之说,更是穿凿附会。必须看到,本草学也是随着社会的发展,医疗实践的不断深入,在不断的发展和完善,由于作者过分信古,影响了他的判断,我们当辨证地看待。

## 药性变迁论

古方所用之药,当时效验显著,而本草载其功用凿凿者,今依方施用,竟有应有⑯不应,其故何哉?盖有数端焉:一则地气之殊也。当时初用之始,必有所产之地,此乃其本生之土,故气厚而力全。以后传种他方,则地气移而力薄矣。一则种类之异也。凡物之种类不一,古人所采,必至贵之种,后世相传,必择其易于繁衍

---

① 仿:人卫本作"昉",意为"起始",可参。
② 品:种类。
③ 响:回声。
④ 陶弘景:南北朝著名医药学家。对《神农本草经》原有的三百六十五种药,作订正、补充和说明,著有《本草经集注》,是我国医药学史上对本草学进行系统整理,并加以创造性地发挥的第一人。
⑤ 倍:加倍。
⑥ 华夷:各族人民。
⑦ 逸品:事物达到超脱流俗,超过一般的物品。
⑧ 李时珍:明代医药学家,著有《本草纲目》。
⑨ 唐慎微:宋代药学家。在《嘉祐本草》和《图经本草》的基础上,写出了《经史证类备急本草》(简称《证类本草》)。该书在李时珍《本草纲目》刊行以前,成为本草学的范本。
⑩ 原:推究,探究。
⑪ 生产:产地。
⑫ 张洁古:即张元素,金代医学家。著有《珍珠囊》、《医学启源》等。
⑬ 李东垣:金代医学家,脾胃派的代表人物。著有《脾胃论》、《内外伤辨惑论》、《兰室秘藏》等。
⑭ 穿凿:非常牵强地解释。
⑮ 殊方:不同的地方。
⑯ 有:人卫本作"与"。

者而种之，未必皆种之至贵者。物虽非伪，而种则殊矣。一则天生与人力之异也。当时所采，皆生于山谷之中，元气未泄，故得气独厚。今皆人功种植，既非山谷之真气，又加灌溉之功，则性平淡而薄劣矣。一则名实之讹也。当时药不市①卖，皆医者自取而备之。迨其后，有不常用之品，后人欲得而用之，寻求采访，或误以他物充之，或以别种代之，又肆②中未备，以近似者欺人取利，此药遂失其真矣。其变迁之因，实非一端。药性既殊，即审病极真，处方极当，奈其药非当时之药，则效亦不可必矣。今之医者，惟知定方，其药则惟病家取之肆中，所以真假莫辨，虽有神医，不能以假药治真病也。

> **按**：指出古今药性的不同有四种情况：产地的不同，种类的差异，天生与人工培植的不同，名实的讹误。如果医生依方施用，对药物的真假不辨，虽有神医，也不能以假药治真病。

## 药性专长论

药之治病，有可解者，有不可解者。如性热能治寒，性燥能治湿，芳香则通气，滋润则生津，此可解者也。如同一发散也，而桂枝则散太阳之邪，柴胡则散少阳之邪；同一滋阴也，而麦冬则滋肺之阴，生地则滋肾之阴；同一解毒也，而雄黄则解蛇虫之毒，甘草则解饮食之毒，已有不可尽解者。至如鳖甲之消痞块，使君子之杀蛔虫，赤小豆之消肤肿，蕤仁生服不眠，熟服多眠③，白鹤花之不腐肉而腐骨，则尤不可解者。此乃药性之专长，即所谓单方秘方也。然人止知不可解者之为专长，而不知常用药之中，亦各有专长之功。后人或不知之而不能用，或日用而忽焉，皆不能尽收药之功效者也。故医者当广集奇方，深明药理，然后奇症当前，皆有治法，变化不穷。当年神农著《本草》之时，既不能睹形而即识其性，又不可每药历试而知，竟能深识其功能，而所投必效，岂非与造化④相为默契，而非后人思虑之所能及者乎？

> **按**：指出药物治病，有可解的，有不可解的，其不可解之处，即药性的专能。比如同一发散药，桂枝散太阳之邪，而柴胡散少阳之邪。性有专能、性同而用异的观点，是作者从大量临床实践中得来的结论。论末教导医生要广集奇方，深明药理，不仅要了解那些不可解药物的专长，而对常用药物的专能也要了解掌握，这样才能尽收药物的功效，在临床中取得好的疗效。

## 煎药法论

煎药之法，最宜深讲，药之效不效，全在乎此。夫烹饪禽鱼羊豕⑤，失其调度，尚能损人，况药专以之治病，而可不讲乎？其法载于古方之末者，种种各殊。如麻黄汤，先煮麻黄去沫，然后加余药同煎，此主药当先煎之法也。而桂枝汤，又不必先煎桂枝，服药后，须啜热粥以助药力，又一法也。如茯苓桂枝甘草大枣汤，则以甘澜水⑥先煎茯苓。如五苓散则以白饮和服，服后又当多饮暖水。小建中汤，则先煎五味，去渣而后纳饴糖。大柴胡汤，则煎减半，去渣再煎。柴胡加龙骨牡蛎汤，则煎药成而后纳大黄。其煎之多寡，或煎水减半，或十分煎去二三分，或止煎一二十沸，煎药之法，不可胜数，皆各有意义。大都发散之药及芳香之药，不宜多煎，取其生而疏荡⑦。补益滋腻之药宜多煎，取其熟而停蓄⑧，此其总诀也。故方药虽中病，而煎法失度，其药必无效。盖病家之常服药者，或尚能

---

① 市：在集市上。
② 肆：店铺。
③ 眠：同治本作"睡"。可参。
④ 造化：自然。
⑤ 豕：猪。
⑥ 甘澜水：出自《伤寒杂病论》。即把水放在盆内，用瓢将水扬起来，倒下去，如此多次，看到水面上有无数水珠滚来滚去便是。甘澜水法：取水二斗，置大盆内，以勺扬之，水上有珠子五六千颗相逐，取用之。
⑦ 疏荡：放达不羁。
⑧ 停蓄：停留蓄积。

依法为之。其粗鲁贫苦之家，安能如法制度①？所以病难愈也。若今之医者，亦不能知之矣，况病家乎？

> **按**：指出药物的有效还是没效，全在煎药。因为有发散之药，有芳香之药，有补益滋腻之药。有宜多煎，有不宜多煎，煎法失度，其药则不效。

### 服药法论

病之愈不愈，不但方必中病，方虽中病，而服之不得其法，则非特②无功而反有害，此不可不知也。如发散之剂，欲驱风寒出之于外，必热服而暖覆其体，令药气行于荣卫，热气周遍，挟风寒而从汗解。若半温而饮之，仍当风坐立，或仅寂然安卧，则药留肠胃不能得汗，风寒无暗消之理，而荣气反为风药所伤矣。通利之药，欲其化积滞而达之于下也，必空腹顿③服，使药性鼓动，推其垢浊从大便解。若与饮食杂投，则新旧混杂，而药气与食物相乱，则气性不专，而食积愈顽矣。故《伤寒论》等书服药之法，宜热、宜温、宜凉、宜冷、宜缓、宜急、宜多、宜少、宜早、宜晚、宜饱、宜饥。更有宜汤不宜散，宜散不宜丸，宜膏不宜圆④。其轻重大小，上下表里，治法各有当，此皆一定之至理。深思其义，必有得于心也。

> **按**：作者强调，不仅煎药要得法，服药也要得其法，比如，发散之剂宜热服，通利之剂宜空腹顿服，伤寒更有宜热宜温、宜凉宜冷、宜缓宜急、宜多宜少、宜早宜晚、宜饱宜饥、宜汤不宜散，宜散不宜丸，宜膏不宜圆等等，皆有一定至理。

### 医必备药论

古之医者，所用之药皆自备之。《内经》云：司气备物，则无遗主⑤矣。当时韩康⑥卖药，非卖药也，即治病也。韩文公⑦《进学解》云：牛溲、马渤、败鼓之皮⑧，俱收并蓄，待用无遗，医师之良也。今北方人称医者为卖药先生，则医者之自备药可知。自宋以后，渐有写方不备药之医，其药皆取之肆⑨中，今则举世皆然。夫卖药者不知医，犹之可也。乃行医者竟不知药，则药之是非真伪，全然不问，医者与药不相谋，方即不误，而药之误多矣。又古圣人之治病，惟感冒之疾，则以煎剂为主，余者皆用丸散为多。其丸散有非一时所能合者。倘有急迫之疾，必须丸散，俟⑩丸散合就，而人已死矣。又有一病止须一丸而愈，合药不可止合一丸。若使病家为一人而合一料⑪，则一丸之外皆为无用。惟医家合之，留待当用者用之，不终⑫弃也。又有不常用不易得之药，储之数年，难遇一用。药肆之中，因无人问，则亦不备。惟医者自蓄之，乃可待不时之需耳。至于外科所用之煎方，不过通散荣卫耳。若护心托毒，全赖各种丸散之力。其药皆贵重难得及锻炼⑬之物，修合非一二日之功，而所费又大，亦不得为一人止合一二丸。若外治之围药、涂药、升药、降药，护肌腐肉，止血行瘀，定痛煞⑭痒，提脓呼⑮毒，生肉生皮，续筋连骨。又有熏蒸、烙灸、吊洗、点㗫⑯等药，种

---

① 制度：制作。
② 特：只，仅。
③ 顿：立刻。
④ 圆：通"丸"。
⑤ "司气备物"两句：出自《素问·至真要大论》。原文为："司岁备物，则无遗主矣。"意谓根据每年司岁之气以备药物，就不会有所遗漏了。司，主持，主管。
⑥ 韩康：东汉桓帝时长安人，常到深山采药，然后在集市上出卖。他卖的药，价钱三十年不变，因此长安的人都知有个韩康，卖药"口不二价"。
⑦ 韩文公：韩愈，唐代文学家。
⑧ 牛溲、马渤、败鼓之皮：中药名。皆贱药。
⑨ 肆：店铺，药店。
⑩ 俟（sì 四）：等到。
⑪ 料：量词。中医配制药丸，处方规定剂量的全份为一料。
⑫ 不终：最终不会。
⑬ 锻炼：精炼。
⑭ 煞：结束，收束。
⑮ 呼：排。
⑯ 点㗫（tà 踏）：一种外治法。把药物煎成汤汁，进行水浴、浸泡、㗫渍的治疗方法。

种各异。更复每症不同,皆非一时所能备,尤必须平时豫合。乃今之医者,既不知其方,亦不讲其法,又无资本以蓄药料。偶遇一大症,内科则一煎方之外,更无别方,外科则膏药之外,更无余药。即有之,亦惟取极贱极易得之一二味,以为应酬之具,则安能使极危、极险、极奇、极恶之症,令起死回生乎?故药者,医家不可不全备者也。

> **按**：指出古人治病,医生皆自备药,剂型除了感冒时疾以煎剂为主,其他疾病多用丸药和散药。强调内科医生必须预备丸散及不常用之药,以待不时之需,而外科的围药涂药,升药降药,种种不同,也须预备以待急用。至于说自宋代以后,医书渐渐只写方而不备药,医与药不相谋,现在社会上的医生都是如此。医生对药物是非真伪全然不知,即使辨证不误,而所用的药有误或非地道真品,也不能起死回生。先生此等议论,至今仍有警世意义。

## 乩方论

世有书符请仙而求方者。其所书之方,固有极浅、极陋、极不典①,而不能治病且误人者。亦有极高、极古、极奇、极稳,以之治病而神效者。其仙或托名吕纯阳②,或托名张仲景。其方亦宛然③纯阳、仲景之遗法,此其事甚奇,然亦有理焉。夫乩④者,机也。人心之感召,无所不通,既诚心于求治,则必又⑤能治病之鬼神应之。虽非真纯阳、仲景,必先世之明于医理,不遇于时而死者。其精灵⑥一时不散,游行⑦于天地之间,因感而至,以显其能。而其人病适当愈,则获遇之,此亦有其理也。其方未必尽效,然皆必有意义,反不若世之时医,用相反之药以害人。惟决死生之处,不肯凿凿言之,此则天机不轻泄之故也。至于不通不典之方,则必持乩之术不工,或病家之心不诚,非真乩方也。

> **按**：指出有的乩方不仅不能治病而且误人,也有治病神效的。此种思想无足采取,盖时代的局限。

## 热药误人最烈论

凡药之误人,虽不中病,非与病相反者,不能杀人;即与病相反,药性平和者,不能杀人;与病相反,性又不平和,而用药甚轻,不能杀人;性既相反,药剂又重,其方中有几味中⑧病者,或有几味能解此药性者,亦不能杀人;兼此数害,或其人病甚轻,或其人精力壮盛,亦不能杀人。盖误药杀人,如此之难也。所以世之医者,大半皆误,亦不见其日杀数人也。即使杀之,乃辗转因循以至于死,死者不觉也。其有幸而不死,或渐自愈者,反指所误用之药以为此方之功效,又转以之误治他人矣。所以终身误人而不自知其咎⑨也。惟大热大燥之药,则杀人为最烈。盖热性之药,往往有毒,又阳性急暴,一入脏腑,则血涌气升。若其人之阴气本虚,或当天时酷暑,或其人伤暑伤热。一投热剂,两火相争,目赤便闭,舌燥齿干,口渴心烦,肌裂神躁,种种恶候,一时俱发。医者及病家俱⑩不察,或云更宜引火归元,或云此是阴症,当加重其热药,而佐以大补之品,其人七窍皆血,呼号宛转⑪,状如服毒而死,病家全不以为咎,医者亦洋洋自得,以为病势当然。总之,愚人喜服补热,虽死不悔。我目中所见不一垂涕⑫泣而道⑬之,而医者与病

---

① 不典：不合法令。
② 吕纯阳：吕洞宾,道教八仙之一。
③ 宛然：仿佛。
④ 乩：迷信的人占卜问疑的一种方法。
⑤ 又：原本作"有"。可参。
⑥ 精灵：鬼怪。
⑦ 游行：游荡。
⑧ 中：正对上。
⑨ 咎：过失,罪过。
⑩ 俱：都,全。
⑪ 宛转：辗转。
⑫ 涕：眼泪。
⑬ 道：说。

家无一能听从者,岂非所谓命哉?夫大寒之药亦能杀人,其势必缓,犹为可救,不若大热之药,断断①不可救也。至于极轻淡之药,误用亦能杀人,此乃其人之本领甚薄,或势已危殆,故小误即能生变,此又不可全归咎于医杀之也。

> **按**:指出药凡误人,不是与病相反的,不能杀人;即使与病相反,而药性平和或剂量不重,也不能杀人。惟热药大热大燥,杀人最烈,而世人喜服补剂热剂,为害尤大。

## 薄贴论

今所用之膏药,古人谓之薄贴,其用大端有二:一以治表,一以治里。治表者,如呼②脓去腐,止痛生肌,并撕③风护肉之类,其膏宜轻薄而日换,此理人所易知。治里者,或驱风寒,或和气血,或消痰癖,或壮筋骨,其方甚多,药亦随病加减,其膏宜重厚而久贴,此理人所难知,何也?盖人之疾病,由外以入内,其流行于经络脏腑者,必服药乃能驱之。若其病既有定所,在于皮肤筋骨之间,可按而得者,用膏贴之,闭塞其气,使药性从毛空④而入其腠理,通经贯络,或提而出之,或攻而散之,较之服药尤有力,此至妙之法也。故凡病之气聚血结而有形者,薄贴之法为良。但制膏之法,取药必真,心志必诚,火候必到,方能有效。否则不能奏功。至于敷熨吊溻,种种杂法,义亦相同,在善医者通变之而已。

> **按**:本文阐述了膏药的功用及治病的机理。指出膏药一以治表,一以治里。治表之理易知,而治里之理难知。凡是气聚血结有形之类的病,用膏药贴之,较之服药更有力。因为膏药能闭塞其气,使药性从毛孔而入,通经贯络,或提而出之,或攻而散之。

## 貌似古方欺人论

古圣人之立方,不过四五味而止。其审药性,至精至当;其察病情,至真至确。方中所用之药,必准对其病,而无毫发之差。无一味泛用之药,且能以一药兼治数症。故其药味虽少,而无症不该⑤。后世之人,果能审其人之病,与古方所治之病无少异,则全用古方治之,无不立效。其如天下之风气各殊,人之气禀各异,则不得不依古人所制主病之方,略为增减,则药味增矣。又或病同而症甚杂,未免欲兼顾,则随症增一二味,而药又增矣。故后世之方,药味增多,非其好为杂乱也,乃学不如古人,不能以一药该数症,故变简而为繁耳,此犹不失周详之意。且古方之设,原有加减之法,病症杂出,亦有多品之剂,药味至十余种。自唐以后之方,用药渐多,皆此义也。乃近世之医,动⑥云效法汉方,药止四五味。其四五味之药,有用浮泛⑦轻淡之品者,虽不中病,犹无大害。若趋时⑧之辈,竟以人参、附子、干姜、苍朮、鹿茸、熟地等峻补辛热之品,不论伤寒暑湿,惟此数种轮流转换,以成一方,种种与病相反,每试必杀人,毫不自悔。既不辨病,又不审药性,更不记方书,以为此乃汉人之法。呜呼!今之所学汉人之方,何其害人如此之毒也?其端起于近日之时医,好为高论以欺人。又人情乐于温补,而富贵之家尤甚,不如是则道不行。所以人争效尤⑨,以致贻害不息。安有读书考古、深思体验之君子,出而挽回之,亦世道生民之大幸也!

---

① 断断:绝对。
② 呼:排。
③ 撕:疑为"遮"。
④ 空:通"孔"。人卫本作"孔"。
⑤ 该:包括,概括。
⑥ 动:常常。
⑦ 浮泛:不切实。
⑧ 趋时:赶时髦,追求时尚。
⑨ 效尤:仿效坏的行为。

**按**：本篇主旨，言古人立方对症，精审药性，察病确切，方中无一味泛用之药，所以古方药味虽少，而治疗病症多。今人如能察病人的病症和古方所治的病症没有什么差别，全用古方治疗，无不立效，此乃作者经验之谈。最后批评了后世医界治学不如古人，时医不学无术，滥用峻补辛热药物害人的种种行为。

# 卷　下

## 治　法

### 司天运气论

邪说之外，有欺人之学，有耳食之学。何谓欺人之学？好为高谈奇论，以骇人听闻，或剿袭前人之语，以示渊博。彼亦自知其为全然不解，但量他人亦莫之能深考①也，此为欺人之学。何谓耳食之学？或窃听他人之说，或偶阅先古之书，略记数语，自信为已得其秘，大言不惭，以此动众，所谓道听涂②说是也。如近人所谈司天③运气之类是矣。彼所谓司天运气者，以为何气司天，则是年民当何病。假如厥阴司天，风气主之，则是年之病，皆当作风治。此等议论，所谓耳食也。盖司天运气之说，黄帝不过言天人相应之理如此，其应验先候于脉。凡遇少阴司天，则两手寸口不应，厥阴司天，则右寸不应，太阴司天，则左寸不应，若在泉④，则尺脉不应，亦如之；若脉不当其位则病，相反者死，此诊脉之一法也。至于病，则必观是年岁气胜⑤与不胜。如厥阴司天，风淫所胜，民病心痛胁满等症。倘是年风淫虽胜，而民另生他病，则不得亦指为风淫之病也；若是年风淫不胜，则又不当从风治矣。经又云：相火之下，水气乘之，水位之下，火气承之。五气之胜皆然，此乃亢则害，承乃制⑥之理。即使果胜，亦有相克者乘之，更与司天之气相反矣。又云：初气终三气，天气主之，胜之常也；四气尽终气，地气主之，复之常也。有胜则复，无胜则否。则岁半以前属司天，岁半以后又属在泉，其中又有胜不胜之殊，其病更无定矣。又云：厥阴司天，左少阴，右太阳。谓之左间、右间⑦。六气皆有左右间，每间主六十日，是一岁之中，复有六气循环作主矣。其外又有南政、北政⑧之反其位，天符岁会三合之不齐，太过不及之异气，欲辨明分晰，终年不能尽其蕴。当时圣人，不过言天地之气运行旋转如此耳。至于人之得病，则岂能一一与之尽合？一岁之中，不许有一人生他病乎？故《内经》治岁气胜复，亦不分所以得病之因。总之，则病治病，如风淫于内，则治以辛凉，六气皆有简便易守之法。又云：治诸胜复，寒者热之，热者寒之，温者清之，清者温之。无问其数，以平为期，何等划一。凡运气之道，言其深者，圣人有所不能知，及施之实用，则平正通达，人人易晓。但不若今之医者所云，何气司天则生何病，正与《内经》圆机活法⑨相背耳。

> **按**：司天运气之说，是古人以阴阳五行的观点研究四时气候变化规律及其对人体形响的一种理论。而后世庸医，不能深究先人的学说，而是耳食大言，将运气学说当作几张死图表、公式，呆板、僵化地为运气而运气，从而把运气学说引入脱离临床实际，滑向问卜、算命的歧途。诚如作者所诘问：当时圣人，不过说天地之气运行如此，至于人患疾病，怎么能一一与运气相合？一年之中，不许有一人生别的疾病吗？

---

① 莫之能深考：即莫能深考之。没有谁能深入考察它。
② 涂：通"途"。
③ 司天：掌握天上的气候变化。
④ 泉：指黄泉，即地下。古代医家运用"司天"、"在泉"来预测每年的岁气变化并推断所患疾病。
⑤ 胜：胜复，是指"五运六气"在一年之中的相胜相制，先胜后复的相互关系。胜即"胜气"，复即"复气"。
⑥ 亢则害，承乃制：语出《黄帝内经·素问·六微旨大论》。说明五行间的制化。亢，盛。承，承接，转换。制，制约。
⑦ 左间、右间：运气术语。
⑧ 南政北政：运气学说术语。根据司天运气学说，以土运之年为南政，木、火、金、水四运之年为北政。
⑨ 圆机活法：随机应变的方法。"圆机"，语见《庄子·盗跖》："若是若非，执而圆机。"唐代成玄英注："圆机，犹环中也；执环中之道，以应是非。"

> 强调运气学说，不过是黄帝讲述天人相应的道理如此。医生在治病的时候，除了要考虑每年及四时气候变化的规律，还要重点考虑病人的脉象及具体现症，辨证施治，才能与《内经》圆机活法相符。

## 医道通治道论

治身犹治天下也。天下之乱，有由乎天者，有由乎人者。由乎天者，如夏商水旱之灾是也；由乎人者，如历代季世①之变是也。而人之病，有由乎先天者，有由乎后天者。由乎先天者，其人生而虚弱柔脆是也；由乎后天者，六淫之害，七情之感是也。先天之病，非其人之善养，与服大药不能免于夭折，犹之天生之乱，非大圣大贤不能平也。后天之病，乃风寒暑湿燥火之疾，所谓外患也；喜怒忧思悲惊恐之害，所谓内忧也。治外患者以攻胜，四郊不靖②，而选将出师，速驱除之可也；临辟雍③而讲礼乐，则敌在门矣。故邪气未尽，则而轻用补者④，使邪气内入而亡。治内伤者以养胜，纲纪不正，而崇儒讲道，徐化导⑤之可也。若任刑罚而严诛戮，则祸益深矣。故正气不足而轻用攻者，使其正气消尽而亡。然而大盛之世，不无玩⑥民，故刑罚不废，则补中之攻也。然使以⑦小寇而遽起戎兵⑧，是扰民矣。故补中之攻不可过也。征诛之年，亦修内政，故教养不弛，则攻中之补也。然以戎首⑨而稍存姑息，则养寇矣。故攻中之补不可误也。天下大事，以天下全力为之，则事不堕；天下小事，以一人从容处之，则事不扰。患大病以大药制之，则病气无余；患小病以小方处之，则正气不伤。然而施治有时，先后有序，大小有方，轻重有度，疏密有数，纯而不杂，整而不乱。所用之药，各得其性，则器使之道。所处之方，各得其理，则调度之法。能即小以喻大，谁谓良医之法，不可通于良相也。

> **按**：作者博学精思，能远取诸天，近取诸地，取类以比象。认为用药如用兵，治病如治国。人之病犹国之乱，有由于先天者，有由于后天者。治先天的疾病，要善养与服大药；治后天的外邪之患，宜速驱除病邪；内伤之类的病患，要以养胜。施治有时，先后有序，大小有方，轻重有度，疏密有数，纯而不杂，整而不乱，所用之药，各得其性。

## 五方异治论

人禀天地之气以生，故其气体⑩随地不同。西北之人，气深而厚，凡受风寒，难于透出，宜用疏通重剂；东南之人，气浮而薄，凡遇风寒，易于疏泄，宜用疏通轻剂。又西北地寒，当用温热之药，然或有邪蕴于中，而内反甚热，则用辛寒为宜。东南地温，当用清凉之品；然或有气随邪散，则易于亡阳，又当用辛温为宜。至交广⑪之地，则汗出无度，亡阳尤易，附桂为常用之品。若中州之卑湿⑫，山陕之高燥，皆当随地制宜。故入其境，必问水土风俗而细调之。不但各府各别，即一县之中，风气亦有迥殊者，并有所产之物，所出之泉，皆能致病。土人⑬皆有极效之方，皆宜详审访察。若恃己之能，执己之见，治竟无功，反为土人所笑矣。湖州长兴县有合溪，小儿饮此水则腹中生癖。土人治法：用线挂颈，以两头按乳头上剪断，即将此线挂转，将两头向

---

① 季世：末代，末世。
② 靖：平安。
③ 辟雍：天子所设大学。
④ 则而轻用补者：同治本、人卫本作"而轻用补者"。
⑤ 徐化导：慢慢教化开导。
⑥ 玩：通"顽"。
⑦ 以：因为。
⑧ 戎兵：兵士。此指军事，战争。
⑨ 戎首：兵事之主谋者。
⑩ 气体：身体。
⑪ 交广：指古代交州广州。交州治番禺，即今广州，辖今两广及越南北部。三国吴分交州为交州和广州，广州治番禺，交州治龙编（在今越南河内东），交州辖今越南北部和两广的雷州半岛和钦州地区。
⑫ 卑湿：地势低下潮湿。
⑬ 土人：本地人，土著。

背脊上一并拽齐。线头尽处，将墨①点记脊上。用艾灸之，或三壮，或七壮即消。永不再发，服药无效。

> **按**：作者指出，人禀天地之气以生，所以，每个人的气与体，随着生长的环境不同而不同，强调治病要因地、因人制宜，随证施治。

## 病随国运论

天地之气运，数百年一更易，而国家之气运亦应之。上古无论，即以近代言。如宋之末造②，中原失陷，主弱臣弛③。张洁古、李东垣辈立方，皆以补中宫④，健脾胃，用刚燥扶阳之药为主，《局方》⑤亦然。至于明季⑥，主暗臣专，膏泽⑦不下于民。故丹溪以下诸医，皆以补阴益下为主。至我本朝，运当极隆之会，圣圣相承，大权独揽，朝纲整肃，惠泽旁流，此阳盛于上之明征也。又冠饰朱缨⑧，口燔⑨烟草，五行惟火独旺。故其为病，皆属盛阳上越之症。数十年前，云间⑩老医知此义者，往往专以芩、连、知、柏，挽回误投温补之人，应手奇效，此实与运气相符。近人不知此理，非惟不能随症施治，并执宁过温热，毋过寒冷之说。偏于温热，又多矫枉过正之论。如中暑一症，或有伏阴在内者，当用大顺散、理中汤，此乃千中之一。今则不论何人，凡属中暑，皆用理中等汤。我目睹七窍皆裂而死者，不可胜数。至于托言祖述东垣，用苍术等燥药者，举国皆然。此等恶习，皆由不知天时国运之理，误引旧说以害人也。故古人云：不知天地人者，不可以为医。

> **按**：为医要知天地人，国家属于强盛还是衰败灭亡的时期，一国民众的疾病，也与之有一定的关系。至于把历史的更替，看作是天地的气运，则不免带有时代的痕迹。

## 针灸失传论

《灵》、《素》两经，其详论脏腑经穴疾病等说，为针法言者，十之七八；为方药言者，十之二三。上古之重针法如此。然针道难而方药易，病者亦乐于服药，而苦于针。所以后世方药盛行，而针法不讲。今之为针者，其显然之失有十，而精微尚不与焉。两经所言，十二经之出入起止，浅深左右，交错不齐，其穴随经上下，亦参差无定。今人只执同身寸，依左右一直竖量，并不依经曲折，则经非经而穴非穴，此一失也。两经治病，云某病取某穴者固多，其余则指经而不指穴。如《灵·终始篇》云：人迎一盛，泻足少阳，补足厥阴⑪。《厥病》篇云：厥头痛，或取足阳明、太阴，或取手少阳、足少阴；耳聋取手阳明，嗌干取足少阴，皆不言某穴，其中又有泻子补母等义。今则每病指定几穴，此二失也。两经论治，井、荥、输、经、合最重。冬刺井，春刺荥，夏刺输，长夏刺经，秋刺合。凡只言某经而不言某穴者，大都皆指井荥五者为言。今则皆不讲矣，此三失也。补泻之法，《内经》云：吸则内⑫针，无令气忤；静以久留，无令邪布。吸则转针，以得气为故；候呼引针，呼尽乃去，大气皆出为泻。呼尽内针，静以久留，以气至为故；候吸引针，气不得出，各在其处，推阖其门，令神气存，大气留止为补。又必迎其经气，疾⑬内而徐出，不按其痏为泻，随其经气，徐内而疾出，即按其痏为补，其法多端。今则转针之时，以大指推

---

① 墨：人卫本作"黑"。
② 末造：末世。
③ 弛：松懈。
④ 中宫：脾。
⑤ 《局方》：即《太平惠民和剂局方》（简称《局方》），是宋代官方颁布的一部方剂药典。
⑥ 明季：明代末年。
⑦ 膏泽：喻给予恩惠。
⑧ 冠饰朱缨：帽子上装饰红色的带子。
⑨ 燔：烧，燃。
⑩ 云间：今江苏省松江县古称。
⑪ 足厥阴：原作"足太阴"，据《灵枢·终始》改。
⑫ 内：同"纳"。
⑬ 疾：急速。

出为泻，搓入为补，此四失也。纳针之后，必候其气。刺实者，阴气隆至乃去针；刺虚者，阳气隆至乃出针。气不至，无问其数，气至即去之，勿复针。《难经》云：先以左手压按所针之处，弹而努之，爪而下之。其气来如动脉之状，顺而刺之，得气因而推内之，是谓补；动而伸之，是谓泻。今则时时转动，俟针下宽转，而后出针，不问气之至与不至，此五失也。凡针之深浅，随时不同，春气在毛，夏气在皮肤，秋气在肌肉，冬气在筋骨。故春夏刺浅，秋冬刺深，反此有害。今则不论四时，分寸各有定数，此六失也。古之用针，凡疟疾、伤寒、寒热咳嗽，一切脏腑七窍等病，无所不治。今则止治经脉形体痿痹屈伸等病而已，此七失也。古人刺法，取血甚多，《灵枢·血络论》言之最详。而头痛腰痛，尤必大泻其血。凡血络有邪者，必尽去之。若血射出而黑，必令变色，见赤血而止，否则病不除而反有害。今人则偶尔见血，病者医者已惶恐失据，病何由除？此八失也。《内经》刺法有九变十二节。九变者：输刺、远道刺、经刺、络刺、分刺、大写刺、毛刺、巨刺、焠刺。十二节者：偶刺、报刺、恢刺、齐刺、扬刺、直针刺、输刺、短刺、浮刺、阴刺、傍刺、赞刺。以上二十一法，视病所宜，不可更易。一法不备，则一病不愈。今则只直刺一法，此九失也。古之针制有九：镵针、员针、鍉针、锋针、铍针、员利针、毫针、长针、大针，亦随病所宜而用。一失其制，则病不应。今则大者如员针，小者如毫针而已，岂能治痼疾暴气？此十失也。其大端之失已如此，而其尤要者，更在神志专一，手法精严。经云：神在秋毫，属意病者，审视血脉，刺之无殆。又云：经气已至，慎守勿失，深浅在志，远近若一，如临深渊，手如握虎①，神无营②于众物。又云：伏如横弩③，起如发机④。其专精敏妙如此。今之医者，随手下针，漫不经意，即使针法如古，志不凝而机不达，犹恐无效，况乎全与古法相背乎？其外更有先后之序，迎随之异，贵贱之殊，劳逸之分，肥瘦之度，多少之数，更仆难穷。果能潜心体察，以合圣度，必有神功。其如人之畏难就易，尽违古

法，所以世之视针甚轻，而其术亦不甚行也。若灸之一法，则较之针所治之病，不过十之一二。知针之理，则灸又易易⑤耳。

> **按**：指出当今的针灸，其显然之失有十。诸如神志不专一，手法不精严，随手下针，漫不经意；不知先后之序，迎随之宜，贵贱之殊，劳逸之分，肥瘦之度，多少之数等，皆言之有理。然而，作者信古太过，须知医学也随着社会的发展而不断进步，执古以律今，未免失之偏颇。

## 水病针法论

凡刺之法，不过补泻经络，祛邪纳气而已。其取穴甚少，惟水病风痋⑥肤胀，必刺五十七穴。又云：皮肤之血尽取之，何也？盖水旺必克脾土，脾土衰则遍身皮肉皆肿，不特一经之中有水气矣。若仅刺一经，则一经所过之地，水自渐消。而他经之水不消，则四面会聚并一经，已泻之水亦仍满矣。故必周身肿满之处，皆刺而泻之，然后其水不复聚耳。此五十七穴者，皆脏之阴络，水之所客⑦也，此与大禹治洪水之法同。盖洪水泛滥，必有江淮河济，各引其所近之众流以入海，必不能使天下之水只归一河以入海也。又出水之后，更必调其饮食。经云：方饮无食，方食无饮，使饮食异居，则水不从食，以至于脾土受湿之处也。无食他食百三十五日，此症之难愈如此。余往时治此病，轻者多愈，重者必复肿。盖由五十七穴未能全刺，而病人亦不能守戒一百三十五日也。此等大症，少⑧违法度，即无愈理，可不慎哉。

---

① 虎：虎符。古时调兵遣将的信物。
② 营：通"荧"。惑乱，迷惑。
③ 横弩：张弓。
④ 机：弓弩上的机括。
⑤ 易易：容易，简易。
⑥ 痋(shuǐ 睡)：水肿病。
⑦ 客：停留。
⑧ 少：稍微。

> **按**：指出一般针刺之法，不过补泻经络，祛邪纳气，取穴甚少，只有水病所刺的穴位较多。因为水旺必克脾土，脾土衰则遍身皮肉皆肿，不只是一经之中有水气，故必周身肿满之处皆刺而泻之，然后其水才不会复聚。

## 出奇制病论

病有经有纬，有常有变，有纯有杂，有正有反，有整有乱，并有从古医书所无之病。历来无治法者，而其病又实可愈。既无陈法①可守，是必熟②寻《内经》、《难经》等书，审其经络脏腑受病之处，及七情六气相感之因，与夫内外分合，气血聚散之形，必有凿凿可征者，而后立为治法。或先或后，或并或分，或上或下，或前或后，取药极当，立方极正。而寓以巧思奇法，深入病机，不使杆格③。如庖丁之解牛④，虽筋骨关节之间，亦游刃有余。然后天下之病，千绪万端，而我之设法，亦千变万化，全在平时于极难极险之处，参悟通澈⑤，而后能临事不眩⑥。否则一遇疑难，即束手无措，冒昧施治，动辄得咎，误人不少矣。

> **按**：作者指出，对于那些古医书所无，历来也无治法的疾病，医家必须详细研究《内经》、《难经》等医学理论，根据中医的基本理论，详察疾病的病位，及七情六淫相感之因，然后辨证施治。

## 治病缓急论

病有当急治者，有不当急治者。外感之邪，猛悍剽疾⑦，内犯脏腑，则元气受伤，无以托疾于外。必乘其方⑧起之时，邪入尚浅，与气血不相乱，急驱而出之于外，则易而且速。若俟邪气已深，与气血相乱，然后施治，则元气大伤，此当急治者也。若夫病机未定，无所归者，急用峻攻，则邪气益横。如人之伤食，方在胃中，则必先用化食之药，使其食渐消，由中焦而达下焦，变成渣秽而出，自然渐愈。若即以硝黄峻药下之，则食尚在上焦，即使随药而下，乃皆未化之物，肠胃中脂膜与之同⑨下，而人已大疲，病必生变，此不当急治者也。以此类推，余病可知。至于虚人与老少之疾，尤宜分别调护，使其元气渐转，则正复而邪退。医者不明此理，而求速效，则补其所不当补，攻其所不当攻。所服之药不验，又转求他法，无非诛伐无过。至当愈之时，其人已为药所伤，而不能与天地之生气相应矣。故虽有良药，用之非时，反能致害，缓急之理，可不讲哉？

> **按**：指出病有当急治的，如外感之类的疾病，宜迅速驱逐外邪；有不当急治的，如虚人与老少之类的疾病，宜缓治以顾护病人的元气。医生投药治病，若不知缓急之理，而求速效，补其不当补，攻其不当攻，也能致害。

## 治病分合论

一病而当分治者，如痢疾、腹痛、胀满，则或先治胀满，或先治腹痛。即胀满之中亦不同，或因食，或因气，或先治食，或先治气。腹痛之中亦不同，或因积，或因寒，或先去积，或先散寒。种种不同，皆当视其轻重而审察之。以此类推，则分治之法可知矣。有当合治者，如寒热、腹痛、头疼、泄泻、厥冒、胸满，内外上下，无一不病，则当求其因何而起，先于诸症中择最甚者为

---

① 陈法：旧方法。
② 熟：仔细。
③ 杆格：原本、人卫本作"扞格"，意"抵触"。当是。
④ 庖丁之解牛：出自《庄子·养生主》。庖丁，姓丁的厨工。解，肢解分割。比喻经过反复实践，掌握了事物的客观规律，做事得心应手，运用自如。
⑤ 通澈：洞晓事物。
⑥ 眩：迷惑。
⑦ 剽疾：迅速。
⑧ 方：刚刚。
⑨ 同：同治本、人卫本作"全"。

主。而其余症,每症加专治之药一二味以成方,则一剂而诸症皆备。以此类推,则合治之法可知矣。药亦有分合焉,有一病而合数药以治之者,阅古圣人制方之法自知;有数病而一药治之者,阅本草之主治自知。为医者,无一病不穷究①其因,无一方不洞悉②其理,无一药不精通其性,庶几可以自信,而不枉杀人矣。

> **按**:治病缓急与治病分合,是临床辨证施治中必须注意的两个问题。作者举例说明病有当分治的,在诸症中视其轻重而分别治之;有当合治的,在诸症中求其因,选择诸症中最严重的病症为主合并治疗,对其余诸症,每症加专治之药一二味以成方。同时强调,作为医生,要无一病不穷究其因,无一方不洞悉其理,无一药不精通其性,这样才能不枉杀人。

### 发汗不用燥药论

驱邪之法,惟发表、攻里二端而已,发表所以开其毛孔,令邪从汗出也。当用至轻至淡,芳香清冽③之品,使邪气缓缓从皮毛透出,无犯中焦,无伤津液,仲景麻黄、桂枝等汤是也。然犹恐其荣中阴气,为风火所煽,而消耗于内,不能滋润和泽,以托邪于外。于是又啜薄粥以助胃气,以益津液,此服桂枝汤之良法。凡发汗之方,皆可类推。汗之必资④于津液如此。后世不知,凡用发汗之方,每专用厚朴、葛根、羌活、白芷、苍术、豆蔻等温燥之药。即使其人津液不亏,内既为风火所熬,又复为燥药所烁⑤,则汗从何生?汗不能生,则邪无所附而出。不但不出,邪气反为燥药鼓动,益复横肆⑥,与正气相乱,邪火四布,津液益伤,而舌焦唇干,便闭目赤,种种火象自生,则身愈热,神渐昏,恶症百出。若再发汗,则阳火盛极,动其真阴,肾水来救,元阳从之,大汗上泄,亡阳之危症生矣。轻者亦成痉症,遂属坏病难治。故用燥药发汗而杀人者,不知凡几也。此其端开于李东垣,其所著书立方,皆治湿邪之法,与伤寒杂感无涉。而

后人宗其说,以治一切外感之症,其害至今亦甚。况治湿邪之法,亦以淡渗为主,如猪苓、五苓之类,亦无以燥胜之者。盖湿亦外感之邪,总宜驱之外出,而兼以燥湿之品。断不可专用胜湿之药,使之内攻,致邪与正争,而伤元气也。至于中寒之证,亦先以发表为主,无竟用热药以胜寒之理。必其寒气乘虚陷入,而无出路,然后以姜附回其阳,此仲景用理中之法也。今乃以燥药发杂感之汗,不但非古圣之法,并误用东垣之法。医道失传,只此浅近之理尚不知,何况深微者乎?

> **按**:指出古圣治伤寒杂感,发汗用至轻至淡芳香清冽之品,使邪气缓缓从皮毛透出,无犯胃气,无伤津液。后世不知,滥施温燥之药,使病人津液亏损,邪无所附而出,而致邪火四布。至于李东垣所立温燥之方,皆治湿邪之法,与伤寒杂感无涉,一般庸医,乃以燥药发杂感之汗,既非仲景之法,并误用东垣之法,以致恶症百出。

### 病不可轻汗论

治病之法,不外汗下二端而已。下之害人,其危立见。故医者病者,皆不敢轻投。至于汗多亡阳而死者,十有二三,虽死而人不觉也。何则?凡人患风寒之疾,必相戒以为宁暖无凉。病者亦重加覆护,医者亦云服药必须汗出而解。故病人之求得汗,人人以为当然也。秋冬之时,过暖尚无大害。至于盛夏初秋,天时暑燥,卫气开而易泄,更加闭户重衾⑦,复投发散之剂,必至大汗不止而阳亡矣。又外感之疾,汗未出之时,必烦闷恶热。及汗大出之后,卫气尽泄,必

---

① 穷究:彻底深入地探究。
② 洞悉:清楚地知道。
③ 冽:清凉。
④ 资:借助,凭借。
⑤ 烁:通"铄",消熔。
⑥ 横肆:横行放肆。
⑦ 重衾:盖厚被子。

阳衰而畏寒。始之暖覆，犹属勉强，至此时虽欲不覆而不能，愈覆愈汗，愈汗愈寒，直至汗出如油，手足厥冷，而病不可为矣。其死也，神气甚清，亦无痛苦。病者医者，及旁观之人，皆不解其何故而忽死，惟有相顾噩然①而已。我见甚多，不可不察也。总之，有病之人，不可过凉，亦不宜太暖，无事不可令汗出。惟服药之时，宜令小汗。仲景服桂枝汤法云：服汤已②，温覆令微似汗，不可如水淋漓。此其法也。至于亡阳未剧，尤可挽回，《伤寒论》中真武、理中、四逆等法可考。若已脱尽，无可补救矣。又盛暑之时，病者或居楼上，或卧近灶之所。无病之人，一立其处，汗出如雨，患病者必至时时出汗，即不亡阳，亦必阴竭而死。虽无移徙之处，必择一席稍凉之地而处之，否则神丹不救也。

**按**：指出汗多易亡阳，有病的人，不可过凉，也不宜太暖，无事不可令汗出。只有在服药的时候，宜令小汗，但不可如水淋漓。

## 伤风难治论

凡人偶感风寒，头痛发热，咳嗽涕出，俗语谓之伤风。非《伤寒论》中所云之伤风，乃时行③之杂感也。人皆忽之，不知此乃至难治之疾，生死之所关也。盖伤风之疾，由皮毛以入于肺，肺为娇脏，寒热皆所不宜。太寒则邪气凝而不出，太热则火烁金而动血，太润则生痰饮，太燥则耗精液，太泄则汗出而阳虚，太涩则气闭而邪结。并有视为微疾，不避风寒，不慎饮食，经年累月，病机日深。或成血证，或成肺痿，或成哮喘，或成怯弱，比比④皆然，误治之害，不可胜数。谚云：伤风不醒变成劳⑤。至言⑥也。然则治之何如？一驱风，苏叶、荆芥之类；二消痰，半夏、象贝之类；三降气，苏子、前胡之类；四和荣卫，桂枝、白芍之类；五润津液，蒌仁、元参之类；六养血，当归、阿胶之类；七清火，黄芩、山栀之类；八理肺，桑皮、大力子之类。八者随其症之轻重而加减之，更加以避风寒，戒辛酸，则庶几

渐愈，否则必成大病。医者又加以升提辛燥之品，如桔梗、干姜之类。不效，即加以酸收，如五味子之类，则必见血。及⑦见血，随用熟地、麦冬，以实其肺，即成劳而死。四十年以来，我见以千计矣，伤哉！

**按**：指出俗语所说的伤风实为杂感，乃难治之疾。因为风邪由皮毛而入肺部，肺为娇脏，用药寒热皆不宜，因而误治不可胜数，使小病变成重症。最后举出伤风八种治法，理法明了，可为后学的准则。

## 攻补寒热同用论

虚症宜补，实症宜泻，尽人而知之者。然或人虚而症实，如弱体之人，冒风伤食之类；或人实而症虚，如强壮之人，劳倦亡阳之类；或有人本不虚，而邪深难出；又有人已极虚，而外邪尚伏⑧。种种不同，若纯用补，则邪气益固；纯用攻，则正气随脱，此病未愈，彼病益深，古方所以有攻补同用之法。疑之者曰：两药异性，一水同煎，使其相制，则攻者不攻，补者不补，不如勿服；若或两药不相制，分途而往，则或反补其所当攻，攻其所当补，则不惟无益，而反有害，是不可不虑也。此正⑨不然，盖药之性，各尽其能，攻者必攻强，补者必补弱，犹掘坎于地，水从高处流下，必先盈坎而后进，必不反向高处流也。如大黄与人参同用，大黄自能逐去坚积，决不反伤正气；人参自能充益正气，决不反补邪气。盖古人制方之法，分经别脏，有神明之道焉。如疟疾之小柴胡汤，疟之寒热往来，乃邪在少阳，木邪侮土，中宫无主，故寒热无定。于是用柴胡以

---

① 噩然：疑为"愕然"。惊讶貌。
② 已：完，毕。
③ 时行：流行。
④ 比比：处处，到处。
⑤ 伤风不醒变成劳：亦作"伤风不愈变成劳"。
⑥ 至言：最高超的言论，极其高明的言论。
⑦ 及：同治本作"既"。
⑧ 伏：潜藏。
⑨ 正：显然。

驱少阳之邪，柴胡必不犯脾胃；用人参以健中宫之气，人参必不入肝胆。则少阳之邪自去，而中土之气自旺，二药各归本经也。如桂枝汤，桂枝走卫以祛风，白芍走荣以止汗，亦各归本经也。以是而推，无不尽然。试以《神农本草》诸药主治之说细求之，自无不得矣。凡寒热兼用之法，亦同此义，故天下无难治之症。后世医者，不明此理，药惟一途，若遇病情稍异，非顾此失彼，即游移浮泛①，无往而非棘手之病矣。但此必本于古人制方成法而神明之。若竟私心自用②，攻补寒热，杂乱不伦③，是又杀人之术也。

> **按**：人身有病，并非单一的虚实寒热之症。或人虚而症实；或人本不虚，而邪深难出；或人已极虚而外邪尚伏；或寒中兼热，或热中有寒。种种不同，治法也不同，所以古人有攻补兼施，寒热同用的治法。同时强调攻补同用，寒热兼施，决不会造成"攻者不攻，补者不补"的后果，因为"药之性，各尽其能，攻者必攻强，补者必补弱"。

### 临病人问所便论

病者之爱恶苦乐，即病情虚实寒热之征④。医者望色切脉而知之，不如其自言之为尤真也。惟病者不能言之处，即言而不知其所以然之故，则赖医者推求其理耳。今乃病者所自知之病，明明为医者言之，则医者正可因⑤其言，而知其病之所在以治之。乃不以病人自知之真，对症施治，反执己之偏见，强制病人，未有不误人者。如《伤寒论》中云：能食者为中风，不能食者为中寒⑥。则伤寒内中风之症，未尝禁其食也。乃医者见为伤寒之症，断不许食。凡属感症，皆不许其食。甚有病已半愈，胃虚求食，而亦禁之，以至因饿而死者。又《伤寒论》云：欲饮水者，稍稍⑦与之。盖实火烦渴，得水则解，未尝禁冷水也。乃医家凡遇欲冷饮之人，一概禁止，并有伏暑之病，得西瓜而即愈者，病人哀求欲食，亦断绝不与，至烦渴而死。如此之类，不可枚举。盖病者之性情气体，有能受温热者，有能受寒凉者，有不受补者，有不禁攻者，各有不同，乃必强而从我意见。况医者之意见，亦各人不同，于是治病之法，无一中肯者矣。《内经》云：临病人问所便⑧。盖病人之所便，即病情真实之所在。如身大热而反欲热饮，则假热而真寒也；身寒战而反欲寒饮，是假寒而真热也。以此类推，百不失一。而世之医者，偏欲与病人相背，何也？惟病人有所嗜好，而与病相害者，则医者宜开导之。如其人本喜酸，或得嗽症，则酸宜忌；如病人本喜酒，得湿病，则酒宜忌之类。此则不可纵欲以益其疾。若与病症无碍，而病人之所喜，则从病人之便，即所以治其病也。此《内经》辨症之精义也。

> **按**：本文阐述疾病过程中的饮食宜忌，指出病人的爱恶苦乐，即病情虚实寒热的征象；病人之所便，即病情真实之所在。如身大热而反欲热饮，则假热真寒；身寒战而反欲寒饮，是假寒而真热。只有病人嗜好与病相害，才宜忌口，若与病症无碍，而病人之所喜，则从病人之便，即所以治其病。

### 治病不必顾忌论

凡病人或体虚而患实邪，或旧有他病与新病相反，或一人兼患二病其因又相反，或内外上下各有所病，医者踌躇⑨束手，不敢下药，此乃不知古人制方之道者也。古人用药，惟病是求⑩，药所以制病，有一病则有一药以制之。其人有是病，则其药专至于病所而驱其邪，决不反

---

① 游移浮泛：摇摆不定，不切实际。
② 自用：自以为是。
③ 伦：规律。
④ 征：表露出来的迹象、现象。
⑤ 因：凭借，依循。
⑥ "能食者为中风"两句：语出《伤寒论·辨阳明病脉证并治第八》。
⑦ 稍稍：逐渐，渐渐。
⑧ 临病人问所便：语出《灵枢·师传》。
⑨ 踌躇：迟疑不决。
⑩ 惟病是求：即"惟求病"。

至无病之处以为祸也。若留其病不使去，虽强壮之人，迁延日久，亦必精神耗竭而死，此理甚易明也。如怯弱①之人，本无攻伐之理，若或伤寒而邪入阳明，则仍用硝黄下药，邪去而精气自复；如或怀妊之妇，忽患癥瘕，必用桃仁、大黄以下其瘕，瘀去而胎自安；或老年及久病之人，或宜发散，或宜攻伐，皆不可因其血气之衰，而兼用补益。如伤寒之后，食复、女劳复，仲景皆治其食，清其火，并不因病后而用温补。惟视病之所在而攻之，中病即止，不复有所顾虑，故天下无棘手之病。惟不能中病，或偏或误或太过，则不病之处亦伤，而人危矣。俗所谓有病病当②之，此历古相传之法也。故医者当疑难之际，多所顾忌，不敢对症用药者，皆视病不明，辨症不的③，审方不真，不知古圣之精义者也。

> **按**：针对病人虚实寒热错杂，医生束手不敢下药的情况，指出治病不必顾忌。古人用药，有一病就用一药以控制，药物到达病位驱除病邪，决不会到无病的地方去为害。医生如果因为顾忌而不敢攻邪，导致病情迁延日久，必然精气耗散，枯竭而死。

## 病深非浅药能治论

天下有治法不误，而始终无效者，此乃病气深痼④，非泛然之方药所能愈也。凡病在皮毛荣卫之间，即使病势极重，而所感之位甚浅，邪气易出。至于脏腑筋骨之痼疾，如劳怯、痞隔、风痹、痿厥之类，其感非一日，其邪在脏腑筋骨，如油之入面，与正气相并，病家不知，屡易⑤医家。医者见其不效，杂药乱投，病日深而元气日败，遂至不救，不知此病非一二寻常之方所能愈也。今之集方书者，如风痹大症之类，前录古方数首，后附以通治之方数首，如此而已。此等治法，岂有愈期？必当遍考此病之种类，与夫⑥致病之根源，及变迁之情状，并询其历来服药之误否。然后广求古今以来治此症之方，选择其内外种种治法，次第施之。又时时消息⑦其效否，而神明变通之，则痼疾或有可愈之理。若徒执

数首通治之方，屡试不效，其计遂穷⑧，未有不误者也。故治大症，必学问深博，心思精敏，又专心久治，乃能奏效。世又有极重极久之病，诸药罔效，忽服极轻淡之方而愈。此乃其病本有专治之方，从前皆系误治，忽遇对症之药，自然应手而痊也。

> **按**：指出那些根柢深固的痼疾，不是泛泛用药就能医治好的，因为病邪的感染已非一朝一夕，邪气如油入面，长期和正气相混杂，要治疗这类深痼疾病，必须广泛寻求古代治此病的方法，探求导致该病的病因，以及病情的迁延转变，选择内外种种治法，依次施用，那么痼疾或许有可治愈之理。又指出，凡是治大症，医家必须学问深博，心思精敏，又要专心久治才能奏效。

## 愈病有日期论

治病之法，自当欲其速愈。世之论者，皆以为治早而药中病，则愈速，治缓而药不中病，则愈迟，此常理也。然亦有不论治之迟早，而愈期有一定者。《内经·藏气法时论》云：夫邪气之客⑨于身也，以胜⑩相加⑪，至其所生而愈，至其所不胜而甚，至其所生而持⑫，自得其位而起⑬。其他言病愈之期不一。《伤寒论》云：发于阳者七日愈，发于阴者六日愈。又云：风家表解而不了了⑭者，十二日愈。此皆宜静养调摄以待之，

---

① 怯弱：胆小软弱。此指身弱。
② 当：阻挡，抵挡。
③ 的：真确。
④ 痼：经久难治愈的。
⑤ 易：换。
⑥ 夫：那。
⑦ 消息：斟酌。
⑧ 穷：尽。
⑨ 客：侵袭。
⑩ 胜：强盛，强势。
⑪ 加：施及，侵侮。
⑫ 持：维持。
⑬ 起：病愈。
⑭ 了了：痊愈。

不可乱投药石。若以其不愈,或多方以取效,或更用重剂以希①功,即使不误,药力胜而元气反伤;更或有不对症之药,不惟无益,反有大害,此所宜知也。况本原②之病,必待其精神渐复,精神岂有骤长之理?至于外科,则起发成脓,生肌收口亦如痘症,有一定之日期。治之而误,固有迁延生变者。若欲强之有速效,则如揠苗助长,其害有不可胜言者,乃病家医家皆不知之。医者投药不效,自疑为未当,又以别方试之,不知前方实无所害,特③时未至耳。乃反误试诸药,愈换而病愈重。病家以医者久而不效,更换他医,他医遍阅前方,知其不效,亦复更换他药,愈治愈远,由是断断不死之病,亦不救矣。此皆由不知病愈有日期之故也。夫病家不足责,为医者岂可不知,而轻以人尝试乎?若医者审④知之,而病家必责我以近效,则当明告之故,决定所愈之期。倘或不信,必欲医者另立良方,则以和平轻淡之药,姑以应病者之求,待其自愈。如更不信,则力辞之,断不可徇⑤人情而至于误人。如此则病家一时或反怨谤⑥,以后其言果验,则亦知我识高而品崇⑦矣。

> **按**:作者指出,有些病,不论迟治早治,而愈期却有一定,如欲快速取效,反复更换医方,导致元气受损,反而有大害。医生如果不了解有些疾病的痊愈需要一定时期,则疑惑前方无效,屡试以他方;病家如果因为没有看到医生的立竿见影之效,不断更换医生,都会造成疾病越治越坏,断断不死之病也会变成不救之疾。

### 治人必考其验否论

天下之事,惟以口舌争而无从考其信否者,则是非难定。若夫医则有效验之可征,知之最易。而为医者,自审其工拙亦最易。然而世之择医者与为医者,皆愦愦⑧而莫之辨⑨,何也?古人用药,苟非宿病痼疾,其效甚速。《内经》云:一剂知,二剂已⑩。又云:覆杯而卧。《伤寒论》云:一服愈者,不必尽剂⑪。可见古人审病精而用药当,未有不一二剂而效者。故治病之法,必宜先立医案,指为何病,所本何方,方中用某药专治某症,其论说本之何书,服此药后,于何时减去所患之何症。倘或不验,必求所以不验之故,而更思必效之法;或所期之效不应,反有他效,必求其所以致他效之故。又或反增他症,或病反重,则必求所以致害之故,而自痛惩焉。更复博考医书,期于必愈而止。若其病本不能速效,或其病只可小效,或竟不可治,亦必豫立医案,明著其说,然后立方,不得冒昧施治。如此自考,自然有过必知,加以潜心好学,其道日进矣。今之医者,事事反此,惟记方数首,择时尚之药数种,不论何病何症,总以此塞责。偶尔得效,自以为功。其或无效,或至于死,亦诿⑫于病势之常,病家亦相循为固然,全不一怪。间有病家于未服药之前,问医者服此药之后,效验若何。医者答云:且看服后何如,岂有预期之理?病家亦唯唯自以为失言,何其愚也。若医者能以此法自考,必成良医。病家以此法考医者,必不为庸医之所误,两有所益也。

> **按**:先生指出,治病之法,一定要先立医案,指出病人所患何病,依据古人何方,方中的药物针对病人所现何症,服此药后,何时能减去何症等等。医生立此案用来自我考查,如果有误,以便更改,再加以潜心好学,其医术不难日进;病家可据医案考察医生水平的高低,避免被庸医误治。

---

① 希:企望,求。
② 本原:根源,最根本的。
③ 特:只,只是。
④ 审:详细,周密。
⑤ 徇:顺从,依从。
⑥ 怨谤:责怪。
⑦ 品崇:品德高尚。
⑧ 愦愦:糊涂,昏乱。
⑨ 莫之辨:即"莫辨之"。没有谁能辨别它们。
⑩ 一剂知,二剂已:语出《素问·腹中论》。意谓"一剂见效,二剂痊愈"。知,减轻,好转。已,病愈。
⑪ 一服愈者,不必尽剂:语出《伤寒论·湿病脉证并治第九》。尽剂,全部服完药物。
⑫ 诿:推卸。

## 防微论

病之始生,浅则易治,久而深入,则难治。《内经》云:圣人不治已病治未病。夫病已成而药之,譬犹渴而穿井,斗而铸兵,不亦晚乎①!《伤寒论》序云:时气不和,便当早言,寻其邪由,及在腠理,以时治之,罕有不愈。患人忍之数日乃说,邪气入脏,则难可制②。昔扁鹊见齐桓公③云:病在腠理④。三见之后,则已入脏,不可治疗而逃矣。历圣相传,如同一辙。盖病之始入,风寒既浅,气血脏腑未伤,自然治之甚易;至于邪气深入,则邪气与正气相乱,欲攻邪则碍正,欲扶正则助邪,即使邪渐去,而正气已不支矣。若夫得病之后,更或劳动⑤感风,伤气伤食,谓之病后加病,尤极危殆。所以人之患病,在客馆道途得者,往往难治。非所得之病独重也,乃既病之后,不能如在家之安适,而及早治之;又复劳动感冒,致病深入而难治也。故凡人少有不适,必当即时调治,断不可忽为小病,以致渐深;更不可勉强支持,使病更增,以贻无穷之害。此则凡人所当深省,而医者亦必询明其得病之故,更加意⑥体察⑦也。

**按**:"治未病"是祖国医学防治疾病的重要原则。先生反复强调,有病宜早治,以防邪气深入;对病后加病尤须预防,免致病邪扩大蔓延,导致无法救治。

## 知病必先知症论

凡一病必有数症。有病同症异者,有症同病异者,有症与病相因者,有症与病不相因者。盖合之则曰病,分之则曰症。古方以一药治一症,合数症而成病,即合数药而成方。其中亦有以一药治几症者,有合几药而治一症者。又有同此一症,因不同,用药亦异,变化无穷。其浅近易知者,如吐逆用黄连、半夏,不寐用枣仁、茯神之类,人皆知之。至于零杂之症,如《内经》所载,喘惋⑧噫语,吞欠嚏呕,笑泣目瞑,嗌干,心悬善恐,涎下涕出,啮⑨唇啮舌,善妄⑩善怒,喜握多梦,呕酸魄汗等症,不可胜计。或由司天运气,或由脏腑生克,或由邪气传变,《内经》言之最详。后之医者,病之总名亦不能知,安能于一病之中,辨明众症之渊源?即使病者身受其苦,备细言之,而彼实茫然不知古人以何药为治,仍以泛常⑪不切⑫之品应命。并有用相反之药以益其疾者,此病者之所以无门可告也。学医者当熟读《内经》,每症究其缘由,详⑬其情状,辨其异同,审其真伪,然后遍考方书本草,详求古人治法。一遇其症,应手⑭辄愈,不知者以为神奇,其实古圣皆有成法也。

**按**:先生再次论述病与症的关系,强调医生要辨症求因,对症下药。指出病与症的关系有四种:病同症异、症同病异、症与病相因、症与病不相因。详细辨明病症的关系,辨其异同,察其真伪,是要审症求因,因因用药,做到无一药不对症。

## 补药可通融论

古人病愈之后,即令食五谷以养之,则元气自复,无所谓补药也。黄⑮、农⑯、仲景之书,岂有补益之方哉?间有别载他书者,皆托名也。自唐《千金翼》等方出,始以养性补益等各立一

---

① "圣人不治已病治未病"等数句:语出《素问·四气调神大论》。药,用药治疗。兵,武器。
② "时气不和……则难可制"数句:语出《伤寒论·伤寒例第三》。
③ 扁鹊见齐桓公:见《史记·扁鹊仓公列传》。
④ 腠理:此指皮肤肌肉之间。
⑤ 劳动:活动,运动。
⑥ 加意:特别注意,非常留意。
⑦ 体察:体验和观察。
⑧ 惋(wǎn 晚):怅叹,惋惜。
⑨ 啮(niè 孽):咬。
⑩ 妄:人卫本作"忘"。
⑪ 泛常:一般的,寻常的。
⑫ 切:合,符合。
⑬ 详:详察。
⑭ 应手:随手而就。
⑮ 黄:黄帝。
⑯ 农:神农。

门,遂开后世补养服食之法。以后医家,凡属体虚病后之人,必立补方以为调理善后之计。若富贵之人,则必常服补药,以供劳心纵欲之资①。而医家必百计取媚,以顺其意。其药专取贵重辛热为主,无非参、茸、地黄、桂、附、鹿茸之类,托名秘方异传。其气体合宜者,一时取效,久之必得风痹阴涸②等疾,隐受其害,虽死不悔。此等害人之说,固不足论。至体虚病后补药之方,自当因人而施,视脏腑之所偏而损益之。其药亦不外阴阳气血,择和平之药数十种,相为出入,不必如治病之法,一味不可移易③也。故立方只问其阴阳脏腑,何者专重而已。况膏丸合就④,必经月经时⑤而后服完,若必每日视脉察色而后服药,则必须一日换一丸方矣。故凡服补药,皆可通融⑥者也。其有神其说,过为艰难慎重,取贵僻之药,以为可以却⑦病长生者,非其人本愚昧,即欲以之欺人耳。

> **按**:文章批评了后世滥服补药的弊端,指出,古人病愈后以五谷为养,五菜为充,并无补药一说。后世长服补药,专取贵重辛热为主,虽一时取效,久必得风痹阳涸等疾。强调即使病人病后体虚,须服补药,也当因人辨证施治,视脏腑之所偏而损益之。

## 轻药愈病论

古谚有不服药为中医⑧之说,自宋以前已有之。盖因医道失传,治人多误,病者又不能辨医之高下,故不服药,虽不能愈病,亦不至为药所杀。况病苟非死症,外感渐退,内伤渐复,亦能自愈,故云中医,此过于小心之法也。而我以为病之在人,有不治自愈者,有不治难愈者,有不治竟不愈而死者。其自愈之疾,诚不必服药,若难愈及不愈之疾,固当服药。乃不能知医之高下,药之当否,不敢以身尝试,则莫若择平易轻浅,有益无损之方,以备酌⑨用。小误亦无害,对病有奇功,此则不止于中医矣。如偶感风寒,则用葱白苏叶汤,取微汗;偶伤饮食,则用山楂⑩、麦芽等汤消食;偶感暑气,则用六一散、广

藿汤清暑;偶伤风热,则用灯心竹叶汤清火;偶患腹泻,则用陈茶佛手汤和肠胃。如此之类,不一而足,即使少误,必无大害。又有其药似平常,而竟有大误者,不可不知。如腹痛呕逆之症,寒亦有之,热亦有之,暑气触秽亦有之。或见此症而饮以生姜汤,如果属寒,不散寒而用生姜热性之药,与寒气相斗,已非正治,然犹有得效之理。其余三症,饮之必危。曾见有人中暑而服浓姜汤一碗,覆杯即死。若服紫苏汤,寒即立散,暑热亦无害。盖紫苏性发散,不拘何症,皆能散也。故虽极浅之药,而亦有深义存焉,此又所宜慎也。凡人偶有小疾,能择药性之最轻淡者,随症饮之,则服药而无服药之误,不服药而有服药之功,亦养生者所当深考也。

> **按**:指出病有不治自愈、不治难愈、不治而死三种情况,对于轻浅的疾病,则不必服药,而对于那些难以治愈的疾病,如果不了解医生的水平如何,用药是否恰当,则不如选择那些平易轻浅,有益无损的医方,以备酌情选用。同时指出,即使极普通的药物,也蕴涵有深刻的意义,医生当神而明之。

## 腹内痈论

古之医者,无分内外,又学有根柢,故能无病不识。后世内外科既分,则显然为内症者,内科治之;显然为外症者,外科治之。其有病在腹中,内外未显然者,则各执一说,各拟一方,历试诸药,皆无效验。轻者变重,重者即殒⑪矣。此

---

① 资:本钱,凭借。
② 涸(hé 和):枯竭。人卫本作"痼"。
③ 移易:改变。
④ 合就:配制完成。
⑤ 经月经时:表示时间较长,一月左右。
⑥ 通融:变通办法,给人方便。
⑦ 却:除去。
⑧ 中医:中等医生治疗的效果。
⑨ 酌:考虑,权衡。
⑩ 楂:同治本、人卫本作"查"。
⑪ 殒:死亡。

等症，不特外科当知之，即内科亦不可不辨明真确，知非己责，即勿施治，毋至临危束手，而后委他人也。腹内之痈有数症：有肺痈，有肝痈，有胃脘痈，有小肠痈，有大肠痈，有膀胱痈。惟肺痈咳吐腥痰，人犹易辨，余者或以为痞结，或以为瘀血，或以为寒痰，或以为食积，医药杂投，及至成脓，治已无及。并有不及成脓而死者，病者医者始终不知何以致死，比比①然也。今先辨明痞结瘀血、寒痰食积之状。凡痞结瘀血，必有所因，且由渐而成。寒痰则痛止无定，又必另现痰症。食积则必有受伤之日，且三五日后，大便通即散。惟外症则痛有常所，而迁延益甚。《金匮》云：诸脉浮数，应当发热，而反淅淅②恶寒，若有痛处，当发其痈。以手按肿上，热者有脓，不热者无脓。此数句乃内痈真谛也。又云：肠痈之为病，身甲错③，腹皮急，按之濡④如肿状，腹无积聚，身无热是也。若肝痈，则胁内隐隐痛，日久亦吐脓血；小肠痈与大肠相似，而位略高；膀胱痈则痛在少腹之下，近毛际，着皮即痛，小便亦艰而痛；胃脘痈则有虚实二种，其实者易消，若成脓必大吐脓血而愈，惟虚症则多不治，先胃中痛胀，久而心下渐高，其坚如石，或有寒热，饮食不进，按之尤痛，形体枯瘦，此乃思虑伤脾之症，不待痈成即死。故凡腹中有一定痛处，恶寒倦卧，不能食者，皆当审察，防成内痈。甚毋因循⑤求治于不明之人，以至久而脓溃，自伤其生也。

> **按**：作者有感于腹内痈非明显属于内外科的病，在临床上多被误诊误治，阐明了腹内痈与痞结、瘀血、寒痰、食积的区别，以及肠痈、小肠痈、膀胱痈、肝痈、胃脘痈、肺痈的症状与部位，为腹内痈的诊断治疗指明了方向。

## 围药论

外科之法，最重外治，而外治之中，尤当围药。凡毒之所最忌者，散大而顶不高。盖人之一身，岂能无七情六欲之伏火，风寒暑湿之留邪，食饮痰涎之积毒？身无所病，皆散处退藏，

气血一聚，而成痈肿。则诸邪四面皆会⑥。惟围药能截之，使不并合，则周身之火毒不至矣。其已聚之毒，不能透出皮肤，势必四布为害，惟围药能束之，使不散漫，则气聚而外泄矣。如此则形小顶高，易脓易溃矣。故外治中之围药，较之他药为特重。不但初起为然⑦，即成脓收口，始终赖之，一日不可缺。若世医之围药，不过三黄散之类，每试不效，所以皆云围药无用。如有既破之后，而仍用围药者，则群然⑧笑之。故极轻之毒，往往至于散越而不可收拾者，皆不用围药之故也。至于围药之方，亦甚广博，大段⑨以消痰、拔毒、束肌、收火为主。而寒热攻提，和平猛厉，则当随症去取。世人不深求至理，而反轻议围药之非，安望其术之能工⑩也。

> **按**：指出外科中的围药，较其他药而言，尤为重要，它能围束已经聚集的毒邪，使它不散漫。同时指出，围药以消痰、拔毒、束肌、收火为主，而是寒是热，为攻为提，本和平之药还是猛厉之药，都当随症去取。

## 书论附科

### 《难经》论

《难经》非经也。以经文之难解者，设为问难以明之，故曰《难经》，言以经文为难而释之也。是书之旨，盖欲推本⑪经旨，发挥至道，剖晰疑义，垂示⑫后学，真读《内经》之津梁⑬也。但其

---

① 比比：处处。
② 淅淅（xī xī 西西）：风雨吹拂声，引申指恶寒的样子。
③ 甲错：形容皮肤粗糙、干燥、角化过度，如鱼鳞龟甲交错之状。
④ 濡：软。
⑤ 因循：迟延。
⑥ 会：聚会，聚集。
⑦ 然：这样。
⑧ 群然：众多貌，共同貌。
⑨ 大段：主要。
⑩ 工：高明。
⑪ 推本：探究本源。
⑫ 垂示：流传以示后人。
⑬ 津梁：渡口桥梁。喻工具。

中亦有未尽善者,其问答之词,有即引经文以释之者,经文本自明显,引之或反遗其要,以至经语反晦①,或则无所发明②,或则与两经相背,或则以此误彼,此其所短也。其中有自出机杼③,发挥妙道,未尝见于《内经》,而实能显《内经》之奥义,补《内经》之所未发。此盖别有师承,足与《内经》并垂千古。不知创自越人④乎?抑上古亦有此书,而越人引以为证乎?自隋唐以来,其书盛著,尊崇之者固多,而无能驳正之者。盖业⑤医之辈,读《难经》而识其大义,已为医道中杰出之流,安能更深考《内经》,求其异同得失乎?古今流传之载籍⑥,凡有舛⑦误,后人无敢议者,比比然也,独《难经》乎哉?余详余所著《难经经释》中。

按:指出《难经》并非是像《内经》一样的经典,而是以设为问答的形式,阐述发挥《内经》的理论,剖晰其中的疑义,垂示后学,是后人读《内经》的津梁。但《难经》亦有深奥艰涩的地方,不容易理解,而且后人不敢辨疑其中的错误。作者有《难经经释》,阐发自己的观点,可供参考。

### 《伤寒论》论

仲景《伤寒论》,编次⑧者不下数十家,因致聚讼⑨纷纭,此皆不知仲景作书之旨故也。观《伤寒论》叙⑩所述,乃为庸医误治而设。所以正治之法,一经不过三四条,余皆救误之法,故其文亦变动不居⑪。读《伤寒论》者,知此书皆设想悬拟⑫之书,则无往不得其义矣。今人必改叔和之次序,或以此条在前,或以此条在后,或以此症因彼症而生,或以此经因彼经而变,互相诟厉⑬。孰知病变万端,传经无定,古人因病以施方,无编方以待病。其原本次序,既已散亡,庶几⑭叔和所定为可信,何则?叔和《序例》⑮云:今搜采仲景旧论,录其症候、诊脉、声色,对病真方有神验者,拟防世急⑯。则此书乃叔和所搜集,而世人辄加辨驳,以为原本不如此。抑⑰思苟无叔和,

安有此书?且诸人所编,果能合仲景原文否耶?夫六经现症,有异有同,后人见阳经一症,杂于阴经之中,以为宜改入阳经之内,不知阴经亦有此症也。人各是⑱其私,反致古人圆机活法,泯没⑲不可问矣!凡读书能得书中之精义要诀,历历分明,则任其颠倒错乱,而我心自能融会贯通。否则徒以古书纷更互异⑳,愈改愈晦矣。

按:作者曾深究《伤寒论》七年,五易其稿,著《伤寒类方》,指出《伤寒论》非仲景依六经立方的著作,而是用来挽救伤寒误治的著作,所以每经中正治的方法,也不过三四条,其余的都是救误之法。后世《伤寒论》编著者众多,彼此聚讼纷纭,这是不知道张仲景著书的宗旨。强调读书要不被条文所拘泥,融会贯通,自然能掌握书中的要义。

### 《金匮》论

《金匮要略》,乃仲景治杂病之书也。其中缺略处颇多,而上古圣人以汤液治病之法,惟赖

---

① 晦:暗,隐藏。
② 发明:阐发说明。
③ 自出机杼:机杼,本指织布机上的筘,织布时每条经线都要从筘齿间穿过,比喻写文章能创造出新的风格和体裁。此指有独到的医学理论及方法。
④ 越人:秦越人,也称扁鹊。见《史记·扁鹊仓公列传》。
⑤ 业:从事。
⑥ 载籍:书籍。
⑦ 舛(chuǎn喘):错误。
⑧ 编次:按一定的次序编排整理。
⑨ 聚讼:争辩。
⑩ 叙:通"序"。
⑪ 变动不居:语出《易·系辞下》。指事物不断变化,没有固定的形态。
⑫ 悬拟:揣摩想象,凭空构造。
⑬ 诟厉:犹"诟病"。指责,嘲骂。
⑭ 庶几:或许。
⑮ 叔和《序例》:即王叔和《伤寒序例》。
⑯ 世急:后世需要。
⑰ 抑:然而,可是。
⑱ 是:认为……正确。
⑲ 泯没:消灭,消失。
⑳ 纷更互异:变乱更易,彼此不同。

此书之存,乃方书之祖也。其论病皆本于《内经》,而神明变化之;其用药悉本于《神农本草》,而融会贯通之;其方则皆上古圣人历代相传之经方,仲景间有随症加减之法;其脉法亦皆《内经》及历代相传之真诀;其治病无不精切周到①,无一毫游移参错②之处,实能洞见本源,审察毫末。故所投必效,如桴鼓③之相应,真乃医方之经也!惜其所载诸病,未能全备,未知有残缺与否?然诸大症之纲领,亦已粗备。后之学者,以此为经,而参考推广之,已思过半④矣!自此以后之书,皆非古圣相传之真诀,仅自成一家,不可与《金匮》并别⑤也。

**按**:指出《金匮要略》是仲景治杂病的著作,书中所载的各种病症,虽然不能说全备,但各大症的症治纲领,已经粗备。同时指出,《金匮要略》中的方,都是上古圣人历代相传下来的经方,治病无不精切周到,学医的人,以此书为经,神而明之,则临症中的大部分问题,就能基本解决。

## 《脉经》论

王叔和著《脉经》,分门别类,条分缕晰⑥,其原⑦亦本《内经》,而汉以后之说,一无所遗,其中旨趣⑧,亦不能划一⑨,使人有所执持⑩。然其汇集群言,使后世有所考见,亦不可少之作也。愚按:脉之为道,不过验其血气之盛衰寒热,及邪气之流在何经何脏,与所现之症参观互考,以究其生克顺逆之理,而后吉凶可凭。所以《内经》、《难经》及仲景之论脉,其立论反若甚疏,而应验如神。若执《脉经》之说,以为某病当见某脉,某脉当得某病,虽《内经》亦间有之,不如是之拘泥繁琐也。试而不验,于是或咎脉之不准,或咎病之非真,或咎方药之不对症,而不知皆非也。盖病有与脉相合者,有与脉不相合者,兼有与脉相反者。同一脉也,见于此症为宜,见于彼症为不宜;同一症也,见某脉为宜,见某脉为不宜。一病可见数十脉,一脉可现数百症,变动不拘。若泥定一说,则从脉而症不合,从症而脉又不合,反令人彷徨,无所适从。所以

古今论脉之家,彼此互异,是非各别,人持一论,得失相半,总由不知变通之精义,所以愈密而愈疏也。读《脉经》者,知古来谈脉之详密如此,因以考其异同,辨其得失,审其真伪,穷其变通,则自有心得。若欲泥脉以治病,必至全无把握。学者必当先参于《内经》、《难经》及仲景之说而贯通之,则胸中先有定见,后人之论,皆足以广我之见闻,而识力愈真。此读《脉经》之法也。

**按**:指出王叔和的《脉经》,内容清晰有条理,是依据《内经》而成。但该书收集汉以后各家的学说,脉象分别过细,让人无所适从。同时指出,诊脉之法,不过是验病人气血的盛虚寒热及邪气的流向。病有与脉相合的,有与脉不相合的,还有与脉相反的,且一病可见数十脉,一脉可现数百症,变动不拘。强调脉与症要互相参验,加以变通,而不能拘泥脉象。

## 《千金方》《外台》论

仲景之学,至唐而一变。仲景之治病,其论脏腑经络,病情传变,悉本《内经》。而其所用之方,皆古圣相传之经方,并非私心自造,间有加减,必有所本。其分两轻重,皆有法度。其药悉本于《神农本草》,无一味游移假借之处。非此方不能治此病,非此药不能成此方,精微深妙,不可思议。药味不过五六品,而功用无不周⑪。此乃天地之化机⑫,圣人之妙用,与天地

---

① 精切周到:精细全面。
② 游移参错:摇摆不定,参差交错。
③ 桴鼓:鼓槌鼓音。
④ 思过半:语出《易·系辞下》。领悟了大半。
⑤ 别:人卫本作"列"。可参。
⑥ 条分缕晰:分析细密,条理清晰。
⑦ 原:本源,根本。
⑧ 旨趣:含义。
⑨ 划一:使一致。
⑩ 执持:握持,掌握,控制。这里指准则,标准。
⑪ 周:全。
⑫ 化机:变化的枢机。

同不朽者也。《千金方》则不然，其所论病，未尝不依《内经》，而不无杂以后世臆度①之说。其所用方，亦皆采择古方，不无兼取后世偏杂之法。其所用药，未必全本于《神农》，兼取杂方单方，及通治之品。故有一病而立数方，亦有一方而治数病。其药品有多至数十味者，其中对症者固多，不对症者亦不少，故治病亦有效有不效。大抵所重，专在于药，而古圣制方之法不传矣。此医道之一大变也。然其用意之奇，用药之巧，亦自成一家，有不可磨灭之处。至唐·王焘②所集《外台》一书，则纂集自汉以来诸方，汇萃成书，而历代之方，于焉③大备。但其人本非专家之学，故无所审择，以为指归④，乃医方之类书也。然唐以前之方，赖此书以存，其功亦不可泯。但读之者，苟胸中无成竹，则众说纷纭，群方淆杂，反茫然⑤失其所据。故读《千金》、《外台》者，必精通于《内经》、仲景、本草等书，胸中先有成见，而后取其长而舍其短，则可资⑥我博采之益。否则反乱人意，而无所适从。嗟乎！《千金》、《外台》且然，况后世偏驳⑦杂乱之书，能不惑人之心志哉？等而下之，更有无稽杜撰⑧之邪书，尤不足道矣。

**按**：大椿先生崇古，对仲景方推崇备至，认为其精微深妙，不可思议。指出《千金方》论病，虽依《内经》的理论，但已杂有后世臆度之说，其用药奇，用意巧，能自成一家，有不可磨灭之处。《外台秘要》纂集了自汉以来的诸家方，汇萃成书，唐以前的医方，赖此书得以保存，其功劳也不可泯灭，但该书收集医方繁多，使人难以取舍，不便使用。所以读《千金》、《外台》时，首先要精通《内经》、仲景、本草等著作，依循经书原则，然后加以取舍，以方便自己的使用。

### 《活人书》论

宋人之书，能发明⑨《伤寒论》，使人有所执持⑩而易晓，大有功于仲景者，《活人书》⑪为第一。盖《伤寒论》不过随举六经所现之症以施治，有一症而六经皆现者，并有一症而治法迥别者，则读者茫无把握矣。此书以经络病因、传变疑似，条分缕晰，而后附以诸方治法，使人一览了然，岂非后学之津梁乎？其书独出机杼，又能全本⑫经文，无一字混入己意，岂非好学深思，述而不作，足以继往开来者乎？后世之述《伤寒论》者，唐宋以来，已有将经文删改移易，不明不贯⑬。至近代前《条辨》⑭、《尚论编》⑮等书，又复颠倒错乱，各逞意见，互相辨驳，总由分症不清，欲其强合，所以日就支离⑯。若能参究此书，则任病情之错综反复，而治法仍归一定，何必聚讼纷纭，致古人之书，愈讲而愈晦也。

**按**：大椿先生认为宋·朱肱《活人书》，既能发明伤寒论，独出机杼，使人在学习时有所依据而明白易懂，大有功于仲景，又能完全依据《伤寒论》原文，不以己意而妄改，足以继往开来，为后学的津梁。此乃先生之见，今可并存以广视野。

---

① 臆度：主观推测。
② 王焘：唐代医家。著有《外台秘要方》，为当时的医方大全。
③ 焉：此。
④ 指归：意旨所在。
⑤ 茫然：完全不知道的样子。
⑥ 资：助。
⑦ 偏驳：片面。
⑧ 杜撰：凭空臆造，没有根据。
⑨ 发明：阐发说明。
⑩ 执持：握持，掌握，控制。
⑪ 《活人书》：宋·朱肱著。阐发《伤寒论》的内容，说明各方的意义，并采集《千金要方》、《外台秘要》《太平圣惠方》等126方作为补充。经朱肱重加校正，易名《南阳活人书》。累经刊刻，此书又有《朱肱活人书》、《无求子活人书》、《增注南阳活人书》、《增注类证活人书》、《伤寒类证活人书》、《类证活人书》等名。
⑫ 本：源自。
⑬ 贯：连贯。
⑭ 《条辨》：明代方有执的《伤寒论条辨》。
⑮ 《尚论编》：清朝喻昌著。
⑯ 支离：烦琐而凌乱。

## 《太素脉》论

诊脉以之治病，其血气之盛衰，及风寒暑湿之中人，可验而知也。乃相传有《太素脉》①之说，以候②人之寿夭穷通③，智愚善恶，纤悉④皆备。夫脉乃气血之见端，其长而坚厚者，为寿之征。其短小而薄弱者，为夭之征。清而有神，为智之征。浊而无神，为愚之征。理或宜然。若善恶已不可知，穷通则与脉何与？然或得寿之脉，而其人或不谨于风寒劳倦，患病而死；得夭之脉，而其人爱护调摄，得以永年⑤。又有血气甚清，而神志昏浊者；形质甚浊，而神志清明者。即寿夭智愚，亦不能皆验，况其他乎？又书中更神其说，以为能知某年得某官，某年得财若干，父母何人，子孙何若，则更荒唐矣！天下或有习此术而言多验者，此必别有他术以推测而幸中，借此以神其说耳。若尽于脉见之，断断无是理也。

> **按**：作者谓诊脉可验知病人血气之盛衰，以及风寒暑湿伤人皆可凭脉验证，但对于《太素脉》谓其能候人之寿夭穷通，智愚善恶，则反复驳斥其荒唐。

## 妇科论

妇人之疾，与男子无异，惟经期胎产之病不同，并多癥瘕之疾。其所以多癥瘕之故，亦以经带胎产之血，易于凝滞，故较之男子为多。故古人名妇科谓之带下医，以其病总属于带下也。凡治妇人，必先明冲任之脉。冲脉起于气街在毛际两旁，并少阴之经，挟脐上行，至胸中而散。任脉起于中极之下，脐下⑥四寸，以上毛际，循腹里，上关元。又云：冲任脉皆起于胞中，上循背里，为经脉之海。此皆血之所从生，而胎之所由系。明于冲任之故，则本原洞悉⑦，而后其所生之病，千条万绪，皆可以知其所从起。更参合古人所用之方，而神明变化之，则每症必有传受，不概治以男子泛用之药，自能所治辄效矣。至如世俗相传之邪说，如胎前宜凉，产后宜温等论。夫胎前宜凉，理或有之。若产后宜温，则脱血之后，阴气大伤，孤阳独炽⑧；又瘀血未净，结为蕴热，乃反用姜桂等药，我见时医以此杀人无数。观仲景先生于产后之疾，以石膏、白薇、竹叶⑨等药治之，无不神效。或云：产后瘀血，得寒则凝，得热则行，此大谬也。凡瘀血凝结，因热而凝者，得寒降而解；因寒而凝者，得热降而解。如桃仁承气汤，非寒散而何？未闻此汤能凝血也。盖产后瘀血热结为多，热瘀成块，更益以热，则炼成干血，永无解散之日。其重者，阴涸而即死；轻者，成坚痞、蓐劳等疾。惟实见其真属寒气所结之瘀，则宜用温散。故凡治病之法，不本于古圣，而反宗⑩后人之邪说，皆足以害人。诸科皆然，不独妇科也。

> **按**：妇女的疾病多与经期胎产有关，故与男子不同。而经带胎产，多易瘀血凝结。故治妇女病，首先要明了冲任脉的位置、循行路线、致病特点，洞悉本原，然后参合古人所用之方，灵活运用，则有效验。至于世俗相传的凉温之说，则要根据实际情况来使用，并非必然之理。总之，无论治何病，皆应依于古圣之理，否则会害人。

## 痘科论

今天下之医法失传者，莫如痘疹。痘之源，藏于脏腑骨脉，而发于天时。所谓本于脏腑骨脉者，凡人受生之初，阴阳二气，交感成形。其始因火而动，则必有渣滓未融之处，伏于脏腑骨

---

① 《太素脉》：无名氏著。其书以诊脉辨人贵贱吉凶。一说为明代医家张太素著。
② 候：问候。此指推测。
③ 穷通：穷困与显达。
④ 纤悉：细微详尽。
⑤ 永年：长年，长寿。
⑥ 下：原作"旁"，据《素问·骨空论》改。
⑦ 本原洞悉：清楚了解根本。
⑧ 炽：旺，盛。
⑨ 叶：人卫本作"茹"。
⑩ 宗：推崇。

脉之中，此痘之本源也。然外无感召，则伏而不出，及天地寒暑阴阳之气，沴戾①日积，与人身之脏腑气血相应，则其毒随之而越，此发于天时者也。而天时有五运六气之殊②，标本胜复之异。气体既禀受不同，感发又随时各别，则治法必能通乎造化之理而补救之，此至精至微之术也。奈何以寒凉伐之，毒药劫之哉？夫痘之源，不外乎火，固也。然《内经》云：火郁则发之。其遇天时炎热，火甚易发者，清解固宜。若冬春之际，气为寒束，则不起发；发而精血不充，则无浆。浆而精血不继，即不靥③。则温散提托补养之法，缺一不可，岂得概用寒凉？至其用蚯蚓、桑虫、全蝎等毒药，为祸尤烈。夫以毒攻毒者，谓毒气内陷，一时不能托出，则借其力以透发。此皆危笃之症，千百中不得一者，乃视为常用之药，则无毒者反益其毒矣。病家因其能知死期，故死而不怨。孰知服彼之药，无有不死，非其识见之高，乃其用药之灵也。故症之生死，全赖气血。当清火解毒者，则清火解毒；当培养气血者，则温托滋补，百不失一矣。呜呼！谬说流传，起于明季，至今尤甚。惟以寒药数品，按日定方，不效，则继以毒药，如此而已。夫以至变至微之病，而立至定至粗之法，于是群以为痘科最易，不知杀人亦最多也。

**附：种痘说**

内文：种痘之法，此仙传也。有九善焉：凡物欲其聚，惟痘不欲其聚，痘未出而强之出，则毒不聚，一也。凡物欲其多，痘欲其少，强之出必少，二也。凡物欲其大，痘欲其小，强之出必小，三也。不感时痘之戾气，四也。择天地温和之日，五也。择小儿无他病之时，六也。其痘苗皆取种出无毒之善种，七也。凡痘必浆成十分而后毒不陷，种痘之浆五分以上即无害，八也。凡痘必十二朝成靥，并有延至一月者，种痘则九朝已回，九也。其有种而死者，深用悔恨。不知种而死者，则自出断无不死之理，不必悔也。至于种出危险之痘，或生痘毒，此则医家不能用药之故。种痘之人，更能略知治痘之法，则尤为十全④矣。

> **按**：大椿先生论痘科，带有明显的时代特点，应客观地看待。谓痘"症之生死，全赖气血。当清火解毒者，则清火解毒；当培养气血者，则温托滋补，百不失一"，则为经验之谈，并痛斥世俗治痘以寒冷伐之，毒药却之的谬说。

## 幼科论

幼科，古人谓之哑科，以其不能言，而不知病之所在也。此特其一端耳。幼科之病，如变蒸胎惊之类，与成人异者，不可胜举。非若妇人之与男子异者，止⑤经产数端⑥耳。古人所以另立专科，其说精详明备。自初生以至成童，其病名不啻⑦以百计。其治法立方，种种各别。又妇人之与男子病相同者，治亦相同。若小儿之与成人，即病相同者，治亦迥异。如伤食之症，反有用巴豆、硼砂。其余诸症，多用金石峻厉之药，特⑧分两极少耳。此古人真传也！后世不敢用，而以草木和平之药治之，往往迁延而死。此医者失传之故。至于调摄之法，病家能知之者，千不得一。盖小儿纯阳之体，最宜清凉，今人非太暖，即太饱。而其尤害者，则在于有病之后，而数与之乳。乳之为物，得热则坚韧如棉絮。况儿有病，则食乳甚稀，乳久不食，则愈充满，一与之吮，则迅疾涌出，较平日之下咽更多。前乳未消，新乳复充，填积胃口，化为顽痰，痰火相结，诸脉皆闭而死矣。譬如常人平日食饭几

---

① 沴戾（lì 力）：因气不和而生的灾害。引申为妖邪或瘟疫。
② 殊：不同。
③ 靥（yè 叶）：（疹子）消退，除却。
④ 十全：出自《周礼·天官冢宰》，谓治疗十个病人都能痊愈，此指完满。
⑤ 止：只，仅。
⑥ 数端：数种。
⑦ 不啻（chì 赤）：不只，不仅。
⑧ 特：只，只是。

何,当病危之时,其食与平时不减,安有不死者哉?然嘱病家云:乳不可食,则群相诟①曰:乳犹水也,食之何害?况儿虚如此,全赖乳养,若复禁乳,则饿死矣。不但不肯信,反将医者诟骂。其余之不当食而食,与当食而反不与之食,种种失宜,不可枚举。医者岂能坐守之,使事事合节②耶?况明理之医能知调养之法者,亦百不得一。故小儿之所以难治者,非尽不能言之故也。

> **按**：指出幼科的病症,如变蒸胎惊之类,与成人不同的,举不胜举。幼科的治法立方,与成人也不相同,即使病相同,治法也完全不同。比如伤食症,反有用巴豆、硼砂,其余症候,也多用金石峻厉之类的药,只是分量极少极轻罢了,认为这都是古人的真传,而今天的医生不敢使用,只用一些平和的药,导致病人病情拖延而无效。另外,病家和医生多不知调养之法,婴儿饮食失宜,也使小儿病难以治疗。

### 疡科论

疡科之法,全在外治,其手法必有传授。凡辨形察色,以知吉凶,及先后施治,皆有成法。必读书临症,二者皆到,然后无误。其升降围点,去腐生肌,呼脓止血,膏涂洗熨等方,皆必纯正和平,屡试屡验者,乃能应手而愈。至于内服之方,护心托毒,化脓长肉,亦有真传,非寻常经方所能奏效也。惟煎方则必视其人之强弱阴阳,而为加减,此则必通于内科之理,全在学问根柢③。然又与内科不同。盖煎方之道相同,而其药则有某毒主某药,某症主某方,非此不效,亦另有传授焉。故外科总以传授为主,徒恃④学问之宏博⑤无益也。有传授则较之内科为尤易。惟外科而兼内科之症,或其人本有宿疾,或患外症之时,复感他气,或因外症重极,内伤脏腑,则不得不兼内科之法治之。此必平日讲于内科之道而通其理,然后能两全而无失。

若不能治其内症,则并外症亦不可救,此则全在学问深博矣。若为外科者不能兼,则当另请名理⑥内科为之定方。而为外科者,参议与其间,使其药与外症无害,而后斟酌施治,则庶几两有所益。若其所现内症,本因外症而生,如痛极而昏晕,脓欲成而生寒热,毒内陷而胀满,此则内症皆由外症而生。只治其外症,而内症已愈,此又不必商之内科也。但其道甚微,其方甚众,亦非浅学者所能知也。故外科之道,浅言之,则惟记煎方数首,合膏围药几料,已可以自名一家;若深言之,则经络脏腑气血骨脉之理,及奇病怪疾,千态万状,无不尽识。其方亦无病不全,其珍奇贵重难得之药,亦无所不备。虽遇极奇极险之症,亦了然⑦无疑。此则较之内科为更难,故外科之等级,高下悬殊,而人之能识其高下者,亦不易也。

> **按**：谓疡科的手法必有所传授。凡是辨形察色知吉凶,以及先后施治之法,都有一定规则,必读书与临证二者皆到,然后才能无误,仅凭学问的渊深广博对临床并无大的益处。指出疡科如有师授则较内科容易,而外科同时兼有内科的病症,则不得不兼用内科的方法治疗,如果不能治疗病人的内症,内外症合并,殆不可救。

### 祝由科论

祝由⑧之法,《内经·贼风篇》岐伯曰:先巫知百病之胜,先知其病所从生者,可祝⑨而已

---

① 诟：怒骂,辱骂。
② 节：规律。
③ 根柢：树木的根。比喻事物的根基,基础。
④ 恃：依赖,依靠。
⑤ 宏博：广博。
⑥ 名理：魏晋及其后清谈家辨析事物名和理的是非同异者。此指清楚明白。
⑦ 了然：明白,清楚。
⑧ 祝由：古代用祝说病由的迷信方法以治疗疾病者叫做祝由。古代多设有祝由科或咒禁科等。
⑨ 祝：祷告,向鬼神求福。

也。又《移精变气论》，岐伯云：古恬憺①之世，邪不能深入，故可移精②祝由而已。今人虚邪贼风，内著③五脏骨髓，外伤空④窍肌肤，所以小病必甚，大病必死，故祝由不能已也。由此观之，则祝由之法，亦不过因其病情之所由，而宣意导气，以释疑而解惑。此亦必病之轻者，或有感应之理。若果病机深重，亦不能有效也。古法今已不传，近所传符咒之术，间有小效，而病之大者，全不见功。盖岐伯之时已然，况后世哉？存而不论可也。

**按**：谓祝由之法，《内经》有之，那些病情轻浅的，祝由不过依据病人得病的原因，宣导其气，调整病人心理，达到释疑而解惑的目的，作为心理疗法，或有小效，而那些病重的，则不能取效。

## 兽医论

禽兽之病，由于七情者少，由于风寒饮食者多，故治法较之人为犹易。夫禽兽之脏腑经络，虽与人殊，其受天地之血气，不甚相远，故其用药亦与人大略相同。但其气粗血浊，其所饮食，非人之饮食，则药亦当别有主治，不得尽以治人者治之矣。如牛马之食，则当用消草之药；犬豕之食，则当用消糠豆之药是也。又有专属之品，如猫宜乌药，马宜黄药之类。而其病亦一兽有一兽独患之病，此则另有专方主治。余则与人大段⑤相同。但必剂大而力厚之方，取效为易。其中又有天运时气之不同，变化多端，亦必随症加减。此理亦广博深奥，与治人之术不相上下。今则医人之医尚绝传，况兽医乎？

**按**：禽兽的病与人的病有相似之处，主要因风寒饮食而病，治法用药与人也相似。但禽兽有专用、专方之药，且剂量要大于人。

## 古 今

### 四大家论

医道之晦久矣。明人有四大家之说，指张仲景、刘河间、李东垣、朱丹溪四人，谓为千古医宗。此真无知妄谈也。夫仲景先生，乃千古集大成之圣人，犹儒宗⑥之孔子。河间、东垣，乃一偏之学。丹溪不过斟酌诸家之言，而调停⑦去取，以开学者便易⑧之门。此乃世俗之所谓名医也。三子之于仲景，未能望见万一⑨，乃跻⑩而与之并称，岂非绝倒⑪？如扁鹊、仓公、王叔和、孙思邈辈，则实有师承，各操绝技，然亦仅成一家之言，如儒家汉唐诸子之流，亦断断不可与孔子并列，况三人哉！至三人之高下，刘则专崇《内经》，而实不能得其精义；朱则平易浅近，未睹本原；至于东垣，执专理脾胃之说，纯用升提香燥，意见偏而方法乱，贻误后人，与仲景正相反。后世颇宗⑫其说，皆由世人之于医理全未梦见，所以为所惑也。更可骇者，以仲景有《伤寒论》一书，则以为专明伤寒，《金匮要略》则以为不可依以治病，其说荒唐更甚。吾非故欲轻三子也。盖此说行，则天下惟知窃三子之绪余⑬，而不深求仲景之学，则仲景延续先圣之法，从此日衰。而天下万世，夭扎载途⑭，其害

---

① 恬憺：淡泊名利，清静安逸。
② 移精：转移、改变精神状态，达到治疗疾病目的的方法。
③ 著：附着，侵入。
④ 空：孔。
⑤ 大段：大部分。
⑥ 儒宗：儒学的创始人。
⑦ 调停：调解，此指斟酌。
⑧ 便易：简便，方便容易。
⑨ 万一：万分之一。
⑩ 跻：登，上升。
⑪ 绝倒：可笑。
⑫ 宗：推崇。
⑬ 绪余：抽丝后留在蚕茧上的残丝。借指事物之残余或主体之外所剩余者。
⑭ 夭扎载途：死亡满路。"夭扎"当为"夭札"，遭瘟疫而早死。载途，充满道路。

不小,故当亟①正之也。

> **按**：作者尊经崇古,指出明代有人指张仲景、刘河间、李东垣、朱丹溪为四大家,为千古医宗,为无知妄谈,因为仲景先生是中医集大成的圣人。刘河间、李东垣的学说,都偏重于一点,朱丹溪也不过是斟酌去取各家的理论,开创了学医的方便之门,这三个人于仲景,万不能跻而与之并称。又指出,刘河间专崇《内经》,而实际未真正掌握《内经》的精义;朱丹溪平易浅近,也未睹医学的本源;至于李东垣,执专理脾胃之说,在用药上纯用升提香燥,意见偏而方法乱,贻误后人,与仲景之法相反。此等言论,乃作者的个人之见。

## 医家论

医之高下不齐,此不可勉强者也。然果能尽智竭谋②,小心谨慎,犹不至于杀人。更加以诈伪万端,其害不可穷矣。或立奇方以取异;或用僻药以惑众;或用参茸补热之药以媚富贵之人;或假托仙佛③之方,以欺愚鲁之辈;或立高谈怪论,惊世盗名④;或造假经⑤伪说,瞒人骇俗;或明知此病易晓,伪说彼病以示奇。如冬月伤寒,强加香薷于伤寒方内而愈,以为此暑病也,不知香薷乃其惑人之法也。如本系热症,强加干姜于凉药之内而愈,以为此真寒也,不知彼之干姜,乃泡过百次而无味者也。于外科则多用现成之药,尤不可辨,其立心尤险。先使其疮极大,令人惊惶而后治之,并有能发不能收以至毙者。又有偶得一方,如五灰膏、三品一条枪⑥之类,不顾人之极痛,一概用之,哀号欲死,全无怜悯之心。此等之人,不过欲欺人图利,即使能知一二,亦为私欲所汩没⑦,安能奏功?故医者能正其心术,虽学不足,犹不至于害人。况果能虚心笃学,则学日进;学日进,则每治必愈,而声名日起,自然求之者众,而利亦随之。若专于求利,则名利必两失,医者何苦舍此而蹈⑧彼也?

> **按**：作者气愤地揭露品德不良的医生的种种欺骗方法和手段。指出作为一个医生,只有虚心好学,品德端正,以救治病人为己任,才能为患者所敬仰,为人们所尊重。即使水平不高,也不至于害人。况且若能虚心向学,技术会逐步提高,终会名利双收。

## 医学渊源论

医书之最古者《内经》,则医之祖乃岐黄也。然《本草》起于神农,则又在黄帝之前矣。可知医之起,起于药也。至黄帝则讲夫经络脏腑之原⑨,内伤外感之异,与夫君臣佐使,大小奇偶之制,神明夫用药之理。医学从此大备,然其书讲人身脏腑之形,七情六淫之感,与针灸杂法为多,而制方尚少。至伊尹有汤液治病之法,然亦得之传闻,无成书可考。至扁鹊、仓公,而汤药之用渐广。张仲景先生出,而杂病伤寒,专以方药为治,遂为千古用方之祖。而其方亦俱原本神农、黄帝之精义,皆从古相传之方,仲景不过集其成耳。自是之后,医者以方药为重,其于天地阴阳,经络脏腑之道,及针灸杂术,往往不甚考求。而治病之法,从此一变。唐宋以后,相寻⑩弥甚,至元之刘河间、张洁古等出,未尝不重《内经》之学,凡论病必先叙经文,而后采取诸家之说,继乃附以治法,似为得旨。然其人

---

① 亟:急迫,急切。
② 竭谋:同"尽智"。用尽才智。
③ 仙佛:指道家佛家,或仙家佛家。
④ 盗名:以不正当手段逐取名利。
⑤ 假经:伪经书。
⑥ 三品一条枪:药名。出自《外科正宗》。"三品"者,谓方中有明矾、砒石、雄黄三种主要药物,乳香有调糊作用。"一条枪",谓本方的使用方法是将药搓成药条,像"枪"一样插进疮孔之内,从而达到祛除腐肉,治愈瘘管之作用。故以此而命名。
⑦ 汩没(gǔmò 古默):淹没。
⑧ 蹈:踩,踏。此指遵循,实行。
⑨ 原:根本,本源。
⑩ 寻:探求。

皆非通儒①，不能深通经义，而于仲景制方之义，又不能深考其源，故其说非影响即支杂②，各任其偏，而不归于中道。其尤偏驳者，李东垣为甚，惟以温燥脾胃为主，其方亦毫无法度。因当时无真实之学，盗窃虚名，故其教至今不绝。至明之薛立斋③，尤浮泛④荒谬，犹圣贤之学，变而为腐烂时文⑤，何尝不曰我明经⑥学古者也。然以施之治天下，果能如唐虞三代⑦者乎？既不知神农、黄帝之精义，则药性及脏腑经络之源不明也，又不知仲景制方之法度，则病变及施治之法不审也。惟曰：某病则用某方，如不效，改用某方。更有一方服至二三十剂，令病者迁延自愈者。胸中毫无把握，惟以简易为主。自此以降⑧，流弊日甚，而枉死载途⑨矣。安得有参《本草》、穷⑩《内经》、熟《金匮》、《伤寒》者，出而挽救其弊，以全民命乎？其害总由于习医者皆贫苦不学之人，专以此求衣食，故只记数方，遂以之治天下之病，不复更求他法，故其祸遂至于此也！

> **按**：作者论述医学的渊源，指出《内经》为医学的祖始。《内经》探讨脏腑经络的本原，以及邪气致病的不同，药物的配伍，针灸制法等，医学从此完备。其后，仲景用方皆本原于《内经》、《本草》，可称为方之祖。作者认为后世医家，多不明仲景深意，也不能了解仲景制方之妙，并批评了金元以后医家的学说。此乃作者的一家之言。

### 考试医学论

医为人命所关，故《周礼》⑪医师之属，掌于冢宰⑫，岁终必稽⑬其事而制其食⑭。至宋神宗时，设内外医学，置教授⑮及诸生，皆分科考察升补。元亦仿而行之。其考试之文，皆有程式⑯，未知当时得人何如？然其慎重医道之意，未尝异也。故当时立方治病，犹有法度。后世医者，大概皆读书不就⑰，商贾⑱无资，不得已而为衣食之计。或偶涉猎⑲肆中，剿袭医书，或托名近地时医门下。始则欲以欺人，久之亦自以为医术不过如此。其误相仍⑳，其害无尽，岐黄之精义几㉑绝矣！若欲斟酌古今考试之法，必访求世之实有师承，学问渊博，品行端方之医。如宋之教授，令其严考诸医，取其许挂牌行道。既行之后，亦复每月严课㉒，或有学问荒疏，治法谬误者，小则撤牌读书，大则饬㉓使改业。教授以上，亦如《周礼》医师之有等。其有学问出众，治效神妙者，候补教授。其考试之法，分为六科。曰针灸，曰大方，曰妇科，曰幼科兼痘科，曰眼科，曰外科。其能诸科皆通者，曰全科，通一二科者曰兼科，通一科者曰专科。其试题之体有三：一曰论题，出《灵枢》、《素问》，发明经络脏腑、五运六气、寒热虚实、补泻逆从之理。二曰解题，出《神农本草》、《伤寒论》、《金匮要略》，考订药性、病变、制方之法。三

---

① 通儒：通晓儒家经典，学识渊博的大儒。
② 支杂：破碎杂乱。
③ 薛立斋：薛己，明代医学家。学术思想受张元素、李杲、钱乙等影响最大。以外科见长。治疗用药倡导温补，对后世温补学派的产生与形成，颇有启发。著有《内科摘要》、《外科发挥》、《外科枢要》等书。
④ 浮泛：表面的，不切实的。
⑤ 时文：即"八股文"。
⑥ 明经：汉代出现的选举科目之一，至宋神宗时废。
⑦ 唐虞三代：唐尧、虞舜、夏、商、周。
⑧ 以降：以后。
⑨ 载途：充满道路。
⑩ 穷：彻底探求。
⑪ 《周礼》：又名《周官》、《周官经》，儒家经典"三礼"（《周礼》、《仪礼》、《礼记》）之一，为周代职官礼法、物名制度的汇编。
⑫ 冢宰：周官名。为六卿之首，亦称太宰。
⑬ 稽：考察。
⑭ 制其食：制定医生的俸禄。
⑮ 教授：原为学官称谓，自宋代开始在宗学、律学、医学、武学科目设"教授"，以传授学业。
⑯ 程式：一定的格式。
⑰ 就：完成，确定。
⑱ 商贾：商人。
⑲ 涉猎：粗略地阅读，稍加探究。
⑳ 仍：沿袭。
㉑ 几：将近。
㉒ 课：按一定的标准试验，考核。
㉓ 饬（chì 翅）：整顿，整治。

曰案，自述平日治病之验否，及其所以用此方治此病之意。如此考察，自然言必本于圣经，治必遵乎古法，学有渊源，而师承不绝矣。岂可听涉猎杜撰，全无根柢之人，以人命为儿戏乎！

**按**：先生探究了医学考试制度，指出历代虽略有不同，但慎重医道之意，未尝异也。其考试内容有三：一曰论题，出自《灵枢》、《素问》，发明经络脏腑、五运六气、寒热虚实、补泻逆从之理。二曰解题，出自《神农本草》、《伤寒论》、《金匮要略》，考订药性，病变制方之法。三曰案，自述平日治病之验否，及其所以用此方治此病的用意。认为医学"如此考察，自然言必本于圣经，治必遵乎古法，学有渊源，而师承不绝矣"。

### 医非人人可学论

今之学医者，皆无聊之甚，习此业以为衣食计①耳。孰知医之为道，乃古圣人所以泄天地之秘，夺造化之权，以救人之死。其理精妙入神，非聪明敏哲之人不可学也。黄帝、神农、越人、仲景之书，文词古奥，搜罗广远，非渊博通达之人不可学也；凡病之情，传变在于顷刻，真伪一时难辨，一或执滞②，生死立判，非虚怀灵变③之人不可学也。病名以千计，病症以万计，脏腑经络，内服外治，方药之书，数年不能竟④其说，非勤读善记之人不可学也。又《内经》以后，支分派别，人自为师，不无偏驳；更有怪僻之论，鄙俚⑤之说，纷陈错立⑥，淆惑百端，一或误信，终身不返，非精鉴确识之人不可学也。故为此道者，必具过人之资，通人之识，又能屏去俗事，专心数年，更得师之传授，方能与古圣人之心，潜通默契。若今之学医者，与前数端事事相反。以通儒毕⑦世不能工之事，乃以全无文理之人，欲顷刻而能之。宜道之所以日丧，而枉死者遍天下也。

**按**：此篇提出了学医者的标准和条件："非敏哲之人"，"非渊博通达之人"，"非虚怀灵变之人"，"非勤读善记之人"，"非精鉴确识之人"不可学也。其目的是要求医生虚心好学，精益求精，大胆细心，多谋善断，并且要懂得多学科知识，以提高疗效。

### 名医不可为论

为医固难，而为名医尤难。何则？名医者，声价甚高，敦⑧请不易，即使有力可延，又恐往而不遇。即或可遇，其居必非近地，不能旦夕可至。故病家凡属轻小之疾，不即延治，必病势危笃⑨，近医束手，举⑩家以为危，然后求之。夫病势而人人以为危，则真危矣。又其病必迁延日久，屡易医家，广试药石，一误再误，病情数变，已成坏症。为名医者，岂真有起死回生之术哉？病家不明此理，以为如此大名，必有回天之力，若亦如他医之束手，亦何以异于人哉？于是望之甚切，责之甚重。若真能操人生死之权者，则当之者难为情矣。若此病断然必死，则明示以不治之故，定之死期，飘然而去，犹可免责，倘此症万死之中，犹有生机一线，若用轻剂以塞责，致病人万无生理，则于心不安；若用重剂，以背城一战，万一有变，则谤议蜂起，前人误治之责，尽归一人。虽当定方之时，未尝不明白言之。然人情总以成败为是非，既含我之药而死，其咎不容诿⑪矣。又或大病差⑫后，元气虚而余邪尚

① 衣食计：人卫本作"衣食之计"。
② 执滞：执着，固执，拘泥。
③ 虚怀灵变：胸襟宽大，虚心谦退，灵活变通。
④ 竟：完毕，终了。
⑤ 鄙俚：粗俗，浅陋。
⑥ 纷陈错立：众多错误。
⑦ 毕：终，全。
⑧ 敦：诚恳。
⑨ 危笃：危急，严重。
⑩ 举：全。
⑪ 诿：推卸。
⑫ 差：同"瘥"，病愈。

伏，善后之图，尤宜深讲。病家不知，失于调理，愈后复发，仍有归咎于医之未善者，此类甚多。故名医之治病，较之常医倍难也。知其难，则医者固宜慎之又慎；而病家及旁观之人，亦宜曲谅①也。然世又有获虚名之时医，到处误人，而病家反云此人治之而不愈，是亦命也。有杀人之实，无杀人之名，此必其人别有巧术以致之，不在常情之内矣。

> **按**：文中明确指出，人们往往在病情严重时，延请名医治疗，此时已延误治疗良机，名医也没有"回天之力"，因此责怪名医，是不合实情的，此乃中肯之谈。同时告诉"名医"不能自恃医术高明而轻率粗心，应"慎之又慎"。

### 邪说陷溺论

古圣相传之说，揆②之于情有至理，验之于疾有奇效，然天下之人反甚疑焉。而独于无稽之谈，义所难通，害又立见者，人人奉以为典训③，守之不敢失者，何也？其所由来久矣。时医之言曰：古方不可以治今病。嗟乎！天地之风寒暑湿燥火犹是也，生人七情六欲犹是也，而何以古人用之则生，今人用之则死？不知古人之以某方治某病者，先审其病之确然④，然后以其方治之。若今人之所谓某病，非古人之所谓某病也。如风火杂感，症类伤寒，实非伤寒也。乃亦以大剂桂枝汤汗之，重者吐血狂躁，轻者身热闷乱，于是罪及仲景，以为桂枝汤不可用。不自咎其辨病之不的，而咎古方之误人，岂不谬乎？所谓无稽之邪说，如深秋不可用白虎。白虎乃伤寒阳明之药，伤寒皆在冬至以后，尚且用之，何以深秋已不可用？又谓痢疾血症，皆无止法。夫痢血之病，属实邪有瘀者，诚不可以遽⑤止；至于滑脱空竭，非止不为功，但不可塞其火邪耳？又谓饿不死之伤寒，吃不死之痢疾。夫《伤寒论》中，以能食不能食，验中寒、中风之别，其中以不食辨症之法，不一而足。况邪方退，非扶其胃气，则病变必多。宿食欲行，非新谷入胃，则肠中之气必不下达。但不可过用耳。执饿不死之说，而伤寒之禁其食而饿死者多矣！谓痢疾为吃不杀者，乃指人之患痢，非噤口而能食者，则其胃气尚强，其病不死，故云。然非谓痢疾之人，无物不可食。执吃不杀之说，而痢疾之过食而死者多矣！此皆无稽之谈，不可枚举。又有近理之说而谬解之者，亦足为害。故凡读书议论，必审其所以然之故，而更精思历试，方不为邪说所误。故圣人深恶夫道听途说之人也。

> **按**：徐氏重视继承古代医学遗产，反对随心所欲地标新立异，滥用新奇之物以入药。驳斥了时医的古方不可以治今病的观点，指出，古今的病因是相同的，都是"风寒暑湿燥火"和"七情六欲"。古人用之则生，今人用之则死，是因为时医不知古人以某方治某病，一定先审病确切，然后立方治疗。今人辨病不清不准，就轻易责备古方误人。强调今人凡读书议论，必审其所以然之故，而更精思历试，方不为邪说所误。

### 涉猎医书误人论

人之死，误于医家者十之三，误于病家者十之三，误于旁人涉猎医书者，亦十之三。盖医之为道，乃通天彻地⑥之学，必全体明，而后可以治一病。若全体不明，而偶得一知半解，举⑦以试人，轻浅之病，或能得效；至于重大疑难之症，亦以一偏之见，妄议用药，一或有误，生死立判矣。间或偶然幸中，自以为如此大病，犹能见

---

① 曲谅：原谅。
② 揆（kuí 葵）：推测揣度。
③ 典训：经典，准则性的训示。
④ 确然：真实。
⑤ 遽（jù 句）：立刻，马上。
⑥ 通天彻地：上通于天，下通于地。形容本领极大，无所不能。彻：通，透。
⑦ 举：谈论。

功,益复自信,以后不拘何病,辄妄加议论。至杀人之后,犹以为病自不治,非我之过,于是终身害人而不悔矣。然病家往往多信之者,则有故焉。盖病家皆不知医之人,而医者写方即去,见有稍知医理者,议论凿凿,又关切异常,情面甚重,自然听信。谁知彼乃偶然翻阅及道听途说之谈,彼亦未尝审度从我之说,病者如何究竟①,而病家已从之矣。又有文人墨客,及富贵之人,文理本优,偶尔检点②医书,自以为已有心得,旁人因其平日稍有学问品望③,倍加信从。而世之医人,因自己全无根柢,辨难反出其下,于是深加佩服。彼以为某乃名医,尚不如我,遂肆然④为人治病,愈则为功,死则无罪。更有执一偏之见,恃其文理之长,更著书立说,贻害后世。此等之人,不可胜数。嗟乎! 古之为医者,皆有师承,而又无病不讲,无方不通,一有邪说异论,则引经据典以折⑤之,又能实有把持⑥,所治必中,故余人不得而参其末议。今之医者,皆全无本领,一书不读,故涉猎医书之人,反出而临乎其上,致病家亦鄙薄医者,而反信夫涉猎之人,以致害人如此。此其咎,全在医中之无人,故人人得而操其长短也。然涉猎之人,久而自信益真,始误他人,继误骨肉,终则自误其身。我见甚多,不可不深省也。

**按**:指出医乃一种技艺,必须学问渊博,贯通古今,明全体之后才可以治一病。旁人涉猎医书的,极容易误导病人,并告诫文人墨客,不要因为涉猎医书,对医学一知半解,就轻易为病人开方,以至耽误人。而那些文人倚仗文理的特长,著书立说,也贻害后世。又指出,涉猎医书的人,久而自信,始误他人,继误骨肉,终则自误其身。

### 病家论

天下之病,误于医家者固多,误于病家者尤多。医家而误,易良医可也;病家而误,其弊不可胜穷。有不问医之高下,即延以治病,其误一也;有以耳为目,闻人誉某医,即信为真,不考其实,其误二也;有平日相熟之人,务取其便,又虑别延他人,觉情面有亏,而其人又叨任⑦不辞,希图酬谢,古人所谓以性命当人情,其误三也;有远方邪人,假称名医,高谈阔论,欺骗愚人,遂不复详察,信其欺妄,其误四也;有因至亲密友或势位之人,荐引一人,情分难却,勉强延请,其误五也;更有病家戚友,偶阅医书,自以为医理颇通,每见立方,必妄生议论,私改药味,善则归己,过则归人:或各荐一医,互相毁谤,遂成党援⑧,甚者各立门户,如不从己,反幸灾乐祸,以期必胜,不顾病者之死生,其误七也;又或病势方转,未收全功,病者正疑见效太迟,忽而谗言蜂起,中道变更,又换他医,遂至危笃,反咎前人,其误八也;又有病变不常,朝当桂附,暮当芩连;又有纯虚之体,其症反宜用硝、黄;大实之人,其症反宜用参、尤。病家不知,以为怪僻,不从其说,反信庸医,其误九也;又有吝惜钱财,惟贱是取,况名医皆自作主张,不肯从我,反不若某某等和易近人,柔顺受商,酬谢可略。扁鹊云:轻身重财不治。其误十也。此犹其大端耳。其中更有用参、附则喜,用攻剂则惧;服参、附而死,则委之命,服攻伐而死,则咎在医,使医者不敢对症用药。更有制药不如法,煎药不合度,服药非其时,更或饮食起居,寒暖劳逸,喜怒语言,不时不节,难以枚举。小病无害,若大病则有一不合,皆足以伤生。然则为病家者当何如? 在谨择名医而信任之。如人君之用宰相,择贤相而专任之,其理一也。然则择贤之法若何? 曰:必择其人品端方,心术纯正,又复询其学有根柢,术有渊源,历考所治,果能十全⑨八九,而后延请施治。然医各有所长,或今所患非其所长,

---

① 究竟:结果,原委。
② 检点:查看。
③ 品望:人品声望。
④ 肆然:无所顾忌,安然自得。
⑤ 折:使折服。一说疑为"析"之误。
⑥ 把持:控制。此指把握。
⑦ 叨任:担当,承受。
⑧ 党援:结党为援。指与自己同道而给予援助的人。
⑨ 全:通"痊"。

则又有误。必细听其所论，切中病情，和平正大；又用药必能命中，然后托之。所谓命中者，其立方之时，先论定此方所以然之故，服药之后如何效验；或云必得几剂而后有效，其言无一不验，此所谓命中也。如此试医，思过半矣。若其人本无足取，而其说又怪僻不经①，或游移恍惚②；用药之后，与其所言全不相应，则即当另觅名家，不得以性命轻试。此则择医之法也。

> **按**：指出天下之病，误于医家的固然很多，误于病家的更多。而病家之误，其弊有十种情况，最后告诫病家，避免此弊，当谨择名医而信任之，并教导病家选择名医的方法。

### 医者误人无罪论

人命所关亦大矣。凡害人之命者，无不立有报应。乃今之为名医者，既无学问，又无师授，兼以心术不正，欺世盗名，害人无算③，宜有天罚，以彰④其罪。然往往寿考⑤富厚，子孙繁昌，全无殃咎⑥，我殆⑦甚不解焉。以后日与病者相周旋⑧，而后知人之误药而死，半由天命，半由于病家，医者不过依违顺命，以成其死，并非造谋⑨之人。故杀人之罪，医者不受也。何以言之？夫医之良否，有一定之高下。而病家则于医之良者，彼偏不信；医之劣者，反信而不疑。言补益者，以为良医；言攻散者，以为庸医；言温热者，以为有益；言清凉者，以为伤生。

或旁人互生议论，或病人自改方药，而医者欲其术之行，势必曲从⑩病家之意。病家深喜其和顺，偶然或愈，医者自矜⑪其功；如其或死，医者不任其咎。病家因⑫自作主张，隐讳其非，不复咎及医人。故医者之曲从病家，乃邀功避罪之良法也。既死之后，闻者亦相传，以为某人之病，因误服某人之药而死，宜以为戒矣。及至自己得病，亦复如此。更有平昔最佩服之良医，忽然自生疾病，反信平日所最鄙薄之庸医而伤其生者，是必有鬼神使之，此乃所谓命也。盖人生死有定数，若必待人之老而自死，则天下皆寿考之人而命无权，故必生疾病，使之不以寿而死。然疾病之轻重不齐，或其人善自保护，则六淫七情之所感甚轻。命本当死，而病浅不能令其死，则命又无权，于是天生此等之医，分布于天下。凡当死者，少得微疾，医者必能令其轻者重，重者死。而命之权于是独重，则医之杀人，乃隐然奉天之令，以行其罚，不但无罪，且有微功，故无报也。惟世又有立心欺诈，卖弄聪明，造捏假药，以欺吓人，而取其财者，此乃有心之恶，与前所论之人不同。其祸无不立至，我见亦多矣。愿天下之人细思之，真凿凿可征，非狂谈也。

> **按**：指出医生误治，有因于医生的，有因于病家的，然文中以死生委诸天命，已属迷信，并言庸医杀人乃是奉行天罚，不但无罪，反有微功，更属怪诞不经，此乃时代之局限，先生也不能免。

① 经：正常。
② 游移恍惚：摇摆不定，不清楚。
③ 无算：无数。
④ 彰：显。
⑤ 寿考：寿老，长寿。
⑥ 殃咎：灾祸。
⑦ 殆：几乎。同治本作"始"。可参。
⑧ 周旋：交际应酬，打交道。
⑨ 造谋：设谋。
⑩ 曲从：顺从。
⑪ 矜：夸耀。
⑫ 因：人卫本作"亦"。可参。

# 冷庐医话

清·陆以湉 著
崔姗姗 叶磊 校注

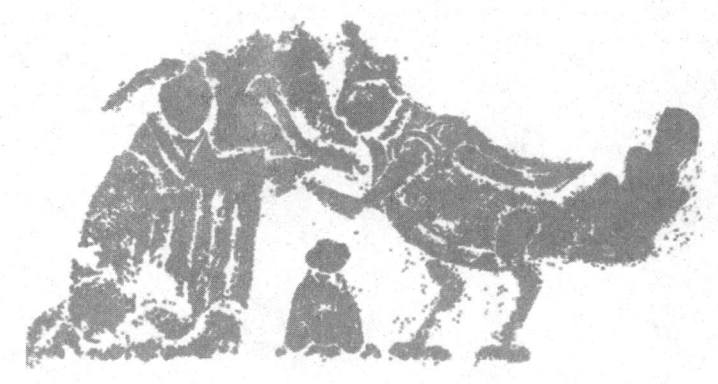

# 导读

《冷庐医话》系清代医家陆以湉所撰的医话集,本书汇集陆氏数十年间的读书笔记,并参以个人的临床经验而成。全书五卷,共69门。卷一论述医范、医鉴、慎疾、保生、慎药、求医、诊法、用药等;卷二评述古今医家、医书;卷三至卷五叙述历代名医对多种病证的治疗经验,间附作者的心得体会,内容涉及内、外、妇、儿、五官各科。该书收罗广博,书中前后引述医著近百种,举凡古今医家、医事、医籍等知无不及,或评得失,或论利弊,纵横捭阖,取舍自如,加之文笔流畅,立论有据,是古今医话类著作中不可多得的珍品,是一部在中医临床、教学中有很高价值的参考书。

**一、作者生平**

陆以湉,字敬安,号定圃,浙江桐乡乌镇人。约生于清代嘉庆六年(1801),卒于同治四年(1865),为道光十二年(1832)举人、十六年(1836)进士。初以知县分发湖北,道光十九年(1839)承父志改就教职,为台州府教授;十年后选任(1849)杭州府教授。后怜母老年高,思乡请归。咸丰十年(1860)太平军攻占杭州,陆氏辞官返乡,遂以开馆授书为业。之后携家至上海,被时任江苏巡抚的李鸿章聘为"忠义局"董事。太平军退出杭州后,又受浙江巡抚蒋益澧之邀主杭州紫阳书院讲席,未及半年,溘然而卒。陆氏一生读书广博,识见超人,因弟弟以灏、子玉章皆为时医所误而卒,遂发愤习医,深研医典。其于岐黄诸术,必穷理索奥,务达精旨而后已。熟览博涉之外,随时耕耘于笔下,凡经史子集、方书药圃等等,无不探珠揽胜,垂范后人;对医书所及版本也多所搜求,尤其秘书孤本,亲自抄录,日无暇晷。平生著有《梦游录》一卷,《冷庐杂识》八卷,《苏庐偶笔》二卷,《寓沪琐记》四卷,《吴下汇谈》二卷及《冷庐医话》五卷和《再续名医类案》十六卷。其中后两部是医学著作。

**二、学术思想**

(一)医之为道,修德为先

明末医家萧京在《轩岐救正论》卷六中有"医为性命之学,生成之主,道大任钜"之言,一语道中医学作为一门技术的特殊性,视医为"道",重视医德修养成为中医几千年来一贯的传统。陆氏于此也格外用意。他在《冷庐医话》卷一中首列医范、医鉴,并在其后及卷二中,倾注大量笔墨,再三强调医德修养的重要性,为业医者示以准绳,树立典范。

正如陆以湉在卷一《求医》中所说:"医者之品学不同,必取心地诚谨,术业精能者,庶可奏功。"他认为,只有常怀恻隐之心,具备高尚品德的人,方能成就一代名医,为世人敬仰。在具体临证时"宜从容详慎……不特审病当然即立方,亦不可欲速贻误",以免疏忽致误(卷一《医鉴》),谆谆教诲为医者务求精审详慎。并对业医严肃认真者赞赏有加,如卷二《今书》记载如皋顾小澜,博学有才,医理精专,"其治一证必刻意精思,寝食俱废,卒起沉疴……求治病者踵相接";山阴孙燮和,志切救世,详审精密,"可以为医者法也"。他盛赞前辈老医惜病怜人,"必审贫富而后用药"的情怀,推崇"不计财利,不避寒暑,不先富后贫"的医疗作风,贬斥"近时所称名医,恒喜用新奇之药,以炫其博,价值之昂不计也,甚至为药肆所饵"的卑下行径,既切中时弊,又具有现实意义。

在书中,陆氏几次将医人喻为司命者,为其一举一动关涉人命,认为是否能博读精研乃是衡量医师道德水准的一项重要表现。卷二《今书》中言："有志于学者，诵习古书而又潜研诸家，弃驳取纯，融会而贯通之，何患道之不明不行乎？"作者该篇对众多医籍评述得失后，指出："习医者当博览群书，不得拘守一家之言谓已尽能事也。"指出知识渊博之境必由读书所致，反复强调："欲求心得，正非多读古书不可，盖不博亦断不能约也。此皆可为医学津梁。"将医德、读书和医术之间的关系尽行揭示，并强调读书贵在用心，反对浅尝辄止，不求甚解。卷一《医鉴》中陆氏就慨叹："近世医者，能读《内经》鲜矣！"并举例促人反思：某医治不得寐，引半夏秫米汤"覆杯则卧"，竟解为令病人服药后，扣杯于桌上，如是可安卧；治脚疔，引"膏粱之变，足生大疔"等，斥责其"妄引经语，致成笑端"。陆氏本人博涉旁达，对博闻与精专的关系最有体会，因而屡屡教人多读之外尚须广泛接触社会，凡天地阴阳，人文地理，均应知晓，否则疑病难断，反被迷惑。卷一《医范》中曾举一例：粤东某女瘙痒不止，全身浮突，酷类麻风，延医疗治，经年不愈。复请程姓医生诊治，初断为衣服有毒使然，后经观察，方知是后母用樟屑舂粉为其浣衣所致。故云人情事故，极尽复杂，"医非博物不能治疑难之症"。

（二）详于辨证，四诊合参

首先，陆氏详于问诊，谓："非详问得之，奚由奏效？"（卷一《用药》）许多临床资料，皆为问诊而得，并举经典名著《伤寒论》为例，指出："《伤寒论》六经提纲大半是凭乎问者。……此孙真人所以未诊先问也。"（卷一《诊法》）他批评那些故弄玄虚、自视甚高，对病家叙述不以为然的所谓医家。指出"脉理渊微，知之者鲜，惟问可究病情。乃医之自以为是者，往往厌人琐语，而病家亦不能详述，此大误也"。（卷一《求医》）并结合自己的临床体会，在卷二《今书》篇赞誉钱经纶的《问法要略》，称其："语约而意详，胜于张景岳之《十问》。"该书记载：问男女老幼贵贱，得病何日，受病何从，饮食便利，情怀劳逸，今昔何如，曾服何药，日夜起居，寐寤有无，曾患何疾，所嗜何味何物等，只有不厌其烦，广泛搜集各种信息，才能为准确的辨证提供可靠的依据，临床施治方能无误。陆氏又以实例详述问诊的必要性。卷一《用药》中记载：林学士面色顿青，形体瘦削，夜多惊悸，杜某询知喜食海蛤，味咸，故心血衰，令多服生津液药而病愈。某富商患腹胀，百药无效，反而加重了呕吐，纳食减少并尪赢。一草泽医询知其夏多食冰浸瓜果，取凉太过，脾气受寒，医复用寒凉，重伤胃气，以丁香、木香、官桂健脾和胃，肺气下行，由是病除。此皆因偏嗜食物，必问而知之。书中卷一《诊法》篇，专论问诊，可见对问诊之重视。篇中指出：凡看妇人病，"入门先问经期"，"当先问娠"，产后病"须问恶露多、少、有、无"，并称"此妇科要诀也"。

其次，陆氏精于望诊，注重脉诊。望诊方面，如望形体、面色以辨戴阳证。他指出：戴阳证"症见烦躁欲裸形，或欲坐卧泥水中，舌淡苔黄，口燥齿浮，面赤如微酣，或两颧浅红，游移不定"（卷三《阴证阳证》）；又如望排出物，引汪苓友《伤寒辨症广注》之言："少阴里寒便脓血，色必黯而不鲜。乃肾受寒湿之邪，水谷之津液为其凝泣，酝酿于肠胃之中而为脓血……"（卷三《伤寒》）；望诊中的舌诊尤不可缺，卷四专列《舌》篇，云："黑胎冷滑者必无阳症，而黑胎干刺者，有阳症复有阴症，临症者可不慎欤？"又言："淡舌白胎，亦有热症；黄厚满胎，亦有寒症。舌绛无津，亦有痰症。当以脉症便溺参勘。"不过"临症视舌，最为可凭，然亦未可执一"，故四诊合参，是谓得道。书中陆氏脉诊之例，比比皆是。有脉证相符者，如卷四《吐血》中，徐氏妇吐血倾盆，脉左沉右洪，重按有根，血止以后，右脉浮大无力，是将有虚脱之患，益气养阴而愈。有舍症从脉者，如陈某咳嗽吐痰有血，夜热头眩，胸膈不舒，脚膝无力。医生用滋阴降火药已半年，饮食渐少，精神渐赢。陆氏诊其脉，见两寸关沉数有力，两尺涩弱而反微浮，曰"此上盛下虚之症"，后以清气养营汤与固本丸间服，三月后病瘳而受孕。陆氏指出脉象有常有变，不可不知，如："脉数时一止为促，促主热，然亦有因于寒者，如'伤寒脉促，手足厥逆，可灸之'。观此，益知临症者不可专凭脉矣。"（卷一《脉》）惟其四诊合参，方为辨识复杂证候的要津。

（三）治病求本，本于阴阳

《内经》尝言：治病求本，本于阴阳。临床疾病错综复杂，善诊者归其宗旨，无非"察色按脉，先别阴阳"。（《素问·阴阳应象大论》）而治病之法千变万化，根本原则就是"谨察阴阳所在而调之，以平为期"（《素问·至真要大论》）。陆氏深谙其理，每于辨证之时，注重阴阳之偏盛偏衰；治疗疾病，善于调理脏腑阴阳气血。如卷三《阴证阳证》中指出："病症阴阳疑似，最难辨别"，作者以厥证为例，提出要详辨阴厥阳厥，阴阳不辨则误治杀人。并引成无己语："凡厥若始得之，手足便厥而不温者，是阴经受邪，阳气不足，可用四逆汤；若手足自热而至温，从四逆而至厥者，传经之邪也，四逆散主之。"同为"四逆"，一热一寒，性同冰炭，一字之"厥"，阴证阳证迥异，陆氏告诫，若阴阳不辨，则"阳症似阴，误作阴症治而死也。亦有阴症似阳，误作阳症治而死者"。又如卷三《疟》篇，治疗疟病，以调理阴阳为大法。陆氏引周慎斋言："治疟之法，升其阳，使不并于阴，则寒已；降其阴，使不并于阳，则热已。升其阳者，是散阳中之寒邪，柴、葛、羌之属，为散寒之品也；降其阴者，是泻营中之热邪，苓、知、膏之属，为泻热之品也。盖并之则病，分之则愈也。"此治法之渊源，得之于《内经》。《素问·疟论》中指出："夫疟气者，并于阳则阳胜，并于阴则阴胜，阴胜则寒，阳胜则热。"故使疟邪不与阴阳相并，是为治疟之基本方法。调理阴阳气机之升降平衡，卷三《不寐》篇体现得最为充分。不寐，《内经》认为是卫气运行失常、节律紊乱的表现，《灵枢·大惑论》中记载："卫气不得入于阴，常留于阳，留于阳则阳气满，阳气满则阳跷盛，不得入于阴则阴气虚，故目不瞑矣。"盖卫气行于阳则寤，行于阴则寐。其治疗宜泻阳补阴，调理气机。故而陆氏特别推崇三对治疗不寐的药物，一对是黄连和肉桂，即后世所称的"交泰丸"，黄连能清心火，引心火下行交于肾；肉桂能补肾阳，助肾阳蒸腾肾阴上济于心，心肾阴阳相交，则不寐自愈。一对是半夏和秫米，《灵枢·邪客》指出："补其不足，泻其有余，调其虚实，以通其道而祛其邪，饮以半夏汤一剂，阴阳已通，其卧立至。"半夏汤即半夏秫米汤。程士德《内经讲义·十三方》释曰："半夏、秫米所以有如此疗效，主要是调和阴阳的作用。因半夏味辛，直驱少阴厥逆之气，使其上通阳明；秫米甘寒，能泄阳补阴，致使阴阳调和，故能治不眠之证。"第三对是半夏和夏枯草，取半夏得阴而生，夏枯草得至阳而长，二药合用，能宣散肝火，化痰浊，调和肝胃，顺接阴阳，阴阳和调，则失眠得愈。对于失眠，陆氏还提到用《老老恒言》的"操纵"术，所谓操者"使心有所著"，所谓纵者，"任其心游"。陆氏认为最好是"寓操于纵为佳"，即就枕后，收敛其心，神游于平素所历山水佳处，心渐即于杳漠之中，则不期寐而自寐矣。实际上是一种心理自我暗示调节法，其机理仍不离引阳入阴之理。陆氏治疗疾病重视调理阴阳，正印证了张景岳所言"设能明彻阴阳，则医理虽玄，思过半矣"。

（四）圆活融通，知常达变

中医治病"法无定法"、"法无常法"。常言道"医易同源"，易者变也，知常达变，方能得其意而不拘泥于法，临证才能效如枢机，治之如神。陆氏学识渊博，经验丰富，学古而不拘泥于古，多读书而不读死书，经年临证，深知中医变通之重要，其思想于书中体现得淋漓尽致。他多次应用"不可执一"来告诫医者辨别证候、遣方用药要灵活变通，不可墨守成规。如卷三《腹痛》篇写道："医书言腹痛者，中脘属太阴，脐腹属少阴，小腹属厥阴，此指各经所隶而言。然不可执一而论……"并以仲景《伤寒论》来佐证，告诫医者临证腹痛病情较为复杂，不可拘泥于以部位分经来论治。又如卷三《疟》篇，在论述了以"升阳降阴"治疗疟病的方法后，指出："然以之治疟，亦不能尽效，知病有万变，未可执一。"疟疾根据证候之轻重，寒热的偏盛，正气之盛衰，分为正疟、温疟、寒疟、瘅疟（含热瘅、冷瘅）、劳疟、疟母等证型，故升阳降阴不能包涵所有疟病的治法。陆氏在卷三《七情》篇论述情志相胜法时，先引《内经》中《素问·阴阳应象大论》篇所载"悲胜怒，恐胜喜，怒胜思，喜胜忧，思胜恐"的五行相胜之法后,又以"恐胜忧"、"悲胜喜"两个超越五行相克模式的案例,告诉人们:人之精神、情志之复杂,非七情、五志所能概全,往往多种情思交织,错综复杂,故治法有常有变。作者总结道:"盖医者意也,苟得其意,不必泥其法,所谓'神而明之,存乎其人'也。"他如"自汗不第属阳虚,盗汗不第属阴虚"(卷四《汗》),辨潮热"所谓'行阳主肺气,行阴主肾气',乃浑举之辞,不可执一"(卷三《热》)等等,皆体现出陆氏灵活辨证的思想。为了进一步强调知常达变的重要性,作者又从反面举例,可见其用心良苦。卷一《医鉴》载:"吴郡某医,得许叔微《伤寒九十论》,奉为秘书,见其屡用麻黄汤,适治一女子,热病无汗,谓是足太阳表证,投以麻黄汤服之,汗出不止而殒。"陆氏论曰:"盖南人少真伤寒,凡热病无汗,以紫苏、葱白、豆豉、薄荷等治之足矣,岂可泥古法乎?"又如卷三《肝病》,叙述作者之表兄,弱冠得肝病胃痛,医用疏肝之药即止,后病屡发,屡用疏肝药,终使病人不治而亡。作者痛斥此医者一方到底,不知变通,"专用疏泄,则肝阴愈耗,病安得瘥?"辨证论治是中医治病的精华所在,证在不断变化,遣方用药要随证而变,故临证必须明辨证候,缜密处方,机圆法活,法随证变,方能治病救人。

(五)单方验方,贵在精专

单方验方是指流传在民间的或收载于"方书"中的医家秘方、经验方以及草药、单味药方而言。这些方子多数具有简、便、验、廉等特点。陆氏认为"宜广传良方,庶几稍尽利济之心"(卷二《古书》,下同)。如土牛膝熏洗疗痔疮(《补编》);白槿花内服治赤痢(卷三《痢》);童尿,清热解毒,活血止血,内服治疗中暑、呕血衄血、产后百病、跌伤等均有佳效;黄芩渍水涂之治肌衄(卷四《诸血》);常州扬氏以活鲫鱼尾贴脐四周治黄疸(卷四《疸》);黄芪糯米粥治肿胀(卷四《肿》)等等。以上方药极简便而功效颇著,均为作者或他人亲试验方,值得进一步研究使用。当然,民间疗法往往良莠难分,"必详察其失而节取其长",去粗存精,方能取效。故而陆氏本人对于单方验方的采信非常谨慎,卷一《慎药》门举许多正反事例,反复说明这一点。当时乱方之风盛行,乱方用药不仅不效,还常常使病家死于非命,他眼见这种现象非常痛心,斥为"假手于仙以毙之"(同上)。他还辩证地指出"古方单方用之得当,为效甚速,但当审病症之所宜,且勿用峻厉之药,庶几有利而无弊耳"。(同上)强调单方验方应择而用之,贵在精专。

(六)藏珠蕴宝,珍贵史料

《冷庐医话》中前后引述著作近百种,可谓藏珠蕴宝。其中涉及有医论、医话、医案、传奇故事、戏曲、典故等等,体裁丰富多样;所载著作时间跨度大,从先秦一直到清代,包罗万象,其中有流传至今的,也有现今已经失传的,更有未曾付梓的手抄资料,都有赖于它而保存下来。其研究价值,在医话类著作中,堪称典范。

总之,陆以湉以他的《冷庐医话》为我们留下了医学上兼具学术和史料双重价值的宝贵资料。他的博古通今,他的治学严谨,成就了这部不可多得的医话著作。今天我们读来,仍然爱不释手。但是书中评述医家、医著也有过当之处且杂有迷信、传讹等缺点,我们应学习他的治学精神,详察其失,节取其长,继续将中医发扬光大。

**三、本次校注说明**

《冷庐医话》成书于咸丰八年(公元 1858 年),是陆氏的暮年之作。最早有手抄本行世,光绪二十三年(公元 1897 年)由乌程庞元澂付梓刊行,乃是今天所知的最早版本;之后有上海千顷堂书局石印本和大东书局铅印本;1936 年裘沛然先生编《中国医学大成》时将其书收入第三十九卷,作为"医话"类首部;其后又有数种复制铅印本或新版点校本问世。此次校注因为接触版本受限,遂以注释为主,间出校语,体例大体如下:

1.《中国医学大成》收录该书时,是以庞本为蓝本精校而成的,改动极少。本次校释即采用"大成本"为底本,以河南中医学院图书馆所藏1959年上海科技出版社竖排本及1993年上海中医学院出版社朱伟长本及刘更生等所著华夏出版社横排本(简称"校注本")等为辅助参考。同时参阅所涉《内经》、《难经》、《后汉书》、《名医类案》、《续名医类案》等书综合考察。

2. 以上所参版本对庞本各有改动,相参基本可知何为庞本原字,何为改动之处。本书勘误及存疑处一般都交待庞本原貌(校语中称为"原书"或"原作"等)。凡系明显错误处径于文中改正,而在校语中说明原字并尽量追及此改动的最早版本(编者自校处当然除外);对疑误处则保留原字,而在校语中指出疑问;与庞本文字不同而不影响阅读处,原文不动,只在校文中指出别本异字。

3. 对于陆氏本人书中的错误,原文不动,但出校语说明;后世校本误改之处仍采信原文,也在校语中略作说明。比如此次重点对校了本书电子排版所据的"校注本"中的一些明显错误,书中依其顺序,插入注文,次第出校,以免再误。

4. 本书以注为主,注文力求简洁扼要,不作繁琐考据;个别生僻字词辅以注音以便阅读。

5. 对于文中不止一次出现的疑难之词,一般情况下只注一次,但若字同义异,或相隔太远,或为解读者遗忘之苦也根据需要偶予重复注释,但原则上同卷内不再重注。

6. 原文中的通假字,注文用"甲通乙"的格式;对古今字作注,一般用"甲,乙的古字"字样;异体字改成正规简化字,则一般不再出校记。

《冷庐医话》是古医籍中的精品,非常希望本次校注对各位读者能有所帮助。写作中参考了一些他人的研究成果,谨在此表达诚挚的谢意！由于编写时间紧迫,加之学识条件都有限,不当之处在所难免,敬请各位专家读者批评指正。

校注者

## 冷庐医话自序

医理至深,岂易言哉!抑①自轩岐以来,代不乏人,既已详且尽矣,又奚待言?矧②余小子,学疏识庸,莫究要妙,不亦可已③于言乎?虽然,言必穷乎理之奥,则诚不能以几及④。若惟摭⑤拾闻见,以自达⑥其意之所欲云,又何必不言?于是涉猎之余,随笔载述,聊以自娱。意浅而辞琐,殆所谓言之无文⑦者欤?夫言之不能文,犹之可也;言而或⑧悖于理,则言适⑨足以招尤⑩矣,是用⑪不敢晦匿,求当代君子教正焉。

咸丰八年十二月陆以湉书于杭州学廨之冷庐
同邑后学周善祥潜庐甫校
同邑后学周家均宰平甫校

---

① 抑:只是,不过。
② 矧(shěn 审):何况。
③ 已:休,作罢。
④ 几及:达到。
⑤ 摭(zhí 直):拾。
⑥ 达:表达,阐明。
⑦ 文:文采。
⑧ 或:如果。
⑨ 适:通"啻",只是。
⑩ 尤:责备。
⑪ 是用:同"是以"。

# 目录

## 卷 一

医 范 …………………………… (205)
医 鉴 …………………………… (208)
慎 疾 …………………………… (211)
保 生 …………………………… (212)
慎 药 …………………………… (214)
求 医 …………………………… (217)
诊 法 …………………………… (218)
脉 …………………………… (219)
用 药 …………………………… (221)

## 卷 二

古 人 …………………………… (225)
今 人 …………………………… (227)
古 书 …………………………… (232)
今 书 …………………………… (236)

## 卷 三

形 体 …………………………… (246)
中 风 …………………………… (246)
伤 寒 …………………………… (247)
阴证阳证 ……………………… (248)
暑 …………………………… (249)
暑 风 …………………………… (250)
霍乱转筋 ……………………… (251)
热 …………………………… (252)
热入心胞 ……………………… (253)
疫 …………………………… (254)
痧 …………………………… (256)
疟 …………………………… (257)
三阴疟 ………………………… (258)
痢 …………………………… (259)
泻 …………………………… (260)
疝 …………………………… (261)
咳 嗽 …………………………… (261)

噎 …………………………… (262)
吐 …………………………… (264)
头 痛 …………………………… (265)
胁 痛 …………………………… (265)
腹 痛 …………………………… (266)
肝 病 …………………………… (267)
七 情 …………………………… (268)
不 寐 …………………………… (269)

## 卷 四

吐 血 …………………………… (271)
诸 血 …………………………… (272)
汗 …………………………… (273)
疸 …………………………… (274)
肿 …………………………… (274)
消 …………………………… (275)
伤 食 …………………………… (275)
邪 祟 …………………………… (276)
疠 …………………………… (277)
耳 …………………………… (278)
目 …………………………… (279)
喉 …………………………… (280)
舌 …………………………… (280)
齿 …………………………… (281)
腿 …………………………… (282)
杂 病 …………………………… (283)
妇 科 …………………………… (285)
胎 产 …………………………… (287)
乳 …………………………… (290)

## 卷 五

幼 科 …………………………… (291)
痘 …………………………… (292)
疹 …………………………… (293)
外 科 …………………………… (294)

| | | | |
|---|---|---|---|
| 疗 | （296） | 鸦片烟 | （306） |
| 针　灸 | （297） | 杂　方 | （307） |
| 药　品 | （297） | 质　正 | （310） |
| 食　忌 | （305） | 跋 | （312） |
| 酒 | （305） | | |

## 冷庐医话卷一

桐乡陆以湉定圃氏著

### 医 范

徐氏《医统》①云：古医十四科中有脾胃科，而今亡之矣，《道藏经》②中颇有是说。宋元以来止用十三科，考医政，其一为风科，次伤寒科，次大方脉科，次妇人胎产科，次针灸科，次咽喉口齿科，次疮疡科即今外科，次正骨科，次金镞科③，次养生科即今修养家导引、按摩、咽纳是也，次祝由科④《经》曰：移精变气者，可祝由而已。即今符咒、禳祷、道教是也。国朝亦惟取十三科，而已。其脾胃一科，终莫之续。《类经》⑤云："医术十三科，曰大方脉⑥，曰妇人，曰伤寒，曰疮疡，曰针灸，曰眼，曰口齿，曰咽喉，曰接骨，曰金镞，曰按摩，曰祝由。今按摩、祝由失其传。"二说

> 按：今按摩、祝由失其传：《素问·移精变气论》："余闻古之治病，惟其移精变气，可祝由而已"。王冰注："无假毒药，祝说病由，不劳针石而已。"唐太医署太医令，其属有咒禁师。《祝由十三科自叙》云："有疾病者，对天祝告其由，故名曰祝由科。"据《宋史·职官志》及《元丰备对》云：宋时太医局设九科医生三百人，其中就有书禁科。《元史·刑法志》："诸医人于十三科内不能精通一科者，不得行医。"《明史·职官志》："凡医术十三科……曰大方脉，曰小方脉，曰妇人，曰疮疡，曰针灸，曰眼，曰口齿，曰接骨，曰伤寒，曰咽喉，曰金镞，曰按摩，曰祝由。"迨至隆庆五年（1571），十三科改为十一科：增设痘疹科，改疮疡为外科，接骨为正骨，并去金镞、祝由及按摩科，故云

> 按摩、祝由失其传。清代设十一科，清末改九科，均无按摩、祝由。

微不同，而太医院⑦所设十三科，则与《类经》之说同，详见《明史》。余按近有专业耳科者，是又在诸科之外矣。

钱塘名医金润寰⑧逵珂，治极难险症，从容处之。常云："古之名医者，曰和曰缓⑨，仓遽奚为耶？"此语可为俗医针砭。

五世之医，北齐有徐之才⑩，元有危亦林⑪，

---

① 徐氏《医统》：即徐春圃《古今医统大全》。春圃字汝元，明徽州祁门人，名医汪宦弟子。
② 《道藏经》：《道藏》，道家典籍汇刻。
③ 金镞（zú族）科：《周礼·天官》以"金疡、折疡"属诸"疡医"。宋代乃设正骨兼金镞科，或金镞兼书禁科，元有金疮肿科，明专设金镞科。
④ 祝由科：古有祝由一科，凡有疾病者，不假药物，对天祝告其由而望病已，故名曰祝由科。
⑤ 《类经》：明医学家张介宾（1563～1640）著。乃将《素问》、《灵枢》二书内容分类合纂而成。介宾字会卿，号景岳，别号通一子。山阴（今浙江绍兴）人，温补学派主要代表人物。著作集为《景岳全书》。
⑥ 曰大方脉：《类经》原文作"曰大方曰小方"。陆书漏小方，计之仅十二科。当据《类经》补。
⑦ 太医院：古代医疗机构名称。是专为上层封建统治阶级服务的医政及医疗保健组织。
⑧ 金润寰：清代钱塘名医。著有《明医医鉴》、《外科精微》、《体仁编》、《儿科慈幼录》诸书，今佚。
⑨ 曰和曰缓：和、缓，春秋时秦国名医。事迹详见《左传》"昭公元年"和"成公十年"。按《通志》："或曰缓即和也，音讹耳。"
⑩ 徐之才（492～572）：字士茂，丹阳人。北齐尚书令，西阳王。精于医，修撰《雷公药对》，另有《家传效验方》及《小儿方》，均佚。
⑪ 危亦林（1277～1347）：字达斋，元代名医，南丰人。官本州医学教授，著有《世医得效方》。

国朝有陈治①华亭人。三世之医，宋张杲②、陈自明③、倪维德④、陆士龙⑤为最著。近代亦多世其业者，青浦北簳山何自元，至今已二十四世矣⑥。

张子和⑦云："古人以医为师，故医之道行；今以医譬奴，故医之道废。有志之士耻而不学，病者亦不择精粗，一概待之。常见官医迎送长吏，马前唱喏，真可羞也！由是博古通今者少，而师传遂绝。"吁！医官马前唱喏，乃以为可羞乎？今之官趋承上司，可羞之端更有甚于此者，而况于医乎！山阴陈载庵⑧为其邑令治病获瘳，将荐之上司，使为医官于郡中，力辞。将著之勋籍，使弃医而为官，又力辞。此真过人远矣。

医人每享高龄，约略数之，如魏华佗⑨年百余、吴普⑩九十余，晋葛洪⑪八十一，北齐徐之才八十，北周姚僧垣⑫八十五、许智藏⑬八十，唐孙思邈⑭百余、甄权⑮百三、孟诜⑯九十三，宋钱乙⑰八十二，金李庆嗣⑱八十余、成无己⑲九十余，元朱震亨⑳七十八，明戴原礼㉑八十二、汪机㉒七十七、张介宾七十八，近代徐灵胎㉓大椿七十九、叶天士桂㉔八十。盖既精医学，必能深性命之旨，审颐养之宜，而克葆天年也。

叶天士治金某，患呕吐者数年，用泄肝安胃药年余，几殆。徐灵胎诊之，谓是蓄饮，为制一方，病立已㉕见徐批《临证指南》。薛生白治蔡辅宜，夏日自外归，一蹶不起，气息奄然㉖，

---

① 陈治：字山农。清康熙时娄县璜溪人。工诗喜画精于医道，医著有《证治大还》、《伤寒近前集》、《伤寒近后集》、《诊视近纂》、《药理近考》、《济阴近编》等。
② 张杲：字季明。宋新安人，其祖子发、父彦仁三世为医。著有《医说》。
③ 陈自明（1190～1270）：字良父，宋代名医，临川人。曾任建康府明道书院医学教授。《妇人大全良方》、《外科精要》。
④ 倪维德（1304～1377）：字仲贤，号敕山老人。明代医家，著《原机启微》。
⑤ 陆士龙：明代人。祖岳、父桂，皆精医。撰有《三世医验》。
⑥ 二十四世矣：何氏先人自宋代起家世业医，其第一代医为何柟、何彦猷兄弟。后累世不绝，至青浦何长治已二十四世。按陆书所说"何自元"疑指何长治，然未见长治有此称。
⑦ 张子和（约1156～1228）：名从正，字子和，号戴人。金代名医，睢州考城（今河南省兰考县）人。著有《儒门事亲》十五卷。
⑧ 陈载庵：陆以湉的朋友。见本书《今人》、《痧》。
⑨ 华佗（？～208）：汉末名医，兼长各科，尤善外科，曾发明全身麻醉剂"麻沸散"。
⑩ 吴普：华佗的弟子。
⑪ 葛洪（281？～341）：字稚川，自号抱朴子。晋代丹田句容人。以儒学知名，兼综医术，还是道家丹鼎派的代表人物。曾著《抱朴子》、《肘后备急方》等医书。
⑫ 姚僧垣（498～583）：字法卫，南北朝时名医。吴兴武康（今浙江德清西）人。曾著《集验方》十二卷。
⑬ 许智藏（537～617？）：高阳人。南北朝至隋时名医。原书"智藏"误作"智庄"，今改正。
⑭ 孙思邈（？～682）：京兆华原（今陕西耀县）人。隋唐间名医。著有《千金方》。
⑮ 甄权（约540～643）：隋唐间名医。许州扶沟人。撰《脉经》、《针方》、《明堂人形图》各一卷。
⑯ 孟诜（约621～713）：唐代名医，汝州梁（今河南临汝）人。举进士，官至银青光禄大夫等职。撰有《补养方》、《必效方》。
⑰ 钱乙（约1032～1113）：字仲阳，郓州人。北宋儿科名医。弟子阎孝忠辑其学验为《小儿药证直诀》一书。
⑱ 李庆嗣：金代名医，洺人。曾著《伤寒纂类》、《改正活人书》、《针经》等书。
⑲ 成无己：金代医家。生卒年不详，著有《注解伤寒论》、《伤寒明理论》。
⑳ 朱震亨（1281～1358）：名震亨，字彦修，世称丹溪先生。元代浙江义乌人，金元四大家之一。著有《局方发挥》、《格致余论》、《金匮钩玄》等书，后人复辑《丹溪心法》。
㉑ 戴原礼（约1324～1405）：名思恭，字原礼。元代名医，浦江人。著有《证治要诀》、《推求师意》等书。
㉒ 汪机（1463～1538）：字省之，号石山。明代名医，祁门人。著有《医学原理》、《读素问钞》、《脉诀刊误》、《外科理例》、《针灸问答》等书。弟子陈柟，辑有《石山医案》。
㉓ 徐灵胎（1693～1771）：名大椿，字灵胎，晚号洄溪老人。清代著名医学家。著有《医贯砭》、《医学源流论》、《慎疾刍言》、《伤寒类方》、《兰台轨范》等。
㉔ 叶天士桂（1667～1746）：叶天士，名桂，号香岩先生。清代著名医学家。门人辑其学验为《温热论》及《临证指南医案》。
㉕ 已：痊愈。
㉖ 奄然：气息微弱的样子。

亲朋议口目皆闭，六脉俱沉。少妾泣于傍①，后事。谓是痰厥，不必书方，且以独参汤灌。众相顾莫敢决。有符姓者，常熟人，设医肆于枫桥，因邀之入视，符曰："中暑也，参不可用，当服清散之剂。"众以二论相反，又相顾莫敢决。其塾师冯在田曰："吾闻六一散能祛暑邪，盍先试之？"皆以为然，即以苇管灌之，果渐苏。符又投以解暑之剂，病即霍然见徐晦堂《听雨轩杂记》②。夫叶、薛为一代良医，犹不免有失，况其他乎！知医之不可为矣。然如符姓，素无名望，而能治良医误治之疾，则医固③不可为而④可为也。

震泽⑤吴晓钲⑥茂才⑦剑森，言乾隆某年，吴门大疫⑧，郡设医局，以济贫者，诸名医日一造⑨也。有更夫某者，身面浮肿，遍体作黄白色，诣⑩局求治。薛生白⑪先至，诊其脉，麾⑫之去，曰："水肿已剧，不治。"病者出，而叶天士至，从肩舆⑬中遥视之，曰："尔非更夫耶？此爇⑭驱⑮蚊带受毒所致，二剂可已。"遂处方与之。薛为之失色，因有"扫叶庄"、"踏雪斋"之举⑯。二人以盛名相轧，盖由于此。其说得之吴中医者⑰顾某，顾得之于其师，其师盖目击云。

徐灵胎《名医不可为论》⑱，谓名医声价甚高，轻证不即延治，必病势危笃，医皆束手，然后求之，于是望之甚切，责之甚重，若真能操人生死之权者。如知病之必死，示以死期而辞去，犹可免责。若犹有一线生机，用轻剂以塞责，致病人万无生理，则于心不安；用重剂以背城一战，万一有变，则谤议蜂起，前人误治之责尽归一人，故名医之治病，较之常医倍难。此盖现身说法，犹为真名医言也。若获虚名之时医，既无实学，又切贪心，凡来求诊，无不诊视。其以重币招致者，临证犹⑲或⑳详慎。邻近里间之间，寻常酬应，惟求迅速了事，漫不经心。余昔一弟一子，皆为名医误药而卒。弟以灏，中秋节玩月眠迟，次日恶寒发热。误谓冒寒，用桂枝、葛根、防风等味，致内陷神昏，不知实伏暑证也。子宝章，内风证误谓外风，而用全蝎、牛黄等味致变。由于匆匆诊视，不暇细审病情也。是以为名医者，当自揣每日可诊几人，限以定数，苟逾此数，令就他医，庶几㉑可从容诊疾，尽心用药，不至误人性命。

《扬州府志》谓郑重光㉒之医，克绍吴普；许叔微㉓之脉，其不在滑寿㉔下。《江都县志》以入《笃行传》，《仪征续志》虽入《方技》，而但以泛辞誉之。太史公为扁鹊㉕、司马季主㉖作传，

---

① 傍：通"旁"。
② 徐晦堂《听雨轩杂记》：即清凉道人《听雨轩笔记》。薛生白治蔡辅宜事载于卷一。
③ 固：固然。
④ 而：然而。
⑤ 震泽：古地名。因所在濒临太湖而得名于太湖别称"震泽"。唐开元二十九年（公元741年）设镇。
⑥ 吴晓钲：清代医家吴剑森，字良模，号晓钲，震泽人。曾著《活人一术》、《莲心草》、《独弦录》等书。
⑦ 茂才：汉代避光武帝刘秀讳，改称秀才为茂才，后人多沿袭之。
⑧ 吴门大疫：《清史稿·灾异志》载：乾隆二十一年（1756）苏州大疫。
⑨ 造：至，到。
⑩ 诣：至，到。
⑪ 薛生白（1681～1770）：名雪，字生白，号一瓢。清代名医，苏州人。曾著《医经原旨》六卷，相传《湿热条辨》亦其所作。
⑫ 麾：通"挥"。
⑬ 肩舆：即轿子。
⑭ 爇（ruò 若）：点燃，焚烧。
⑮ 驱：原书作"飌"，当是形讹，今据石印本改。
⑯ 因有扫叶庄、踏雪斋之举：姜泣群《虞初广志》："时医士叶天士，声名藉甚。薛（生白）一出，即能与之抗。叶因于所居筑室三间，颜之曰'踏雪居'，薛亦于南园起宅，号'扫叶山庄'。"
⑰ 医者：原书作"者医"，据石印本乙正。
⑱ 《名医不可为论》：见徐大椿《医学源流论》。
⑲ 犹：尚且，还。
⑳ 或：或许。
㉑ 庶几：方才。
㉒ 郑重光：字在莘，亦字素圃，清初医家，仪征人。曾著《伤寒条辨续注》、《温疫论补注》、《伤寒证辨》和《素圃医案》等书。
㉓ 许叔微（1079～1154）：字知可。真州（今江苏仪征）白沙人。宋绍兴二年进士，曾任集贤院学士，故后人称其为许学士。著有《伤寒百证歌》、《伤寒发微论》、《伤寒九十论》及《类证普济本事方》、《本事续方》等。
㉔ 滑寿：元代医学家。字伯仁，晚号撄宁生。曾著《读素问钞》、《难经本义》、《诊家枢要》、《十四经发挥》等。
㉕ 扁鹊：古代传说中人面鸟身的医神，后被用以称呼名医。春秋战国时，勃海郡人秦越人亦有扁鹊之称。相传《难经》一书为其所著。
㉖ 司马季主：汉初楚国人。曾游学长安。通经术，买卜于东市。宋忠、贾谊过访，为其所难，事见《史记·日者传》。

必详述其技,盖人以技传,不详其技,不如不录其人也,此论最合著述之要。近代文人为医家作传,往往以虚辞称扬,不能历叙其治验,即叙治验而不详方案,皆未知纪述之体裁也。

王葑亭①先生友亮,作《叶天士小传》,谓年十二至十八,凡更十七师,闻某人善治某证,即往执弟子礼甚恭,既得其术,辄弃去,故能集众美以成名。善哉!转益多师是我师,艺之精不亦宜乎?

《绍兴府志》载山阴金太常兰之祖铬②,精保婴术,终身不计财利,不避寒暑,不先富后贫。越俗医家多出入肩舆,铬年八十余,犹步行,曰:"吾欲使贫家子稍受半襁③惠耳。"又山阴孙燮和,志切救世,专精岐黄,就医者不论贫富,详审精密,检阅方书,几废食寝。此皆可以为医者法也。

医非④博物,不能治疑难之症,略举二事以证之。粤东吕某女,为后母尹氏所忌,佯爱之,北为濯衣,潜以樟木磨如粉,入米浆糊女衣裤,女服⑤之,搔痒不止,全身浮突,酷类麻疯。延医疗治,经年不瘳,问名者绝踵不至,将送入疯林⑥。吕不忍,复请名医程某治之。程察脉辨色,见其面无浊痕,手搔肌肤不辍,曰:"此必衣服有毒所致。"令取其衣涤之,浆澄水底,色黄黑而味烈。程曰:"樟屑舂粉,坏人肌肉所致,此必为浣衣者所药,非疯也。弃其衣勿服,病自可已。"如其言果然。吕询得其情,遂出尹氏事见东莞欧苏《霭楼剩览》。余戚王氏女,遍体红癍,痛痒不已,饮食为减。延医视之,以为疮也,治数旬不愈。后延名医张梦庐⑦治之,审视再四,曰:"此必为壁虱⑧所咬,毋庸医也。"归阅帐枕等,检弃壁虱无数,果得瘳。

## 医鉴

临海洪虞邻⑨《南沙文集》曰:余家有经纪人,劳苦呕血数升。延医视之,用川连、人参、大黄。余诘之曰:"既补矣,又泻之何也?"答曰:"古方所制者,因秽血未净,故泻之。"余曰:"是速之死⑩也。"亟命勿药。老米粥,厚滋味,令寝食数日,不一旬而强健如故。盖劳苦之人未尝享有饮食之美,数晨夕之安,得此胜于良药多矣,其愈也固宜。又有舆夫素无疾,忽腰痛肚饱不食,医进以大补药,其夜腰痛益甚,腹大气喘且⑪死。翌日,医复视之,曰:"此中鬼箭也,药物无所施,亟宜禳⑫遣。"余叹曰:"奈何嫁罪于鬼哉?是中寒伤食者。"饮以祛寒化食两大剂,第三日,其人抬轿如故。书之以告世之误信庸医者。余谓误信庸医,由于不谙⑬方书,不能不求援于医耳。所可恨者,为医而不深究医理,强作解人,以致误事而不自知也。

吴郡某医,得许叔微《伤寒九十论》,奉为秘本。见其屡用麻黄汤。适治一女子热病无汗,谓是足太阳表证,投以麻黄,服之汗出不止而殒。盖南人少真伤寒,凡热病无汗,以紫苏、葱白、豆豉、薄荷等治之足矣,岂可泥古法乎?

朱子⑭暮年脚气发作,俞梦达荐医士张修之诊视,云:"须略攻治去其壅滞,方得气脉流

---

① 王葑亭:清人王友亮,字景南,号葑亭,婺源人。乾隆间进士,官至通政司副使。有《葑亭文集》、《双佩斋集》等。
② 铬:金铬,清常熟人,居仁和(今杭州)。又名埕,字寿峰,号晼香,又号耐云。有《耐云遗稿》。未审即金兰之祖否。太常,在汉代为九卿之一,掌礼乐郊庙社稷事宜。相沿至清末改官制始废。
③ 襁:疑当作"镪"(qiǎng抢)。镪本指钱串,后泛指银子、钱币。
④ 非:除非。
⑤ 服:穿。
⑥ 疯林:指官府所立的麻疯院,又称癞院、疠人坊。
⑦ 张梦庐(1781~1839):张千里,字子方,号梦庐。清代名医,参见本书《补编》。
⑧ 壁虱:蜱(pí皮)螨类蜱总科的许多节肢动物,比近缘的螨类大得多,附着在温血脊椎动物体上吸血,是人类和较低等的动物的很多传染病的重要媒介。
⑨ 洪虞邻:洪若皋,字叔叙,一字虞邻。清顺治间进士,授户部主事,历福宁道金事。后以父丧归隐林下三十年,嗜学不厌,有《南沙文集》、《临海志》、《乐府源流》等著作。
⑩ 速之死:使之速死。
⑪ 且:将。
⑫ 禳:一种消灾祈福的迷信活动。
⑬ 谙:熟悉。
⑭ 朱子:即朱熹。朱熹字元晦,又字仲晦,号晦庵、遁翁。南宋理学家。

通。"先生初难之，张执甚力，遂用其药。初制黄耆、粟壳等，服之小效，遂用巴豆、三棱、莪茂等药，觉气快足轻，向时遇食多不下膈之病皆去。继而大腑又秘结，再服温白丸数粒，脏腑通而泄泻不止矣。黄芽、岁丹作大剂投之，皆不效，遂至大故。蔡九峰《梦葬记》详载之。观此，知高年人治病，慎不可用攻药也。

详符县医生胡某，操技精良，当道皆慕名延致。都督某之女，与人私。偶感寒疾，招胡诊之。胡谓此孕脉也。某曰："先生之言信乎？"胡曰："非识之真，不敢妄言也。"某乃呼女出，以刀剖其腹，视之信然。胡大骇晕仆①，良久始苏，归病数月即卒。胡之艺工②矣，惜乎其不知顾忌也。先祖秋畦公宰密县时谂知此事，先生祖母顾太孺人恒为以涕言之。

近世医者，能读《内经》鲜矣，更有妄引经语致成笑端者，如治不得瞑，引半夏秫米汤"覆杯则卧"③，云是厌胜④之法，令病者服药后覆盏几上，谓可安卧。治脚疗，引"膏粱之变，足生大疗"⑤，以为确征，不知足者能也，非专指足而言。又有治瘅疟证，以"阴气先伤，阳气独发"之言，盖未读《内经》、《金匮》⑥，第见《己任篇》⑦有是语耳。疏陋若此，乃皆出于悬壶⑧而知名者也。

> **按**：阴气先伤，阳气独发：《素问·疟论》："其但热而不寒者，阴气先绝，阳气独发，则少气烦冤，手足热而欲呕，名曰瘅疟。"《金匮要略》云："阴气孤绝，阳气独发，则热而少气烦冤，手足热而欲呕，名曰瘅疟。"其说与《素问》论瘅疟文相似。

医贵专门，歙吴章侯太守端甫《攒花易简良方》⑨中《劝行医说》，言之甚为切至，特录之：古法行医，各有专科。近见悬壶之辈，往往明日出道，今日从师，牌书内、外两师传授，甚至兼治痧痘、咽喉。探其根底，一无擅长，不过取门数之多，以博钱财。抑知赋质有限，何能兼善？病者不知，恒被贻误。曾见有人患风痧，医视为漆咬而误用清药。又有患火焰疗者，医视为热疮而误用发散诸品，几致不治。此皆不专门故也，可不慎哉！

苏州曹某，状修伟多髯。医名著一时，而声价自高，贫家延请每不至。巨室某翁有女，待年闺中，因病遣仆延曹。仆素憎曹，绐⑩以女已出嫁，今孕数月矣。吴俗大家妇女避客，医至则于床帷中出手使诊。曹按女脉，漫⑪云是孕。翁大骇异。次日，延医至，使其子伪为女，诊之，复云是孕。其子褰⑫帏启裤视之，曰："我男也，而有孕乎？诬我犹可，诬我妹不可恕也。"叱仆殴之，并饮以粪。跪泣求免，乃剃其髯，以粉笔涂其面，纵⑬之去。归家谢客，半载不出，声望顿衰。太湖滨疡医谢某，技精药良，而居⑭心贪谲⑮，往往乘人之急以为利。邻村某农母患疽求治，以其贫拒之，疽溃遂死。某愤甚。谢有拳勇，数十人不能近。某持刀伏稻间，伺其出，突起刺其腰。谢以所制药敷治将瘥，怒某之刺己也，亟⑯诉之县。循例抬验，县官揭其衣，用力重，衣开皮裂，冒风复溃而卒。某按律抵罪，后遇赦得生。此二人医术皆良，乃一则以傲败名，

---

① 仆：倒下。
② 工：高明。
③ 覆杯则卧：形容疗效迅速。覆杯，形容很快。
④ 厌胜：古代方士的一种巫术，以为可以诅咒制服人或物。厌，镇压、抑制之谓。
⑤ 膏粱之变，足生大疗：语出《素问·生气通天论》，原文为"高粱之变，足生大丁"。唐王冰释为"丁生于足"，宋林亿、高保衡《新校正》释为"饶生大丁"。
⑥ 《金匮》：即《金匮要略方论》（简称《金匮要略》），三卷。东汉张机（仲景）撰。
⑦ 《己任篇》：全称《医宗己任篇》，清杨乘六辑。全书四种，包括高鼓峰《四明心法》、《四明医案》，吕用晦《东庄医案》，及董废翁《西塘感症》。
⑧ 悬壶：指行医，语出《后汉书·费长房传》。
⑨ 《攒花易简良方》：清徐文弼、陈杰著，吴章侯（端甫）曾重校。徐文弼，字鸣峰，又字勤右，著《寿世传真》、《救急奇方》。陈杰，号乐天叟，曾著《回生集》、《续回生集》。吴端甫，歙人。
⑩ 绐（dài 代）：欺骗。
⑪ 漫：随意。
⑫ 褰（qiān 千）：撩起。
⑬ 纵：释放。
⑭ 居：平常。
⑮ 谲：欺诈。
⑯ 亟（jí 及）：赶紧。

一则以贪伤身，皆可为戒，故并志之。

徐灵胎《慎疾刍言》①曰："少时见前辈老医，必审贫富而后用药，尤见居心长厚。况是时参价犹贱于今日二十倍，尚如此谨慎，即此等存心，今日已不逮昔人矣。"此言真可砭俗。近时所称名医，恒喜用新奇之药，以炫其博，价值之昂不计也。甚至为药肆所饵②，凡诊富人疾，必入贵重之品，俾③药肆④获利，此尤可鄙。

《扬州府志》⑤辨《高邮州志》称袁体庵⑥班案脉极捷，以为医之切脉，以审慎为工。捷于案⑦脉，乃市医苟且⑧之为，班断⑨不如是云云。吁！今之医者鲜不以捷为工，即延医者亦皆以捷为能，盍⑩深味此言？

南方有割螳螂子之术，小儿蒙其害徐灵胎《兰台轨范》详辨之，谓即拓乳，法用青黛一钱、元明粉三钱、硼砂一钱、薄荷五分、冰片一分，同研细，擦口内两颊，一日四五次。北方有割瘤⑪之术，妇人蒙其害，兼及小儿吴鞠通⑫《温病条辨·杂说》辨之，谓"瘤"字，考之字书并无是字，焉有是病？此皆庸俗伪造其名，而劣妇秘传其技，藉以欺世图利者，明识之人慎勿为其所惑！

> 按：《兰台轨范·小儿门》："凡小儿变蒸之候，每有口内微肿恶乳之时，名曰妒乳……近日海滨妖妇造螳螂子之法，以骗人取利，强者幸愈，弱者俱死，惟淞江、苏州最受其害。盖小儿两颊内外皮有两层，中空处有胎膜一块，人人皆然，割去复生，妖妇以此惑人，人见果有如螳螂子者，遂相信不疑。"徐大椿《慎疾刍言》亦甚非之，并提供简便治方，乃用薄荷、朴硝为末，搽一、二次即可痊愈。

吾人不能遍拯斯民疾苦，宜广传良方，庶几⑬稍尽利济之心。每见得一秘方，深自隐匿，甚至藉以图利，挟索重资，殊堪鄙恶。唐白岑秘发背方，遂遭虎厄⑭；歙蒋紫垣秘解砒毒方，竟获冥谴⑮，可以为鉴。

乌程钮羹梅福厚，由中书历官郎中，在都门十余年，声望翕然。咸丰八年三月，偶患风温，恶寒自足而起，渐及四肢，身热脉浮，舌胎白。医谓是风寒，用柴胡、葛根、防风、苍耳子等药，遂至神昏躁厥，胎黄便结。更医用石膏、大黄等药，病益危笃医皆都门有名者，而悖谬乃若此。更医又用理阴煎、复脉汤等，卒不能救而殁。年仅五十有六。羹梅为余舅氏周愚堂先生之婿，好学敦品，气度雍容，咸谓可享上寿而跻显秩⑯，乃为庸医所戕⑰，亦可惜矣。余见风温、湿温等

---

① 《慎疾刍言》：清徐大椿著。后有王士雄补辑，经张鸿补辑，改名《医砭》，辑入《潜斋医学丛书》中。
② 饵：诱，收买。
③ 俾：使。
④ 肆：店铺。
⑤ 《扬州府志》：指清嘉庆十五年《扬州府志》。
⑥ 袁体庵：袁班，字体庵。明末清初医家，高邮人。著有《医学心传》及《袁体庵经验方》。
⑦ 案：通"按"。
⑧ 苟且：草率。
⑨ 断：断然。
⑩ 盍：何不。
⑪ 瘤：清时北方一些地区，将妇人阴挺、阴蚀、阴痒、阴菌等证，以及肝郁胁病、经闭寒热，甚至数岁男孩所患痔疮、疝瘕、痔疾、外感之遗邪，通造病名为瘤，并以针割陋法治之。
⑫ 吴鞠通（约 1758～1836）：吴瑭，字鞠通。清代医家，江苏淮阴人。著有《温病条辨》、《医医病书》及《医案》。
⑬ 庶几：或许。
⑭ 遂遭虎厄：据唐李肇《国史补》云："白岑尝遇异人，传发背方，其验十全。岑卖弄以求利，后为淮南小节度使高适胁取其方，然终不甚效。岑至九江，为虎所食，驿吏收其囊中，乃得真本。太原王升之写以传布。"按《崇文总目》、《艺文略》、《宋志》均著录白岑《发背论》一卷，佚。
⑮ 竟获冥谴：据清代纪昀《阅微草堂笔记》载："歙人蒋紫垣，流寓献县程家庄，以医为业，有解砒毒方，用之即瘥，然必邀取重赏，不满所欲，则坐视其死。一日暴卒，见梦于居停主人，曰：吾以耽利之故，误人九命矣。死者诉于冥司，冥司判我九世服砒死，今将转轮，赂鬼卒，得来见君，特以此方奉授，君能持以活一人，则我少受一世业报也。言讫，涕泣而去。曰：吾悔晚矣，其方以防风一两，研为末，水调服之而已。无他秘药也。又闻诸沈文丰功曰：冷水调雄石青，解砒毒如神。沈文平生不妄语，其方当亦验。"秘医方而遭冥谴，当属小说家言，不过藉以警示世人不可唯利是图也。
⑯ 显秩：高官、要职之谓。秩：旧指官吏的品级或职位。
⑰ 戕：害。

证,凡用风药升提,伏热陷入心胞,无不神昏厥逆而毙。当此即用清营汤、至宝丹、紫雪丹等,湔涤中宫①,犹可挽回于万一。使认为阳明经腑症,一误再误,则生路绝矣。

作事宜从容详慎,为医尤甚。不特审病当然,即立方亦不可欲速贻误。杭州某医治热病,用犀角七分,误书七钱,服药后胸痛气促而殒。病家将控之官,重贿乃已。某医治暑症,用六一散又用滑石,服之不效,大为病家所诟②。此皆由疏忽致咎也。

治痈疽之法,不可轻用刀③。破脓针疾之法,必先精究穴道,一或不慎,适④以伤人。过事有可以为鉴者:杭城行善者,设局延医,以拯贫人,外科李某与焉。农夫某脚生痈,李开刀伤其大筋,遂成废人,农夫家众欧李几毙。吾里有走方医人治某哮病,以针贯胸,伤其心,立时殒命,医即日遁去。

乌程周岷帆学士学源,才藻华美。咸丰九年,大考一等第二。由编修擢侍讲学士,旋丁外艰⑤,回籍十一年,避乱苕南。臀生瘤有年矣,因坐卧不便,就菱湖疡医费某治之,费谓可用药攻去,予以三品一条枪⑥,大痛数日,患处溃烂翻花。复投五虎散,药用蜈蚣、蜣螂、全蝎等味,服后体疲神愦,遽卒,年仅四旬。往岁余馆湖城,及寓京邸,恒与岷帆谈艺论诗,昕⑦夕忘倦,今闻其逝也,深恨庸医之毒烈无异寇盗。特书于此,以志恫⑧焉是年余避难柳丝,有邻女陈桂姐手生痈毒,亦为费某开刀伤筋,痛甚,不能收口,就余医治得瘥。大抵近世疡医,皆从《外科正宗》⑨治法,专用霸功,误人甚多,学者当以为戒。

## 慎　疾

王叔和⑩《伤寒论·序例》⑪云:"凡人有疾,不时即治,隐忍冀瘥⑫,以成痼疾,小儿女子,益⑬以滋甚。时气不和,便当早言,寻其邪由,及在腠理,以时治之,罕有不愈者。患人忍之,数日乃说,邪气入藏,则难可制。"徐灵胎《医学源流论》云:"凡人少有不适,必当即时调治,断不可忽为小病,以致渐深。更不可勉强支持,使病更增,以贻无穷之害。"

余在台州时,同官王愚庵先生年五旬余,患时感症,坚守"不服药为中医"⑭之戒,迁延数日,邪热内闭神昏。家人延医诊治,无及而卒。又余戚秀水王氏子,年方幼稚,偶患身热咳嗽,父母不以为意,任其冒风嬉戏,饮食无忌,越日疹发不透,胸闷气喘,变症毕现。医言热邪为风寒所遏,服药不效而卒。此皆不即调治所致也。

真空寺僧能治邝子元心疾,令独处一室,扫空万缘,静坐月余,诸病如失。海盐寺僧能疗一切劳伤、虚损、吐血、干劳之症。此僧不知《神农本草》⑮、《黄帝内经》,惟善于起居得宜,饮食消息。患者往彼寺中三月半年,十愈八九。观此,知保身却病之方,莫要于怡养性真、慎调饮食,不得仅乞灵于药饵也。

北方人所眠火坑,南方人用之,体质阴虚者多深入火气,每致生疾。吾邑张侯舫孝廉维,留寓京师,久卧火坑,遂患咳嗽。医者误谓肺虚,投以五味子、五倍子等药,竟至殒命。张贫而好

---

① 中宫:指中焦。
② 诟:骂。
③ 刀:原作"月",形讹。据石印本改。
④ 适:恰。
⑤ 丁外艰:古称遭父母之丧为丁艰或丁忧。丧父亦称丁外艰,丧母亦称丁内艰。旧礼规定其时子女需守丧三年,不为官,不婚娶,不赴宴,不应试。丁,遭逢。
⑥ 三品一条枪:方药名。用白砒、明矾煅制,加雄黄、乳香研末,厚糊搓成线条,阴干备用。此方药力猛烈,不可轻用。
⑦ 昕:原指日将出之时,此指白天。
⑧ 恫(tōng 通):悲痛,伤心。
⑨ 《外科正宗》:陈实功(1555～1636)著。实功字毓仁,号若虚,明代医家,尤精外科,江苏南通人。
⑩ 王叔和:即王熙,字叔和。西晋时医家,高平人。据说曾为太医令,整理过张仲景的《伤寒杂病论》。
⑪ 《伤寒论·序例》:王叔和撰次仲景《伤寒论》,前有《辨脉法》、《平脉法》、《伤寒例》三篇。此《序例》即《伤寒例》。
⑫ 瘥(chài 柴去声):痊愈。
⑬ 益:渐渐。
⑭ 不服药为中医:不用服药,尚可得到中等医生治疗的水平,讥医之语。语出《汉书·艺文志》。
⑮ 《神农本草》:即《神农本草经》,简称《本草经》或《本经》。约成书于后汉时期。

学，品复端谨，中年不禄①，士林惜之。

凡从高坠下而晕绝者，慎勿移动，俟其血气复定而救之，有得生者。若张皇②扶掖以扰乱之，百无一生。余戚沈氏之女，年甫十岁，从楼堕地晕死，急延医视之，曰："幸未移动，尚可望生，否则殆矣。"乃以药灌之，移时渐苏而安。治跌损者，人尿煮热，洗之、灌之良。

读《续名医类案》③，而知移动之禁非独坠跌者宜然也。备录之：张子和治叟年六十余，病热厥头痛。以其用涌药时已一月间矣，加之以火，其人先利。年高身困，出门见日而仆，不知人。家人惊惶，欲揉扑④之，张曰："大不可扰。"与西瓜、凉水、蜜雪，少顷而苏。盖病人年高涌泄，则脉易乱，身体内有炎火，外有太阳，是以跌仆，若更扰之，便不救矣。汪石山治人卒厥暴死不知人，先因微寒发热，面色姜黄，六脉沉弦而细。知为中风久郁所致，令一人紧抱，以口接其气，徐以热姜汤灌之，禁止喧闹，移动则气不返矣。有顷果苏，温养半月而安。不特此症为然，凡中风、中气、中寒、暴厥，俱不得妄动以断其气。《内经》明言"气复返则生"。若不谙而扰乱，其气不得复，以致夭枉者多矣。魏玉璜曰：遇卒暴病，病家、医士皆宜知此，盖暴病多火，扰之则正气散而死也。余女年十八，忽暴厥，家人不知此，群集喧哄，又扶挟而徙之他所，致苏复绝，救无及矣。今录张、汪二案，五内⑤犹摧⑥伤也。

**按**：气复返则生：《素问·调经论》："血之与气，并走于上，则为大厥，厥则暴死，气复返则生，不返则死。"

## 保　生

苏子瞻⑦曰："伤生之事非一，而好色者必死。"旨哉⑧斯言！士大夫禄位既隆，更思快心悦志，往往昵近房帏，讲求方木⑨，不知适以自促⑩其生。偶见《野获编》⑪所纪云："大司马谭二华⑫纶，受房术于陶仲文⑬，时尚为庶僚，行之

而验，又以授张江陵⑭，寻致通显。谭行之二十年，一夕御妓女而败，时年甫逾六十，自揣不起，属⑮江陵慎之。张用谭术不已，日以枯瘠，亦不及下寿⑯而终。夫谭、张皆一代伟人，而犹纵欲殒身，可见色之易溺人也。自非⑰脱然于情欲之私，而见之卓、守之坚，乌能不为所害哉？

凡人于情欲最难割断，观宋《李庄简⑱集》中，客有见馈温剂，云可壮元阳，因感而作诗。窃叹其淡泊之怀、坚定之守，为不可及也。诗云："世人服暖药，皆云壮元阳；元阳本无亏，药石徒损伤。人生百岁期，南北随炎凉。君看田野间，父老多康强；茅檐弄儿孙，春陇驱牛羊；何曾识丹剂，但喜秋黍香。伊余十年谪，日闻贵人

---

① 不禄：死的委婉语。
② 张皇：慌张、仓促之意。
③ 《续名医类案》：清钱塘医家魏之琇续补明江瓘《名医类案》之作。
④ 扑：拍。
⑤ 五内：指五脏。
⑥ 摧：悲伤。
⑦ 苏子瞻：苏轼（1036～1101），字子瞻，号东坡，北宋著名文学家，眉州眉山人。
⑧ 旨哉：犹言"得要领呀！"
⑨ 方木：疑为"方术"，指房中术一类。下文曰"房术"可为旁证。
⑩ 促：短，缩。
⑪ 《野获编》：指明代沈德符所撰《万历野获编》。沈德符（1578～1642），字景倩，又字虎臣、景伯，浙江秀水（今嘉兴）人。
⑫ 谭二华（1520～1577）：谭纶字子理，号二华，明宜黄人。嘉靖二十三年（1544）进士，抗倭名将，与戚继光齐名，时称"谭戚"。官至兵部尚书，卒谥襄敏。
⑬ 陶仲文：明黄冈人。尝受符水诀于罗田万玉山，后以方术显于宫中，授少保、少傅，封恭诚伯。
⑭ 张江陵：张居正（1525～1582），字叔大，别号太岳，明代名相，江陵人，故以地望称之。卒谥文忠。著有《书经直解》、《太岳集》、《太岳杂著》、《帝鉴图说》等书。
⑮ 属："嘱"的古字。
⑯ 下寿：《左传·僖公三十二年》孔颖达疏："上寿百二十岁，中寿百，下寿八十。"又《庄子·盗跖》与《太平经·解承负诀》等则有"下寿六十"的说法。
⑰ 自非：如果不是。
⑱ 李庄简：宋李光，字泰发。上虞人。崇宁进士，除太常博士，官至吏部尚书、参知政事，卒谥庄简，有《读易详说》、《庄简集》。

亡;金丹不离口,丱①妙常在傍;真元日渗漏,滓秽留空肠;四大②忽分离,一物不得将;歌喉变哀音,舞衣换缞③。炉残箭镞砂④,箧余鹿角霜;咄⑤哉此愚夫,取乐殊未央⑥。我有出世法,亦如不死方;御寒须布帛,欲饱资稻粱;床头酒一壶,膝上琴一张;兴来或挥手,客至亦举觞;涤砚临清池,钞书傍明窗;日用但如斯,但觉日月长;参苓性和平,扶衰固难忘;恃药恣声色,如人蓄豺狼。此理甚明白,吾言岂荒唐;书为座右铭,聊以砭世盲。"读此可以见所养之纯,宜其久居瘴乡而神明不衰,克跻⑦上寿也。士大夫能如公之守身,有不康强逢吉者乎?公又与萧德超书云:"张全真在会稽搜求妙丽,丹砂茸附,如啖鱼肉,徒恣嗜欲耳。自谓享荣贵,得便宜,今为一藂⑧枯骨,有甚便宜?到这里,便世尊诸大菩萨出来,也救不得,岂不哀哉!"此可为溺情燕私⑨者当头棒喝。

养生家有行房禁忌日期,人每以为迂而忽之,不知世间常有壮年得病暴亡,未始不由于此。至于合婚吉期,往往不避分、至节气。少年恣欲,隐乖阴阳之和,病根或因之而伏,不可不留意也。

**按**:《备急千金要方·养性》:"交会者当避开丙、丁日,及弦、望、晦、朔,大风、大雨、大雾、大寒、大暑,雷电霹雳,天地晦冥,日月薄蚀,虹霓地动。若御女者则强损人神,不吉,损男百倍,令女得病,有自子必颠痴顽愚,喑哑聋聩,挛跛盲眇,多病短寿。"此盖所谓养生家行房禁忌之日。

采战之术,乃邪说也。孙真人《千金方·房中补益篇》⑩详房中之术,且谓能御十二女而不施泻者,令人不老、有美色;若御九十三女而自固者,年万岁。此等论说,疑是后人伪托。夫见色必动心,况交合之际,火随欲煽,虽不施泻,真精必因之而耗,安能延年?又治阳不起壮阳道方,用原蚕蛾、蛇床子、附子等味。以此示人,必将假热药以纵欲,而贻害无穷,曾谓济物摄生如真人,而忍出此乎?男子破身迟则精力强固,凡育子者最防其知识早开,天真损耗,每至损

身。当童蒙就傅⑪之时,尤宜审⑫择俦侣⑬,勿令比⑭匪致伤。余族侄某,成童时至亲戚读书,同塾六人,有沈氏子年最长,导诸童以淫亵事。数年后,诸童病瘵死者三人,侄亦一病几殆。又如俊仆韶婢,皆不宜使之相亲。长洲陈公子,甫婚而咯血,其母虑溺于燕婉⑮,命居书室,一老奴、一稚童侍寝,老奴嗜酒,夜即酣睡,公子遂与僮私,病转增剧,比其母知之,则已沉痼,竟致不起。此所谓但知其一,不知其二,可不鉴诸?沈氏子余赏见之,屡应童子试⑯不售⑰,四十余岁,潦倒以卒,殆薄行之报。

人至中年,每求延寿之术,有谓当绝欲者,有谓当服食补剂者。余谓修短有命,原不可以强求,如必欲尽人事,则绝欲、戒思虑,二者并重,而绝欲尤为切要。至于服食补剂,当审气体之宜,慎辨药物,不可信成方而或失之偏,转⑱受其害也。

卢子繇⑲《伤寒论疏钞金錍》云:"人不见风,龙不见石,鱼不见水,鬼不见地,犹干禄⑳者

---

① 丱(guàn 贯)妙:丱,年幼。妙,指年轻貌美的女子。
② 四大:佛家以地、水、火、风为四大。以为四者广大,产生一切。
③ 缞(cuī 崔):丧服。
④ 箭镞砂:中药药名,又名箭头砂。以砂作不规则片形,其锋锐之棱角有如箭头,故名。
⑤ 咄:大成本作"拙"。
⑥ 央:尽,完。
⑦ 克跻:能够跻身。
⑧ 藂(cóng 从):音义皆同"丛"。
⑨ 燕私:指男女交合。
⑩ 《千金方·房中补益篇》:即孙思邈《备急千金要方·养性房中补益》。
⑪ 就傅:从师。
⑫ 审:仔细。
⑬ 俦侣:指同伴、朋辈。
⑭ 比:接近。
⑮ 燕婉:本指夫妇和爱,此指夫妇房事。
⑯ 童子试:科举制度中的低级考试。童生应试合格者始为生员。
⑰ 不售:指考试不中。
⑱ 转:反。
⑲ 卢子繇:即卢子颐,明代医家。字繇生,号晋公,自称芦中人。钱塘人。曾撰《本草乘雅半偈》、《摩索金匮》、《伤寒金鎞疏钞》、《学古诊则》等书。
⑳ 干禄:求福、求官均可称"干禄"。此处指求官谋禄。

之不见害也。"余为续之曰："人不见风，龙不见石，鱼不见水，鬼不见地，犹好色者之不见病也。"盖人能不为财色所溺，则于保生之道，思过半①矣。

行房忍精不泄，阻于中途，每致成疾，如内而淋浊、外而便毒等症。病者不自知其由，医者鲜能察其故，用药失宜，因而殒命者多矣，可不慎欤！

《史记·太仓公传》②载其诊疾③二十有四，得之内④者有七，而死不治者有四，其一因于饮酒且内，其一因于盛怒接内，其一因于得之内而复为劳力事。养生者识此，当知所戒矣。

咽气⑤不得法，反足为害。惟咽津⑥较易，亦甚有益。每日于闲暇时，正坐闭目，以舌遍扰口中三十六次，津既盈满，分作三次咽下咽时喉中须呱呱作声，以意送至丹田。此法行之久久，大可却病延年。余表兄周荔园士煃中年便血，误服热药，遂成痼疾，身羸⑦足痿⑧，十载不痊。后乃屏弃方药，专行此法，一年之后，诸恙悉愈，身体亦强健如初。

杭州郎二松，十三岁患瘵⑨垂危，闻某庵有道士功行甚高，征⑩求治之。道士教以行八段锦⑪法，谓能疗疾，并可延年。遵而行之，三月后，病去若失。

张景岳称，其父寿峰公，每于五更咽气，因作嗳⑫以提之使吐，每月行吐法一二次。阅⑬四十余年，愈老愈健，寿至八旬以外。俞惺斋非之，以为阳明胃脉下行为顺，若吐则上逆，频吐理当损寿，何反益寿，殊未敢信。此说良是。夫古人汗、吐、下三法，皆治实证，若属虚证，均非所宜。张寿峰以吐而得寿，必体质强健，或素有痰饮，乃藉吐以推荡积垢，他人不得轻易效之。

## 慎 药

乩方⑭之风，于今尤甚。神仙岂为人治病。大率皆灵鬼耳，故有验有不验。余所目击者，都门章子雅患寒热，乩方用人参、黄耆，痰塞而殒；萧山李仪轩老年足痿，乩方用附子、熟地、羌活、细辛等味，失血而亡。彼惑于是者，效则谓仙之灵，不效则谓其人当死，乃假手于仙以毙之也。噫！是尚可与言乎？

药以养生，亦以伤生，服食者最宜慎之。秀水汪子黄孝廉同年焘，工诗善书，兼谙医术。道光乙未，余与同寓都城库堆胡同，求其治病者踵相接。丙申正月，汪忽患身热汗出，自以为阳明热邪，宜用石膏，服一剂，热即内陷，肤冷、泄泻、神昏，三日遽⑮卒。医家谓本桂枝汤证，不当以石膏遏表邪也。嵊县吴孚轩明经鹏飞，司铎⑯太平⑰。壬寅六月科试，天气大热，身弱事冗⑱，感邪遂深，至秋仲疾作，初起恶寒发热，病势未甚。绍台习俗，病者皆饮姜汤，而不知感寒则宜，受暑则忌也。服二盏，暑邪愈炽，遂致不救。又有不辨药品而致误者，归安陈龙光业外科，偶因齿痛，命媳煎石膏汤服之，误用白砒，下咽腹即痛，俄而大剧，询知其误，急饮粪清⑲吐之，委顿数日始安。犹幸砒汤仅饮半盏，以其味有异而舍

---

① 思过半：谓已领悟大半。
② 《史记·太仓公传》：即《史记·扁鹊仓公列传》中之《仓公传》。汉初齐临淄人淳于意（前215～？），西汉名医，曾任太仓令，故称。
③ 诊疾：疑为"诊籍"，即后世所称医案。《史记·扁鹊仓公列传》："今臣意所诊者皆有诊籍。"按《史记》录仓公诊籍二十五则，共二十三种疾患，病因以酒色居多。
④ 内：此指行房事。
⑤ 咽气：也称食气，是道家的一种养生方法。
⑥ 咽津：又名"练精"、"饮玉泉"或"饮玉浆"，也是道家养生的一种方法。
⑦ 羸（léi雷）：瘦弱。
⑧ 痿：神经系萎病。筋肉萎缩，不能举动。
⑨ 瘵（zhài寨）：病名。多指痨病。
⑩ 征：远行。
⑪ 八段锦：中国传统医疗保健体操，始见于北宋。由八节连贯动作组成，是肢体运动、呼吸运动和意念相结合的保健术。
⑫ 嗳（ǎi矮）：即嗳气，俗称打嗝。
⑬ 阅：历。
⑭ 乩（jī机）方：旧时术士图利欺人，以两人扶丁字架，下放沙盘，佯作鬼神附体，画沙作字，预言人事，称为扶乩，亦名抚鸾。乩方，即扶乩所得之药方。
⑮ 遽（jù句）：此指很快。
⑯ 司铎：指掌管文教的官员。相传古代宣布教化的人必摇木铎以聚众，故称。
⑰ 太平：指平静无事。
⑱ 冗：繁杂。
⑲ 粪清：即粪汁。

之，否则殆矣。吾邑陈庄李氏子，夏月霍乱，延医定方，有制半夏二钱，适药肆人少，而购药者众，有新作伙者，误以附子与之，服药后腹即大痛，发狂，口中流血而卒。李归咎于医，医谓药不误，必有他故，索视药渣，则附子在焉。遂控药肆于官，馈以金乃已。

世俗喜服热补药，如桂、附、鹿胶等，老人尤甚，以其能壮阳也。不知高年大半阴亏①，服之必液耗水竭，反促寿命。余见因此致害者多矣。

禽虫皆有智慧，如虎中药箭而食青泥，野猪中药箭食荠苨，雉被鹰伤贴地黄叶，鼠中矾毒饮泥汁，蛛被蜂螫以蚯蚓粪掩其伤，又知啮芋根以擦之，鹳之卵破以漏药缠之。方书所载，不可胜数。今人不辨药味，一遇疾病，授命于庸医之手，轻者重，重者致死，亦可哀已！

凡服补剂，当审气体之所宜，不可偏一致害。叶天士《景岳全书发挥》②云：沈赤文年二十，读书明敏过人，父母爱之，将毕姻，合全鹿丸一料。少年四人分服，赤文于冬令服至春初，忽患浑身作痛，渐渐腹中块痛，消瘦不食，渴喜冷饮，后服酒蒸大黄丸，下黑块无数，用水浸之，胖如黑豆，始知为全鹿丸所化，不数日热极而死。同服三少年，一患喉痹，一患肛门毒，一患吐血咳嗽，皆死。此乃服热药之害也。叶天士《医验录》③云：黄郎令六月畏寒，身穿重棉皮袍，头带黑羊皮帽，吃饭则以火炉置床前，饭起锅热极，人不能入口者，彼犹嫌冷，脉浮大迟软，按之细如丝。此真火绝灭，阳气全无之症也。方少年阳旺，不识何以至此？细究其由，乃知其父误信人云"天麦二冬膏，后生常服最妙"，遂将此二味熬膏，令早晚日服勿断，服之三年，一寒肺，一寒肾，遂令寒性渐渍入脏，而阳气寖④微矣。是年春，渐发潮热，医投发散药，热不退，而汗出不止，渐恶寒，医又投黄连、花粉、丹皮、地骨皮、百合、扁豆、贝母、鳖甲、萎蕤之类，以致现症若此。乃为定方，用人参八钱，附子三钱，肉桂、炮姜各二钱，川椒五分，白术二钱，黄耆三钱，伏苓一钱，当归钱半，川芎七分。服八剂，去棉衣，食物仍畏冷，因以八味加减，另用硫黄为制金液丹，计服百日后而后全愈。此则服凉药之害也。人之爱子者，可不鉴于此，而慎投补剂乎？

程杏轩⑤治汪木工，夏间寒热呕泻，自汗头痛。他医与疏表和中药，呕泻止，而发热不退，汗多口渴，形倦懒言，舌胎微黄而润，脉虚细。据经言"脉虚身热，得之伤暑"，因用清暑益气汤加减。服一剂，夜热更甚，谵狂⑥不安。次早复诊，脉更细，舌胎色紫肉碎，凝有血痕，渴嗜饮冷。此必热邪内伏未透，当舍脉从证，改用白虎汤加生地、丹皮、山栀、黄芩、竹叶、灯心。服药后周身汗出，谵狂虽定，神呆，手足冰冷，按脉至骨不见脉伏，可与壶仙翁治风热症⑦参观，阖目不省人事，知为热厥。舌胎形短而厚，满舌俱起紫泡，大如葡萄，并有青黄黑绿杂色罩于上，辞以不治。其母哀恳拯救，乃令取紫雪蜜调涂舌，前方加入犀角、黄连、元参以清热，金汁、人中黄、银花、绿豆以解毒，另用雪水煎药。厥回脉出，舌泡消，苔退，仅紫干耳。再剂热净神清，舌色如常。是役也，程谓能审其阳证似阴于后，未能察其实证类虚于前，自咎学力未到，盖以初用清暑益气汤之误也。因思此汤最不可轻用，况因伤暑而脉虚，外见汗多口渴等症，则尤不当用也。

> 按：脉虚身热，得之伤暑：《素问·刺志论》："气盛身寒，得之伤寒；气虚身热，得之伤暑。"王冰注："气，谓脉气。"故程杏轩直言为"脉虚身热"。

医家以丸散治病，不可轻信而服之。吾里

---

① 不知高年句：《素问·阴阳应象大论》云："年四十，而阴气自半也，起居衰矣。"
② 叶天士《景岳全书发挥》：《景岳全书发挥》四卷，原题叶桂撰。曹禾《医学读书志》认为此书其实是梁溪姚球所著，书商为求利而托桂之名，书中对景岳温补之法多所抨击。
③ 叶天士《医验录》：叶天士并无《医验录》之著，疑当作明代医家吴天士。吴天士名楚，字天士，别字畹庵，撰有《吴氏医验录》初、二集，今存。
④ 寖（qīn 侵）：通"浸"。渐渐。
⑤ 程杏轩：程文囿，字杏轩，号观泉。清乾、嘉、道光间歙县名医。著《医述》及《程杏轩医案》。
⑥ 谵狂：因疾病或中毒而导致暂时精神错乱、胡言乱语、烦躁不安、意识障碍等症状。
⑦ 壶仙翁治风热症：原载《名医类案·火热》。参见本书《脉》。

有患痞①者，求治于湖州某医，医授丸药服之，痞病愈而变臌胀②以死。又有婴儿惊风③，延某医治之，灌以末药不计数，惊风愈而人遂痴呆，至长不愈，其药多用朱砂故也。

世人喜服参、术，虚者固得益，实症适足为害。苏州某官之母，偶伤于食，又感风邪，身热不食。医者以其年高体虚，发散药中杂参、术投之，病转危殆。其内侄某知医，适从他方至，诊其脉，且询起病之由，曰："右脉沉数④有力，体虽羸而神气自清，此因伤食之后，为补药所误，当以峻药下之。"乃用大黄、槟榔、厚朴、莱菔子之属。一剂病如故，众疑其谬，某谓药力未到，复投二剂，泄去积滞无算，病遂瘳⑤。此可为浪服补药之鉴。

世俗每谓单方外治者非比内服，可放胆用之，不知亦有被害者。《续名医类案》云："一僧患疮疥，自用雄黄⑥、艾叶燃于被中熏之，翌日遍体焮⑦肿，皮破水出，饮食不入，投以解毒不应而死。盖毒药熏入腹内而散真气，其祸如此。"又云："余举家生疮，家人亦用此方熏之，疮不愈。未几銮⑧儿出痘，症极凶，药不能下咽而殁，殆亦受其毒耳。"窃意所患疮当是热毒，以热攻热，毒乃益炽。故凡用药，选宜审明阴阳虚实，不得谓外治无害而漫⑨试之。

身躯肥瘦，何关利害，而随郡王子隆体肥，乃服芦茹丸⑩以消。名位升沉，何与荣辱，寇莱公⑪望得相，乃服地黄兼饵莱菔⑫。推之服金丹以求仙，反促其寿；饵春药以求子，转伤其生，皆逐末忘本者也。

鄱阳名医周顺，谓古方不可妄用，如《圣惠》⑬、《千金》⑭、《外台秘要》⑮，所论病原、脉症，及针灸法，皆不可废，然处方分剂，与今大异，不深究其旨者，谨勿妄用。有人得目疾，用古方治之，目遂突出。又有妇人产病，用《外台秘要》坐导⑯方，反得恶露⑰之疾，终身不瘥。余谓古方固勿妄用，近世所传单方尤当慎择用之。朱子藩眉极少，方士令服末子药六七厘，眉可即生，戒以服药后须避风。服之夕即有汗，偶值贼至，乃出庭除⑱，及归寝，大汗不能止，几至亡阳，后竟不寿见《折肱漫录》⑲。湖州胡氏子患水肿，服药不效，有教以黑鱼一尾，入绿矾腹中，烧灰服之，服后腹大痛遽死。夫古方、单方，用之得当，为效甚速，但当审病症之所宜，且勿用峻厉之药，庶几有利而无弊耳。

士大夫不知医，遇疾每为俗工所误。又有喜谈医事，研究不精，孟浪服药以自误，如苏文忠公⑳事，可惋叹焉。建中靖国元年，公自海外归，年六十六，渡江至仪真，舣舟东海亭下。登金山妙高台时，公决意归毗陵。复同米元章㉑

---

① 痞：病名。胸中满闷结块。
② 臌胀：中医指由水、气、瘀血、寄生虫等原因引起的腹部膨胀的病。也作"鼓胀"。
③ 惊风：又称惊厥，是小儿常见的危急重症，可发生于许多疾病的过程中，临床以抽搐并伴有神志障碍为特征。
④ 数（shuò 硕）：即数脉，是中医脉诊病脉之一，一般主热证。
⑤ 瘳（chōu 抽）：痊愈。
⑥ 雄黄：雄黄之主要成分为硫化砷。其性味辛温有毒，阴虚血亏及孕妇忌用。
⑦ 焮（xīn 心）：灼热。
⑧ 銮：当是其夭子名。
⑨ 漫：随意。
⑩ 芦茹丸：当为"芦茹丸"之误。据《南齐书·随郡王子隆传》所载："子隆年二十一，而体过充壮，常服芦茹丸以自销损。"
⑪ 寇莱公：即寇准（961～1023），字平仲，宋代名相，华州下邽人。曾受封为莱国公，故称。
⑫ 服地黄兼饵莱菔：《本草纲目》载孙思邈说，以为莱菔"不可与地黄同食，令人发白，为其涩营卫也"。
⑬ 《圣惠》：即《太平圣惠方》，北宋翰林医官王怀隐等编撰，辑方达一万余首。
⑭ 《千金》：指唐代孙思邈所撰《备急千金要方》及《千金翼方》，乃集初唐以前医学之大成。
⑮ 《外台秘要》：唐邺郡太守王焘所撰。载方六千余首。唐以前之方，遂赖此书以存。
⑯ 坐导：将药物塞入阴道以达到治疗目的的一种治病方法，也称坐药法，中医主要用于妇科病症的治疗。
⑰ 恶露：指妇人分娩后阴道排出的瘀浊败血之物。
⑱ 庭除：此指庭院。
⑲ 《折肱漫录》：明黄承昊撰。黄氏字履素，号闇斋，明代秀水（浙江嘉兴）人，官至福建按察史。因体弱遂留心医药，编有《折肱漫录》，并编薛己著述成《医案摘要》一书。
⑳ 苏文忠公：即苏轼。轼卒，谥文忠。详见本书《保生》。
㉑ 米元章（1051～1107）：字芾，宋代书法家及画家。太原人。与苏轼、黄庭坚、蔡襄并称四大家。著有《宝晋英光集》、《书史》、《画史》、《砚史》等。

游西山，逭暑南窗松竹下。时方酷暑，公久在海外，觉舟中热不可堪，夜辄露坐，复饮冷过度，中夜暴下，至旦急甚。食黄耆粥觉稍适，会元章约明日为筵，俄瘴毒大作，暴下不止。自是胸膈作胀，却饮食，夜不能寐。十一日发仪真，十四日疾稍增，十五日热毒转甚，诸药尽却，以参、苓瀹汤而气寖止，遂不安枕席。公与钱济明书云："某一夜发热不可言，齿间出血如蚯蚓者无数，迨晓乃止，困惫之甚。细察病状，专是热毒根源不浅，当用清凉药，已令用人参、茯苓、麦门冬三味煮浓汁，渴即少啜之，余药皆罢也。庄生'闻在宥天下，未闻治天下也'。三物可谓在宥矣。此而不愈则天也，非吾过也。二十一日，竟有生意。二十五日疾革。二十七日上燥下寒，气不能支。二十八日公薨。余按病暑饮冷暴下，不宜服黄耆。迨误服之，胸胀热壅，牙血泛溢。又不宜服人参、麦门冬。噫！此岂非为补药所误耶？近见侯官林孝廉昌彝①《射鹰诗话》云："公当暴下之时，乃阳气为阴所抑，宜大顺散主之。否则，或清暑益气汤，或五苓散，或冷香引子②及二陈汤，或治中，皆可选用。既服黄耆粥，邪已内陷，胸作胀，以为瘴气大作，误之甚矣。瘴毒亦非黄耆粥所可解。后乃牙龈出血，系前失调达之剂，暑邪内干胃腑，宜甘露饮、犀角地黄主之，乃又服麦门冬饮子及人参、茯苓、麦门冬三物，药不对病，以致伤生，窃为公惜之"云云。余谓甘露饮、犀角地黄汤用之此病固当，至桂、附等味，公之热毒如是之甚，亦不可用也。

用药最忌夹杂，一方中有一二味即难见功。戊午季春，余自武林③旋里，舟子陈姓病温，壮热无汗，七日不食，口渴胸痞，咳嗽头痛，脉数，右甚于左。杭医定方，用连翘、瓜蒌皮、牛蒡子、冬桑叶、苦杏仁、黑山栀、象贝、竹叶、芦根，药皆中病，惜多羚羊角、枳壳二味。服一剂，病不减，胸口闷，热转甚。求余诊治，余为去羚羊角、枳壳，加淡豆豉、薄荷。服一剂，汗出遍体，即身凉能食。复去淡豆豉、牛蒡子，加天花粉，二剂全愈。因思俗治温热病，动手即用羚羊角、犀角，邪本在肺胃，乃转引之入肝心，轻病致重，职④是故耳。

陶谷⑤《清异录》云："昌黎公愈⑥，晚年颇亲脂粉，故事服食，用硫黄末搅粥饭，啖鸡男，不使交千日，烹庖，名火灵库。公间日进一只焉，始亦见功，终致绝命。"以湉按⑦白乐天⑧诗中"退之服硫黄"句，昔人已辨其非昌黎公。陶氏此说，未必可信，然亦足征服食之当谨也。

> **按**：硫磺，由天然硫磺矿初步加工而成。味酸，大热，有毒。功能温阳、祛寒，主治虚寒腹痛、阳虚便秘等症；外用治皮肤湿疮、疥癣等，有杀虫作用。《本草衍义》指出："中病当便已，不可尽服。"过服可麻痹中枢神经细胞而导致死亡。

## 求 医

汉郭玉⑨曰："贵者处尊高以临臣，臣怀怖慑以承之，其为疗也有四难焉：自用意而不任臣，一难也；将身不谨，二难也；骨节不强，不能药⑩，三难也；好逸恶劳，四难也。"夫玉为一代良工，而犹苦此，矧在中医⑪，使临以威严，必畏

---

① 林孝廉昌彝：林昌彝，字惠常，号茶叟。清代道光时进士，侯官人。撰有《小石渠阁文集》、《射鹰楼诗话》。孝廉，汉代以来选拔人才的科目。孝，指孝悌者；廉，清廉之士。亦指被推选的士人。
② 冷香引子：误，当作"冷香饮子"。
③ 武林：即今杭州。
④ 职：主要。
⑤ 陶谷：谷字秀实，新平人。五代十国时历仕后晋、后汉、后周，入宋历礼、刑、户三部尚书。撰有《清异录》。
⑥ 昌黎公愈：韩愈(768~824)，字退之，唐代文学家，唐宋八大家之一。邓州南阳人，郡望昌黎，世称韩昌黎。有《昌黎先生集》。
⑦ "以湉按"两句：白诗中之"退之"，非韩愈韩退之，乃唐监察御史卫中立，中立也字退之。
⑧ 白乐天：白居易(772~846)，字乐天，号香山居士。唐代文学家，太原人。有《白氏长庆集》。
⑨ 郭玉：东汉医家，和帝时(89~104)为太医令丞，广汉雒人。详见《后汉书·郭玉传》。
⑩ 不能药：《后汉书·郭玉传》作"不能使药"。
⑪ 中医：此指中等水平的医生。

栗失措，而诊治有误矣。薛立斋医案①云：一稳婆②止有一女，分娩时，巡街御史适行牌③取视其室。分娩女因惊吓，未产而死。后见御史以威颜分付，追视产母，胎虽顺而顾偏在一边，以致难产。因畏其威，不敢施手，由是母子俱不能救。即此推之，凡求医治病，断不可恃势分之尊也。

凡病不能自治，必求治于医者，而其要则有四焉。一曰择人必严。医者之品学不同，必取心地诚谨、术业精能者，庶④可奏功。一曰说症必详。脉理渊微，知之者鲜，惟问可究病情，乃医之自以为是者，往往厌人琐语，而病家亦不能详述，此大误也。故凡求医诊治，必细述病源，勿惮其烦。一曰察药必慎。药之伪者不必论，即寻常品味，肆中人粗心，往往以他物搀混，必亲自检视，方免舛⑤误。至炮煎诸法，亦宜精审，服之斯可获效。一曰录方必勤心。俗于医者所定之方，服药既讫，随手弃掷。余谓宜汇录一册，以备检阅，此不过举手之劳耳。有心人见之，则上工之治验，固可采以示法，中工之方案，亦可因以征学识之浅深、品诣之高下，而定其取舍矣。

《钱塘县志·方伎传》：沈好问⑥，精小儿医，尤善治痘。江鲁陶子一岁，痘止三颗，见额上、耳后、唇旁。好问曰："儿痘部位心、肾、脾三经，逆传，土克水，水克火，宜攻不宜补，攻则毒散，补则脏腑相戕。"治至十四日，痘明润将成矣，好问曰："以石膏治之，恐胃土伤肾水。"俗医怜儿小，谬投以参，好问见之，惊曰："服参耶？不能过二十一日矣。"儿卒死。夫治痘已有成效，意为庸医所误，由于恒情皆畏攻而喜补也。此亦可为任医不专之戒。

赠医诗鲜有佳者，近阅临川李小湖回卿联绣《好云楼初集》，中有赠医士费晋卿⑦明经诗，语殊警惕。咸丰中，回卿督学江苏，知江苏有二名医，一为阳湖吴仲山斐融，居印墅；一为武进费晋卿伯雄，居孟河城，遂并访之。吴以回卿未有子，投补剂为嗣育计；费谓回卿肝阳过旺，心肾两亏，投以养心平肝之剂。回卿主费说，因赠以诗云："儒林与文苑，千秋照简编，岂无艺术传，别表⑧冠世贤，华佗许颖宗⑨，妇孺惊若仙。本草三千味，难经八十篇。格致⑩即圣学，名与

精神传，况用拯危殆，能夺造化权，活人较良相，未知谁后先。莘渭⑪不巷遇，只手难回天。孟城一匹夫，所值蒙生全，日济什百人，功德岁万千。大哉农轩业⑫，托始尧舜前。"

> **按**："夫任医如任将，皆安危之所关"，故张介宾再三强调求医关键之一在于"任真医"。本节主旨正与《景岳全书》卷三《病家两要说》文义相合，惟望"好生者"察之慎之。

## 诊　法

寇宗奭⑬云："凡看妇人病，入门先问经期。"张子和云："凡看妇病，当先问娠。"又云："凡治妇病，不可轻用破气行血之药，恐有娠在

---

① 薛立斋医案：明代医家薛己（约1486~1558），字新甫，号立斋。吴郡人。曾任职太医院。著作丰富，后人汇编为《薛氏医案》。
② 稳婆：旧时将为人接生、助产的妇女称为稳婆，语出明代蒋一葵的《长安客话》。
③ 行牌：谓下发令牌或公文。
④ 庶：大概。
⑤ 舛：错误。
⑥ 沈好问：字裕生，别号启明。清代钱塘人。曾任太医院院判，有《素问灵枢集要节文》、《痘疮启微》、《本草类症》等书。一说为明人。
⑦ 费晋卿：费伯雄（1800~1879），字晋卿。清代名医，江苏武进孟河滨江人。曾愈道光帝失音及太后肠痈。孙费绳甫集有《孟河费伯雄先生医案》。按，伯雄兼擅诗词，有《留云山馆诗钞》一卷传世，故下文有"儒林与文苑，千秋照简编"之颂。
⑧ 表：通"标"。表率，榜样。
⑨ 许颖宗：即许胤宗（约540~630）。常州义兴（今江苏宜兴）人。初事陈，为参军。入隋，历尚药奉御。唐武德初，累授散骑侍郎。
⑩ 格致：格物致知之节缩语。《礼·大学》："致知在格物，物格而后知。"格物，即推究事物原理。
⑪ 莘渭：莘，有莘；渭，渭水。商代伊尹，初隐时耕于有莘之野。太公望（即姜尚）钓于渭滨，周文王出猎遇之，载归，立为师。
⑫ 农轩业：指神农和轩辕黄帝所开创的医学事业。
⑬ 寇宗奭：宋代医家，生活于十二世纪，籍贯不详，乾隆《同州府志》有载录。撰《本草衍义》二十卷。

疑似间也。"彭用光①云："凡看产后病，须问恶露多少有无"。此妇科要诀也。沈芊绿②云："婴儿脏气未全，不胜药力，周岁内非重症，勿轻易投药，须酌法治之。即两三岁内，形气毕竟嫩弱，用药不可太猛，峻攻峻补，反受药累。"此幼科之要诀也。王洪绪③云："痈与疽截然两途，红肿为痈，治宜凉解；白陷为疽，治宜温消。"又云："惟疔用刺，其余概不轻用刀针，并禁升降痛烂二药。"此外科要诀也。

《伤寒论》六经提纲，大半是凭乎问者，至如少阳病口苦咽干目眩，及小柴胡汤症往来寒热，胸胁苦满，默默不欲饮食，心烦喜呕等，则皆因问而知，此孙真人所以未诊先问也。

> **按**：凡和疾病相关的信息，皆可作为诊病依据。中医的基本诊法是望闻问切，四诊合参，不可偏执。凡无体征可察者，皆需问而得之，可知问诊之重要。

## 脉

大肠脉候左寸，小肠脉候右寸，此《脉诀》④之言也。自滑伯仁候大、小肠于两尺，李士材⑤称为千古只眼，后人遂皆信之。余考汪石山⑥《脉诀刊误》⑦，辨正叔和之说甚多，而独于左寸候心、小肠，右寸候肺、大肠，未尝以为非，谓以腑配脏，二经脉相接，故同一部也。又昌邑黄坤载元御⑧，谓脉气上行者病见于上，脉气下行者病见于下，手之三阳，从手走头，大、小肠位居至下，而脉则行于至上，故与心、肺同候于两寸。其说亦精，可正滑说之误。

杨仁斋⑨谓，脉沉细、沉迟、沉小、沉涩、沉微之类皆为阴；沉滑、沉数、沉实、沉大之类皆为阳。一或误施，死生反掌。余谓亦有不尽然者，按《名医类案·火热门》，壶仙翁治风热不解，两手脉俱伏。时瘟疫大行，他医谓阳证见阴不治，欲用阳毒升麻汤升提之，翁曰："此风热之极，火盛则伏，非时疫也，升之则死矣。"投连翘凉膈之剂，一服而解。又按《脉诀歌》谓伤寒一

手脉伏曰单伏，两手曰双伏，不可以阳证见阴为诊，乃火邪内郁，不得发越，阳极似阴，故脉伏，必有大汗而解。时证见此脉不少，习医者宜审之，不可专主杨氏之说而为所误也。

仲景《伤寒》论："结胸热实，脉沉而紧，心下痛，按之石鞕者，大陷胸汤主之。"《金匮》论："寒疝绕脐痛，若发则白津出，手足厥冷，其脉沉紧者，大乌头煎主之。"同一沉紧之脉，一则属热，一则属寒，然则临证者岂可专凭脉乎？

《上海县志·艺术门》载：姚蒙善医，尤精太素脉⑩。邹来学⑪巡抚召之视疾。姚曰："公根器上别有一窍出汗水。"邹大惊曰："此余秘疾，汝何由知？"姚曰："以脉得之。左关滑而缓，肝第四叶有漏通下故也。"邹求药，曰："不须药，到南京便愈。"以手策之曰："今是初七，

---

① 彭用光："光"原误作"先"。用光，明庐陵人。曾著《体仁汇编》、《试效要方》。
② 沈芊绿：沈金鳌（1717～1767），字芊绿，号汲门，晚号尊生老人。清代名医，江苏无锡人。所著《沈氏尊生书》，流传颇广。
③ 王洪绪（1659～?）：清代医家王维德，字洪绪，号林屋先生或林屋山人，定定子。吴县（今属江苏）人，世医出身，尤精外科，代表作《外科证治全生集》。
④ 《脉诀》：一卷，高阳生撰，托名王叔和。刘元宾有《注解叔和脉诀》。
⑤ 李士材：李中梓（1588～1655），字士材，号念莪。明代医家，华亭人。著述甚多，有《医宗必读》、《颐生微论》、《内经知要》、《本草通玄》、《伤寒括要》等。
⑥ 汪石山（1463～1539）：即汪机，字省之，号石山居士。安徽祁门人。屡试不第，遂弃儒学医。
⑦ 《脉诀刊误》：即《脉诀刊误集解》，原为元代医家戴起宗所著，至汪机时已鲜传本，机为之补缺正讹，并取诸家论脉要语及所撰《矫世惑脉论》附后，以扩《刊误》未尽之旨。
⑧ 黄坤载元御（1705～1758）：黄元御，字坤载，号研农，别号玉楸子。清代名医，山东昌邑人。著述丰富，后人辑为《黄元御医学全书》。
⑨ 杨仁斋：杨士瀛，字登父，号仁斋。南宋医家，福州人。著有《伤寒类书活人总括》、《仁斋直指方论》、《仁斋小儿方论》、《医学真经》、《察脉总括》等。
⑩ 太素脉：一种通过所谓脉象变化来测知人的吉凶休咎的方术。因为是借中医诊脉方法来作预测，所以被看成是一种特殊的相术。
⑪ 邹来学：字时敏，明代麻成人。宣德间（1426～1435）进士，历任户部主事、通政参议及苏、松、常、镇巡抚等职，以劳卒。

约十二日可到。"邹即行，果十二日晨抵南京而卒。夫预决死期，脉理精者能之，至因关脉之滑而缓，知其有漏通下，恐无是事也。《志》书好为夸张之辞，往往若是。

李东璧《奇经考》云：凡八脉不拘制于十二正经，无表里配合，故谓之奇。盖正经犹夫沟渠，奇经犹夫湖泽，正经之脉隆盛，则溢于奇经。故秦越人比之天雨降下，沟渠溢满，霶霈妄行，流于湖泽。按此则"奇"字当读作"奇耦"之奇无表里配合，有读作"奇正"之奇者，非也。

> 按：李东璧《奇经考》：李时珍字东璧，曾著《奇经八脉考》一卷。《四库全书提要》云："其书谓人身经脉，有正有奇，手三阴三阳，足三阴三阳，为十二正经。阴维、阳维、阴跷、阳跷、冲、任、督、带为八奇经。正经人所共知，奇经人所易忽，故特详其病源治法，并参考诸家之说，荟萃成编。其原委精详，经纬贯彻，洵辨脉者不可废。"

脉象虚实疑似之间，最难审察。易思兰①治一产妇医案有云：凡诊脉，遇极大极微者，最宜斟酌，如极大而无力，须防阳气浮散于外；如极微之脉，久久寻而得之，于指稍稍加力，按之至骨愈坚牢者，不可认作虚寒。今此症六部皆无脉，尺后则实数有力，所谓伏匿脉也。阳匿于下，亢之极矣，岂可泥于产后禁用寒凉哉？其辨别脉象，至为精细，为医者当熟复其言。

鬼祟之脉②，忽大忽小，忽数忽迟；虫症之脉，乍大乍小，盖皆无一定之形也。至若气郁痰壅之症，每因脉道不利，迟数不调，最宜审察。虚者之脉亦有至数不齐者。汪石山医案：一人患泄精，脉或浮濡而驶，或沉弱而缓。汪曰："脉之不常，虚之故也。"用人参为君，加至五钱而病愈。

脉有六阴③，亦有反关④，诊病者均宜详审。吴郡某医有声于时，一达官新纳姬人，忽患心痛，痰涌手厥。某诊其两手无脉，辞不治。易医诊脉，知是反关，一剂而愈。某之名望顿减。

明王文恪⑤公《震泽长语》云：徐文定⑥公为詹事时，至苏城，闻王时勉明医也，令诊之。时勉既诊，以公脉有歇至，不敢言。公曰："吾脉素有异。"时勉曰："如是无妨。"然则脉又有歇至⑦而非为病，临症者可不详察乎？⑧钱塘梁氏⑨《玉绳謷记》谓近有人只一手有脉，一手无脉，此理殊不可晓。此又临症者所当知也。

汪石山医案载：王宜人产后因沐浴，发热呕恶，渴欲饮冷水瓜果，谵语若狂，饮食不进。体丰厚不受补，医用清凉，热增剧。石山诊之，六脉浮大洪数，曰："产后暴损气血，孤阳外浮，内真寒而外假热，宜大补气血。"与八珍汤加炮姜八分，热减大半。病人自知素不宜参、耆，不肯再服，过一日复大热如火。复与前剂，潜加参、耆、炮姜，连进二三服，热退身凉而愈。此段病情脉象，无一可以用温补者，医安得不用清凉？迨服清凉而热增剧，始知其当用温补，然非如汪

---

① 易思兰：原书误为"叶思兰"，今正之。明代医家易大艮，字思兰。临川（今江西抚州）人。钱塘卢复曾辑其医案验方为《易氏医案》一卷。

② 鬼祟之脉：古时将大小缓急无常且病因难明的脉象成为鬼祟之脉。

③ 脉有六阴：左右手之寸、关、尺脉俱细缓的称为六阴脉。

④ 反关：脉学名词。是一种生理性变异的脉位。指桡动脉走行于腕关节的背侧，故切脉位置也相应在手背一侧。反关脉可同时见于两手，也有独见于一手的。

⑤ 王文恪（1449～1524）：明代王鏊字济之，号守溪，人称震泽先生，吴县人。历任户部尚书、文渊阁大学士。卒谥文恪。著《姑苏志》、《震泽集》、《春秋词命》及《史馀》等。

⑥ 徐文定：徐光启（1562～1633），字子先，号玄扈。明代科学家，松江（今属上海）人，万历进士。在天文、历法、算学、火器方面均有造诣，曾撰《崇祯历书》、《农政全书》；他还通晓外文，译著颇丰，以《几何原本》最为著名。卒谥文定。

⑦ 脉又有歇至：歇至脉，脉象名。指脉来有歇止，有生理性及病理性之别。

⑧ "明王文恪"一段：徐氏生于王氏之后，而为后者之书所载，殊为可疑，志之待考。

⑨ 梁氏：清人梁玉绳，字曜北。曾历二十载而著《史记志疑》，又有《清白居士集》、《玉绳謷记》。

之有胆识，亦不能毅然用之。再其脉虽浮大洪数，而按之必无力，与易思兰①所云见前相合，此可于言外得之。

元和江艮庭声②《论语俟质》谓：孔子圣无不通，焉有不知医者。"自牖执手"，切其脉也；既切脉而知其疾不治③，故曰"亡之，命矣夫"④。其说未经人道，然《礼记》疏有《夫子脉决》之说⑤，则江说亦自有因。况疾为子之所慎⑥，岂漫以任之医人而不究其理乎？或谓孔子既知医，何以康子馈药而曰"未达"？⑦ 余曰：药当是丸散之类，不知其为何物，即知之而莫辨其种之善否，故曰未达，不敢尝。

《魏书·术艺列传》：显祖⑧欲验徐謇⑨之所能，置诸病人于幕中，使謇隔而脉之，深得病情，兼知色候。后高祖疾大渐⑩，謇诊治有验，酬赉⑪甚渥⑫，下诏有"诚术两输，忠妙俱至"之语。其艺可谓精矣。乃文诏皇太后之怀世宗也⑬，梦为日所逐，化为龙而绕后，后寤而惊悸，遂成心疾，王显诊脉云："非有心疾，将是怀孕生男之象。"而謇则谓："是微风入脏，宜进汤加针。"所谓"智者千虑，必有一失"，医道真不易言也。

脉数时一止为促，促主热，然亦有因于寒者，如"伤寒脉促⑭，手足厥逆，可灸之"。注家谓真阳之气本动，为寒所迫，则数而促也。脉缓时⑮一止为结，主寒，然亦有因于热者，如"太阳病身黄，脉沉结，少腹鞕⑯，小便利，其人如狂者，血证谛⑰也，抵当汤主之"。注家谓湿热相搏，脉缓为湿，所以里湿之脉当见沉结也。观此，益知临症者不可专凭脉矣。

## 用 药

徐子才十剂：宣、通、补、泄、轻、重、滑、涩、燥、湿。王好古⑱补二种，曰寒可去热，大黄、芒硝之属是也；热可去寒，附子、官桂之属是也。药之用已无遗。《心印绀珠经》⑲标十八剂之目曰：轻、解、清、缓、寒、调、甘、火、暑、淡、湿、夺、补、平、荣、涩⑳、温、和，则繁而寡要矣。

郑康成㉑《周官·疾医》注：五谷，麻、黍、稷、麦、豆。《素问》以麦、黍、稷、稻、豆为五谷，分属㉒心、肝、脾、肺、肾，治病当从之。程杏轩《医案㉓辑录》治胸脘胀痛，泛泛欲呕，食面尚安，稍饮米汤，脘中即觉不爽。谓肝之谷为麦，胃弱故米不安，肝强故麦可受，当用安胃制肝法。此得《内经》之旨者也。

名家治病，往往于众人所用方中加一药味，即可获效。如宋徽宗食冰太过患脾疾，杨吉

---

① 易思兰：原书仍误作叶思兰，今正之。
② 江艮庭声：即江声，字表濡，一字鳄涛，晚号艮庭。清吴县人。精于小学，著作除《论语俟质》外，尚有《尚书集注音疏》、《六书说》、《恒星说》、《艮庭小慧》等书。
③ 不治：原书作"不治"，"校注本"误为"不诒"，盖形近而误。
④ 亡之，命矣夫：《论语·雍也》："伯牛有疾，子问之，自牖执其手，曰：'亡之，命矣夫。斯人也而有斯疾也！斯人也而有斯疾也！'"。
⑤ 《礼记》疏有《夫子脉诀》之说：《礼·曲礼》有"医不三世，不服其药"之句，唐孔颖达《礼记正义》谓，"三世"之义旧有《黄帝针灸》、《神农本草》、《素女脉诀》（一云《夫子脉诀》）等所谓"三世之书"的说法。
⑥ 疾为子之所慎：语出《论语·述而》："子之所慎：斋，战，疾。"
⑦ 康子馈药而曰未达：语出《论语·乡党》："康子馈药，拜而受之，曰：'丘未达，不敢尝。'"
⑧ 显祖：指北魏献文帝拓跋弘，文成帝长子。谥献文，庙号显祖。
⑨ 徐謇：后魏丹阳人，字成伯。家本东莞，与兄文伯皆善医药，官至光禄大夫。
⑩ "后高祖疾大渐"一事：事见《魏书·徐謇传》。渐：加剧。
⑪ 赉(lài 赖)：赏赐。
⑫ 渥(wò 握)：丰厚。
⑬ 皇太后之怀世宗也：事见《魏书·王显传》。
⑭ "伤寒脉促"句：见《伤寒论·辨厥阴病脉证并治》。
⑮ "脉缓时"等句：见《伤寒论·辨太阳病脉证并治》。
⑯ 鞕："硬"的异体字。
⑰ 谛：明确。
⑱ 王好古(1200~?)：字进之，一云信之，自号海藏老人。元代名医，赵州（今河北赵县）人。撰有《阴证略例》、《此事难知》、《汤液本草》、《医垒元戎》等书。
⑲ 《心印绀珠经》：医书名，元代医家李汤卿撰。也有题罗太无或朱抽撰。
⑳ 涩：十八剂中的"涩"，一曰为"燥"。
㉑ 郑康成：郑玄(127~200)，东汉高密人，字康成，东汉经学大师，生前编注群经，今存《毛诗笺》、《周礼》、《仪礼》、《礼记》注。
㉒ "分属"之说：见《素问·金匮真言论》。
㉓ 案：原书作"业"，据大成本改。

老①进大理中丸，上曰："服之屡矣。"杨曰："疾因食冰，请以冰煎此药。"是治受病之源也，果愈。杜清碧病脑疽②，自服防风通圣散，数四不愈。朱丹溪视之曰："何不以酒制之？"清碧乃悟，服不尽剂而愈。张养正治闻教谕羸疾，吴医皆用三白汤无效，张投熟附二三片，煎服即瘥。缪仲淳③治王官寿遗精，闻妇人声即泄，瘠④甚欲死，医者告术穷。缪之门人以远志为君，莲须、石莲子为臣，龙齿、茯神、沙苑蒺藜、牡蛎为佐使，丸服稍止，然终不断。缪加鳔胶一味，不终剂即愈。叶天士治难产，众医用催生药不验。是日适立秋，叶加梧桐叶一片，药下咽即产。嘉定何弁伯患呕吐，医用二妙丸不效，徐灵胎为加荼子四两，煎汤服之遂愈。因其病荼积，故用此为引经药。略识数条，以见治病者必察理精而运机敏，始能奏捷功也。

邹润庵⑤治一人暑月烦懑，以药搐鼻不得嚏，闷极，遂取药四五钱匕，服之，烦懑益甚，昏不知人，不能言语。盖以药中有生半夏、生南星等物也。邹谓南星、半夏之毒，须姜汁乃解，盛暑烦懑，乌可服姜汁？势必以甘草解之，但其味极甘，少用则毒气不解，服至一二钱，即不能更多，因以甘草一斤，蒸露饮之，饮尽而病退。凡病者畏药气之烈，恶药味之重，皆可仿用此法。陈载庵尝治一人，热甚喉痛，用甘草、桔梗、连翘、马勃、牛蒡子⑥、元参等味，其人生平饮药即呕，坚不肯服而病剧，又不能不进药，乃令以药煎露，饮二十余碗而全愈。

许允宗⑦治王太后病风不能言，以防风、黄耆煎汤数斛，置床下熏蒸，使口鼻俱受，此夕便得语。陆严治徐氏妇⑧，产后血闷暴死，胸膈微热，用红花数十斤，大锅煮汤，盛木桶，令病者寝其上熏之，汤气微，复进之，遂得苏。此善师古法者也。李玉治瘘⑨，谓病在表而深，非小剂能愈。乃熬药二锅，倾缸内稍冷，令病者坐其中，以药浇之，逾时汗大出，立愈，则又即其法而变化之。医而若此，与道大适矣。

吴人畏服重药，马元仪⑩预用麻黄浸豆发蘖⑪，凡遇应用麻黄者，方书大黄豆卷，俾病家无所疑惧，当时治病，皆于医家取药。徐灵胎治张某病，当用大黄，恐其不服，诡言以雪虾蟆⑫配药

制丸，与服得瘥。可想见良工心苦，非拘方之士所能及也。

病有因偏嗜食物而成者，非详问得之，奚由奏效？前人治验，略志数则，以资玩索。朱丹溪治叔祖泄泻，脉涩而带弦。询知喜食鲤鱼，以茱萸、陈皮、生姜、砂糖等药探吐胶痰而泻止。林学士面色顿青，形体瘦削，夜多惊悸。杜某询知喜食海蛤，味咸，故心血衰，令多服生津液药而病愈。富商患腹胀，百药无效，反加胃呕食减尪羸⑬。一草泽医询知夏多食冰浸瓜果，取凉太过，脾气受寒，医复用寒凉，重伤胃气，以丁香、木香、官桂健脾和胃，肺气下行，由是病除。赵尹好食生米而生虫，憔悴萎黄，不思饮食，用苍术米泔水浸一夜，锉焙末，蒸饼丸，米汤下而愈。吴孚先⑭治长夏无故四肢厥冷，神昏不语。问之曾食猪肺，乃令以款冬花⑮二两，煎汤灌之而痊。盖所食乃瘟猪肺也。沈绎治肃王嗜乳酪获疾⑯，饮浓茶数碗，荡涤膈中而愈。薛立斋治一

---

① 杨吉老：杨介，字吉老。宋代医家，泗州人。著有《脉诀》、《四时伤寒总病论》及解剖书《存真图》。
② 杜清碧病脑疽：见载于明人俞弁《续医说》。
③ 缪仲淳：即缪希雍，字仲淳。明代医家，常熟人。曾撰《神农本草经疏》、《先醒斋医学广笔记》等医书。
④ 瘠：身体瘦弱。
⑤ 邹润庵：邹澍，字润安，又字闰庵。清代医家，江苏武进人。医著有《伤寒通解》、《伤寒金匮方解》、《医理摘要》、《本经疏证》、《续疏证》、《本经疏要》等。
⑥ 子：大成本作"射干"。
⑦ 许允宗：即许胤宗。常州义兴人，隋唐时医家。
⑧ 陆严治徐氏妇：原载元代仇远的《稗史》，《名医类案》亦载之。陆严，奉化人。
⑨ 李玉治瘘：事见《续名医类案》。按，李玉字成章，官六安卫千户。善针灸，精方剂。
⑩ 马元仪：马俶，字元仪。清代医家，吴县人。著有《病机汇论》及《印机草》。
⑪ 蘖(niè 聂)：植物的芽。
⑫ 雪虾蟆：《药性考》云："雪里虾蟆性热微辛，壮阳却冷，痿弱能兴。"
⑬ 尪羸(wānglèi 汪雷)：瘦弱。
⑭ 吴孚先：清初医家。生平不详。《续名医类案》载其医案甚夥。
⑮ 款冬花：《续名医类案·中毒》载此案作"忍冬花"。
⑯ 沈绎治肃王嗜乳酪获疾：此案原载薛氏《内科摘要·脾胃亏损停食痢疾等症》。按陈藏器《本草拾遗》曰："酒合乳饮，令人气结。"

老人,似痢非痢,胸膈不宽,用痰、痢等药不效。询知素以酒、乳同饮,为得酸则凝结,得苦则行散,遂以茶茗为丸,时用清茶送三五十丸,不数服而瘥。吴廷绍①治冯延巳②脑中痛③,询知平日多食山鸡、鹧鸪,投以甘草汤④而愈。杨吉老治杨立之喉痛溃烂,饮食不进,询知平日多食鹧鸪肉,令食生姜一片,觉香味异常,渐加至半斤余,喉痛顿消,饮食如故。梁新⑤治富商暴亡,谓是食毒,询知好食竹鸡,令捣姜揿汁,折齿灌之而苏。某医治一妇面生黑班⑥数点,日久满面俱黑,询知日食班鸠,用生姜一斤切碎研汁,将滓焙干,却用生姜汁煮。糊丸食之,一月平复。盖山鸡、鹧鸪、竹鸡、班鸠皆食半夏,故以解其毒也。沈宗常治庐陵人⑦胀而喘,三日食不下咽,视脉无他,问知近日食羊脂,曰:"脂冷则凝,温熨之所及也。"温之得利而愈。

治痼病、宿病有不能求速愈者,如朱丹溪治虚损瘦甚,右胁下痛,四肢软弱,用二陈汤加白芥子、枳实、姜炒黄连、竹沥,八十帖而安。祝仲宁治脚膝痹痛⑧,服清燥汤百剂而愈。此类甚多。当初服数剂时,必不见效,非信任之深,谁能耐久乎?吁!世之延医治病,往往求甚速效,更易医者,杂投方药而病转增剧,盖比比⑨然矣。

袁随园⑩作《徐灵胎先生传》有云:张雨村儿生无皮,先生命以糯米作粉糁其体,裹以绢,埋之土中,出其头,饮以乳,两昼夜而皮生。此盖有所本也,元危亦林《得效方》:生子无皮,速用白早米粉干扑,候生皮方止。明葛可久⑪治舟人生子身无全肤,令就岸畔作一坎置其中,以细土隔衾⑫覆之,且戒勿动,久之生肤。盖其母怀妊舟中,久不登岸,失受土气故也。徐参用二法而得效,洵乎⑬医之贵博览也。

**按**:滋水法是指滋水生肝法。依五行配五脏,肾属水,肝属木,木赖水滋,则滋肾以养肝。

治妇人肝症,每用疏泄攻伐之药,而不知阴受其伤。治小儿惊风,每用香窜镇重之剂,而不知隐贻之害。治肝莫善于高鼓峰⑭之滋水法,治风莫善于吴鞠通之《解儿难》,洵可以挽积弊、拯生命也。

世人袭引火归源之说以用桂、附,而不知所以用之之误,动辄误人。今观秦皇士⑮所论,可谓用桂、附之准,特录于此:赵养葵⑯用附、桂辛热药,温补相火。不知古人以肝肾之火喻龙雷者,以二经一主乎木,一主乎水,皆有相火存其中,故乙癸同源⑰,二经真水不足,则阳旺阴亏,

---

① 吴廷绍:五代十国时南唐医家,为前主李昪(937~943在位)太医令。
② 冯延巳(904~950):字正中。南唐时广陵人,五代时期著名词人。著有《阳春集》传世。
③ 脑中痛:陆书原作"胸中痛",考之《南唐书》、《十国春秋》、《名医类案·中毒》等书,皆作"脑中痛",今改正之。
④ 甘草汤:《筼斋漫录》、《十国春秋》等作"甘豆汤"。又,《千金要方·解毒并杂治》云:"方称大豆汁解百药毒,余每试之,大悬绝不及甘草,又加之为甘豆汤,其验尤奇。"据此,当以甘豆汤为是。
⑤ 梁新:武陵人,唐代医家,仕至尚医奉御。此医事见载于北宋孙光宪的《北梦琐言》。
⑥ 班:通"斑"。
⑦ 沈宗常治庐陵人:案载《名医类案·喘》。沈宗常,明代医家,生平不详。《名医类案》热气病、淋闭等门各载其治案。
⑧ 祝仲宁治脚膝痹痛:事见《名医类案》。祝仲宁,明初医家,号橘泉翁。
⑨ 比比:频频、屡屡。
⑩ 袁随园:袁枚(1716~1797),字子才,号简斋,世称随园先生,钱塘人。清代著名文学家,乾隆年间进士。有《小仓山房集》、《随园诗话》及《子不语》等行世。
⑪ 明葛可久:葛乾孙(1305~1353),字可久,元代名医,长洲(今苏州)人。陆书作"明葛可久",误。所著医书有《医学启蒙》、《经络十二论》及《十药神书》等。
⑫ 衾:大被。
⑬ 洵:通"恂"。诚然,确实。
⑭ 高鼓峰:高斗魁,字旦中,号鼓峰。明代鄞人。明亡后,弃儒攻医。医著有《鼓峰心法》、《四明医案》、《语溪诗集》等。
⑮ 秦皇士:秦之桢,字皇士。清代医家,云间人。曾撰《伤寒大白》,辑《女科辑要》,并整理从祖秦昌遇医书为《症因脉治》。
⑯ 赵养葵:赵献可,字养葵,号医巫闾子。明代医家,鄞县人。撰《医贯》,对命门学说多所发挥。余著尚有《内经抄》、《素问注》、《经络考正》、《脉论》、《邯郸遗稿》等。
⑰ 乙癸同源:按,肝为乙木,肾为癸水。肝藏血,肾藏精,"乙癸同源"实谓肝肾之精血同源。

相火因之而发,治宜培养肝肾真阴以制之,若用辛热摄伏,岂不误哉?夫引火归源而用附、桂,实治真阳不足,无根之火为阴邪所逼,失守上炎,如戴阳阴躁之症,非龙雷之谓也。何西池①曰:附、桂引火归源,为下寒上热者言之,若水涸火炎之症,上下皆热,不知引此火归于何处?此说可与秦论相印证。龙雷之火,肝肾之真阴不足,肝肾之相火上炎,水亏火旺,自下冲上,此不比六淫之邪天外加临,而用苦寒直折,又不可宗"火郁发之"而用升阳散火之法,治宜养阴制火,六味丸合滋肾丸,及家秘肝肾丸地黄、天冬、归身、白芍、黄柏、知母,共研细末,元武胶为丸之类是也。

病有上下悬殊者,用药殊难。《陆养愚医案》②有足以为法者,录之:陆前川素患肠风便燥,冬天喜食铜盆柿,致胃③脘当心而痛。医以温中行气之药疗其心痛,痛未减而肠红如注;以寒凉润燥之药疗其血,便未通而心痛如刺。陆诊其脉,上部沉弱而迟,下部洪滑而数,曰:"此所谓胃中积冷,肠中热也。"用润字丸三钱,以沉香衣其外,浓煎姜汤送下二钱,半日许,又送一钱。平日服寒凉药一过胃脘,必痛如割,今两次丸药,胸膈不作痛,至夜半大便行,极坚而不甚痛,血减平日十之六七。少顷,又便一次,微痛而血亦少,便亦不坚。清晨又解便溏一次,微见血而竟不痛矣。惟心口之痛尚未舒,因为合脏连丸,亦用沉香为衣,姜汤送下,以清下焦之热而润其燥。又用附子理中料为散,以温其中。饴糖拌吞之,以取恋膈,不使速下。不终剂而两

症之相阻者并瘥。此上温下清之治法也。卢绍庵曰:丸者缓也,达下而后溶化,不犯中官之寒;散者散也,过咽膈即消溶,不犯魄门之热。妙处在于用沉香、饴糖。

陈曙仓室人咳嗽吐痰有血,夜热头眩,胸膈不舒,脚膝无力。医用滋阴降火药已半年,饮食渐少,精神渐羸。诊其脉,两寸关沉数有力,两尺涩弱而反微浮,曰:"此上盛下虚之症。上盛者,心肺间有留热瘀血也;下虚者,肝肾之气不足也。"用人参固本丸,令空腹时服之;日中用贝母、苏子、山查、丹皮、桃仁、红花、小蓟,以茅根煎汤代水煎药。服之十帖,痰清血止。后以清气养营汤茯苓、白芍、归身、川芎、木香、白豆蔻、陈皮、黄连与固本丸间服。三月后病瘥而受孕。此上清下补之治法也。

物性有相忌者,即可因之以治病。如铁畏朴硝,张景岳治小儿吞铁钉入腹内,用活磁石一钱、朴硝二钱,并研末,熬熟猪油加蜜和调,与之吞尽,遂裹护铁钉从大便解下。豆腐畏莱菔,《延寿书》云:有人好食豆腐中毒,医不能治,作腐家言莱菔入汤中,则腐不成。遂以莱菔汤下药而愈。菱畏桐油,《橘旁杂论》④云:一医治某嗜菱,食之过多,身热胸满,腹胀不食,病势垂危。知菱花遇桐油气辄萎,因取新修船上油滞作丸,入消食行气药中与服,即下黑燥粪而瘥。此类尚多,未能缕举⑤,习医术者诚不可不博识⑥多闻也。

---

① 何西池:何梦瑶,字报之,号西池。清广州府云津堡人,雍正时进士。仕归后悬壶自给。著述颇丰,有《伤寒论近言》、《医碥》、《妇婴痘三科辑要》、《针灸吹云集》、《本草韵语》、《神秘脚气秘方》等。
② 《陆养愚医案》:明代陆岳,字养愚。习儒,兼精医术,乌程人。其《医案》与子桂、孙士龙所著者合辑,名《三世医验》。
③ 胃:原书作"胃","校注本"误为"谓",盖形近音同而误。
④ 《橘旁杂论》:清代黄凯均所撰《友渔斋医话》之一。
⑤ 缕举:一条条地列举。
⑥ 识(zhì 至):记。

## 冷庐医话卷二

桐乡陆以湉定圃氏著

### 古　人

京师先医庙,始于明嘉靖间按:元贞元间建三皇①庙,内祀三皇,并历代名医十余人,至是始定为先医庙。本朝因之,中奉伏羲,左神农,右黄帝,均南面;句芒②、风后,东位西向;祝融、力牧,西位东向。东庑③僦贷季④、天师岐伯、伯高、少师、太乙雷公⑤、伊尹、仓公淳于意、华佗、皇甫谧⑥、巢元方⑦、药王韦慈藏⑧、钱乙、刘完素⑨、李杲⑩,皆西向。西庑鬼庾区⑪、俞跗⑫、少俞、桐君⑬、马师皇⑭、神应王扁鹊⑮、张机⑯、王叔和、抱朴子葛洪、真人孙思邈、启元子王冰⑰、朱肱⑱、张元素⑲、朱彦修,皆东向。以北为上。岁以春、冬仲月上甲⑳,遣官致祭㉑。按韦慈藏名讯道,唐人,施药济世,因有药王之称。今世俗之祀药王者,塑像为卉服㉒,而以"王"为"皇",未知出何典故。渤海秦越人受桑君之秘术,遂洞明医道,以其与轩辕时扁鹊相类,乃号之为扁鹊,又家于卢国,乃命之曰卢医。世或以卢扁为二人,缪㉓矣。语见杨元操㉔《集注难

---

① 三皇:三皇之称始见于《周礼·春官》,指伏羲、神农、黄帝。
② 句芒:句芒与下文中的风后、祝融、力牧,即所谓"四配"。句芒,传说中古时掌管树木之官;又,木神也称为句芒。风后,传为黄帝相。祝融,高辛氏火正,传说祝融死后为火神。力牧,黄帝之臣,详见《史记·五帝纪正义》及《帝王世纪》篇。
③ 庑(wǔ五):高堂下周围的廊房、厢房。
④ 僦(jiù旧)贷季:《素问·移精变气论》曰:"色脉者,上帝之所贵也,先师之所传也。上古使僦贷季理色脉而通神明。"王冰注:"先师,谓岐伯祖世之师僦贷季也。"
⑤ 岐伯、伯高、少师、太乙雷公:这四位和下文的少俞皆传说中黄帝臣子。《灵枢》、《素问》中多黄帝与岐伯、伯高、少师、雷公、少俞等问对之辞。太乙雷公,即雷公尊称。
⑥ 皇甫谧(215~282):字士安,号玄晏先生。晋代学者、医家,朝那(今甘肃灵台)人。著有《帝王世纪》、《列女传》、《高士传》、《玄晏春秋》、《针灸甲乙经》等。
⑦ 巢元方:隋大业中太医博士。撰《诸病源候论》。
⑧ 韦慈藏(644~741?):名讯道。京兆人。官至光禄卿,兼通医术。
⑨ 刘完素(约1120~1200):字守真,号通玄处士。金河间人,故后人称其为刘河间。金元四大家之一。著《素问玄机原病式》、《医方精要宣明论》、《三消论》,并传著《素问病机气宜保命集》(一云张元素著)。
⑩ 李杲(1180~1251):字明之,晚号东垣老人。宋金时真定(今河北省正定市)人,金元四大家之一。著《脾胃论》、《内外伤辨惑论》、《兰室秘藏》等。
⑪ 鬼庾区:一作鬼臾区,又称大鸿。黄帝臣。据说传五运之学。
⑫ 俞跗:又作俞拊或俞附。相传为黄帝时的良医。事迹可参《史记·扁鹊仓公列传》。
⑬ 桐君:相传为黄帝臣子,精于药物学。
⑭ 马师皇:黄帝时马医,善识马之形气生死,治之辄愈。
⑮ 神应王扁鹊:宋王栐《燕翼诒谋录》云"皇朝追褒先贤,皆有所因。仁宗景祐元年九月,诏封扁鹊为神应侯,以上疾愈,医者许希有请也"。
⑯ 张机:字仲景,南郡涅阳(今河南南阳)人。东汉名医,著《伤寒杂病论》,为方书之祖。赵希弁《读书后志》引《名医录》说他曾"举孝廉,官至长沙太守"。
⑰ 王冰(约710~804):号启玄子。仕唐为太仆令,后世因称王太仆。又精于医,所整理注释的《黄帝内经素问》合八十一篇二十四卷,是后世影响最大、流传最广的本子。
⑱ 朱肱:字翼中,号无求子,宋乌程(今浙江吴兴)人。进士出身,曾为奉议郎,后世称朱奉议。曾著《南阳活人书》及《内外二景图》等。
⑲ 张元素:字洁古。金易州(今河北易县)人。与刘完素同时而年辈略晚。著有《医学启源》、《珍珠囊》、《脏腑标本寒热虚实》。
⑳ 岁以春冬仲月上甲:考《明史·礼志》,祭祀之日当为"岁仲春、秋上甲日"。以湉作"岁以春、冬仲月上甲遣官致祭"盖误。仲春,农历二月;仲秋为农历八月。上甲,农历每月上旬之甲日。
㉑ 东庑僦贷季……遣官致祭:该段引自《明史·礼志》。
㉒ 卉服:草织的衣服。
㉓ 缪:通"谬"。错误。
㉔ 杨元操:即杨玄操。唐初人,里居欠详,尝为歙州县尉。精于训诂及医道,撰有《黄帝八十一难经注》(简称《集注难经》)、《素问释音》、《针经音》、《明堂音义》、《本草注音》等书。

经》序。

凡为名医，必有传授之师，如孙文垣①一奎之师黄古潭②，张景岳介宾之师金梦石③，此皆青出于蓝，而师之名转赖徒以传。汉张仲景称医中之圣，其师为张伯祖④，自非仲景，谁复知有张伯祖哉？传道贵得其人，非独圣门为然矣。

张仲景，医中之圣也；华元化，医中之仙⑤也。二人同时，范氏⑥只为元化作传，乌得称良史乎？

明代以医名而为显官名列史传者有二人，曰许绅⑦，曰王纶⑧。许官尚书，因医而始显者也；王官巡抚，既显而犹医者也。然许能拯世宗于已绝，事见《明史》，而《野获编》、《今言》所载较详。《野获编》云："嘉靖壬寅年，上寝于端妃所。宫婢杨金英等相结行弑，用绳系上，翻布塞上口，以数人踞上腹，绞之已垂绝矣。幸诸婢不谙绾结之法，绳股缓不收。户外闻咯咯声，孝烈皇后率众人解之。"《今言》云："西苑官人之变，圣躬甚危。绅用桃仁、红花、大黄诸下血药，辰时进之，未时忽作声，去紫血数升，申时遂能言，又三四剂，平气活血，圣躬遂安。次年，绅以用药惊忧，病死。"而不能自疗其惊悸。《明史》："绅得疾，曰：'曩者宫变，吾自分不效必杀身，因此惊悸，非药石所能疗也。'"王所在治疾，无不立效，而不能自知服药之误。《续名医类案》：节斋得心腹疾，访峨眉道者治之，道者问："公于服饵，有生用气血之物焙制未彻者乎？"曰："有之，常服补阴丸数十年矣。中用龟甲，酒炙而入之。"曰："是矣，宜亟归。"节斋遽投檄归，至吴阊，下赤色小龟无数而卒⑨。医岂易为哉！

《元史·方伎传》医家仅列李东垣，言其学于伤寒、痈疽、眼目为尤长，而不及脾胃。载治验有六，皆不详其所用之药。史例大率如此，然而略矣。

道士知医而著名者，有崔紫虚⑩；僧则有深师⑪、荆山浮图师⑫、慎柔和尚⑬；宦官则有罗太无知悌⑭；妇女则有胡宗仁之母徐氏、妻李氏。医任死生之重，而通性命之微，固无人不当学也，特非尽人所能学耳。

上古俞跗治病，能割皮解肌，湔洗肠胃，漱涤五脏，华元化犹传其术。史所称能刳破腹背、抽割积聚是也。华以后能之者无闻焉。虽有弟子吴普、樊阿，不尽其奥，岂神奇之术非其人勿传欤？

《续名医类案》卷三十奇疾门，钱国宾⑮案注云："钱塘人，万历时人。有《寿世堂医案》四十则，多奇疾，乃刻本。由杭太史董甫⑯处借得。"凡三十二字⑰，阁本无。魏氏家藏本⑱有奇

---

① 孙文垣：名一奎，号东宿，别号生生子。明代医家，休宁人。曾著《赤水玄珠》、《医旨绪余》。其子泰来、朋来辑其医案为《三吴治验》、《新都治验》、《宜兴治验》，合称《孙文垣医案》。诸书合刊，又名《赤水玄珠全集》。参见补编。
② 黄古潭：汪石山弟子，孙一奎师。明代安徽黟人，儒而能医。孙一奎《医旨绪余》载有黄氏治胁痛、腹中水块作痛二案。黄古潭之名赖此以传。
③ 金梦石：明代医家，张介宾之师。
④ 张伯祖：《医林列传》："张机，字仲景，南阳人也。受业于同郡张伯祖。善于治疗，尤精经方。"
⑤ 医中之仙：《后汉书·华佗传》："华佗……晓养性之术，年且百岁，而犹有壮容，时人以为仙。"
⑥ 范氏：即范晔（398～445），字蔚宗。南朝宋顺阳人。博涉经史，善为文章，《后汉书》即为其所撰。
⑦ 许绅：明京师（北京）人。初任职于御药房。嘉靖元年（1522）任御医，后为太医院院使。得明世宗赏识，升通政史、礼部侍郎、工部尚书，并主管太医院。1547年救世宗，遂加太子太保礼部尚书，为明代医家之最显者。
⑧ 王纶：字汝言，号节斋。明代慈溪人。成化二十年（1484），一说弘治间（1488～1505）举进士。官至右副都御史。卒年七十八岁。有《本草集要》、《明医杂著》等。
⑨ 下赤色小龟无数而卒：王纶得心腹疾一事另详于明冯梦桢《快雪堂漫录》，文字略有差异而不见此令人生疑之语，谅必后人妄传。
⑩ 崔紫虚：指宋道士崔嘉彦，字子虚，后人误为紫虚。《崔真人脉诀》相传为其所撰。
⑪ 深师：南朝宋僧。精于医，善疗脚弱（脚气），名重一时。
⑫ 荆山浮图师：名医刘完素的弟子，姓氏里籍俱无从考。按，浮图，此处指佛教徒。
⑬ 慎柔和尚：明末医僧，姓胡，字慎柔，法名住想。毗陵人。曾著《慎柔五书》。
⑭ 罗太无知悌：罗知悌，字子敬，号太无。宋理宗朝宫中近侍，钱塘人。会通刘完素、李杲、张从正三家之学，而为朱丹溪之师，是一位承前启后的重要医家。
⑮ 钱国宾：字君颖。明钱塘人。生平事迹待考。著有《备急良方》等书。其《寿世堂医案》分载于《续名医类案》中。
⑯ 杭太史董甫：杭世骏（1696～1773）字大宗，号董甫。清代浙江仁和人，官至御史。著有《词科掌录》、《石经考异》、《史记考异》、《汉书疏证》、《道古堂诗文集》等书。
⑰ 凡三十二字：钱案注文，数之仅三十一字。
⑱ 魏氏家藏本：即魏之琇后裔藏本。

疾门，钱论"肉行"一症①，可补《瘟疫》诸书之缺云。癸亥冬，山海关②天行时疫，病者头痛发热，恶心口渴，神昏欲寐，四肢不举。其肉推之则一堆，平之则如故。医有作伤寒者，有作时气者，投以发散药，无不加重，死者数百。时督师阁部孙及赞画各伤一仆。至乙丑春，钱之关门谒太师，谈次问及，曰："此症天行时疫，名'肉行'。人肉属土，土燥则崩，土湿则流。其邪感于血脉肌肉，不比伤寒所治，古今医集不载，止于《官邸便方》③见此异症一款。因人血枯，而感天时不正之气，当大补血，用首乌、枸杞、归、地等味，少加羌活风药，足以应病矣。若经发散，立死无疑。"

又治足跟响至头，声如雷，诊脉五部皆和，独肾芤大，举之始见，按之似无，乃肾败也。肾经自足走头，肾主骨，肾虚则体空，空则鸣，所以骨响。以六味丸加紫河车膏、虎骨膏、猪髓、枸杞、杜仲服之愈。

又治两膊红十数条，头粗尾尖腹大，长尺许，阔寸许，曰：此青蛇异气④，不急治，蛇形入腹而死。或生大、小腿，如头向上，攻⑤入腹亦死。以针挑破头尾，使其不走，流出恶血，又研明雄黄，唾调涂患处，内服清凉败毒散而愈防风、荆芥、白芷、羌活、黄芩、黄连、连翘⑥、金银花、槐子、甘草、当归、生地各一钱。观此，则钱亦当时名手，而今罕有知之者，不有《续名医类案》，不几湮没无传乎？

《古今医案类按》⑦云：高果哉先生，乃王金坛之高弟，《准绳》序中所谓嘉善高生隐士也。余童时习闻父老传诵其治病如神。著有《医林广见》及《杂症》二书，未曾刊印，得之者珍如拱璧。又有《医案》数卷，立方颇多奇巧，然险峻，亦难轻试。略选数条，以存吾邑文献。其卷七一条云：魏子一患嘴唇干燥，自服麦冬一两、生地四钱、元参二钱、五味一钱、甘草六分、乌梅三个，虽有小效，而病根不去。高云：此症宜用神水⑧。其法以铅熔化，散浇于地成薄片，取起，剪作长条数块，以一头钻眼，悬吊于锅，锅内置烧酒，烧酒之上仰张一盆，与铅片相近，锅下燃火，使酒沸而气上冲于铅片，铅片上有水滴下盆

内，谓之神水，取服之。以此水从下而上，能升肾中之水，救上之干燥也。按《本草纲目》所载神水，指五月五日午时竹竿中雨水，其主治亦异。此可以补方书之缺，特录之。

> **按**："《准绳》序中所谓嘉善高生隐士"一句：俞震书中按语本说："果哉，乃王金坛之高弟，《准绳》序中所谓'嘉善高生隐，从余游，因采取古今方论，命高生次第录之'者是也。著有《医林广见》及《杂证》……"可知陆书一将"高隐"误解作了"高生隐士"，二将《医论广见》误作《医林广见》了。考之光绪四年《嘉兴府志·嘉善县·高隐传》也作《医论广见》及《杂证》二书。

## 今 人

吾里张云寰先生季瀛，桐乡县人，医学深邃，求治者门常如市。余表兄周士勋，夏日身热不退，脉虚自汗，医用消暑药不效。先生诊之曰："口不渴，舌少胎，且神气虚弱，乃大虚症也，再服清暑药脱矣！"投以八珍大补之剂获愈。其子铁葫上舍禾，亦精医理，诊病胆识绝人，有乡农病喘十余日，服药不效，登门求治，令服小青

---

① "肉行"一症："校注本"在"肉行"与"一症"之间误用了句号，当删去。
② 山海关：原书作"山海"，今据《续名医类案》补"关"字。
③ 《官邸便方》：明润州人钱后崖所著。杨起元《惠民便方》一书即由此补辑而成。
④ 青蛇异气：原案作"青蛇气，异毒也"。
⑤ 攻：原书作"故"，当属形讹，此据文义改。
⑥ 连翘：此钱氏治湖州邬阿二案，原方中有连翘，陆书漏书之，今据钱书补。另，王士雄按此云："此即世称蛇缠证之甚者，浙东人名曰缠身龙。"
⑦ 《古今医案类按》：即俞震《古今医案按》。俞震，字东扶，号惺斋，浙江嘉善人，清代学者，兼精医术。
⑧ 神水：李时珍《本草纲目》神水条："五月五日午时，有雨，急伐竹；竿中必有神水，沥取为药。"神水气味甘寒，无毒，主治心腹积聚、虫病，并可清热化痰，定惊安神。

龙汤，乡农有难色，张曰："服此药二剂，仍不得卧者，余甘任其咎。"乡农去，家人讶其失言。张曰："彼喘而延至十余日不死，非实症不能，又何疑焉？"阅①数日，乡农复来，则病果瘳矣。

临海洪蓘园孝廉裕封，精医理，尝言古方书如《伤寒》、《金匮》，今方书如《临证指南》，诚能专心玩索，诊疾自能奏功。台郡少良医，由于昧②所适从，仅读《药性赋》③、《汤头歌括》④及《医宗必读》⑤等书耳。其治病每以古方获效。文参军之子患暑症，初微恶寒，后壮热汗出，嗳气腹痛，口干渴，面肿头痛，大小便少。医用葛根、桔梗、制半夏、薄荷、佩兰、赤苓、通草、杏仁、芦根等药，渐觉气急神昏。蓘园诊之，谓脉大舌黄，是白虎汤症也。投一剂，诸症皆减，改用鲜石斛、黄连、生甘草、金银花、瓜蒌实等味而痊。张明经患春温，恶寒发热，喉烂，医用甘、桔、荆、防、牛蒡等味，病不减。蓘园投以黄芩汤加连翘壳、杏仁，一剂获愈。此真善用古方者。

嫡兄星槎先生瀚，少好学，以多病兼玩医书，久而精能。宰化县⑥，年老罢官，贫不能归，乃悬壶于会城顺德县。县令徐某之子夏月泄泻，服清暑利湿药不效，渐至发热不食，神疲息微。徐年已暮，只此一子，计无所出，延兄求治。兄曰："此由寒药伤脾，阳虚欲脱，宜进温药以救之。"因用附子理中汤。徐疑不敢服，兄曰："此生死关头，前药已误，岂可再误？设此药有疏虞⑦，我当任其咎。"服药诸症俱轻，连进数剂全愈。徐大喜，倾囊厚赠，复为乞援同寮⑧，因得全家归里。兄著有《制方赘说》行世。

钱塘吕槃村司马震名⑨，官湖北，有政声，忽动归思，侨居吴门，为人治疾多获效。潘太史遵祁⑩病瘅，服茵陈汤不效，服平胃散又不效，脘中若藏井底泥，米饮至前辄哕。吕诊之曰："湿固是已，此寒湿，宜温之。"与五苓散加附子。药下咽，胸次爽然。

方氏子伤寒疾革⑪，议用牛黄清心丸。吕曰："邪在腑，上蒙心包，开之是揖盗也，宜急下存阴。"投以犀连承气汤，一服病愈。

叶氏女周岁，遘疾将殆，仰卧，胸膈如阜⑫，呻吟拒按。吕曰："此结胸也。"服小陷胸汤立效。吕酷好医书，遍览百家，而一以仲景为宗。尝言仲景伤寒立法，能从六经辨症，则虽繁剧如伤寒，不为多歧所误，而杂症即一以贯之。其为医也，问切精审，不杂一他语，立方必起草，阅数刻始安。一家有病者数人，一一处之无倦容。暇则手自撰论，阐发仲景之学。著有《伤寒寻源》行于世。

青浦何书田其伟⑬，家世能医，初为诸生⑭，专于学，工古今体诗，未尝为医。自其父元长⑮先生卒，念世业不可无继，稍稍为之，名大噪。有徐姓者，昏热发狂，力能逾墙屋。何曰："是邪食交结也。"则其人果以酷暑食水浇饭，旋就柳阴下卧也。以大黄、枳实下之而愈。

金泽镇某生，逾冠未婚，得狂疾，用牛黄清心加味法，而属⑯人于煮药时覆女子亵衣于其

---

① 阅：历，过。
② 昧：不明了。
③ 《药性赋》：药物学著作，即《雷公药性赋》，又名《珍珠囊药性赋》。原题张元素（或题李杲）撰。是为初学者提供的一种入门读物。
④ 《汤头歌括》：即《汤头歌诀》。清汪昂撰。书中选录常用方三百余首，注释简要，便于初学。
⑤ 《医宗必读》：十卷。明代医家李中梓所撰。该书平易实用，是卓有影响的医学入门书。
⑥ 宰化县：做化县的县宰。
⑦ 疏虞：疏漏忧患。
⑧ 寮：通"僚"，官，官吏。
⑨ 吕槃村司马震名：吕震名（1798～1852），清浙江杭州人。字建勋，号槃村。道光五年举人，曾任直隶州同、湖北荆门州判。精于医，著有《内经要论》、《伤寒寻源》等书。
⑩ 潘太史遵祁：潘遵祁字顺之。道光乙巳进士，授编修，未久乞归。医著有《卫生要录》、《节饮集说》。
⑪ 革：变。
⑫ 阜：丘山。
⑬ 何书田其伟：何其伟（1774～1837），字韦人，又字书田。何世仁之子。清代吴下名医，曾受林则徐托研制十八味戒烟方，并著有《救迷良方》、《医学妙谛》。
⑭ 诸生：即生员，又叫庠生，俗称秀才。
⑮ 元长：何世仁，字元长，号澹安，又号福泉山人。为江南何氏医学世系第十九代医。著《治病要言》、《伤寒类辨》、《簳山草堂医案》及《福泉山房医案》。
⑯ 属："嘱"的古字。"校注本"误作通假关系，今改正之。

上，两剂而愈。门人疑之，何曰："是阴阳易法，吾用之偶验耳。"尝作医论诗云："治病与作文，其道本一贯，病者文之题，切脉腠理现，见到无游移，方成贵果断。某经用某药，一味不可乱。心灵则手敏，法熟用益①便。随症有新获，当为症所难。不见古文家，万篇局万变"。此可见其生平所得力矣。

按：阴阳易法，《伤寒论·辨阴阳易差后劳复病脉证并治》曰："伤寒阴阳易之为病，其人身体重。少气，少腹里急，或引阴中拘挛，热上冲胸，头重不欲举，眼中生花，膝胫拘急者，烧裈散主之。"又，《诸病源候论》曰："阴阳易病者，是男子、妇人伤寒病新瘥，未平复，而与之交接得病者，名为阴阳易也。其男子病新瘥，未平复，而妇人与之交接得病者，名阳易；其妇人得病新瘥，未平复而男子与之交接得病者，名阴易。……所以呼为易者，阴阳相感动，其毒度著，如人之换易也。"

表兄周乙藜学博②士照，潜研医理。尝治分水典史③王某之妻，两臂挛不能举，面色黯淡，脉沉缓。诸药不效。令服活络丹数服即愈。后以治手臂、足腿挛肿之属寒湿者皆效。乙藜之戚张氏妇，体弱恶食，月信④已停八月，就诊于苏州名医何氏，诊之，云是经阻，令服通药。乙藜诊之曰："六脉滑疾，右寸尤甚，是孕也，且必得男。"以安胎药与之，阅四月果生男。

乌程钮松泉殿撰⑤福保之父，晴岚封翁⑥芳鼎，精外科术，贫者求治不取钱，且赠以药。制药不惜重值，拯治危症甚多。殿撰尤好岐黄书，在京师，每为人治愈危疾。尝治其同年之母，高年患痢，医用芍药汤不效，转益困笃，身热不食。殿撰询知病前曾多食蟹。诊脉左弦数，右数而弱，舌胎中黑，腹痛喜按。力排众议，专主热药，用熟附子八分、炮姜一钱、白芍一钱、吴茱萸五分、焦白术三钱、茯苓三钱、肉桂八分、炙甘草一钱、砂仁五分、陈皮五分、生姜二片。一剂痢稀热减。去茱萸、陈皮，加丁香、木香，二剂痢止，改用补中益气汤，加附、桂、炮姜全愈。殿撰有诊治医案一册，名曰《春冰集》，盖言慎也。

吴江陈梦琴茂才⑦希恕，家居芦墟。其曾祖为诸生者名策，得外科秘方于外家潘氏，始为医。茂才幼好学，有声庠序⑧间。壮岁家中落，母令习家学，可养生，兼可治生，乃从其兄省吾上舍⑨希曾学，期⑩年而业成。生平所治疾，悉录成为书，积三百二十二卷，手撮其要为十册，以训子侄。其婿沈沃之学博曰富，择取之，为《妇翁陈先生治疾记》，篇长不备录，录其尤⑪者：一人无故舌出于口寸余，他医遵古方熏以巴豆烟，饮以清心脾药，不效。先生命取鸡冠血涂之，使人持铜钲⑫立其后，掷于地，声大而腾，病者愕顾⑬，而舌收矣。或问其故，先生曰："舌为心苗，心主血。用从其类，必鸡冠者，清高之分，精华所聚也。掷钲于地者，惊气先入心，治其原也。澍按：周真治妇因产子舌出不收，以朱砂傅⑭之，令以壁外堕瓦盆作声，而舌收。此盖从其法化出。

先生治疾，以至之先后为序。一日，忽于众中呼一人前，问所患，曰："臂有微肿。"视之仅一小疱，先生潜谓同来者曰："此白刃疔，试视其额端已起白色，速归矣，危在须臾。"其人方

---

① 益：更，进一步。
② 学博：唐制，府、郡置经学博士各一人，职掌以五经教授学生，后泛称教官为学博。
③ 典史：元代设置，与县尉同是知县之属官，掌收发公文。明、清沿制。清制由典史掌管缉捕、狱囚，故亦称作县尉。
④ 月信：即月经。语出南宋医家陈自明的《妇人大全良方》。卷一引《产宝方》序论："月水如期，谓之月信。"
⑤ 殿撰：状元之别称。
⑥ 封翁：指因儿子显贵取功名而受封赠者。
⑦ 茂才：东汉因避光武帝刘秀名讳，改称秀才为茂才。后世或沿用之。
⑧ 庠序：古代的地方性学校。
⑨ 上舍：宋代太学分外舍、内舍和上舍，学生可按一定的年限和条件依次而升。明清因以"上舍"为监生的别称。后也用作对一般读书人的尊称。
⑩ 期(jī机)年：一周年。
⑪ 尤：优异。
⑫ 钲(zhēng争)：古代行军时用的一种乐器。
⑬ 顾：回头看。
⑭ 傅：涂抹。

出门，面部白色渐趋口角，未至家死。

徐氏子年二十余，四肢不举，昏昏欲寐，食后益甚，莫①识其症。先生曰："是见《肘后方》，名曰谷劳。由饱食即卧而得。"以川椒、干姜、焙麦芽为丸服之，遂瘳。

有食鸦片烟者，遍体发疱，痛痒交作，抑搔肤脱，终日昏愦，语言诞妄。先生曰："此中毒之最甚者，寻常解法，恐不及济。"用朱砂一两，与琥珀同研末，犀角磨汁，和三豆汤进之，神志顿清。遍体无皮，痛不可忍，复磨菖蒲、绿豆为粉尘粘席，乃得安卧，不半月愈。

胡氏子咽痛气急，勺水不能下，或曰风温，或曰风痰。先生切其脉细微，手足清而脾滑，曰："虚寒喉痹也，用理中汤。"观者皆骇相顾，先生曰："急服之，迟将不及，苟无效，余任咎耳。"覆杯而平。

吾邑张梦庐学博千里，少工诗文，长精医术。家居后珠村，就诊之舟日以百计。医金所入，半赒②亲友，不置生产，惟聚书数万卷而已。时长兴臧孝廉寿恭有文名，张延课③诸子，臧亦通医理，尝问张曰："长洲叶氏忌用柴胡，吴江徐氏讥之，先生亦不轻用此味，得毋为叶说所惑？"曰："非也，江浙人病多挟湿，轻投提剂，瞑眩可必④，获效犹赊⑤。叶氏实阅历之言，徐氏乃拘泥之说，此河间所以有古法不可从之激论也。"臧曰："闻先生治疮疡不用升药何也？"曰："升药即汉之五毒药，其方法见'疡医'后郑注⑥。自来疡医皆用之，然诸疮皆属于心，心为火脏；又南人疮疡皆由湿热，若更剂以刚烈墼⑦炼之药，弱者必痛伤其心气，强者必反增其热毒，此所谓不可轻用也。"张生平拯危疾甚多，尤著者，湖州归某，寒疝宿饮，沉绵四年，诸药不应，投一方立效，三易方全⑧愈兹录于后。初诊云：肝阳郁勃，动必犯胃，久则胃气大伤，全失中和之用，以致肝之郁勃者聚而为疝，胃之停畜者聚而为饮。疝动于下，则饮溢于中，所以居常胃气不振，时有厥气攻逆，自下而上，懊侬痞㿉⑨，必呕吐酸绿之浊饮，而后中阳得通，便溺⑩渐行，此所谓寒疝、宿饮互为病也。病经数年，宜缓以图⑪之，若得怡情舒郁⑫，当可全愈。茯苓三钱、桂枝三分、生冬术一钱半、炙甘草四分、小川连三分、吴茱萸泡淡三分、干姜三分、制半夏一钱、枳实炒五分、白芍酒炒一钱半、生姜三分、竹茹七分。次⑬诊云：寒疝宿饮，盘踞于中，久而不和，阳明大失中和之用。今肠渐通降，屡次所下黑黄干坚之矢⑭，既多且畅，则肠腑之蓄积者得以渐去，肠通然后胃和，此数年来病之大转机也。盖饮疝互扰，皆在阳明，下流壅塞，则上流何能受盛传导，盆满必上溢，此理之易明者也。今宜专与养胃，以渐渐充复其受盛传导之职。机不可失，正在此时。至于痔瘘溺少，皆属阳明，可一贯也。党参三钱、橘皮钱半、茯苓二钱、制半夏一钱、麦冬去心钱半、火麻仁二钱、叭杏仁去皮尖二钱、白蒺藜炒去刺二钱、刀豆子炒研三钱、黑芝麻三钱、柿饼煨半枚、白粳米一撮。三诊云：病缠三四年，至今秋才得肠腑通润，燥矢渐来，继以溏润，然后胃脉不致上逆，呕吐止而饮食进。可见阳明之病以通为补也。今深秋燥令，痔必稍愈，仍宜柔养阳明，以期渐渐充复。党参三钱、橘皮钱半、茯苓二钱、制半夏一钱、麦冬去心钱半、秫米二钱、金石斛三钱、枣仁炒研二钱、生甘草四分、驴皮胶二钱、柿饼半枚、荷叶一角⑮。

历代宰相通医理者，伊尹⑯而后，狄梁公⑰、

---

① 莫：没有人，无指代词。
② 赒（zhōu 州）：周济，救济。
③ 课：按规定的内容和分量讲授或学习。
④ 必：肯定。
⑤ 赊：迟缓，渺茫。
⑥ "疡医"后郑注：《周礼·天官·疡医》："凡疗疡，以五毒攻之。"郑玄注：五毒，五药之有毒……石胆、丹砂、雄黄、礜石、慈石。
⑦ 墼（wǔ 五）：煎药用的一种瓦器。
⑧ 全：通"痊"。
⑨ 痞㿉：郁结懑闷。
⑩ 溺："尿"的古字。
⑪ 图：谋。
⑫ 怡情舒郁：怡悦心情，开解郁闷。
⑬ 次：第二次。
⑭ 矢：通"屎"。
⑮ 以上张梦庐事迹可参见本书补编《医范》门。
⑯ 伊尹：商汤臣，名挚。原为汤妻陪嫁来的奴隶。后辅佐商汤伐夏桀，被尊为阿衡（宰相）。伊尹擅长医术，《汤液经法》相传即为其所著。
⑰ 狄梁公：狄仁杰（607～700），字怀英，唐代朝臣，太原人。封梁国公，故有"狄梁公"之称。

陆忠宣公①、范文正公②是已。我朝山阳汪文端公③亦谙医理，其评吴鞠通《温病条辨》有云：温热、湿温，为本书两大纲。温热从口鼻吸受，并无寒症，最忌辛温表散，但当认定门径，勿与伤寒混杂，再能三焦投药，辨清气血营卫，不失先后缓急之序，便不致误。

湿温为三气杂感，浊阴弥漫，有寒有热，传变不一，全要细察兼证，辨明经络脏腑、气血阴阳、湿热二气偏多偏少，方可论治。又云：热症清之则愈，湿症宣之则愈，重者往往宣之未愈，待其化热而后清，清而后愈，一为阳病，一兼阴病，难易较然。观此，知公学识之精矣。

吾里孔行舟上舍广福善医，治外感尤精，尝云："噤口痢半因误药而成。医者治痢，辄用葛根，湿热提入阳明，遂至哕逆不食，变成险症，急投以黄连、干姜，庶克有济④。"余见近世治外感，不辨手足六经，辄用葛根、柴胡，温病遇之，鲜不轻者至重、重者至死，病家不识药性，以为疾不可治，而不知医实杀之也，可慨也夫！

《续名医类案》⑤云：鲍菉饮⑥年二十余，夏月至歙受热，鼻衄⑦愈后，偶啖梨，遂得吐症，盖肝火而胃寒也。百治无效，闻说吐字，则应声而呕。后至吴门就叶氏诊，以其脉沉细，令服附子理中汤，参、姜、附俱用三钱。服后出门，行及半里，觉头重目眩，急归寓，及门而仆。其尊人谙药性，谓必中附毒，亟煎甘草灌之，良久乃苏。后去附子，仍服三剂，吐转甚。再往诊，仍令服前方，遂改就薛氏，告以故，薛用六君子汤，服四剂无验。冬月感寒增咳，缠绵至夏。余偶访知则病剧，询知为向⑧患吐，近复二便秘，已七八日不食，惟渴饮茶水。更医数人，或言令以艾灸脐，俱不应。请诊之，见其面色青悴，脉弦伏而寸上溢。谓此缘脾阴大亏，木火炽盛，又因久咳肺虚，肝无所畏，遂下乘脾而上侮胃，致成关格⑨，幸脉不数，易治也，宜先平其肝，俾不上冲而吐止，斯肺得下降而便行。令以黄连、肉桂各五分，隔汤蒸服饮下，觉吐稍止，即能食糕数块，然二便胀不可支，令以大田螺一枚捣烂，罨⑩于丹田，以物系定，不逾时，二便俱行，所下皆青色，遂霍然而愈。时甲戌五月二十七日也。按：甲戌为乾隆十九年，叶天士卒于乾隆十年，诊疾者当是其后人。若出天士手，必不若是。后以六味加减，入沙参、麦冬等，咳嗽亦止。向后常服养荣之剂，吐不复作。余按鲍刊《名医类案》⑪，魏为校正，鲍赋夕阳诗，魏亦和作，二人之交情非比寻常，盖有由⑫然矣。

上元葛芝山布衣镛，少孤极⑬贫⑭，读书僧寺，遇异人授书一卷，乃岐黄家言。其方甚秘，习之以治病，效如神。群小儿戏，一人张口而跳，蹶伏门限，舌断堕地；一人骑门限坐力猛，肾囊破，睾丸坠，葛悉为安之。自朝至日中，门庭如市，口讲手画无倦色。午后携百钱独游，或采药，或看花，或冒雨雪，提酒榼⑮，访知己。当道⑯闻名，迎者沓⑰至，则诡曰："葛某穷士，藉医苟活，实无伎俩，昨误杀人，群聚殴之，已遁

---

① 陆忠宣公：陆贽（754～805），字敬舆。唐嘉兴人。大历六年进士，召为翰林学士。官至中书侍郎、门下同平章事。曾撰《古今集验方》。
② 范文正公：范仲淹（989～1052），宋苏州吴县人。字希文。官至参知政事等。卒谥文正。工诗词散文，为"唐宋八大家"之一，有《范文正公集》。
③ 汪文端公：汪廷珍，字瑟庵。清江苏山阳人。乾隆进士，官至礼部尚书。卒谥文端。有《实事求是斋诗文集》。
④ 庶克有济：或许有可能奏效。
⑤ 《续名医类案》：原书作《续名医娄案》，"校注本"误为《续名医娄案》，形近而讹。
⑥ 鲍菉饮：即鲍渌饮，名廷博，字以文，号菉饮，清歙人。所校《知不足丛书》，时称善本；又有《花韵轩咏物诗存》。参见《今书》"鲍氏知不足斋"注。
⑦ 鼻衄（nǜ女去声）：中医病名。指鼻出血的一种病。
⑧ 向：从前。
⑨ 关格："关"为大小便不通，"格"为饮食即吐，并称"关格"。
⑩ 罨（yǎn眼）：覆盖。
⑪ "鲍刊《名医类案》"等句：由魏之琇玉璜、余集蓉裳、沈烺敉曾、鲍廷博以文重校。
⑫ 由：原由，缘起。
⑬ 极：穷尽，竭尽。
⑭ 贫：原书作"贫"，"校注本"误作"盆"，形近而讹。
⑮ 榼（kē科）：古代盛酒或贮水用的一种器具。
⑯ 当道：指执掌政权的人。
⑰ 沓：众多。

矣。"其志趣如此。尤精砭法，凡病赤游风①汗不得发，死者十八九，宜以血代汗，葛削竹夹瓷锋砭之，出血如珠，密排而不流，立愈。盖轻则皮不破，重则肉伤，无第二手也。咸丰癸丑三月，贼陷金陵，胁为内医官不从，十四日既夕，舁②旧制两棺于厅事，出白金九锭，分赠邻里，且托身后事，遂与妻周氏纵饮沉醉，整衣冠，各入棺，呼其兄子盖而钉之。时夜将半，至四更，闻棺中格格然，盖气始绝也。其友当涂马鹤船学博寿龄，为作诗。余撮③其略如此，惜不得其治验方云。

陈载庵坤，居山阴之柯桥，承其父梅峰先生灿之传，虚心临证，屡救危殆，犹复广搜书籍，研究忘倦。咸丰丁巳春，访余于武林，相见恨晚，各出所藏秘笈互钞。载庵之长子，幼时喉痛数日，遍身发疱如剥皮状，痛痒难堪，医者不识，载庵焦思无计，忽忆唐笠山④《吴医汇讲》中曾载，名曰虏疮⑤，须以蜜煎升麻拭摩，若不即疗，必死。乃即如法治之，蜜随涂随消，二昼夜用蜜数升遂愈。其好学之获效有如此。

杭人赵芸阁泰，勤求医理，洞烛⑥病机。其戚有为医误治，服利湿药以致危殆者二人，赵皆拯治获痊。其一患淋症，小便涩痛异常，服五苓、八正等益剧，赵询知小便浓浊，曰："败精留塞隧道，非湿热也。"用虎杖散入两头尖、韭根等与之，小便得通而愈。其一膝以下肿，医用五苓，肿更甚。赵以其肿处甚冷，而面色晄⑦白，知是阳虚，令服金匮肾气丸而愈。夫南方湿病居多，此二症尤多挟湿者，兹独不宜于利湿药。可知治病不当执一⑧，非学识之精者，焉能无误哉？

吾邑沈吟梅州判炳荣，熟精医理。官直隶时，曾治一妇，年二十八，因丧夫而得颠疾，时发笑声，用六味地黄汤加犀角一钱，服二剂即痊。盖笑主心，心生火，心郁则火愈炽而上升，故以此药交心肾，使火熄而病自已⑨也。

## 古 书

医家著书，每为假托之辞，以炫其功能，如窦材《扁鹊心书》⑩，则以为上天所畀⑪；张景岳《全书》，则以为游东藩之野而遇异人；至陈远公《石室秘录》，乃竟托之于岐天师、雷公⑫，尤属不经⑬。《洪氏集验方》五卷，宋洪景严遵所辑。《本草纲目》采宋人方书甚多，独遗此书，盖失传久矣。嘉庆间，吴县黄荛圃丕烈⑭，得宋刻本，乃重刊之，其书始传于世。黄序中谓："此书刊成，求序于独学老人谓石殿撰韫玉⑮，有札示余曰⑯：'昨所言交感丹，疑用香附太偏重，因查敝处所藏方书，乃是香附一个，配茯神四两；尊钞是香附一斤，窃意香附一个，无一斤重之理，恐系钞胥⑰之误，能再查原本。此固慎重

---

① 赤游风：又名赤游丹。多因脾肺燥热，或表气不固，风邪袭于腠理，风热壅滞，营卫失调所致。滞于血分则发赤色，名赤游风或赤游丹；滞于气分则成白色，名白游风。
② 舁（yú 鱼）：抬。
③ 撮：摘选。
④ 唐笠山：名大烈，号笠山。清乾隆时苏州府医学正科。创办了我国最早的中医杂志——《吴医汇讲》，并撰《医宜博览论》。
⑤ 虏疮：即天花。因为此病是公元一世纪左右由战争中的俘虏带来传入我国，故名"虏疮"。
⑥ 洞烛：洞察。
⑦ 晄：古同"晃"字，明亮。"校注本"作"㿠"，恐非。
⑧ 执一：此指固执一端，不知变通。
⑨ 已：痊愈。
⑩ 窦材《扁鹊心书》：窦材，南宋山阴人。曾任武翼郎官职。尝诡言所撰《扁鹊心书》为上天所赐。
⑪ 畀（bì 必）：给与。
⑫ 陈远公《石室秘录》，乃竟托之于岐天师、雷公：陈士铎，字敬之，号远公。清初医家，山阴人。著《石室秘录》，托名岐伯所传，张机、华佗等所发明，雷公所增补。
⑬ 不经：不合常规。
⑭ 黄荛圃丕烈（1763～1825）：黄丕烈，清江苏吴县人。字绍武，号荛圃。乾隆举人，官主事。喜藏书，曾刊《士礼居丛书》。
⑮ 石殿撰韫玉：石韫玉，清吴县人，字执如，号琢堂。乾隆进士，廷试第一。官至山东按察使。有《独学庐诗文稿》。
⑯ "有札示余曰"之下数句：按，黄氏《士礼居丛书·洪氏集验方》附有石韫玉书札，文字与此稍异。"疑用香附太偏重"句前有"愚"字；"能再查原本"句中之"能"字原作"祈"；"以此方降气汤二条证之"句，降气汤下原有"牙药"二字；"以质之深于医理者"，句中"之"字原作"诸"。
⑰ 钞胥：指专事誊写的胥吏、书手。钞，"抄"的古字。

起见。'然余即以此方降气汤二条证之，一用半斤，一用五两，是递减用之，原方一斤非误。偰宋之癖如是，并附著之，以质之深于医理者，一正其是非云。"余按用药分两，有君臣佐使之不同，即如此书中苁蓉茸附丸，菟丝子六两，而沉香仅一分，以视一斤四两，更为轻重悬殊，且《瑞竹堂经验方》①亦载是方，香附亦用一斤，《本草纲目》收入香附条下，分两悉合。然则黄说是也。

> **按**：圣散子：方剂名。《苏沈良方》云一切外感疾病，无论伤寒温病、阴证阳证皆可药到病除。但后世医家对其功过是非却褒贬不一。如南宋名医张果在《医说》中称："圣散子主疾，功效不一，杭州民病得此药，全活不可胜数。"而同为南宋名医的陈言在《三因极一病证方论》中则反映："辛未年（1151）永嘉瘟疫，被害者不可胜数"。明代医家俞弁在《续医说》中也记载说：明弘治癸丑年（1493），吴中疫疠大作，官府修合圣散子，遍施街衢，病者服之，十无一生。盖此药本治寒疫，若通治温病，方中有附子、良姜、吴萸、豆蔻、麻黄、藿香等燥热之品反速其病。

《苏沈内翰良方》②沈存中自序有云："世之为方者，称其治效常喜过实，《千金》、《肘后》之类尤多溢言，使人不复敢信。"夫《千金》、《肘后》，为古方书之佳者，而犹若如此，况其他乎？即如此书中苏合香丸、至宝丹等素称神效，而统观全书，热药居多。至若止吐软红丸之用信砒③、巴豆；治惊辰砂丸之用腻粉④、龙脑⑤，尤为峻厉，岂可轻视？又小柴胡汤为伤寒少阳症主方，而此书以为赤白痢尤效，且谓痢多因伏暑，此药极解暑毒，凡伤暑之人，审⑥是暑暍⑦，不问是何状，连服数次即解，是欲执此方以治一切暑暍症也，不又为圣散子之贻祸于世乎？是知方书非无可取之处，而不能尽善，在人精心审择，以定弃取耳。

宋董汲⑧《旅舍备要方》，《四库全书题要》云："汲因客途猝病，医药难得，集经效之方百有余道。内如蚰蜒⑨入耳，及中药毒，最为险急，而所用之药至为简易。其杂伤五方，古书中不少概见，今亦罕传，尤见奇特。盖古所谓专门禁方，用之则神验，至求其理，则和、扁有所不能解，即此类也。"今录其方以备用。

治蚰蜒入耳，胆矾末一匙，以醋少许滴灌之。须臾虫化为水。

解中药毒，并虫毒，闷乱吐血烦躁，甘草一两生用、白矾五钱生、延胡索一两，右为细末，每服半钱，水一盏，煎至六分，去滓，放冷细细呷之。

杂伤：治火伤，被火烧处，急向火灸之，虽大痛强忍之，少间⑩不痛不脓。

治犬马啮，及马骨刺伤人，及马血入旧疮中方：取灰汁热渍疮，常令汁器有火，数易其汁，勿令烂入肉，三数日渍之；有肿者，炙石令热熨之，日二次即止。

治蛇咬久不效及毒气内攻疼痛方：雄黄、白矾等分研就，刀头上爆令熔下，便贴咬伤处，自瘥。

治道涂⑪大醉仆地，或取凉地卧，为蛇入人窍方：见时急以手捻定，用刀刻破尾，以椒或辛物置破尾上，以绵系之，少刻自出。此蛇有逆骨，慎不可以力拔之，须切记。

---

① 《瑞竹堂经验方》：十五卷。元沙图穆苏撰。
② 《苏沈内翰良方》：又名《苏沈良方》，是北宋末年（一说为南宋）佚名编者根据宋代沈括的《良方》（又名《得效方》等））与苏轼的《苏学士方》（又名《医药杂说》）整理编撰而成的医学书籍。
③ 信砒：即砒霜。
④ 腻粉：亦名汞粉、轻粉、峭粉。由水银、白矾、食盐合炼而成。气味辛、苦，有毒。
⑤ 龙脑：即冰片。
⑥ 审：确实。
⑦ 暍（yē 噎）：中暑。
⑧ 董汲：字及之，生卒年不详，北宋医家，东平（今山东东平县）人。所撰著作后人合辑为《董汲医学论著三种》。
⑨ 蚰蜒：古称"草鞋虫"。多足纲，蚰蜒科。形态结构类似蜈蚣而较之体短。毒颚很大。栖息房屋内外阴湿处，捕食小动物。我国常见的为花蚰蜒，或称大蚰蜒。
⑩ 少间：一会儿。
⑪ 涂：通"途"。

壁镜①咬人立死,治之方:槟榔不拘多少,烧灰存性,先以醋淋洗,后以醋调贴之。又一方甚平易可用,并录之:治跋涉风土②,或道路误为细尘眯目,隐痛不能视物,随所眯目以手分开,自以唾搽之即愈。

偶从友人处见张叔承三锡③《医学六要》,眉间评语甚佳,惜不知何人手笔,摘录数条于此:惟痰最易忽略,鄞医周公望治谢时素三十年不愈之泻,用滚痰丸三服顿除。

又治一梦遗几死,百补不愈,以滚痰丸三服顿除。

葛可久补髓丹,黄蜡与鸡同用,此二味不宜并食,录有明禁,当删去。一人嗜酒,醉后服葛花即解。一医曰:"此人不久矣,疏利太过也。"果以风痹死。

吞酸一症,东垣作寒证,河间、丹溪作热论,世人因有标本之说分属之。吾辈固当兼参,然治常得芩、连症,用姜、桂者甚少,岂东垣之法可废哉?缘俗医治病,初多用温散,久久寒化为热,未有不从热治者耳。一娠妇小便偏数④,多而溺少,涩而不通,余用补中益气汤吞六味丸四钱愈,《医贯》法也。次日令再服,病人以不惯丸药,且谓地黄泥隔,遂止。越二日病复作,必欲另一方,因以清心莲子饮与之,一服效。后视《伤寒准绳》⑤,知古有成法也。妊妇转胞⑥,由胎压膀胱,大抵虚陷所致。

薛氏以补中益气汤举之,较丹溪四物、四君、二陈煎服探吐为稳。

杭医陈月坡治鄞谢宣子室人,一剂而通。盖清气之陷,总因浊气不降耳,升之则降矣,降之则升矣。催生如柞木饮、兔脑丸、通明乳香等法,俱不足存,只一味独参汤妙甚。

余第四女难产一昼夜,服参半斤而生。高鼓峰每用参、耆各一两,当归五钱,川芎三钱,冬月加桂以温之。

《四库全书·医家类存目》:《药镜》四卷,浙江巡抚采进本。《题要》云:明蒋仪撰。仪字仪用嘉兴人,正德甲戌进士,其历官未详。是编前后无序跋,惟凡例谓《医镜》之镌⑦,骈车⑧海内,今梓⑨药性,仍以"镜"名云云。此书余于咸丰七年,从武林书坊得刊本四卷,乃与王宇泰《医镜》四卷有仪用崇祯辛巳序文合刻者,前有仪用之弟云章彦文氏顺治丁亥序,及仪用康熙二年自序。各卷首刊嘉善蒋仪纂定,常醴参订彦文之序,谓仪用负宏济苍生之愿,出入场屋⑩,见刖⑪执事,郁郁不得志,以为无爵位而有功名,可以遂我宏济之愿者,莫若业医。后遍访名宿⑫,遂得宗旨于王宇泰先生,发其枕秘,有《医镜》一书,镌传海内,学人奉为指南矣。

然而用克镜⑬医,必先镜药。岁在乙酉魏塘春夏,为宏光元年;魏塘秋冬,为顺治之二年,民之死于兵、死于疫者盖踵相望。仪用侧处北村,恻然心伤,益无意章句,乃集古今药性全书,并诸名家及金坛用药秘旨,手自删订编辑,缀方给药,全活乡党⑭贫人。又与常子馨逸互相考论,砥琢词章,协以声韵,成书四卷,名曰《药镜》。又云:仪用近葺⑮蓬编茨,驱儿辈及僮仆,督耕陇上,暇时买药归来,悬壶街市,袖古今医说,研穷探味,云以自老。据此,则仪用应试而

---

① 壁镜:亦称壁蟢、壁茧,蜘蛛的一种。生活在石头下、岩缝中或住屋的墙上,常织一白色圆形茧膜作住所兼产卵室。巢的直径3~5厘米,周围有8~10根丝固着,形如古钱,故又名壁钱。可入中药。
② 土:原作"二",据石印本改。
③ 张叔承三锡:张三锡,字叔承,别号嗣泉。明代医家。应天府(南京)人。著《医学六要》。王肯堂校订是书,评价甚高。
④ 数:频,多。
⑤ 《伤寒准绳》:明代医家王肯堂(1549~1613)撰。肯堂字宇泰,号损庵。金坛人。进士出身,曾授翰林院检付。曾撰医著多部。
⑥ 转胞:病名。脐下急痛,小便不通之证。语出《金匮要略·妇人杂病脉证治》。胞,通"脬",膀胱也。又称胞转、转脬。
⑦ 镌(juān 捐):刻。
⑧ 骈车:两匹马拉的车。
⑨ 梓(zǐ 紫):刻板,付印。
⑩ 场屋:旧时科举考试的地方,也叫场科。
⑪ 见刖(yuè):被断足。刖,古代一种断足的酷刑。
⑫ 宿:老前辈。
⑬ 镜:明察。
⑭ 党:古代地方户籍编制单位。五百家为一党。故称同乡为党人。
⑮ 葺:修补。

未尝登第①入本朝,业医以终。《题要》所云,乃据采进本之辞耳,及考《嘉兴府志·撰述门》,只有卜祖学《药镜》,无仪用名,当亦有误。特识②于此,为吾郡征文献者告焉。

张介石③谓《医贯》以六味治伤寒,其言如鸩。叶天士④谓景岳以大温中饮治温邪时疫,言滋阴可以发汗,真医中之贼。盖赵氏喜用六味,张氏喜用参、桂,立言一偏,遂滋流弊。今二书盛行于世。读者必详察其失,而节取其长,斯可矣。

《史载之方》⑤二卷,即《直斋书录解题》⑥所云蜀人史堪《指南方》也。此书世少传本,余从新城罗镜泉学博以智借得钞本录之。洪景严《集验方》曾记载之治妇人气块刺痛二方,兼及其治验,盖亦能医之士也。然其书中之方,大半皆麻黄、独活、附子、官桂等药。其治疫毒痢之通神散,用麻黄、官桂、甘草、大芎⑦、白术、细辛、独活、桔梗、防风、芍药、白芷、牡丹皮、牵牛;第二方用诃子;第三方用硫黄。杨子建⑧袭之,改为万全护命三方,并袭其说,如寒邪犯心,水火相战,所以先发寒热;水火相犯,血变于中,所以下赤痢云云。孔以立⑨《痢疾论》深诋之,斥为不经之说,又谓不辨人体之强弱、脉息之虚实,擅用麻黄、术、桂、牵牛、诃子、硫黄,实乃杀人之事。其论良然。

宋灵泉山初虞世⑩《古今录验养生必用方》,人间绝少。咸丰初年,杭州吴山陶氏宝书堂书坊偶得宋刊本于四明,湖州丁宝书以钱六千购之去。余友罗镜泉亦喜搜奇书,闻之大惊,急从丁君强借钞副本,余因得录一册。按《郡斋读书后志》谓是十六卷,《直斋书录解题》及《宋史·艺文志》谓是三卷,《通志⑪·艺文略》亦云三卷,又有《续必用方》一卷。此册分上中下三卷,前有绍圣五年宗室捐之重刊序文。书中记传方之人甚多,皆详其出处行谊,知亦有心人也。卷首论为医一条云:用药之法,先审有害无害,苟能无害,是为有利。盖汤丸一入不出,人死岂可复生,历劫⑫长夜,永为冤对⑬,无有免离,仁者鉴此,岂不勉旃⑭?语简旨深,可为医门药石。

张戴人治病⑮,专用汗吐下,然则其时病者竟无虚症当补者乎?医术虽高,不谓之偏不得也。其医案⑯中往往不详脉象,此出自麻知几⑰辈之手,不免多附会失实。至如治劳嗽、治虚劳、治冻疮,皆以舟车丸、浚川散大下之;治临产病喘,以凉膈散二两、四物汤二两、朴硝一两,煎令冷服,且谓孕妇有病用朴硝,八月者当忌之,

---

① 仪用应试而未尝登第:此说不确。考《天津县新志·艺文》:"仪,进士题名碑作天津卫军籍。"又云:"正德九年(1514)成进士,授浙江兰溪县知县,调知山东寿张县,升陕西按察司佥事,退居乡里。"则其督耕悬壶,乃退隐后事。

② 识(zhì至):记录。

③ 张介石:清人张确字介石。蒙城县岁贡生。又精医,今存其《观物篇医说》(简称《医说》)。

④ "叶天士"以下两句:此姚球《景岳全书发挥》托名叶桂之说。

⑤ 《史载之方》:北宋蜀地医家史堪所著。

⑥ 《直斋书录解题》:南宋大藏书家、目录学家陈振孙所撰,振孙字伯玉,号直斋,浙江安吉州(今浙江安吉县)人。历任台州知州、嘉兴府知府、侍郎、宝章阁待制等职。家富藏书,遂按晁公武《郡斋读书志》的形式,撰成私家藏书目录《直斋书录解题》,二书是我国古代重要的私人藏书目录。

⑦ 大芎:大成本作"川芎"。

⑧ 杨子建:即北宋医家杨康侯,字子建,号退修。著《护命方》、《通神论》及《十产论》。

⑨ 孔以立:孔毓礼字以立。黎水(属河南)人。攻举子业,补博士弟子员。又精医,撰有《痢疾论》、《医门普度》。

⑩ 初虞世:初虞世,字之甫。北宋医家。撰有《古今录验养生必用方》,又名《养生必用方》或《初虞世方》。另有《尊生要诀》,二书均佚。

⑪ 《通志》:宋代学者郑樵撰。郑樵(1104~1162),字渔仲,号夹漈先生,莆田人。其《通志》仿《史记》体例,记录上起三皇、下迄隋唐各代的典章制度,与唐代杜佑的《通典》、元代马端临的《文献通考》一起被誉为"三通",具有极高的史学和文学价值。

⑫ 历劫:佛教用语。谓宇宙在时间上一成一毁叫"劫"。经历宇宙的成毁为"历劫"。后统谓经历各种灾难。

⑬ 冤对:冤家对头。

⑭ 旃(zhān沾):代词"之"和语气词"焉"的合音。

⑮ "张戴人治病"句:按,张从正,字子和,号戴人。平生善用汗、下、吐法,治诸疾病,非常法所能拘。

⑯ 案:原书作"业",今据文义改。

⑰ 麻知几:麻九畴字知几,金易州人。博通五经,正大初(1224)特赐进士,累迁应奉翰林文字。张子和撰《儒门事亲》,曾多所请益。

九月、十月内无碍,其说皆未可信。

雷公、扁鹊,皆上古时人。战国时秦越人慕扁鹊学,因称扁鹊。迨后宋雷敩《炮炙论》①亦称雷公,窦材《心书》亦称扁鹊。《炮炙论》之称雷公,乃后世所传讹;《心书》之称扁鹊,则材直以之自称,从来著书家,未有如此夸大者。

秀水殷方叔②仲春《医藏目录》一卷,就其生平所见医书,自上古以及近世咸载焉。分为二十函,函各数十种。首曰无上函,自《内经》、《神农本草》、《难经》诸书,外兼及《易经》、《洪范》③、《繁露》④,盖本孙思邈大医须兼识阴阳卜相之意。同时平湖陈懿典为作序,有云:方叔研讨方药,治病称神,户履常满。然萧然阛阓⑤中,不走五都,不游大人,而《医藏》一编,网罗悉人间未睹之书,议论阐古人未发之旨。考《嘉兴府志》,方叔有传,在"隐逸"门,是殆精于医而不以医名者。方叔又能诗,有《安老堂集》⑥,惜未得见。

董氏琏《卫济宝书》⑦,吴晓钲得袁永之影宋定本二十二篇,完善无缺,视文澜阁⑧之本多三之一。后有续添方,乃元人所辑,不知名氏。方多佳者,摘录于此:治毒蛇咬,先以麻绳扎伤处两头,次用香白芷细末掺于疮口,以多为妙。仍以新汲水⑨调下半两许,毒气自消。一方用热酒调下。诸方皆用麦冬水,盖欲先护心气也。

系瘤法兼去鼠奶痔⑩出《集验方》,真奇药⑪也,芫花根洗净带湿,不得犯铁器,于木石器中捣取汁,用线一条,浸半日或一宿,以线系瘤,经宿即落,如未落再换线,不过两次自落,后用龙骨并诃子末敷疮口即合。依上法系鼠奶痔,屡用得效。《苏沈良方》亦有用蜘蛛者,然费力,不如此径捷。如无根,只用花泡浓水浸线亦得。赵氏尝用以系腰间一瘤,不半日即落,亦不痛。

二圣散治咽喉风热缠喉、一切肿毒,鸭嘴胆矾二钱半,白僵蚕两去丝嘴,共为细末。每用少许,以竹管吹入喉中,立效。

来苏膏治惊邪风痫、心痒狂乱、积热痰涎上冲、破伤风搐⑫牙关不开,无问远年近日,并皆治之。用干圆肥好无蛀皂角,去皮、弦、子捶碎,用清净酸浆水一碗,春秋浸五日,夏浸二日,冬浸七日,搓揉去滓澄净,用磁器内⑬以文武火熬成膏药相似,摊以新夹纸上阴干。遇病人用时,取手掌大一片,用温浆水化于磁器内,将病人扶坐,用竹苇筒装药水,扶起病人头,吹入左右鼻孔内,扶定良久,涎出为验。此药治愈病人不计其数。大德六年,有行御史台彻里大夫舍人⑭一十四岁,因风热痰涎潮搐,牙关紧闭,不省人事。二台医治疗无门,有台掾李受卿收此妙药,依法吹入左、右鼻孔内,须臾痰涎出及一碗余,立苏。

# 今 书

魏玉璜先生之瑸《续名医类案》,余既借录阁本全部,后又假得魏氏家藏钞本,校勘一过,视阁本⑮多

---

① 雷敩(xiào 笑)《炮炙论》:全称《雷公炮炙论》,南北朝时刘宋雷敩撰,胡洽重订。约成书于5世纪,是目前认为最早的中药炮制专著。
② 殷方叔:明代医家殷仲春,字方叔,自号东皋子。秀水(今浙江嘉兴)人。生卒年不详。收藏医书颇丰,所著《医藏目录》,是我国现存最早的一部医书专科目录。另撰有《栖志堂集》。
③ 《洪范》:《尚书》篇名。旧传商末箕子所作。近人疑为战国时人伪托之书。
④ 《繁露》:即《春秋繁露》,汉董仲舒撰。十七卷。发挥《春秋》之旨,多主公羊之学,杂以阴阳五行,宣扬天人感应之说。
⑤ 阛阓(huánhuì 环会):指市区。阛,市区的墙;阓,市区的门。
⑥ 《安老堂集》:康熙二十三年《浙江通志·文苑》作《栖老堂集》。
⑦ 《卫济宝书》:宋时外科著作,作者佚名,东轩居士增注。原书已佚。后世有辑佚本。
⑧ 文澜阁:原书作"文劳同",抄刻致误,今据石印本改。
⑨ 新汲水:指刚刚从井里打起来的水。
⑩ 鼠奶痔:中医病名,指肛门内所生之赘生物。日本丹波元坚《杂病广要·脏腑类》:"一者肛肠生肉……或似婴桃,或大如豆,时时出血,又如出脓,名曰鼠奶痔。"本病相当于直肠息肉,治疗一般以外治为主。
⑪ 药:原书作"莲",抄刻致误,今据石印本改。
⑫ 搐(chù 处):搐缩,抽动。
⑬ 内:"纳"的古字。
⑭ 舍人:宋元之后习语,用以称呼权贵子弟,犹称公子。
⑮ 阁本:《四库全书》修成后,分抄七部,分别放置于宫内文渊阁、奉天行宫之文溯阁、杭州之文澜阁等七处,称阁本。陆氏所借录者当为文澜阁本。

所更正。前有杭太史世骏、余太史集①序文并目录,后有魏鈛跋。海宁王孟英②士雄《潜斋医话》谓卷首无序无目,殆只据阁本言耳。今录跋语于此,云:"《续名医类案》六十卷,乃先君校刊江氏《名医类案》而成,较篡南所辑为尤备。是书之优劣,《提要》、序文论之详矣。余小子,不敢赞一辞。书中兼援江氏例,临证诸案附见焉。乾隆甲午岁,恭逢朝廷开四库全书馆,父友朱先生明斋携此册入都,亟录副详校以进,幸蒙采录,此千载一时之恩遇,得以藉传不朽。原本仍发还本家,敬谨收藏。馆上指驳数条,谨更正焉。经进后,鲍氏知不足斋③拟刊未果,原本为先人手泽贻留,未敢出以示人,兹慎选楮毫④,精钞全部,详校装潢,以冀当代大人君子布⑤金刊板,广播艺林。诚于身心有神⑥,鈛又何敢为独得之秘耶?时嘉庆丁丑冬日,临江草堂后人魏鈛盥手拜跋。"

张景岳偏主温补,尊而信之者不少,近日攻击之者亦复有人,如叶天士、魏玉璜、章虚谷⑦、陈修园,其最著也。叶天士《发挥》一书,尤为深切详尽。究之景岳之重扶阳,时势适然,亦以救弊,学者循览其书,必当与《发挥》参观,斯不为其所误。惟《发挥》为家藏之板,久不印行,余历年搜访,至丁巳岁,始于吴门购得一部,惜力绵未能重刊广传也。

如皋顾小澜⑧学博金寿,少擅才藻,壮岁贡入成均⑨,屡困秋试⑩。年四十,南归秉铎⑪,遂绝意功名,专精医理,每遇宿学名师,不惜虚怀就正,求其精微。治一证必刻意精思,寝食俱废方定,卒起沉疴⑫。晚岁弃官,家于吴门,求治病者踵相接门,弟子汇录方案,因选择百条付梓道光乙酉秋镌,名曰《吴门治验录》。其治病每用人所不恒用之药而奏捷效。妇女解郁调经,则以合欢皮煎汤代水;妇女反胃痰饮,则用东壁土墙、白螺蛳壳,入黑驴溺,连土阴干,研末入药。盖黑驴溺入肾,阴中至阴,善通水道,取其引火下行,最为神速。但气味过臊,胃虚者格格不入。白螺蛳能于水土中潜行成道,且可化阳明郁痰,通厥阴郁火,又得东壁土拌而阴干,既无气味,更得殊功。

又治痰迷心窍,忽于数日所读之书皆不记忆,用茯神五钱、远志肉钱半、制半夏钱半、陈皮一钱、九节菖蒲五分、陈胆星五分、珍珠母三钱、生甘草五分,以惜字炉⑬灰一两煎汤代水,煎服。获效,去胆星,加生益智仁一钱、醋煅灵磁石三钱,十服全愈。盖养营开窍化痰,特以字纸灰作引,复加益智启聪明,磁石交心肾,医以意会,亦由善思而后得之也。

吴县薛瘦吟福⑭,能诗,精医理。流寓秀水之王江泾。著有《瘦吟医赘》,附录诗十数首,其自书吟稿后云:"离家十载感华颠,一检奚囊⑮一黯然。未必书坊有陈起⑯,江湖诗好定谁怜⑰。"语殊清婉。吴江李显若王猷《闻湖诗续

---

① 余太史集:余集,清仁和人。字蓉裳,号秋室。乾隆进士,官至侍讲学士。善山水,尤工仕女。著《秋室诗钞》。曾为《重订名医类案》作序。
② 王孟英(1808~1866):清代名医王士雄,字孟英,号梦隐。浙江海宁人。著述宏丰,如《潜斋丛书》等,其中包括卷四提到的《重庆堂随笔》。
③ 知不足斋:清乾隆年间安徽歙县鲍廷博藏书斋名,曾辑《知不足斋丛书》共三十集,皆取全书,校雠精审,世称善本。
④ 楮(chǔ 楚)毫:纸笔。楮:一种树,树皮可以做纸。
⑤ 布:布施。
⑥ 裨(bì 必):好处。
⑦ 章虚谷:名楠,清代名医,浙江会稽人。道光五年著《医门棒喝》一书。
⑧ 顾小澜:亦作"顾晓澜",名金寿,字晓澜。清代名医,江苏如皋人,流寓吴县。撰有《吴门治验录》和《良方汇集》。
⑨ 成均:古之大学。后泛称官设的最高学府。
⑩ 秋试:即乡试。是在各省省城(或京城)举行,由取得"生员"资格的人参加的考试。每三年一次,因多在秋季举行,又称"秋试"。考中者便称为"举人"。
⑪ 秉铎:即摇铃。指在民间行医。
⑫ 沉疴:重病。
⑬ 惜字炉:古时焚烧字纸之炉。
⑭ 薛瘦吟福:薛福,号瘦吟。清吴县人。流寓秀水(嘉兴)王江泾。一生穷愁潦倒。著《瘦吟医赘》,仅有抄本流传。
⑮ 奚囊:指唐代诗人李贺的书童小奚奴所背的锦囊。李商隐《李长吉小传》:"(李贺)恒从小奚奴,骑駏驉,背一古破锦囊,遇有所得,即书投囊中。"
⑯ 陈起:南宋人,字宗之,号陈道人,亦号芸居,钱塘(今浙江杭州)人。开书肆于钱塘睦亲坊,与江湖诗人善,编刊有《江湖集》。因集中诗涉谤讪而遭流配,后遇赦方得重操旧业。今存《芸居乙稿》,南渡后诗家姓氏不显者,多赖以传。
⑰ 怜:《瘦吟医赘》作"传"。

钞》，谓瘦吟治疾疏方，雄谈惊座，惟执于用古，持论虽透沏，而服其药者往往不效，以故门可罗雀，釜或生尘。年七十余，穷困以终。然观《医赘》所言，非尽不合时宜者，如云：今之伤寒，皆温热病也，若太阳之麻、桂、青龙等症无有也。初起只须葱豉合凉膈散散表邪，兼清里热，令其微汗而解。又云：看温病先验舌之燥润，以渴不渴为要诀。又云：暑疟多燥，其治在肺，重者人参白虎，或竹叶石膏加厚朴；轻者杏仁、滑石、蔻仁、丝瓜叶、芦根、米仁之属。湿疟多寒，其治在脾，宜苓、桂、术、姜，或消暑丸之属。又云：吾吴前辈吴正功，只教人看《医方集解》；徐炳南晚年，案头只两本《广笔记》①；青蒲何元常以《临证指南》为忱中秘；甪②里牛孚亭于《己任编》亦然。可见心得处不在多也，然无心得者不得以此藉口，欲求心得，正非多读古书不可，盖不博亦断不能约③也。此皆可为医学津梁④，而其治病乃如此，俗所谓行医须运气者，殆非诬欤。

《医赘》所列单方有绝胜者，录之以广其传。取⑤鲜合欢皮两许，煎服，治鸡盲⑥颇效。吐蛔，瓦松炙存性，等分，研细，和入制过炉甘石内，敷烂弦风眼，极有神功。凤尾草根背有金星，又名金星草洗去泥，打烂，同鸡子清研和如膏，入麝香少许后，敷脐上，一日一换，小便即长，退水肿甚速，不动脏腑，信⑦良方也。疥疮，每日煎鲜首乌一两、川草薢五钱，服一二十剂，重者二三十剂，无不效。小儿小水不通，胀急欲死，囫囵莲房一只，煎服即通，鲜者尤妙。金蟾化管丸：水银三钱、雄黄一两、大蟾一只、银硝一两、明矾一两，先以水银、雄黄，用火酒二斤渐煮渐添，酒尽为度。其末用纸包好，取大蟾去肠留肝、肺，以药纳入缝好。另银硝、明矾研末，入阳城罐⑧，加水半茶钟，加火上熬干于底，放地上，入蟾于内，升文火二枝、中火一枝、武火一枝，候开看，刮下灵药，用蟾酥汁为衣，如芥子大。凡管用一丸，放管口外，盖膏药，自入至底，虽弯曲处能到，嫩管自化，老管自退，七日见效。如不全退，再用一丸，无不除根。老马兰头饱吃，可治内痈。鼓证湿邪入络居多，消滞利水，徒伤气分，焉能奏绩？方用新绛钱半、蛞蝼虫二钱、延胡索钱半、丝瓜络一枚、淡木瓜钱半、川通草一钱、路路通十枚、生米仁八钱、陈香橼⑨皮半只、干佛手三片、川郁金一钱、远志八分，即此数味，出入加减，自能奏捷。至消滞莫如红曲、鸡内金，达下莫如车前子，降气莫如苏子、川贝。又瘦吟自载医案云：尝治一徽商，积虚痰喘，用金水六君加熟附、细辛、五味，煮米仁浆丸，外用水澄半夏、生姜二粉为衣，终剂，而十余年之病如失。后治数人，并效如神。

程氏钟龄⑩《医学心悟》，篇幅虽隘，其方颇有佳者。余戚李氏妇患噎症绝粒，诸药不效，医告技穷，奄奄待毙。余检此书启膈散，令煎汤服之，北沙参三钱、丹参三钱、川贝二钱、茯苓钱半、砂仁壳五分、广郁金五分、荷蒂二个、杵头糠五分，四剂而能纳食，去郁金，加蒌皮一钱，服四剂，复加味调理全愈。

南海何西池梦瑶《医碥》，余遍求之苏、杭书坊不可得。丁巳冬日，从严兼三借录一部。西池不负才名，学士惠公，称为南海明珠。生平笃嗜医学，成进士，为宰官不得志，乃归田行医。所著《医碥》七卷，刊于乾隆十六年。自序有云："或曰：方今《景岳全书》盛行，桂、附之烈，等于昆冈⑪，子作焦头烂额客⑫数矣。人咸谓子

---

① 《广笔记》：即《先醒斋医学广笔记》，明缪希雍（1546～1627?）撰。四卷。
② 甪（lù 路）里：古地名。在今江苏吴县西南。
③ 约：简明。
④ 津梁：渡口和桥梁，比喻治学的必由门径。
⑤ 取：原作"鲜"，今据大成本改。
⑥ 鸡盲：即夜盲症，又名雀目。
⑦ 信：确实。
⑧ 阳城罐：河北阳城生产的陶罐。受热不裂，可用于炼丹。一说为山西阳城。
⑨ 橼（yuán 元）：即枸橼，又名"香橼"、"佛手柑"。
⑩ 程氏钟龄：名国彭，字钟龄，号恒阳子。清代医家，安徽歙县人。晚年至天都普陀寺修行，法号普明子。曾撰《医学心悟》。
⑪ 昆冈：就是现在的的昆仑山，是古代中国采玉的主要矿脉。意思是好东西用之不当，也会为害。
⑫ 焦头烂额客：桓谭《新论》："淳于髡至邻家，见其灶突之直，而积薪在傍，谓曰：'此又有火。'使为曲突而徙薪，邻家不听。后果焚其屋，邻家救火乃灭，烹羊具酒，谢救火者，不肯呼髡。智士讥之曰：'曲突徙薪无恩泽，焦头烂额为上客'，盖伤兵贱本而贵末也。"

非医病，实医医。是书出，其时医之药石欤！'碥'当作'砭'，余笑而不敢言。"凡例有云：河间言暑火，乃与仲景论风寒对讲；丹溪言阴虚，乃与东垣论阳虚对讲，皆以补前人所未备，非偏执也。后人动议刘、朱偏用寒凉，矫以温补，立论过当，遂开酷烈之门。今日桂、附子之毒等于刀锯，梦瑶目睹其弊，不得不救正其失，初非①偏执。书中时出创解，颇有裨于医学。

钱塘赵恕轩学敏《串雅内外编》，皆走方术②，谓走方之药。上行者曰顶，多主吐；下行者曰串，多主泻；顶、串而外，则曰截。截，绝也，如绝害然。此即古汗、吐、下三法也。又谓走方有三字诀，一曰贱，药物不取贵也；二曰验，下咽即能去病也；三曰便，山林僻邑仓卒即有。能守三字之诀，便是能品③。其自序谓：幼嗜岐黄家言，性尤好奇，闻走医中有顶、串诸术，操技神而奏效捷，以此获食④。其徒侣多动色相戒，秘不轻授；又多一知半解，罕有贯通者，以故欲宏览而无由⑤。宗子柏云，挟是术且⑥老矣。戊寅航海归，质⑦其道，皆有奥理；顾⑧其方，旁涉元禁⑨，琐及游戏，未免夸新斗异，为国医所不道，因取其所授，重加芟⑩订，存其可济于世，合余平昔所录奇方，汇成一编，名曰《串雅》，不欲泯⑪其实也，并矫奇而归于雅⑫，使后之习是术者不致为庸俗所诋忌云云。然观其所载，多兴阳之方，大半热药，如天雄、附子、草乌、肉桂、硫黄、阿芙蓉、淫羊藿、鹿茸、蚕蛾等味，用之必致为害，且导人以纵欲，亦非大雅所当言也。此书无刊本，好事者若以付梓，当更为芟订，庶几尽善⑬。

傅氏女科书⑭，道光丁亥张丹崖凤翔序刊，近复刊入潘氏《海山仙馆丛书》⑮。王孟英谓文理粗鄙，剿⑯袭甚多，误信刊行，玷辱青主⑰。余观此书，措辞冗衍⑱，立方板实，说理亦无独得之处。尤可怪者，解妒有饮，谓可以变其性情；荡鬼有汤，且假托乎岐天师，更列红花霹雳散。成此书者，当是陈远公之流，而其学更不如远公，乃女科书之最下者。

《疡医大全》搜罗浩富，而不及疳疮见"今人"门陈载庵治案。疳疮出《肘后方》，采入《本草纲目》蜜门，《松峰说疫》纪载详备，而不及肉行见"古人"门俄国宾治案，可见著书之难。而习医者当博览群书，不得拘守一家之言，谓已尽能事⑲也。

无锡沈芊绿金鳌《要药分剂》十卷，准徐子才十剂分类。凡四百余品，皆寻常日用必需之药，故曰要药。其宣剂五灵脂⑳注云："寒号虫，四足，有肉翅，能飞，但不甚远。此虽名虫，既能飞则属鸟类矣。从前本草书多列虫部，恐非是，今故次于禽鸟之例。"余按五灵脂自虫部入禽部，始于《本草纲目》，岂沈未之见㉑邪？

会稽章虚谷楠《医门棒喝》，谓春温症以黄芩汤为主方，必加柴胡、葛根为使，以邪伏少阴，乘少阳上升之气而发，郁勃㉒既多，骤难宣达，其火内溃，或作暴泻，外灼则肢体疼痛，上炎则头痛喉痛，故加柴胡达少阳之气，再加葛根，入

---

① 初非：根本不是。
② 走方术：走方医生的医术。走方医又称走方郎中、铃医、草泽医等，指游走江湖的民间医生。
③ 能品：犹言精品。
④ 获食：指谋生。
⑤ 无由：没有渠道。
⑥ 且：将要。
⑦ 质：问询。
⑧ 顾：只是。
⑨ 元禁：即玄禁，为避康熙名讳玄烨而改"玄"为"元"。
⑩ 芟：原指除草，此指删除。
⑪ 泯：泯灭，埋没。
⑫ 雅：犹言"正"，指合乎规范。
⑬ 庶几尽善：或许能达到满意的程度。
⑭ 傅氏女科书：即《傅青主女科》，四卷。原题傅山著。后祁尔诚加以评注。
⑮ 《海山仙馆丛书》：清潘仕成辑刊。共收书五十六种。辑刊选书均保存原文，不加删节。海山仙馆，故址在广州旧城西，一名潘园。为潘氏别墅。
⑯ 剿（chāo）：抄袭。
⑰ 青主：傅山（1602～1683），字青竹，改字青主。明末清初著名医家，山西阳曲人。明亡，衣朱衣，居土穴，誓不出仕。文章书画均有盛名，家居以医为生。有《霜红龛集》。
⑱ 冗衍：冗长多余。
⑲ 能事：会做的事。
⑳ 五灵脂：鼯鼠科动物橙足鼯鼠及飞鼠之干燥粪便。又称寒号女粪或寒雀粪。
㉑ 未之见：未见之。宾语前置。
㉒ 郁勃：郁结壅塞。

阳明而止渴解肌，则汗泄而热去。或见其热盛，过投寒凉，遏其欲出之势，热反甚而难退矣。窃思春温由于冬不藏精，热邪既炽，真阴必伤，何得更以柴、葛升提其阳，重耗津液。即欲宣达，加薄荷、牛蒡子、香豉等足矣。间有需柴、葛者，亦属偶然，不可云此症必加柴、葛也。

《景岳全书发挥》，世皆知为叶天士之书，按武进曹畸庵禾《医学读书志》谓此书为梁溪姚球所撰，坊贾因书不售，剜补桂名，遂致吴中纸贵。又谓陶氏①《全生集》，山阴刘大化撰；《本草经解要》、《医效秘传》、《本事方释义》皆伪托叶氏。余观数书中，《景岳全书发挥》为最胜，惟尽情斥詈②之处有伤雅道③，知其非天士手笔也。

昌邑黄坤载元御，少耽典籍，三十岁左目红涩，为医误治，过服凉药失明，遂发愤习医，穷究义蕴。著书甚富。然渺视千古，毁谤前人。其作《素灵微蕴》，谓仲景而后惟思邈真人不失古圣之源。其余著作如林，无一线微通者。惊悸之症，在伤寒皆得之汗多阳亡，惟少阳相火郁发，或以汗下伤阴，甲木枯槁，内贼④戊土，乃有小建中、炙甘草证，重用芍药、生地以清相火。至于内伤虚劳，惊悸不寐，俱缘水寒土湿，神魂不藏，无相火上旺而宜清润者，即偶有之，而脾肾终是湿寒。严用和⑤贸昧而造归脾之方以补心血，薛立斋又有丹皮、山栀加味之法，张景岳、赵养葵、高鼓峰、吕用晦⑥更增地黄、芍药之辈，复有无名下士，作天王补心丹，肆用一派阴凉，群儿醉梦不醒，成此千秋杀运，可恨极矣。夜热之症，因阴旺湿土，肺胃不降，君相失根，二火升泄。钱仲阳乃作六味汤丸以滋阴亏，薛氏推广其义，以治男女劳伤、各种杂病。张氏、赵氏、高氏、吕氏祖述而发扬之，遂成海内恶风，致令生灵夭札⑦，死于地黄者最多，其何忍乎？下至二地⑧、二冬⑨、龟版、黄柏诸法，不可缕悉⑩。究其源流，泄火之论发于河间，补阴之说倡于丹溪，二悍作俑⑪，群凶助虐，莫此为甚⑫。足之三阳，自头走足，凡胸胁壅满，上热燔⑬蒸，皆足阳明、少阳之不降也，李东垣乃作补中益气之方，以升麻、柴胡升胆、胃之阳，谬矣，而当归、黄耆，亦复支离无当。风寒之症，仲景之法备矣，陶节庵作

九味羌活之法，杂乱无律，而俗子遵行，天下同符云云。黄著作繁富，时抉精奥，惟所定诸方偏于扶阳，遗精症谓土湿阳衰，生气不达，乃用桂枝、附子；堕胎症谓命门阳败，肾水澌⑭寒，侮土⑮灭火，不生肝木，木气郁陷而贼脾土，乃用干姜、桂枝充其类。将生人绝无阴虚火旺之症，是徒知责人，而不知责己矣。

余杭稽留山石云院微尘⑯上人，以其家传经验奇方济世活人。年老惧失传，悉付之梓，名曰《石云选秘》，凡二卷。书中有接骨神方，用闹杨花子，烧酒浸一夜，煮酒，每服二分，亦可蒸透晒干为末，入虎骨五分，早上服，午间骨响，接上神效。余以序说：天台叶氏售跌打损伤药致富，甚秘其方，后为佣工人窃得以传，乃用闹杨花子置灶边，得烟气熏蒸，二三年后，研为末，收藏勿泄气。每服二三分，酒下。治损伤立效，但力猛不可多服。石云方正与此同。

归安汪氏涵暾⑰《笔花医镜》，谓程钟龄《女

---

① 陶氏：指明代医家陶华。华字尚文，号节庵，余杭（今杭州市）人。著有《伤寒六书》。
② 斥詈：斥责，责骂。
③ 雅道：正道，忠厚之道。
④ 贼：侵害。
⑤ 严用和：字子礼，南宋医家，曾撰《济生方》。
⑥ 吕用晦：吕留良（1629~1683），字用晦，号晚村，又称东庄。清浙江石门人，生于明末，明亡不仕，以医为生。后为避仕，削发为僧。有《东庄医案》传世。
⑦ 夭札：遭疫病而早死。
⑧ 二地：指生地、熟地。
⑨ 二冬：指天冬、麦冬。
⑩ 缕悉：一一指明。
⑪ 作俑：本指制作殉葬用的偶像，后因称创始、首开先例为"作俑"。多用于贬义。
⑫ 莫此为甚：没有什么比这更厉害了。多指不良倾向或形势严重。
⑬ 燔（fán 凡）：焚烧。
⑭ 澌（sī 思）：竭尽。
⑮ 侮土：木本克土，土本克水，而疾病若从"所胜"之脏肾（五行属水）逆向传到"所不胜"之脏肝（五行属木），就叫做"侮土"。
⑯ 微尘：光绪三十二年《余杭县志稿》作"彻尘"。
⑰ 汪氏涵暾：汪涵暾原名秋，号笔花。归安人，侨居吴中。进士出身，官广东会同知县，退归后以医为业。著有《医镜》、《奉时旨要》及《笔花医镜》。

科》①一卷，悉从诸大家论说中斟酌尽善而出之，字字毫发无憾，并无近时《临证指南》等纤巧习气，故依治每收实功。不知《临证指南》虽成于叶氏之门人，采录冗繁，诚为可议，然其审证立方，实多可法可传，即如女科之症必主奇经，洵②能独出手眼，遵而用之，鲜不获效。程氏书岂能见及此耶？是故读程氏书可与立③，不若读叶氏书可与权④也。

秀水钱彦矔处士经纶⑤，居王江泾。康熙间人也，医术精核。有人仲冬病寒，诸医杂治不效，独处士言伏暑，投青蒿一味而愈。治病受值，必视其贫富，贫者常谢⑥不受，富人以厚币远来，则又却⑦之，且谢曰："若币重，不难致他医，何必我？我邻里孤穷疾病者若而⑧人，待我诊治，安能舍之他适⑨哉！"或道逢他方人问钱先生安在？辄应曰："死久矣。"用是名不出乡里，而贫亦如故。殁后，乡人相传为土地神，历百余年未尝著⑩灵怪，而祷祠下者不绝，盖隐君子之有德于乡间者也。著有《脉法须知》三卷，咸丰五年，其同里计二田上舍光昕，为锓板⑪以传。贻余读之，盖荟萃诸家之说，而出之以精确，非积学有得者不能也。其《问法要略》一篇，语约而意详，胜于张景岳之《十问》，备识于此：人国问俗，入家问讳，上堂问礼，临病问便，慎之至也。问男女老幼贵贱，得病何日，受病何从，饮食便利，情怀劳逸，今昔何如，曾服何药，日夜起居，寤寐有无，痰嗽呕嗳，胀闷汗渴烦悸，头目耳鼻口咽喉胸胁腰背腹痛，手掌冷热，喜恶寒热，膝酸足肿，曾患何疾，疮伤中毒，瘀血病久，或汗下过伤，所嗜何味何物，或纵酒，或长斋，或房室，或泄滑。问妇女月水，有孕果动否，寡妇室女气血凝滞，两尺多滑，非胎也。心腹痛当问新久，懒言惟点头，中气虚也。昏愦⑫不知人，或暴厥⑬，或久病；妇人僵厥，多中气，宜辨之。小便黄赤为湿热，清之渗之；小便色白，无热也，不可治热，利则气顺，涩则痰滞。重坠牵掣为虚，烦闷拘急为实；喜热恶利为虚，喜利恶热为实。

> **按**：张景岳《十问篇》，见载于《景岳全书·传忠录》。其文云："一问寒热二问汗，三问头身四问便，五问饮食六问胸，七聋八渴俱当辨，九因脉色察阴阳，十从气味章神见，见定虽然事不难，也须明哲毋招怨。右十问者，乃诊治之要领，临证之首务也。"

嘉善名医俞东扶先生震《古今医案按》十卷，乾隆四十三年自序刊行。其书选择简严，论说精透，可为医林圭臬⑭，惜坊间流传甚少。道光时⑮，重修《嘉兴府志·方技门》不为先生立传，《撰述志》亦不载此书，缺点也。其书甚推尊叶氏，所录治案，多《临证指南》所未载，卷三《痢门》有曰：嘉善一妪，常便血，时发时止，至五旬外，夏月便鲜血，里急后重⑯，时或不禁，脉软不数。用五苓、建中转甚。因向宜凉血药，仍以四物加槐、榆、楂、曲，亦无效。叶天士先生以生苍术、生厚朴、炒陈皮、炙甘草、鸡内金、砂仁壳、丁香柄，丸服全愈。又有一童子久痢，叶亦用此方全愈。人不解其故，震读徐春圃《医

---

① 程钟龄《女科》：《医学心悟》内容之一。
② 洵：通"恂"。
③ 立：指确立法度。
④ 权：指灵活权变。
⑤ 钱彦矔处士经纶：清人钱经纶，号彦矔，嘉兴人。精医理，著有《脉法须知》。
⑥ 谢：辞。
⑦ 却：拒绝。
⑧ 若而：若干。
⑨ 他适：即往他。宾语前置。
⑩ 著：显现。
⑪ 锓（qīn 沁）板：刻书。
⑫ 昏愦：头脑昏乱，神志不清。
⑬ 暴厥：突然昏厥。
⑭ 圭臬：比喻事物的准则。圭，测日影之器；臬，射箭的靶子。
⑮ "道光时"几句：重修时虽无记载，但此前嘉庆五年《嘉善县志·艺文志》载有俞震《医案按》十卷，同书《人物志》也有俞震简介。
⑯ 里急后重：中医指腹痛窘迫，时时欲泻，肛门重坠，便出不爽的病证。

统》，因见此方，名醉乡玉屑①，治小儿食瓜果致痢久不愈，乃服先生之典博也云云。余尝以此方加车前子、泽泻，治食伤水泻，亦多获效。

吴恕②《伤寒指掌》十卷，见殷方叔《医藏目录》；皇甫中③《伤寒指掌》十四卷，见《四库全书·医家类存目》。二书皆少传本。嘉庆初，苕南吴坤安贞④又著《伤寒指掌》四卷，以南方近日之伤寒大半属于温热，治法与伤寒不侔⑤，伤寒入足经，而温邪兼入手经；伤寒宜表，而温邪忌汗；伤寒药宜辛温，而温邪药宜辛凉。苟不明辨，必有误治，故其书既述六经本病，而特参以温热立论，兼及类伤寒之症，先古法，后新法，条分缕晰，既精且详。余从乌程邵蔼人茂才楠借录一部，为蔼人之尊人仙根先生所评择，阐发曲畅⑥，令阅者心开目明。仙根先生治病二十余年，屡拯危笃，盖得力于此书为多。

本朝医学极盛，医书亦大备。伤寒之书，喻嘉言⑦《尚论篇》、柯韵伯⑧《来苏集》、王晋三⑨《古方选注》俱独出手眼，直抉心源。伤寒六经兼诸症，柯氏发其端；温热等病究三焦，叶氏宣其旨。苕南吴坤安荟萃群言，勒为成书《伤寒指掌》，而伤寒之学无余蕴矣。

杂病之书，首称叶天士《临证指南》，而张石顽⑩《医通》、秦皇士⑪《证因脉治》次之。他若吴鞠通之温《温病条辨》，戴麟郊⑫《广温疫论》、刘松峰《松峰说疫》、余师愚《疫症一得》之疫，吴师朗⑬《不居集》之虚劳，萧慎斋《女科经纶》、沈尧峰⑭《女科辑要》之女科，程凤雏之幼科《慈幼筏》，叶大椿⑮之痘科《痘学真传》，顾世澄⑯之外科《疡医大全》，皆突过前贤。

本草之书，刘若金⑰《本草述》、卢子繇《本草乘雅半偈》、倪纯宇《本草汇言》、张隐庵⑱《本草崇原》、张路玉《本经逢原》、邹润庵《本经疏证》、赵恕轩⑲《本草纲目拾遗》，罔不⑳领异标新，足资玩索。

医案之书，魏玉璜之博大《续名医类案》，俞东扶之精深《古今医案按》，顾晓澜㉑之灵巧《吴门治验录》，并堪垂范来世。

辨正之书，徐灵胎之《医贯砭》，孔立之《医门普度》，刘松峰之《温疫论类编》，姚颐真之《景岳全书发挥》坊贾㉒假托叶天士，其实乃姚所撰也，均可觉迷振愦㉓。

单方之书，毛达可㉔之《济世养生集》、《便

---

① 醉乡玉屑：早于徐氏一百余年的明代太医盛寅所著的《医经秘旨》中就已载有此方。
② 吴恕：吴恕，字如心，号蒙斋，元代医家，钱塘人。所著《伤寒指掌》，全称《伤寒活人指掌图》。
③ 皇甫中：皇甫中，字云洲。明代医家，仁和（今杭州）人。三世为医。尚著有《明医指掌》。
④ 吴坤安贞：吴贞，字坤安。清浙江吴兴人。所著《伤寒指掌》，后世又称为《感证宝筏》。
⑤ 侔：同。
⑥ 曲畅：周尽而畅达。
⑦ 喻嘉言：喻昌（约1585～1664），字嘉言，别号西昌老人。明末清初医家，新建（今江西南昌）人。著有《医门法律》、《尚论篇》、《寓意草》等。
⑧ 柯韵伯：柯琴，字韵伯，号似峰。明末清初医家，原籍浙江慈溪，后迁吴之虞山。撰有《伤寒来苏集》，简称《来苏集》。
⑨ 王晋三：王子接，字晋三，清长洲人。著《绛雪园古方选注》、《得意本草》。
⑩ 张石顽：明末清初医家张璐（1617～1700），字路玉，号石顽，江苏长洲县（今苏州）人。医著颇多，如《张氏医通》、《伤寒缵论》、《本经逢原》、《诊宗三昧》等。
⑪ 秦皇士：原书作"秦皇士"，乃清代医家，"校注本"误"士"为"土"，形误。
⑫ 戴麟郊：戴天章，字麟郊。清代医家，上元人。曾撰《广温疫论》、《疟论注》、《咳嗽论注》。
⑬ 吴师朗：吴澄，字鉴泉，号师朗。清代医家，歙县人。撰有《不居集》。
⑭ 沈尧峰：沈又彭，字尧峰。清代医家，著有《伤寒论读》、《医经读》、《女科辑要》。
⑮ 叶大椿：字子容，清代南延乡人。精于痘科，曾撰《痘学真传》。
⑯ 顾世澄：原作"顾澄江"。按，《疡医大全》作者为顾世澄，字练江，故改。
⑰ 刘若金：字用汝，号云密，本草学家。明末天启年间进士，累迁刑部尚书。入清仕归，撰《本草述》。
⑱ 张隐庵：张志聪（1644～1722），字隐庵，清代名医，浙江钱塘人。生平著述颇丰，如《素问集注》、《灵枢集注》、《侣山堂类辨》、《本草崇原》等书。
⑲ 赵恕轩：清代名医赵学敏（约1719～1805），字恕轩，号依吉，浙江钱塘（今）人。平生著述甚多，今仅存《串雅内编》、《串雅外编》及《本草纲目拾遗》。
⑳ 罔不：无不。
㉑ 澜：原书作"园"，据本书本卷"今书"门改。
㉒ 坊贾（gǔ古）：犹言书商。
㉓ 觉迷振愦（kuì）：使迷糊的人觉醒，帮助昏愦糊涂的人。
㉔ 毛达可：毛世洪，字达可。清代医家，仁和人。所撰方书《济世养生集》、《便易经验集》，合称《养生便易经验》。

易经验集》，亦为医门珍笈①，其余著述如林，尚难悉数。有志于学者诵习古书，而又潜研诸家，弃驳取纯，融会而贯通之，何患道之不明、不行。

高丽康命吉《济众新编》②，采集众书而成，无甚创解，惟新增"管见"一条，论服人参、附子之害，语特精当，足以警世。录之：无论大人、小儿，人参、附子用之于热在阳分，则其害立至，医者即觉；若用之于热在阴分，则外似无害，或至数两而死，或至数斤而死，死亦不悔，医者、病者终不觉悟。盖病在阴分，用热药熬尽其津液，然后命尽故也。如此死者，频频见之。

西国医士合信氏③《西医略论》，略内症而详外症，其割肉、锯骨等法，皆中国医人所不敢用者。内治之法亦与中国异，如治疟用信石酒，霍乱用雅片膏、樟脑滚酒和服，使中国医人用之悖矣。其诊脉至数验以时表，取其旋运④有准，谓华人用鼻息呼吸，恐有迟速长短，不如时表之准也。

吴门顾松园靖远⑤，少日有声黉序⑥，后因父患热病，为庸医投参、附所杀，于是发愤习医，寒暑靡间者阅三十年，求治者踵相接。曾供直御医院，以亲老归。著《医镜》十六卷。徐侍郎秉义为之序，称其简而明，约而该⑦，切于时用而必效，非虚语也。尝治汪缵功⑧患时感症，见症属阳明，因立白虎方，每剂用石膏三两，二服热症顿减。郡中著名老医谓遍身冷汗，肢冷发呃，非参、附勿克⑨回阳，诸医和之，群哗白虎再投必毙。顾引仲景"热深厥亦深"之文，及嘉言"阳症忽变阴厥，万中无一"之说，谆谆⑩力辩，诸医固执不从，投参、附回阳敛汗之剂，汗益多而体益冷，反诋白虎之害，微阳脱在旦暮。势甚危，举家惊惶，复来求诊。顾仍用白虎，用石膏三两，大剂二服，汗止身温，后仍用前汤加减，数服全愈。遂著《辨治论》，以为温热病中宜用白虎汤此说与余师愚⑪《疫症一得》相合，学者当参观之，并不伤人，以解世俗之惑。顾有秘方，载在《医镜》，一为治膈再造丹：川黄连二两去毛切细，用水九碗，煎至六碗，又加六碗，煎至三碗，下赤金一锭，重二两，纹银一锭，重二两，浸汤内，大田螺五十枚仰放盘中，以黄连汁挑点螺眼，顷刻化为水，用绢滤收，莱菔子煎汁、韭菜汁、侧柏叶汁、梨汁、竹沥、童便各小半碗，人乳、羊乳、牛乳各一大碗，将黄连水同金、银、田螺汁煎至碗半，次下莱菔汁煎至碗半，次下韭汁，次下侧柏叶汁，次下梨汁，次下竹沥，次下童便，俱以煎至半碗为候，将金、银取起，下人乳煎，次下羊乳，次下牛乳，俱以煎至一碗为候，成膏，入磁罐内封口，埋土内一夜。每用一茶匙，白滚汤下。极重者三服全愈，如汤水不能进者，将膏挑置舌上，随津咽服，自能饮食。然愈后须食糜粥一月，方可用饭，此方清火、消痰、祛瘀、滋阴、养血、润燥，得之何氏按京江何培元⑫《济生方》中有此方家传，谓能挽回垂绝之症，故以"再造"名之。

一为治痧硫矾丸：明矾、硫黄各四两，先将二味为末，用豆腐浆在砂罐内煮一昼夜，取出，去豆腐渣，仍入罐，微火熬至干燥，贮入磁瓶，埋地深三尺，三日后取出，矾、硫化紫金色，最下一层有渣泥不用。再将茯苓、山药各三两，同蒸晒露一宿，酒炒当归、白蒺藜各四两，乌药、半夏炒各三两，杏仁焙一两半，陈皮去白、炒小茴香各一两，以上各药共研细末，枣泥为丸。清晨盐汤

---

① 笈：本指用竹、藤等编织的箱笼，用以放置书籍、衣巾、药物等物品。故又可指书籍。
② 《济众新编》：1799年，朝鲜医家康命吉参阅《内经》、《难经》及历代方书二十余种，删繁选要，间附己见，分类编成的一部医书。
③ 合信氏：英国传教士，道光年间携眷来华，除传播教义外，致力于译书事业，所译的《合信氏医书五种》是一套较系统的近代西医学启蒙教材，对我国近代西医初期的发展和进步产生过一定的影响。
④ 旋运：运转，走动的意思。
⑤ 顾松园靖远：清代医家顾靖远，字松园（一号花洲）。长洲人。曾著《医要》、《医镜》。
⑥ 黉（hóng 洪）序：指古代的学校。
⑦ 该：通"赅"，概括。
⑧ 汪缵功：名光爵，号学舟，清代医家。本为太学生，屡试不售遂业医，《吴县志》怀疑顾靖远的《医要》为其所著。
⑨ 克：能够。
⑩ 谆谆：耐心恳切意。
⑪ 余师愚，原书误作"余思愚"，今改正。
⑫ 何培元：何镇，字培元。清代医家，京江（今镇江市北）人。撰有《本草纲目类纂必读》、《家传集效方》及《济生论》等书。陆以湉称后者为《济生方》，概误。

下一钱,临卧白汤①下一钱。此方为断除痧根之神剂。有人病痧十年,或十日,或一季、半年,时一②举发③,痛不可忍,叫喊惊人,甚即晕去,或用探吐,或用醋炭④熏搐,略得解醒,不能断除,后用此丸数服,而病霍然如失。此症深入骨髓,百无一救,幸得此方,竟可起死回生,且余屡经试验,其效若神,真千金不易之圣药,故亟为表示⑤,以公诸⑥世。

顾又有治虚劳方,用生地、熟地、天冬、麦冬、龟版、桂圆、玉竹、茯苓、人乳、山药,《吴医汇讲》乃属之汪缵功,方中增入牛膝一味,岂顾著《医镜》一书,为汪氏所窃⑦取耶?附志⑧于此,俟后之君子详考焉。《医镜》一书世无刊本,其中自制方佳者甚多。已未岁,从直隶李参军晋恒假录全部。庚申,杭州遇乱失去,深可惋惜。

咸丰戊午冬月,吴晓钲应京兆试归,寄我《齐氏医案》六卷,乃四川叙州齐有堂秉慧⑨所著,自序作于嘉庆十一年。内有效方数则,录之。救劳杀虫丹:鳖甲一斤酒醋浸透、茯苓五两、熟地、山药、沙参、地骨皮各一斤,山萸肉八两、白芥子、白薇各五两、人参二两、鳗鲡鱼重一斤余或二斤更好。先将鳗捣烂,和前药为细末,粳米饭碾成丸,梧子大。每夜五更时洗脸,北面向天念北斗咒⑩北斗咒云:瘵⑪神瘵神,害我生人,吾奉帝敕,服药保生,急急如律令。七遍,即以开水送丸五钱,服毕,南面吸生气入腹中,烧降香置床下。午时又依前法吞服。曾以此法治曹三思,服至半料,虫尽化水,由小便下,状若稀糊。半载而康,连生五子。按《仁斋直指》劳瘵方有北斗咒,其辞相同,其药则异。又有用天灵盖并咒者,不若齐氏方之纯正。神应散:治时气缠喉,水药不下,牙关紧闭,不省人事等症。余以此方活人甚多。修合之,佩以济人,德莫大焉。用明雄黄水飞、枯矾煅研、藜芦生用、牙皂炙黄等分为末,磁瓶收贮。每用豆大一粒,吹入鼻内,取嚏吐痰神效。神仙通隘散:治咽喉肿痛,生疮声哑,危急之甚,并治虚劳声嘶咽痛,用硼砂、儿茶、青黛、寒水石各一钱,蒲黄、牙硝、枯矾、川连、黄柏各六分,冰片、潮脑各二分,共研极细末,磁瓶收贮。每用吹鼻立效。

齐尝出游,舆夫发痧⑫,昏晕欲绝,仓卒无药。一老翁告曰:"可即透取烟管中油如豆大,放舌下,捧水饮之。"如法治之,少顷,舆夫起,曰:"真灵丹也,我病去如失矣。"乃抬齐回家。老翁又言此法不特治痧,尤能治毒蛇咬伤,以烟管烧热,滴油擦患处立效。后以试用,果验。

大兴刘继庄献廷⑬,负经世才,于学无不淹贯⑭,所著《广阳杂记》,间有及医事者,述之以资多识。有妇人患小腹中痛,气冲上不得卧,百药不效。已骨立矣。有吴人诊曰:"此乃经时不谨所致。"用白芍二两、香菌一两、猪外肾一对,煎汤,滑石、白矾各五分,共为末,以豆腐衣包之,煎汤送下,下黑血甚多,一剂而愈。亦奇方也。

龚首骧夫人病头风已数年矣,每发时痛欲死,骨节间格格有声,已坏一目,而痛不止。延余诊之,定一方,用酥炙龟版二钱,麻黄、藁本各一钱,甘草五分。后更为定一方,用何首乌、苡仁、牛膝,令服二剂而愈。

明末高邮袁体庵,神医也。有举子举⑮于乡,喜极发狂,笑不止。求体庵诊之,惊曰:"疾不可为矣!不以旬数⑯矣。宜急归,迟恐不及矣。道过镇江,必更求何氏诊之。"遂以一书寄

---

① 白汤:此指白开水。
② 一:或。
③ 举发:发作。
④ 醋炭:旧时把炭烧红放醋钵中,取其蒸气熏屋以逐邪气。这种炭也就成了醋炭。
⑤ 亟为表示:赶快著录。
⑥ 诸:之于,兼词。
⑦ 窃:原书作"窃","校注本"误作"窍",形近而讹。
⑧ 志:记。
⑨ 齐有堂秉慧:齐秉慧,字有堂,清代戎州(今四川兴大县西)人。早年经商,后业医。著《齐氏医书四种》,其中包括《齐氏医案》。
⑩ 北斗咒:一种属于禁咒的迷信,古人以为可以治病。多为道士所为。
⑪ 瘵(zhài寨):此泛指疾病。
⑫ 发痧:中暑。
⑬ 刘继庄献廷:刘献廷(1648~1695),清代学者,字君贤,一字继庄,别号广阳子。大兴人。学识广博,弟子辑其遗书为《广阳杂记》。
⑭ 淹贯:深通广晓。
⑮ 举:中举。名词动用。
⑯ 不以旬数(shǔ鼠):意谓不到十天之内。

何。其人至镇江而疾已愈，以书致何，何以书示之，曰："某公喜极而狂，喜则心窍开张，不可复合，非药石之所能治，故以危言惧之以死，令其忧愁抑郁，则心窍闭，至镇江当已愈矣。"其人乃北向再拜而去。

太平崔默庵，医多神验。有一少年新娶，未几出痘，遍身皆肿，头面如斗。诸医束手，延默庵诊之。默庵诊症，苟不得其情，必相对数日沉思，反复诊视，必得其因而后已①。诊此少年时，六脉平和，惟稍虚耳，骤不得其故。时因肩舆道远腹饿，即在病者榻前进食，见病者以手擘②目，观其饮啖，盖目眶尽肿，不可开合③也。问思食否？曰："甚思之，奈为医者戒余勿食何④。"崔曰："症何碍于食。"遂命之食，饮啖甚健，愈不解。久之，视其室中床榻桌椅漆器熏人，忽大悟曰："余得之矣！"亟命别迁一室，以螃蟹数斤生捣，遍敷其身。不一二日肿消痘现，则极顺之症也。盖其人为漆所咬⑤，他医皆不识云⑥。

新安程云来⑦林，博究群书。所著《医暇卮言》，乃深于格致之学者。余尤爱其论夜卧一则，有裨于养生，录之：夜卧能使气降，昼卧能使气升。人至暮劳极⑧，眼白昏而带赤，静卧一宵，诘朝⑨对镜，清澈如故，此气降之验也。昼倦当静坐片时，或散步玩物，睡愁自解。若因而沉寝，则初觉之时目白必赤，此因卧而气反升之验也。盖昼当与阳俱开，乃逆其候而闭之，譬如夜当与阴俱闭，乃故狂呼豪饮，皆伤寿源。古人云："夙兴夜寐，出作入息，天之命，人之纪也。"愚一生劝人夙兴，不劝人夜坐。

吴门朱东樵⑩钥，有《本草诗笺》。钱塘陆典三文谟，亦有《本草诗》，而陆为胜，征引亦较广博，药各系以七律，凡五百三十四首。录其第一首人参诗云："五叶三丫别样新，黄参上党味尤纯。瑶光星散天边宝，人体精成地底诊。开胃助脾能补气，宁心润肺自安神。元阳可唤春回转，虚实须教辨识真。"按人参功用固大，误服之害亦非细，末句命意深矣。

袁随园所为《徐灵胎先生传》，载治连耕石疾，阅之不甚了了。近观《洄溪医案》，乃始释然。《医案》云："芦墟连耕石，暑热坏症，脉微欲绝，遗尿谵语，寻衣摸床。此阳越症，将大汗出而脱。即以参、附加童便饮之。少苏而未识人也，余以事往郡，戒其家曰：'如醒而能言，则来载我。'赵三日来请，亟往，果生矣。医者谓前药已效，仍用前方，煎成未饮。余至，曰：'阳已回，火复炽，阴欲竭矣，附子入咽即危！'命以西瓜啖之，病者大喜，连日啖数枚，更饮以清暑养胃而愈。后来谢，述昏迷所见，一黑人立其前，欲啖之，即寒冷入骨。一小儿以扇驱之曰：'汝不怕霹雳耶？'黑神曰：'熬尔三霹雳，奈我何？'小儿曰：'再加十个西瓜何如？'黑神惶恐而退？余曰：'附子古名霹雳散，果服三剂。非西瓜则伏暑不消。'其言皆有证据，亦奇事也。"

---

① 已：罢休。
② 擘（bò 簸）：分开。
③ 开合：偏义复词，偏在开。
④ 奈……何：对……怎么办。
⑤ 咬：侵害。
⑥ 云：句末助词。
⑦ 程云来：清代医家程林，字云来，休宁县人，曾纂辑《圣济总录纂要》，并著有《即得方》、《医暇卮言》、《金匮要略直解》等书。
⑧ 极：疲劳。
⑨ 诘（jié 节）朝：第二天早晨。
⑩ 朱东樵：清代医家朱钥，字东樵，一作南樵。长洲人。有《本草诗笺》传世。

# 冷庐医话卷三

桐乡陆以湉定圃氏著

## 形 体

鼻之下、口之上为水沟穴,名为人中。其说有二:一谓自此而上,目、耳、鼻皆双窍;自此而下,口及二便皆单窍。上三画阴,下三画阳,合成泰卦①也。一则谓天气通于鼻,地气通于口。天食人以五气,鼻受之;地食人以五味,口受之,穴居其中,故名之曰人中。见程云来《医暇卮言》。

膀胱,或谓有上口无下口,或谓有下口无上口。张景岳、李士材亦主此说,人皆信之,而不知其非也。若无上下口,何以有交肠之病乎?吴县沈实夫②果之,独谓上下皆有口,而上口常闭,水之入于膀胱,仍是三焦化入,而非从上口以入。若腑气大虚,则力乏而窍不能闭。或邪热伤腑,则主开泄,而窍亦不能闭。甚至有交肠之病,粪从小肠下口入膀胱上口,并随小便而出。譬如人身之外窍,脐孔与两耳、两乳,亦常闭而不开,有故则或出脓血,或通乳汁。膀胱之上口亦可以类推矣。此论最为近似。余按唐与正③治吴巡按病不得溲,卧则微通,立则不能涓滴,询知常服黑锡丹,因悟结砂时铅不死,硫磺飞去。铅沙入膀胱,卧则偏重犹可溲,立则正塞水道,以故不能通,令取金液丹三百粒,分为十服,煎瞿麦汤下之。膀胱得硫磺,积铅成灰,从水道下,犹累累④如细砂,病遂愈。观此,益可证膀胱之有上下口也。

**按**:形体有广义与狭义之分。广义之形体,泛指人体所有具备一定形态结构的组织器官。包括头、躯干、肢体和脏腑等。狭义之形体,又称五体,专指筋、脉、肉、皮、骨,与五脏有特定的相应关系,分属肝、心、脾、肺、肾。本篇所言形体,属广义形体范畴。作者对形体之人中、膀胱的论述,反映出中医学的思维方式及中医对人体脏腑的认知特点。以人中之上下官窍,形象地喻为泰卦。泰卦"䷊"乾下坤上,是地处天位,天处地位,为相交之象,阴阳相交则万物资生。人以天地之气生,四时之法成,亦为自然阴阳相互交感的产物。或言人中居天地之间,体现出《内经》所言天地人三才一体的整体医学观。《灵枢·逆顺肥瘦》言:"圣人之为道者,上合于天,下合于地,中合于人事。"《素问·六微旨大论》说:"善言人者求之气交……何谓气交?……上下之位,气交之中,人之居也。"气交指下降的天气和上升的地气相互交汇的地方,人居天地之中,故言人中。而人中穴于人体的确重要,它是督脉的一个重要穴位。督脉为阳脉之海,人中具有振奋阳气,开闭镇惊的作用。膀胱有无上下口之辨,实为中医脏象学重功能、轻解剖的一个例证。若精于解剖,则一目了然。

## 中 风

中风最宜辨闭、脱二症。闭症口噤⑤目张,两手固握,痰气壅塞,语言謇涩⑥,宜用开窍通

---

① 泰卦:䷊,乾下坤上。六十四卦之一。
② 沈实夫:清时人,名果之,号橘园。国学生。曾辑《医学希贤录》十卷,未刊。《吴医汇讲》载其医论四篇,其一即为《膀胱上口论》。
③ 唐与正:宋朝人,善治奇疾,生平不详。
④ 累累:接连不断之意。
⑤ 噤:闭口不言。
⑥ 謇(jiǎn 简)涩:迟钝不顺。

络、清火豁痰之剂，如稀涎散、至宝丹之类。脱症口张目合，手撒遗尿，身僵神昏，宜用大补之剂，如参附汤、地黄饮子之类。然闭症亦有目合遗尿，身僵神昏者，惟当察其口噤、手拳、面赤、气粗、脉大以为别。脱症亦有痰鸣不语者，惟当辨其脉虚大以为别。至于闭症气塞，亦有六脉俱绝者，不得以其无脉而遂谓是脱症也。

> **按**：中风一病，导源于《内经》，其病名有大厥、仆击、偏枯、瘖痱等，属危急重病，其变甚速。临证辨清闭与脱，乃救治关键。闭证，病机为外邪内闭清窍，六脉不通，属实；脱证乃五脏真阳散脱于外，是谓虚脱。至于闭脱之症兼而有之，除要详辨真伪，不致误治外，尚有内闭清窍未开，而外脱虚象已露的所谓"内闭外脱"者，不可不知。闭者祛邪开闭，脱者扶正固脱，虚实并见则攻补兼施。稀涎散，主中风暴仆多痰，用之取吐；至宝丹，清热豁痰开窍，皆用于闭证。脱证用参附汤，益气回阳固脱。地黄饮子主治瘖痱，《素问·脉解》曰："内夺而厥，则为瘖痱，此肾虚也。"少阴气厥不至，心肾不交发为瘖痱。心主藏神，开窍于舌，肾精不能上奉，神失其用，则舌强不能语，肾精亏虚，骨枯髓减则足废不能用。地黄饮子滋肾阴补肾阳，兼通心肾而开心窍，为中风后遗症之良方。

## 伤 寒

徐灵胎《伤寒类方》白头翁汤注云："凡下重者，皆属于热。"按《金匮要略》云：小肠有寒者，其人下重便血。是则下重不专属于热矣，特①热症较多，当察脉症治之，不可执一②。阳明主阖，故其病为胃家实；太阴主开，故其病为自利。胃家实者，是胃液燥竭也，故必渴，药用栀豉、白虎人参、竹叶石膏、承气等，以存津为主；自利者，是脾脏寒湿也，故不渴，药用理中、四逆等温中为主。

《伤寒论》桃花汤症，或以为寒，或以为热，或以为寒热不调，或以为先热后寒，持论不一。独沈棣怀《医学三书》论至为详确，备录之：阳病下利，便脓血，协热也。阴病下利，便脓血，下焦不约而里寒③也，与桃花汤固下散寒。成氏此注，深合仲景之旨。盖少阴传经热病，病于少阴之经，实结于胃；少阴直中之寒症，病在本脏，下焦虚寒，失闭藏之职，故用温补以散里寒而固肠胃。《准绳》反以成氏释里寒为非，岂不思热而用固肠收涩之剂，则热何由去耶？吴绶④谓此症三阳传来，纯是热病，赤石脂性寒，假⑤干姜以从治之。彼盖⑥见血为热，不知有形之血必赖无形之气以固之，下焦虚寒不能固血，非温补不能助阳以摄阴，何必阳病热而始便脓血哉？赤石脂性温，丹溪、东垣皆云，然吴绶何据而谓其寒？喻昌颇知仲景救阳之意，而于此条亦以为热症，乃云滑脱即不可用寒药，何以仲景于自下利者多用黄芩、黄连耶？白头翁又何为耶？其注支离矛盾，学者当细详⑦之。以湉按：下利热多寒少，其辨少阴寒利之法，汪苓友⑧《伤寒辨症广注》言之最悉，附录于此：少阴里寒便脓血，色必黯而不鲜。乃肾受寒湿之邪，水谷之津液为其凝泣，酝酿于肠胃之中而为脓血，非若火性急速而色鲜明，盖冰伏已久，其色黯黑，其气必臭，其脉必微细，但神气静而腹喜就温，欲得手按，而腹痛乃止。

> **按**：《伤寒论》有："少阴病，下利便脓血者，桃花汤主之。""热利下重者，白头翁汤主之。"之文。仲景此两方针对痢疾而设。痢疾一病，历代医籍论述较多，《素问·至真要大论》有"肠澼下脓血"的记载。

① 特：只是。
② 执一：犹言偏执一端。
③ 寒：原书作"热"，今据上下文义及《注解伤寒论》改。
④ 吴绶：原书误作吴缓，今改正(下同)。吴绶，元末明初医家，官至太医院院判。曾著《伤寒蕴要全书》。
⑤ 假：借。
⑥ 盖：大概，或许。
⑦ 详：详细考查。
⑧ 汪苓友：汪琥，字苓友。清代医家，长洲(今苏州)人。撰有《伤寒论辨证广注》、《中寒论辨证广注》、《痘疹广金镜录》及《养生君主论》等书。

《诸病源候论》有"赤白痢"、"脓血痢"等。《济生方》曰："今之所谓痢者,古所谓滞下也。"朱丹溪曰："肠澼滞下与濡泻滑泄,其证与治,本自不同,仲景一以下利名之。"白头翁汤与桃花汤均治下利便脓血,但二者有寒热虚实不同。白头翁汤(白头翁、黄柏、黄连、秦皮)性寒,主治热毒痢疾,其症以初利里急后重,滞下不爽,所下脓血色泽鲜明为特征;桃花汤(赤石脂、干姜、粳米)性温,主治虚寒痢,用于久利不止,滑脱不禁,所下脓血色暗不鲜者。

另《备急千金要方》有大桃花汤,治疗脾肾阳虚,久痢不愈,有良好效果。

## 阴证阳证

病症阴阳疑似,最难辨别。即如厥有阴阳二症,李士材谓阴厥脉沉弱,指甲青而冷;阳厥脉沉滑,指甲红而温,以此为辨。蒲城王竹坪①先生梦祖《伤寒撮要》采之,以为此说最精,留心体验之,百不一失。

然观《续名医类案·疫门》,载施幼升六月患时疫,口燥舌干,苔刺如锋,咽喉肿痛,心腹胀满,按之痛甚,渴思冰水,小便赤涩,得涓滴则痛甚,此当急下之症也。惟通身肌表如冰,指甲青黑,六脉如丝,寻之则有,按之则无。医者引陶氏《全生集》以为阳症,但手足厥逆,若冷过肘膝便是阴症,况通身微冷乎?又陶氏谓阴阳二症,全在脉之有力、无力中分,今已脉微欲绝,按之如无,比无力更甚,遂进附子汤,烦躁之极,不逾时竟殒。观此知阴症似阳,又未可以脉沉弱、指甲青冷为凭。

余按成无己曰:"凡厥,若始得之,手足便厥而不温者,是阴经受邪,阳气不足,可用四逆汤;若手足自热而至温,从四逆②而至气厥者,传经之邪也,四逆散主之。"此说辨别,至为精审。

又凡六气之感,异于伤寒之传经者,惟舌较为可凭,阴症亦有黑胎、焦黄胎,然其胎必浮胖,或滑润而不枯,此等处非③细心体察,鲜不致误。上海王协中④敬义《疫疠溯源》载:吴门汪姓,患疫症适当盛暑,体厥四肢冷极,脉虚,医用参、附并四逆等药,遂至危殆。及延余诊,见其咬碎唇舌,周身赤斑成片,形倦,而口中谵妄不成语句,脉参伍极乱,已无下手处矣。以此合魏案观之,知阳症阴脉,误投温热,必至杀人,可不惧哉!

右⑤所述通身肌表如冷,指甲青黑,六脉如丝,进附子汤而殒,此阳症似阴,误作阴症治而死也,亦有阴症似阳,误作阳症治而死者。黄退庵⑥《症治指要》云:一妇小产后,身作大热,舌黄脉大,口干,大便多日不解。医者不辨其假,而用白虎汤,一服便通热缓,病家大悦。余诊之,谓此乃格⑦阳于上,其方不可再服,必当温补。问既系虚症,何昨日服药大便通、热势解耶?余曰:此大便之结,如寒月水泽,腹坚其通者,几⑧微元阳为寒凉所逼而出;其热势减者,亦因寒凉灌濯,暂为退舍,脉象浮大。软如丝絮,急服八珍汤,尚恐无及。其家不信。医来复诊,见有应效,仍用前方加麦冬、五味子。服后两目直视,循衣摸床,一昼夜而终,悔无及矣。余按:凡寒在内而格阳于外,寒在下而格阳于上,此为无根之火,症见烦躁欲裸形,或欲坐卧泥水中,舌苔淡黄,口燥齿浮,面赤如微酣是为戴阳,或两颧浅红,游移不定异实热症之尽面通红者,叶天士谓戴阳之红,红而娇嫩带白。言语无力,纳少胸闷,渴欲饮水;或咽喉痛而索水,至前复

---

① 王竹坪:王梦祖,字念武,号竹坪。清代医家,陕西人。撰有《伤寒撮要》。
② 四逆:中医把四肢逆冷简称为四逆,一般指手足四肢由下而上冷至肘膝的症状。厥逆既为症状,又是病证。
③ 非:除非。
④ 王协中:清代医家王敬义,一作王敬文,字协中,上海县人。今有《疫疠溯源》传世,另尚有未刻本《女科选粹》及《斑疹论》。
⑤ 右:古书竖排直书,从右及左,"右"犹言"以上"。
⑥ 黄退庵:黄凯钧,字南薰,号退庵。清代医家,浙江嘉善人。曾著《友渔斋医话》、《友渔斋诗正续集》及《庸言录》、《遣睡杂言》、《悦目益心》。《疟治指要》是其《医话》中的一个内容。
⑦ 格:阻拒。
⑧ 几:微。

不能饮,肌表虽大热,而重按则不热,或反觉冷,或身热反欲得衣,且两足必冷,小便清白,下利清谷亦有大便燥结者,脉沉细,或浮数,按之欲散,亦有浮大满指,而按之则必无力,是宜温热之剂,如八味丸等药,须凉服,从其类以求之也。

> **按**:《素问·阴阳应象大论》曰:"善诊者,察色按脉,先别阴阳。"如厥之四肢厥冷,就有阴阳之辨。阳气衰微四肢厥冷,又称"阴厥"、"寒厥";邪热内郁四肢厥冷,称作"阳厥"、"热厥"。"阴厥"四肢厥冷,恶寒踡卧,腹痛下利,神衰欲寐,舌淡苔白。《素问·厥论》曰:"阳气衰于下,则为寒厥。"仲景专设四逆汤回阳救逆。若阳气虚极,阴寒内盛而格阳于外(上),则见面红如妆,或干呕,或咽痛,方选通脉四逆汤逐阴回阳通脉。《伤寒论》载"少阴病,下利清谷,里寒外热,手足厥逆,脉微欲绝……通脉四逆汤主之"。此为阴盛格阳的真寒假热证。"阳厥"四肢厥冷,兼见身微热,呕吐下利,或腹痛,或咳,或悸,或小便不利,苔薄白,脉弦。为邪热内传,阳气郁阻,不能达于四肢而出现四肢逆冷之症。仲景设立四逆散透邪解郁,宣达气机。此方为治里热外寒阳厥之轻剂,若厥深热深,当用承气之类通腑泻热。
> 
> 一字之"厥",阴阳寒热迥异,阳厥阴厥则当详辨。而同为"四逆",一散一汤,一寒一热,性同冰炭,临证慎之,不可误用。

## 暑

陆丽京①《医林新论》谓人之游于暑月而清明在躬者,恃有元气以胜之。世俗夏月辄②服香薷饮,不知香薷味辛温,走散真气;厚朴气力辛猛,摧陷元阳,招暑引邪,无过于此。更有服六一散者,不知甘草性虽和平,而向③有中满喘胀,及胸多积滞者,亦不宜概④用;滑石利窍,表虚者服之则卫气不固,遗精者投之则精关不守,此又不可不审也。孙真人⑤以为虚弱之人暑月当服生脉散,又云夏月常服五味子,以补五脏之气。余则以为寻常汤饮,须用乌梅沙糖汤;寻常水饮,须用梅浆水,此既补元,又能消暑,况兼爽口,贫者可以通行。又见有夏月施茶茗者,其性寒凉消克,暑月之人元气已自摧残,而劳伤困惫,正藉资扶,乃更饮茶茗,重虚其虚⑥,冷饮则腹痛泄泻,热饮则散表出汗,胃气一虚,不觉暑气透入,忽而长途昏倒,痧闷丛来,变生俄顷,皆此地之为,而人未之知也。此后有施汤饮者,热汤宜调入砂糖少许,冷水宜调入梅浆少许。如有梅浆,亦可入砂糖少许,收敛真气,大助元神,既饮之后,两目神明顿爽,两足精力涌出,饥即暂饱,渴亦生津,此可验也。不则宁用白滚汤⑦或白水。丹溪云:淡食能多补,况太羹⑧元酒⑨,以无味为至味,故当知其利益耳。吾愿世之为善人长者之行者,其⑩亟改而传广之。余谓香薷饮决不可服,六一散若于暑路远涉之后,胸痞恶食,饮之以解暑气,往往获验,特非常服之品。沙糖、梅浆,诚远胜于茶茗,然既受暑气之后,服之病必增剧,以此施舍,安得遍执途人而问之。窃谓养生家之服食,当效其法,若欲施之行路,转不如白滚汤之有利无弊。按章杏云⑪《饮食辨》云:暑月力作及注夏⑫之人,常饮糯米汤秫米

---

① 陆丽京:陆圻,字丽京,一字景宣,号讲山。清钱塘人,儒而知医。医著有《医林新论》(一作《医林新编》)、《灵兰墨守》等。
② 辄:总是。
③ 向:从前。
④ 概:全,都。
⑤ 孙真人:指孙思邈。
⑥ 重虚其虚:使其虚更加虚。重,更加。
⑦ 白滚汤:即白开水。
⑧ 太羹:古代祭祀时所用的一种不放盐等调味品的肉汁。
⑨ 元酒:即玄酒。清人避康熙玄烨讳,遇"玄"改"元"。玄酒就是祭祀用的水。上古无酒,祭祀用水,水在五行配色黑,故称玄酒。
⑩ 其:表示祈使。
⑪ 章杏云:章穆,字杏云,清代医家,鄱阳县人,撰有《调疾饮食辨》。
⑫ 注夏:中医将夏初春末,头疼脚软,食少体倦之病态称为注夏。当属阴虚元气不足之证。

亦妙代茶，能保肺气、固卫阳。此却人人可用，胜于沙糖、梅浆也。

方书有云：暑月中热卒死①，姜汤、童便乘热皆可灌之，切勿饮以冷水，及令卧冷地，即至不救。今按暑症忌姜，尝有中暑而患干霍乱者，饮姜汤一盏即毙。治中热卒死，古方蒜泥井水法最良。吾里孔雅六学博宪采，言尝于酷暑中见一老妪倒地，口眼尽闭，鼻无气息。急令人以蒜头二颗研烂，取路上热土日晒处净土是也，污泥不可用。新汲井水一碗调匀，以箸启其齿灌之，五七匙后，始受而作呕，灌尽大吐有声息，手足亦渐舒动，至黄昏后方苏。自云烈日中行十余里，心烦口燥，啖麦饼晕闷而绝，不自知也。投以此方，暑食俱得吐去，而人乃苏。后屡治中暑者均效。

> **按**：明代医家张凤逵著有《伤暑全书》，对暑之特性及暑证的辨证治疗论述精辟。尝谓："暑病则专感于夏之炎热"，具有明显的季节性。立夏以后，"盖天气浮于地表，故人气亦浮于肌表也"，此天人相应之理。《内经》有"春夏养阳，秋冬养阴"之告诫。炎夏之时，人体腠理疏泄，阳气发越于外，内在中阳不足，暑邪极易乘疏松开泄之腠理侵入人体。暑性升散，耗气伤阴，暑气蒸人，戕伐元气，故用生脉饮以补益气阴。王孟英说："暑伤气阴，以清暑热而益元气，无不应手取效。"此即勿伐天和，因时之道也。
>
> 然暑证多歧，病种繁多，有伤暑、冒暑、中暑之分，且有暑风、暑温、暑咳、暑瘵之异。临床要辨证施方。夏季不仅暑热旺盛，而且湿气弥漫，若暑湿伤于肌表，香薷饮芳香宣透，正合其义。有是证用是药，养生、治病当分清，正所谓：养生当论食补，治病当用药攻。

## 暑 风

表弟周克庵学正士燮，熟精医理。道光丙午夏，暑风甚剧，时疫大作，俱兼喉痛，亡者接踵，医皆束手。克庵家病者甚众，亲自疗治获痊。悯世医之寡识，为作论曰：暑风由口鼻而入，时冷秽气亦由口鼻而入，先伤上焦手太阴肺经。其始见症也，或喉痛而腐，或不腐，洒洒②恶寒，蒸蒸发热，有汗不解，遍体现红晕，舌白腻。首用辛凉平剂，连翘、薄荷、荆芥穗、银花、淡豆豉、牛蒡子、苦桔梗、杏仁、元参、紫马勃、瓜蒌皮、白茅根、竹叶，可随症选用，以表泄表风，兼宣秽浊。其继也，但热不寒，喉痛仍在，痰涎稠腻，目红多眵③，舌绛无苔，红痢杂以白疹，烦渴瞀闷④，躁扰不安，寐则自语，醒则神清，状类犀角地黄及白虎汤证。不知肺卫与心营甚近，此系肺热侵逼包络，未尝竟⑤入营分，以神不昏昧辨之。此时遽⑥与犀角，是开门揖盗也。或识蒙阻窍，犀角并牛黄清心丸、至宝丹亦不在禁例。至白虎证脉洪大，自汗不止，口渴无度，遵古法脉之诚无误，倘用不合法，恐肺经之邪热无出路，致下迫大肠而为痢也，宜用川郁金、黑山栀、瓜蒌皮、芦根、竹叶、桑叶、池菊之类，以廓清热邪，开泄秽气。如毒重者，甘草、人中黄⑦、大青叶、板蓝根，亦可随意加入。再兼症或有身痛肢软，即暑风流走肢体，参用防己、秦艽、桑枝一二味可也。总之，此症留恋手太阴肺经居多，故用药宜轻清宣解，不必用苦寒沉降之品，诛伐中、下二焦无过之地。

> **按**：暑风释义较多：
> 1. 指伤暑后又感风邪，多见于小儿。《温病条辨》曰："夏月小儿身热头痛，项强无汗，此暑兼风寒也，宜新加香薷饮。"
> 2. 指暑月身痒如针刺，甚则赤肿的病证。元代戴思恭认为上述证候亦名暑风，

---

① 卒死：即猝死。卒，通"猝"。
② 洒洒：恶寒貌。
③ 眵（chī 吃）：俗称眵目糊。
④ 瞀闷：昏乱烦闷。
⑤ 竟：完全。
⑥ 遽：立即。
⑦ 人中黄：即大便。

治以祛风通络，方选消风散、六和汤、藿香正气加减治疗。

3. 指中暑，雷少逸《时病论》谓："中暑者，即中暍也。忽然卒倒，如中风状。"

4. 指暑温重症。此处暑风即是此义。为夏月感受时毒而发的危急重症。明·张凤逵《伤暑全书》曰："忽然手足搐挛，厉声呻吟，角弓反张，如中恶状，为暑风。"由于暑温炽盛，内引肝风而致。雷少逸进一步阐发："暑风之病，良由暑热极盛，金被火刑，木无所畏，则风从内生。此与外感风邪治法相悬霄壤，若误汗之，变证百出矣。……是以卒然昏倒，四肢抽搐，内扰神舍，志识不清，脉多弦动或洪大，或滑数。总当去时令之火，火去则金自清，而木自平，兼开郁闷之痰，痰开则神自安而气自宁也。"治以羚羊钩藤汤加胆星、竹沥、天竺黄等清热熄风涤痰，酌情选用"三宝"以开窍，可望转危为安。此暑风在小儿又名暑痫，如吴鞠通云："小儿暑温，身热，卒然痉厥，名曰暑痫，清营汤主之，亦可少与紫雪丹。"现代医学中的流行性乙型脑炎，夏季热等急性传染性、感染性疾病可参考本病辨证施治。

## 霍乱转筋 俗称吊脚痧①

山阴田雪帆明经晋元，著《时行霍乱指迷辨正》。世俗所称吊脚痧一症，以为此真寒直中厥阴肝经，即霍乱转筋是也。初起先腹痛，或不痛，泻利清水，顷刻数十次，少者十余次，未几即手筋抽掣，呕逆，口渴恣饮，手足厥逆，脉微欲绝，甚则声嘶舌短，目眶陷，目上视，手足青紫色，或遍身青筋硬凸如索，汗出脉绝，急者旦发夕死，夕发旦死，缓者二三日或五六日死。世医认为暑湿，妄投凉泻；或认为痧气，妄投香散十香丸、卧龙丹之类，鲜有不毙。宜用当归四逆加吴茱萸生姜汤 当归二钱、炒白芍钱半、桂枝钱半、炙草一钱、通草一钱、吴萸钱半、细辛八分、生姜三片、黑枣三枚，水煎冷服，轻者二三剂—日中须频进二三剂即愈，重者多服数剂，立可回生，百治百效，真神方也。如呕者，本方加姜制半夏三钱、淡干姜一钱；口渴恣饮、舌黄，加姜炒川连五分为反佐，经所谓"热因寒用"也；腹中绞痛，名转筋入腹，加酒木瓜三钱；手冷过肘膝，色现青紫，加制附子三钱。若声嘶目上视，舌卷囊缩，脉已绝为不治，服药亦无及，速用艾灸法脐下三寸关元穴，用附子捣烂，捏②作饼，如钱大，安穴上。以龙眼大艾炷加其上，灸十四壮，重者三十壮。呕泻止，厥回即愈。如无附子，用生姜切片如钱，贴灸亦可。无姜，贴肉灸亦妙。病入腹内知温，呕泻即渐止。量寸法，以病人中指中一节若干长为一寸，用草心候准量之，不可截断，只须折作三叠，即三寸矣。此症种种皆肝经现症，亦寒邪为病。可疑者口渴舌黄，喜冷饮，及不欲衣被两症耳。缘坎中真阳③为寒邪所逼，因之飞越，所谓内真寒而外假热，但以脉辨之，自无游移矣。有习用温补之医，知此症为阴寒，治用附子理中、四逆等汤，温补脾肾，究非④直走厥阴，仍不能奏效。余按此症自嘉庆庚辰年后患者不绝，其势甚速，医不如法，立时殒命，而方书罕有详载治法者，特备述之以贻世云。

许辛木云：治吊脚痧莫妙于来复丹。然硫黄须用真倭⑤产，如用土硫黄即不验。用服此丹用小丸者，每即吐出，惟作大丸，临用舂作末服，虽吐亦不尽，再服再吐，少顷药性发，即不复吐而愈。用姜汤送下，须极浓极辣乃佳。道光辛巳，此症盛行，有捣浓姜汁频服而愈者。

**按**：霍乱之名，因于本病起于仓卒，挥霍撩乱不安而得。如明代医家张介宾在《景岳全书·霍乱》中所言："霍乱一证，以

---

① 吊脚痧：中医病证名。指霍乱症状剧烈而有转筋者，即霍乱转筋。
② 捏：原作"捍"，文义不通，据石印本改。
③ 坎中真阳：明代医家以为命门居两肾中间，命门真阳之气为肾水所涵，其象如坎（☵）势，一阳陷于二阴之中。
④ 究非：究竟不是。
⑤ 倭：中国于汉、魏、晋、南北朝时称日本为倭。其后倭与日本两名并称。

其上吐下泻，反复不宁而挥霍撩乱，故曰霍乱。"霍乱一词最早见于《内经》。《素问·六元正纪大论》曰："太阴所至为中满、霍乱、吐下。"又说"土郁之发……故民病心腹胀，肠鸣而数后，甚则心痛胁䐜，呕吐霍乱……"此后张仲景在《伤寒论》中载有："呕吐而利，名曰霍乱。"《诸病源候论·霍乱候》具体描述了霍乱病的症状："其乱在于肠胃之间者，因遇饮食而变发则心腹绞痛，其有先心痛者则先吐，先腹痛者则先利，心腹并痛者则吐利俱发。"指出霍乱除具有吐泻症状外，常伴有心腹绞痛，所以民间又有绞肠痧之称。又《诸病源候论·霍乱转筋候》曰："夫霍乱大吐下之后，阴阳俱虚，其血气虚极，则手足逆冷，而荣卫不理，冷搏于筋，则筋为之转。"故霍乱转筋又称"吊脚痧"。而对于时疫霍乱的明确认识，是自1820年霍乱由西方传入中国后，在田晋元所著的《时行霍乱指迷》中将霍乱称为"时行霍乱"，有关霍乱的论治也有许多著作问世。如清代王孟英著有《霍乱论》详细论述了霍乱的病因病机和辨证治疗，并附有医案验证，对后世的影响较大。

其他有关霍乱的著作有：方连撰《霍乱辑要》，华岳的《急救霍乱方》(1857年)，江曲春的《霍乱辨证》(1888年)，恽铁樵的《霍乱新论》(1928年)，刘亚农的《霍乱痢疾合编》(1934年)等。

此处所言霍乱转筋当属时疫霍乱中的寒霍乱重症，由于吐泻过度，阴亏阳脱，一线之真阳浮越于外，而形成内真寒外假热之证，服温热药常常格拒呕吐，佐以少量寒药或热药凉服谓之反佐。正如《素问注证发微》所言："热以治寒，而佐以寒药，乃热因寒用也。"

## 热

发热有阳陷入阴者，有阳浮于外者。阳陷入阴者，其热自阴分达于阳分，与疟热相似，而实不同疟，为阴阳交争。此为阳陷于阴，故但热不寒，若独用表散药，则药力从阳分而泄，何由入阴分引阳邪而出？用宜孙真人柴胡梅连散。盖以梅、连摄柴胡入阴分而出之阳，其邪乃得去①也说见《小儿诸热辨》②。阳浮于外者，乃表里俱虚，阳气不归元而浮于外也，宜以六神散入粳米煎，和其胃气。阳气归内，身体自凉说见《慈幼筏》③。此二症一系外感，一系内伤，临症宜详察之。柴胡梅连散：紫胡、前胡各三钱，胡黄连、乌梅各一钱。右㕮咀④。每一钱，童便一盏、猪肚一枚、猪脊髓一条、韭根白半钱，同煎，不拘时温服。六神散：四君子加山药、扁豆姜水浸，去壳炒、煨生姜、大枣。

王孟英读书精细，最有卓识，如论虞花溪⑤治夜热症，独能辨前人之误。详见《古今医案按选》，备录于此：虞花溪⑥治一妇，年四十余，夜间发热，晨退，五心烦热无休止时。半年后，虞诊其脉，六部皆数伏而牢，浮取全不应。与东垣升阳散火汤妙，切记此法。今人则竟滋阴降火矣，四服热减大半，胸中觉清快胜前。再与二帖，热悉退。后以四物加知、柏，少佐炒干姜，服二十余帖愈。余按夜热脉数，的⑦系阴虚，因其脉伏且牢，浮取不应，故用升阳散火⑧得效。仍以阴药收功，然阴药用六味及二地、二冬必不效，妙在芎、归合知、柏，及从治之炒干姜也。王孟英云：此热在血分，而误治半年，其热愈伏愈深，故脉症如是。初用升阳散火，所谓"火郁发之"也；后以炒干姜佐四物、知、柏收功，乃血分受病

---

① 去：离开。
② 《小儿诸热辨》：一卷。清许豫和著。豫和字宣治，号橡村，乾隆时名医，歙县人。著有《许氏幼科七种》，其中包括《小儿诸热辨》。
③ 《慈幼筏》：十二卷，清程云鹏著。云鹏字华仲。儒而能医，著有《伤寒问答》、《慈幼筏》诸书。
④ 㕮咀：指将药物弄碎。
⑤ 虞花溪：即明代医家虞抟，抟字天民。著《医学正传》，自序署曰花溪恒德老人。
⑥ 虞花溪：原书作"虞花溪"，"校注本"误"溪"为"滔"，形近而讹。
⑦ 的：确实。
⑧ 升阳散火(汤)：原误作"化阳散火(汤)"，今改正。

之专剂，与阴虚生热当用阴药者治法有别，误用皆为戈戟。

江氏之注，俞氏之论，皆欠明晰，无怪庸庸者之议药不议病也。

冯楚瞻①曰：潮热之症，有阴阳之分。平旦潮热自寅②至申③，行阳二十五度，诸阳用事，热在行阳之分，肺气主之；日晡④潮热，自申至寅，行阴二十五度⑤，诸阴用事，热在行阴之分，肾气主之。一以清肺，一以滋肾。若气虚潮热，参、耆、熟附，所谓"温能除大热"也；血虚潮热，归、芍、骨皮，所谓养阴退阳也。其论潮热颇详。如《伤寒论》所云日晡潮热，以阳明王⑥于申、酉⑦、戌⑧之故。则所谓行阳主肺气、行阴主肾气，乃浑举⑨之辞，不可执一。

**按**：发热病机较为复杂，气血阴阳痰湿瘀无所不及，因而证型繁多，临床辨治要细心揣摩，找准病机，方能取效。本篇列举热中之一二，已窥见一斑。

所谓"阳陷于阴，但热不寒"之发热，是属于温病后期，邪伏阴分证，方选青蒿鳖甲汤。《温病条辨》曰："邪气深伏阴分，混处于气血之中，不能纯用养阴，又非壮火，更不得任用苦燥。故以鳖甲蠕动之物，入肝经至阴之分，既能养阴，又能入络搜邪；以青蒿芳香透络，从少阳领邪外出；细生地清阴络之热；丹皮泻血中之伏火；知母者，知病之母也，佐鳖甲、青蒿而搜剔之功焉。"

升阳散火汤，出自李杲《脾胃论》，方由升麻、葛根、独活、羌活、白芍、人参各五钱、炙甘草三钱、柴胡三钱、防风二钱、生甘草二钱组成，治脾阴血虚，胃阳气弱，春寒不去，及过食冷物，抑遏少阳，清气郁于脾土之中，四肢发困热，肌热筋骨间热，表热如火燎于肌肤，扪之烙手诸证。

甘温除大热，其代表方剂为李杲的补中益气汤（黄芪、党参、白术、陈皮、升麻、当归、柴胡、炙甘草）。本方是李杲根据《素问·至真要大论》"损者益之"，"劳者温之"之旨而制定的。《脾胃论》曰："若饮食失节，寒温不适，则脾胃乃伤；喜怒忧恐，损耗元气。既脾胃气衰，元气不足，而心火独盛。心火者，阴火也，起于下焦，其系系于心，心不主令，相火代之；相火，下焦包络之火，元气之贼也。火与元气不两立，一胜则一负。脾胃气虚，则下流于肾，阴火得以乘其土位。"《医学入门·发热》曰："内伤劳役发热，脉虚而弱，倦怠无力，不恶寒，乃胃中真阳下陷，内生虚热，宜补中益气汤。"

《医学心悟》有载："外火，风寒暑湿燥火及伤热饮食，贼火也，贼可驱而不可留。内火，七情色欲，劳役耗神，子火也，子可养而不可害"；"养子火有四法：一曰达……所谓木郁则达之，如逍遥散之类是也……二曰滋……所谓壮水之主，以镇阳光，如六味汤之类是也；三曰温……经曰劳者温之，又曰甘温能除大热，如补中益气之类是也；四曰引……以辛热杂于壮水药中，导之下行，所谓导龙入海，引火归元，如八味汤之类是也"。另外，也有血瘀发热，湿郁发热等证型。

## 热入心胞

大人小儿感证，热入心胞，神昏谵语者，有

---

① 冯楚瞻：冯兆张，字楚瞻，清代浙江海盐人。国学生，兼精医理，尤擅儿科。撰有《冯氏锦囊秘录》。
② 寅：古代时段名，约相当于凌晨三点至五点。
③ 申：古代时段名，约相当于下午三点至五点。
④ 日晡：申时。
⑤ 行阴二十五度：《灵枢·营卫生会》曰："营在脉中，卫在脉外，营周不休，五十而复大会。阴阳相贯，如环无端。卫气行于阴二十五度，行于阳二十五度，分为昼夜，故气至阳而起，至阴而止。"
⑥ 王（wàng 忘）：盛。
⑦ 酉：古代时段名，约相当于下午五点至七点。
⑧ 戌：古代时段名，约相当于下午七点至九点。
⑨ 浑举：笼统概括。

犀角、羚羊角、连翘、金银花、元参、生地、人中黄、生甘草等味，送下至宝丹，往往获效。其有热邪深入发痉者，亦宜以此疗之。世人遇小儿患此证者，妄谓惊风，用针挑之，走泄真气，阴阳乖逆，转至不救。

咸丰戊午秋日，仁和司训吴蓉峰之孙女十二岁，冒暑神昏，谵语发痉。余以前药投之。蓉峰之室人复延女医视之，谓是惊风，以针挑之，次日病势转剧而殒。余甚讶药之无灵，深以为歉。庚申秋日，避难北车塔村，村中陈氏儿发热神昏，谵语发痉，余仍以前药与之，服药后酣睡汗出，似有转机。忽其戚某医来视，谓是惊风，以针挑其胸腹，其汗遂敛，病益加重，至夜即毙。同时余又治二人，病情相同，皆用前药得痊，则皆不用针挑者也。始知前二人之死，非药之咎，实由误认惊风而用针挑耳，特志之以示戒。

**按**：热入心包证为温热病邪内陷营血，侵及心包所表现的证候。临床以高热神昏谵语为主要表现，甚则昏迷不醒、四肢厥逆、或见抽搐等。《内经》关于心包络及心包络代心受邪的学说是热入心包的理论渊源。《素问·灵兰秘典论》载："膻中者，臣使之官，喜乐出焉。"此处膻中即指心包，心包为心之臣使，生理上代心行令，病理上代心受邪，而心主神明，故热入心包以神志不清为主症。清代叶天士提出"温邪上受，首先犯肺，逆传心包"之论，并将神昏谵语如狂，言语不利等神志病变和舌质红绛鲜泽等血分病变作为热入心包证的主症，明确地把"热入心包"与"邪入营血"联系起来，其后吴鞠通提出安宫牛黄丸、至宝丹、紫雪丹作为治疗热入心包证的代表方剂，被后世称为治疗温病三宝，完善了热入心包学说。由于热入营血，可选用清宫汤送服三宝以清营泄热、清心开窍。

惊风又称惊厥，是小儿常见的危急重症，临床以四肢抽搐或意识不清为主要特征，根据其临床表现分为急惊风与慢惊风两类，本证好发于1～5岁小儿，年龄越小，发病率越高。应注意与热入心包证区别。

热入心包证常见于风温、春温、暑温，以及西医的各型脑炎、化脓性脑膜炎、大叶性肺炎、中毒性痢疾等疾病。

## 疫

《内经》疗疫小金丹，古法，今不能用。近日所传治瘟之方，刘松峰①之五瘟丹：制甘草甲、巳年为君、黄芩乙、庚年为君、黄柏丙、辛年为君、栀子丁、壬年为君、黄连戊、癸年为君、香附去净细毛、苏叶凤头者、苍术米泔浸、陈皮以上四味为臣、明雄黄另研细、朱砂另研细。制甘草法：立冬日，取大青竹一头截去节，一头留节，纳生甘草于内，蜡封口，浸粪坑中，冬至日取出，晒干听用。前甘草五味，当以某年为君者多臣数之半，如甘草二两，则此外八味止用一两，雄、朱二味又减半，止用五钱。于冬至日将甘草等九味为末，雄、朱另研，以一半入甘草等药末中为丸，留一半为衣，再用飞金为衣。大人服者丸如梧子，小儿服者丸如黍米，雪水、生蜜为丸，面东服五十丸。病轻日浅者一服愈，病深日久者三四服愈。忌一切厚味。此方兼治暑月一切热症，又解痘疹毒。有力之家制丸施人，功德无量。至于避瘟之法，用乳香、苍术、细辛、生甘草、芸香、白檀香为末，枣肉丸，焚之。又以贯众浸厨房水缸用之。又雄黄二两，丹砂、鬼臼、石菖蒲各一两，共为末，井水调和，涂五心及额上、鼻中、耳门，辟瘟甚验。若入瘟家，以麻油涂鼻孔，出再取嚏，则不染，皆善法也。而握要之法，则如张景岳所云：必节欲节劳，仍忽忍饥而迎其气。尤为得之。

常州余师愚霖②客③中州时，父染疫，为群

---

① 刘松峰：清代医家刘奎，字文甫，号松峰。撰有《松峰说疫》，并类分吴又可《温疫论》为《瘟疫论类编》。
② 余师愚霖：余霖，字师愚，清代医家，江苏常州人，撰有《疫疹一得》。
③ 客：客居。

医所误。及奔丧归，视诸方皆不外治伤寒之法。思此症必有以①活人者，公之于世，稍释隐憾，因读《本草》言"石膏性寒，大清胃热；味淡而薄，能表肌热；体沉而降，能泄实热"，恍然大悟，非此不足以治热疫。遇有其症，投之无不获效。历三十年，活人不少，遂著《疫症一得》二卷，于乾隆五十九年，自序刊行。大旨谓吴又可辨论伤寒、瘟疫甚晰，如头痛发热恶寒，不可认为伤寒表症，强为发汗，徒伤表气；热不退，又不可下，徒损胃气。斯语已得其奥妙，惟于从口鼻入不传于胃而传于膜原，此论似有语病。至用达原、诸承气，犹有附会表里之意。惟熊任昭②首用败毒散，去其爪牙，继用桔梗汤，用为舟楫之剂③，退胸膈及六经之热，确系妙法。余采用其法，减去硝、黄，以疫乃无形之毒，难以当其猛烈；重用石膏，直入戊己④，先捣其窠巢之害，而十二经之患自易平矣。其方名清瘟败毒散，药用生石膏大剂六两至八两，中剂二两至四两，小剂八钱至一两二钱、小生地大剂六钱至一两，中剂三钱至五钱，小剂二钱至四钱、乌犀角大剂六钱至八钱，中剂二钱至四钱，小剂一钱至钱半、真川连大剂六钱至四钱，中剂二钱加至四钱，小剂一钱至钱半、生栀子、桔梗、黄芩、知母、赤芍、元参、连翘、竹叶、甘草、丹皮。以为疫症初起，恶寒发热，头痛如劈，烦躁谵妄，身热肢冷，舌刺唇焦，上呕下泄，六脉沉细而数，即用大剂；沉而数者，用中剂；浮大而数者，用小剂。如癍一出，即用大青叶，量加升麻四五分，引毒外透，此内化外解，浊降清升之法，治一得一，治十得十，以视升提发表而愈剧者异矣。其所载治验，俱用石膏数两、犀角、黄连数钱。归安江笔花《医镜》载治一时疫发癍，用石膏至十四斤而癍始退，盖即用其法也。近陈载庵⑤亦仿之而获效。王学权⑥《重庆堂随笔》云：吴又可治疫主大黄，盖所论湿温为病，湿为地气，即仲圣所云浊邪中下之疫，浊邪乃有形之湿秽，故宜下而不宜清。余师愚治疫主石膏，盖所论者暑热为病，暑为天气，即仲圣所云清邪中上之疫，清邪乃无形之燥火，故宜清而不宜下。二公皆卓识，可为治疫两大法门。允⑦哉言乎！

**按**：瘟疫指流行性急性传染病。《说文》云："疫，民皆疾也。"《黄帝内经素问遗篇·刺法论》曰："五疫之至，皆相染易，无问大小，病状相似。"并有治疫之小金丹。本篇载有："小金丹方：辰砂二两，水磨雄黄一两，叶子雌黄一两，紫金半两，同入合中，外固了，地一尺筑地实，不用炉，不须药制，用火二十斤煅之也。七日终，候冷七日取，次日出合子，埋药地中七日，取出顺日研之三日，炼白沙蜜为丸，如梧桐子大，每日望东吸日华气一口，冰水下一丸，和气咽之。服十粒，无疫干也。"明清时期，对瘟疫病的辨证论治自成体系，温病大家层出不穷，温病名著相继问世，治疫之法也日渐成熟。清余霖（师愚）在《疫疹一得》中制定专方治温疫，创制"清瘟败毒饮"，其石膏剂量之大，至"医家不敢用，病家不敢服，甚至铺家不敢卖"。但在细心辨证之后，具有破"三不敢"的胆量和勇气，从而提出"非石膏不足以治热疫"之论。吴有性专为温疫秽浊毒邪伏于膜原而设"达原饮"，认为邪气侵犯人体，在表可汗，在里可下，而疫邪居于不表不里时，则用达原饮，开达膜原，辟秽化浊。至于下法治疫，吴有性提倡"凡下不以数计，有是证则投是药"，指出温疫有30余种可下之证，下法中尤重视用大黄"逐邪拔毒"，再三强调"逐邪勿拘结粪，承气本为逐邪而设，

---

① 有以：有办法。
② 熊任昭：《温热经纬·余师愚疫病论》作熊恁昭。清熊立品，西昌人，著《瘟疫传症汇编》，不知即此熊任昭否？
③ 舟楫之剂：比喻辅助性药剂。
④ 戊己：指脾脏。
⑤ 陈载庵：清代医家，山阴人，生平不详。
⑥ 王学权：字秉衔，晚号水北老人，清代医家，浙江钱塘人。所著《重庆堂随笔》后被曾孙王士雄列入《潜斋医书》中。
⑦ 允：公允。

非专为结粪而设"。并指出："秽恶一去，邪毒从此而消，证脉从此而退。"将逐邪做为治疗疫病的重要原则。清·刘松峰著有《松峰说疫》六卷（1758 年），将疫病统分为温疫、寒疫、杂疫，提出治疗疫病最宜变通，尝言"惟至于疫，变化莫测，为症多端，如神龙不可方物。临证施治者，最不宜忽也"。

## 痧

陈载庵云：《痧症全书》[1]中涤痧丸，失载其方，余访得之，即是龚云林[2]《万病回春》所载白虎丸。用千年石灰，刮去杂色泥土为末，水飞[3]过，丸如桐子大，每服五十丸，再视病轻重加减，烧酒送下。此药顺气散血，化痰消滞，治青筋北方谓之青筋，南方谓之痧初觉头疼恶心，或腹痛，或腰疼，或遍身作痛，不思饮食，即进一服，当时血散而愈。若用砭刺之法，耗损其血，不若此方之神妙。《松峰说疫》亦采此方，谓霍乱、痧胀[4]皆治之，惟青筋多生冷寒湿所致，宜用烧酒，至热症或用冷水、冷茶送，随症变通可耳。又治心腹痛，及妇人崩漏、带下，或久患赤白痢，并一切打扑内伤，血不能散，服之皆大效。载庵言以此药施人治痧症，获效果捷。千年石灰不可得，用古墓中石灰可也。

长洲龙青霏柏[5]《脉药联珠》，谓痧胀之症多属奇经。盖奇经为十二经之支流也。五脏之清气不升，六腑之浊气不降，譬犹五湖四渎[6]，漫溢泛滥，尽入江河，而清浊已混，更水甚土崩，泥沙混扰，流荡不清，井俞壅寒，故其病有痧胀之名。痧胀者，犹沙涨也。痧胀总由十二经清浊不分，流溢入于奇经，而奇经脉现，则为痧症也。邪气滞于经络，与脏腑无涉，不当徒以药味攻脏腑，宜先用提刮之法及刺法，使经络既通，然后用药，始堪应手。其论痧症属奇经，未经人道，理实确而可信也。

咸丰六年夏秋之交，杭州人患吊脚痧，吐泻腹痛，足筋拘急，不即救，一二时即死。传有外治神方甚验，好善之家制药施送，救人不少，干霍乱症亦可治。七年八月，运司河下刘某患绞肠痧，势甚危险。其邻某知柴垛桥边夏家有此药，急往乞取，治之立愈。余目击其效，真神药也。兹录其方，并载药价，有力预备济人，功德无量。麝香五钱，钱十八千八九百、母丁香一两，钱一百四十、猺[7]桂心去皮，一两二，换钱二千二百、生香附一两，钱十、倭硫黄三两五钱，钱二千五百。又合药工钱二百十，小瓷药瓶五百三个，钱六百五十。共药七两五钱，每一瓶贮药一分五厘。每用一瓶，病重者二瓶。右药研极细末。分贮小瓶，黄蜡封口。用时先将暖脐膏药烘透，倒药末在中间，即向病者脐上贴住。一时即愈。此方救病甚速，然药性猛烈，断不可服，孕妇忌贴。

绞肠痧即干霍乱，《温病条辨》谓由寒湿，其驱浊阴以救中焦之真阳，方用附子、干姜等热药。《伤寒论汇言》[8]谓此症得之夏秋间，设或见腹痛脉沉，误作阴寒治疗，一进热物、汤茶、酒药等，即刻闷乱而死。二说截然相反。余谓此症寒热皆有之，医者切宜审慎用药。其治之之法，有不论寒热皆可用者，外治则取委中穴腿弯处，多用热水急拍，红筋高起，刺之出血即愈；内治则用马粪年久弥佳，瓦上焙干末，滚水冲服一方加黄土，入淡黄酒煎服二三钱。不知[9]，再[10]作服。二法皆载《温病条辨》，实良方也。马粪并治霍乱吐泻，余曾疗治多人。

---

[1]《痧症全书》：三卷，清代医家，王凯编撰。
[2] 龚云林：明代医家龚廷贤（1522～1619），字子才，号云林山人。江西金溪人。曾任太医院吏目。撰有力著《万病回春》及《寿世保元》、《种杏仙方》、《云林神彀》等，并续成父著《古今医鉴》。
[3] 水飞：水飞法是古代流传下来的炮制药物的方法之一，是一种利用粗细粉末在水中悬浮性之不同，将矿物质或贝壳类药物反复研磨成极细粉末的方法。
[4] 胀：原书作"挣"，今据大成本改。
[5] 龙青霏柏：龙柏，字佩芳，号青霏子，清长洲人。精于医，撰有《药性考》、《食物考》、《脉药联珠》等书。
[6] 渎：大川。
[7] 猺（yáo 摇）：此同"瑶"。
[8]《伤寒论汇言》：明代医家倪洙龙撰。
[9] 不知：此指没有苏醒。
[10] 再：第二次。

**按**：中医论痧，其义较多。有以病症特征来命名的，如麻疹称痧子、痧麻；猩红热叫痧疹、烂喉痧，盖因病发时皮肤出现红色斑点而得之。清·邵新甫在《临证指南医案》按语中说："痧者，疹之通称，有头粒如粟。"有指刮痧后皮肤出现红色斑点的病症，清·张志聪《侣山堂类辨》卷上《砂证论》谓："所谓砂者，身上有斑点如砂，或用麻刮之，则累累如朱砂，古命曰砂。"

明清以降痧症辨证自成体系。痧症，又名痧气、痧胀，为感受时令不正之气，或秽浊邪毒及饮食不洁所引起的一种季节性病证。临床以突然头晕、头痛、脘腹胀闷、绞痛，欲吐不吐，欲泻不泻，四肢挛急，甚至昏厥，唇甲青紫，或于肘窝、腘窝、颈前两旁常见青紫痧筋为特征。常见于夏暑季节，其他季节也有发病。我国第一部痧症专著是由郭志邃于1675年所著的《痧胀玉衡》三卷。本书系统地总结了痧症的病名、临床症状、病因病机、辨证，以及外治、内服的治疗方法。提出痧犯肌肤用刮痧法，痧留血肉用刺血法，痧入脏腑经络用药物治疗。此后，王凯著有《痧症全书》（1686年），沈金鳌著《痧胀燃犀照》（1821年）等痧症专书，痧症的范围逐渐扩大，痧症的病名也不断增多。如《杂病源流犀烛》载三十六种正痧名，如风痧、暑痧、阴痧、阳痧、紧痧、搅肠痧等；《痧胀玉衡》列举了八十余种痧症，如伤风咳嗽痧、痘前痧胀、痘后痧胀、霍乱痧、绞痛痧、胁痛痧等，使痧症得到了极大普及。但由于名目繁多，使人目眩，故范行准在《中国病史新义》中指出："清中叶以降，痧症范畴日趋庞大，将外来传染病如霍乱、白喉、猩红热等传染病并入痧症之中。于是痧症成为传染病的代名词。"

## 疟

周慎斋①曰：治疟之法，升其阳使不并于阴，则寒已②；降其阴使不并于阳，则热已。升其阳者，是散阳中之寒邪，柴、葛、羌之属，为散寒之品也；降其阴者，是泻营中之热邪，芩、知、乌③之属，为泻热之品也。盖④并之则病，分之乃愈也。此盖本之王肯堂之治案。王之外祖母年八十余，夏患疟，诸舅以年高不堪再发，议欲截之。王曰：欲一剂而已亦甚易，何必截乎？乃用柴胡、升麻、羌、防、葛根之辛甘气清，以升阳气，使离于阴而寒自已；以石膏、知母、黄芩之苦甘寒，引阴气下降，使离于阳而热自已，以猪苓之淡渗，分利阴阳，不得交并，以穿山甲引之，以甘草和之，果一剂而止。俞惺斋云：读《灵兰要览》⑤，载此方治疟屡效，又附随症加减法，最为精当，是金坛得意之作。

又谓李士材治程武修蓝本于此，惟以白豆蔻换穿山甲，亦其善用药处。余按近俗治疟多宗倪涵初，似逊此方，然以之治疟，亦不能尽效，知病有万变，未可执一。比见王孟英《古今医案按选》，论此最为精当，云："此案但言夏月患疟，而不详脉症，所用升散之药五种，苦寒之药三种，虽为金坛得意之作，余颇不以为然。后人不审题旨，辄⑥钞⑦墨卷，贻误良多。邹润安云：据金坛云，是使阴阳相离，非使邪与阴阳相离也。使邪与阴阳相离犹可言，人身阴阳可使之相离乎？斯言先得我心。余治门人张笏山之弟，疟来痞闷欲⑧死，以枳桔汤加柴、芩、橘、半，一饮而瘳。是调其升降⑨，而使阴阳相离也。"

《左传》"齐侯疥，遂痁⑩"。《颜氏家训》⑪

---

① 周慎斋：周子斡号慎斋，明代医家，太平（今安徽黄山一带）人，著有《脉法解》、《慎斋遗书》、《周慎斋医案稿》等。
② 已：停止，完毕。
③ 乌：大成本作"膏"。
④ 盖：大概。
⑤ 《灵兰要览》：王肯堂著，后经顾金寿评订。
⑥ 辄：总是。
⑦ 钞："抄"的古字，此指照搬。
⑧ 欲：原书作"欲"，"校注本"误作"俗"，形近而讹。
⑨ 升降：原书作"阴阳"，今据《古今医案按选》改。
⑩ 痁（shān 山）：据《左传》孔颖达疏注，痁是大疟，痎（jiē）是小疟。
⑪ 《颜氏家训》：二十篇。北齐颜之推撰。始作于北齐，成书于隋。

改"疥"作"痎",谓《说文》痎,二日一发之疟。痁有热疟,齐侯之病本是间日①一发,渐加重,故为诸侯忧。今北方犹呼痎疟,痎音皆。俗儒云:病疥,令人恶寒变成疟,此臆说也,疥癣小疾,岂有患疥转作疟乎？余谓人之疾病无常,初患疥癣而继患疟,亦所时有,若以疥为痎,则痁为有热疟,痎为二日一发之疟,亦何尝无热乎？

治疟有谓必当用柴胡者,以疟不离乎少阳,非柴胡不能截也。有谓不当概用柴胡者,以风寒正疟则宜之,若感受风温、湿温、暑热之气而成疟者,不可执以为治也。窃谓疟邪未入少阳,或无寒但热,或无热但寒,或寒热无定候②者,原不得用柴胡。若既见少阳疟,必当用柴胡以升清肝胆之热,虽因于温热暑湿,亦何碍乎？

**按**:疟,因其寒热交作,止而复发,凌虐于人,故名。早在《素问》就有《疟论》、《刺疟论》等专篇,对疟疾的病因、病机、症状、针灸治法等作了系统而详细的讨论。《内经》将疟邪称为疟气,并在《素问·疟论》中指出:"夫疟气者,并于阳则阳胜,并于阴则阴胜,阴胜则寒,阳胜则热。"《医门法律·疟疾论》说:"外邪得以入而疟之,每伏藏于半表半里,入而与阴争则寒,出而与阳争则热。"疟病休作有时,又关乎营卫。如《素问·疟论》说,疟气"藏于皮肤之内,肠胃之外,此营气之所舍也";"疟气者,必更盛更虚,当气之所在也,病在阳,则热而脉躁;在阴,则寒而脉静;极则阴阳俱衰,卫气相离,故病得休;卫气集,则复病也"。根据疟之病机特点,使疟邪不与阴阳相并,是治疟之一法。然"知病有万变,未可执一"实为中肯之语。疟疾根据证候之轻重,寒热的偏盛,正气之盛衰,分为正疟、温疟、寒疟、瘴疟(含热瘴、冷瘴)、劳疟、疟母等证型,故升阳降阴不能概全。至于治疟是否用柴胡,其理亦同。陆氏主张有少阳症时即用,无少阳症

时则不用,实乃心得之言。

值得一提的是,中医中药防治疟疾,疗效卓越,如青蒿素治疗恶性疟疾令世界瞩目。青蒿治疗疟疾早在晋代《肘后方》即有记载,又如常山、草果治疟等,结合辨证,用于临床,桴鼓相应。

## 三阴疟

治三阴疟,震泽沈诒亭庆修传一方,用山查、槟榔、枳壳、甜茶各三钱,于疟发之日前二时,水煎服,一剂立愈,云试多人皆验。余谓此方药峻,藜藿之体及疟初起者宜之。吴晓钲言其六世祖山年公手稿录存,治久患三阴疟方,云传自外舅朱竹垞③先生者,用生何首乌八钱,生黄耆、佩兰各四钱,水煎,临发前服三次,立愈。此方尤宜于膏粱④之体。二方皆试验,而方书中不恒见,并录之。

**按**:三阴疟即三日疟,指隔两日发作一次的疟疾,《素问·疟论》篇论疟疾"有间二日或至数日发"的记载。谓"其间日者,邪气与卫气客于六府,而有时相失,不能相得,故休数日乃作也"。也有因元气内虚,卫气不固,疟邪潜伏于三阴而得之者。故治疗三阴疟要辨证论治,因人而宜。初得及体壮者可用峻剂以祛邪,病久及体弱者应扶正为主,兼以祛邪。如张景岳之何人饮,用首乌、人参、当归、陈皮、生姜益气养血,扶正祛邪。而生何首乌以治久疟而见长,如《药品化义》记载:"益肝,敛血,

---

① 间日:隔日。
② 候:症候。
③ 朱竹垞:清朱彝尊(1629~1709),字锡鬯,号竹垞,浙江秀水人,浙西词派创始人。藏书八万卷,室号曝书亭。曾参修《明史》,著《曝书亭集》、《日下旧闻》、《经义考》,并辑《明诗综》、《词综》。
④ 膏粱:指富贵人家。

滋阴……截虚疟。"本篇所言，为临床经验的总结。

## 痢

孔以立《痢疾论》谓：五色痢法当温补脾肾。余治一五色痢，用温而愈。然《冯氏锦囊》中有五色痢实症一条，想或①有此症，余特未之见也云云。余曾治一小孩患五色痢，口渴发热，用万密斋②《保命歌括》凤尾草方，一服即愈。此方主治赤白痢，而五色痢亦可治，可知其功效之神<small>大抵五色痢有温寒之别，宜温者难治，宜寒者易治</small>。录方于此：凤尾草<small>竹林中与井边者极佳，如无，即产别地俱可用</small>。连根一大握，一名鸡脚草、老仓米一勺、老姜<small>带皮</small>三片、葱白<small>连须</small>三根，用水三大碗，煎至一碗，去渣，入烧酒小半盏，真蜜三茶匙，调极匀，乘热服一小盏，移时再服，以一日服尽为度，忌酸味及生冷、煎炒、米面点心、难化等物。余按《本草》凤尾草性至冷，治热毒下痢。治利者确审非虚寒症，乃可用之。

痢以口渴、腹痛为实热。丹溪曰：口不渴，身不热，喜热手熨荡③，是名挟寒。李士材曰：口渴更当以喜热、喜冷分虚实；腹痛更当以痛之缓急、按之可否、腹之胀与不胀、脉之有力无力分虚实。盖恐人概以口渴、腹痛为实热也。然则不口渴、腹痛者，果皆属虚实乎？又昔人谓先痢后泻者肾传脾，为微邪，易治；先泻后痢者脾传肾，为贼邪，难医。余尝持此说以临症，遇有先泻后痢，口不渴、腹不痛者，几难辨其为实热、为虚寒，后见秦皇士《症因脉治》有云：湿热痢之症初起，先水泻，后两三日便下脓血，湿气胜，腹不痛；热气胜，腹大痛，肛门重滞，里急后重。又云：下痢红积而腹不痛，湿伤血分也，宜服河间黄连汤<small>黄连、当归、甘草</small>，始悟腹不痛者亦有实热，而口不渴可类推矣。自后凡遇夏秋痢疾，口不渴，腹不痛，而里急后重<small>痢无不里急后重</small>，小便少，脉数者，一以河间法治之皆效。

白槿花治赤痢甚效。余于杭郡学署植数株，秋间花开繁茂。凡患赤痢者，以花五六朵，置瓦上炙研，调白糖汤，服之皆愈。荷花池头陈某，秋间下痢月余，诸药不效，已就④危笃，亦以此方获愈。采花晒干，藏之次年，治利亦效。

治噤口痢方，用人参倍用、黄连<small>姜汁制</small>、石莲肉<small>炒</small>，二味等分，水煎缓服。此方胃气虚者宜之，若热毒盛者，尚宜酌用。华治老少下痢，食入即吐，用白蜡方寸匕⑤、鸡子黄一个、石蜜、苦酒<small>即醋也</small>、发灰、黄连末各半鸡子壳。先煎蜜、蜡、苦酒、鸡子黄四味令匀，乃纳连、发，熬至可丸乃止。二日服尽，神效无比。李濒湖⑥谓此方用之，屡经效验。乃诸家方书罕见采录，知良方之见遗⑦者多矣。陈氏藏器⑧治小儿痢，用鸡子和蜡煎，盖本此方之意，然不若此方用药灵妙也。咸丰八年八月，罗镜泉患赤痢月余，诸医用温补药，日就沉重，延余治之，询知体倦头眩，不思饮食，腹不甚痛。诊其脉右关沉数有力，余脉皆虚。余谓尚有积滞在内，因用补太早，郁而不泄，然迁延逾月，体倦头眩，神已惫矣，未可峻攻也。乃用生地炭二钱、白芍二钱、归身炭七分、地榆炭钱半、荆芥穗炭五分、炒槐米一钱、丹皮炭一钱、酒炒黄芩一钱、制厚朴六分、麸炒枳壳一钱、山查钱半、神曲二钱、蚯黑枣二枚。服三剂，痢止能食，改方调理而痊。按此症初起腹不痛，口不渴，是以皆主温补，特未曾读秦皇士之书故耳。

----

① 想或：料想或许。
② 万密斋：万全（15 至 16 世纪），字密斋，明罗田（今属湖北省）人。世医，尤精于儿科。著《幼科发挥》、《育婴秘诀》、《广嗣纪要》、《痘疹世医心法》、《养生四要》、《保命歌括》等。《万密斋医学全书》辑其医书十种。
③ 荡：通"烫"。此同"熨"义。
④ 就：接近。
⑤ 方寸匕：古代量取药末的器具。其状如刀匕。大小为古代一寸正方，故名。一方寸匕约等于2.74毫升，盛金石药末约为2克，草木药末为1克左右。
⑥ 李濒湖：明代医药学家李时珍，字东璧，号濒湖山人，人称李濒湖，蕲州（今湖北蕲春）人。撰有《本草纲目》、《濒湖脉学》、《奇经八脉考》等书。
⑦ 见遗：被遗落。
⑧ 陈氏藏器：陈藏器（681～757），唐代医药学家、方剂学家。四明（浙江鄞县）人。撰有《本草拾遗》，原书早佚，今有辑佚本。

**按**：痢疾，古称肠澼、滞下。《素问·至真要大论》有"肠澼下脓血"的记载。《济生方》曰："今之所谓痢者，古所谓滞下也。"本病为常见的肠道传染病之一，临床以发热、腹痛、里急后重、大便脓血为主要症状。若感染疫毒，发病急剧，伴突然高热、神昏、惊厥者，为疫毒痢。多发于夏秋季节，由湿热之邪，内伤脾胃，而致脾失健运，邪蕴肠腑而成。本病为病重，变化多，临床有白痢、赤痢、赤白痢、五色痢、噤口痢、休息痢等不同。临证需辨清寒热虚实而治之。如痢下脓血呈现多种颜色的五色痢，病机各别，有因止涩太早，或下之未净，热毒留滞肠中所致的实证；有因痢症久延，脏气受损，脾肾两伤所致的虚证；亦有正虚邪恋，虚实夹杂者。一般以初起者为实，日久者为虚；脉实有力者为实，脉虚无力者为虚。补虚以补火生土，泻实以清痢荡积。赤痢即血痢，指痢下多血或下纯血者。《诸病源候论·痢病诸候》："血痢者，热毒折于血，入大肠故也。"临床以血鲜血黯、脉弱脉盛，辨其属热属寒而治之。白槿花治赤痢文献有记载，《日华子本草》云："治肠风泻血、赤白痢、并焙入药。"《本经逢原》曰："红者治肠风血痢，白者治白带、白痢。"

噤口痢指患痢疾而见饮食不进，食入即吐，或呕不能食者。常见于疫痢、湿热痢重症。《时病论》卷三："大抵初痢噤口，为热瘀在胃口，故宜苦燥。若久痢口噤不食，此胃气告匮……惟大剂参、术，佐以茯苓、甘草、藿香、木香、煨葛之属，大补胃气，兼行津液，乃可耳。"

综观临床，痢之病证，本于湿热，关乎脾肾，既忌过早补涩，又忌峻下攻伐。《医宗金鉴》指出："凡痢不论赤白，皆属湿热。"清·柳宝诒曰："下痢一证，古称滞下，起于湿热居多，早补早敛，往往受累。"

《医宗必读》有"痢之为证多本脾肾，脾司仓廪，土为万物之母，肾主蛰藏，水为万物之元，二脏皆为根本之地"之论；清·何书田曰"久痢脾虚"；清沈金鳌言"痢久则伤肾"。清章虚谷在《医门棒喝》中告诫："久痢脾肾两伤，尤当大培本元，然必仍兼化积，利其胃气，庶中宫转运，饮食渐加，便下渐少，方有生机。"故临床应详辨虚实，权衡攻补。

## 泻

七味白术散，治小儿久泻脾虚者最灵。震泽泥水匠贺凤山孙二岁，泄泻两月，身热少食，面色痿黄，夜睡时惊。幼科用青蒿、扁豆、二苓、厚朴、枳壳、陈皮等药，日就危笃。求余治之，令服七味白术散党参二钱，焦白术、茯苓二钱，炙甘草四分①，木香四分，葛根四分，藿香七分，煨姜三分四剂，泻止身凉，改方去葛根，加炒扁豆二钱、炒苡仁三钱、砂仁三分、桔梗四分，四剂全愈。

**按**：七味白术散原名白术散，出自钱乙《小儿药证直诀》，用于治疗脾胃久虚，津液内耗，呕吐泄泻频作，烦渴多饮。全方融补、运、升、降为一体，补而不滞，并且针对婴幼儿腹泻的脾运不足，容易耗伤阴液的特点，起到标本兼顾的治疗效果。

自钱乙之后，历代医家亦多用此方。明代儿科世家万全在《幼科发挥》中提出，"白术散乃治泄作渴之神方"，近代儿科医家王伯岳认为本方擅长治疗长期腹泻，损伤脾胃，虚实夹杂之证。历代医家还曾用七味白术散加减治疗小儿营养不良、小儿厌食、小儿夏季热，以及其他疾病，如消渴

---

① 分：此下为墨所盖，石印本作"煨"。

（即糖尿病，不食而渴，胃虚无热，兼之泄泻）等也获良效。

## 疝

四苓散治疝有极验者，周克庵于丁巳岁病痰火痊后，忽睾丸起块如鸡卵，坚硬重坠不能行。始服治疝药，如川楝子、荔枝核等，反作痛。自揣是岁寓吴江时，常于酒后至茶肆，饮茶过多，殆水气流入膀胱所致，与肝经无涉，改服四苓散，泄泻数次而疝全愈。

**按**：中医所论疝包括的内容相当广泛。从病因方面来说，王冰在《素问·大奇论》注中云："疝者，寒气结聚之所为也。"从症状表现而言，《诸病源候论》说："疝者，痛也。"从病变部位来说，《类经》云："疝者，前阴少腹之病，男女五脏皆有之。"历代论疝，包括多种病证，众说不一。如《素问·骨空论》有七疝之说，《诸病源候论》有五疝之说等。而"水疝"之名出自《儒门事亲》，多因水湿下注而致。症见阴囊部肿胀疼痛，阴汗时出，或见阴囊部肿大光亮如水晶状，不红不热；或有搔痒感，破溃伤流黄水，治宜行气逐水。轻症用五苓散加减，如《类证治裁》加味五苓散（猪苓、茯苓、白术、泽泻、茴香、肉桂），重症可用《儒门事亲》中的禹功散（黑牵牛、茴香）或导水丸（黑牵牛、滑石、大黄、黄芩）。正如清代医家王子接在《绛雪园古方选注》所言："禹功者，脾湿肿胀肉坚，攻之如神禹决水。"

## 咳 嗽

《客尘医话》[①]云：咳嗽大半由于火来克金[②]，谓之贼邪，最难速愈。因风寒外袭，而内生实火，急宜泻之，若失于提解，久之传变生疾，误服阴药，反成劳瘵[③]。此数语甚的。又云：如果系虚火，惟壮水一法，但养阴之药又皆阻气滞痰，是在治[④]之者灵也。如生脉六君汤、金水六君煎之类，最为妥当。

余按金[⑤]水六君煎，景岳以治肺肾虚寒，水泛为痰，而《景岳全书发挥》訾[⑥]其立方杂乱二陈、地、归，且谓水泛为痰而用二陈，于理不通，当用地黄汤。至壮水之法，六君汤亦非所宜。薛生白雪有案云：此由金水[⑦]不相承挹[⑧]，故咳久不愈，切勿理肺，肺为娇脏，愈理愈虚，亦不可泛然[⑨]滋阴。方用整玉竹、川石斛、甜杏仁、生扁豆、北沙参、云茯神，迥胜于生脉六君汤、金水六君煎。余仿此以治久嗽阴伤，无不获效。

咳嗽有寒热之别，不可误治。感寒者，鼻塞流涕，或微恶寒，宜服生姜、葱白日二次，不宜常服。挟热者，夜嗽较甚，喉痒，口或微渴，宜服淡盐汤可常服代茶。初起服此者不致久延，余家用之恒验。

**按**：咳嗽为临床常见病症，引起咳嗽的原因各有不同，因而咳嗽的证治也因之而异。《内经》专设一篇《素问·咳论》讨论咳嗽，并指出"五脏六腑皆令人咳，非独肺也"，可见咳嗽证型之繁多，论治之复杂，故抓住病机，是取效之关键。《医学从众录》进一步解释："肺如华盖，司呼吸以覆脏腑。凡五脏六腑外受之邪气，必上干于肺而为咳嗽，此咳嗽之实证也；凡五脏六

---

① 《客尘医话》：三卷，清代医家计楠著。楠字寿桥，秀水人。
② 火来克金：指心火亢盛，损伤肺金。
③ 劳瘵：犹言痨病，即今肺结核。
④ 治：原书作"台"，显系误脱偏旁，今据石印本改。
⑤ 金：原书作"君"，今据文义改。
⑥ 訾：诋毁。
⑦ 金水：指肺金肾水。
⑧ 挹(yì义)：把液体盛出来。
⑨ 泛然：泛泛地。

腑损伤之病气,亦上熏于肺,而为咳嗽,此咳嗽之虚证也。"明代医家张景岳提纲挈领地将咳嗽分为外感、内伤两大类,后世多宗此法。

本篇论咳有可取之处,也有值得商榷的地方。如治外感咳嗽要因势利导,驱邪外出,禁用过寒及收敛药。正如《岳美中论医集》中所言:"治疗伤风咳嗽,唯一方法,就是宣达剂。"又言:"治风寒咳嗽,既宜宣达,则滋润粘腻甘寒之药,在所应忌。"清·何梦瑶在《医碥》中也强调:"外感风寒,失于解表,久不愈因而咳血……缠绵日久,遂成委顿,假劳变成真劳,此最当察。"这些论述,实为临床真实写照。

对于虚火咳嗽的治疗及金水六君煎的应用,则值得讨论。久咳伤阴咳嗽,证见干咳,咳声短促,或痰中带血丝,口干咽燥,午后潮热,舌质红少苔,脉细数,用沙参麦冬汤加减为治疗之常法。而金水六君煎则另有脉证,是治之之妙,治之之巧。金水六君煎方出《景岳全书》,由当归二钱,熟地三至五钱,陈皮一钱半,半夏二钱,茯苓四钱,炙甘草一钱,生姜三至七片组成。此方是二陈汤加当归和血养血而益心肺,加熟地滋肾水而润肺金,又是六君子汤去参、术加归、地而成,故名金水六君煎。张景岳云:本方可"治肺肾虚寒,水泛为痰,及年迈阴虚、气血不足外受风寒,咳嗽呕恶多痰,喘急等证"。显然与上述单纯阴虚咳嗽之证不同,张景岳独具慧眼,认识到湿痰而缘于气虚、阳虚者固多,而兼见老年阴血不足之肺肾亏损者亦复不少,遂创制本方专治阴血亏损而湿痰咳喘之候,可谓匠心独运,补古未备。焦树德在《方剂心得十讲》中谈到本方时说:"金水六君煎创既滋阴又化痰,治痰盛咳呕而肺肾不伤之法,临床用之的确有良效。"盛赞此方,并指出临床加减用药的心得。

# 噎

《名医类案》载:绛州僧病噎不能食,语弟子死后可开胸喉,视有何物。弟子开视,得一物,似鱼而有两头,置钵中。时寺中刈①蓝②作靛③,取置钵中,虫遂化为水。自是人以靛③治噎疾多效。陈无择《三因极一病证方论》以为此乃生瘕,非五噎比,后人因以蓝治噎误矣。盖噎亦有因瘕而成者,蓝能疗之,未可以概治噎症也。

按《续名医类案》载:武昌僧患胃脘痛,其徒亦患之,师死,遗命必剖视吾心,果于心间得细骨一条,长七八寸,形如簪,插瓶中供师前。偶有贵客至,杀鹅,取骨挑鹅喉,凡染鹅血处即化。徒饮鹅血数日,胃疾竟除。此与绛州僧事相类。考《本草》鹅血治噎膈反胃④,张石顽《医通》备述其法。僧之胃痛而生骨,殆亦噎类邪!然则鹅之功用实胜于蓝矣。

明蒋仪用《药镜·拾遗赋》注云:"噎膈翻胃,从来医者、病者群相畏惧,以为不治之证。余得此剂,十投九效。不啻⑤如饥荒之粟、隆冬之裘也,乃作歌以志之曰:谁人识得石打穿,绿叶深纹锯齿边,阔不盈寸长更倍,圆茎枝抱起相连,秋发黄花细瓣五,结实扁子⑥针刺攒,宿根生本三尺许,子发春苗随弟肩⑦,味苦辛平入肺脏,穿肠穿胃能攻坚,采掇花叶捣汁用,蔗浆白酒佐使全,噎膈饮之痰立化,津咽平复功最先。按石打穿,《本草》罕见,至《本草纲目拾遗》始

① 刈(yì义):割草。另据《广雅》曰:"刈,断也。又,杀也。"
② 蓝:指蓼蓝。蓼科一年生草本植物,叶形似蓼而味不辛,干后变暗蓝色,可加工成靛青,作染料。又泛指叶含蓝汁可制蓝靛作染料的植物。
③ 靛(diàn电):靛青。也叫"蓝靛"。用蓼蓝叶泡水调和与石灰沉淀所得的蓝色染料。
④ 反胃:原书作"反胃",下文"翻胃"一词即为旁证。"校注本"误为"反谓"。
⑤ 不啻(chì赤):无异于,如同。
⑥ 子:《本草纲目拾遗·草部下》引《药镜》作"小"。
⑦ 肩:《本草纲目拾遗·草部下》引《药镜》此下有"大叶中间夹小叶,层层对比相新鲜"二句。

载其功用,然世人识之者鲜,即或①识之,亦未必信而肯服。余谓噎症初起,莫如《医学心悟》之启膈散。又秘传噎膈膏,程杏轩《医述》以为效如神丹人乳、牛乳、芦根汁、人参汁、龙眼肉汁、蔗汁、梨汁、姜汁,七味等分,惟姜汁少许,隔汤燉成膏,微下炼蜜,徐徐频服。至顾松园之治膈再造丹,谓能挽回垂绝之症见"今书"门。有此数方,何事更求僻药乎?

噎膈之症,定州杨素园②大令③医黎所论最为详核,见于王孟英《古今医案按选》中,备录于此:此证昔与反胃混同立论,其实反胃乃纳而复出,与噎膈之毫不能纳者迥异。即噎与膈亦有辨:噎则原能纳谷,而喉中梗塞;膈则全不纳谷也。至为病之源,昔人分为忧、气、恚、食、寒,又有饮膈、热膈、痰膈、虫膈,其说甚纷。叶天士则以为阴液下竭,阳气上结,食管窄隘使然,说本《内经》,最为有据。徐洄溪④以为瘀血、顽痰、逆气阻隔胃气,其已成者无法可治,其义亦精。然以阴竭而气结,何以虚劳症阴竭致死,而阳不见其结?以为阴竭而兼忧愁思虑,故阳气结而为噎,则世间患此者大抵贪饮之流、尚气之辈,乃绝不知忧者,而忧愁抑郁之人反不患此?此说之不可通者也。以为瘀血、顽痰、逆气阻隔胃气似矣,然《本草》中行瘀化痰降气之品不一而足,何竟无法可治?此又说之不可通者也。余乡有治此者,于赤日中缚病人于柱,以物撬其口,抑⑤其舌,即见喉间有物如赘瘤然,正阻食管,以利刃锄而去之,去血甚多,病者困顿,累日始愈。以其治甚险,故多不敢尝试。又有一无赖,垂老患此,人皆幸⑥其必死,其人恨极,以紫藤梗指抉探入喉中,以求速死,呕血数升,所患径愈。此二人虽不可为法,然食管中的系有形之物阻扼其间,而非无故窄隘也明矣。又献县人患此临危,嘱其妻剖喉取物,以去其病。比死,其妻如所诫,于喉间得一物,非骨非肉,质甚坚韧,刀斧莫能伤,掷之园中树上,经年亦不损坏。一日,其子偶至园中,见一物粘缀草间,栩栩摇动,审视,则其父喉中物也,异而仵目半日许,物竟消化,遂采其草藏之。有病噎者,煎草与饮,三啜辄愈,遂以治噎擅名,如是者十余年,后其草不生,始止,是世间原有专治此证之药矣。余臆度之,此症当由肝过于升,肺不能降

王孟英云:片言断定,卓识真不可及,血之随气而升者留积不去,历久遂成有形之物,此与失血之证同源异脉。其来也暴,故脱然而出为吐血;其来也缓,故流连不出为噎膈。汤液入胃,已过病所,必不能去有形之物,故不效。其专治此症之药,必其性专入咽喉,而力能化瘀解结者也。昔金溪⑦一书贾患此,向余乞方,余茫无以应,思韭叶上露善治噤口痢,或可旁通其意,其人亦自知医,闻之甚悦,遂煎千金苇茎汤,加入韭露一半,时时小啜之,数日竟愈。王孟英云:方妙。

> **按**:噎,今称噎膈,是吞咽障碍的一种病症。噎指吞咽事物时噎塞不顺,膈为格拒,指饮食不下,或食入即吐。噎轻而膈重,噎可单独出现,但往往为膈之前驱。本病在《内经》中称"膈"、"咽噎"、"膈塞不通"。《素问·阴阳别论》曰:"三阳结,谓之隔。"《诸病源候论》称"噎"并有"气噎、忧噎、劳噎、食噎、思噎"五噎之分。《肘后方》又有"忧膈"、"寒膈"、"热膈"、"气膈"、"恚膈"等五膈之别。陆氏对本病的认识较为明确,他引叶天士语"食管窄隘使然"后,进一步解释是"食管中的系有形之物阻扼期间,而非无辜窄隘也,明矣"。
> 
> 本篇论噎,资料较为丰富,涉及到噎病的鉴别诊断、病因、病机、治法,其中包括时

---

① 即或:即便。
② 杨素园:杨照藜字素园。清定县人。曾仕至道员。博学多闻,尤精于医。杨氏为王孟英友,曾为其《温热经纬》作序,并加评语。
③ 大令:古时县官多称令,后以大令为对县官的敬称。
④ 徐洄溪(1693~1771):即清代名医徐大椿,大椿原名大业,字灵胎,晚号洄溪老人。江苏吴江人。曾撰有《难经经释》、《伤寒类方》、《神农本草经百种录》、《医学源流论》、《兰台轨范》等书。
⑤ 抑:压住。
⑥ 幸:希望。
⑦ 金溪:今江西东部抚州一带。

方、单方、验方及服药方法等,并选录有生动案例。

作者指出本病应与反胃加以区别,噎膈是食不能下而出,而反胃是食下后经过一段时间而出,如朝食暮吐,暮食朝吐,二证不可混为一谈。

对于本病的形成,作者概括为"肝过于升,肺不能降",前者是本,后者是标,盖本病多与情志过极有关。《素问·通评虚实论》曰:"隔塞闭绝,上下不通,则暴忧之病也。"《景岳全书》指出:"噎膈一证,必以忧愁、思虑、积劳、积郁,或酒色过度损伤而成。"而情志所伤,病在于肝,肝火有余,津亏液耗,肝郁气滞,血瘀痰凝,结于胸膈而致。治疗应紧扣病机,开郁化痰,润燥降气,陆氏推荐《医学心悟》之启膈散,药选沙参、丹参、川贝、茯苓、砂仁、郁金、荷蒂、杵头糠,另有效如神丹的秘传噎膈膏、治噎再造丹等,可作临证参考。

对于服药方法,陆氏认为"汤药入胃,已过病所,必不能去有形之物,故不效",此论颇有见地。故主张"徐徐频服"、"时时小啜之",以冀更多地发挥药物的局部作用。这也对中药剂型的改革有所启发,比如制成中药噙化剂,局部注射剂等。

## 吐

《千金方》治粥食汤药皆吐不停者,灸手间使穴三十壮。穴属手厥阴,在掌后三寸。今人罕①知用此法者。治吐汤药,虞天民②方最善,用顺流水二盏,煎沸,汤泡伏龙肝③研细搅浑,放澄清,取一盏,人参、苓、白术各一钱,甘草二分,陈皮、藿香、砂仁各五分,炒神曲一钱,陈米一合,加姜、枣同煎至七分,稍冷服。别以陈米煎汤,时时咽之。此法治胃虚不能纳食者皆效。又黄退庵治胃阴受戕④,纳食即吐者,用人乳同糯米饮缓缓服之,亦应验如神。

**按**:呕吐是由于胃失和降,气逆于上而引起。可以出现于多种病证之中,为临床常见症状之一。尽管呕吐的病因病机十分复杂,然明朝秦景明执简驭繁,在《症因脉治·呕吐》中提出"呕吐皆阳明胃家所主,有外感、有内伤"。《景岳全书·卷二十·呕吐》指出:"呕吐一证,最当详辨虚实。实者有邪,去其邪则愈;虚者无邪,则全由胃气之虚也。"呕吐病位在胃,关乎肝脾肾。

本篇所载治吐之法,有参考价值,临床可辨证应用。

间使穴为手厥阴经的经穴,手厥阴经脉下膈络三焦,故有宣通上、中二焦气机的作用,临床治呕吐取同为手厥阴经的内关者较多,另可配合足三里、尺泽等其他穴位,效果更好。

此处所载虞抟治吐之法,见于《医学正传·呕吐》篇:一妇产后,胃虚不纳谷四十余日,闻谷气则恶心而呕,闻药气亦呕。以滟认为以之治胃虚不能纳食者皆效。诚然。《景岳全书·二十卷·呕吐》强调"凡治胃虚呕吐,最需详审气味。盖气虚者,最畏不堪之气,此不但腥臊、耗散之气不能受,即微香、微郁开饮食之气亦不能受,而其他可知矣。胃弱者,最畏不堪之味,此非惟至苦及劣之味不能受,即微咸、微苦并五谷正味亦不能受,而其他可知矣。此胃虚之呕所以最重气味,使或略有不投,则入口便吐,终无益也"。脾胃虚弱之呕吐,选香砂六君子汤益气健脾和胃降逆,与此义相合。伏龙肝即灶心土,性辛温,归脾、胃经,

---

① 罕:原为墨盖,今据石印本改。
② 虞天民:即明代医家虞抟(1438~1517)。虞抟字天民,晚号花溪恒德老人,浙江义乌花溪(今义乌市)人。撰有《医学正传》。
③ 伏龙肝:即灶心土。
④ 戕:损害。

用于虚寒呕吐,清·陈念祖在《医学从众录》中指出:"脾喜暖而恶寒,土喜燥而恶湿,故张石顽治虚寒呕吐,每用伏龙肝两许,煮汤澄清,代水煎药,可谓得治吐之大要矣。"

胃阴不足之呕吐,治以麦门冬汤,方中有粳米,本篇用人乳与糯米取自黄凯钧(号退庵)《友渔斋医话·药笼小品》:"糯米和胃,育阴生津。糯米饮同人乳服,治药伤胃口,食入即吐如神。"盖胃为阳腑,赖阴液滋润,其气以降为顺,胃阴足则能受纳腐熟,得阴柔滋润则通降正常。人乳,滋阴润燥,《本草经疏》曰:乳属阴,其性凉而滋润,血虚有热,燥渴枯涸者宜之。

## 头 痛

头痛属太阳者,自脑后上至巅顶,其痛连项;属阳明者,上连目珠,痛在额前;属少阳者,上至两角,痛在头角。以太阳经行身之后,阳明经行身之前,少阳经行身之侧。厥阴之脉会于巅顶,故头痛在巅顶;太阴、少阴二经虽不上头,然痰与气逆壅于膈,头上气不得畅而亦痛。其辨之之法,六经各有见症,如太阳项强①、腰脊痛,阳明胃家实,少阳口苦、咽干、目眩之类是也。高士宗②《医学真传》言头痛之症,只及太阳、少阳、厥阴,疏矣。

**按**:头痛是患者的自觉症状,可以发生于多种急慢性疾病过程中,有时亦是某些相关疾病加重或恶化的先兆。中医对头痛的认识很早,在殷商甲骨文就有"疾首"的记载。《内经》称本病为"脑风"、"首风",如《素问·风论》:"风气循风府而上,则为脑风";"新沐中风,则为首风"。自《内经》以降,后世对头痛的认识逐渐丰富。《东垣十书》指出外感与内伤均可引起头痛,据病因和症状不同而有伤寒头痛、湿热头痛、偏头痛、真头痛、气虚头痛、血虚头痛、气血俱虚头痛、厥逆头痛等,还补充了太阴头痛和少阴头痛,从而为头痛分经用药创造了条件。

综观头痛的病因病机不外风火痰瘀虚,而"风"字为先,如清·何梦瑶《医碥》所言,头痛"内邪不一,皆统于风,以高巅之上,惟风可到也。故无论内外邪,汤剂中必加风药,以上引之"。故外感内伤,风火痰瘀虚各有治法,而风药必不可少。《医碥》指出:"风药味之薄者,阴中治阳,自地升天者也,升麻、薄荷之类。痛如破不能忍,蔓荆子等。"而头痛分经用药,既可有的放矢,又能引经报使。本篇言及头痛依其部位分属六经及辨证方法,未谈用药。《丹溪心法·头痛》提到:"头痛须用川芎,如不愈各加引经药。太阳川芎,阳明白芷,少阳柴胡,太阴苍术,少阴细辛,厥阴吴茱萸。"治疗头痛除按六经分证服药外,还可配合针灸循经取穴及外治法等,以提高疗效。

## 胁 痛

胁痛当辨左右,有谓左为肝火或气,右为脾火或痰与食丹溪则谓左属瘀血,右属痰;有谓左属肝,右为肝移邪于肺。余观程杏轩治胁痛在右而便闭,仿黄古潭③治左胁痛法,用栝蒌一枚、甘草二钱、红花五分神效,以栝蒌滑而润下,能治插胁之痛,甘草缓中濡燥,红花流通血脉,肝柔肺润,其效可必,是肝移邪于肺之说为的也。又观薛立斋治右胁胀痛,喜手按者,谓是肝木克脾土,而脾土不能生肺金。则为脾为肺,固④一

---

① 项强(jiàng 降):颈部强直。强,僵硬。
② 高士宗:高世栻,字士宗,清初医家,浙江钱塘人。曾撰《素问直解》、《医学真传》等书。
③ 黄古潭:明代医家,徽州黟人,撰有《赤水玄珠》、《医旨绪余》等。
④ 固:确实。

以贯之矣。

> **按**：胁痛按其经络应属肝胆，因肝胆经脉布于两胁，《医方考·胁痛门》谓："胁者，肝胆之区也。"从气化角度而言，中医学有"左肝右肺"之说，源于《内经》"肝生于左，肺藏于右"，"左右者，阴阳之道路也"的论述，即肝气从左升发，肺气由右肃降。肝升肺降，升降协调，对全身气机的调畅，起着重要的调节作用。此应为"右为肝移邪于肺"之说的原由。知有此一说，但不能作为辨治之准绳。《景岳全书·胁痛》认为胁痛临证内伤者多，外感者少；《类证治裁·胁痛》将胁痛分为肝郁、肝瘀、痰饮、食积、肝虚诸类，进一步明确了胁痛的分类与辨证论治。
>
> 本篇所载非治胁痛之常法，但确为经验之方，若辨证准确，不妨一试。程杏轩仿黄古潭治胁痛之法，见于黄古潭之再传弟子孙一奎的《医旨绪余》中，其文曰：其弟"忽左胁痛，皮肤上一片红如碗大，发水疱疮三、五点，脉七至而弦，夜重于昼。医作肝经郁火治之，以黄连、青皮、香附、川芎、柴胡之类进一服，其夜痛极，且增热。次早看之，其皮肤上红大如盘，水疱疮又加至三十余粒。医教以白矾研末，井水调敷，仍于前药加青黛、龙胆草进之。其夜痛苦不已，叫号之声彻于四邻，胁中痛如钩摘之状，次早观之，其红已及半身矣，水疱疮又增至百数"。以文中所叙症状加以推断，此证应是带状疱疹，且症情严重。孙氏之师黄古潭以肝经燥郁立论，遣方用药，一剂而愈。《重庆堂随笔》云："瓜蒌实润燥开结，荡热涤痰，夫人知之，而不知其舒肝郁、润肝燥、平肝逆、缓肝急之功有独擅也。"

## 腹　痛

医书言腹痛者，中脘属太阴，脐腹属少阴，小腹属厥阴。此指各经所隶而言，然不可执一而论。凡伤食腹有燥屎者，往往当脐腹痛不可按，或欲以手擦而移动之，则痛似稍缓。凡验伤食，舌胎、舌根色黄而浊。仲景《伤寒论》有云"病人不大便五六日，绕脐痛，烦躁，发作有时"，可以为证。

> **按**：本篇所论在于告诫腹痛病情复杂，不可拘泥于以部位分经论治。而对于腹痛的部位分经，文献所论也不尽相同。明·李中梓《医宗必读》曰："腹痛分为三部，脐以上痛者为太阴脾，当脐痛者为少阴肾，少腹痛者为厥阴肝及冲、任、大小肠。"秦伯未《谦斋医学讲稿·腹痛》指出："少腹痛多属肝气，脐腹痛多寒，属脾肾和大小肠，小腹痛多瘀血，属冲任二脉。"以上所论临床可作为辨证参考，但不能单以部位为依据。腹痛的病因病机比较复杂，因腹内有肝、胆、脾、肾、大肠、小肠、膀胱等诸多脏腑，而且是足三阴、足少阳、手阳明、足阳明、冲、任、带等诸多经脉循行之处，寒、热、虚、实、气滞、血瘀等多种因素相互联系，相互影响，相兼为病，病变复杂。
>
> 关于腹痛的论述，早在《内经》已有。仲景论治腹痛方法各异，《金匮要略·血痹虚劳病脉证并治》："虚劳里急，悸，衄，腹中痛，梦失精，四肢酸疼，手足烦热，咽干口燥，小建中汤主之。"《金匮要略·腹满寒疝宿食病脉证治》："寒疝绕脐痛，若发则白汗出，手足厥冷，其脉沉紧者，大乌头煎主之。""寒疝腹中痛，及胁痛里急者，当归生姜羊肉汤主之。""按之心下满痛者，此为实也，当下之，宜大柴胡汤"；"腹中寒气，雷鸣切痛，胸胁逆满，呕吐，附子粳米汤主之"等。《伤寒论·辨阳明病脉证并治》中曰："病人不大便五六日，绕脐痛，烦躁，发作有时者，此有燥屎，故使不大便也。"宜用大承气汤攻下。《伤寒论·辨太阴病脉证并治》云："本太阳病，医反下之，因而

腹满时痛者，属太阴也，桂枝加芍药汤主之；大实痛者，桂枝加大黄汤主之。"凡此种种，皆以辨证为前提。后世在此基础上，对腹痛的辨治逐渐完善。如《景岳全书·心腹痛》曰："痛有虚实，凡三焦痛证，惟食滞、寒滞、气滞者最多，其有因虫、因火、因痰、因血者，皆能作痛。大都暴痛者，多由前三证；渐痛者，多由后四证。……可按者为虚，拒按者为实；久痛者多虚，暴痛者多实；得食稍可者为虚，胀满畏食者为实；痛徐而缓，莫得共处者多虚，痛剧而坚，一定不移者为实。"《寿世保元·腹痛》指出："治之皆当辨其寒热虚实，随其所得之证施治。若外邪者散之，内积者逐之，寒者温之，热者清之，虚者补之，实者泻之，泄则调之，闭则通之，血则消之，气则顺之，虫则迫之，积则消之，加以健理脾胃，调养气血，斯治之要也。"清·陈念祖在《医学从众录》中一言以蔽之："腹中上下诸痛，寒热虚实，皆能致之。温清消补，及发表攻里诸法，皆所以止痛，故止痛无定方也。"

值得指出的是，临床对于腹痛的治疗，不能不辨原因，一概止痛，以免掩盖病情，需辨证与辨病相结合。对于不能确诊的腹痛待查病人，用张仲景的当归芍药散随证加减，效果良好。

## 肝 病

今人所谓心痛、胃痛、胁痛，无非肝气为患。此有虚实之分，大率①实者十之二，虚者十之八。余表兄周士熙，弱冠得肝病胃痛，医用疏肝之药即止，后痛屡发，服其药即止，而病发转甚②。成婚后数月，痛又大发，医仍用香附、豆蔻、枳壳等药，遂加剧而卒。盖此症初起，即宜用高鼓峰滋水清肝饮、魏玉璜一贯煎之类，稍加疏肝之味，如鳖血炒柴胡、四制香附之类，俾肾水涵濡肝木，肝气得舒，肝火渐熄而痛自平。若专用疏泄，则肝阴愈耗，病安得痊。余尝治钮柜

村学博福之室人肝痛，脉虚，得食稍缓，用北沙参、石斛、归须、白芍、木瓜、甘草、云苓、鳖血炒柴胡、橘红，二剂痛止。后用逍遥散，加参、归、石斛、木瓜，调理而愈。

赵养葵《医贯》，徐灵贻贬之是③矣，然观其治木郁之法，先用逍遥散，继用六味地黄汤加柴胡、芍药以滋肾水，俾水能生木，此实开高鼓峰滋水清肝饮之法门 六味加归身、白芍、柴胡、山栀、大枣，以治肝胃等症。血少者加味逍遥散加生地，再传而魏玉璜之治胁痛用一贯煎 沙参、麦冬、生地、归身、枸杞、川楝子。口苦燥者加酒连。叶天士之治脘痛，用石决明、阿胶、生地、枸杞子、茯苓、石斛、白粳米等以养胃汁，则又化而裁之④，法益详备，学者不可忘所自来⑤也。

魏玉璜曰⑥："带浊之现，多由肝火炽盛，上蒸胃而乘肺。肺主气，气弱不能散布为津液，反因火性迫速⑦而下输。膀胱之州都⑧，本从气化，又肝主疏泄，反禀其令而行，遂至淫淫⑨不绝。使但属⑩胃家湿热，无肝火为难，则上为痰而下为泻耳。"叶天士曰：肝主疏泄，侮所不胜，故亦下利。余尝治下利，但平肝而得效。余尝遵此法治素有肝痛病而下利脉弦者，果获效。是则肝之主病甚多，司命者⑪不可不察也。

何西池曰"百病皆生于郁"，与"凡病皆属火"，及"风为百病之长"，三句总只一理。盖郁

---

① 大率：大致。
② 转甚：变得更严重。
③ 是：对，有道理。
④ 化而裁之：化变而裁定它们。
⑤ 所自来：犹言"所从来"，指"出处"。
⑥ "魏玉璜曰"一段：在魏玉璜《续名医类案·淋浊》一篇陆祖愚治韩舜臣医案后，王士雄按语中有此论述，文字悉同。陆书误作魏氏。
⑦ 迫速：原书作"追速"，"校注本"误漏"迫"字。迫速，急迫之义。
⑧ 州都：即州都之官，人体器官名，指膀胱。州都为水液聚集之处，膀胱具贮尿功能，故称。语出《素问·灵兰秘典论》："膀胱者，州都之官，津液藏焉。"张景岳注："膀胱位居最下，三焦水液所归，是同都会之地，故曰州都之官。"
⑨ 淫淫：行进貌。
⑩ 使但属：假使只属于……
⑪ 司命者：本指掌管生命的神，此比喻业医者。

未有不病火者也,火未有不由郁者也。第①郁而不舒,则皆肝木之病矣。此又可为肝病多之一证。

**按**:中医所称之肝,生理功能复杂。肝主疏泄,调畅气机;肝主藏血,调节血行,其生理功能与构成人体的两大基本物质气和血密切相关。肝的生理特性为体柔用刚,又称体阴用阳。肝藏血,血属阴,故其体为阴,肝性条达,主升主动,故其功用为阳。肝体阴用阳概括了肝生理、病理的主要特征。生理情况下,肝藏血,体得阴柔而肝用正常,使肝保持冲和条达之性,其气不亢郁;病理情况下,肝阴、肝血常为不足,肝阳、肝气常为有余。故医者当知"肝为刚脏,非柔润不和",临证以顾护肝之阴血为要,切忌强行疏泄,以免伤阴破气。

肝病之复杂,还在于其在脏腑中的独特地位。综观《内经》论及五脏,皆以肝为先,盖因肝气应春,又调畅气机,故有"人之生机系于肝"之说,人之脏腑无不皆以肝气之升发调动而生机盎然,进而又有病理上的"肝为五脏之贼"之说。临床所见杂证中,肝病十居六七,故本篇言肝之主病甚多以及心痛、胃痛、胁痛皆与肝有关。治肝之法,也颇为复杂。《岳美中论医集》归纳为三大类:一、和肝法,包括舒肝、调肝、柔肝、化肝;二、补肝法,包括养肝、镇肝、摄肝、敛肝、温肝、缓肝;三、泻肝法,包括凉肝、平肝、破肝、抑肝、清肝、散肝、搜肝。治肝之法,除关注本脏,还要注意脏腑相关。《临证指南医案·卷一》云:肝"全赖肾水以滋之,血液以濡之,肺金清肃下降之令以平之,中宫敦阜之土以培之,则刚劲之质得为柔和之体,遂其条达畅茂之性"。如肝肾在五行中为母子关系,肾属水为母,肝属木为子,母实则子壮,水涵则木荣。"滋水清肝饮"之方即由此而得。

肝病之多,与"气"有关,郁、火、风无不关乎"气"。郁:六郁之中,气郁为先,《丹溪心法·六郁》:"气血冲和,万病不生,一有怫郁,诸病生焉";火:中医有"气有余便是火"之说,而肝为刚脏,其气易升易亢而化火;风:叶天士言:"风为体内阳气之动变。"而肝为风木之脏,"诸风掉眩,皆属于肝"。故治疗肝病,当详辨其虚实寒热、气血阴阳而治之。

## 七 情

《素问·阴阳应象大论》云:悲胜怒,恐胜喜,怒胜思,喜胜忧,思胜恐,此即五行生克之理也。古贤治病,若文挚之怒齐王②,华元化之怒郡守③,皆宗此旨。戴人、丹溪治案尤多。然亦有不拘克制之说者,如《邵氏闻见录》④云:州监军病悲思,郝允⑤告其子曰:法当得悸即愈。时通宁李宋卿御史严甚,监军向所惮。允与子请于宋卿,一造问,责其过失,监军惶怖出,疾乃已。此恐胜忧。《簪云楼杂记》⑥云:鹿邑李大谏,世为农家,获售于乡,父以喜故,失声大笑。乃举进士,其笑弥甚。历十年,擢谏垣,遂成痼疾,宵旦不休。太医院某,令家人绐其父曰:大谏已殁。其父恸绝几殒。如是者十日,病渐瘳,佯为邮语云:大谏治以赵大夫,绝而复苏。其父因不悲,而笑症永不作。此悲胜喜也。盖医者意也,苟得其意,不必泥其法,所谓"神而明之,存乎其人"也。

---

① 第:但,只是。
② 文挚之怒齐王:六国时人,尝医齐威王。一说为春秋时宋国良医也,曾治齐文王,使文王怒而病愈。
③ 华元化之怒郡守:华佗曾以此情志疗法治愈一郡守病,事见《三国志·魏志·华佗传》。
④ 《邵氏闻见录》:宋邵伯温撰。伯温,邵雍子,字子文。曾授大名助教。尚著有《易辨惑》、《河南集》、《皇极系述》、《皇极经世序》、《观物内外篇解》等。后伯温子博,继作《闻见后录》。
⑤ 郝允:宋代医家。博陵(今河北定县、蠡县一带)人。注释《内经》为《素问笺》。术传太医赵宗古。
⑥ 《簪云楼杂记》:或称《簪云楼杂说》。清人陈尚古撰。

**按**：七情，喜、怒、忧、思、悲、恐、惊，五志，喜、怒、思、忧、恐，皆人之常情，然过则为害。《素问·阴阳应象大论》根据五行相克理论，提出了五志相胜的论点，为后世临床运用"以情相胜"法治病打下了理论基础。《素问·移精变气论》有"祝由"之法，即祝说病之由来，通过语言行为等转移患者对疾病的注意力，解除或减缓病人的心理压力，借以调整气机，恢复脏腑功能，使疾病转愈。凡此种种，都属于以情胜情的心理治疗方法。《内经》开此先河，后世多有效法。然人之精神、情志之复杂，非七情、五志所能概全，往往多种情思交织，错综复杂，故治法有常有变，本篇"恐胜忧"、"悲胜喜"的情志相胜法，就是超越五行相克模式的案例。而不拘于五行模式治疗情志病，《内经》早有体现。如阴阳情志相胜法，《素问·阴阳应象大论》曰："喜怒伤气，寒暑伤形，暴怒伤阴，暴喜伤阳。"根据情志活动有相互对立、相互调控的阴阳属性，如怒与忧、悲与喜、惊与思等，当情志过激而致阴阳气血偏颇，即可诱导与之相对的情志来矫正其偏。《素问·举痛论》曰："怒则气上。"怒使气机亢奋，阳气升发来矫正忧愁不解的意志消沉等等，不一而足。

中医治病"法无定法"，"法无常法"。常言道"医易同源"，易者变也，知常达变，方能得其意而不拘泥于法，临证才能效如枢机，得心应手。

## 不 寐

韩飞霞①谓：黄连、肉桂，能交心肾于顷刻。震泽毛慎夫茂才元勋，尝用之而奏效。某年四十余，因子女四人痧痘连绵，辛勤百日。交小暑后，忽然不寐，交②睡则惊恐非常，如坠如脱，叫呼不宁，时悲时笑。毛诊之，谓由卫气行于阳，不得入于阴，乃心肾不交之症，用北沙参、生地、麦冬、当归、远志、炙草、白芍、茯神、川连二分，肉桂一分，以甘澜水长流水扬之万遍，为甘澜水先煮秫米一两，去渣，将汤煎药，服之全愈③。毛居黎里镇，读书三十年，中岁④行道⑤，名著一时。

汪春圃⑥纯粹《医案》亦有以黄连、肉桂治不寐症者。丁俊文每日晡后发热微渴，心胸间怔忡⑦如筑⑧，至晚辄生懊恼⑨，欲骂欲哭，昼夜不能寐，诸药不效。延至一载有余。汪诊其脉，左寸浮洪，两尺沉细，知属阴亏阳盛。仿《灵枢》秫米半夏汤，如法煎成，外用肉桂三钱，另煎待冷；黄连三钱，另煎，乘热同和入内。徐徐温服，自未⑩至戌尽剂，是夜即得酣睡，次日巳牌⑪方醒。随用天王补心丹，加肉桂、枸杞、鹿胶、龟胶等味制丸，调理全愈。偶从杭城沈雨溥书坊购得《医学秘旨》一册，有治不睡方案云：余尝治一人患不睡，心肾兼通补之药遍尝不效，诊其脉，知为阴阳违和，二气不交。以半夏三钱、夏枯草三钱，浓煎服之，即得安睡，仍投补心等药而愈。盖半夏得阴而生，夏枯草得至阳而长，是阴阳配合之妙也。书系钞本，题曰西溪居士著，不知何许人，识⑫以俟⑬考。

不寐之症，由于思虚伤脾、繁冗劳心者，非专恃医药可治。《老老恒言》⑭谓：不寐有操、纵

---

① 韩飞霞：韩㦣，字天爵，号飞霞道人。明代医家，泸州人。撰有《医通》及《杨梅疮论治方》。
② 交：接近，快。
③ 全愈：痊愈。"全"通"痊"。
④ 中岁：中年。
⑤ 行道：此指施行仁道。
⑥ 汪春圃：清汪纯粹，字春圃，一字惇士。歙新安人。曾撰《孝慈备览·伤寒编》。其《医案》未见。
⑦ 怔忡：中医病名。患者心脏跳动剧烈的一种症状。
⑧ 筑：本指捣土使坚实，此为"击打"义。
⑨ 懊恼：烦闷苦恼。
⑩ 未：古代时段名。相当于下午一时至三时。
⑪ 巳牌：古代把一昼夜分为十二个时辰，用子丑寅卯等十二支表示。官府在衙门前挂牌报时，故习称某时为某牌。巳牌相当于今天的上午九时至十一时。
⑫ 识(zhì)：记。
⑬ 俟：待，等。
⑭ 《老老恒言》：清曹廷栋所撰的讲述调养老人方法的一部书。廷栋字六圃，号慈山，嘉善人。贡生，举孝廉方正，不就。平生喜著述，成书十余种，他如《宋百家诗存》、《产鹤亭集》等。

二法,操者如贯想①头顶、默数鼻息、返观丹田之类,使心有所著②,乃不纷驰③,庶④可获寐;纵者任其心游思于杳渺⑤无朕⑥之区,亦可渐入朦胧之境。余谓二法之中,纵法尤妙。盖操则心犹矜持⑦,未极⑧恬愉⑨之趣,不若纵之游行自在也。特恐稍涉妄想,即难奏效,尤当寓操于纵为佳。余师归安沈鹿坪先生焯,官台州教授时,因阅文繁劳,患怔忡不寐,有人传一法云:每夜就枕后,即收敛此心,勿萌杂念,惟游思于平素所历山水佳处,任情一往,定而能静,久而久之,心渐即于杳漠⑩之中,则不期寐而自寐矣。如法行之获效,是⑪其⑫能得纵法之要者。

**按**:不寐指经常不易入寐,或寐而易醒,甚至彻夜不眠,《内经》中称为"目不瞑"、"不能眠"、"不得卧"。《难经》始称"不寐",后世又有"无眠"、"不眠"、"少睡"、"少寐"等记载,现在通常称为"失眠"。

导致不寐的原因不外虚实两个方面:属实者为邪气内扰,如《素问·逆调论》记载有"胃不和则卧不安",凡脾胃不和,痰湿、食滞内扰,以致寐寝不安者均属于此。属虚者为五脏精伤,《素问·病能论》曰:"人有卧而有所不安者,何也?岐伯曰:脏有所伤。"《内经》进而又从不同方面来论治不寐。如《灵枢·邪客》云:"卫气……昼日行于阳,夜行于阴……行于阳则阳气盛,阳气盛则蹻脉陷,不得入于阴,阴虚,故目不瞑。"盖卫气行于阳则寤,行于阴则寐。其治疗宜泻阳补阴。《灵枢·邪客》指出:"补其不足,泻其有余,调其虚实,以通其道而祛其邪,饮以半夏汤一剂,阴阳已通,其卧立至。"半夏汤即半夏秫米汤。程士德《内经讲义·十三方》释曰:"半夏、秫米所以有如此疗效,主要是调和阴阳的作用。因半夏味辛,直驱少阴厥逆之气,使其上通阳明;秫米甘寒,能泄阳补阴,致使阴阳调和,故能治不眠之证。"故半夏治失眠,源于内经,由来已久。本篇言半夏、夏枯草阴阳相配,治疗不寐,盖受《内经》之启发。半夏冬季栽种,栽培时正值阴气盛,故得阴而生,夏枯草三月四月开花,五月夏至时候枯,盖禀纯阳之气,是得至阳而长,二药合用,能宣散肝火,化痰浊,调和肝胃,顺接阴阳。应当明确的是,《内经》所述卫气失常之阳盛阴虚不寐证,不同于后世所说的阴虚阳盛不眠证,此多指肾水不足而心火独亢的"心肾不交"失眠,治疗以"交通心肾"为原则。韩飞霞在《韩氏医通》中用黄连、肉桂,即后世的"交泰丸";陈士铎《辨证录·不寐门》用上下两济丹,药用黄连、肉桂、人参、白术、熟地黄、山茱萸;张仲景《伤寒论》用黄连阿胶治"心烦不得眠",皆属此类。

总之,失眠病证复杂,而内伤不寐最难治疗,如《温病条辨·下焦篇》汪按:"不寐之因甚多,有阴虚不受阳纳者,有阳亢不入于阴者,有胆热者,有肝用不足者,有心气虚者,有心液虚者,有蹻脉不和者,有痰饮扰心者。"临证必须抓住本质,针锋相对,方能取效。值得一提的是,精神因素所致不寐,还需患者自我调理,使心情归于平和,则有助于入眠。

---

① 贯想:犹深思。
② 著(zhuó):依附。
③ 纷驰:犹言胡思乱想。
④ 庶:或许,大概。
⑤ 杳渺:深远的样子。
⑥ 无朕:本指没有迹象或先兆,此为空寂无形之义。亦作"无眹"。
⑦ 矜持:拘束。
⑧ 极:尽。
⑨ 恬愉:快乐。
⑩ 杳漠:渺茫悠远。
⑪ 是:如此。
⑫ 其:大概。

# 冷庐医话卷四

桐乡陆以湉定圃氏著

## 吐 血

吴球①治一少年吐血，来如泉涌，诸药不效，虚羸病危，乃取病者吐出之血，瓦器盛之，候凝入锅，炒血黑色，以纸盛放地上，出火毒，细研为末，每服五分，麦门冬汤下，二三服，其血遂止。此盖血导血归法也。余按②近人传治暴起吐血方，以丝棉蘸吐出之血，火焙③存性，研末服之，甚效。今观吴案，则不独初起者可用此法矣。

方书治吐血有用苦寒者，有戒用苦寒者。观顾晓澜治案，可以得其要矣。治案云：徐氏妇吐血倾盆，数日不止，目闭神昏，面赤肢软，息粗难卧，危如累卵，脉左沉右洪，重按幸尚有根。此郁火久蒸肺胃，复缘④暑热外逼，伤及阳络，致血海不止，危在顷刻。诸药皆苦寒，是以⑤投之即呕。借用八汁饮意，冀其甘寒可以入胃清上，血止再商治法，用甘蔗汁、藕汁、芦根汁各一酒杯，白果汁二匙，白萝匐汁半酒杯，梨汁一酒杯，西瓜汁一酒杯，生冲，鲜荷叶汁三匙，七汁和匀，隔水燉⑥热，冲入瓜汁，不住口缓缓灌之。服后夜间得寐，血止神清，惟神倦懒言，奄奄⑦一息，脉虽稍平，右愈浮大无力，此自去过多，将有虚脱之患。经云血脱者益其气⑧，当遵用之。人参七分，秋石水拌，黄耆七分，黄芩水炙黑、归身一钱，炒黑、怀山药钱半、茯苓三钱、大麦冬钱半，去心、蒸北五味七粒，和入甘蔗汁、梨汁、藕汁。服后食进神健而痊。门人问：血冒一证，诸方皆以苦寒折之，今以甘寒得效，何也？曰：丹溪云虚⑨火宜补，此妇孀居多年，忧思郁积，心脾久伤，复缘暑热外蒸，胃血大溢，苦寒到口即吐，其为虚火可知，故得甘寒而止。若果实热上逆，仲景曾有用大黄法；或血脱益气，东垣原有独参汤法，不能执一也。观此知实火吐血，原当用苦寒，然除实火之外，则概不宜用苦寒矣。今人吐血挟虚者，而医者动手辄用苦寒，宜乎得愈者少也。吐血戒用苦寒，更有治案可法：吴孚先治何氏女患吐血咳嗽，食减便溏，六脉兼数，左部尤甚。医用四物汤加黄芩、知母，吴曰：归、芎辛窜，吐血在⑩所不宜；芩、知苦寒伤脾，在所禁用。乃与米仁、玉竹、白芍、枸杞、麦冬、沙参、川断、建莲、百合。二十剂，脉稍缓，五十剂而瘳。此方治阴虚咳嗽吐血最良，然必收效于数十剂后，谓非"王道无近功"乎？

又程氏式⑪《医彀》，治李氏子吐血喘促，咳嗽浮肿，脚软不能行，诊脉浮涩微疾，此房劳⑫所致也。用茯苓、白芍、苡仁、木瓜、丹皮、芡实、牛膝、贝母、百合、甘草。服十余剂，喘促稍定，浮退血止，前方加术，服二十余剂而愈。夫此病以凉止血，则浮喘必剧；以温止浮喘，则吐血必甚，总归不起，第于平淡中寓巧法，故能生耳。治血者知此，庶⑬不为药所误。

方书每言童便治吐血之神，然须择强健之

---

① 吴球：明江西人。博学精医，撰有《方脉主意》、《活人心统》、《食疗便民》、《诸症辨疑》等书。
② 按：指按语，是撰者本人对有关文章、词句所做的说明、提示、考证或评论。
③ 焙（bèi 倍）：在火上烤干。
④ 复缘：又由于。
⑤ 是以：因此。
⑥ 燉（dùn 顿）：同"炖"。
⑦ 奄奄：呼吸微弱的样子。
⑧ "经云血脱者益其气"句：《内经》、《难经》及仲景书俱无此说，盖后人所引申。
⑨ 虚：原书作"实"，今据大成本改。
⑩ 在：实在。
⑪ 程氏式：字心原，又字道承、若水，号建武居士，明代医家，江西南城人，所撰《程氏医彀》十六卷是医学入门类书籍。
⑫ 房劳：中医术语。因房事过度而导致肾精虚损的疾病。
⑬ 庶：大概，或许。

童而不食腥浊物者，有力者犹可购求，窭①安能？

传有一方，丹参饭锅蒸熟，泡汤代茶，日饮之，甚效。

**按**：吐血《内经》称为呕血，指血由胃来，经呕吐而出。本篇题为吐血，但内容又包括了咳血，二者应加以区别。咳血是血由肺来，经气道随咳嗽而出，血色多为鲜红，常混有痰液，咳血之前多有咳嗽、胸闷、喉痒等症状，大量咳血后，可见痰中带血数天，大便一般不呈黑色；吐血是血自胃而来，经呕吐而出，血色紫暗，常夹有食物残渣，吐血之前多有胃脘不适或胃痛、恶心等症状，吐血之后无痰中带血，但大便多呈黑色。概由于血液均经口而出，陆氏将其合为一篇。

对于呕血、咳血，《内经》已有较深入的认识。《金匮要略·惊悸吐衄下血胸满瘀血病脉证治》最早记载了泻心汤、柏叶汤等治疗吐血的方剂，沿用至今。《先醒斋医学广笔记·吐血》提出了著名的治吐血三要法，强调了行血、补肝、降气在治疗吐血中的重要作用。《景岳全书·血证》对血证的内容作了比较系统的归纳，将引起出血的病机提纲挈领地概括为"火盛"及"气虚"两个方面。《血证论》是论述血证的专书，对各种血证的病因病机、辨证论治均有许多精辟论述，该书所提出的止血、消瘀、宁血、补血的治法四法，确实是通治血证之大纲。

本篇强调治吐血、咳血之法，不能只知苦寒，而不知其他。吐血一证多涉及脾胃肝。胃热壅盛则苦寒泻火，方选泻心汤合十灰散；肝火犯胃用龙胆泻肝汤泻肝清胃；脾虚失摄则健脾益气摄血，方用归脾汤。咳血主要涉及肺肾肝。有燥热伤肺、肝火犯肺及肺肾阴虚之不同证型，可分别选用桑杏汤、泻白散合黛蛤散、百合固金汤等加

减。吐血出血过多，易导致气随血脱，亟当以人参益气固脱，取自阴阳互根之理。《医贯砭·阴阳论》言：无阳则阴无以生，无阴则阳无以化。李东垣云：人参甘温，能补肺中元气，肺气旺则四脏之气皆旺，精自生而形自盛，肺主诸气故也。张仲景云：病人汗后身热亡血脉沉迟者，下痢身凉脉微血虚者，并加人参。古人云血脱者益气，盖血不自生，须得生阳气之药乃生，阳生则阴长，血乃旺也。若单用补血药，血无由而生矣。此所谓有形之血不能速生，无形之气所当急固，真治血之妙法也。

血导血归法，载于吴球的《诸证辨疑》。

童便治吐血，文献多有记载。《诸证辨疑》云：诸虚吐衄咯血，须用童子小便，其效甚速。《褚氏遗书》云：人喉有窍，则咳血杀人，喉不停物，毫发必咳，血既渗入，愈渗愈咳，愈咳愈渗，惟饮溲溺，则百不一死，若服寒凉，则百不一生。《重庆堂随笔》云："童子小便，最是滋阴降火妙品，故为血证要药。必用童子者，尤须淡泊滋味，不食荤腥，去其头尾，但以中间一段清澈如水始有功效。"

## 诸 血

肌衄②即《内经》之血汗，古无验方。近人方案有极验者，录以备用。毛达可《便易经验集》云：一人左臂毛窍如针孔，骤溅出血，积有一面盆许，昼夜常流，面白无气。余用炒山甲片研细粉，罨③之以帕，扎住，即止。随服补血汤数剂而愈。后治一老农肾囊上有一针孔流血，盈至脚盆，诸药不效，自谓必死，余投以前法，立时痊愈，真神方也。顾晓澜《吴门治验录》云：

---

① 窭（jù巨）人：贫寒之人。窭，贫穷。
② 衄（nǜ女去声）：本特指鼻孔出血，此泛称出血。
③ 罨（yǎn眼）：掩盖，覆盖。

余同事杨君，脑后发际忽出血不止，众皆骇然。余知其为肌衄也，令用一味黄芩，渍水涂之立愈，后竟未发。又见有胸前、背心两证，亦以前法治之立效。此方余友范董书所传，治鼻梁血出者，移治他处亦效。而《准绳》未见及此，可见著书之难也。

许辛木①部曹②之室人，自幼患鼻衄，于归③后，无岁不发，甚者耳目口鼻俱溢出，至淡黄色始止。凡外治、内治之法无不历试。每发必先额上发热，鼻中气亦甚热。近二十年来每觉鼻热。辛木以喻嘉言清燥救肺汤投之，二三剂后，即觉鼻中热退不衄，或投之少迟，亦不过略见微红。盖此方最清肺胃之热，惟人参改用西洋参或加鲜生地，势已定则用干生地。喻氏此方，自言不用一苦药，恐苦从火化也。此制方妙处，医者不可妄加也。

**按**：本篇继上篇再论血证，主要谈衄血的治法。衄血《内经》称为血衄，主要指鼻出血，而后世所谓衄血则包括鼻衄、齿衄、肌衄、目衄等症。对于出血的病机和治疗原则，可参考上篇。本篇所载治肌衄的药物穿山甲、黄芩皆为常用之药，清·陈士铎《石室秘录》载："人有足上忽毛孔标血如一线者，流而不止，即死。急以米醋三升，煮滚热，以两足浸之即止血；后用人参一两，当归三两，穿山甲一片，火炒为末，煎参归汤，以穿山甲末调之而饮，即不再发。此证乃酒色不禁，恣意纵欲所致，世上人多有之，方书不载。"明·李梴云：多鼻衄者，金沸草散去麻黄，加桔梗、枇杷叶、桑白皮，或参苏饮加黄芩。本篇所论方法独特，不妨一试。

鼻衄，为鼻腔出血。多由火热迫血妄行所致，其中肺热、胃热、肝火为常见，也有属正气亏虚，血失统摄者。清燥救肺汤为常用之法，鼻属肺系，肺之窍为鼻，故以之清燥润肺而血止。另有女子经行衄血，又名倒经、逆经，多于经行前期或经期出现鼻出血，其辨治要结合女子的生理、病理特点。

# 汗

方书皆谓自汗属阳虚，盗汗属阴虚。余按何西池《医碥》云：伤寒始无汗，后传阳明即自汗，岂前则表实、后则表虚乎？又云：人寤则气行于阳，寐则气行于阴，若其人表阳虚者，遇寐而气行于里之时，则表更失所护而益疏，即使内火不盛，而阳气团聚于里，与其微火相触发，亦必汗出，是则自汗不第属阳虚，盗汗不第属阴虚矣。

**按**：自汗、盗汗是临床杂病中较为常见的一个病证，自汗表现为白昼时时汗出，动则益甚，盗汗表现为寐中汗出，醒后即止。朱丹溪对自汗、盗汗的病理属性作了概括，认为自汗属气虚、血虚、湿、阳虚、痰；盗汗属血虚、阴虚。张景岳对汗证作了系统的整理，认为一般情况下自汗属阳虚，盗汗属阴虚，但也不尽然。《景岳全书·汗证》中载："诸古法云：自汗者属阳虚，腠理不固，卫气之所司也，人以卫气固其表，卫气不固，则表虚自汗而津液为之发泄也，治宜实表补阳；盗汗者属阴虚，阴虚者阳必凑之，故阳蒸阴分则血热，血热则液泄而为盗汗也，治宜清火补阴。此其大法，固亦不可不知也。然以余观之，则自汗亦有阴虚，盗汗亦多阳虚也。如遇烦劳大热之类，最多自汗，故或以饮食之火起于胃，劳倦之火起于脾，酒色之火起于肾，皆能令人自汗。若此者，谓非阳盛阴衰者而何？又若人之寤寐，总由卫气之出入，卫气者，阳气也。人

---

① 许辛木：许楗，字珊林，一字辛木。清海宁人，尝著《洗冤录详义》、《检骨补遗考证》。
② 部曹：汉代尚书分曹治事，魏晋以后，渐改吏曹为吏部，但六部各司仍有称曹的。到明清时代，部曹就成为各部司官之称。
③ 于归：出嫁。语本《诗·邶风·燕燕》："燕燕于飞，差池其羽。之子于归，远送于野。"

> 于寐时,则卫气入于阴分,此其时,非阳虚于表者而何?所以自汗,盗汗,亦各有阴阳之证,不得谓自汗必属阳虚,盗汗必属阴虚也。"此论客观公允,亦符合临床实际。

## 疸

常州杨蕉隐参军振藩,能诗善画,兼谙①医学。传一治黄疸病方:用活鲫鱼数枚,剪取其尾,贴脐之四围当脐勿贴,须臾黄水自脐出,鱼尾渐干,更易贴之。常有病黄疸甚剧,他人以手熨其身,手亦染黄色。用此治之,自朝至夕,贴鱼尾数次,水流尽即愈。曾目击其效。又言有草名并蒂珊瑚,叶似桂,高不及尺,每棵冬间结子二枚,色红如南天竺子,取子煎服,亦治黄病甚效。

> **按**:黄疸,患者以身、目、尿黄为特点,系临床常见病证之一。历代医家对本病均很重视。《内经》已有黄疸之名,并对黄疸的病因、病机、症状等都有了初步的认识,如《素问·平人气象论篇》云:"溺黄赤安卧者……目黄者曰黄疸。"《金匮要略》将黄疸作专篇论述,并将其分为黄疸、谷疸、酒疸、女劳疸和黑疸等五疸。《伤寒论》还提出了阳明发黄和太阴发黄,较详细地记载了黄疸的临床表现,创制了茵陈蒿汤、茵陈五苓散等多首方剂,至今仍是治疗黄疸的常用方法。本病与西医所述黄疸相同,大体相当于西医学中肝细胞性黄疸、阻塞性黄疸、溶血性黄疸、病毒性肝炎、肝硬化、胆石症、胆囊炎、钩端螺旋体病、某些消化系统肿瘤,以及出现黄疸的败血症等。
> 本篇所言"并蒂珊瑚"疑似紫金牛。紫金牛出自宋苏颂等编撰的《本草图经》,苏颂曰:"紫金牛,生福州。叶如茶叶,上绿下紫。结实圆,红色如丹朱。"为常绿小灌木,高10~30厘米。李时珍在《本草纲目》上评价紫金牛为:"解毒破血。"《李氏草秘》称平地木、叶下红,《杨春涯经验方》称叶底红,《中国药植志》称千年不大,《江西民间草药》称叶下珍珠,《上海常用中草药》称矮脚茶,谓"治湿热黄疸,肝炎"。本品味苦,平,性寒。其功效镇咳,祛痰,活血,利尿,解毒。单味煎剂还曾用于预防传染性肝炎。但据报道,曾有人服紫金牛1月后引起皮肤多处黄染(巩膜不黄),停药半月后黄色消退,称此为紫金牛黄皮症。

## 肿

海宁许珊林观察②槤,精医理。官③平度州④时,幕友杜某之戚王某,山阴人,夏秋间忽患肿胀,自顶至踵,大倍常时⑤,气喘声嘶,大小便不通,危在旦夕,因求观察诊之。令用生黄耆四两、糯米一酒钟,煎一大碗,用小匙逐渐呷服,服至盏许⑥,气喘稍平,即于一时间服尽,移时小便大通,溺器⑦更三次,肿亦随消,惟脚面消不及半,自后仍服此方,黄耆自四两至一两,随服随减,佐以祛湿平胃之品,两月复元。独脚面有钱大一块不消,恐次年复发,力劝其归。届期⑧果患前症,延绍城医士诊治,痛诋⑨前方,以为不死乃是大幸,遂用除湿猛剂,十数服而气绝。次日将及盖棺,其妻见死者两目微动,呼集众人环视,连动数次,试用耆米汤灌救,灌至满口不能下,少顷眼忽一睁,汤俱下咽,从此便出声矣。服黄耆至数斤,并脚面之肿全消而愈。

---

① 谙(ān 安):熟悉,熟识。
② 观察:即观察使,官名。自唐始设,历朝职事权重各有变化。
③ 官:为官。
④ 平度州:今山东平度市一带。
⑤ 大倍常时:大小倍于正常时候。
⑥ 许:左右。
⑦ 溺器:犹今言尿罐。
⑧ 届期:到时。届,到。
⑨ 痛诋:极力诋毁。

观察之弟辛木部曹楣①，谓此方治验多人，先是嫂吴氏，患子死腹中，浑身肿胀，气喘身直，危在倾刻。余兄遍检名人医案，得此方遵服，便通肿消，旋即生产。因系夏日，孩尸已烂成十数块，逐渐而下，一无苦楚。后在平度有姬②顾姓，患肿胀脱胎，此方数服而愈。继又治愈数人，王某更在后矣。盖黄耆实表，表虚则水聚皮里膜外而成肿胀，得黄耆以开通隧道，水被袪逐，胀自消矣。

> **按**：本病在《内经》中称为"水"，并分为风水、石水、涌水等证候。《金匮要略》称本病为"水气"，古又称膜外气，即本文所言"水聚皮里膜外"。其发病原因，《素问·水热穴论篇》指出："故其本在肾，其末在肺。"《素问·至真要大论篇》又指出："诸湿肿满，皆属于脾。"其病机涉及五脏，以肺、脾、肾三脏为主。张介宾指出："肿胀一证……则五脏六腑无不有之……多有本虚标实。"气虚为本，水气为实，盖气行则津行，气机屏弱，则津停为水。《素问·汤液醪醴论篇》曰"开鬼门"、"洁净府"，即发汗、利小便以祛邪；"温衣"、"微动四极"，即温暖肺气，令阳气渐以宣行。而黄耆为补气之圣药，当为首选。《岳美中论医集》中指出："《金匮要略》中用黄耆七方，除黄耆建中汤治里虚外，其余六方，如黄耆桂枝五物汤、防己黄耆汤、防己茯苓汤、乌头汤、黄耆桂枝芍药苦酒汤、桂枝加黄耆汤等，皆治肌表水湿之证，且黄耆建中汤在日人浅田宗伯亦谓：'黄耆大抵为托表止汗祛水之用，此方可知亦以外体不足为目的也'……日人吉益东洞《药征》谓：'黄耆，主治肌表之水也。'"

## 消

治消渴证每用凉药，然观孙文垣治消渴，小便色清而长，其味甘，脉细数，以肾气丸加桂心、五味子、鹿角胶、益智仁，服之而愈。陆养愚治消渴喜饮热而恶凉，大便秘，小便极多，夜尤甚，脉浮按数大而虚，沉按更无力，以八味丸加益智仁，煎人参胶糊丸，服之而愈。其法本于《金匮》，由火虚不能化水，故饮一斗小便亦一斗。凡见渴而水不消、小便多者，即当合参脉证，以此法治之。

> **按**：消渴之名，首见于《素问·奇病论》。根据病机及症状的不同，《内经》还有消瘅、膈消、肺消、消中等名称的记载。临床表现以多尿、多饮、多食、乏力、消瘦为特点。消渴的病机多认为在于阴津亏损，燥热偏盛，即陆氏所言"治消渴证，每用凉药"。阴虚消烁津液可转为消渴，但阳虚水不化气，津液不能上承同样可发为本病。《金匮要略·消渴小便不利淋病》篇说："男子消渴，小便反多，以饮一斗，小便一斗，肾气丸主之。"肾气丸振奋下焦阳气，增强人体气化，而使水津上布，该方为历代引用不绝。《医贯·消渴论》更对本方在消渴病中的应用作了较详细的阐述："盖因命门火衰，不能蒸腐水谷，水谷之气，不能熏蒸上润乎肺，如釜底无薪，锅盖干燥，故渴。至于肺亦无所禀，不能四布水津，并行五经，其所饮之水，未经火化，直入膀胱，正谓饮一升溲一升，试尝其味，甘而不咸可知矣。故用附子、肉桂之辛热，壮其少火，灶底加薪，枯笼蒸溽，槁禾得雨，生意维新。"本篇陆氏所引案例也在于告诫医者消渴病机也有阳虚。

## 伤 食

中食③之证，往往状似中风，非详问病因，

---

① "辛木部曹楣"："辛木"系许梿字。此"辛木"疑误。
② 姬：此用为对妇人的美称。
③ 中食：犹言伤食。

必难奏效。《明医杂著》①有案可法，录之：一壮年人，忽得暴疾如中风，口不能言，目不识人，四肢不举，急投苏合香丸，不效。余偶过闻之，因询其由，曰：适方②陪宾，饮食后忽得此证。遂教以煎生姜淡盐汤，多饮探吐之。吐出饮食数碗，后服白术、陈皮、半夏、麦芽汤而愈。

湖州某绅，老而矍铄③，食量兼人④。暑月有馈盛馔者，快意加餐。次日蒸豚⑤味变，不忍舍弃，复饱啖焉，遂得河鱼疾⑥以卒。观此知高年胃强不足恃，且以见圣人"肉败不食"，诚养生之道也。

少壮时饭后作书⑦，未尝有滞食之病，中岁以来，遂膺⑧斯患。丁巳年，假⑨得秘书数种，克⑩期约还，又不敢假手于人，亲自钞录，日无暇晷⑪。饱食后即倚案挥毫，因患腹痛，大便闭，数日不食，服保和丸及米灰等不效，投陆氏润字丸大黄一两，酒浸晒干，蒸半熟；制半夏、前胡、山查肉、天花粉、陈皮、白术、枳实、槟榔各钱二分五厘，每药须略炒，或晒干为末，姜汁打神曲糊为丸，梧子大始愈。自是饭后不敢作书。余服润字丸时，适陈载庵来，告以所患，问宜何药，载庵曰：《三世医验》中润字丸最稳最灵。余曰：鄙意正同，已服二钱许矣。载庵曰：不防再服一次。如其言，大便遂通。

伤食者往往发热口渴，有似外感，辨之之法，以皮硝二钱，用纸纸须厚而坚包固，缚置胃脘，静卧数刻，启纸视之，皮硝若湿，便是伤食。伤之轻者，此亦可以消化；伤之重者，其湿必更甚，乃服消食药可也。

> **按**：中食，类中风类型之一，因醉饱过度，卒然昏倒的病证。又名食中，《医学心悟·类中风》云："食中，醉饱过度，或着恼怒，以致饮食填塞胸中，胃气不行，卒然昏倒。"不可误作中风，而用祛风散气之剂，重伤胃气。宜煎姜盐汤探吐其食，后以平胃散、茯苓、白术、麦芽、半夏之类调理。又类似于食厥。《明医杂著·风门》："食厥者，过于饮食，胃气不能运行，故昏冒也，用六君子加木香。"
>
> 伤食之证，多有明显的病因，不难判断。本证轻重不一，依证施方，多能奏效。关键在于预防为主，善调饮食，随食随消，不可过量。尤其食后要稍事休息，不可过早运动和用脑，以防有碍消化。

## 邪 祟

杭州陈茂才福年，形状丰硕，气体素健。一日为其父诣⑫市购药，忽仆⑬于药肆⑭门前，肆主为雇舆送归之，医救治不效，口鼻出血，未及半日遂卒，年仅三旬。按沈从先⑮野《暴证知要》云：凡遇尸丧、玩古庙、入人无所居之室，及造天地鬼神坛场，归来暴绝，面赤无语者，名曰鬼疰⑯，即中祟也，进药便死，宜移患人东首，使主人北面焚香礼拜之，便行火醋熏鼻法，则可复苏，否则七窍迸血而死。闻陈先生是日曾至人家吊丧，其所患岂即此耶？业医者⑰遇此等症，慎勿猛浪投药。

袁随园《子不语》谓，《东医宝鉴》⑱有法治

---

① 《明医杂著》：明代医家王纶所著，共六卷。尚著有《本草集要》等。
② 适方：刚才，方才。同义复用。
③ 矍铄：形容老人精神健旺。
④ 兼人：双倍于人。
⑤ 蒸豚：蒸熟的小猪。
⑥ 河鱼疾：河鱼腹疾的省语，指腹泻。河鱼，腹疾的隐称，因鱼腐烂是从腹中开始而得名。
⑦ 作书：此指写字。
⑧ 膺：担当，此指染上。
⑨ 假：借。
⑩ 克：通"剋"。严格限定期限。
⑪ 暇晷：指空闲的时日。晷，日影，比喻光阴，时间。
⑫ 诣：到。
⑬ 仆：倒。
⑭ 药肆：犹言药店。
⑮ 沈从先：清人沈野，字从先，清代医家，吴县人，所辑《暴证知要》二卷，顾自植为之校。
⑯ 鬼疰：迷信者称流注，即流窜无定随处可生的多发性深部脓疡。
⑰ 业医者：以医为业者。
⑱ 《东医宝鉴》：23卷。朝鲜许浚等于1611年选辑我国明以前医籍而成的医书，为朝鲜医家所撰汉方医书之最负盛名者，今有其影印本。

狐，而不述其方。按是书邪祟门中有辟邪丹，治邪祟邪疾，及山谷间九尾狐精为患，方用人参、赤茯苓、远志、鬼箭羽、石菖蒲、白术、苍术、当归各一两，桃奴五钱，雄黄、朱砂各三钱，牛黄、麝香各一钱，为末，酒糊丸，如龙眼大，金箔为衣。每一丸，临卧以木香汤化下，诸邪不敢近体更以绛囊盛五七丸，悬床帐中尤妙。随园所云，殆即此欤。此方程杏轩《医述》采载，无牛黄，有甘草，赤茯苓改用茯神。

> **按**：鬼疰，指突发心腹刺痛，甚或闷绝倒地，并能传染他人的病证。《诸病源候论·鬼疰候》云："注之言住也，言其连滞停住也。人有先无他病，忽被鬼排击，当时或心腹刺痛，或闷绝倒地，如中恶之类。其得瘥之后，余气不歇，停住积久，有时发动，连滞停住，乃至于死。死后注易傍人，故谓之鬼疰。"古人限于认识的局限性，遂将不明原因、病发突然、邪气留恋、为病较重的疾病，称为鬼疰。

## 疠

疠①即大风，又作癞。《论语》"伯牛有疾"注："先儒以为癞也。"毛西河②《四书賸言》③云：包注"牛有恶疾"，按古以恶疾为癞。《礼》"妇人有恶疾，去"，以其癞也。故《韩诗》④解《芣苢》之诗，谓蔡人之妻伤夫恶疾，虽遇癞而不忍绝。而刘孝标⑤作《辨命论》，遂谓歌其芣苢，正指是也。又《淮南子》⑥曰："伯牛癞。"又芣苢草可疗癞，见《列子》⑦注。余按芣苢即车前，《本草》为著其治疠功用。明沈之问⑧《解围元薮》一书，专治疠风，方药甚多，而用车前者绝少，其所常用之药，乃大风子、苍耳子、豨莶草、苦参、花蛇等是也。鲍云韶⑨《验方新编》载治麻风白花蛇丸方云：丹阳荆上舍得麻风疾，一僧疗之而愈，以数百金求方不肯传。

馆宾袁某窥藏纳衣领中，因醉窃⑩录焉，用者多效。此与萧翼赚兰亭⑪相似，皆以酒为饵者也。方用白花蛇一条、乌梢蛇一条并去头尾生用、防风、蝉蜕草鞋打碎，去泥土、生地、川芎、苦参、枸杞、槐花、银花以上各二两、白蒺藜、全蝎醋浸一日，去盐味、北细辛、蔓荆子、威灵仙、何首乌、胡麻仁炒香、金毛狗脊、川牛膝、乌药、天花粉、川连、黄芩、栀子、黄柏、连翘、牛蒡子以上各一两，炒、漏芦半斤，去节洗净，四两、荆芥穗一两五钱，上头面者加白芷一两，肌肤溃烂者加大皂角一两，共研末，米糊为丸，桐子大。每服五六十丸，茶送下，午后、临卧各一服一僧加风藤一两。

越郡有患疠风者，因至外祖家食鸡而得，其外祖乃患此症者也。后其人死，所畜之鸡肥大异常，邻人购食之，亦患此症而死。盖鸡食疠风者之痰，能染人也。谚曰："宁娶疯子妻，不食疯子鸡。"良有以也。

---

① 疠：此指麻风病。
② 毛西河：即毛奇龄(1623~1716)，原名甡，又名初晴，字大可，号西河，学者称其西河先生。明末清初浙江萧山人。康熙时曾授翰林院检讨，充《明史》修撰官。学生辑其遗著为《西河全集》，其中包括《四书賸言》。
③ 《四书賸言》：原书作《四书賸言》，"校注本"误为"《四书剩言》"，今改之。
④ 《韩诗》：汉初传《诗》者有齐、鲁、韩、毛四家，《韩诗》即《韩诗外传》，汉韩婴撰。
⑤ 刘孝标：刘峻(461~521)，字孝标，南朝梁平原人。尝任荆州户曹参军，后以讲学为务。门人谥为玄靖先生。曾作《世说新语注》，今不传。余尚有《刘户曹集》、《辨命论》等。
⑥ 《淮南子》：汉淮南王刘安撰。书分《内篇》、《外篇》，今仅存《内篇》。是书原名《鸿烈》，西汉刘向校定后始称《淮南》，《隋书·经籍志》始题作《淮南子》。
⑦ 《列子》：旧题战国列御寇撰。因书中杂有两晋佛学思想，多疑为魏、晋人作伪。
⑧ 沈之问：明代人，籍里履历俱不详。所撰《解围元薮》四卷，论述麻风病因、三十六风、十四癞，载方249首。按，"薮"，原书误作"数"，今据实正之。
⑨ 鲍云韶：清代医家鲍相璈，字云韶，善化(今长沙)人。曾撰《验方新编》十六卷。
⑩ 窃：原书作"窍"，"校注本"误为"窍"，形近而讹。
⑪ 萧翼赚兰亭：唐人萧翼，故梁元帝萧绎曾孙。本名世翼，避唐太宗讳，改名翼。曾为爱好王羲之书法的太宗谋取《兰亭序》真迹，因授员外郎，赏赉甚厚。

**按**：本篇所言疠，是指疠风，即麻风病。《素问·风论》曰："疠者，有荣气热胕，其气不清，故使其鼻柱坏而色败，皮肤疡溃，风寒客于脉而不去，名曰疠风。"又名冥病，大风，癞病，大风恶疾，疠疡，大麻风，麻风。《五十二病方》曰："冥（螟）病方：冥（螟）者，虫所啮穿者，其所发无恒处，或在鼻，或在口旁，或齿龈，或在手指，使人鼻缺指断……"本病因体虚感受暴疠风毒，或接触传染，内侵血脉而成。初起患部麻木不仁，次成红斑，继则肿溃无脓，久则可蔓延全身肌肤，严重者眉落、目损、鼻崩、唇反、足底穿等证候，或面若狮貌。治宜祛风化湿，活血杀虫。初始可选保安化灵丹内服发汗，后可改用神应消风散，或有饮用蝮蛇酒者。若久病体虚可选补益之剂，或可兼服何首乌酒。外治可选用苦参汤温洗溃疡局部，并洗后涂敷狼毒糊剂。《医学衷中参西录》治癞证，蛇退一味在所必需，以其既善解毒，又善祛风，有以皮达皮之妙。本病具有传染性，一旦确诊，即应予以隔离治疗。

## 耳

乾隆时，杭州金氏，以耳科致富，止恃一秘方。今其家已式微①，有人传得其方，用之甚效。取大蚌壳全个，中装人粪、千年石灰、野猪脚爪鸟猎店中有之，以铁丝匝紧蚌壳，外用泥涂，炭火煅至青烟起，置地上去火性，研细末，入瓷瓶秘藏。凡患耳中烂及耳聤②流水等症，以此糁之立愈。此方天台余以痒传序所述，云不独可治耳疾，凡外症溃烂者，皆可用之，曾有人治裙边疮③年久者亦效。

凡人于剃发之后，必取耳以快意，此由少时习惯，遂成自然，往往有取之过深，伤而出血者。《素圃医案》④郑在辛者一则，尤堪警目，录之：贡武弁⑤年二十余，取耳时为同辈所戏，铜挖刺通耳底，流血不止，延外科治之。初不以为楚⑥，旬日间忽头痛，又延内科治之益甚。迎余往治，则头痛如破，体僵面赤烦躁，脉弦紧，口流脓血。检所服药，皆石膏、栀子、芩、连等味。病人自言脓血不自喉出。余曰："此脑中脓血，流入鼻内，渗于口中，的系破伤风矣。项强⑦已属不治，幸未柔汗⑧厥冷⑨。"用小续命汤，重加桂枝、附子、干姜，去黄芩。一剂微汗，头痛减半。再剂颈柔，十数剂后，耳内结疤，脑涎亦不流，但其耳竟无闻矣。

**按**：陆氏一向重视单方验方的使用。单方验方是指流传在民间或收载于"方书"中的医家秘方，这些方子多数具有简、便、验、廉等特点。故陆氏认为"宜广传良方，庶几稍尽利济之心"。本篇所载治耳聤之方即属此类。据广西《中草药新医疗法处方集》所载：蛇蜕97%，小蜘蛛2%，冰片1%，共研细粉，将耳内脓液洗净，吹入药粉，每日一次，治疗耳聤。

小续命汤方药组成：防己、肉桂（去粗皮）、黄芩、杏仁（去皮、尖，炒黄）、芍药（白者）、甘草、川芎、麻黄（去根、节）、人参（去芦）各一两，防风（去芦）一两半，附子（炮，去皮、脐）半两。主治卒暴中风，不省人事，渐觉半身不遂，口眼歪斜，手足战掉，语言謇涩，肢体麻痹，神迷气乱，头目眩重，痰涎并多，筋脉拘挛，不能屈伸，骨节烦疼，不得转侧，及治诸风，服之皆验。

---

① 式微：衰落，衰微。式，语气词，无义。
② 耳聤（tíng 亭）：耳病流脓。
③ 裙边疮：中医病名，指下肢溃疡。因溃疡发于裙子下沿之小腿部位，故名。
④ 《素圃医案》：清代医家郑重光（1638～1716）所撰。重光字在辛，又字素圃，晚号完夫，歙县人。
⑤ 武弁：武官。
⑥ 楚：痛苦。
⑦ 项强（jiàng 降）：颈部强直。强，僵硬。
⑧ 柔汗：即冷汗。
⑨ 厥冷：中医学名词，指手足四肢由下而上冷至肘膝的症状。也叫"手足逆冷"、"四逆"。有寒热之分。可见于伤寒、厥证、疝等病症。

# 目

目中起星，宜初起即治。《石室秘录》方最妙：白蒺藜三钱，水煎洗，日四五次。余二次皆用此获效。又一次以新橘子皮塞鼻中，不半日即退。又旧传一方，用山茨菇，人乳磨汁，入冰片末少许点之。并治翳障甚效。

人有患肝病者，重用柴胡，服之肝病愈而目瞽①，以其竭肝阴也。大抵温散之品皆损目。友人某嗜饮烧酒，后竟失明。至如韭、蒜、椒、芥等耗目光，并宜远之。

一人患头风痛，两目失明，遍求医治无效，偶过茶肆小憩，有乡人教以用十字路口及乡村屋旁野苋菜煎汤，入沙壶中乘热熏之，日行数次，如是半月复明。许辛木说。

明目之方可久服者，枸菊丸第一专用二味，勿入六味丸内，黑小豆次之。《寿亲养老新书》②云：李小愚取黑豆紧小而圆者，侵晨③以井花水④吞二七粒，谓之"五脏谷"，到老视听不衰。近人相传服法，晨用生小黑豆四十九粒，以滚水送下，久服勿间，则眼到老常明。余二十九岁患风火赤眼，愈后阅文攻苦，用目过早，遂至昏涩羞明，不能作字。又为眼科以赤药点之，转益增剧，于是谢去生徒，闭门静养，专服小黑豆，又每晨用明矾末擦齿，后以洗面水漱口，即将其水洗目，洗后闭目片时，俟其自干，如是半年，目乃复初。因服小黑豆勿辍，凡二十余年。迄今目光如炬，灯下可作细字，未始⑤非此方之力。凡人至中年而目昏花，即当服此。或因其性凉，不宜于寒体，则服枸菊丸可也。丁巳秋，见歙县吴端甫《攒花易简良方》，载服黑料豆法，并述功效，附录于此。云：每岁生吃一粒，自小岁起，每年视岁数加减，永无眼患。余于壬子年入会闱⑥，年仅四十二，而上灯后几不见卷格。南旋即得此方，无间服之，今历五稔⑦，目力倍于幼时，真奇方也。

明周定王橚《普济方》⑧四百二十六卷，为方六万一千七百三十九首。余在杭州时欲借钞是书，需钱百余万，因而不果。咸丰九年，从坊友邱春生钺觅得刊本眼科书一册，即《普济方》之第三十一卷，计一百页。凡分类十有三，曰内外障眼，曰内障眼，曰外障眼，曰将变内障眼，曰内障眼针后用药，曰目生肤翳，曰目生丁翳，曰目生花翳，曰卒生翳膜，曰远年障翳，曰目昏暗，曰目见黑花飞蝇，曰目晕。类各有论，共五百八十八方。其内外障眼类中有去翳生血止痛方出《家藏经验方》，用蛴螬⑨汁滴目中，及饴炙食之。下引陈氏《经验方》云：《晋书》盛彦母氏失明，躬自侍养，母食必自哺之。母既病久，至于⑩婢使，数见捶挞，婢忿恨，伺彦暂行，取蛴螬炙饴⑪之，母食以为美，然疑是异物，密藏以示彦，彦见之，抱母恸哭，绝而复苏，母目豁然，从此遂愈。《孟子》曰⑫：陈仲子岂不诚廉士哉？居于陵，三日不食，耳无闻，目无见也。井上有李，螬食实者过半矣，匍匐往将食之，三咽，然后耳有闻，目有见。《本草》云：蛴螬汁滴目中，去翳障。余在曲江有将官以瞽离军，因阅《晋书》见此，参以《孟子》之言，证以《本草》之说，呼其子俾⑬羞事⑭而供，勿令父知，旬日后目明，趋庭伸谢，因录以济众。按此方他书罕见，特载于此，俾患障失明者采用焉。

----

① 瞽（gǔ 鼓）：目盲。
② 《寿亲养老新书》：为宋代陈直撰著、元代邹铉续增，以老年养生和食疗为专题的保健类医书。陈直，元丰时（1078～1085）为泰州兴化令；铉号冰壑，又号敬直老人。
③ 侵晨：一清早，天刚有点亮时。
④ 井花水：亦作"井华水"，指清晨初汲的水。
⑤ 未始：犹言未尝。
⑥ 会闱：指会试。
⑦ 稔（rěn 忍）：年。
⑧ 《普济方》：为明朝初年由周定王朱橚、滕硕、刘醇等编修的一部大型方书，刊于十五世纪初。今仅存残本。
⑨ 蛴螬（qícáo 奇曹）：金龟子的幼虫。长有寸许，居于土中，以植物根茎等为食，是主要的地下害虫。
⑩ 至于：连词，表示另提一事或另一情况。
⑪ 饴：大成本作"给"。
⑫ "《孟子》曰"之下：见《孟子·滕文公》匡章所说的话。匡章又云："仲子，齐之世家也。兄戴，盖禄万钟。以兄之禄为不义之禄而不食也；以兄之室为不义之室而不居也。辟兄离母，处于於陵。"
⑬ 俾：使得。
⑭ 羞事：指用餐。羞，"馐"的古字。

钮兰畹说：湖城某妪，年四十余，目昏不能拈针黹①，得一方：七月七日，采旱莲草捣汁，入食盐拌匀，日晒夜露，每日早起洗沐，以汁少许点目中，初微痛，后乃如常，目光遂渐明。嗣后至七十余岁，犹能于灯下缝纫。

> **按**：本篇所言翳障属眼科常见疾患。翳障，简称翳，凡眼内外所生遮蔽视线的目障皆可称翳，多指引起黑睛混浊或溃陷的外障眼病，以及病变愈后遗留于黑睛的瘢痕如凝脂翳、宿翳等。某些内障也称翳，如圆翳、惊震翳等。治疗多从肝论治，用药也大多入肝经，如枸杞子、菊花、白蒺藜、旱莲草等。

## 喉

门人歙县吴子嘉茂才鸿勋，传治喉症方，名咽喉急症异功散。云得自苏州，灵验异常，历试不爽。用斑蝥四钱，去翅足、糯米炒黄，去米、血竭六分、没药六分、乳香六分、全蝎六分、元参六分、真麝香三分，共为细末，收藏磁瓶，封口，切勿走气。不论烂喉风、喉闭、双单喉蛾，用寻常膏药一张，取此散如黄豆大，贴项间，患左贴左，患右贴右，患中贴中，贴三四时即起泡，用银针挑破即愈。凡阴症起泡更速此方亦见《疫痧草》。

《金匮翼》②烂喉痧方最为神妙。药用西牛黄五厘、冰片三厘、象牙屑三分，焙、人指甲五厘，男病用女，女病用男、真珠三分、青黛六分，去灰脚净、壁钱三十个，焙，即蟢子窠，土壁砖上者可用，木板上者不可用，共为极细末，吹患处。凡属外淫③喉患，无不应手而瘳④，不特烂喉痧奉为神丹也。惟药品修制不易，猝难即得，有力者宜预制备用。如一时不及修合，别有简便之法，用壁钱⑤五六个，瓦焙为末，加入指甲末五厘、西牛黄三厘，亦效。又治喉蛾方：断灯草数茎，缠脂甲，就火熏灼，俟黄燥，将二物研细，更用火逼壁虱即臭虫十个，共捣为末，置银管中，向患处吹之，神效。见黄霁青⑥太守安涛《贤己编》。

> **按**：喉蛾，是以扁桃体为主的咽部病症，又名"乳蛾"。其病或因风热外邪相搏，结于咽喉，或因虚火上炎，或因气血凝滞而起。本病起病急骤，喉核明显充血，红肿灼热，咽部疼痛，扁桃体表面有黄白色脓样分泌物，形如蚕蛾。
>
> 烂喉风，系指患喉风后咽喉溃腐者。症见咽喉肿痛腐溃、色灰白或灰黄，边缘不齐，口出臭秽之气。饮食吞咽疼痛，伴发热恶寒，二便秘涩，舌苔黄，或厚腻，多因肺胃热毒积盛，熏灼咽喉，热胜肉腐，或过食膏粱厚味所致。治宜解毒消肿，清热止痛。方选清瘟败毒饮、普济消毒饮加减。外治以冰硼散。
>
> 喉闭，即喉痹，系指咽喉肿起，喉道闭阻的病证。多由肝肺火盛，复感风寒或过食膏粱厚味而成。治宜疏散外邪，消肿解毒，方用普济消毒饮。脓成时可刺破排脓，外吹冰硼散，或刺少商、合谷穴出血。孙思邈治喉闭单方：腊月取青鱼胆阴干，患者即以胆少许口中含，咽津。
>
> 治疗咽喉疾病，可参阅丁甘仁的《喉痧症治概要》，本书对喉痧的病因、病理、治疗阐发甚详。

## 舌

临症视舌，最为可凭，然亦未可执一。《正

---

① 针黹（zhǐ 指）：缝纫、刺绣等一类针线活。黹，刺绣。
② 《金匮翼》：尤怡（？～1749）著。怡字在泾（一作在京），号拙吾，晚号鹤年、饲鹤山人。长洲（今江苏吴县）人。儒而精医，尚著有《伤寒贯珠集》、《金匮要略心典》、《医学读书记》及《静香楼医案》。
③ 外淫：指外邪。
④ 瘳（chōu 抽）：痊愈。
⑤ 壁钱：又称壁蟢、壁茧、壁镜，蜘蛛的一种。生活在石头下、岩缝中或住屋的墙上，常织一白色圆形茧膜作住所兼产卵室。可入药。
⑥ 黄霁青：清人黄安涛字凝舆，号霁青，嘉善人。嘉庆进士，官至潮州知府。博学工诗。有《诗娱室诗集》、《息耕草堂诗》、《真有益斋文编》。其《贤己编》未见。

义》云：凡见黑舌，问其曾食酸、甜、咸物，则能染成黑色，非因病而生也。然染成之黑，必润而不燥、刮之即退为异。又惟虚寒舌润能染，若实热舌胎干燥，何能染及耶？凡临症欲视病人舌胎燥润，禁饮汤水，饮后则难辨矣。《重庆堂随笔》云：淡舌白胎，亦有热症；黄厚满胎，亦有寒症；舌降无津，亦有痰症，当以脉症便溺①参勘。又白胎食橄榄即黑凡酸物皆然，食枇杷即黄。又如灯下看黄胎，每成白色。然则舌虽可凭，而亦未尽可凭，非细心审察，亦难免于误治矣。

黑舌胎有寒热之分，辨别不精，死生立判。汪苓友谓"舌胎虽黑，必冷滑无芒刺，斯为阴症无疑"，诚②扼要之言也。舒驰远③《伤寒集注》谓黑胎干刺为二症，一为阳明热结，阴津立亡，法主大黄、芒硝，急夺其阳，以救其阴，阴回则津回；一为少阴中寒，真阳霾没④，不能熏腾津液，以致干燥起刺，法主附子、炮姜，急驱其阴，以回其阳，阳回则津回。据此，则黑胎冷滑者必无阳症，而黑胎干刺者有阳症复有阴症矣，临症者可不慎欤？

舌现人字纹，多因误投寒药所致。杨乘六治沈姓感症危甚，舌黑而枯，满舌遍裂人字纹，曰："脉不必诊也，此肾气凑心，八味症也，误用芩、连，无救矣。"逾日果殁⑤。

程杏轩治农人患伤寒数日，寒热交作⑥，自汗如雨，脉虚神倦，舌胎白滑，分开两岐⑦，宛如刀划。询知误服凉药，与六味回阳饮，服之有效。继进左、右二归饮数剂，舌胎渐退而安。又《伤寒金镜录》⑧有裂纹如人字形者，因君火⑨燔⑩灼，热毒炎上而发裂，宜用凉膈散。此则舌见红色，又当细辨脉症，分别治之。

缪氏子年十六，舌上重生小舌，肿不能食，医以刀割之，敷以药，阅时又生，屡治不痊，精力日惫。向余求药，检方书用蛇蜕烧灰，研末敷之不用刀割，立愈，后不复发。

**按**：重舌，出自《灵枢·终始》。又名子舌、重舌风、莲花舌。症见舌下血脉肿胀，状似舌下又生小舌，或红或紫，或连贯而生，状如莲花，饮食难下，言语不清，口流清涎，日久溃腐。多由心脾湿热，复感风邪，邪气相搏，循经上结于舌而成。初起宜急泄心脾之热。不能发音者，宜先通关开窍。溃烂者吹锡类散。出血者用炒蒲黄末吹之。外用三棱针刺金津、玉液两穴出血，用淡盐汤漱口，吹冰硼散。蛇蜕治重舌，文献有记载。蛇蜕为游蛇科动物黑眉锦蛇、锦蛇、乌梢蛇、赤练蛇等多种蛇蜕下的皮膜。《纲目》云："退目翳，消木舌，敷小儿重舌，重腭。"《千金方》载：烧蛇蜕皮末，以乳服之，治小儿吐血并重舌。

## 齿

秀水新塍镇屠氏，人多耆寿⑪，牙齿至老坚固不坏，有家传秘诀：自幼大、小便时，咬定牙齿，不令泄气法本张景岳，即有人询问，亦不答应，历久勿问，故牙齿从无堕落之患。余友郑拙言学博凤镳说。

江湖上女医有捉牙虫者，以箸尖向患处旋绕，投水碗中，似有虫者无数，云虫去齿痛当愈，

---

① 便溺：此指大小便。溺，"尿"的古字。
② 诚：确实。
③ 舒驰远：名诏，号慎斋学人，清代医家，江西进贤县人。儒而能医，为喻嘉言再传弟子。著有《伤寒集注》十卷，十年后复加订正，名曰《再重订伤寒集注》。此外尚著有《尚论翼》、《辨脉篇》、《女科要诀》、《痘疹真诠》等书。
④ 霾没：埋没。霾，通"埋"。
⑤ 殁：去世。
⑥ 交作：一起发作。
⑦ 两岐：指舌上有两道印记。岐，通"歧"。
⑧ 《伤寒金镜录》：全名《敖氏伤寒金镜录》，为元代敖姓医家所撰。可惜原本不传，我们后来看到的是经过元末医家杜清碧增补的版本。这是我国最早、也是世界最早的舌诊专著。
⑨ 君火：指心火。因心为君主之官，故名。
⑩ 燔：焚烧。
⑪ 耆寿：高寿。耆，老。

顾往往不甚验。比阅程学博瑶田①《通艺录》所载《亡室徐孺人行略》，始知其术皆伪。《行略》云：濠濠②间妇人能为龋齿医，行而卖其艺，治一人齿，能出虫多者以百数。孺人曰：吾生长和州，知之久矣。齿即生虫，他医莫能出，若乃③能应手出乎？盖蓼花虫也。

余久患齿痛，每勤劳火动，及食甜物即发。丙午年，周介梅表弟土烺传一方云：每日晨起，以冷水漱④口三次，不可间断，永无齿痛。介梅向患齿痛甚剧，行此得痊。余如法行之，齿痛遂不发。治齿痛神方：用青鱼胆风干，生明矾研末擦之，立止。又可治喉风，以上二味，加入指甲末、灯心灰吹之最妙。

> **按**：本篇所言固齿法，源于《景岳全书》卷之二十八："余每因劳因酒，亦尝觉齿有浮突之意，则但轻轻咬实，务令渐咬渐齐，或一二次，或日行二三次，而根自固矣。又凡于小解时，必先咬定牙根而后解，则肾气亦赖以摄，非但固精，亦能坚齿。故余年逾古稀，而齿无一损，亦大得此二方之力。"
>
> 治齿痛方，可以一试。青鱼胆，为鲤科动物青鱼的胆或胆汁，《本草纲目》云："苦，寒，无毒。"泻热，明目，治目赤肿痛，瞖障，喉痹，热疮等；灯心草，甘，淡，寒，《本草纲目》载："降心火，止血，通气，散肿，止渴。"

### 腿

表兄周乙藜学⑤博士照，于道光壬寅年患腿热，而按之不热，行步无力，不痛不肿。延医诊治。谓是湿热，重用防己，服之忽心悸不寐。别招医治，谓是阴虚，用熟地等药，心悸仍然，腿患益甚，腿肉日削，食少神倦，势就危殆⑥。时乙藜家质库⑦中友朱光甫能医，乃令治之，曰：此痿病也，诚然是湿热，诚然是阴虚，然专治一端则误矣。投以清燥汤，病日减，继用虎潜丸法，出入增损，至三百剂始复原。乙藜因是潜玩医书，深究脉学，为人治病屡奏效。

方书言风胜则引⑧，湿胜则肿，寒胜则痛，此未可泥也。道光己丑年，先君子芗畇时年四十有九患两腿热痛，不能行步。医家用蠲⑨痹汤、巴戟天汤不效，反加剧，且肿，色青紫。又以为阴亏，用虎潜丸，痛益甚，饮食少进。乃至震泽，就吴雪香先生诊之，先生震泽县庠生⑩，中岁悬壶，审症精细，求治者盈门。切脉濡数，患处肿痛。询知酒户⑪素火⑫，谓是湿热致患，用苡仁、海桐皮、防己、蚕沙、川草薢、秦艽、桑枝、牛膝、木通等药，日有起色，不一月全愈。余按痛而热，则不当用温药，蠲痹汤等所以不效也，此犹理之显著者，而知之者鲜焉。甚矣，医道之难明也。

热病愈后，往往归之于足，发热肿痛，不治则痛甚而死，或致残废，如截足风之类。咸丰戊午春，余母周太孺人⑬偶发寒热，忽患此症。时余在杭州，内人周婉霞在家侍奉，检医书得一方：用广胶一两，入糟、醋、姜、葱汁，四味烊⑭化成膏，摊纸或布上，贴患处，痛立止。糟入醋中，将糟凿碎，调匀滤出汁，去糟渣勿用，姜汁不必多，只用少许，葱汁较姜汁多一半，糟、醋汁须三四倍于姜汁。

庚申冬初，姬人李氏患伏暑，愈后两足肿而不红。其痛尤剧，服去湿清热药不效，用此方治

---

① 瑶田：程学博（1725～1814），字易田，一字易畴，号让堂。安徽歙县人。清代著名学者，徽派朴学代表人物之一。著述丰富，有《禹贡三江考》、《周髀用矩法》、《数度小记》、《考工创物小记》、《九谷考》、《通艺录》等。
② 濠濠：原书作"濠濠"，疑为"濠梁"之误。
③ 若乃：如此却。
④ 水漱：此二字原漫涣不清，今据石印本改正。
⑤ 学：原书脱漏，今据大成本改。
⑥ 势就危殆：情况日趋恶化。
⑦ 质库：当铺的别称。
⑧ 风胜则引：是说感受风邪者疼痛部位不定，如风行一般或上或下，于全身游走。
⑨ 蠲（juān 捐）：解除。
⑩ 庠（xiáng 祥）生：科举时代称府州县学的生员。
⑪ 酒户：酒量。古称酒量大者为大户或上户，不能多饮的称小户或下户。
⑫ 火：疑为"大"之误。卷五"酒"门下有"其同乡某生，酒户甚大"句，可为旁证。
⑬ 太孺人：犹言太夫人。
⑭ 烊（yáng 阳）：熔化。

之,痛亦立止,真神方也。因忆道光年间,邻人陈氏妇曾患此症,诸医莫能疗治,后以足浸冷水中,号呼痛绝而殒。惜当时未得此方拯之。特详志于此,愿有志者广传焉。

**按**:本篇以腿为题名,是病在腿,但关乎全身,强调中医治病要辨证论治。首先,论及痿病。痿,即萎,枯萎之义,指四肢痿废不能运动,肌肉逐渐萎缩之证。因多发生在下肢,故又有"痿躄"之称。相当于西医学的感染性多发性神经炎、运动神经元病、重症肌无力、肌营养不良等病。《内经》有许多篇章对痿病进行了讨论,《素问·痿论》还做了专门论述。病因病机方面,主张"肺热叶焦",筋脉失润,如《素问·痿论》云"五脏因肺热叶焦,发为痿躄";"湿热不攘",筋脉弛缓,即《素问·生气通天论》所谓"湿热不攘,大筋软短,小筋弛长,软短为拘,弛长为痿"。《素问·痿论》曰:"肾气热,则腰脊不举,骨枯而髓减,发为骨痿。"《景岳全书·痿证》强调精血亏虚致痿:"元气败伤,则精虚不能灌溉,血虚不能营养者亦不少。"《临证指南医案·痿》指出本病为"肝肾肺胃四经之病",因肝藏血主筋,肾藏精生髓,津生于胃,肺通调布散津液。治疗方面,《内经》提出了"治痿者独取阳明"和"各补其荥而通其俞,调其虚实,和其逆顺"的针灸治痿原则。

此处以清燥汤治痿。清燥汤当为清燥救肺汤,其组成:桑叶(经霜)9克,石膏(煅)8克,甘草、胡麻仁、阿胶、枇杷叶(去毛)各3克,人参、杏仁各2克,麦冬4克。该方为清代医家喻昌所制。喻氏言:"今拟此方名清燥救肺汤,大约以胃为主。胃土为肺金之母也。"既符合"肺热叶焦"之病机,亦符合"治痿独取阳明"的原则。虎潜丸,滋阴降火,强壮筋骨。组成:黄柏(酒炒)、龟版(酒炙)、知母(酒炒)、熟地黄、陈皮、白芍、锁阳、虎骨(用狗骨代)、干姜、当归(酒洗)、牛膝(酒蒸)、羊肉。主治肝肾不足,阴虚内热之痿证。

截足风一般指脱疽一类的疾病。此处所言广胶即黄明胶,为牛科动物黄牛的皮所熬的胶。功能滋阴润燥,止血消肿。治虚劳肺痿,咳嗽咯血,吐衄,崩漏,跌扑损伤,痈肿,烫伤。《本草纲目》云治"风湿走注疼痛,打扑损伤,汤火灼疮,一切痈疽肿毒,活血止痛,润燥"。《医林纂要》云:"补肺清金,滋阴养血,行水"。

## 杂 病

余戚苕城沈妪,年七十四,忽头上右偏发中生一角,初起微痛,其后每觉痛则角稍大。阅三年,状如小指,角根之肉微肿,角坚如石,色微黄,角尖有三凹,纹色微黑如犀角。今已七十六岁咸丰八年记。按丹溪治郑经历嗜酒与煎煿①,年五十余,额丝竹空穴②涌出一角,长短大小如鸡距③,稍坚。丹溪谓宜断厚味,先解食毒,针灸以开泄壅滞,未易治也。郑惮烦④,召他医,以大黄、朴硝、脑子等冷药罨之。一夕豁开如酱蚶,径三寸,一二日后,血自蚶中溅出,高数尺而死。此冷药外逼,热郁不得发,宜其⑤发之暴如此。今沈妪食贫茹苦,从不饮酒啖肉,其非食毒可知,不审何气使然,书之以俟识者。又按《南史》⑥,孙谦⑦末年,头生二肉角,各长一寸,此则有肉无骨,其形较异。又按《赵庠记》云:梁武帝时,钟离人顾思远年一百十二岁,萧侯见其头有肉角长寸许(见侯传)。余亦曾见二人,一江兰皋,阳湖人;一徐姓,嘉兴

---

① 煿(bó博):煎炒或烤干食物。
② 丝竹空穴:穴位名称,位于眉梢外侧凹陷处。
③ 鸡距:指雄鸡的后爪。
④ 惮烦:嫌烦。
⑤ 宜其:怪不得……
⑥ 《南史》:八十卷。唐李延寿撰。与《北史》一百卷合称《南北史》。
⑦ 孙谦:字长逊,东莞莒人,历仕宋、齐、梁,为官廉洁自守。

人,头上皆有肉角高寸许,年亦皆九十余,盖寿相也。然二人皆贫苦,皆无子,则亦非吉征。此亦可以相证,附录之。

病有可预测其兆者,如手指麻木,知将患中风;一年前时时口干,手脚心热,或作渴思饮茶并水,或食已①即饥,知将患发背;三年内眉眶骨痛,知将患大风疾,此有外疵可凭者也。至于察神色,审脉象,而能先识其疴,则非神乎技者不能矣。

《医碥》谓真心痛、咬牙噤口,舌青而黑,汗出不休,手足寒过节②。真头痛全脑连齿皆痛,手足寒至节,皆旦发夕死,不忍坐视。真心痛用猪肝煎汤③,入麻黄、肉桂、干姜、附子服之,以散其寒,或可死中求生。真头痛急与黑锡丹,灸百会穴,猛进参、沉、乌、附,或可生。

本生祖④秋眭公捐馆舍⑤时年七十有⑥八,猝发心痛不可忍,半日即长逝。其时延医诊视,只进治心痛通套药。使准此法以治,庶几⑦稍可救药乎?

消渴、水肿、下疳、咳嗽、吐血等症,皆以戒盐为第一要义,若不能食淡,方药虽良,终难获效。

病有见⑧于此而应⑨于彼者,约略举之:如青腿牙疳之症,牙病而必见于腿上。咳不止,脉无神气,粪门生瘘,此阳极而下,不治之症。痄腮之症亦名肿腮,初起恶寒发热,脉浮数,耳前后肿痛,隐隐有红色,肿痛将退,睾丸忽胀;亦有误用发散药体虚者,不任大表,邪因内陷,传入厥阴脉络,睾丸肿痛,而耳后全消者,盖耳后乃少阴胆经部位,肝胆相为表里,少阳感受风热,邪移于肝经也,若作疝症治之益误矣。此症惟汪蕴谷⑩文绮《会心录》详言之,并立方云:肿腮体实者,甘桔汤加牛蒡、丹皮、当归之属,一二剂可消;体虚者,甘桔汤加何首乌、玉竹、丹皮、当归之属,二三剂亦愈;如遗毒为害,必须救阴以回津液,初元以生真气,俾邪热之毒从肿处尽发,方用救阴保元汤黑豆三钱,熟地二钱,麦冬钱半,丹皮、山药、南沙参、炙黄耆各一钱,炙甘草八分,水煎服。又房疮之症,亦有先喉痛者,陈载庵之子所患,用《吴医汇⑪讲》中之法治之是也见"今人"门。

> **按**:《内经》有"治未病"的思想,未病先防,既病防变。当病未成而有先兆时,早期治疗,往往事半功倍。如中风一病,《证治准绳》记载:"《宝鉴》云:凡人初觉大指、次指麻木不仁或不用者,三年内有中风之疾也。"《针灸大成》曰:"一两月前,或三四月前,不时足胫上发酸重麻,良久方解,此将中风之候也。"
> 
> 发背:痈疽之生于脊背者。出《刘涓子鬼遗方》。本病多由七情内伤,膏粱厚味,醇酒炙煿,火毒郁积,或阴虚火旺,凝滞血脉,使气血壅滞不通而成。故本病重在预防,有口干渴、发热,知有内热蕴毒,当调理饮食、调畅情绪等防止病之形成。
> 
> 大风疾,即麻风病(见卷四"疠")。《外台秘要》以为疠风"初觉皮肤不仁,淫淫苦痒如虫行,或眼前见物如垂丝,或瘾赤黑气滞沉,此皆为疾之始,便急疗之"。
> 
> 真心痛,谓心痛之极危重者。《灵枢·厥病》曰:"真心痛,手足清至节,心痛甚,旦发夕死,夕发旦死。"《医碥·心痛》云:"真心痛,其证卒然大痛,咬牙噤口气冷,汗出不休,面黑,手足青过节,冷如冰,旦发夕死,夕发旦死,不治。不忍坐视,用猪心煎,取汤入麻黄、肉桂、干姜、附子服之,

---

① 已:毕,罢。
② 节:关节。
③ 猪肝煎汤:疑是"猪心煎汤"。程杏轩《医述·心胃痛》记沈金鳌语:"或使心经寒散,亦可死中求活,用猪心汤煎麻黄、桂、附、干姜。"
④ 本生祖:即祖父。
⑤ 捐馆舍:抛弃馆舍。死亡的婉辞。
⑥ 有:通"又"。
⑦ 庶几:或许。
⑧ 见:"现"的古字,显现。
⑨ 应:反应,感应。
⑩ 汪蕴谷:即清代医家汪文绮,文绮字蕴谷,安徽休宁县人。世医出身,撰有《杂证会心录》、《脉学注释汇参证治》、《秋香馆求集汇参证治》等书。
⑪ 汇:原作"会",音同致讹,据本书卷二"今人"门改。

以散其寒，或可死中求生。"

真头痛，《灵枢·厥病》曰："真头痛，头痛甚，脑尽痛，手足寒至节，死不治。脉短涩，天门真痛，下引泥丸，不治。灸百会。猛进参、沉、乌、附，或可生。"日本梶原性全《复载万安方》引《可用方》：黑锡丹，治真头痛，每服六七十九，盐汤下，食前。黑锡丹出自《太平惠民和剂局方》，其组成：沉香（镑）、附子（炮，去皮、脐）、葫芦巴（酒浸，炒）、阳起石（研细，水飞）、茴香（舶上者，炒）、破故纸（酒浸，炒）、肉豆蔻（面裹，煨）、金铃子（蒸，去皮、核）、木香各30克，肉桂（去皮）15克。治疗真阳不足，肾不纳气，浊阴上泛，上盛下虚之证。

五味各入五脏，不偏不倚，则可养脏，五味偏嗜，则伤脏。比如过食咸味之危害，《素问·五脏生成篇》曰："多食咸，则脉凝泣而变色。"《千金方》在论消渴调摄法时云："其所慎者有三：一饮酒，二房室，三咸食及面……不知此者，纵有金丹，亦不可救，深思慎之。"又如水肿忌咸食，早见于《医心方》引《医门方》，又《本事方续集》治十种水病方曰：忌盐一百二十日。

青腿牙疳，病证名。见《疡医大全》卷十六："……凡病牙疳腐血者，其下必发青腿，二者相因而生。"指患牙疳而兼见下肢青肿者。症见初起齿龈肿痛，渐致牙龈溃腐出脓血，甚者穿腮破唇，两腿青肿，形如云片，色似茄黑，筋肉顽硬，步履艰难，兼见肢体疼痛，四肢浮肿。多因寒湿之邪凝滞经脉，气血不畅，瘀郁下肢而胃肠郁热上攻齿龈所致，类于坏血病。治宜温经活络，兼以解毒。用活络流气饮（《医宗金鉴》）加减。同时常食新鲜蔬菜和水果等。

甘桔汤出《伤寒论》，桔梗一两，甘草二两。治少阴咽痛喉痹。

房疮，即天花。又名痘疮、天痘。是一种由天花病毒引起的烈性传染病。

# 妇 科

《坤元是保》①，宋薛仲昂轩所著，历代女科书皆未之采②。书中不乏精要之论、易简之方，洵③为女科秘笈④。咸丰丁巳，吴晓钲以重值购自吴门，借余录之。摘录数条于此：

妇人有疾，两乳不嫌其大，月水不嫌其多，乃生机也。

治呕血及诸衄、下血等候，用猪腰子一具，童便二盏，陈三白酒一盏，贮新瓶内，密封泥口，日晚以慢火煨熟，至初更⑤止，夜分⑥后，更以火温之。发瓶毕食，即病笃⑦者止一月效⑧。平日瘦怯⑨者，并宜服之。男女皆效，真以血养血之良方也。

医书云：先期为血热，后期为血寒。然有或前或后者，将忽寒忽热乎？大抵气者血之母，气乱则经期亦乱，故调经以理气为先。

孕六七月，因争筑著⑩子死腹中，恶露直下，痛不能胜而欲绝者，佛手散主之当归三钱、川芎五钱，益母五钱，水酒各半碗煎服，停一二时再进一服。若胎不损，则痛止而子母俱安，既损则胎下而母全矣。

一胎不动而冷如冰，即非好胎。若以不动言之，好胎亦是伏而不动者，何⑪可遂断其死胎也。宜服顺气活血药。

产后忌饮酒，但服童便可也。童便为临产

---

① 《坤元是保》：南宋薛仲昂（轩）所著，郑春敷传。总三卷，附《李医郑氏家传万金方秘书》一卷。为《女科济阴要语万金方》的别本。
② 未之采：即未采之。宾语前置。
③ 洵：通"恂"，确实。
④ 笈：本义是竹书箱，后来也指书籍。
⑤ 初更：旧时每夜分为五个更次。晚七时至九时为"初更"。
⑥ 夜分：夜半。
⑦ 笃：重。
⑧ 效：取效。
⑨ 瘦怯：犹言瘦弱。
⑩ 著：着，使得。
⑪ 何：原书作"何"，"校注本"误为"保"，盖形近而误。

仙药。晕眩败血中①心，及血崩诸症，仓卒不及备药，惟儿初下地时，即与童便一盏，庶免诸症之患。一月之内，日服一盏，百病不生，他药皆不及此。

产后百病，三者最危，呕吐、盗汗、泄泻是也。三者并见②，其命必危。数症并作，治其所急。见二凶多，一症轻者无害。

产后阴血虚耗，阳浮散其外而靡所依，故多发热。治法用四物汤补阴，姜通神明，炮干姜能收浮散之阳，使合于阴，故兼用之。然产后脾胃虚损，有伤饮食而发热者，误作血虚，则反伤矣，故必先问曾食何物、有何伤损。有恶血未净者，必腹痛而发热；有感冒外邪者，必头痛而发热。若发热而饮食自调，绝无他症者，乃血虚也，可以补血。若胸膈饱闷、嗳气恶食、泄泻等症，只随症治之。要知腹满而不痛者，断非恶血也，莫误。

产后用益母草锉一大剂三两，浓煎去渣，加芎、归末各二钱，陈酒、童便各一盏，服之至再③，则腹痛、血晕之恶免，且大有补益，真治产之司总也④。此方又名夺命丹，为产后圣药。

产后喜咸、爱酸而致咳嗽者，必致痼疾⑤，终身须自慎之。

家传秘方有六，简易而神妙特奇，世世宝之。种子丸、五月五日，拔益母草带根阴干为末，炼蜜为丸，如弹子大。每朝二丸，百日必效。固胎丸、条芩、白术为末，每服三钱，砂仁汤下。连服数朝，而胎可永安。保安丸、五月五日，取益母草去根，晒干为末，炼蜜为丸，如弹子大。孕八九月，每朝一丸，砂仁汤下，服二三十朝，必无倒产之逆。催生丹、益母草四两，焦白芷、炒滑石、百草霜各二两。临产服四钱，芎归汤送下。益母丹、既产，用山查⑥末三钱，浓煎益母草汤，陈酒和童便调下，第一日三服；第二日二服；第三日不服；第四、第五日山查末减半；第六、第七日去山查末，止服三味；第八日并三味一服，而百疾不生矣，历验。坤元是保丹。孕妇病则胎亦病，而堕则多两亡。此方能却胎病，使两无恙。青黛五钱、伏龙肝二两，二味研末，用井泥调匀，涂脐上当孕处二寸许，干则再涂。此丹止可施于伤寒极热之症，不可概施者也，切记切记，慎之慎之。余家有佣妇叶姓，阴下坠下一物，如初生孩儿头，卧则入腹，立则坠于外，行动不便，深以为苦。自云产后操作过早，屡至河埠⑦踞⑧而洗衣，致有此患。坠下后产一男，仍不能收。俗名鱼袋，不知是否即子宫也。此症初起，若依丹溪法当或可疗，久则不能治矣。

丹溪治产妇阴户一物如帕垂下，俗名产颓，宜大补气以升提之，以参、耆、术各一钱，升麻五分，后用归、芎、甘草、陈皮调之。又治产妇阴户下一物如合钵状，此子宫也。气血弱，故随子而下。用升麻、当归、芎、耆，大剂服二次，后以五倍子作汤洗濯⑨，皱⑩其皮，觉一响而收入。

**按**：产后百病，其危者有三，本书指呕吐、盗汗、泄泻，而张仲景《金匮要略》称病痉、郁冒、大便难为新产三病，其中痉病为危。而产后又有瘀血冲肺、瘀血冲心，则更属危候。

青黛，性味咸、寒。清热，凉血，解毒。治温病热盛，斑疹、吐血、咯血，小儿惊痫，疮肿，丹毒，蛇虫咬伤。《生生编》载治产后发狂，四物汤加青黛。《本草从新》曰：中寒者勿使。

产颓，当指阴挺，又称阴脱，指妇人阴中有物下坠，或突出阴道口外的一种病症。相当于现代西医学之子宫脱垂。《诸病源候论》卷四十中载："阴挺出下脱候：胞络伤损，子脏虚冷、气下冲则令阴挺出，谓之下脱。亦有因产而用力偃气，而阴下脱者。"宜补气升提，用补中益气汤加减，可配合针灸。《针灸甲乙经》曰："妇人淋漓，阴挺出，四肢淫泺，心闷，照海主之。"在取穴上偏重于远道选取，在治疗上则重视灸法。

---

① 中：原指射中靶心。此有损害义。
② 并见：一同显现。见，"现"的古字。
③ 至再：犹言至再至三，谓反复多次。
④ 也：原书作"也"，"校注本"误为"之"，盖形近而误。
⑤ 痼疾：经久难愈的病。
⑥ 山查：即山楂。
⑦ 埠（bù 布）：停船的码头。
⑧ 踞：蹲。
⑨ 濯（zhuó 拙）：洗。
⑩ 皱（cūn 村）：皮肤皲裂。

## 胎　产

妇人经止三月，以川芎末二钱，煎艾水调服，腹内觉微动是孕，不动者非也。此法妇科诸书皆载之，然未可轻试。余内人①素患肝气，己丑岁怀孕三月，服川芎末少许，即动甚不安，是知成方不当泥也。又方书佛手散，用当归、川芎各五钱，水酒煎，治胎动。杭州儒医严兼三茂才燮谓此方暂服则安，常服之则屡生而不育，亲验，故知之。

秀水新塍镇陈氏女科，治胎前诸症，戒用川芎，以其能升，易动胎气也。又言桂圆产后不可轻服，味甘易令人呕，恐瘀血因之而升也。余因思张景岳治胞衣不下，用本妇头发搅入喉中，使作呕，则气升血散，胞软自落。此法虽妙，然或因作呕而瘀血上升，转益为害矣。

萧慎斋②《女科经纶》谓：妊娠十月而生，其常也；其有逾期者，若唐尧③之与汉昭④是也；若云二年、四年，则怪诞⑤不经矣。余按《元史·黄溍⑥传》孕二十四月而生，此必非虚饰者。又仁和王学权《重庆堂随笔》载王大昌语云：老医辅沛霖治周缝人妻，经阻腹胀而硬，服药不效。至两年余，忽举一子，而胀病如失。其子甚短小，名曰关保，余常见之云云。然则胎孕阅数年之久，亦事之所或有，未可概以为不经也。

蔡松汀难产方，用黄耆、熟地各一两，归身、枸杞子、党参、龟版醋炙各四钱，茯苓三钱，白芍、川芎各一钱。无论胞衣已破未破，连服四五贴，但用头汁，取其力厚也。此方意主补助气血，以为服之者万无一失。冯楚瞻催生保产万全汤，则用人参三钱至五钱，归身三钱，牛膝梢二钱，川芎、干姜炒焦，各一钱，肉桂六分，桃仁十三粒，酒炒红花三分，补而兼通。谓不惟催生神效，产后更无瘀血凝滞百病。訾蔡说者訾⑦冯方温热，訾冯说者议蔡方补滞。窃谓冯方惟秉质虚寒者宜之，否则必有遗患，当以蔡方为优。

孕妇服药，凡寻常所用如牡丹皮、赤芍、牛膝、薏苡仁、贝母、半夏、南星、通草、车前子、泽泻、滑石、槐角、麦芽、神曲、伏龙肝、归尾凡用归身当去尾、鳖甲、龟版等皆忌之，大抵行血、利气、通络、渗湿之品均在禁例，故王孟英谓胎前无湿，虽茯苓亦须避之。火酒、椒、蒜等皆不可食，以其助火铄阴也。固胎之物，南瓜蒂煎汤服最良，胜于诸药，黄牛鼻煅灰同煎尤妙。

《泊宅编》⑧云：一妇人暴渴，惟饮五味汁。名医耿隅诊其脉曰：此血欲凝，非疾也。已而果孕。以古方有血欲凝而渴饮五味之症，不可不知也。按此说产科书罕见，录之以备诊家之一助。

江都葛晴峰自申《医易·脉部》，谓孕脉以阳入阴中，脉当短促。罗养斋⑨以为发千古所未发。惜其书不传。

补脬散治产后交肠病⑩，因脬肠有损，积秽凝塞，故大小便易位而出也。补脬散甚效。方用生黄绢丝一尺剪碎，白牡丹皮、白及各钱半，水一碗，同煮如饴，木槌研烂，空腹时顿服。服时不得作声，作声则不效。陈梦琴燮通其法，用生黄丝绢、白及、黄蜡、明矾、琥珀，水捶为丸，猪脬一，煮汤饮之，尤精密可法。

---

① 内人：对外人称自己的妻子。
② 萧慎斋：清代医家萧壎，字赓六，号慎斋。浙江槜李（今嘉兴西南）人。辑有《医学经纶》，又撰有《女科经纶》。
③ 唐尧：古帝名。帝喾子。姓伊耆，亦作伊祁，名放勋，初封于陶，又封于唐，故曰陶唐氏。《史记·帝王本纪》云："帝尧陶唐氏，祁姓也。母庆都，孕十四月，而生尧于丹陵。"
④ 汉昭：汉昭帝刘弗陵，在位十三年。《汉书》云："孝昭皇帝，武帝少子也。母曰赵婕妤，本以有奇异得幸，及生帝，赤奇异（十四月乃生）。"
⑤ 怪诞：原书作"怪诞"，"校注本"误为"怪涎"，形近而误。
⑥ 黄溍(1277～1357)：字晋卿。元义乌人。进士出身。曾任侍讲学士，知制诰同修国史。谥文献。撰有《义乌志》、《日损斋稿》、《笔记》。
⑦ 訾：诋毁。
⑧ 《泊宅编》：宋代文学家方勺所撰的一部见闻笔记，多载北宋末、南宋初朝野旧事。方勺字仁盘，婺州人，徙居湖州，生卒年不详。
⑨ 罗养斋：罗浩，字养斋，歙人。博学多艺，尤精于医。著有《扬州见闻录》及《医经余论》、《药性医方辨》、《诊家索隐》等医书。
⑩ 交肠病：指大小便易位而出的一种病。

辨妊娠，古人形病脉不病为凭，沈金鳌更以嗜酸别之，何西池又以胎至五月则乳头乳根必黑，乳房亦升发为据。辨胎男女，古人以脉左大为男，右大为女；张路玉独谓寸口滑实为男，尺中滑实为女，两寸俱滑实为双男，两尺俱滑实为双女，右尺左寸俱滑实为一男一女。此皆扼要之诀也。

阳湖史生家俊，言其同乡名医周八先生诊一孕妇，左乳胀痛，谓左乳胀为男，右乳胀为女，后果生男。余按《千金方》云：左乳房有核是男，右乳房有核是女。又《坤元是保》以乳核先生验左男右女，殆即此义欤。

子死腹中，古法用下。验之之法，腹闷胸坠兼冷，略无动意，口中秽，面如土色，舌色青黑是也。治法服回生丹三丸，立下，产母无恙。如一时无此药，以平胃散一两生用，经火少不应，酒、水各半钟，煎好，入朴硝五钱，再煎温服，即化水而下。薛立斋云：胎死服朴硝下秽水，肢体倦怠，气息奄奄，急用四君子为主，佐以四物，加姜、桂调之。萧慎斋云：胎死必先验舌青、腹冷、口秽的确，方可用下，亦必先固妊妇本元，补气养血，而后下之。若偶有不安，未能详审，遽①用峻厉攻伐，难免不测之祸。《保产要录》云："即不服药，人不慌忙逼迫，亦迟迟生下，而不伤母。盖人腹中极热，惟不忙迫，产母安心饮食，腹内热气熏蒸，胎自柔软腐死，或一二日，或三四日，自然生下，但所出秽气，令人难闻。"是可知死胎用下，乃不得已之治法，若产母病后及真元虚者，尤当审慎。程道承式《医彀》，治产妇气血弱而胎死腹中者其症腹胀作痛，一日不下，其脉两尺沉伏，微动无神，熬益母膏，以川芎、当归、中桂、葵子煎汤，调服二三盏，胎即下，其治最善。吴鞠通治一妇死胎不下二日，诊其脉洪大而芤②，问其症大汗不止、精神恍惚欲脱，曰：此心气太虚，不能固胎，不问胎死与否，先固心气，用救逆汤地黄、麦冬、白芍、阿胶、炙草、龙骨、牡蛎加人参，煮三杯，服一杯而汗敛，服二杯而神清气宁，三杯未服，而死胎下矣。下后补肝肾之阴，以配心阳之用而愈。此又可为治死胎者开一法门也。

《产宝》③云：妊妇腹中脐带上疙瘩，儿含口中，因妊妇登高举臂，脱出儿口，以此作声。令妊妇曲腰就地如拾物状，仍入儿口中即止。王清任④驳之曰："初结胎无口时，又以何物吮血养生？"然余观程氏光治腹中儿啼，倾豆于地，令妇低头拾之即止。又万密斋治法，令妇作男子拜即止，则知口含之说近似有理，且惟有口始可含，何得以无口时相比较，况所谓含者，乃在氤氲⑤一气之中，非必真吮血以养生也，王说似拘。

秀水计寿桥⑥学博楠，博雅工诗，深谙医理，尤精妇科。自言诊胎产症二十余年，凡大险大危者十中挽回七八，皆以用补得宜，不随流俗，以治标逐瘀为先务也。所著《客尘医话》三卷，妇科居其大半，论堕胎、难产最中肯綮。录之：治堕胎往往用补涩，治难产往往用攻下，皆非正法，盖半产由于虚滑者半，由于内热者半。得胎之后，冲、任之血为胎所吸，无余血下行。血不足，胎必枯槁而坠，其本由于内热火盛，阳旺而阴亏，血益少矣。治宜养血为先，清热次之，若泥于腻补，反生壅滞之害。至于产育，乃天地生生化育之理，本无危险，皆人之自作也。用力太早，则胎先坠下，舒转不及，胞浆⑦先破，胎已枯涩，遂有横生、倒产之虞。其治亦不外乎养血为主，血生则胎自出，若误用攻下之药，则胎虽已产，冲任大伤，气冒血崩，危在呼吸矣，慎之慎之。

齐氏珊《三晋见闻录》云：山西产妇既产，便饿不食物，惟以小米粥极薄，日饮数回，以一

---

① 遽：仓促。
② 芤（kōu 抠）：此指芤脉，意思是脉来浮大而软，按之中空如捻葱管。芤，葱的别名。
③ 《产宝》：清代医家倪枝维撰。倪氏字佩玉，号凤宾。浦江（今属浙江）人。
④ 王清任：原书作"王清臣"。驳之言见于清代医家王清任的《医林改错·怀胎说兼记难产胎衣不下方》中，清任字勋臣，盖名与字误混，故正之。
⑤ 氤氲（yīn yūn 因晕）：烟云弥漫的样子。
⑥ 计寿乔：即计楠（1760~1834）。楠字韩堂，号寿乔，别署石隐、如如居士、甘谷外史、芙蓉屏主等，清秀水（今嘉兴市）人。曾官严州教授。博雅多能，撰有《墨林今话》、《牡丹谱》、《艺菊说》及医著《客尘医话》。
⑦ 胞浆：羊水俗称"胞浆水"。

月为率。若旬日之内，或食米面，或食鸡豚，则不可治。安邑则旬日之内并不可睡。按产后因食伤致病而殒命者甚多，饮粥之法最妙，但不可使之饿，要①在一饿即饮，饮不可多而已。至于旬日不睡，未免为期太多，神气疲惫。吾乡每令倚睡高枕②，傍以人守之，寐稍久即呼之觉，阅四五日始任其睡，此法较善。

**按**：此处所列孕妇忌用之药不足以凭，如龟版，《本草纲目》载治难产催生，又《吴鞠通医案》曰："难产三日不下，脉大。年长气阴不足，交骨不开。生龟版八两，煮两碗，尽剂而生。"

《秘录》用龟甲烧末，酒服方寸匕。又《摘玄》治产三、五日不下垂死，及矮小女子交骨不开者，用干龟壳一个酥炙，妇人头发一握烧灰，川芎、当归各一两，每服七钱，水煎服。(按《秘录》即张杰《子母秘录》，《摘玄》即《摘玄方》)。此方《济阴纲目》名龟壳散，治交骨不开。蔡松汀难产方亦用以开交骨。

固胎之药，南瓜蒂、黄牛鼻皆可用之。《本草纲目拾遗》载吴秀峰言，认为南瓜蒂"能生肝气，益肝血，故保胎有效"。另载神妙汤保胎，用黄牛鼻一条，煅灰存性，南瓜蒂一两，煎汤服。《食疗本草》载黄牛鼻治妇人无乳，作羹食之。

产后交肠病，又名差径。《古今医彻》论交肠病云："交肠者，大肠与膀胱破裂也。必大肠所破之孔与膀胱破孔相对，始成此证。"郑玉峰《济阴要旨》曰："产后交肠病，又谓之差径，大小便易位而出。干粪结燥不行，方用润肠汤治之。如大便溏薄，而从小便出者，宜五苓散、调气散各一钱半，加阿胶末八分，沸汤调服。"《济阴纲目》又有固脐散，治产时伤手脐破，小便不禁。方用黄丝绢煮烂，黄蜡蜜、白茅根、马勃等煎服。至于"服时不得作声"，魏之琇认为"膀胱亦主气，作声则气翕张，令损虚不得完固，故令不得作声，非如厌胜家法也"。对于产伤造成的阴道直肠瘘，而大小便易位而出者，现多采用手术修补。

交肠病男子也有，丹溪治一人，嗜酒痛饮不醉，忽糟粕出前窍，尿溺出后窍，脉沉涩，以四物汤加海金沙、木香、槟榔、木通、桃仁八帖而安。

子死腹中，早在隋代《诸病源候论·妊娠胎死腹中候》中已有认识，"此或因惊动倒仆，或染温疫、伤寒，邪毒入于胞脏，致令胎死"。至金元时期，有以其母体脉证变化来验胎死的。如《河间伤寒六书》载："……儿死腹中，脉弦数而涩……腹满急痛喘闷，胎已不动者是也。"后世又有以舌色验死胎者，如《景岳全书·妇人规》："……或秽气上冲而舌见青黑者，皆子死之证。"子死腹中，必须急下死胎，以免危及孕妇的安全，如《圣济总录》云："子死腹中，危于胎之未下。"如辨为气血虚弱，宜养血活血，益气下胎，方选《傅青主女科》之救母丹(当归、川芎、益母草、人参、赤石脂、炒荆芥)。血瘀证型，可用《景岳全书》脱花煎，加芒硝(当归、川芎、肉桂、红花、牛膝，合而知之，瘀血去而死胎下。更助车前子、芒硝滑利泻下以下死胎。如流血多者，加血余炭、炒蒲黄、茜草根以祛瘀止血)。《傅青主女科》云："验母舌青黑，其胎已死；先用平胃散一服，酒水各一钟，煎八分，投朴硝煎服，即下；用童便亦好，后用补剂调理。"

王清任《医林改错》云："又如子啼门云：儿在母腹，口含脐带疙瘩，吮血养生。请问初结胎无口时，又以何物吮血养生？……岂知结胎一月之内，并无胎衣。一月后两月内，始生胎衣，胎衣既成，儿体始(已)定，胎衣分两段，一段厚，是双层，其

---

① 要：关键。
② 枕：原书作"枕"，"校注本"误为"忱"，形近而误。

内盛血；一段薄，是单层，其内存胎，厚薄之间，夹缝中长一管，名曰脐带，下连儿脐。母血入胎衣内盛血处，转入脐带，长脏腑肢体。"

难产一证，应辨明原因而后治之。《傅青主女科》记述有血虚难产、交骨不开难产、脚手先下难产、气逆难产等。只一味养血，恐难以奏效。

妇人生产，耗血伤气，产后当加强营养，进食易消化之物，休息注意，以恢复体力。本篇所言之法，恐非所宜。

## 乳

《劝行医说》①又有论乳吹②一条，语亦详尽，并录于此：凡妇人乳吹初起，切勿先延医治。每见医家治乳，用黄色敷药调菊花叶涂之，内服皂角、甲末等味，速其成脓，待至红未熟，即用拔针开入寸许，复以手硬出毒，其痛每至昏晕。而血多脓少，既难内消，复使其痛苦，多时不能收口，日久成漏，腐烂缠囊③，致病者求生不能，求死不得，而待哺之儿亦将失乳毙命。罪恶之重，擢发难数④。在医者本意，只求多次相延⑤，博取财物，或冀症久求愈，重索药资而已，亦知地狱中早虚左以待⑥乎？故乳吹、乳痈等症，初起只须内服逍遥散及六神丸、莲房灰末，福橘酒送，外煎紫苏、橘核、丝瓜络、川楝子、当归、红花、川乌、香附、官桂等水，用手巾两方，绞热替换煴⑦乳，轻者乳散乳通，如再不通，须病人忍痛，使一大婴孩重吮下积乳，随即吐去，吮三五次无不爽利，无庸⑧延医诊视。至乳疽、乳岩、乳癖，症情不一，治法各殊，是在名家息心⑨体认，以煎剂为主，尤非疡科所能奏功矣。

> 按：乳吹，乳痈的别称。是发生于乳房部的急性化脓性疾病。即急性乳腺炎。《寿世保元》提出"外吹"、"内吹"之名。发生于哺乳期者，称外吹乳痈；发生于怀孕期者，名内吹乳痈。多发于乳房外上方，其症初起硬结胀痛，焮热，伴有恶寒壮热，一周成形，十日左右成脓，若不切开脓向外自溃，脓尽收口，少数会形成化脓性瘘管，称为"乳漏"。此证分为三期：郁乳期、成脓期、溃脓期。视其病情，宜内外兼治。
>
> 莲房，又名莲蓬壳、莲壳。为睡莲科植物莲的成熟花托。《握灵本草》："烧灰止崩带、胎漏、血淋等症。"《岭南采药录》："疗乳头开裂"。
>
> 福橘，为橘皮、橘核、橘络、橘饼的原植物。性凉，味甘酸，理气，化痰。橘核性温味苦，散结、止痛尤著，适宜乳房肿胀用之。

---

① 《劝行医说》：吴端甫重校的《攒花易简良方》中的篇名。
② 乳吹：乳痈的别名。
③ 囊：大成本作"绵"。
④ 擢发难数：拔下全部头发，难以数清。形容罪行多得数不清。擢，拔。
⑤ 延：延请。
⑥ 虚左以待：空着尊位恭候别人。虚，空着；左，古时以左为尊。
⑦ 煴：未知何意，大成本作"暖"。
⑧ 无庸：无须，不必。
⑨ 息心：静心，专心。

## 冷庐医话卷五

桐乡陆以湉定圃氏著

### 幼 科

小儿解颅者，因肾气虚弱，脑髓不实，不能收敛，而颅为之大也，宜急服地黄丸补之。万密斋《幼科发挥》云：一儿头缝四破，皮光而急，两眼甚小。万曰：脑者髓之海也，肾主骨髓，中有伏火，故髓热而头破，额颅大而眼棱小也，宜服地黄丸。其父母不信，至十四岁而死。余族一侄孙，幼时解颅头大，而面甚小，至十六岁竟死。余按龟版治小儿囟不合，加入地黄中煎服，似尤应验。

治小儿惊风砂雪丸，用朱砂、轻粉①各一钱，僵蚕十个，蝎三个，以青蒿节中虫捣和为丸，研细，人乳调服。相传其方甚神。余按轻粉辛燥有毒，治之不得其法，则毒气窜入经络，变成他疾，为害非浅，不若用青蒿虫末和灯草灰调入人乳服之；或伺小儿睡时，以铜管吹青蒿虫末和灯草灰入其口中，法尤简妙。屡屡获效，不可忽视。

喻嘉言《温证朗照》②云："凡小儿发热呕吐者，倘未布痘，即须审谛，不可误用温胃之药。里中一宋侯，高年一子，恣啖不禁，每服香砂平胃散极效，一夕痘发作呕，误服前药，满头红筋错出，斑点密攒，筋露，所谓瓜藤斑也。上饶相公一侄，髫③龄选贡，赴宴返寓，痘发作呕，乃父投以藿香正气丸，一夕，舌上生三黑疔，如尖栗形；舌下生四黄疔，如牛奶形，盖痘邪正出，阻截其路，凶变若此，当以为戒。余按小儿患病，挟热者多，温燥之药皆宜慎用，不特痘症宜防也。忆在杭州时，有府胥张某子十岁，夏月触暑，发热恶寒不食，医投以藿香正气丸，遂至热盛神昏，唇舌焦干，口鼻出血而殂。"聂久吾④《活幼心法》云："小儿多吐之后，胃气大虚，气不归元，阳浮于外，反有面赤头热、身热作渴而似热症者，俗医误认为热，投以凉药，杀人如反掌，故治吐泻而药不中病⑤者，与其失之寒凉，宁失之温补。失之温补犹可救疗，失之寒凉，其祸甚速，不及救也。"余按此说与前条喻氏所论绝相反，参观焉而各有至理，惟在审症之的⑥而已。盖凡症之初起，发热作渴而吐者，挟热居多；吐后复发热作渴者，往往有属虚寒者矣，司命者⑦其审之！

吾邑孔雅六学博尧采长女，初生啼哭一声，后竟默不作声。查方书，捉猫一只，以袱包之，持向女耳边，隔袱咬猫耳，猫大嗥一声，女即应声而啼，后遂无他，今已出嫁生子矣。此即古之所谓禁方，其理莫能测也。《医学入门》⑧云：初生月内多啼者，凡胎热、胎毒、胎惊皆从此而散，且无奇症。沈芊绿甚韪其说⑨，因谓儿啼只宜轻手扶抱，任其自哭自止，切不可勉强按住，或令吮乳止之。若无他病，不必服药。余谓是固然矣，然有因他故而啼者，杭州乐怀谷女方襁褓，忽啼不止，拍之则愈啼，解衣视背，见绣针微露其绪，而针已全没。医治之，杂以药敷，肉溃而针终不出，延至百余日，卖酒家传一方，以银杏仁去衣心杵烂，菜油浸良久，取油滴疮孔中，

---

① 轻粉：又名水银粉、汞粉。一种无机化合物，成分是氯化亚汞，白色粉末状。
② 《温证朗照》：当为《温热朗照》，清代医家缪遵义撰，书中误题为喻嘉言著。
③ 髫（tiáo 条）龄：指幼年。
④ 聂久吾："久吾"，原书误作"久可"，今正之。按，据清同治十年《新淦县志》载：明代聂尚恒，字久吾，一字惟贞。曾任抚宁令、宁化令等，复精医，著有《活幼心法》、《医学汇函》、《奇效医术》等医书。
⑤ 中病：对症。
⑥ 的：确切。
⑦ 司命者：本指掌管生命的神，此指医人。司，掌管。
⑧ 《医学入门》：八卷。明李梴著。梴字键斋。南丰（属江西）人。邑庠生，精医。
⑨ 韪其说：以其说为是。

移时针透疮口，而针则已弯，盖强拍入之也。又曾世荣①于船中治王千户子，头疼额赤，诸治不效，动即大哭。细审知为船篷小篾刺入囟上皮肉，镊去即愈。然则小儿啼哭，苟有异于寻常，即当细心审察，固②不必一概投药，亦不得任其自啼自止也。

> **按**：解颅又名囟开不合，是以头颅增大，囟门和颅缝开解为主要表现的小儿疾病。其病名出《诸病源候论·小儿杂病诸候·解颅候》。篇中曰："解颅者，其状小儿年大，囟应合而不合，头缝开解是也。"《小儿药证直诀·解颅》阐述本病为"年大而囟不合，肾气不成也"。相当于西医学所指先天或后天性脑积水。其病机有虚有实，病之本在肾，或肾气亏虚，或肾虚肝亢，前者施以补肾地黄丸，后者再合三甲复脉汤，与陆氏龟版加入地黄汤其意相合。《神农本草经》载龟版治"小儿囟不合"，地黄汤补肾益髓壮先天，其中又有益脾固精之药养后天，其法治解颅多验。另治解颅单方也较多，如《千金方》载：熬蛇蜕皮，末之，和猪颊车中髓，敷顶上，日三、四度。
>
> 除此之外解颅尚有脾虚水泛和热毒壅滞型，临床当辨证施治。
>
> 惊风是小儿时期常见的一种急重病证，以临床出现抽搐、昏迷为主要特征。又称"惊厥"，俗名"抽风"，西医学称小儿惊厥。《东医宝鉴·小儿》说："小儿疾之最危者，无越惊风之证。"《幼科释谜·惊风》也说："小儿之病，最重惟惊。"临床以清热、豁痰、镇惊、熄风为治疗原则。邪陷心肝时可选用羚角钩藤汤清心开窍、平肝熄风，另服安宫牛黄丸清心开窍。轻粉有毒，小儿五脏六腑成而未全，全而未壮，最不耐其药毒，故不宜用之。篇中所载"青蒿虫"法，尚可试之。
>
> 小儿发热呕吐，当分期论治，尤当辨清热之真假。小儿为稚阴稚阳之体，误用寒凉或误用温补，其变尤速。不然，则"杀人如反掌"，当慎之。
>
> 辨小儿啼哭，也颇有学问，有经验的医生及育儿者，往往能从啼哭中判断出原由，如饥饿、口渴、冷暖等等。陆氏尤其提示，当细心观察儿童意外伤害，万不可粗心大意，其怜幼之心溢于言表。

## 痘

《翼駉稗编》云：海州刘永有一子，年五岁，出痘遍体，疙瘩大如瓯。凡三四十医皆不识，有老妪年七十余，见之曰："此包痘也，吾所见并此而二，决无他虞③。"六七日疙瘩悉破，内如榴子，层层灌浆皆满，真从来未睹者。痘书充栋，亦无人道及，可见医理渊深，即痘疹一门，已难测识矣。余按此可以补诸痘书之阙录云。

阜平赵功甫长于治痘，痘始萌，一望已知其结局。自云一生疗痘，无药不用，而从未有用附子者。今按曾世荣治侯自牧子痘，盛夏用附子；费养恒治冯宪付孙痘，亦用附子，皆采入《续名医类案》，然则治痘非无用附子之症，特不恒有耳。

崔默庵论痘症曰：今人治痘，率用升麻葛根汤，使毒气尽升头面，后多难治。戒升麻勿用，多用葛根及横解之剂，少加桂枝，令其毒尽散于四肢，即险逆之症亦可为矣。见刘继庄《广阳杂记》。

> **按**：小儿痘疹泛指感受外邪所致的多种出疹性疾病。如麻疹、风疹、水痘等等。一般多由于外感风邪，血热毒盛所致。《续名医类按》卷二十七载：曾世荣治

---

① 曾世荣：字德显，号育溪，元初医家，衡阳人。撰有《活幼心书》三卷。
② 固：实在。
③ 虞：考虑。

衡阳侯自牧次子，五岁，盛夏泄泻，面垢烦渴，耳尻冷，惊悸。诊其心肝脉浮而洪大，脾肺脉虚而细数。曰：面垢渴泻，脉虚细数者，此中暑也。惊悸发热，耳尻俱冷，肝心脉洪大者，此痘疮欲出也。先服黄连香薷散，解利暑毒，续投陈氏异功散，再加附子，与之实脾。二日泻止，三日疮见，不旬余而全功，此隆暑用附子之效也。

升麻葛根汤（升麻、芍药、炙甘草、葛根），解肌透疹，治疗麻疹初起。亦治带状疱疹、单纯性疱疹、水痘等属邪郁肌表，肺胃有热者。

## 疳

治小儿疳病集圣丸人参、蟾蜍、川连各三钱，归身、川芎、陈皮、五灵脂、莱菔茂、夜明砂、使君子肉、芦荟、砂仁、木香各二钱，公猪胆一个，和药末为丸，如龙眼大，每服丸，不寒不热，亦补亦消，最为稳善。《名医类案》所载单方三，亦佳。一用山查一两、白酒曲一两，取多年瓦夜壶中人中白①最多者，装入二物，炭火煅存性，研细末，每服六分，滚水送下。其一用鸡蛋七枚，轻去壳，勿损衣膜，以胡黄连一两、川黄连一两，童便浸，春、秋五日，夏三日，冬七日，浸透煮熟服之。其一用大虾蟆十数个，打死，置小口缸内，取粪蛆不拘多少，粪清浸养，盛夏三日，春末秋后四五日，以食尽虾蟆为度，用粗麻布袋扎住缸口，倒置活水中，令吐出污秽净，置蛆于烧红新瓦上焙干食之，每服一二钱。或用炒熟大麦面和少蜜作饼或丸，令儿食。此皆以人身气化之物，入消导药治之，可称灵妙。

小儿脑后项边有核如弹丸，按之转动，软而不疼，壮热羸瘦，头露骨高。有谓妖鸟一名夜行游女夜飞，其翼有毒，拂落于人家晒晾未收之襁褓衣上，儿著②之则病。有斥其说为妄，谓"无辜"，鸟名，啼时两颔扇动，如瘰疬③之项，小儿肝热目暗，颈核累累，其状相类，因以为名，宜用逍遥散加减治之；有谓因乏乳所致；又有谓饥饱劳役、风惊暑积八邪所致，宜用布袋丸治之。余谓妖鸟之说无论其是否，但见项边有核，即当挑刺，以药治之，若至大而溃脓，法不能疗。至其用药，则仍不外治疳病之法耳。

> **按**：疳，又称疳证或疳疾。又前人谓："疳者干也。"是泛指小儿因多种慢性疾患而致形体干瘦，津液干枯之证。古代列为小儿四大证（痘、麻、惊、疳）之一。临床上以面黄肌瘦，毛发焦枯，肚大青筋，精神萎靡为特征。《小儿药证直诀》云："疳皆脾胃病，亡津液之所作也。"可见疳证多为脾胃虚弱的疾病，如营养不良、慢性消化不良等。
>
> 疳，还包括其他疾病，如无辜疳（颈淋巴腺炎或淋巴结核）、疳痨（婴幼儿结核病），以及多种寄生虫病、五官疾患等，名目繁多，不少重复。较常见的，如以五脏分类及病理病因命名的有心疳、肝疳、脾疳、肺疳、肾疳、疳痨、蛔疳等；以症状命名的有疳热、疳渴、疳泻、疳痢、疳肿胀等；以病变部位命名的有脑疳、眼疳、口疳、牙疳、脊疳、鼻疳等。无辜疳得之于无辜鸟的传说。《本草纲目》引晋·郭璞的《玄中记》中云：姑获鸟，鬼神类也。衣毛为飞鸟，脱毛为女人。云是产妇死后化作，故胸前有两乳，喜取人子养为己子。凡有小儿家，不可夜露衣物。此鸟夜飞，以血点之为志。儿辄病惊痫及疳疾，谓之无辜疳也。荆州多有之。亦谓之鬼鸟。又有"乳母鸟"、"夜行游女"、"天帝少女"、"无辜鸟"、"隐飞"、"鬼鸟"、"钩星"等名称。《诸病源候论·无辜病候》载："小儿面黄发直，时壮热，饮食不生肌肤，积经日月，遂致死者，谓之无辜。"

---

① 人中白：中药名称，指人尿自然沉积所结成的灰白色块状物。
② 著：穿。
③ 瘰疬（luǒlì 裸历）：一种多发于颈部淋巴结的慢性感染性疾病，因其结核累累如贯珠之状，故名瘰疬。亦名鼠瘘、鼠疮、鼠疬、串疮等。

言天上有鸟,名无辜,昼伏夜游。洗浣小儿衣席,露之经宿,此鸟即飞从上过。而取此衣与小儿著,并席与小儿卧,便令儿著此病。"此病大概是由禽鸟传染所致。类似于瘰疬(颈淋巴腺炎或淋巴结核)、疳病。

布袋丸出自《补要袖珍小儿方论》。方药组成:夜明砂、芜荑、使君子各60克,白茯苓、白术、人参、甘草、芦荟各15克。制法:上为细末,汤浸蒸饼和丸,如弹子大。每服1丸,以生绢袋盛之,次用精猪肉60克,同药一处煮,候肉熟烂,去袋,将所煮肉并汁令小儿食之。功能驱蛔消疳,补养脾气。主治小儿疳疾,体热面黄,肢瘦腹大,发焦目暗等。

## 外　科

治脓窠疥疮,用大枫子五十粒、蓖麻子五十粒、蛇床子三钱。以上三味,研细另包、麻黄钱半、斑蝥去翅足,三个、雄猪油一两,先将麻黄、斑蝥二味,同入猪油内煎枯,去渣尽净,再将前三味放下,缓缓熬煎,待渣黑,然后取起,用绢袋包裹,向患处频频擦之。此方吴子嘉所传,云曾经试过甚效。

子嘉又传治发背、痈疽、一切无名大毒,以及疮疖等症神方,名迅风扫箨①散,云得自常熟,屡试不爽。用穿山甲七片、蜈蚣去头足,七条、蝉退五钱洗、僵蚕炒去丝,二钱、乳香去油,二钱半、没药去油,二钱半、全蝎头、足要全,酒浸,去腹内肠七个、斑蝥去翅足,糯米炒,七个、明雄黄五钱、麝香一钱、冰片八分、五倍子一两五钱,共为细末,曝干,勿令见火。掺于毒上,再以寻常膏药盖之,其效如神。若遇大毒,须加升丹少许,和药末同掺,其升丹必要自制,市②中者不验。

升丹方:水银一两、白矾一两二钱、牙硝一两二钱,皮硝不可用。先将矾、硝二味研细,再入水银,用小广锅一只盛药,再以粗碗一只覆于锅上,用细白皮纸搓作纸索,醮水微湿,筑于碗口;另用细矾末掺纸上,再用生石膏粉满盖碗底,以铁秤锤压碗上毕,以大钉四枚钉入泥地,用硬炭烧三炷官香四围须用砖护住,火方有力,第一炷火文,第二炷火武一二炷香间须防走漏,第三炷火大武,当以扇拂之。冷定开视,而丹成矣丹在碗上,药渣弃去,不可用。

方书所言内痈,在概③详于肺、胃、大小肠,其他脏腑均略焉。吾乡有患肝痈者,医以为肺痈,服药后日就危笃④,延张梦庐学博视之,识为肝痈误治,卒⑤不能救药而殒。按《内经》云:期门⑥隐隐痛者肝疽,其上肉微起者肝痈。又云:肝痈两胠⑦满,卧则惊,不得小便。是其症亦尚易辨,特俗医不学,遂致杀人耳。陈远公云:肝痈在左而不在右,左胁之皮必见红紫色,而舌必见青色,治必平肝为主,佐以泻火去毒,宜化肝消毒汤,白芍、当归各三两,金银花五两,黑山栀五钱,生甘草三钱,水煎服。盖其治法与肺痈迥殊也。

王洪绪《外科全生集》论《冯氏锦囊》治阴疽以温补兼托,以为初起平塌,安可用托⑧,托则成功⑨。宜以溃为贵,即流注、瘰疬、恶核,倘有溃者,仍不取托,托则溃者虽敛,增者又何如耶?因立阳和汤以施治熟地一两、鹿角胶三钱、白芥子二钱、肉桂一钱、甘草一钱、麻黄五分、姜炭五分,遇平塌不痛大疽,倍加熟地。严兼三谓生平遵此法以治阴症,屡获奇验。尝于六月中治一男子,遍身热毒,而腹上独生一疽,平塌不痛。诊其脉沉微无力,乃用阳和汤加附子、黄耆服之,疽消而愈。盖热毒发于表,而表疽根于内,故必治其本焉。因思古方治一切痈疽,用仙方活命饮,未成者即消,已成者即溃,云是疮痈之圣药,

---

① 箨(tuò 拓):竹笋上一片一片的皮。
② 市:集市。
③ 在概:一在都。
④ 笃:甚。
⑤ 卒:终于,终究。
⑥ 期门:中医穴位名。位于胸部,当乳头直下,第六肋间隙,前正中线旁开4寸。
⑦ 胠(qū 区):腋下。
⑧ 托:托法是传统中医外科疮疡疾病中颇具特色的一种内治方法。一般认为是用补益气血和透脓的药物,扶助正气,托毒外出,以免毒邪内陷的治疗方法。
⑨ 成功:此指助成阴疽之势。

然以治阴疽，则有银花、赤芍、花粉、贝母等凉药，不若阳和汤专用温补，能消患于未萌也。

海宁许辛木部曹楗精医理，尤长于外科，所制膏丹，必购求良药，亲自研练，拯治危症甚多。尝言瘰疬一症，服药最难见效，外治亦鲜良方，王氏《全生集》①消核膏曾试用之，蕴热重者转致红肿，盖药品多毒烈也。因以控涎丹为主，加入麻黄煎成膏药，普施甚效。故友汤绪云又加入数味，嗣后②求者踵至。不独瘰疬，凡痰核、乳岩贴之，初起即消，久者纵不能消，亦不再大，妙在并无斑蝥、蜈蚣、全蝎等毒药，虽好肉贴之无损。石门某医之女，颈生瘰疬十余年，自为医治不效，且有溃者，闻部曹有自制消核膏，挽人求索。令未溃者贴此膏，已溃者贴阳和解凝膏见《全生集》，掺以九一丹。每次索膏必数十张，如是数月，未溃即消，已溃即敛，遂不复发，今嫁人有子女矣。此方治愈者众，其药用制甘遂二两、红芽大戟三两、白芥子八钱、麻黄四钱、生南星一两六钱、直天虫一两六钱、朴硝一两六钱、藤黄一两六钱、姜半夏一两六钱。九一丹，用降药九分，生石膏一分。

外科之症有与内科相似者，最宜详审。凡诸痈毒初起，恶寒发热，不可误认伤寒。又骨槽风不可误认牙痛，鹤膝风不可误认痛痹，痔血不可误认肠红，肺痈不可误认外感咳嗽，肠痈不可误认诸腹痛，此类尚多，不可悉数。

《质直谈耳》③载：旧青浦镇疡医陈天士，名驰四方，就医者日不下数十人，其药最秘者手治之，岁久毒气熏炙，晚年中拇间生恶疽，知不可疗。闻南去百五十里，地名潭中，有一叟精于针砭，恒自晦④，不欲以术自鸣，即易姓名疾赴其所乞治之。叟曰："此药毒也，君殆知医，向之中恶⑤深矣，不发则已，发必难治，非吾力所及也，盍⑥往质⑦诸⑧陈天士乎？"天士大恐，速归，疽遂溃，神昏而殁。余谓陈虽能医，技犹未精也。《秋灯丛话》⑨云：北贾贸易江南，喜食猪首，兼数人之量。有精于岐黄者见之，问其仆，曰每餐如是，已十有余年矣。医者云："病将作，凡药不能治也。"俟其归，尾⑩之北上，将以为奇货，久之无恙，复细询其仆，曰主人食后必

满饮松锣茶数瓯。医爽然曰："此毒惟松萝可解。"怅然而返。使陈能如此贾之豫⑪为防，何致成不治之症乎！

《外科正宗》一书，近世盛行，医者信而遵之，往往用披针⑫及三品一条枪等法，误人不少。是书徐灵胎有评本，余曾从陈载庵借录一过。后许辛木又加注释，属余为之校正，将以救世医之弊。已付刊矣，适逢寇乱中辍⑬，余所录之本亦毁于兵燹⑭。辛酉秋日，避难于东林山后，从汤欣庵借录副本，因摘录于此，俾⑮习外科者观之，庶⑯不为是书所误。《正宗》云："初起未成者，用披针当顶点入知痛处，出其恶血，通其疮窍，随插蟾酥条直至疮底见《脑疽论》后。"评云："此必死之法，误尽苍生，其不死者亦必卧床几月，服大补之药而后得安。"《正宗》云："披针当顶插入知痛处方止，随用蟾酥条插至孔底见神妙拔根方下。"又云："三日后加添插药，其根高肿作疼。"评云："凡疮未成者，一见血则毒走肌伤，轻者变重，重则必死，况又插入药条，以致痛极腐烂，断无消理，此等恶法，害人不浅。然此原云阴症当用此法，乃近人不知，不论阴症阳症、轻病重病，皆用此法，杀人无算。间有愈者，皆痛苦哀号，死里逃生。乃皆奉为金科玉律，举世皆然，无人救正，岂不伤心？"又评云：

---

① 王氏《全生集》：即上段所说的王洪绪的《外科全生集》。
② 嗣后：以后，此后。
③ 《质直谈耳》：清代嘉定人钱肇鳌于乾隆年间所撰的一部文言小说集。
④ 自晦：自隐才能，不使声名彰著。
⑤ 中恶：犹言中毒。
⑥ 盍：何不，兼词。
⑦ 质：询问。
⑧ 诸：之于，兼词。
⑨ 《秋灯丛话》：清人王椷所著的一部笔记小说。
⑩ 尾：尾随。
⑪ 豫：预先，事先。
⑫ 披针：《外科正宗》卷十二："披针……长二寸，阔二分半，圆梗扁身，剑脊锋尖，两边芒利……。"
⑬ 辍：中途停止。
⑭ 兵燹（xiǎn 显）：战火焚毁破坏之义。
⑮ 俾：使得。
⑯ 庶：或。

"用此法者,我目中已见杀数十人矣,即真阴症亦不宜用,况阴症千不得一,非平塌者即为阴症也。"评三品一条枪后云:"此治恶毒顽疮,间有可用。近日庸医不论何疮,俱用此法,杀人无算,深为可恨。制之人原只用以治不知痛痒,及死肌顽肉,谁知后世恶人,竟为必用之品,不可不归咎于作俑人也。"余因思周岷帆学士患瘤,为费某用三品一条枪致死见"医鉴"门,由于未见徐评故耳。医者专主一家之言,不知虚怀好学,博采精研,而欲免于误人也,岂可得哉?

**按**:脓窠疮是一种皮损部位较深在的化脓性皮肤病,愈后留有瘢痕。本病西医称之为深脓疱疮。多见于儿童。好发于小腿,其次为大腿、臀部和腰部。因素体气虚,脾虚不运,则湿浊内停,兼之湿热邪毒外袭所致。也有因蚊虫、跳蚤叮咬,或患其他瘙痒性皮肤病,搔抓损破染毒所致。

疥疮,由疥虫感染所致。又有"虫疥"、"脓疥"、"湿疥"、"脓窝疥"等名。自觉剧痒,夜间尤甚,皮疹好发于皮肤薄嫩的地方,以手指缝最为多见,呈针头大小的丘疹或水疱。

王洪绪的《外科全生集》具有独特的见解,创立了外科疾病以阴阳为主的辨证论治法则,公开家传秘方阳和汤、醒笑丸、小金丹、犀黄丸等,临床至今沿用,疗效卓著。

仙方活命饮,出自《校注妇人良方》。组成:白芷、贝母、防风、赤芍药、当归尾、甘草节、皂角刺、穿山甲、天花粉、乳香、没药、金银花、陈皮。用于阳证痈疡肿毒初起,痈肿未溃之前,若已溃则不可用。阴证疮疡忌用,脾胃本虚、气血不足者均应慎用。

无论外科疾病、内科疾病,明确诊断应为首务。尤其急症,当断不断,贻误病情,失之以治,错过良机,轻者变重,重者即殒。故医为"司命者",诚然也。

松萝茶属绿茶类,为历史名茶,创于明初,产于安徽松萝山,山高882米,茶园多分布在该山600~700米之间。此间气候温和,雨量充沛,常年云雾弥漫,土壤肥沃,土层深厚,所长茶树称"松萝种",树势较大,叶片肥厚,芽叶壮实,浓绿柔嫩,茸毛显露。其茶香气高爽,滋味浓厚,带有橄榄香味;汤色绿明,叶底绿嫩,具有较高的药用价值,古医书中多有记载。《本经逢原》云:"产徽者曰松萝,长于化食。"

三品一条枪。组成:明矾60克,白砒45克,雄黄7.2克,乳香3.6克。用于痔疮、瘘疮翻花、瘿瘤、瘰疬、疔疮、发背等腐肉不祛或有瘘管者。三品一条枪属于腐蚀药,用之必须谨慎,尤其对汞、砒过敏者,应禁用。

## 疔

《本草纲目》苍耳草虫治疔方,余以治多人,无不获效。其法于夏秋之交,取苍耳草茎憔悴有穴孔处,拍开取虫虫如蚕而小,长不过四五分,其行甚速,以纸包裹,置火炉上烘极干,藏瓶中,勿出气。用时研细末,掺在疔疮膏药药店有之中心,贴向疔疮头上先用银针向疔疮头上微挑开,当有水流出,阅六时许,疔根自拔。按《三因极一病证方论》有治一切疔肿神方:苍耳草根、茎、苗、子,但取一色便可用烧为灰,醋泔淀和如泥涂上,干即换之,不过十度,即能拔出根此法本《千金方》。又按刘云密《本草述》云:一切疔肿危困者,用苍耳根、叶捣,和小儿尿,绞汁冷服一升,日三服,拔根甚验。此二方余未经亲试,如用之获效,无事取虫伤物命矣,特识之。

痈疽宜灸,而疔独忌灸;痈疽药每用酒煎,而疔独忌酒,皆以其助火也。又治疔膏药忌用桐油纸,惟当有布;刺疔针忌用铜、铁,惟宜用银。

> 按：《本草纲目》曰：苍耳囊虫"治疔肿恶毒，或以麻油浸死收贮，每用一、二枚，捣敷，即时毒散，大有神效"。近人顾筱岩验方，药制苍耳子虫，用于提疔拔毒，主治一切疔疮未溃者。组成：苍耳子虫不拘多少，活时浸入生油中，摇晃，使沉入油中，七天后取虫，再浸入蓖麻油中，加朱砂至油色变红为度，入冰片少许。
>
> 痈，有毒邪壅塞气血之意，是指发生在皮肉之间的急性化脓性疾病。本病的特点是局部光软无头，红肿疼痛（少数初起皮色不变），发病迅速，多伴有恶寒、发热、口渴等全身症状。疽是为毒邪阻滞而致的化脓性疾病。其特征是初起如粟，不发热胀痛，易向四周扩大。凡皮肤厚而坚韧的地方都可发生，但多发于项后及背部。
>
> 痈生于皮肉，疽生于筋骨。痈易消、易溃、易敛；疽难消、难溃、难敛。痈疽是否用灸法，也要视病情而定。
>
> 疔是指发病迅速而且危险性较大的急性感染性疾病，多发生在颜面和手足等处。因其坚硬而根脚如钉，故名。特点为红，肿，热，痛。若处理不当，发于颜面者易引起走黄危证而危及生命。由于本病总以火热之毒为患，故忌灸法。

# 针　灸

"夏日宜灸"，汪石山驳正之，甚是。一近事尤堪为戒：钱塘陈氏子患哮，得一方，云夏日于日中灸背，当可见愈。如法行之，至深秋得伏暑症甚重，医治不效而卒。古者针灸之法与药并重，后世群①尚方剂，投药无功，始从事于针灸，又往往不能获效，或转增重，则以精此技者甚少，且未审病之宜针灸与否也。叶天士谓"针灸有泻无补，但治风寒中穴之实症"见《来苏集》批本，此言信然②。尝见有痈症挟虚，因针而转剧；痿症挟热，因灸而益重，是不可以不慎也。

《孟子》"求三年之艾"，赵氏注云："艾可以为灸人病，干久益善，故以为喻。"按《说文·火部》云："灸，灼也。从火久声。"俗读"炙"误也。

> 按：针刺和艾灸是两种不同的治疗方法。一般针刺多偏清泻，艾灸多偏温补。但也不能一概而论。针刺方法很多，其中就有补泻之分。艾灸所治疾病也较广泛。如《灵枢·官能》曰：凡"针所不为，灸之所宜"。值得注意的是，无论针刺或艾灸，临床都有禁忌，必须因人而宜。

# 药　品

新绛，《金匮》旋复汤用之治肝着，亦治妇人半产漏下。《本草纲目》独遗之。黄坤载《长沙药解》③言之较详，云：新绛味平，入足厥阴肝经，行经脉而通瘀涩，敛血海而止崩漏。又云：新绛利水渗湿，湿去则木达而血升，故能止崩漏。其诸主治，止崩漏、吐衄、泄痢诸血，除男子消渴，通产后淋沥。止血，烧灰存性研用；消渴、淋沥，煮汤温服。其云诸症消渴，皆缘土湿而不及于火，盖其生平深恶滋阴，故立言不免于偏也。

左牡蛎取壳以项向北，腹向南，视之口斜向东者为左顾。左顾者雄，右顾者雌、左盘龙鸽粪、左缠藤金银花，皆以左为贵。秦艽根有罗纹，亦以左旋者入药，右旋者令人发脚气病。卢子繇云："盖天道左旋，而人生气从之也。"

桃仁最易发胀。震泽某氏子甫十余岁，食之过多胀死，棺殓即殡之郊，逾年启棺焚葬，其尸覆卧棺中，手足皆作撑抵势。盖桃仁之性既过而苏，棺甚脆薄，得不闷死，转侧其身以求出，

---

① 群：多。
② 信然：确实如此。
③ 《长沙药解》：清代名医黄坤载撰，后收入《黄元御医学全书》。

力微,卒不能破棺而死耳。

猪肤,王海藏以为鲜猪皮;吴绶以为燖猪①时刮下黑肤;汪石山谓:"考《礼运》疏:革,肤内厚皮也;肤,革外薄皮也。则吴说为是。肤者肤浅之义。"谨按《御纂医宗金鉴》②方解云:猪肤者,乃革外之肤皮也,其体轻,其味咸。轻则能散,咸则入肾,故治少阴咽痛,是以解热中寓散之意也。诠释详明,可以括诸家之说矣。

麦冬,通胃络不去心,入养肺阴药则宜去心。陈载庵说其生平治验如此。

凡木之花皆五出,惟桂花四出,栀子花六出。桂乃月中之木,栀子即西域之檐葡也。桃、杏花六出者,子必双仁,食之杀人。

《伤寒论》之蜀漆,乃常山之茎也;《金匮要略》之泽漆,乃与大戟同类而各种也。今皆不以入药,惟草泽医人用以猫儿眼睛草治水蛊者,即泽漆也。

李东璧谓:"香薷乃夏日解表之药,犹冬月之用麻黄,气虚者尤不可多服。今人谓能解暑,概用代茶,误矣。"程氏钟龄谓:"香薷乃消暑要药,而方书称为散剂,俗称为夏日禁剂。夏既禁用,则当用于何时?此不经之说,致令良药受屈。"此二说程杏轩《医述》并载之。余谓李说为是,程说不可从。香薷虽非夏日禁剂,然惟阳气为阴邪所遏,用以发越阳气则宜,其余中暑之病,均不可用。今人夏月又有以藿香代茶者亦误,夏月可常服以涤暑者,惟陈青蒿耳。余每于秋仲采青蒿洗晒收藏,次年夏入甄煎露,用以代茶殊胜。

连翘功专泻心与小肠之热,《本经》及诸家本草并未言其除湿,惟朱丹溪谓除脾胃湿热,沈则施谓从苍术、黄柏则治湿热,而吴氏《本草从新》③又谓除三焦、大肠湿热,近世医家宗之,遂以为利湿要药。不知连翘之用有三:泻心经客热一也,去上焦诸热二也,为疮家圣药三也,此足以尽其功能矣。

枸杞子,诸家本草有谓其甘平者,有谓其苦寒者,有谓其微寒者,有谓其甘微温者,均未尝抉发④其理。惟张石顽《本经逢原》谓:味甘色赤,性温无疑。缘《本经》根、子合论无分,以致后人或言子性微寒、根性大寒,盖有感于一本无

寒热两殊之理。夫天之生物不齐,往往丰于此而啬于彼,如山茱萸之肉涩精,核滑精;当归之头止血,尾破血;橘实之皮涤痰,膜聚痰,不一而足。即炎帝之尝药,亦不过详气味形色,安有味色赤、形质滋腴之物性寒之理?其辨别独精胜于诸家。余壮岁服药,每用枸杞子必齿痛,中年后服之甚安。又尝验之肝病有火者,服枸杞子往往增剧,谓非性温之征耶?

张叔承《本草选》⑤,谓方书所用大枣,不分黑白,细详之,乃是红枣之大者,若黑枣则加蜜蒸过者。又谓今人蒸枣多用糖、蜜拌过,久食最损脾胃,助湿热也。窃意红枣力薄,和胃则宜;黑枣味厚,补中当用,似不得混同施治,至助湿热之说,理不可易,是以多食则齿生虫而致损也。

《龙木论》⑥治内障眼有五退散,用龙退蛇皮、蝉退、凤凰退乌鸡卵壳、佛退蚕纸、人退男子退发等分,一处同烧作灰,研为细末。每服一钱,用熟羊肝吃,不拘时候,日进三服。佛退、人退之名甚新,可补入药品异名中也。

竹箬从竹,而俗或从草作箬;青葙子从草,而俗或从竹作箱,皆误。

松之余气为茯苓,枫之余气为猪苓,竹之余气为雷丸,亦名竹苓。猪苓在《本经》中品,雷丸在下品,茯苓在上品,方药用之独多,以其得松之精英,久服可安魂养神、不饥延年也。又有橘苓,生于橘树,如蕈,可治乳痈,见赵恕轩《本草纲目拾遗》。

葛仙米乃山穴中石上为水所渍而成,楚、

---

① 燖(xún 寻)猪:将已宰杀的猪用开水烫后脱去毛。
② 《御纂医宗金鉴》:90 卷,是清政府组织太医院院判吴谦等编纂的一部大型医学丛书,共收医书 15 种。乾隆七年(公元 1742 年)由武英殿修书处刊行(即武英殿版),成为清代广为流行的医学教科书。
③ 《本草从新》:是清代医家吴仪洛在汪昂《本草备要》的基础上重订而成的一部药物学著作。吴仪洛,字遵程,浙江海盐人。
④ 抉发:发掘。
⑤ 《本草选》:明张三锡(叔承)《医学六要》之一。
⑥ 《龙木论》:又名《眼科龙木论》,四卷。隋、唐间人托名龙木(即龙树菩萨)撰。原书佚,佚文见《秘传眼科龙木论》之七十二证论中。

蜀、越深山中皆有之。龙青霖《食物考》谓清神解热，疗痰火，久服延年。《本草纲目拾遗》则谓性寒，不宜多食。按此物不入药用，只宜作羹，味殊鲜美。凡煮食者先入醋少许，方以滚水发之，则大而和软。

木之用，桑为多，曰叶、曰枝、曰花、曰椹、曰根皮、曰汁、曰耳、曰瘿、曰油、曰虫、曰寄生、曰螵蛸，凡十有二。果之用，莲为多，曰蕊、曰节、曰茎、曰叶、曰蒂、曰须、曰花、曰房、曰实、曰薏、曰汁、曰粉，亦十有二。二物皆有丝，一禀金气①，一得水精。《理虚元鉴》②谓"物性有全身上下纯粹无疵者，惟桑与莲"，良有以也③。

《金匮要略》王不留行散自注云：如风寒，桑东南根勿取之。后世注释家谓④：风寒表邪在经络，桑根下降，止利肺气，不能逐外邪，故勿取之。吴鞠通推阐其义：桑根之性下达而坚结，由肺下走肝肾者也，内伤不妨用之，外感则引邪入肝肾之阴，而咳嗽久不愈矣。地骨皮为枸杞之根，入下最深，力能至骨，有风寒外感者亦忌用之。其说详见《温病条辨》，可补诸家本草之阙。近世医士能细辨药性者少矣。丙辰秋，余戚吴氏妇偶感风寒，咳嗽气急，某医诊之，用桑白皮为君，咳嗽转剧。急令勿服，改用杏苏散加减乃愈。

万历间，陆祖愚⑤见《三世医验》治沈姓妻疫病垂危，其邻邵南桥助银两许⑥，以备殡殓之资。陆谓以其半易人参，此妇尚可生。乃以白虎合生脉二剂，用人参五钱。服后病势减半，于前方加白芍，止用人参一钱，服四剂而愈。此可想见其时参价之贱，今之贫人遇病，如需一两参，非银十余两不可，虽有良医，将如之何？

杏仁润肺利气，宜汤浸去皮、尖，麸炒黄；若治风寒病，则宜连皮、尖生用，取其发散也。今人概去皮尖，殆未达此意耳。

服参不投者，服生莱菔。姚浣云⑦《本草分经》谓服山查可解。《本草纲目拾遗》谓栗子壳煎汤服，解参之力尤胜。余谓疾之轻者犹可解，重则无药可解，要在审所当用，勿妄投而已。

玉簪、凤仙，《本草纲目》入毒草部。玉簪之毒在根，凤仙之毒在子，皆能透骨损齿。又如珍珠兰、茉莉等，其根亦皆有毒杀人。

烟草明季始有之，其种出于淡巴⑧国，流入吕宋⑨国，转入闽，闽石马镇产者最良。诸家《本草》皆载入毒草门。《汇言》谓："偶有食之，其气闭闷，昏溃如死，其非善物可知。"《备要》谓："火气熏灼，耗血损年。取其所长，惟辟瘴除秽而已。"今人嗜此者众，烟肆之多，几于酒肆埒⑩。虽不若鸦片烟之为害甚烈，然能耗肺气、伤阴血，凡患咳嗽、哮喘、虚损吐血、气虚火炎等症，尤宜远之。

轻粉辛燥有毒，以治杨梅疮，奏效虽捷，而毒气窜入筋骨，变生他疾，为害无穷。大风子之治疠风亦然，制方药者其⑪慎之。

《本草》谓栀子生用泻火，炒黑止血。《临证指南》治外感证多用黑山栀。黄退庵云：近多炒用，用生者绝少。余按仲景栀子汤，有"病人旧⑫微溏不可与服"之禁，盖以其苦寒也，若炒黑则寒性减，无论旧溏与否，皆可服矣。此所以用生者少欤。

药物来自海外者甚多，中国之药亦有遐方⑬所宝重者，如西戎之需茶，唐古忒⑭之需大

---

① 秉金气：金气，秋气也。医方多用经霜桑叶，故云秉金气。
② 《理虚元鉴》：明代医家汪绮石撰。汪绮石世称绮石先生，履贯欠详。
③ 良有以也：的确是有理由啊！良，确实。以，原因、理由。
④ "后世注释家谓"数语：乃是沈明宗注语。沈氏字目南，号秋湄，清代医家，槜李（浙江嘉兴一带）人。曾编注《伤寒六经辨证治法》、《张仲景金匮要略》等书。
⑤ 陆祖愚：明代医家陆士龙字祖愚，三世业医，与祖陆岳（字养愚）、父陆桂（字肖愚）皆著有医案，合为《陆氏三世医验》五卷，又名《习医钤法》。
⑥ 两许：一两左右。
⑦ 姚浣云：清代医药学家姚澜，字浣云，号维摩和尚。山阴人。著有《本草分经》。
⑧ 淡巴：古国名。即今西班牙。
⑨ 吕宋：古国名。即今菲律宾。
⑩ 埒（liè 列）：同等。
⑪ 其：希望。
⑫ 旧：以前。
⑬ 遐方：远方，指位处远方之外国。
⑭ 唐古忒：清代文献中对青藏地区及当地藏族的称谓。忒，也作"特"。

黄，日本之需僵蚕是也。又往时专城①入贡者，特市②土茯苓，一时价昂百倍。见《钱塘县志》。

薄荷气清轻，而升散最甚，老人、病人均不可多服。台州罗镜涵体质素健，年逾七旬，偶患感冒无汗，以薄荷数钱煎汤服之，汗出不止而死。舅氏周愚堂先生桢，患症忡甫痊，偶啖薄荷糕，即气喘、自汗、不得寐，药中重用参、耆乃安。

药中所用橡实，其木之名称，《诗经》曰栎曰栩、曰柞曰棫不结实者名棫、《尔雅》③又曰杼。橡实，一名皂斗，俗称野栗子，涩肠止痢，功胜罂粟。杭州学廨④旁有一大株，夏日阴浓，藉以避暑，深秋结实繁茂，凉风吹堕，扑檐抛屋，终夜有声，颇耐清听。

卢子繇《本草乘雅半偈》备称茶之功用，采录古今名家论说以为谱，因谓常食令人瘦，去人脂，倍人力，悦人志，益人意思⑤，开人聋瞽⑥，畅人四肢，舒人百节，消人烦闷，使人能诵无忘，不寐而惺寂⑦。章杏云《调疾饮食辨》则谓茶耗人精血，有消无息，欲使举世不饮，实难劝喻，惟饮宜清，忌多忌浓，或以他草木之可煎饮者⑧代之尤妙。若夫渴症及诸热症发渴者多饮之，病更难愈。又谓古不专以茶作饮，故《尔雅》注疏但云可作羹饮，并"代茶"两字无之。由是观之，《茶经》⑨、《茶录》⑩，明理人不屑垒挂诸齿颊矣。二说迥殊，当以章说为正，如不能以他草木代之，则"宜少宜清"之言切宜遵守。章又谓俗尚陈茶，仅隔年或二年止矣，乃竟有陈至五七年、一二十年者，能令人失音或暴死，盖凡物过陈者皆有毒也。此说亦世所罕知者。

杨希洛⑪《本草经解要考证》，谓萎蕤、漆叶治阴虚，兼令人有子，即华佗漆叶青粘散。青粘世无能识，或云黄精之正叶，或云即萎蕤也。然吾乡有两老儒，先后服此方皆致殒。或云漆叶乃五加皮叶，《本经》名豺漆也。里⑫有兵子臂痛不能挽弓，或教用萎蕤一斤、五加皮浸酒，饮尽自健旺胜常，岂古方正尔，《纲目》殆误附漆树耶。漆本有毒，《本经》久服轻身，及《抱朴子》通神长生，皆难信。有割漆人误覆漆，遍体疮，至莫救，向在山中亲见，况服食乎！陶宏景云"生漆毒烈"是也。古无用叶者，故气味缺

《纲目》殆因古方臆立主治耳。余按以五加皮叶为漆叶，前此所未闻，然二物气类迥别，是以应验亦殊，明理之士自当舍漆叶而取五加皮。究之古方药品，最宜详审，不可过信前人之说，为所误也。

《本草纲目拾遗》有鸡神水，云可明目去障，制法择大萝卜一个，开大孔，须近茎一头开，勿在根边方可活，孔内入鸡蛋一枚，种地上，使其叶长成。取鸡蛋内水点眼，其目如童。《重庆堂随笔》又载制赛空青法，冬至日取大萝卜一枚，开盖挖空，入新生紫壳鸡卵一个在内，盖仍嵌好，埋净土中，均四五尺深，到夏至日取出，用女人衣具包裹，藏瓷器中，否则恐遇雷电被龙摄去也。卵内黄白摇成清水，用点诸目疾，虽瞽者可以复明。二法并可试用，录之。

救逆汤之用蜀漆，柯韵伯疑之。邹润庵谓：脉浮，热，反灸之，此为实，实以虚治，因火而动，必咽燥吐血。可见脉浮被火，应至吐血，今更吐之，是速其血耳⑬。矧⑭《千金》、《外台》两书，非疫非疟，不用是物，则是方之有舛⑮误无疑。吴中方大章燮，则谓蜀漆乃蜀黍之误，古漆字无水旁，与黍相似故也。黍为心谷，用以救惊狂起

① 专城：指主宰一城的州牧、太守等地方长官。
② 市：买。
③ 《尔雅》：我国现存最早一部词典。晋代郭璞作注，宋代邢昺作疏。
④ 廨(xiè 谢)：原书作"廨"，"校注本"误作"癣"，属形讹。廨，旧指官吏办公的地方。
⑤ 意思：同义复用。
⑥ 瞽(gǔ 鼓)：原指目盲，此指眼界小。
⑦ 惺寂：惺，清醒；寂，此指安详闲静。
⑧ 他草木之可煎饮者：即"可煎饮之他草木"。定语后置。他，别的。
⑨ 《茶经》：唐代陆羽撰。论茶之性状、产地、采制及烹饮之法，是我国最早的论茶专著。
⑩ 《茶录》：宋代蔡襄撰，上下二篇，论茶、器及烹法。《文献通考》作《试茶录》。
⑪ 杨希洛：明代人，生平不详，所撰《本草经解要考证》已佚。今存他和夏惟勤一起整理的《明目至宝》，该书作者未详。
⑫ 里：里弄，街巷。
⑬ 是速其血耳：这样更加快了患者吐血。
⑭ 矧(shěn 审)：何况。
⑮ 舛(chuǎn 喘)：错误。

卧不安者，取其温中而涩肠胃，协龙、牡成宁神镇脱之功也。说见《瘦吟医赘》。

草药形状相类者甚多，如宕芋似何手乌，钩吻似黄精，透山根似藨芜，天葵①似石龙芮，鸡冠子似青葙子，赤柳草根似茜草根等，不胜枚举。良毒各殊，服食家均宜慎辨。

何首乌具人形者不可多得，得而服之，可以益寿，然亦有不尽然者。汤芷卿用中《翼駧稗编》云：吴江秀才某，见邻翁锄地，得二首乌如人形，以钱二千买之，用赤豆如法制食，未数日，腹泻死。此岂气体有未合欤？抑首乌或挟毒物之气能害人也。服食之当慎也，观于此而益信。

费星甫《西吴蚕略》所述头二蚕，较《本草》诸注家为详备，录于此：头二蚕即蚖珍②也。《周礼·夏官》司马职禁原蚕③。注云：原，再也。《字书》作"厵"。《本草》有晚蚕沙、晚僵蚕等目，皆未详辨，遂误以初蚕再出为晚蚕、原蚕矣。不知其种迥别，凡二蚕茧蛾生种，谓之头二蚕种，次年清明后即养之，名头二蚕，时头蚕尚未出也。其眠、其老甚速，才两旬即收茧，时头蚕甫④大眠也。出蛾生子，是谓二蚕种。凡养头二蚕皆甚少，无缫丝者，其茧壳、茧黄、蚕沙皆入药。其僵者尤不可得，治痘有回生之功，盖时方春杪⑤蚕，亦得清淑⑥之气，故堪治疾，殆⑦"珍"之名所尤起欤。《本草》所载专指此，即《周礼》"原"字之义未必不指此。又云：二蚕始称晚蚕，出于头蚕登簇⑧之际，饲以二叶，自眠至老，皆值黄梅时候，郁蒸日甚，蝇蚋蛄嘬，臭秽生蛆，性偏热有毒，其茧、其丝价亦较廉。凡所弃余⑨，仅以肥田，从未入药。余按今药肆所售蚕沙、僵蚕，大抵皆出于头蚕耳，药类鲜真，此其一也。

獐乳性热补阳，虚寒体弱者服之，获效甚捷。余戚王祉亭居长兴和平山中，言其地产獐，取乳恒在夏月，土人⑩伺有獐处，逐去母獐捕乳獐杀之，以肠胃曝干，取乳凝结成块，每两可售钱一千。作伪者每以牛、羊等乳代之，求之肆中，鲜有真者矣。

表兄周星舫明经士煌，在洞庭东山授徒，言山中郑祉仪家兰花绝盛，传有治难产方最灵，采素心兰花阴干收藏，临用以一二泡汤饮之。又言山中有黄天竺子，泡汤饮之，治肝气极效。余按天竺子只见红色者，黄色则未之见，星舫言山中人亦甚贵重，此种不多得也。

辣茄性大热。章杏云《调疾饮食辨》以为近数十年群嗜之，食者十之七八父母嗜食辛热，其精血必热，故遗害于儿女。饮食以冲淡和平为正，醲⑪厚之味，久必伤生；毒劣之物，嗜之损寿。乃⑫食此而不尽夭者，以体无内热也，若有内热，死安能不速耶？其言可谓切至。以此推之，非独辣茄不当嗜也，凡胡椒、生姜、韭、蒜等辛温之品，皆足以劫阴而伤生，慎毋多食。

许辛木云：阿魏最难得真。诸书皆言极臭，恐防作吐，盖肆中皆以胡蒜白伪造也。余有友人贻以塔尔巴哈台⑬阿魏精，其色黑中带黄，并不甚臭，舐之气味极清，不作恶心，乃知真品，因自不同。江浙去西番万里，而肆中所售阿魏甚贱，其伪可知，且极臭伤胃，有损无益，勿用可也。余谓药之无真，如桑寄生、川郁金、化州陈皮之类，求之肆中，悉皆他物，以之治病，必不见效，均当勿用。

冬雪水腊雪更佳救时疫大热症，获效最速。余在杭州，每遇冬雪，即取藏坛中。咸丰戊午四月，舆夫王姓发热身肿，呕吐不食，心口大热，似有一大块塞住胸间，病逾十余日，已危笃。其妻来求药，乃以雪水与之，饮一大碗，即安睡半时

---

① 葵：原书作"炙"，今据文义改。
② 蚖珍："蚖"疑作"蚖"。按蚖字未见有蚕义，《字汇补》引《续博物志》曰："蚕四月绩者，名蚖。"
③ 司马职禁原蚕：《周礼·夏官·马质》："若有马讼，则听之。禁原蚕者。"《淮南子·泰族》"原蚕一岁再收，非不利也；然而王法禁之者，为其残桑也。"
④ 甫：刚刚。
⑤ 春杪（miǎo秒）：春末。杪，树梢，引为"末"义。
⑥ 清淑：清和。
⑦ 殆：恐怕，大概。
⑧ 登簇：使熟蚕上草束吐丝结茧。又名上簇、上山。
⑨ 余：剩。
⑩ 土人：当地人。
⑪ 醲（nóng农）：通"浓"。
⑫ 乃：然而。
⑬ 塔尔巴哈台：今新疆塔城。

许，遍身大汗，身凉思食而痊。时其邻祝氏妇，怀孕数月，亦患热症甚剧，王氏妇以所余雪水令饮，亦即热退获痊。

方书言白果食满千枚①者死，以其壅气也。由此推之，凡菱、芋、南瓜等滞气之物，俱不可多食，病人尤忌。

楝根皮出土者杀人。《续名医类案》中毒门，谓楝树根出土者杀人。朱氏子腹痛，取楝子东南根煎汤服之，少顷而绝。余按《本草》谓楝树雄者根赤，有毒杀人；雌者色白，入药用。是楝根之有毒，不得仅以出土者概之矣。

缪仲淳《广笔记》，方药有用紫河车、胎元、孩儿骨、化尸场烧过人骨等。其为《本草》注疏，复备言天灵盖、人胞、初生脐带之功效，未免有伤阴德，不若《本草纲目》之于人骨、人胞、天灵盖深以残忍为戒。然胪然列气味主治及方，似当概从删削，详述用之者有损而无益，庶几为仁人之言乎。

今之所云沙苑蒺藜，即古之白蒺藜；今之所云白蒺藜，乃古之茨蒺藜也。今之所云木通，即古之通草；今之所云通草，乃古之通脱木也。今之所云广木香，即古之青木香；今之所云青木香，乃古之马兜铃也。岐黄家用药，岂得泥古而不从今耶？

周乙藜尝患遍体发细瘰甚痒，以枸骨叶煎汤代茶，服之获痊。按枸骨一名猫儿刺，俗名十大功劳，味苦甘平，叶生五刺，九月结子，色正赤。《本草汇言》称其去风湿，活血气，利筋骨，健腰脚。《本经逢原》称其活血散瘀，又能填补髓藏，固敛精血。今方士每用数斤去刺，入红枣二三斤，熬膏蜜收，治劳伤失血痿软，往往获效，以其能调养气血，而无伤中之寒②也。盖其功用至宏，而医者概不以入汤剂，屈此良药矣。

《广阳杂记》③云：余昔在杭，遇一满洲老人，双目皆矇④，药不能立时奏效。有货⑤空青者，其人酬以重价，将用之矣，始问之余⑥，余曰：此物生铜坑中，必铜精也。铜性能伐肝，有余之症，目无不愈。今公年老而脉症俱虚，当用温补之品，若用此，当无益有损。其人且信且疑，乃破青取水，先点右目，一夜大痛，目精爆

焠⑦，始悔不用余言，而犹赖余获全其左目也。后用养肝滋阴之剂，将及一载，左目复明。观此益知审症用药，辨品宜精，未可轻用也。

梧桐入药者少，然有二方可传。泄泻不止，服诸药罔效⑧者，用梧桐叶煎汤浴足，大有神效《海上仙方》。疝气，常食梧桐子效《齐有堂医案》。

神黄豆，诸家本草不载，惟见于叶大椿⑨《痘学真传》，云：神黄豆种出云南，能稀痘，生熟各一，甘草汤咀服。然不若梁晋竹孝廉绍壬《两般秋雨庵随笔》所述为详，云神黄豆产滇之南徼⑩西彝⑪中，形如槐角子，视常豆稍巨，用筒瓦火焙去黑壳，碾细末，白水下之，可除小儿痘毒。服法以每月初二、十六日为期，半岁服半粒，一岁一粒，递加至三岁三粒，则终身不出矣。或曰按二十四气服之，以二十四粒为度。

芭蕉根汁，治疗走黄甚效。震泽钮某患疔，食猪肉走黄肿甚。其妻向余室人求方，令取芭蕉根捣汁一宫碗灌之，即肿消而痊，次日入市逍遥矣。且不独可治疗，凡热毒甚者，亦能疗之。妹婿周心泉家之妪唐姓，夏患热疖，至秋未已，自头至足，连生不断，令饮汁一茶钟，热毒渐消而愈。

粤人喜啖槟榔，谓可辟瘴，而不知其益少损多。吴人喜啖草麻子，往往种之成林，采曝炒食，此尤当戒，盖其性辛热，泻人元气，隐受其害者多矣此药本草列毒草门，且食此者一生不得食炒豆，犯之即胀死。乡愚无知，食之每习以为常，可慨也。

---

① 千枚：原书作"白枚"，"校注本"作"千枚"，未审所据，疑误。
② 寒：据文义似当作"患"。
③ 《广阳杂记》：清代学者、思想家刘献廷（1648～1695）所撰。献廷字君贤，号继庄，别号广阳子，直隶大兴（北京）人，"广阳学派"创始人。
④ 矇（méng 蒙）：盲，失明。
⑤ 货：卖。
⑥ 始问之余：才就这事情请教我。
⑦ 焠（cuì 脆）：灼烧。
⑧ 罔效：无效。
⑨ 叶大椿：清代医家叶桂之侄，撰《痘学真传》。
⑩ 徼（jiào 叫）：边界，边境。
⑪ 彝：彝族。

葱、蜜同食杀人,世皆知之;韭与蜜糖同食,亦能杀人,则知之者鲜矣见黄暗斋《折肱漫录》。

**按**:《金匮要略·五脏风寒积聚病脉证并治》曰:"肝着,其人常欲蹈其胸上,先未苦时,但欲饮热,旋覆花汤主之。"其方由旋覆花、葱、新绛组成。肝着,指肝脏受邪而疏泄失职,其经脉气血郁滞,着而不行,以致胸胁痞闷不舒甚或胀痛、刺痛为主症的一类疾病。新绛,陶弘景认为系由茜草染成。茜草,《本草纲目》云:"气温行滞,味酸入肝而咸走血,专于行血活血。"

猪肤,《长沙药解》载:"猪肤,利咽喉而消肿痛,清心肺而除烦满。《伤寒》猪肤汤治少阴病下利咽痛,胸满心烦者,猪肤、白蜜清金而止痛,润燥而除烦,白粉涩滑溏而收泄利也。肺金清凉而司皮毛,猪肤善于清肺,肺气清降,浮火归根,则咽痛与烦满自平也。"《随息居饮食谱》谓:"猪皮即肤也,猪肤甘凉清虚热,治下利、心烦、咽痛,今医罕用此药矣。若无心烦、咽痛兼症者,是寒滑下利,不宜用此。"

蜀漆,为虎耳草科植物黄常山的嫩枝叶。功用:除痰,截疟,消癥瘕积聚。《金匮要略》蜀漆散,治多寒者之牝疟:蜀漆(洗去腥)、云母(烧二日夜)、龙骨等分。《药征续编》云:"凡仲景之治动也,共活法有三:有胸腹之动,则以牡蛎治之;有脐下之动,则以龙骨治之;有胸腹脐下之动剧,则以蜀漆治之。此为仲景治动之三活法矣。故仲景之方,有以蜀漆配之牡蛎者,或有配之龙骨者,或有配之龙骨、牡蛎者,是又仲景用蜀漆之法也。本论不载此法者,盖属脱误,故晋、唐以来,无有知蜀漆之功者。"

泽漆,别名五朵云、猫儿眼睛草,为大戟科植物泽漆的全草。功效:利水消肿,消痰,杀虫,清热解毒。《本草纲目》曰:"泽漆利水,功类大戟,然大戟根、苗皆有毒,泄人;而泽漆根硬不可用,苗亦无毒。"《神农本草经》云治"大腹水气,四肢面目浮肿"。《本草经集注》载:小豆为之使,恶薯蓣。配白术,泽漆利水消肿、补脾制水;配半夏,燥湿化痰,降逆止咳;配矮地茶,化痰止咳、止痰;配黄药子,清热解毒,散结消瘿。

香薷,为唇形科植物海州香薷的带花全草。《本草纲目》曰:"暑有乘凉饮冷,致阳气为阴邪所遏,遂病头痛发热恶寒,烦躁口渴,或吐或泻,或霍乱者,宜用此药,以发越阳气,散水和脾……盖香薷乃夏月解表之药,如冬月之用麻黄,气虚者尤不可多服。而今人不知暑伤元气,不拘有病无病,概用代茶,谓能辟暑,真痴人说梦也。"青蒿,《本草新编》云能"退暑热",但也有禁忌。《本草通玄》云:"胃寒者,不敢投也。"

枸杞属蔓生灌木,根、苗、叶、子功用不同。果实称枸杞子,根皮称地骨皮。《本草纲目》云:"窃谓枸杞苗叶,味苦甘而气凉,根味甘淡气寒,子味甘气平,气味既殊,则功用当别。"正如《本草汇言》所言:"枸杞能使气可充,血可补,阳可生,阴可长,火可降,风湿可去,有十全之妙用焉。"

佛退:即蚕退,为家蚕蛾卵子孵化后之卵壳。《本草纲目》记载:"治目中翳障及痘疮。"

茯苓,为多孔菌科真菌茯苓的干燥菌核。多寄生于松科植物赤松或马尾松等树根上,野生或栽培。《广西中药志》名"松木薯"、"松苓"。具有利水渗湿健脾宁心的作用。猪苓,为多孔菌科真菌猪苓的菌核。生长在山林中桦、枫、柞、槭等树之根上。主要功效利水渗湿。

葛仙米,又称地耳。为念珠藻科植物葛仙米之藻体。传说晋葛洪隐居乏粮时,曾采以为食,故名。葛仙米性味甘、淡、寒,有清热明目作用,能治目赤红肿、夜盲症、烫伤。食疗常用,口感甚佳。似木耳之脆,但比木耳更嫩；如粉皮之软，但比粉皮为脆，润而不滞，滑而不腻，有一种特有的爽适感。可炒食、凉拌、熘、烩、作羹等。

玉簪，为双子叶植物药百合科植物紫玉簪的根茎。功效为消肿止痛、固崩止带、消痈化结。近代医学家张寿颐说："玉簪根性质，据《纲目》下骨鲠，涂痈肿，取齿牙，颇与急性子约略相近。颐尝采鲜根捣自然汁，晒干作小丸，治牙痛欲落者，以一丸嵌痛处，听其自化，一丸不落，再嵌二、三次，无不自落，而无痛苦，确验。又吾乡有齿痛甚剧者，闻人言玉簪根汁点牙自落，乃捣汁漱口，不一月而全口之齿无一存者。此是实事，可证此物透骨之猛，且其人年仅三十余也。"

凤仙子即急性子，为凤仙花科植物凤仙的种子。《本草纲目》云："治产难，积块，噎膈，下骨鲠，透骨通窍。"又云："凤仙子，其性急速，故能透骨软坚，庖人烹鱼肉，硬者投数粒即易软烂，是其验也。缘其透骨，最能损齿，与玉簪根同，凡服者不可着齿也，多用亦戟人咽。"

大风子即大枫子，为大风子科植物大风子的成熟种子。辛、热、有毒。《本草纲目》云："主风癣疥癞，杨梅诸疮，攻毒杀虫。"种子中所含大风子油早已用于治疗麻风病，但因毒性大，疗效又不显著，现较少用。

阿魏为伞形科植物新疆阿魏等的树脂，始见于《唐本草》。含挥发油、树脂及树胶等。味苦、辛，性温。消积、杀虫，治肉积、虫积、痞块、久疟、痫疾等症。品种较多，《本草纲目》称："阿魏有草木二种，草者出西域……木者出南番。"《酉阳杂俎》载："阿魏，出伽阇郁国，即北天竺也。伽阇郁呼为形虞。亦出波斯国，波斯国呼为阿虞。树长八、九丈，皮色青黄，三月生叶，叶形似鼠耳，无花实，断其枝，汁出如饴，久乃坚凝，名阿魏。"

白果为银杏科植物银杏的种子。性平，味甘、苦、涩。功能敛肺定喘，止带浊，缩小便。用于痰多喘咳、带下白浊、遗尿尿频等证。白果中含有氢氰酸、白果酸等，炒食或煮食过量可中毒。致毒量差异较大，小儿7至150粒，成人40至300粒不等。中毒出现在服后1～12小时，症状为发热、呕吐、腹痛、泄泻、昏迷、惊厥、呼吸困难，或感觉障碍、下肢瘫痪。严重者可因呼吸衰竭而死亡。《上海常用中草药》以生甘草二两，或白果壳一两，水煎服解其毒。

楝根皮之毒全在所含苦楝素。中毒轻者，头晕头痛，恶心呕吐、思睡腹痛；甚者呼吸中枢麻痹，类似莨菪类植物中毒，并见内脏出血、中毒性肝炎、精神失常、视力障碍等症，严重者死亡。

空青，为碳酸盐类矿物蓝铜矿的矿石，成球形或中空者。甘酸，寒。有小毒。功用：明目，去翳，利窍。治青盲，雀目，翳膜内障，赤眼肿痛，中风口㖞，手臂不仁，头风，耳聋。

神黄豆，又名回回豆，为豆科植物节果决明的果实。《纲目拾遗》云："稀痘，解毒。"《纲目拾遗》宝笈方又云：用神黄豆，按一岁一粒，剥去外壳并内皮，将瓦焙熟一半，留生一半，芫荽汤调服。毒重者稀，毒轻者更稀，十余岁者亦不过七粒。倘未出痘者，亦如法以水调服之，竟不出痘。

芭蕉根，甘淡，大寒，无毒。清热止渴，利尿通淋。治天行热病，烦闷，消渴，黄疸，水肿，脚气，血淋，血崩，白带，痈肿，疔疮，丹毒，赤游风疹，胎动不安。内服煎汤或捣汁，外用捣敷、捣汁涂或煎水含漱。

槟榔为棕榈科植物槟榔的种子。苦辛，温。杀虫，破积，下气，行水。治虫积、食滞，疟疾，水肿，脚气，痰癖等。过量槟榔碱引起流涎、呕吐、利尿、昏睡及惊厥。如系内服引起者可用过锰酸钾溶液洗胃，并注射阿托品。

蓖麻子中含蓖麻毒蛋白及蓖麻碱,特别是前者,可引起中毒。小儿服2～7粒可引起中毒、致死,成人20粒可致死。中毒症状为头痛、发热、吐泻、无尿、黄疸、冷汗、痉挛等。中毒多为生食者。

## 食 忌

《本草》云:多食韭,神昏目暗;多食葱,神昏发落,虚气上冲;多食莱菔动气;多食芥菜,昏目动风发气。又云:虚人食笋多致疾;浙人食匏瓜多吐泻;马齿苋菜大者,妊妇食之堕胎。此类不可胜数,寻常蔬菜亦足为患,其他可知,养生家所以必慎食物也。

石门赵屏山明经宗藩自宁波旋①里,过绍兴,访友于郡城。一仆家在城外,乞假归省,途中买鳝鱼至家,使其妻烹之,适其邻人来视,遂留共食,食毕皆口渴腹痛叫号,移时而死,其身化为血水,仅存发骨,识者谓误食斜耕而然。赵次日俟仆不至,遣人往问,始知其故,遂终身不食鳝。余按鳝身尾皆圆,斜耕身尾皆扁,口有二须,可以此为辨。然鳝有昂头出水二三寸者,为他物所变,其毒亦能杀人,养生家宜慎用之。

山谷产菌,种类不一,食之有种毒者,往往杀人,盖蛇虺②毒气所蕴也。咸丰五年六月初三日,乌程县施家桥吴如玉之母,山中采菌甚多,族人吴聚昌之妻乞而分之,炒熟以佐夜饭,其子媳与女同食之,二更后,呕吐腹痛,至天明四肢抖缩,肉跳齿咬,四人同时殒命,如玉之母亦食之而死。鸡食吐出之物,顷刻即毙,剖视腹中,只有硬肝,余皆腐成青汁。夫山人食菌,本为常事,麦熟及寒露时,菌甚多,味极美,苏州有熬成油者,预为持斋③过夏之需,取其鲜也。今吴姓家食菌而死者五人,可谓奇惨。乌程杨毅亭封翁炳谦,特为作记刊传以示戒,言若必欲食之,须用银器同煮须久置待冷试验,银有青黑色者,断不可食。如中其毒,饮以粪汁可解。又地浆水亦可解毒,其法于墙阴地掘二三尺深,以水倾入搅匀,取上面澄清水冷饮之。按《东林山志》云:五月雨水浸淫④之时,蕈生于山谷,惟淡红色、黄色者无毒可食。寒露生者色白,名寒露蕈,亦无毒可食。其大红者、黑者有毒杀人,人或中之⑤,食粪汁可解。又《卫生录》云:蕈上有毛,下面光而无纹者,及仰卷赤色者,或色黑及煮不熟者,并不可食。《物理小识》⑥云:以灯心和蕈煮,或以银簪淬⑦之,灯心与簪黑色者,即有毒。《清异录》⑧云:湖湘⑨习⑩为毒药以中⑪人,其法取大蛇虺之,厚用茅草盖罨⑫,几旬则生菌,菌发根自蛇骨出,候肥盛采之,令干捣末,糁酒食茶汤中,遇者无不泉壤⑬,世人号为休休散。观此,则菌之生自蕴毒者往往有之,服食家可不慎欤?

**按**:马齿苋具有加强子宫收缩的作用。药理实验表明,马齿苋水提液及其分离结晶氯化钾对豚鼠、大鼠及家兔离体子宫,犬的在位子宫皆有明显的兴奋作用。

## 酒

许元仲⑭《三异笔谈》,谓蔡孝廉焜素不饮酒,公车北上,苦寒饮烧春⑮甘之⑯,遂非此不饮,如是

---

① 旋里:返回故乡。
② 虺(huǐ悔):毒蛇,俗你土虺蛇、大毒蛇。泛指蛇类。
③ 持斋:遵行佛教戒律不茹荤食。
④ 浸淫:雨、泪、汗等不断落下或流淌。
⑤ 中之:指误食它。
⑥ 《物理小识》:是由明末清初学问家方以智撰写,他的两个儿子数学家方中通、学者方中履及天文学家揭暄合作注的一部综合性的科学巨著。
⑦ 淬(cuì脆):淬火。
⑧ 《清异录》:北宋人陶谷杂采隋唐至五代典故所写的一部随笔集。
⑨ 湖湘:指湖南省洞庭湖和湘江地带。此指湖湘之人。
⑩ 习:常常。
⑪ 中:毒,害。
⑫ 罨(yǎn眼):覆盖。
⑬ 泉壤:犹泉下,地下。指入墓。
⑭ 许元仲:字小欧,清松江(今属上海)人。撰有《三异笔谈》。
⑮ 烧春:酒名。
⑯ 甘之:以之为甘。意动用法。

者二十余年。一夕扃①户寝,晌午犹不起,家人抉扉②而入,室中瀹然③,衾帐皆焦,半身尽矣,手犹握烟管,竟与《本草》所载倚马焚身事同。盖烟火引线,倏④如爆竹之发耳。又会稽陈端甫学博庆儒言,其同乡某生,酒户⑤甚大,一夕饮烧酒满罂⑥,复吸水烟,忽火自腹发,骨肉半成焦炭,嗜烧酒者可以为戒。

> **按**：《内经》首篇《素问·上古天真论》曰："今时之人……以酒为浆,以妄为常,醉以入房,以欲竭其精……故半百而衰也。"《饮膳正要》中说："酒味苦甘辛,大热有毒……少饮尤佳,多饮伤神损寿,易人本性,其毒甚也。醉饮过度,丧生之源。"李时珍在《本草纲目》中云："过饮败胃伤胆,丧心损寿,甚者黑肠腐胃而死"；"过饮不节,杀人顷刻"。古人的告诫,世人应谨记。

## 鸦片烟

鸦片烟为害甚巨,有大土、小土之分。大土出于外国,《三异笔谈》述之详晰,云余在永嘉知⑦库书,张元龙犯此,欲绳⑧之,诉曰:已绝此二年,曾以办船料渡海,至苏禄国⑨,亲见鸦片本质,故毅然不敢食耳。询知其详,云国俗皆裸葬,一亩之地,百族共之,积累百年,其地之值⑩不资⑪矣。造法,先掘土数丈,筑其底极坚,并四旁亦筑,取掘出之土捣之极细,筛之极净,曝之极干,乃于城中铺石灰一层,加土一层,罂粟瓣一层,糯米粥一层,覆以芦席,盖以毡,再压以板,自春徂⑫秋而成,以金易土,价目倍蓰⑬。然大约吸数百年前陈人之膏血,故一见誓死不再食也。绝之之法,以十全大补汤加鸦片灰,俟瘾⑭发时服之,初甚委顿⑮,渐服渐愈,两月余复初。

吴晓钲言,其族叔椿龄,习岐黄家言。乙卯秋,以时疾卒。其司⑯会计者曰吴梅阁,性不羁,吸洋烟。偶至友人倪梅岑家,倪适他出,假寐以俟,忽梦椿龄至曰："子将有难,能戒鸦片烟则免,余授此方。"出一红纸示之,上书"人参、枳椇子、赤糖各一钱,每日煎汤服之"十六字,戒曰："七日不见烟具,则瘾绝矣,毋蹈故辙也。"醒后依方服之,果效。晓钲素执无鬼论者,及闻梅阁口述是事,乃信史迁⑰有物之言,洵不诬也。余按人参补肺气,赤糖消烟积,用之甚当；枳椇子世第知其解酒毒,然陈藏器言其解渴除烦,去膈上热,润五脏,功用同蜂⑱蜜,则其所长,不第能治酒病也。况鸦片烟性热燥烈,视酒尤甚,用此治之,殊有至理。

> **按**：鸦片,俗称大烟、烟土。为罂粟科植物罂粟果实中的液汁凝固而成。为医学上的麻醉性镇痛药。元朝时,中医对罂粟的巨大副作用已有初步的认识,建议慎用。长期吸食鸦片,可使人先天免疫力丧失,极易感染各种疾病,可引起体质严重衰弱及精神颓废,寿命也会缩短,过量吸食鸦片可引起急性中毒,可因呼吸抑制而死亡。

---

① 扃(jiōng)户:闭户。
② 抉扉:撬开门户。
③ 瀹(wěng)然:指酒气浓浊。
④ 倏:忽然。
⑤ 酒户:酒量。古称酒量大者为大户或上户,不能多饮的称小户或下户。
⑥ 罂:古代一种腹大口小的容器。
⑦ 知:掌管。
⑧ 绳:制裁。
⑨ 苏禄国:菲律宾古国。位于今苏禄群岛,由400多个岛屿组成。
⑩ 值:数值,数量。
⑪ 不资:不可计数。
⑫ 徂(cú):至,到。
⑬ 蓰(xǐ):五倍为蓰。
⑭ 瘾:原书作"朋"。"朋"字或通"瘾",或有"瘾"字未明,今以通行字正之。
⑮ 委顿:萎靡不振。
⑯ 司:管理。
⑰ 史迁:指做过太史令的司马迁。
⑱ 蜂:原书作"烽",当属形讹,今据文义改。

## 杂 方

杭州汪铁樵①士骧传方,用野鸡脚雌雄成对,瓦上焙干,研极细末,磁瓶收藏。凡脚跟为钉鞋迭伤而烂,及腿膝等处磕破者,以此敷之,即结痂而愈。因忆山东青驼寺吹津膏,治脚跟伤最灵,今得此方,无事②远求矣。

太乙紫金锭方,出于《道藏》,元人所辑《卫济宝书》③续添方中载之,名曰神仙解毒万病丸,则以为喻良能④方,葛丞祖传。方后详载各症治引,并可救自缢落水用冷不磨遽下云。绍兴府帅有施此药者,渠⑤一子溺水已死,用其法救之遂苏。

治瘟疫浮肿大头温⑥,用黑豆二合⑦炒熟、炙草二寸,水二碗煎汤,时时呷之,即所谓靖康异人方也。靖康二年,京师大疫,有异人书此方。此外约略举之,如《圣济总录》⑧治赤白痢,用黑豆半升,炒去皮,为末四合;甘草一两,绵裹,入湖水三升,煎一升,分二服。《洪氏集验方》⑨治脚肿,用黑豆、甘草煎汤服之。《寿亲养老新书》治老人、小儿冬月诸热,用大黑豆三升洗净、甘草三两细锉,水六升,煮令烂熟,时时与三、五十颗与食之,汁亦可服。吴晓钲《活人一术》云:解丹药毒,以黑豆、甘草煎汤饮之。此方用之用⑩甚广,皆取其解毒清热。刘松峰云"甘草炙则带补,宜用生者",信然。

《圣济总录》大活络丹,与近世所传回生再造丸药味大同小异。大活络丹五十味,与再造丸异者八味:白花蛇、乌梢蛇、草乌、贯众、木香、沉香、水安息香、黄芩是也。再造丸五十六味,与大活络丹异者十四味:川芎一两、黄耆一两二钱、白芷一两、桑寄生一两、海南香一两、草蔻仁一两、天竺黄一两、草薢八钱、红花八钱、姜黄一两、朱砂一两、琥珀一两、蕲蛇四两、穿山甲四两是也。二方所皆有者四十二味:人参一两、白术八钱、茯苓一两、炙草一两、熟地一两二钱、赤芍八钱、当归一两、首乌一两、肉桂一两二钱、附子八钱、麻黄一两、防风一两、威灵仙一两、细辛一两、羌活二两、葛根一两、天麻一两、僵蚕一两、乳香一两、没药一两、丁香一两、藿香一两、香附八钱、青皮八钱、乌药八钱、松香六钱、白蔻仁八钱、骨碎补一两、元参八钱、川连一两、大黄一两、血竭八钱、胆星一两、龟版一两、虎胫骨一对、犀角八钱、两头尖一两、牛黄三钱、全蝎一两五钱、地龙八钱、冰片二钱、麝香八钱,制末蜜丸,每粒重一钱二分,金箔为衣,阴干蜡壳封固。此方治中风瘫痪、痿痹痰厥、拘挛疼痛、满身麻木、痈疽流注⑪、跌扑损伤、小儿惊痫、妇人停经等症。《尊生八笺》⑫曰:年过四十,当预服十数服,至老不生疯疾;年过六十不宜服。徐灵胎谓顽痰恶风、热毒瘀血入于经络,非此方不能透达,凡治肢体大症必备之药也。《洄溪医案》云:治虚痰流注均效。方书亦有活络丹,只用地龙、乳香等五六味,乃治实邪之方也。

余以痒寓杭州,以剃头为业,留心医学。言其先世习疡医,虽遗书散失,而记忆秘方尚多,有治脚蛀方最灵,用炉甘石六钱,象皮、龙骨各三钱,冰片一钱,轻粉三分,炉底少许外科烧升丹

---

① 汪铁樵:汪士骧,字铁樵,清代诗人、书法家,钱塘人。袭世职,授杭州营千总。
② 无事:无须,没有必要。
③ 《卫济宝书》:宋代一部外科著作。作者佚名,东轩居士增注。原书一卷,共二十二篇,已佚,《四库全书》辑有残卷本。
④ 喻良能:字叔奇,宋代义乌人。进士出身,历迁工部郎中、太常寺丞,以朝请大夫致仕。撰有《诸经讲义》、《香山集》、《家帚编》。
⑤ 渠:他的。
⑥ 大头温:即大头瘟,是一种感受风温时毒所致的急性外感热病。
⑦ 合(gě 葛):容量单位,市制十合为一升。
⑧ 《圣济总录》:原名《政和圣济总录》。是宋徽宗时由政府主持,对历代医籍、民间验方和医家献方进行整理汇编而成的一部官修医学著作。
⑨ 《洪氏集验方》:是宋代洪遵撰辑的一部中医方剂类著作。洪遵(1120~1174),字景严,号小隐,南宋时期钱币学家,鄱阳(今江西波阳)人。所著《泉志》,为现存最早的钱币学著作。
⑩ 用:原书无此"用"字,"校注本"误衍。
⑪ 流注:是发生在肌肉深部的以转移性、多发性脓肿为表现的全身感染性疾病。
⑫ 《尊生八笺》:明代养生家、戏曲作家高濂所著的一部养生专著。濂字深甫,号瑞南,钱塘人。尚撰有《玉簪记》、《节孝记》、《雅尚斋诗草》、《芳芷楼词》等书。

之炉底，杂货店有之，共研细末糁之，神效。脚烂而痒，有水，不能行步，俗名脚蛀，南方人多有此疾。脚蛀糁明矾末，痒不能止，反增疼痛。余家传方用老烟末糁之，燥湿止痒，亦颇应验。

同邑郑拙言学博凤锵，性喜单方，言其经验最灵者有四。道光壬寅年，馆乐平①汪军门②道诚家，粪门前、肾囊后起一坚块，渐觉疼痛，虚寒虚热时作，案头有《同寿录》③，检一方云：跨马痈初起，用甘草五钱，酒、水各一碗煎服。如方服之，块渐软，次日略出清水，不数日全愈。从兄珊瑚家一婢，年十六七，忽身起红晕，有若热痱弗者，由背渐及胸，饮食少进。识者云："此蛇缠也，至心坎不可救矣。"偶检《回生集》④，有一方，用粪杓⑤俗呼料子上断箍取其年久用多，不必定欲断者，新瓦上煅存性，香油调抹。令试之，不数日痂脱，健饭⑥如常。治喉风神效方，用青梅浸食盐出水，取大蜒蚰入其中，不拘多少。甲午秋闱⑦闻捷，日设馔以待报子⑧，内一人忽喉痛如鲠，势甚危。取所制蜒蚰梅令咽一枚，平复如常，晚间已能啖饭矣。端午日午时，收取晚蚕蛾俗名头二蚕不拘多少，置竹筒中，用纸密缄，挂当风处，须雨淋日晒，不到四十九日。后遇人有竹木刺入肉不能出者，用此研末，拌津唾涂患处，刺立出。同里蔡晴江家一媪，手被竹刺，疼痛不能洗衣，以此涂之即痊。

一新婚者患疾，诸医以虚治之，补剂杂进，体日殆⑨。名医沈耿文桐乡县人，居后珠村视之，见卧室中妆奁甚多，皆新漆饰成，曰："此乃为漆气所伤俗名漆咬，非病也。"令于木工家取杉木屑煎汤洗之，复投解漆毒之药，不日⑩霍然⑪。按《坤元是保》⑫云：尝有新婚人漆咬，认作发风毒症，不知乃新漆嫁事所触也，以明矾煎浓拭之，三四次即效。沈之见正与相同。

休宁汪生作云，年甫⑬成童⑭，忽患肠红，晨起必大下一次，血多粪少。阅两月余，日渐消瘦。有人传方：白木耳水煮淡食，日食一钱。未⑮及一两全愈。药苟对症，何必以多为贵哉！

误食头发成瘕瘢，胸间如有虫上下去来，古方以入土旧木梳菌煎汤饮之，此物不可得。一主用雄黄五钱，水调服。辨是症者，更以好饮油

为凭，每饮四五升方快意，盖以入胃中，血裹化为虫也。

先友钱林上舍坛，性至孝，母徐孺人素患风湿，频发不愈。石林百计医治，觅得海风藤花，配红枣，以陈酒煮饮，服之获效，遂常服焉，病不复发，寿至八十余。海宁蒋寅昉⑯焴，偶患火丹，两臂红肿而疼，诸药不效，后得一方，用百合研末，白糖共捣烂，敷之即痊。此方医者罕见，价廉而效速，可传也。

方书言肝胃气痛，用玫瑰花阴干冲汤代茶服。汤芷卿入龙眼肉成膏，愈吴洛生大令⑰之母脘痛。一则入脾和血，一则入肝行血，补泄均宜，所以获效。

《保寿堂经验方》三卷，明刘天和⑱撰。方皆精当，其治泄泻少进饮食方尤为简妙，用糯米一升，水浸一宿，沥干燥，漫火炒令极热，磨细罗⑲过如飞面，将怀庆山药一两，碾末入米粉内。每日清晨用半盏，再入沙糖一茶匙，胡椒末少许，将极滚汤调食，其味极佳，且不厌人，大有

---

① 乐平：地名，今山西晋阳县。
② 军门：清代对提督或总兵加提督衔者的尊称。
③ 《同寿录》：清代医家项天瑞增辑《曹氏经验良方》而成，取寿域同登之义。天瑞字友清，歙县人。
④ 《回生集》：清代医家陈杰撰辑，陈杰，号乐天纵，古北口（今北京密云县）人。
⑤ 杓（sháo 勺）：勺子。
⑥ 健饭：指食量大，食欲好。
⑦ 秋闱：秋天举行考试的场院。特指科举制度的乡试，因在秋季举行，故称。
⑧ 报子：旧时给得官、升官、考试得中的人家报喜而讨赏钱的人。
⑨ 殆：危。
⑩ 不日：不到一天，指很快。
⑪ 霍然：此指疾病痊愈之迅速。
⑫ 《坤元是保》：宋代医家薛轩所撰的一部妇科著作，仅有抄本传世。薛轩字仲昂，里贯欠详。
⑬ 甫：刚刚。
⑭ 成童：古时通常年满十五岁始称成童。
⑮ 未：原书作"未"，"校注本"误为"末"，属形近而讹。
⑯ 寅昉：原书误为"寅肪"，今改正之。
⑰ 大令：古时县官多称令，后以大令为对县官的敬称。
⑱ 刘天和：明代医家，字养和，号松石，麻城人。正德年间进士，曾官至右副都御史、南京户部尚书，后告老归里。所辑有《保寿堂经验方》及《幼科类萃》。
⑲ 罗：筛。

资补。久服之，精寒不能成孕者亦孕，盖有山药在内故也。此是一秘方，勿轻视之。

余家工人吴法才患大脚风。余母周太孺人①传有单方，用海桐皮、防己、片姜黄、原蚕沙各三钱，苍术二钱，煎汤熏洗，日三四次，获愈此方治愈者已多。愈后因行路过多，两脚腐烂，诸药不瘥，周太孺人令以古墓石灰细末掺之即愈。后以治烂腿，无不愈者。

古厌胜法有用以治病获效者，《百一选方》②云：密以净纸书本郡太守姓名，灯上烧灰，汤调下即产。沈从先③曰：余尝见书正人君子姓名，烧灰调下治产难，用净帐珍重束男左女右臂，治鬼疟最灵。又闽人迄今皆书龙江林先生姓名，诸怪症皆治，即《选方》遗意也。吴江徐娱亭传一治疟法亦效，以云片糕一片，书"黄帝颛顼④之神位"七字，更以一片合之，勿使见字，令于发疟前二时食之。

> **按**：太乙紫金锭源自宋代王璆《百一选方》，又名玉枢丹、解毒万病丸，明代《外科精要》始称紫金锭，由五倍子、山慈姑各20克，千金子霜10克，麝香3克，红大戟15克组成。明代陈实功《外科正宗》在上方中加入雄黄、朱砂各3克。清代顾世澄《疡医大全》又减五倍子量为10克。中国药典一部（1995年版）在顾氏处方上减雄黄量为2克，加朱砂量为4克。紫金锭制法为处方中七味药研细后混匀，再用蒸熟的糯米和药，压制成锭。《百一选方》谓：本方可解诸毒，疗诸疮，利关窍，治百病。
>
> 《备急千金要方》曰："甘草解百药毒，此实如汤沃雪，有同神妙，有人中乌头、巴豆毒，甘草入腹即定……方称大豆汁解百药毒，余每试之，大悬绝不及甘草，又能加之为甘豆汤，其验尤奇。"
>
> 《本经疏证》曰："甘草之用生、用炙，确有不同，大率除邪气、治金创、解毒，皆宜生用。缓中、补虚、止渴，宜炙用。"《药品化义》曰："甘草，生用凉而泻火，主散表邪，消痈肿，利咽痛，解百药毒，除胃炽热，去尿管痛，此甘凉除热之力也。炙用温而补中，主脾虚滑泻，寒热咳嗽，气短困倦，劳役虚损，此甘温助脾之功也。"
>
> 大活络丹、小活络丹均出自《和剂局方》。小活络丹由制川乌、制草乌、地龙、乳香、没药、南星等药制成。功能温经散寒，除湿祛风，通络止痛，常用于风寒湿痹证所致四肢拘挛、筋骨疼痛等症。大活络丹祛风扶正，活络止痛，适用于中风瘫痪，痿痹，痰厥阴疽等。
>
> 漆咬，指因感受漆毒而发生的皮肤病。该病因禀性畏漆，感受漆气而成。症见皮肤突然燉热作痒，起小丘疹和水疱，患处抓破后则糜烂流水，重者可遍及全身各处，并伴见形寒，发热，头痛，纳差等全身症状。内治宜清热解毒，可内服化斑解毒汤或用黄连解毒汤加银花、蝉衣、荆芥、苦参。外治可用鬼箭羽、生地榆等量煎水待温湿敷，三白散撒布。
>
> 黑木耳凉血、止血，治肠风、血痢、血淋、崩漏、痔疮。《日用本草》云："治肠澼下血，又凉血。"《随息居饮食谱》曰："补气耐饥，活血，治跌仆伤。凡崩淋血痢，痔患肠风，常食可瘳。"
>
> 白木耳主要作用润肺滋阴。《增订伪药条辨》曰："治肺热肺燥，干咳痰嗽，衄血，咳血，痰中带血。"
>
> 海风藤为胡椒科植物风藤的干燥藤茎。海风藤花，花单性，雌雄异株，穗状花序，无花被，苞片圆形，盾状，雄蕊3枚，雌

---

① 太孺人：犹言"太夫人"。
② 《百一选方》：又名《是斋百一选方》。南宋时山阴人王璆（字孟玉，号是斋）所撰。
③ 沈从先：明吴人沈野之字。平生嗜饮工诗，以教授里中以自给，有《卧雪》、《闭门》、《燃枝》、《榕城》诸集。医著有《暴证知要》。
④ 颛顼：黄帝之孙，昌意之子。号高阳氏。

蕊1枚。治疗风湿多用海风藤。

玫瑰花系蔷薇科植物玫瑰初放的花，性温、味甘微苦，入肝、脾经。功用：疏肝和胃，活血止痛。《本草正义》言"玫瑰花，香气最浓，清而不浊，和而不猛，柔肝醒胃，流气活血，宣通窒滞而绝无辛温刚燥之弊，断推气分药之中，最有捷效而最为驯良者，芳香诸品，殆无其匹"。《本草纲目拾遗》治肝胃气痛，以玫瑰花阴干，冲汤代茶服。

龙眼肉，《药品化义》称为桂圆。益心脾，补气血，安神。《开宝本草》曰："归脾而能益智。"治虚劳羸弱，失眠，健忘，惊悸，怔忡。内有痰火及湿滞停饮者忌服。

## 质　正

《宋史·庞安常传》、《明史·凌云传》，皆载治产妇胎不下，隔腹针儿手而得生。《扬州府志》之记殷矩、《嘉兴府志》之记孙浦，则产妇皆已死，见其血而令启棺，隔腹针之而复生。此于情理未合，不足深信。

《曲礼》①云："医不三世，不服其药。"郑氏注云②："慎物齐也。"孔氏疏云："凡人病疾，盖以筋血不调，故服药以治之。其药不慎于物，必无其征，故宜戒之。择其父子相承至三世也，是慎物调齐也。又说云：'三世者，一曰《黄帝针灸》，二曰《神农本草》，三曰《素女脉诀》，又云《夫子脉诀》。若不习此三世之书，不得服食其药'。然郑云'慎物齐也'，则非为《本草》、《针经》、《脉诀》，于理不当，其义非也。"按此则所谓三世者，注疏因主父子相承之说也。近世有专主通于三世之书，而以三世相承为俗解之误，殆未读注疏耳。且经书文义虽古，而辞无不达，既谓通于三世之书，何以不明言之，而曰"医不三世"，故作此不了③语以炫惑④后世乎？

王朴庄⑤谓："古方一两者，今之七分六厘；一升者，今之六杓七秒。"《东医宝鉴》谓："古方一两者，今之三钱二分五厘；一升者，今之二合五杓。"如仲景炙甘草汤，药料最多，共四十六两，用酒七升、水八升，准于王说，为今之三两四钱九分六厘，今之七合有零，则酒、水太少，如《东医宝鉴》之说，为今之十四两九钱五分，今之三升七合五杓，则药料太多。似当从王之两数、《东医宝鉴》之升数，乃为得之。

湖州费星甫《野语》云：儒医张梦庐之舅氏沈翁，以外科著，有女大腹隆起，中有结块，俨⑥若私胎，迁延日久，腹益膨脝⑦。梦庐诊其脉曰："此乃肠痈，无术以治之，危矣。"沈遂悟，扶女足踹板凳之两头，出其不意，将女腹重踢，倒地昏晕，其痈内破，脓从大、小便出数斗，遂按法疗治获痊。余谓肠痈脓已成者，《金匮》、《千金》皆有成法可遵，何必出奇行险以治之，且经云：肠痈为病不可惊，惊则肠断而死。此女患痈日久，又加之以重踢，其肠有不断乎？此传讹之辞，未可信也。

《夷坚志》⑧谓台州狱囚遭讯拷，肺伤呕血，用白及为末，米饮⑨日服。后其囚凌迟⑩，刽者剖其胸，见肺间窍穴数十处，皆白及填补，色犹不变。此说李东璧采入《本草纲目》，医家皆信之，独进贤舒驰远《伤寒集注》谓隔诸脊骨，不得伤肺，何肺拷坏而骨不坏耶？且白及由食管入胃，不得由气管入肺，其诳显然云云⑪。因思古方催生用鼠肾丸、兔脑丸，云其药从儿手中

---

① 《曲礼》：《仪礼》的别名，是春秋、战国时期部分礼制的汇编。
② "郑氏注云"几句：见《礼记正义》一书。汉郑玄注，唐孔颖达正义。
③ 不了：不明了。
④ 炫惑：迷乱，困惑。
⑤ 王朴庄：清人王丙，字绳孙，号朴庄。吴县人。儒而精医，有《朴庄遗书十种》。按，王丙为陆懋修外曾祖。《朴庄遗书十种》中有《古方权量考》，其说出此。
⑥ 俨：宛如。
⑦ 膨脝：腹部膨大貌。亦作"膨亨"。
⑧ 《夷坚志》：宋洪迈（1123～1202）著。迈字景卢，号容斋，鄱阳人。进士出身，曾任翰林学士、端明殿学士等职。博学淹贯，尚撰有《容斋随笔》，并辑《万首唐人绝句》。
⑨ 米饮：米汤。
⑩ 凌迟：也作"陵迟"，又称"剐刑"。俗话称之为千刀万剐或鱼鳞剐，是古代一种最残酷的死刑。
⑪ 云云：如此等等。

出，由舒氏之说推之，则胎在肠外，药入胃中，何以得入儿手乎？然观徐灵胎医案横泾钱氏女腿痈成管，管中有饭粒流出；长兴周氏子臂疽经年，所食米粒有从疽中出者。又《槐西杂志》①治折伤接骨，用开元通宝②钱烧而醋淬，研细为末，以酒调下，铜末自结而为圈，周束③折处。曾以折足鸡试之果然。此皆理之不可解者，是则昔人之说，未可竟斥为非矣。

张鷟《朝野佥载》④云：洛州有士人患应声，语即喉中应之。良医张文仲⑤令取《本草》读之，皆应，至其所畏者即无声，乃录取药，合和为丸服之，应时而止。其后《遁斋闲览》⑥载杨勔腹中应声，读《本草》至雷丸不应，服数粒而愈。《泊宅编》载毛景喉中有物应声，诵《本草》至蓝不应，饮汁吐虫而愈。其说皆为方书所征引，窃意⑦虫之应声，乖声所感，非有知觉之灵，岂能闻所畏之物而遂不作声乎？殆皆小说家附会之辞。

《灵枢经》谓人呼吸定息，气行六寸，一日夜行八百一十丈，计一万三千五百息。何西池以为伪说，人一日夜岂止一万三千五百息。余尝静坐数息，以时辰表验之，每刻约二百四十息，一日夜百刻，当有二万四千息。虽人之息长短不同，而相去不甚远，必不止一万三千五百息，然则何氏之说为不虚，而《经》所云未足据矣。"尽信书不如无书，"此之谓也⑧。

哕、嗳之说，诸家各异，王氏《准绳》⑨援据《内经》，正李东垣、王海藏以哕为干呕、陈无择以哕为咳逆之误，而从成无己、许叔微之说，以哕为噫气，此可为定论。徐灵胎批《临症指南》噫嗳篇云：噫，即呃逆，病者最忌；嗳，为饱食气，非病也，何可并为一证？王孟英《潜斋医话》訾之，谓噫不读为如字，乃"于介"切，饱食息也。以噫、嗳名篇，于义实赘。徐氏误作二种，殊⑩失考。况噫有不因饱食而作者，亦病也。仲景立旋复代赭汤，治病后噫气。徐氏误噫为哕，谓即呃逆。盖此汤原可推广而用，凡呕吐、呃逆之属，中虚寒饮为病者皆可治。余尝以治噫气频年者数人，投之辄愈，益见徐氏之仅泥为饱食气未当也。是盖宗王氏之说，而其义更融

澈⑪矣。

> **按**：白及，功用补肺，止血，消肿，生肌，敛疮。《本草汇言》曰："白及，敛气，渗痰，止血，消痈之药也。此药质极粘腻，性极收涩，味苦气寒，善入肺经。凡肺叶破损，因热壅血瘀而成疾者，以此研末日服，能坚敛肺脏，封填破损，痈肿可消，溃败可托，死肌可去，脓血可洁，有托旧生新之妙用也。"
>
> 自然铜为天然硫化铁矿石。味辛、性平。入肝经。功效散瘀、接骨、止痛。《本草纲目》云："自然铜接骨之功，与铜屑同，不可诬也。但接骨之后，不可常服，即便理气活血可尔。"据现代药理研究，自然铜药液中含大量锌、铜、铁、锰、钙等元素，增强了生物力学强度，促进新骨生成，从而促进骨髓自身及其周围血液中网状细胞和血红蛋白增生。

---

① 《槐西杂志》：清代学者、文学家纪昀所撰《阅微草堂笔记》中第十一卷卷名。纪昀（1724～1805）字晓岚，一字春帆。直隶献县（今属河北）人。乾隆进士，官至礼部尚书、协办大学士。谥文达。曾任四库全书馆总纂官，纂定《四库全书总目提要》。余尚有《纪文达公遗集》等。
② 开元通宝：古钱币名，唐高祖武德四年开始铸造。币面有"开元通宝"四字，俗多回环读作"开通元宝"。为后世铜币以通宝或元宝为名的由来。开元义为开创新纪元，非指年号。
③ 周束：缠束，箍住。
④ 《朝野佥载》：一部记隋、唐朝野故事遗闻的书，旧题张鷟撰。鷟，字文举，自号浮休子。唐陆泽人。进士出身，累官至学士。
⑤ 张文仲：唐代御医，洛阳人，生卒年代不详。
⑥ 《遁斋闲览》：宋人范正敏著。
⑦ 窃意：私下考虑。
⑧ 此之谓也：谓此也。宾语前置。
⑨ 王氏《准绳》：指明代医家王肯堂的《证治准绳》。
⑩ 殊：特别。
⑪ 融澈：通达。同义复用。

 # 跋

　　余于癸巳秋，得桐乡陆定圃先生《冷庐杂识》书板，既已补其残损，订正以行世矣。先生精于医，《识》中所采岐黄家言正复不少。窃以先生于医学必有所心得，爰益①购求先生之遗书。于乙未春，得《再续名医类案》若干卷，继又得《冷庐医话》若干卷，俱手抄本未付梓②者。《医案》采摭③繁富，足补江、魏二书④之未备；《医话》则专以辨证为主，凡述一证，必推究其虚实源委，而指摘医家利弊，言多精凿。自序谓"摭拾闻见，以自达其意之所欲云"。噫！岂易言欤！余以便取携。暇日拟再订正《医案》，续以行世。时光绪二十三年太岁在强圉作噩⑤季冬⑥之月，乌程庞元澂⑦跋。

---

① 爰益：于是进一步。
② 付梓：古时用木板印刷，在木板上刻字叫梓，因此把稿件交付刊印叫付梓。
③ 摭（zhí值）：选取，收集。
④ 江、魏二书：指江瓘的《名医类案》和魏之琇的《续名医类案》。
⑤ 太岁在强圉作噩：太岁，古天文学假设的星名，与岁星（木星）相应。古人以为岁星十二年一周天，因分黄道为十二，以岁星所在部分作岁名。但岁星自西行东，与将黄道分十二支的方向相反，故假设太岁作与岁星实际运行相反之方向运动，而以每年太岁所在部分纪年，如太岁在寅，称摄提格；在卯，称单阏等。后更配以十奶阳，组成六十干支，用以纪年。"强圉作噩"，岁阳"强圉"为丁，岁阴"作噩"为酉，即丁酉年（光绪二十三年，公元1897年）。
⑥ 季冬：冬季的最后一个月，即农历十二月。
⑦ 澂：今简化为"澄"。

### 附：冷庐医话补编

清·桐乡　陆以湉定圃氏著
鄞县　曹赤电炳章编述

# 弁言①

　　陆定圃,桐乡积学士,兼擅医术,识见超人。凡研核学识,必穷理索奥,务达其旨。于是随笔记述,分门别类,成《冷庐医话》五卷。光绪二十三年,乌程庞元澂为之刊行,早已脍炙人口。先生于咸丰五年时,又著《冷庐杂识》八卷。其中采撷岐黄家言,正复不少,俱心得实录,精凿可珍。爰②为别类摘辑,间加③附注发明,名曰《冷庐医话补编》,附刊其后,俾益臻美备④,近辑《中国医学大成》,将正补全书,列入医话丛刊,以广其传⑤,而于吾道尤不无小补焉。丙子三月编者志。

---

① 弁言:序言,序文。
② 爰:于是。
③ 间加:间或添加。
④ 俾益臻美备:使得进一步趋于完善。俾,使。
⑤ 广其传:使其传播更为广泛。

# 目 录

## 冷庐医话补编

医 范 …………………………… 317
　医宗四大家 ………………… 317
　何书田 ……………………… 317
　张梦庐 ……………………… 317
　《赤水玄珠》 ……………… 318
　《难经经释》 ……………… 318
　《医学源流论》 …………… 318
选 案 …………………………… 318
　《续名医类案》 …………… 318
　学医宜慎 …………………… 319
录 方 …………………………… 319
　干霍乱治法 ………………… 319
　苦参子治休息痢 …………… 319
　蜈蚣入腹 …………………… 319
　青腿牙疳方 ………………… 320
　目疾秘方 …………………… 320
　治疮秘方 …………………… 320
　汤火伤方 …………………… 320
　巴鲫膏 ……………………… 320
　五圣丹 ……………………… 321
　沈妪传方 …………………… 321
　许秀山传方 ………………… 321

　家传单方 …………………… 322
　禁咒治病法 ………………… 322
　油污衣方 …………………… 322
宜 忌 …………………………… 322
　食 忌 ……………………… 322
　药 忌 ……………………… 323
　饧 …………………………… 323
　常食之物 …………………… 324
　饑饥饿解 …………………… 324
博 物 …………………………… 324
　麒 麟 ……………………… 324
　麈角解 ……………………… 324
　鼠 …………………………… 324
　猴 经 ……………………… 325
　鲥 鱼 ……………………… 325
　蠼 螋 ……………………… 325
　苍耳子虫 …………………… 325
　孑孓虫 ……………………… 326
　槟 榔 ……………………… 326
　檇 李 ……………………… 326
　火浣布凤首木火油 ………… 326
　自然气化 …………………… 326
　须发早白 …………………… 327

# 冷庐医话补编

## 医 范

### 医宗四大家

新安罗养斋浩《医经余论》云：医宗四大家之说起于明代，谓张、刘、李、朱也。李士材辈指张为仲景，不知仲景乃医中之圣，非后贤所及，况时代不同，安得平列？所谓张者，盖指子和也。观丹溪《脉因症治》①，遇一症必首列河间、戴人、东垣之说，余无所及。其断症立方，亦皆不外是，知丹溪意中专以三家为重。《格致余论》著补阴之理，正发三家所未发。由是攻邪则刘、张堪宗，培养则李、朱已尽，皆能不依傍前人，各舒己见，且同系金、元间人，四大家之称由是而得耳。此说足以正数百年相传之讹。

[炳章按]金元四大家，以刘河间、张子和、李东垣、朱丹溪为是。仲景乃创始方剂疗病之祖，为医中之圣。四大家继起发明，亦不愧为医贤。且仲景学说，得中正之道，无偏寒偏热之弊。

### 何书田

青浦何书田茂才其伟，居北簳山下。工诗，家世能医。书田益精其业，名满大江南北。侯官林文忠公则徐抚苏时，得软脚病，何治之获痊，赠以联云："菊井活人真寿客，簳山编集老诗豪。"由是投分甚密，而何介节②自持，未尝干③以私，人皆重之。

[炳章按]何公法从叶派，善能变化。著有《医药妙谛》三卷，其自著方，皆从经验发明，叙病源病状，亦据实际。治虚痨各法，颇得叶氏心法，言简意赅，切合实用。炳拟刊入《续编医学大成》中。

### 张梦庐

同邑张梦庐学博千里，医名隆赫④。道光间，应闽浙总督无锡孙文靖公之聘，至闽时，公患水胀已剧，犹笃信草泽医，服攻水之药，自谓可痊。张乃详论病情，反复数千言，劝其止药。私谓其僚属曰："元气已竭，难延至旬日矣。"越七日果卒。其论大略云："专科以草药为丸、为醴，峻剂逐水，或从两足滂溢，或从大肠直泻。所用之药虽秘不肯泄，然投剂少而见效速，其猛利可知。夫用药犹用兵，攻守之法，参伍错综，必主于有利而无弊。从未有病经两年，发已数次，不辨病之浅深、体之虚实，只以峻下一法为可屡投而屡效者。盖此症之起，初因饮啖兼人，胃强脾弱，继则忧劳过度，气竭肝伤。流之壅，由乎源之塞，若再守饮食之厉禁⑤，进暴突⑥之劫剂，不啻⑦剿寇用兵，而无节制，则兵反为寇；济师无饷，而专驱迫，则民尽为仇。公何忍以千金之躯，轻供孤注之掷耶？彼草泽无知，守一己之师传，图侥幸于万一，以治藜藿劳形之法，概施诸君民倚赖之身，效则国之福，不效则虽食其肉，犹可逭⑧乎？此余之所痛心疾首，而进停药之说也。"语殊切直⑨，特录之以告世之溺惑于庸医者。张有谒孙宫保句云："身思报国仔肩重，病为忧民措手难。"见所刊《闽游草》中。

[炳章按]梦庐医号千里，桐乡人，家居后珠村，少工诗文，长精医术，就诊之舟，日所百计，不事置产，聚书万卷，著有医案多种传世。

---

① 《脉因症治》：元代名医朱丹溪的门人在《丹溪手镜》及总结朱氏临证经验的基础上撰写而成的一部医著。历来被奉为学医之津梁。
② 介节：刚直不随流俗的节操。
③ 干：求，求取。
④ 隆赫：显盛。
⑤ 厉禁：此指限制。
⑥ 暴突：猛烈。
⑦ 不啻(chì 赤)：如同，无异于。
⑧ 逭(huàn 换)：免除，挽回。
⑨ 切直：激烈率直。

## 《赤水玄珠》

孙文垣《赤水玄珠》，阐发医理，有裨①后学，惟载制红铅之法，为白圭之玷②。又推重石钟乳，以《本草》有久服延年益寿之说，遂讥朱丹溪不可过服之言为非。不知《本草》称延年之药，如蒲黄、石龙刍、云母、空青、五石脂、菖蒲、泽泻、冬葵子等味，未必皆可久服。《本草》又称水银久服神仙不死，而服之者鲜不受其害。是岂可过泥其辞乎？善乎缪氏仲淳之言曰：自唐迄今，因服石乳而发病者，不可胜纪③，服之而获效者，当今十无二三。经曰"石药之性悍"，真良言也。尊生之士，无惑方士④有长年益寿之说，而擅服之，自取其咎也。大抵服食之品，宜取中和，方免偏胜⑤之害。

[炳章按]孙公文垣，论病理则发明处甚多，如辨三焦命门，亦多单发深义奥理。唯论药，确有过泥古人夸奖之处，是其缺点耳。

## 《难经经释》

徐灵胎《难经经释》，辨正误谬，有功医学。其释"分寸为尺、分尺为寸"云："关上分去一寸，则余者为尺；关下行去一尺，则余者为寸。"诠解明晰，可谓要言不烦。

[炳章按]徐灵胎，雍乾时人，笃信汉唐以前方书。《难经经释》，以经解经，参以实验发明，有功医林之作，乃雍正五年所注。

## 《医学源流论》

徐灵胎《医学源流论》云："有病固当服药，乃⑥不能知医之高下、药之当否，不敢以身尝试。莫若择至易轻浅、有益无损之方，以备酌用。如偶感风寒，则用葱白苏叶汤取微汗；偶伤饮食，则用山查麦芽汤消食；偶感暑气，则用六一散、广藿汤清暑；偶伤风热，则用灯心竹叶汤清火；偶患腹泻，则用陈茶佛手汤和肠胃。如此之类，不一而足，即使少⑦误，必无大害。又有药似平常，而竟有大误者，如腹痛、呕逆之症，寒亦有之，热亦有之，暑气触秽亦有之。或见此症而饮生姜汤，如果属寒⑧，不散寒而用生姜热性之药，与寒气相斗，已非正治，然犹有得效之理，其余三症，饮之必危。曾见有人中暑，而服浓姜汤一碗，覆杯即死。若服紫苏汤，寒即立散，暑热亦无害，盖紫苏性发散，不拘何症，皆能散也。"按此论惩药误而发，微病用之，最为稳善，养生家不可不知。

[炳章按]《源流论》二卷，乃乾隆十九年时作，针砭陋俗，辨正谬误，可谓医医俗之良药，作庸医之棒喝⑨。

# 选 案

## 《续名医类案》

钱塘魏玉璜之琇《续名医类案》六十卷，世无刊本。余从文澜阁借四库本录一部，凡六十六万八千余言，采取繁富，间有辨论，亦皆精当。玉璜自述医案数十，其治病尤长于胁痛肝燥、胃脘痛肝木上乘、疝瘕⑩等证。谓医家治此，每用香燥药耗竭肝阴，往往初服小效，久则致死。乃自创一方，名一贯煎，统治⑪胁痛、吞酸吐酸、疝瘕，及一切肝病，惟因痰饮者不宜。方用沙参、麦冬、地黄、归身、枸杞子、川楝子，六味出入加减，投之应如桴鼓。口苦燥者，加酒连尤捷。余仿其法治此数证，获效甚神，特表其功用，以告世之误用香燥药者。

[炳章按]凡痰瘀袭络胁痛，肝郁血瘀，痰凝疝瘕，宜用叶氏辛润通络法，合金铃子散，为

---

① 裨：补益。
② 白圭之玷：白玉上的斑点。
③ 纪：通"记"。
④ 方士：原书作"方士"，"校注本"误为"方土"，盖形近而误。
⑤ 偏胜：谓一方超越另一方，失去平衡。
⑥ 乃：可是，然而。
⑦ 少：稍。
⑧ 寒：原书作"热"，今据《医学源流论》改。
⑨ 棒喝：比喻促人醒悟的警告。
⑩ 疝瘕：中医病名。或因风热与湿相结而致小腹热痛，溺窍流白色黏液；或因风寒气结，腹皮隆起，腹痛牵引腰背。
⑪ 统治：犹言通治。

最效。以通化为要，此方粘补①，恐非所宜。

### 学医宜慎

《程杏轩医案》历叙生平治验，颇有心得。惟治张汝功之女暑风②，用葛根、防风等药，遂致邪陷心包，神昏肢厥，旋用清络热、开里窍之剂，而势益剧，变成痉证③而殁。因谓暑入心包，至危至急，不可救药，而不知暑风大忌辛温升散。其初方用葛根、防风，劫耗阴津，遂臻热邪入里。观此可见学医之难。忆道光癸巳仲秋，三弟以灏年十五，患伏暑症，初见发热、恶寒、头痛，延同里某医治之。某医道负盛名，诊视匆遽④，误为感寒，用桂枝、葛根、防风等药二剂，而神昏肢冷。余时方自郡城归，更延茅平斋治之，以为热邪入里，用生地、元参、银花、连翘、竹叶等味，竟不能痊。人皆归咎于茅，而不知实误于某也。并记于此，以明学医之宜慎焉。

[炳章按] 暑温暑风，伏热在内，皆忌辛温升散，劫耗阴津，苟误用之，邪必内陷入里，非寒在表、内无热之伤寒可比。

## 录　方

### 干霍乱治法

干霍乱心腹绞痛，欲吐不吐，欲泻不泻，俗名绞肠沙，不急救即死。治法宜饮盐汤探吐，外治刺委中穴⑤亦妙。此证王宇泰⑥《证治准绳》谓由脾土郁极不得发，以致火热内扰，阴阳不交。而吴鞠通《温病条辨》谓由伏阴与湿相搏，证有阴而无阳，方用蜀椒、附子、干姜等药，窃谓干霍乱亦如湿霍乱，有寒有热，当审证施治，不得专主热剂。吴氏书阐发治温病之法，辨论详晰，卓然成一家言，惟此论尚局于偏，恐误来学，特正之。

[炳章按] 干霍乱每多挟食挟痰，兼中温秽⑦，探吐以通其上膈，针刺以通其经络，宣达二便以通下焦之塞，上下内外皆通畅，则病自愈矣。凡阴寒多是绵绵腹痛，暴痛甚少，临证宜审辨之。

### 苦参子治休息痢

鸦胆子⑧治休息痢⑨，歙程杏轩文囿医案甚称其功效。用三十粒去壳取仁，外包龙眼肉拈丸，每晨米汤送下一二服，或三四服即愈。此药味大苦而寒，力能至大肠曲折之处，搜逐湿热。《本草》不载，见于《幼幼集成》⑩，称为至圣丹，即苦参子也，药肆多有之。吾里名医张云寰先生季瀛，亦尝以此方传人。吾母周太孺人，喜施方药，以治休息痢，无不应验，兼治肠风便血。凡热痢色赤，久不愈者，亦可治，惟虚寒下利忌之。

[炳章按] 苦参子仁治肠热便血，及热痢久不愈。余亦治验多人，惟余用每次十四粒，龙眼肉七枚，分包吞服，两服即愈。

### 蜈蚣入腹

明张冲虚，吴县人，善医。有道人以竹筒就灶吹火，误吸蜈蚣入腹，痛不可忍。张碎鸡子⑪数枚，令啜其白，良久痛少定，索生油与咽⑫，遂大吐，鸡子与蜈蚣缠束而下。盖二物气类相制，入腹则合为一也。事见《吴县志》。按明江氏瓘《名医类案》亦有一方，云取小猪儿一个，切

---

① 粘补：犹言泥（于）补。
② 暑风：暑温病，因热盛而出现昏迷抽搐症状的，称为"暑风"或"暑痉"。
③ 痉证：中医指由于筋脉失养或热甚风动引起的以项背强急，四肢抽搐，甚至角弓反张为主要特征的病证。
④ 匆遽：匆忙，仓促。
⑤ 委中穴：位于人体的腘横纹中点，股二头肌腱与半腱肌腱中间，即膝盖里侧中央。
⑥ 王宇泰：即明代医学家王肯堂，详见前注。
⑦ 中温秽：为温邪所侵。
⑧ 鸦胆子：落叶灌木或小乔木。羽状复叶，小叶卵状披针形，花小，白色微绿或暗紫色，结核果，卵形，熟时黑色。中医以其果实入药，对阿米巴痢疾、疟疾等病有疗效。《纲目拾遗》一名苦参子。
⑨ 休息痢：指一种久延不愈、屡发屡息、或轻或重的痢病。
⑩ 《幼幼集成》：清代医家陈复正所著，复正号飞霞，罗浮人。
⑪ 鸡子：即鸡蛋。
⑫ 与咽："与之咽"之省略。

断喉取血，令其人顿饮①之，须臾灌以生油一口，其蜈蚣滚在血中吐出，继与雄黄细研，水调服愈。南方多蜈蚣，且家家用竹筒吹火，尝②有是患，故录之。

[炳章按]江瑾方取小猪儿切断喉取血，伤生物命，未免残忍。不如用张冲虚法，方理明切，效验必确，为便利也。

### 青腿牙疳方

咸丰乙卯年，吾邑皇甫湘山上舍岷患牙龈肿烂，两腿青胀，其势甚剧，诸医不效。乌程温醉白诊之，谓病名青腿牙疳，不必服药，惟食马乳可愈。如其言，一月全愈。又一戴姓妇人，病证相同，亦食马乳得痊。此证见于《御纂医宗金鉴》八十四卷外科门，长洲唐笠山大烈所著《医宜博览论》曾述及之。吾乡罕有此证，医家知此者亦鲜矣。

[炳章按]青腿牙疳，清初关外发见此症，饮马乳得愈。故采入《医宗金鉴》。近年江浙间亦有之。

### 目疾秘方

患目赤者，小便时③以指蘸入目中，闭目俟其自干，日三四次即愈。惟当净洗手面，以免不洁之咎④。此方载《医学纲目》⑤，他书不恒见，屡试屡验，秘方也。又《石室秘录》治目中初起星，用白蒺藜三钱，水煎洗之，日四五次，星即退，此方亦神效。

[炳章按]目赤肿痛，用大青叶煎饮之，肿赤即退。或鲜野刺苋煎汁饮数次，红肿亦退。起星者，加木贼草同煎。起云翳者，加蝉衣同煎服，皆有良效。

### 治疮秘方

余姚吴蓉峰学博麟书，患脓窠疮⑥，医久不痊，后有相识遗一方，云得自名医，为疗疮第一良药，如法治之果愈。余于庚戌年患此甚剧，亦以此方得痊，兹录于左：

厨房倒挂灰尘三钱，煅伏地气　松香一钱
茴香一钱　花椒一钱　硫黄煅，一钱　癞虾蟆一钱

枯矾一钱　苍术一钱　白芷一钱　朱砂一钱

右药共研细末，用鸡子一个，中挖一小孔，灌药其中，纸封固口。置幽火中燉熟，轻去其壳，存衣⑦。再用生猪油和药捣烂，葛布包之，时擦痒处。

[炳章按]脓窠疮，发则奇痒，风湿壅毒，生有微生虫而作痒。故用硫、矾、松香、花椒燥湿杀虫之味，而即收效果。

### 汤火伤⑧方

《镜花缘》⑨说部，征引浩博，所载单方，以之治病辄效。表弟周莲史太史士炳，为余言之，因录其方以备用。余母周太孺人，喜施方药，在台郡时，求者甚众。道光癸卯夏，有患汤火伤，遍身溃烂，医治不效。来乞方药。检阅是书中，方用秋葵花浸麻油同涂。时秋葵花方盛开，依方治之立愈。乃采花贮油瓶中以施人，无不应手获效。

[炳章按]汤火伤，用矿灰一两五钱，清水一小碗，将矿灰投入水中，搅匀澄清。用清灰水取一杯，入桐油一杯，拌打百余次，则成黄白色，如稠膏，搽于汤火泡处即干，屡经试效。

### 巴鲫膏

外伯祖周悠亭先生向潮，兄弟三人，次春波

---

① 顿饮：谓一下子喝完。
② 尝：通"常"。
③ 时：原书作"时"，"校注本"误为"是"，盖音近而误。
④ 咎：灾害，害处。
⑤ 《医学纲目》：明代医家楼英（1332～1401）编撰的一部综合性医书。楼英，一名公爽，字全善，号全斋，萧山楼塔人。家世业医，曾就职太医院。著有《医学纲目》、《内经运气类注》、《周易参同契药物火候图说》、《仙岩文集》等。
⑥ 脓窠疮：一种易于接触传染的化脓性皮肤病。或因肺热脾湿蒸郁而成，或因湿疹、痱子等经搔抓破皮而染毒所致，多见于儿童。
⑦ 衣：指紧挨蛋壳的那层膜。
⑧ 汤火伤：中医病名，即烧、烫伤。指因沸水、热油所烫，或因火烧灼而造成的肌肤溃破伤烂。汤：通"烫"。
⑨ 《镜花缘》：清代小说家李汝珍所著的一部章回体小说。李汝珍字松石，直隶大兴（今属北京市）人。尚撰有《李氏音鉴》、《受子谱》等。

先生踊潜,余外祖也;三葵园先生以清,俱好善乐施。贾人某负逋①五百金,贫不能偿,焚其券,某感恩次骨②,以家传痈疽秘方相赠。按方制送,获效甚神,录之以广其传。

仙传③巴鲫膏奇方,治发背痈疽疔毒,一切无名肿毒,未成即消,已成即溃,力能箍脓,不至大患。

巴豆五钱,去壳　鲫鱼两个,重十二两以上者　商陆十两,切片　漏芦二两　闹羊花二两　白及一钱,切　番木鳖五钱,切　蓖麻子三两,去壳　锦纹大黄三两,切　乌羊角二只　全当归二两,切　两头尖三两,即雄鼠粪　白蔹三两,切　穿山甲二两,切　黄牛脚爪一两,敲研　猪脚爪一两,敲研　虾蟆皮干二两　川乌五钱,切　草乌五钱,切　苍耳子四两　元参二两,切。鼠粪雌多雄少,雌者两头圆而无毛,雄者两头尖而有毛,不可混用。虾蟆干宜新,取其力猛也。

右药入大广锅内,用真麻油三斤半,浸三日,熬至各药焦黑,滤去渣,再熬沸,乃入后药:

飞净血丹廿四两

用槐、柳条不住手搅,熬至滴水成珠,熄火待稍冷,再入后药:

上肉桂五钱　乳香四钱,去油　没药四钱,去油　上轻粉四钱　好芸香四钱,去油

此五味,俱研极细,徐徐掺入,用铜箸搅匀,待凝冷,覆地上十余日,火毒退尽乃可用。

[炳章按]此膏痈疽初起,未成即散,已成即溃,能提毒外出。如阴疽结核,能渐渐化散,善拔疔毒,兼消流注痰核,诚外科外提内消之要方也。

### 五圣丹

癫狗、毒蛇咬人者多死。方书虽有治法,不甚著效。惟萧山韩氏所传五圣丹获效如神,救人不可胜数。韩氏惟制药施送,秘不传人。郑④拙言司铎⑤开化⑥,从其同寅汪睦斋学博世钤处,得此方见示。汪喜录单方,制药施人,此方得之于其至戚,乃自韩氏窃得者。汪按方制药以拯人,无不应手取效。因录之以广其传。

上号当门子一钱　梅花冰片一钱　火硝三分　上号腰面雄黄一钱　九制炉甘石一钱

右药共研细末,男左女右,用竹挖耳点近鼻处大眼角七次,隔一日再点七次。再隔一日,又点七次。虽重伤者自愈。若犬咬至二十日外者,亦不治。若用药后误吃羊肉,用药再治,迟至二十日外者亦不治。宜忌羊肉发物四十九日。兼治痧症闷死,时疫伤寒斑发不出者,亦用此药点眼角,男左女右。

[炳章按]类此之方,及用量多寡不同者甚多。余汇录猘⑦狗伤补编内,宜互相参考。杭胡庆余堂,前董雪岩先生,名此方曰龙虎化毒丹。有龙虎二字,化写符箓焚化入药,又一法也。

### 沈妪传方

单方之佳者,不必出自方书,往往有乡曲⑧相传,以之治病,应手取效者。吴江沈妪,服役余家,曾传数方,试之皆效,备录之。痔疮,用皮硝煎汤,乘热熏洗。此方治热毒皆效。小儿雪口疮⑨,马兰头汁擦之。眼癣,大碗幂⑩布,以晚米糠置布,燃糠,有汁滴碗,取抹患处。

[炳章按]痔疮未溃前,不论内外痔,用鲜土牛膝连根叶,捣碎煎汤,乘热先熏后洗甚效,屡经试验。

### 许秀山传方

临海许秀山布衣保,喜种花,尤爱兰、菊,种多至百余,每至花时,五色缤纷。先君子⑪恒从乞种,因书联以赠云:"啖淡饭,著粗衣,眷属团圆终岁乐;伴幽兰,对佳菊,花枝烂漫满庭芳。"又题其琴鹤图云:"流俗不可侣,伴身惟鹤琴,

---

① 负逋(bū):拖欠。亦指拖欠的钱财。逋,拖欠。
② 次骨:犹言入骨。形容程度极深。
③ 传:原书作"传","校注本"误为"专",形近而误。
④ 郑:原书作"郑","校注本"误为"鄞",形近而误。
⑤ 司铎:谓掌管文教。相传古代宣布教化的人必摇木铎以聚众,故称。
⑥ 开化:地名,今浙江省衢州市开化县一带。
⑦ 猘(zhì至):疯。
⑧ 乡曲:乡下,此指乡下的人。
⑨ 雪口疮:又称"鹅口疮",是由白色念珠菌引起的口腔黏膜感染性疾病。本病多见于新生儿。
⑩ 幂(mì觅):原书作"幂","校注本"误为"幕",形近而误。幂,用布覆盖。
⑪ 先君子:旧时称自己或他人的已去世的祖父。

山空凉月皎①，亭古缘阴深。双翮②有仙骨，七弦皆道心，幽居惬真赏，长此涤尘襟。"许精于医，为人诊病不计酬金。曾传余秘方，试之皆效，附录之以济世。治头风，用头风膏药，入草乌末少许，贴之。治牙痛，用北细辛五钱，薄荷五钱，樟脑一钱五分，置铜锅中，上③覆小碗，纸糊泥封勿通气，暖火熏之，令药气上升至小碗，取涂痛处。治刀伤久烂，用生糯米于清明前，一日一换水，浸至谷雨日晒干，研末敷之。治火烧伤方，鸡子煮熟，去白取黄，猪油去膜，二味等分，捣匀抹之。

[炳章按]治牙痛方，虫牙痛最效。风火牙痛，亦可治之。虚火上炎牙痛，牙根浮长，外肉不肿，外涂无效，宜玉女煎。

### 家传单方

单方之神验者，可为世宝。余家传有数方，屡试屡效，济人多矣。恐久而失传，特志之。刀伤，用苎叶末糁之端午、夏至日，各采等分，晒干，俟霜降日磨末。受湿气烂腿，用松香不拘数，置釜④中，用水慢火煮，以焚一炷香为度，取出松香取出松香，入冷水中，方能凝结，否则胶滞，换水再煮，如此换八次水，煮八炷香时候，松香之毒始尽，研极细末，入猪油捣烂调匀，用隔纸膏摊之。其法以长薄油纸，摺⑤成两方块，一面凿满针孔，一面摊药，将两面合拢，药摺在里面，以凿针一面向患处贴上，线围扎之，勿著水，有脂流出自愈。一切疥疮，用槟榔、木鳖子、穿山甲、血余、雄黄、朱砂、黑砒、大风子肉，各二钱五分，研极细末，入土硫黄七两五钱，煮烊为锭，菜油磨搽，日三次。牙缝出血，名牙红，用元明粉研细末糁之。一切无名肿毒，用鲜桑枝火爇⑥患处熏之。小儿头烂，名染瘄头大，用铜青一钱，沥青一钱，松香一钱，蓖麻子肉四钱，同捣烂。以布一方，如染瘄头大，摊药包患处。跌打损伤，用冬瓜子炒，研细末，温酒冲服三钱，日二次。

[炳章按]松香制八次治湿疮，《医宗金鉴》外科类，有九制松香膏法，加葱同制，宜参考之。

### 禁咒治病法

禁咒治病，自古有之，往往文义不甚雅驯，而获效甚奇，殆不可以理测。余内人之乳母顾妪，其父曾习祝由科，传有二咒甚验。一治蜈蚣螫，咒云：止见土地神知载灵，太上老君急急如律令敕。治法：以右手按螫处，一气念咒七遍，即挥手作撮去之状，顷刻痛止。一治蛇缠，咒云：天蛇蛇，地蛇蛇，腾青地扁乌梢蛇。三十六蛇，七十二蛇，蛇出蛇进。太上老君急急如律令敕。凡人影为蛇所啄，腰生赤瘰⑦痛痒，延至心则不可救，名蛇缠。亦名缠身龙。治法：以右手持稻秆一枝，其长与腰围同。向患处一气念咒七遍，即挥臂置稻秆门槛上，刀断为七，焚之，其患立愈。又治蜈蚣螫方，急以手向花枝下泥，书田字，勿令人见，取其泥，向螫处擦之即愈。

[炳章按]祝由符箓治病，发原于上古。精其业者，湖南人为最多，只能温饱，不能藉此敛钱置产。故操此业者，多是游方谋食，无资产者流。如截疟符、骨鲠符，余目睹亦有效。

### 油污衣方

油污衣，面涂法最佳。用生麦粉入冷水调匀，厚涂污处。越宿干透，以百沸热汤，和皂角洗之，油化无迹。

# 宜　忌

## 食　忌

医书所载食忌，有无药可解者，录以示戒：痧症腹痛，误服生姜汤；疔疮误服火麻花；骨蒸似怯症，误服生地黄；青筋胀即乌痧胀，误认为阴

---

① 皎：原书作"皎"，"校注本"误为"蛟"，形近而误。
② 翮（hé 合）：泛指鸟的翅膀。
③ 上：原书作"上"，"校注本"误为"小"，盖形近而误。
④ 釜：古代一种炊器。
⑤ 摺（zhé 哲）：折叠。
⑥ 爇（ruò 弱）：烧。
⑦ 瘰（luǒ 裸）：即瘰疬，中医病名。颈项或腋窝的淋巴结结核，患处发生硬块，溃烂后流脓，不易愈合。

症投药；渴极思水，误饮花瓶内水；驴肉、荆芥同食；茅檐水滴肉上食之；食三足鳖；肴馔过荆林食之；老鸡食百足虫有毒，误食之；蛇虺涎毒，暗入饮馔食之。

[炳章按]食毒甚多，此其一斑耳。如徐忠可注《金匮要略》卷二十四、五、及《解毒编》①、《食物本草》②等书，如二物相合，有畏恶相反者，如动物异于常态者，苟误食之，轻则增病，重则中毒而死。有司命之责者，宜注意及之。

## 药 忌

吴江徐灵胎徵君③大椿，谓医药为人命所关，较他事尤宜敬慎，今乃眩④奇立异，欲骇愚人耳目，将古人精思妙法，反全然不考，其弊何所底止⑤。略举数端，以示儆戒⑥。人中黄肠胃热毒，偶有用入丸散者。今入煎药，则是以粪汁灌人而倒其胃矣。人中白飞净，入末药。若煎服，是以溺汁灌人矣。鹿茸、麋茸俱入丸药，外症、痘症偶入煎药。又古方以治血寒久痢。今人以治热毒时痢，腐肠而死。河车、脐带补肾丸药偶用，今入煎剂，腥秽不堪，又脐带必用数条。肆中以羊肠、龟肠代之。蚌水大寒伤胃，前人有用一二匙治阳明热毒，今人用一碗、半碗以治小儿，死者八九。蚯蚓痘症用一二条，酒冲，已属不典。今用三、四十条，大毒大寒，服者多死。蜈蚣、蛴螬即桑虫、蝎子、胡蜂皆极毒之物，用者多死，间有不死者，幸耳。石决明眼科磨光，盐水煮，入末药，今亦以此法入一切煎剂，何义？白螺壳此收湿糁药，亦入煎剂，其味何在？鸡子黄此少阴不寐引经之药，今无病不用。燕窝、海参、淡菜、鹿筋、丑筋、鱼肚、鹿尾此皆食品，不入药剂，必须洗涤极净，加以姜、椒、葱、酒，方可入口。今与熟地、麦冬、附、桂同煎，则腥臭欲呕。醋炒半夏、醋煅赫石、麻油炒半夏皆能伤肺，令人声哑而死。橘白、橘内筋、荷叶边、枇⑦杷露、楂核、扁豆壳此皆方书所弃，今偏取之以示异。余按徐氏所指，诚切中要害，惟海参淡食，最能益人，尝有食之终身而康强登上寿者，惟不宜与熟地等药同煎耳。又枇⑧杷露，治肺热咳嗽，获效颇速，似不当在屏弃之列。

[炳章按]如人中白必先漂出臭气，火煅用入煎剂，治口疳牙疳，颇有效。石决明镇肝阳亦颇效。唯毒性虫类，应当禁入汤剂为妥。

## 饧⑨

临海洪金事⑩若皋⑪《南沙文集》，谓方书金、银、玉石、铜、铁，俱可和汤药，惟锡不入，间用铅粉，亦与锡异。锡白而铅黑，且须煅作丹粉用之。明名医戴元礼，尝至京，闻一医家术甚高，治病辄效，亲往观之，见其迎求溢户，酬应不暇。偶一求药者既去⑫，追而告之曰："临煎时，加锡一块。"元礼心异⑬之，叩⑭其故，曰："此古方尔。"殊不知古方乃"饧"字，饧，即今糯米所煎糖也。嗟乎！今之庸医，妄谓熟谙古方，大抵皆不辨锡、饧类耳。余谓今之庸医，不特未识古方也，即寻常药品，亦不能辨其名，有书新会皮作会皮，盖不知新会是地名也；有书抚芎作抚川芎，盖不知川与抚为二地也，此皆余所目见者。

[炳章按]古方之饧，即今饴糖。用大麦芽或糯米蒸煮成之，调补胃气，如小建中汤所用，

---

① 《解毒编》：清代医家汪汲所著。汲字葵田，号海阳竹林人。曾著《事物原会》、《座右铭类编》以及《解毒编》、《汇集经验方》、《怪疾奇方》等医书。
② 《食物本草》：为明代太医院奉旨整理撰写的一部以食物为对象，详述其性味、功效、主治及用法的医书。原书未刊，今有影印本行世。
③ 徵君：即征君。皇帝指名征召社会上有名望的士人，直接任命为中央官员，被征者就叫做"征君"。
④ 眩：显示，夸耀。
⑤ 何所底止：哪有止境。
⑥ 儆戒：警戒。
⑦ 枇：原书皆作"枇"，"校注本"误为"楷"，盖形近而误。
⑧ 同上。
⑨ 饧(xíng 行)：糖块，糖稀。
⑩ 金事：官名。金置按察司金事，明因之，都督、都指挥、按察、宣慰、宣抚等，皆有金事。清初沿用，乾隆时废。
⑪ 若皋：洪若皋，字叔叙，一字虞邻，清代临海人。生卒年均不详。进士出身，授户部主事，官至福建按察司金事。著有《南沙文集》、《台州府志》、《临海县志》等书。
⑫ 去：离开。
⑬ 异之：以之为异。
⑭ 叩：请教。

即是物也。

### 常食之物

医家谓枣百益一损,梨百损一益,韭与茶亦然。余谓人所常食之物,凡和平之品,如参、苓、莲子、龙眼等,皆百益一损也。凡峻削之品,如槟榔、豆蔻仁、烟草、酒等,皆百损一益也。有益无损者,惟五谷。至于鸦片烟之有损无益,人皆知之。而嗜之者日众,亦可悯矣。

[炳章按]梨性寒液足,脾肾虚寒之体,多食则腹痛便溏,便是损也。若阴虚火旺,干咳无痰食之,则能润肺化痰,清火滋燥,乃益也。

### 饑饥饿解

谷不熟为饑,腹不实为饥,饥之甚为饿。饑、饥古异义,后人通用误也。

[炳章按]又有菜不熟为馑,近人饑馑亦合用,为谷菜俱不熟可也,其义如此。

## 博 物

### 麒 麟

《明史》外国贡麒麟者甚多,阿丹国麒麟,前足高九尺,后六尺,颈长丈六尺,有二短角,牛尾鹿身。按《尔雅·释兽》:麟,麕①身,牛尾,一角。注云:角头有肉。《京房传》云:麟,麕身,牛尾,马蹄,有五彩,腹下黄,高丈二。《明史》所言颈长如此,未见古书,且不言一角有肉,疑是别种,非真麒麟。

[炳章按]《野语》云:顺治辛卯山西平定州,牛产麒麟,遍体肉鳞,有光,四足有甲。康熙十七年,江西袁州,牛产麒麟。康熙二十八年,余姚北乡胡氏,牛产麒麟。《居易录》②云:乌山胡氏,有牛产一麟,狼项马足,麕身牛尾,遍体肉鳞,金紫相差云。

### 麈③角解

《时宪书》④十一月,改麋角为麈角解,始于乾隆戊子年。高宗纯皇帝,以为木兰之鹿,吉林之麋,角皆解于夏,惟麈角解于冬。曾于南苑验之,特正其讹。又命《时宪书》纪年,仍增注六十一岁至百二十岁,使花甲⑤环周,益绵⑥寿世之庆,盖始于乾隆辛卯年云。

[炳章按]麈产辽东宁古塔各地,头似鹿,脚似牛,尾似驴,背似骆驼,从全体观之,无一所似。故北人俗呼四不象,体大如小牛,毛淡褐,背稍浓,腹渐淡,角质坚,遍平而阔,莹洁有纹理,表面有凸凹,角基甚厚,从干分两叉,一向外,一向后,足颇大,蹄较小,体长,除尾七尺二三寸。性似鹿,常慢走,食植物,驰驱时比马尤速。每年五月产子,孕期八月,解角于长至节⑦,长尾可为拂尘。此辨麈之形态也。

### 鼠

《尔雅》隶鼠于释兽,以四足而毛,谓之兽也。《埤雅》⑧隶鼠于释虫,以其为穴,虫之长也。鼠之种,见于《尔雅》者十有四,有同名而异种者为鼩鼠。一在寓属,一在鼠属。有与鸟同穴者为鴥。至释鸟之鸤鼠,释虫之鼠负,则与寓属之鼩鼠,皆名鼠,而实非鼠矣。

[炳章按]云南有香鼠,形似鼠,长仅寸许。周烁园云,密县西山中有香鼠,较凡鼠小,死则有异香,盖山中之鼠多食香草,亦麝之有香脐

---

① 麕(jūn 君):獐子。
② 《居易录》:清诗人王士禛(1634~1698)撰。士禛字子真,一字贻上,号阮亭、渔洋山人,山东新城(今桓台)人。进士出身,官至刑部尚书。谥文简。论诗创"神韵"说。身后因避雍正(胤禛)讳,改称士正,乾隆时诏命改称士祯。著有《带经堂集》、《渔洋山人精华录》、《渔洋诗话》及笔记《居易录》、《池北偶谈》等多种。
③ 麈(zhǔ 主):驼鹿。
④ 时宪书:即历书。清代时宪书有多种,一般记载年月日期及四时节令之类内容的,即可称为"时宪书"。
⑤ 花甲:旧时用干支纪年,错综搭配,六十年周而复始,称六十花甲。
⑥ 绵:延。
⑦ 长至节:指夏至。夏至白昼最长,故称。
⑧ 《埤(pí 皮)雅》:宋代陆佃所写的一部训诂书。佃字农师,山阴人。曾用尚书左丞。本书专门解释名物,以为《尔雅》的补充,所以称为《埤雅》。

也。山中人捕之筐筥中，经年香气不散。《桂海志》①云：香鼠不如指擘②，穴于桂中，行地上疾如激箭，治疝甚效，亦鼠之异类也。

## 猴经

药物中有猴经，乃牝猴天癸，治妇女经闭神效。李心衡《金川琐记》云：独松汛之正地沟，山高箐③密，岩洞中猿猱充牣④，土人攀悬而上，寻取所谓猴经者，赴肆贸易，多至百斤，此可以补诸家《本草》之阙。

[炳章按]猴经一名申红。《拾遗》云：深山群猴聚处极多，觅者每于草间得之，色紫黑成块，夹细草屑⑤，云是母猴月水干血也。产广西者良，治干血劳甚效。

## 鰣⑥鱼

《尔雅》鯦当作鮂。郭璞⑦注：今江东⑧呼最大长三尺者为当鮰。邵氏正义⑨，谓即鰣鱼。杭州鰣初出时，豪贵争以饷⑩遗⑪，价甚贵，寒窭⑫不得食也。凡宾筵，鱼例⑬处后，独鰣先登。胡书农学士诗云："银光华宴催登早，鲥味寒家馈到迟。"体物殊切。

[炳章按]鰣鱼厣，取后不落阴干，凡遇疔疮，取厣贴疔上，外膏药盖贴八时许，疔粘厣上，能拔出之，亦奇方也。

## 蠷螋⑭

蠷螋音瞿搜，虫名。《玉篇》⑮曰蛷螋，《博雅》曰蛷螋。昌黎⑯诗："蜿垣乱蛷垣"即此。吾乡俗呼为蛒蛸，二须多足，状如小蜈蚣，而体较短阔，匿居隐处，尿射人影，令人生疮，如热痱⑰而大，身作寒热。《千金方》法，画地作蠷螋形，以刀细取腹中土，以唾和涂之，再涂⑱即愈。近又传一方云：入夜以灯照生疮处之影于壁，百滚汤浇之即愈。此皆以影治影之法，气类相感，抑⑲何奇耶？

[炳章按]此等疗法，皆属心理疗法，如祝由科之类钦？然用之亦多奇效。合之科学实质，咸谓玄学邪说矣。

## 苍耳子虫

苍耳子草，夏秋之交，阴雨后梗中霉烂生虫，取就熏炉上烘干，藏小竹筒内，随身携带或藏锡瓶，勿令出气，患疔毒者，以虫研细末，置治疗膏药上贴之，一宿，疔即拔出而愈贴时须先以针微挑疔头出水。余在台州，仆周锦种之盈畦⑳，取虫救人，屡著神效。比在杭郡学舍旁，苍耳草虫甚多，以疗疔毒，无不获效。同邑友人郑拙言学博凤锵，携至开化，亦救治数人。彼地无苍耳草，

---

① 《桂海志》：南宋诗人范成大所撰。范氏字致能，号石湖居士。吴郡（今江苏吴县）人。进士出身，曾任资政殿大学士、参知政事等。卒谥文穆。尚有《石湖居士诗集》、《石湖词》。

② 擘（bò 簸）：大拇指。

③ 箐（qìng 庆）：山间大竹林。

④ 牣：通"牣"。满，充满。

⑤ 屑：原书作"屑"，"校注本"误为"悄"，盖形近而误。

⑥ 鰣（shí 石）：一种鲱科类鱼，肉味鲜美，古称"鮰"。

⑦ 郭璞（276～324）：字景纯，东晋文学家、训诂学家、博物学家。河东闻喜（山西省闻喜县）人。曾注释《尔雅》、《山海经》、《方言》、《穆天子传》等书。

⑧ 江东：古称长江以南芜湖以下的地区为江东。

⑨ 邵氏正义：指清代史学家邵晋涵所写的《尔雅正义》。邵氏字与桐，又字二云，号南江，余姚人。累官至侍读学士。著《尔雅正义》及《孟子述义》、《谷梁正义》、《韩诗内传考》、《皇朝大臣事迹录》、《方舆金石编目》、《南江诗文稿》等书。

⑩ 饷：薪金，钱两。

⑪ 遗：送，此指以钱易物。

⑫ 窭（jù 巨）：贫寒。

⑬ 例：按惯例。名词作状语。

⑭ 蠷螋（qúsóu）：一种昆虫名，即蚰蜒，蜈蚣的一种。

⑮ 《玉篇》：南朝文字训诂学家、史学家顾野王所撰的一部字典、训诂专著。顾氏字希冯，苏州人。曾仕梁、陈，主修《梁史》《陈书》。另著有《尔雅音注》及《舆地志》等多种。

⑯ 昌黎：指唐代文学家韩愈，字退之。河南河阳（今孟县）人。因祖籍昌黎，世称韩昌黎。历官国子祭酒、兵部侍郎、吏部侍郎、京兆尹等显职。现存韩集古本，以南宋庆元魏怀忠所刻《五百家音辨昌黎先生文集》、《外集》为最善。

⑰ 痱（fèi）："痱"的异体字。

⑱ 再涂：涂抹两次。

⑲ 抑：用在句首，无义。

⑳ 畦（qí 齐）：田畦。一说五十亩为畦。

书来索种以传。又青蒿虫,治小儿惊风最灵。余孙荣霖,曾赖此得生。此二方皆见《本草纲目》,而世罕知其效,特志之。青蒿虫亦在梗中,焙干研末,和灯心灰汤,调送下。

[炳章按]苍耳虫,不独治疗疮有特效,凡阳痈红肿已成脓,以此虫一条,放于疮顶,外用清凉膏盖贴八小时,毒即咬通。余常于八九月采取,用麻油浸藏备用,可代刀针,真奇效也。

## 孑孓①虫

杭城水浊,人家皆接天泉水②用之。日久往往生孑孓虫。《以斋杂著》谓自天明至日末入接者为阳,日没至鸡鸣前接者为阴。阴阳水,各自为盎③。孤阴不生,独阳不长,自无孑孓虫之患。泾县胡子晖子贯附言,亦云午前之雨属阳,午后之雨属阴。独阳之水,取养金鱼子,不生虫蟹。

[炳章按]天泉水生孑孓,有因积蓄日久,或水分不洁而生为多。凡久晴实雨之水,必有屋上积尘冲下,应接出缸外,等后落之清净水,接置缸中。水缸底浊,常用吸筒吸出,使水清洁,自无此弊。

## 槟 榔

医书槟榔治瘴,川广人皆喜食之,近则他处亦皆效尤④。不知其性沉降,破泄真气,耗损既久,一旦病作不治,莫识受害之由,嗜之者终无所警也。余按宋周去非⑤《岭外代答》有云:川广人皆食槟榔,食久,顷刻不可无之,无则口舌无味,气乃秽浊。尝与一医论其故,曰:槟榔能降气,亦能耗气。肺为气府,居膈上,为华盖,以掩腹中之秽。久食槟榔,则肺缩不能掩,故秽气升闻于辅颊之间。常欲啖槟榔以降气,实无益于瘴,彼病瘴纷然⑥,非不食槟榔也。"此论槟榔之害,最为切要。知非特⑦无瘴之地不可食也,嗜槟榔者其⑧鉴之。

[炳章按]槟榔种类甚多,有大腹槟榔、海南槟榔、鸡心槟榔、枣儿槟榔。闽粤人所嗜食槟榔,乃枣儿槟榔,或鲜槟榔,其味涩,其性消滞杀虫。如小儿腹内有虫,用槟榔煮黑枣食之,则虫泻下。然此消补并施法也。

## 槜 李⑨

嘉兴本槜李地,所产李,即以是为名。色红肉脆,而味绝鲜。吾郡果品,以此为最,惜不可多得。皮有爪痕,相传为西施所掐,此殆饰说耳。而文人赋槜李者必之。如朱竹垞⑩赋云:传诸故老,一事矜奇。遇入吴之西子,胭脂之汇舟移。经纤指之一掐,量心赏之在斯。何造物之工巧兮?化千亿于来兹。虽彼美之云亡兮,仿佛若或睹之。金学博介复诗云:此邦书越绝,彼美忆西施。指点痕如捻,流传事不疑。

[炳章按]槜李为嘉兴地名,亦为嘉兴特产嘉品,故前哲有《槜李谱》之辑,亦志其异而且珍也。

## 火浣布凤首木火油

凡物遇火则焚,而火浣布、凤首木等,独得火不焦。又火油得水焰弥盛,钱武肃王⑪尝用以胜淮师。

## 自然气化

龙易骨,蛇易皮,麋鹿易角,蟹易螯,人则易

---

① 孑孓(jiéjué 节绝):蚊子的幼虫,通称跟头虫。
② 天泉水:也称无根水,包括雪水、雨水、朝露水。此主要指雨水。
③ 盎:一种腹大口小盛物洗物的瓦盆。
④ 效尤:指仿效坏的行为。
⑤ 周去非:字直夫,南宋地理学家,永嘉(今浙江温州)人。进士出身,历任钦江教授、静江府通判、绍兴府通判,撰《岭外代答》,为研究岭南(即两广)史地的重要文献。
⑥ 纷然:多。然,词尾。
⑦ 非特:不止。
⑧ 其:希望。
⑨ 槜(zuì 最)李:一种李子。
⑩ 朱竹垞:即朱彝尊(1629~1709),字锡鬯,号竹垞,清初著名学者和诗人,浙江秀水人。曾任翰林院检讨,纂修《明史》。撰有《经义考》、《日下旧闻》、《曝书亭集》,并辑《明诗综》一百卷。
⑪ 钱武肃王:即五代吴越国王钱镠(852~932)。镠字具美,小名婆留,临安人。生于唐,历后梁、后唐。后梁龙德三年(923年)被封为吴越国王。谥武肃王。

齿,此自然之气化也。

[炳章按]物理之变易,往往有难以常理解者。如鲨鱼变鹿,以鱼变兽,又如田鼠化为驾,鹰化为鸠,腐草为萤,雀入大水为蛤,雉入大水为蜃。载在①历书,皆非常人所可察也。

## 须发早白

气血衰则须发易白,每于此征②年祚③焉。余观《晋书·王彪之传》云:年二十,须发皓白,时人谓之王白须。而官至光禄大夫,仪同三司。卒年七十三。此殆异禀,不可以常情测矣。又宋杜祁公衍,年过四十,须发尽白,卒年八十。

[炳章按]少年勤学,及操劳过度,血气耗伤,则须发早白。此因营养不足,色素不荣须发,其白必干燥无光泽。若具有异禀,须发早白,其白如银丝而有光泽,必面现红色,声如洪钟,清而且长。所谓章④颜鹤发,为长寿富贵之征,如晋王彪、宋杜祁公衍之类欤!

---

① 载在:载于。
② 征:显示……的迹象。
③ 年祚(zuò 作):人的寿命。祚,福。
④ 章:疑为"童",形近而误。

# 柳洲医话

清·魏之琇 撰
徐江雁
刘文礼 校注

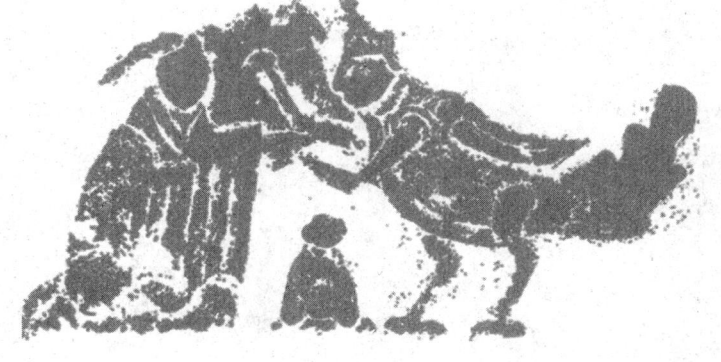

# 导读

## 一、作者及成书年代

《柳洲医话》,清·魏之琇著,王孟英辑。魏之琇,字玉横,一作玉璜,号柳洲,浙江钱塘人,生活于清康熙、雍正、乾隆年间。据今人俞仲元考证,魏氏生于公元1719年,卒于1772年。"柳洲少孤,贫无遗资,乃于街市间,勤十指操作自给。既而佐生于质库中,几二十年。家本业医,兼攻其先人所遗岐黄书,亦臻奥突。辞归悬壶,取资以俯蓄妻子"。晚年,因感明代江瓘所著《名医类案》书久残失而字句讹谬,遂同江浙名士鲍渌饮校刊重订,并杂取明以来医书及史传地志、文集说部之类所载效案验方,并补辑《名医类案》遗阙之历代验案,分门排纂,附以魏氏临证治验,而成《续名医类案》六十卷。然壮几将过,向之积劳渐发,书初成稿未及刊行,寻即病逝。遗稿幸得邀录四库全书而得以存世,未致散佚,后经名医王孟英重加修订刊行而得以广泛流传。魏氏擅于医,且工诗画,其诗作尚有《柳洲遗稿》传世。

王孟英,名士雄,字孟英,号潜斋,晚号梦隐,浙江海宁县人,曾迁居杭州、上海等地,生于1808年,卒于1867年,是晚清时期著名医学家。王氏出身世医之家,少年秉承其父遗志,励志习医。苦心攻读十年,尽得轩岐秘旨,尤以温病诊治见长。王氏生平著述颇多,其代表作有《温热经纬》、《王氏医案》、《随息居饮食谱》等,并厘订刊行魏之琇《续名医类案》三十六卷。另外还参注了诸如《沈氏女科辑要》、《重庆堂随笔》、《柳洲医话》等医籍。

《柳洲医话》,又名《柳洲医话良方》,为王孟英辑录魏氏所著《续名医类案》中部分阐论精要之按语及简便愈病之验方而成。因魏氏自号柳洲,故为是名。全书不分卷,共辑录魏氏按语85条,及29种病证的秘验效方103首。魏氏按语条下及附方后,附有孟英增评按语36条,即书中所示"雄按"者。

《柳洲医话》以王氏重订之三十六卷本《续名医类案》为蓝本辑录,书成于咸丰元年(公元1851年)。因篇幅短小,未能单独刊行,而多收录于诸丛书中。现存主要版本有咸丰元年重庆堂《三家医话》本、《潜斋医学丛书》八种本及十四种本、《中国医学大成》本等。《柳洲医话》所辑魏氏按语,多为发明辨驳诸家医案理法方药之得失,或阐发要旨,或陈其利弊,更附以魏氏临证心悟治验,论精而理备。王氏所按,广摭先贤要论,意在阐发柳洲余蕴,使其通透明达。总之,书中柳洲、孟英之评按,简捷精炼,医理咸备,于临证不无裨益。此外,书后所辑29种病证简易验方,多为采集诸家治验而录,简便易行,至今对临床仍具有一定的指导价值。纵观全书,医论简要精当,医理颇多创见,方药简妙易法,且文辞简捷易懂,于医之初学及深研者堪为必读之书。

## 二、主要学术成就及影响

### (一)学术成就

1. 深悉柔润奥旨,阐论养阴秘法

魏氏生活的清代中期,养阴学说正处于兴盛阶段。丹溪滋阴之学经明清四百年来的实践检验,影响不断扩大;温病学派也于此时开创,且其理论日益深入人心。然而伤寒温病之辩、养阴温补之争仍在延续。由于仲景伤寒学说在外感热病辨治上的深远影响及某些推崇温补学说者对养阴学说的曲解，使得滥用香燥温补的现象仍普遍存在，且抱疾谈医者皆喜热而恶寒。为纠时弊之偏，魏氏从医学理论与医疗实践两方面作了诸多阐论发挥，并由此形成了其独具特色的养阴思想。

对外感病的治疗，魏氏极力反对妄投发散温补，主张以养阴增液为法。清初伤寒名家喻嘉言曾论"伤寒才一发热发渴，定然阴分先亏，以其误治，阳分比阴分更亏，不得已权用辛热先救其阳，与纯阴无阳阴盛阳衰之证相去天渊。后人不窥制方大意，见有成法，相转效尤，不知治阴证以救阳为主，治伤寒以救阴为主"。魏玉横对喻氏"伤寒以救阴为主"之说极其服膺，并视之为"治传经证之秘旨"，对外感病养阴治法，颇具理论启迪之效。魏氏所论："伤寒初愈，脏腑犹多热毒，时师不察，骤投参芪术附温补，其遗患可胜言哉！"则明确了伤寒感证愈后当以甘寒调理的观点，而其见解之精当，旗帜之鲜明，颇为后世医家倾服。魏氏对伤风的认识，更能反映出其精湛的造诣："伤风一症，殊非小恙……肾水素亏，肝火自旺者，不过因一时风寒所束，遂作干咳喉痛。此外邪本轻，内伤实重，医者不察，肆行表散，致鼓风木之火上炎，反令发热头痛。继又寒热往来，益与清解，不至十剂，肝肾与肺伤损无遗，久者周年，近者百日，溘然逝矣。而世俗谈者，咸以伤风不醒便成劳为言。噫，彼劳者，岂真由伤风而成也耶？愚哉言也。当易之曰：伤风误表必成劳耳。"言近旨远，涵义深长。综观《柳洲医话》，魏氏在外感病诊疗上的诸多见解和治验，深刻地体现了其养阴救液的学术思想，而戒辛散、诋温补等论述，则从反面映衬了其对养阴思想的重视和推崇。

对内伤杂病的辨证施治，魏氏有关养阴思想的论述更为精辟独到。他指出"阴虚证，初投桂、附有小效，久服则阴竭而死，余目击数十矣"，"热补药谓之劫剂，初劫之而愈，后反致重，世不知此，以为治验。古今受其害者，可胜数哉"。可谓论述精妙，见识独到，颇具临床指导价值。魏氏对运用补中益气汤的论述中肯公允，他认为："补中益气汤，为东垣治内伤外感之第一方。后人读其书者，鲜不奉为金科玉律。然不知近代病患，类多真阴不足。上盛下虚者，十居九焉。即遇内伤外感之证，投之辄增剧，非此方之谬，要知时代禀赋各殊耳。"而造成妄行温补的重要原因是医者不讲辨证以及对养阴学说的认识不足所致，足见其对温补之法理解深刻，并无偏颇成见。魏氏深体柔润养阴奥旨，勇于实践，推阐养阴学说，为纠正滥用香燥妄补之风作出了重要贡献。

《柳洲医话》中辑录按语所涉验案，以养阴取效者颇多，足证魏氏对养阴思想的尊崇。魏氏将养阴法广泛地应用于各种内科疑难重症，如养阴治衄、养阴定喘、养阴治疡等，且每获良效。魏氏还将养阴法运用于妇科疾患的诊疗中，他认为："凡产后症，多属阴虚血少，第以二地、二冬、杞子，一切养荣之剂，无不立愈。"王孟英对此说推崇备至，认为"魏氏独擅此长，至论产后，却是最为贴切"。

魏氏养阴用药别具特色，其对熟地、杞子、枣仁三药之用颇有心得，可谓"致广大而臻精微"。历代医家中善用熟地者首推张景岳，而魏氏继承了景岳用熟地的成功经验，并不断探索其功用之精妙，扩大其适应证。他力诋生熟地腻膈之说，认为只要辨证精准，配伍合理，二地确是阴虚证的必备良药。临证当视火热之多少，或仅取生地，或仅取熟地，或生熟地齐用。魏氏对杞子的运用，颇有心得。他认为杞子、枣仁同用，可代人参滋补之功而无温热之弊，犹宜用之阴虚之证。魏氏于酸枣仁之用，更有独到之处。凡证见阴虚之象的伤寒狂躁、喘短气脱、胁痛、吞酸、吐酸等证，均宜用之。

2. 详察杂病机转，首倡从肝立论

魏氏擅长于疑难杂病的诊疗，对内伤杂病病机的认识不囿旧论，且多有发挥。魏氏以前诸家，易水、东垣重后天脾胃，立斋、景岳重先天肾命，附和者甚众。而魏氏认为前贤诸家论杂病之法，虽各有创见，但对杂病致病之机的认识尚未完备。经多年临床实践，他在深研《内经》等经典理论的基础上，汲取缪仲淳及高鼓峰重肝调肝思想精华并加以发挥，从而形成了杂病以肝为主的学术思想。他指出"肝木为龙，龙之变化莫测，其于病也亦然。明者遇内伤证，但求得其本，则其标可按籍而稽矣。此天地古今未泄之秘。《内经》微露一言曰：肝为万病之贼，六字而止。似圣人亦不欲竟其端委，殆以生杀之柄不可操之人耳。余临证数十年，乃始获之，实千虑之一得也。世之君子，其毋忽诸"。魏氏杂病以肝为主的观点，在《柳洲医话》中诸多按语中得以充分体现。辨识病因病机，多从肝木着眼；立法处方用药，每多柔肝清肝为治。王孟英曾有"肺主一身之表，肝主一身之里，五气之感，皆从肺入，七情之病，必由肝起"之论，但他认为魏氏内伤求本在肝之说"独窥经旨"、"先获我心"，可谓深明魏氏学术思想之要旨。

魏氏认为致肝病之因有先天后天之分，后天因素多见情志刺激而致肝木失其疏泄条达，先天因素则禀受先天父母病气。他指出："余常见父母有肝病者，其子女亦多有之，而禀乎母气者尤多。"内伤杂病病机错综复杂，临证常难以分辨。魏氏辨析致病机理，习从肝木立论，每能提纲挈领，取效甚众。如肝火炽盛、灼液成痰证，向之责在肝胃，而魏氏认为病位应在肝，而与胃无干。他指出："木热则流脂，断无肝火盛而无痰者，不必责诸胃也。"可谓独辟蹊径，堪称创见。又如梅核气病，历代医家多尊痰气郁结致病之说，每用辛散香燥之品治之。而魏氏则认为梅核气多属"木燥火炎"为患，香燥之剂暂能开气，虽可即愈，但久则必复。

对内伤杂病的治疗，魏氏结合养阴思想，崇柔润而提倡养肝阴、清肝火、戒香燥而反对滥施温补克伐，颇能启迪后学。魏氏认为肝为风木之脏，将军之官，体阴用阳，故肝郁之证，多由肝阴不足、肝气失疏所致，庸医但识气滞，不知由阴虚而起，妄投香附、郁金辛窜疏解，致使阴愈伤而气愈滞。魏氏指出："此二味为治肝要药。然用之气病则可，用之血病，则与干将莫邪无异也。"其所指之血病实为肝阴虚之证，可见其重视滋阴柔肝的用药思想。对胃脘痛的辨治，前代医家有主虚寒而喜用理中、建中辈者，有主气郁而惯用逍遥、四磨辈者，有主郁火而习用化肝、龙胆泻肝辈者，往往重肝用而轻肝体，未能顾及肝阴。魏氏则认为胃脘痛病在肝阴不足，肝木上乘于胃所致，治宜养阴柔肝，不可更行辛窜，助其驰张。他指出："此病外间多用四磨、五香、六郁、逍遥，新病亦效，久服则杀人矣。又用肉桂亦效，以木得桂而枯也。屡发屡服，则肝血燥竭，少壮者多成劳，衰弱者多发厥而死，不可不知。"他在悉心研究缪仲淳、高鼓峰诸家治肝心法，汲取缪氏集灵膏和高氏滋水清肝饮的用药妙谛的基础上，参以临床治验心得，创制了养阴名方一贯煎。不仅开创了胃脘痛病的新治法，而且将此方推而广之于胁痛、吞酸、疝气等诸多肝病，从而把养肝阴思想推进到更广阔的境界。

(二) 学术影响

《柳洲医话》辑自医案巨著《续名医类案》，是书博采历代名医及经史子集所载医案验方，卷帙浩繁，取材广泛，内容涉及内、外、妇、儿、五官、针灸诸科病证。魏氏不拘门户之见，兼收并采不同学术观点的验案，以病名为纲，以病案为目，一病数例，互相参证。既有成功经验，亦有失败教训，内容丰富，颇具特点，足资后学研修借鉴。但因脱稿未久，魏氏寻逝，书稿未经删定，编次潦草，不无芜复冗赘，后经孟英重订而得以刊行。孟英于书中摭摘魏氏临证心得治验之精华，并集简妙验方百余首，而成《柳洲医话》。可谓萃取魏氏学术思想之精髓，汇聚历代验方之精粹，言简而意赅，法效而理明。是书自刊行以来，魏氏之学及书中验方备受古今名医推崇、效法。

清代著名温病学家王孟英深受魏氏善用柔润力戒香燥温补思想的影响，在其温病学专著《温热经纬》中多次引征魏氏之说并予以阐论发挥。如"魏柳洲曰：火极似水，乃物极必反之候。凡患此，为燥热温补所杀者多矣。盖内真寒而外假热，诸家尝论之矣。内真热而外假寒，论及者罕也。雄按：道光甲辰六月初一日至初四日，连日酷热异常，如此死者，道路相接，余以神犀丹、紫雪二方救之，极效。但看面垢齿燥，二便不通，或泻不爽，为是，大忌误认伤寒。雄按：尤忌误以暑为阴邪，或指暑中有湿，而妄投温燥渗利之药也"。

清代名医陆以湉在其所著《冷庐医话》中推崇魏氏养阴思想，并习以魏氏养阴之法辨治肝病诸痛证。他指出："今人所谓心痛、胃痛、胁痛，无非肝气为患，此有虚实之分，大率实者十之二，虚者十之八。盖此症初起，即宜用高鼓峰滋水清肝饮、魏玉璜一贯煎之类，稍加疏肝之味，如鳖血炒柴胡、四制香附之类，俾肾水涵濡肝木，肝气得舒，肝火渐熄而痛自平。若专用疏泄，则肝阴愈耗，病安得痊？"体现了魏氏重视调护肝阴的思想。

清末名医张山雷对魏氏一贯煎的认识可谓得其要领。他认为："此方虽从固本丸、集灵膏二方脱化而来，独加一味川楝子，以调肝木之横逆，能顺其条达之性，是为涵养肝阴无上良药，其余皆柔润以驯其刚悍之气，苟无停痰积饮，此方最有奇功……若果阴液虚甚者，如黄肉、白芍、菟丝、沙苑、二至等，肝肾阴分之药，均可酌加；口苦而燥者，是上焦郁火，故以川连泄火。连本苦燥，而入于大补养液队中，反为润燥之用，非神而明之，何能辨此？方下舌无津液四字，最宜注意，如其舌苔浊垢，既非所宜。"

近代著名医家秦伯未对一贯煎的加减之法，颇有创见。他认为："大便秘结加蒌仁，虚热多汗加地骨皮，痰多加贝母，舌红而干加石斛，腹痛加白芍、甘草，胁痛作胀、按之坚硬加鳖甲等。"

### 三、研读《柳洲医话》应注意的问题

通过上述对《柳洲医话》内容及学术思想的介绍，根据该书的体例及自身特点，我们在研读该书之时，应该注意以下问题：

1. 该书所载按语及附方皆辑自魏氏遗著《续名医类案》，语言简短精练，对于初习者，宜参同《续名医类案》中原文结合所涉病案研读，以求全面理解魏氏论述之深意，不致误揣前贤要旨。

2. 书中所集简妙愈病之方，述病过简，未详及证，读者需细审之。临证尤须详察方药宜忌，明辨证候而审慎用之。

3. 此书广集魏氏评按，理法兼备，堪称汇聚魏氏学术精华之作，然终为孟英一己之见所辑，魏氏之学未能尽赅。《续名医类案》中所载百余则魏氏诊病疗疾验案及诸多散在评按亦为魏氏学术思想之体现，可相互印证、彼此参考研读。

4.《柳洲医话》所辑录的魏氏临证心得治验及诸家所创简易妙方，具有重要的学术和临床应用价值。但是由于历史等诸方面因素的影响，本书还存在若干不足之处：如书中所载以上古祝由诅咒之法治久疟不愈，尚无科学依据。读者当以实事求是的科学态度，去伪存真，汲精华而弃糟粕，客观公正评价古人之学，切勿迷信盲从。

### 四、本次校勘整理说明

1. 本次校勘整理，采用重庆堂藏版《三家医话》本为底本，采用《中国医学大成》本（简称为"大成本"）为校本；同时以文渊阁四库全书所收《续名医类案》本（简称为"阁本续类案"）所载条文原文比对参校。本书中"雄按"系王孟英所加评述，"按"系笔者新增评按。

2. 底本原有目次，按语部分作"按语八十五条"，附方部分列 29 种病证名称，即"疟、痢、瘵、血证、筋骨痛、哮、呃、喘、头、目、鼻、齿、喉、心腹痛、足膝、疝、癫、鲠、蛊、虱、中毒、狐鬼、小儿、痈疽、打仆、金疮、汤火伤、竹木刺、诸咬"。因正文中主治病证较此为多，且未列题目，故检索价值不大，今只于此处说明，不再保留。

3. 书中所引据医籍条文及《续名医类案》原文，因多参与己意删补所成，凡文意医理通顺者，仍遵底本，不作校文说明；明显错、漏、衍字，予以径改、补、删；难以定夺者，予以保留，并作注文说明。

4. 底本附方中原有两条"雄按"书作小字，今按编写体例，字体大小统一使用大字。

5. 底本中繁体字改为通行简化字，个别古今字、通假字，前后使用不一，今按通行规范改为常用字。如耆→芪，傅→敷，萎→蒌。

6. 对难读生僻的字,采用拼音和直音相结合的方法注明读音。
7. 对费解的字、词及典故,结合中医理论,予以注释。
8. 由于版式的变更,原底本中方位词"右"、"左"等一律改为"上"、"下",不出注文说明。
9. 因原书无目录,此次整理仿《论语》体例,以首句为目,分条列出。

校注者

# 序

魏柳洲先生辑《续名医类案》六十卷，脱稿未久，先生寻①逝，幸已邀录四库馆书，不致散佚。提要病其编次潦草，盖未经删定之故也。雄不才，僭②删芜复，而卷帙犹繁，未能付梓。爰③先录其所附按语为《柳洲医话》，以示一斑云。

咸丰元年冬十一月后学王士雄书于潜斋。

---

① 寻：随即，不久。
② 僭：以下犯上。此处意为超越身份及才能而行事。
③ 爰：于是。

# 目 录

|  |  |
|---|---|
| 伤寒邪结阳明 | (340) |
| 伤寒邪热甚则正馁 | (340) |
| 伤寒初愈 | (340) |
| 凡诊病 | (340) |
| 龚子才治伤寒谵渴无汗 | (341) |
| 伤寒发散过投 | (341) |
| 实邪宜下 | (341) |
| 伤寒狂躁 | (342) |
| 内真寒而外假热 | (342) |
| 景岳治王生阴虚伤寒燥渴 | (342) |
| 喻氏治伤寒以救阴为主一语 | (343) |
| 躁脉多凶 | (343) |
| 疫证脉双伏 | (343) |
| 房劳外感 | (343) |
| 虚人肝肾之气上浮 | (344) |
| 凡病尸厥 | (344) |
| 凡卒暴病 | (344) |
| 余常见父母有肝病者 | (345) |
| 木热则流脂 | (345) |
| 张子和治新寨马叟之证 | (345) |
| 肝火亦作头晕 | (346) |
| 补中益气汤 | (346) |
| 凡素患虚损人 | (347) |
| 伤寒及感证日久 | (347) |
| 伤风一证 | (348) |
| 疟疾后饮食不运 | (348) |
| 肺气败者 | (348) |
| 阴虚证 | (349) |
| 热补药谓之劫剂 | (349) |
| 呕吐证 | (350) |
| 完谷不化 | (350) |
| 发热之时 | (350) |
| 痢疾补涩太早 | (350) |
| 张景岳平生临证 | (351) |
| 《伤寒》论病人素有痞积 | (351) |
| 苦楝皮取新白皮一握 | (351) |
| 孙文垣治吴肖峰室 | (352) |
| 李士材治顾宗伯心肾两亏 | (352) |
| 凡治小儿 | (352) |
| 劳损病已不可为 | (353) |
| 肺热之人 | (353) |
| 喻氏治郭台尹之证 | (353) |
| 又治顾鸣仲之证 | (354) |
| 火盛而郁者 | (354) |
| 梅核证 | (354) |
| 余治肝肾亏损 | (354) |
| 缪氏谓阳明热邪传里 | (355) |
| 凡损证脉见右寸厥厥然如豆 | (355) |
| 杨介都梁丸治头痛 | (355) |
| 《医学钩元》有目病不宜服六味辨 | (355) |
| 景岳见燕都女子喉窍紧涩 | (356) |
| 戴人治一将军病心痛 | (356) |
| 香附、郁金 | (357) |
| 二地腻膈之说 | (357) |
| 凡胁腹结块 | (357) |
| 景岳生平于薛氏诸书 | (357) |
| 凡泄泻 | (358) |
| 带浊之病 | (358) |
| 胞痹 | (359) |
| 景岳治朱翰林太夫人证 | (359) |
| 冯氏治崔姓风秘证 | (359) |
| 伤寒疟痢之后患闷结者 | (359) |
| 观《医通》载妇科郑青山愤喜交集 | (360) |
| 凡心腹痛而唇红吐白沫者 | (360) |
| 阴虚火盛之人 | (360) |
| 二便俱从前阴出者 | (360) |

| | |
|---|---|
| 近时专科及庸手 …………… （361） | 偏头风 …………………… （369） |
| 冯楚瞻之媳 ………………… （361） | 头风畏冷久不愈 …………… （369） |
| 产后恶露不下有二 ………… （362） | 拳毛倒睫 …………………… （370） |
| 肝火病其状如疟 …………… （362） | 烂弦风眼 …………………… （370） |
| 产后病多属阴虚 …………… （362） | 鼻瘜 ………………………… （370） |
| 火极似水 …………………… （362） | 胃火鼻赤 …………………… （370） |
| 立斋谓产后阴气大虚 ……… （362） | 鼻流臭黄水 ………………… （370） |
| 患痘腰痛 …………………… （363） | 食物从鼻中缩入脑中 ……… （371） |
| 医学无真知而参末议 ……… （363） | 齿肿痛 ……………………… （371） |
| 麻疹之发 …………………… （363） | 蛀牙疼 ……………………… （371） |
| 病危之家 …………………… （363） | 脱龂 ………………………… （371） |
| 余尝诊一儿 ………………… （364） | 咽喉壅塞 …………………… （371） |
| 肿证多湿热为患 …………… （364） | 急喉痹 ……………………… （371） |
| 肝脉挟胃贯膈 ……………… （364） | 喉痛危困 …………………… （371） |
| 寸强尺弱之脉 ……………… （364） | 心腹久痛 …………………… （372） |
| 不拘内外病 ………………… （364） | 鹤膝风 ……………………… （372） |
| 诸病火盛而汗出者 ………… （364） | 脚气 ………………………… （372） |
| 凡肝郁病误用热药 ………… （365） | 又樟脑排两股间 …………… （372） |
| 肝木为龙 …………………… （365） | 脚气上攻 …………………… （372） |
| 瘅疟 ………………………… （365） | 诸疝 ………………………… （372） |
| 久疟不愈 …………………… （366） | 风颠神方 …………………… （373） |
| 又何首乌五钱 ……………… （366） | 稻芒着喉 …………………… （373） |
| 又石首鱼恣啖可愈 ………… （366） | 误吞铜钱 …………………… （373） |
| 血痢久不瘥 ………………… （366） | 误吞铁针 …………………… （373） |
| 五色痢久不瘥 ……………… （366） | 防蛊毒 ……………………… （373） |
| 热毒下痢脓血 ……………… （367） | 解蛊毒 ……………………… （373） |
| 噤口痢 ……………………… （367） | 又生甘草五钱煎汁 ………… （373） |
| 传尸劳 ……………………… （367） | 又马兜铃藤十两 …………… （373） |
| 吐血用水澄蚌粉研细 ……… （368） | 又升麻 ……………………… （373） |
| 衄血 ………………………… （368） | 又玉枢丹 …………………… （373） |
| 又真麻油纸捻纴①鼻中 …… （368） | 阴毛生虱 …………………… （374） |
| 又用灯盏数枚 ……………… （368） | 烟火熏死 …………………… （374） |
| 牙衄 ………………………… （368） | 中砒毒 ……………………… （374） |
| 舌衄 ………………………… （368） | 河豚毒 ……………………… （374） |
| 筋骨疼 ……………………… （369） | 丹石毒 ……………………… （374） |
| 醋哮 ………………………… （369） | 狐媚 ………………………… （375） |
| 怒后呃忒 …………………… （369） | 邪祟 ………………………… （375） |
| 痰喘久不痊 ………………… （369） | 鬼交 ………………………… （375） |
| 偏头风 ……………………… （369） | 飞尸 ………………………… （375） |
| 头疼如劈 …………………… （369） | 走马牙疳 …………………… （376） |

| | | | |
|---|---|---|---|
| 小儿好吃粽 | (376) | 诸癣 | (380) |
| 又吃鸭蛋不消 | (376) | 冻疮 | (380) |
| 小儿口噤不开 | (377) | 一切恶疮 | (380) |
| 小儿惊风 | (377) | 坐板疮 | (380) |
| 小儿噤口痢 | (377) | 下疳 | (381) |
| 肿毒初起 | (377) | 又小蓟 | (381) |
| 又 方 | (377) | 梅疮 | (381) |
| 又 方 | (377) | 又松香 | (381) |
| 发 背 | (378) | 打扑损伤 | (381) |
| 翻花疮 | (378) | 杖不知痛 | (381) |
| 腰疽未破者 | (378) | 杖 丹 | (382) |
| 痔 疮 | (378) | 被笞身无完肤者 | (382) |
| 又 | (378) | 箭镞炮子入肉 | (382) |
| 又先以木鳖子煎汤熏洗 | (378) | 金 疮 | (382) |
| 阴囊溃烂 | (378) | 汤火伤 | (382) |
| 便 毒 | (379) | 又夏枯草研细 | (382) |
| 臁 疮 | (379) | 竹木刺 | (382) |
| 又烂捣马齿苋敷之 | (379) | 蜂 螫 | (382) |
| 又松香一两 | (379) | 犬 咬 | (383) |
| 耳 疔 | (379) | 疔疽发背 | (383) |
| 髭 疔 | (379) | | |
| 诸 疔 | (380) | | |

伤寒邪结阳明，发为狂热，犹是宿食，宜吐之。非若燥粪便硬，可下而愈也。

雄按：凡下之不通而死者，多此类也。

> 按：本条为魏氏为张子和之仆病伤寒案所加评述。《儒门事亲》记载张子和家仆病伤寒至六七日，用下法不通，又发高热，热极难忍而自投于井中取凉。适逢子和远游，家人忆起子和曾有"伤寒三下不通，不可再攻，便当涌之"之论，遂予瓜蒂散使服，吐出胶痰及宿食而愈。魏氏认为此证当属伤寒日久，邪入阳明。因用下法不应，可知邪热虽已胶结阳明，尚未入腑，灼津为痰，停食为滞而致大便不通、发热诸症。遵《伤寒论》"阳明病，若不大便六七日，恐有燥屎，欲知之法，少与小承气汤，汤入腹中，转矢气者，此有燥屎也，乃可攻之。若不转矢气者，不可攻之"之旨，可知病非燥屎内结，而是痰食壅滞，宜涌吐之法使邪有出路。妄用下法而不知变通，多成死证而不可复救。

伤寒邪热甚则正馁，不可误认为虚。

雄按：缪仲淳治姚平之①案可证。

> 按：《先醒斋医学广笔记》记载姚平子病伤寒，头疼身热，舌上黄苔，胸膈饱闷，三四日热不解，奄奄气似不属，一医疑其病久体虚，欲投参类补益之剂。而缪仲淳则议用大黄、枳实、黄连、瓜蒌、莲子即小陷胸汤加大黄调治，药进两剂而便通热解病愈。据身热、便闭、苔黄诸症，可知当属邪热入里，内结阳明之证。魏氏认为此案为中焦邪热过甚，阻滞中焦气机不得通降而致。证属邪实而反现类虚诸症，是邪热甚而正气馁之象，证以邪实为主，不可进补以助邪，当以祛邪攻下为要务。虚实真假，尤须详辨，方可不致谬误。

伤寒初愈，脏腑犹多热毒，时师不察，骤投参、芪、术、附温补，其遗患可胜言哉！

雄按：《寓意草》伤寒善后法，学者最宜详玩。

> 按：《先醒斋医学广笔记》记载高存之家人伤寒愈后八九日，因房事后其妻亦患此病，缪仲淳予裈裆、雄鼠粪、麦冬、韭白、柴胡二剂而病势渐平，继服竹皮汤而愈。以方测证，可知其妻所病当为阴阳易。正如《诸病源候论》所云："阴阳易病者，是男子妇人伤寒病新瘥未平复，而与之交接得病者，曰阴阳易也。其男子病新瘥未平复，而妇人与之交接得病者，名阳易。"此病当由伤寒初愈，脏腑余热未尽，值阴阳交合之时，邪热作祟，交相染易而致未病之人获病。
>
> 魏氏认为伤寒初愈之人，虽邪已大衰，然余热未尽，如用药及将养不慎，极易致劳复、食复、药复之过。用药当慎用温补，恐过用而助热伤津。善后之法，孟英颇重《寓意草》所论："盖人当感后，身中之元气已虚，身中之邪热未净，于此而补虚，则热不可除；于此而清热，则虚不能任。当细辨之，如伤寒后胃中津液久耗，新者未生，宜补其胃；大病后之热为虚热，宜用甘寒药清之，故以生津之药，合甘寒泻热之药，而治感后之虚热。如麦门冬、生地黄、牡丹皮、人参、梨汁、竹沥之属，皆为治法。仲景每用天水散以清虚热，正取滑石、甘草，一甘一寒之义也。设误投参、苓、术补脾之药为补，宁不并邪热而补之乎。"喻嘉言论伤寒愈后调摄之法，阐论精详，临证可资借鉴。

凡诊病，浅见者反若深虑，多令病家无所适从。

雄按：此评仲淳治虞吉卿案，或疑其虚而用桂、附也。今则此辈尤多，误人愈广。不知疗病，但欲补虚，举国若狂，谁为唤醒。

---

① 姚平之：阁本续类案作"姚平子"。当是。

**按**：本条为魏氏为缪仲淳治虞吉卿下利案所注评按。虞吉卿，因三十外出疹，不忌猪肉，兼之好饮，作泄八载。忽患伤寒，头疼如裂，满面发赤，舌生黑苔，烦躁口渴，时发谵语，两眼不合者七日，洞泄如注，较前益无度。脉洪大而数，缪氏为其疏竹叶石膏汤方。因其有腹泻之病，石膏止用一两。病初不减，然此人素不谨慎，其友疑其为虚证，议用肉桂、附子。而缪氏则认为病由邪热作祟，当急治其邪，徐并其虚悉除之。遂急进二剂，而前述恶症顿去，唯泻未止。方用疏脾肾双补丸，更加黄连、干姜、葛、升麻，以痧痢法治之，不一月泻竟止。魏氏据此认为诊病之时，庸医常不谙辨证，而妄加臆断；不辨虚实，而妄用温补，常令病人轻信其虚妄之词而草将性命交于庸医之手。孟英亦感慨时下滥施温补之风盛行，举世昏聩不知医道精髓，为害甚远。

龚子才治伤寒谵渴无汗，用大梨一枚，生姜一小块，同捣取汁，入童便一碗，重汤煮熟服。制方甚佳，愈于甘露，且免地黄之腻。

雄按：余以梨汁为天生甘露饮，而昔贤已先得我心。若有汗者，生姜宜避。

**按**：《寿世保元》记载龚子才治一人，头疼发热，憎寒身痛，发渴谵语，日久不出汗，察症断证，可知其病乃邪热壅结表里，营卫郁遏之证。龚氏以梨汁、姜汁、童便同煮令服，汗出如水而愈。方中梨汁性寒泄热、液足滋养营阴，姜汁味辛以散邪，童便咸寒降火滋阴，药精而力专，故魏氏赞其"制方甚佳"，又因梨汁甘寒清热生津，可备地黄清热之用而免其滋腻之弊。孟英服膺龚氏之说、魏氏之论，亦重梨汁之功，以其为"天生甘露饮"，并补前贤之未备，提出有汗出则不可用生姜，以防其辛散耗伤津液。

伤寒发散过投，气微欲绝，虽有实证，亦宜独参猛进。贫者以重剂杞、地，少入干姜。

雄按：热炽而气液欲脱者，干姜亦忌，宜易甘草。

**按**：《万病回春》记载龚子才治一七旬老妪患伤寒，初起头疼身痛，发热憎寒，诸医以药发散，数剂弗效。淹延旬日，渐而饮食不下，昏沉不省，口不能言，眼不能开，咽喉有微气，似欲绝之意，龚氏认为其人元气耗绝，而人参可回元气于无何有之乡，有起死回生之效，遂以人参五钱煎汤，徐徐灌之。须臾稍省，欲饮水，又煎渣服之，顿愈。魏氏认为此病伤寒过用发散，耗伤元气，致使气微欲绝等阴证立现，虽有邪实之证，然究因虚象危重，急当益气回阳治之，宜急进独参汤回阳固脱。家贫无力用参者，可以大剂枸杞、生地，少入干姜代之，从阴以求阳。因干姜性热，恐更耗元气，对于邪热炽盛而气液欲脱者，孟英则主张以甘温之甘草代干姜以缓补徐图。

实邪宜下，人便稀识，可为浩叹。

雄按：学识浅者，皆为立斋、景岳诸书所囿也。

**按**：《医宗必读》记载李士材治社友韩茂远伤寒，九日以来，口不能言，目不能视，体不能动，四肢俱冷，众人皆曰阴证。李氏诊其六脉皆无，以手按，两手护之，眉皱作楚，按其趺阳，大而有力。乃知腹有燥屎也，欲与大承气汤。家属惶惧不敢进。李氏谓惟同郡名医施笠泽能辨此证，施氏诊之，与李氏所言相符。遂下之，得燥屎六七枚，口能言，体能动矣。魏氏据此认为，以手护此腹乃为拒按，眉皱作楚，趺阳脉大而有力等均为实邪之象，宜用下法，六脉皆无、气微欲绝等一派阴证虚象，乃为"大实有羸状"之象。而庸医唐突不察，竟断其为虚证,可谓不体李氏"大概证既不足凭,当参之脉理,脉又不足凭,当取之沉候"之旨,临诊之时,按手不及足,疏于观察所致。孟英亦将此举归为众医泥于薛己、张景岳温补之说,临证不加深究,滥施温补而致妄补之风日靡,举世深受其害。

伤寒狂躁,脉至洪大无伦,按之如丝者,以全料六味减苓、泽,加麦冬、杞子,用大砂罐浓煎与之,必数杯而后酣寝汗出以愈。古时此法未闻,惟仗人参之力取效。本阴竭之证,乃峻补其阳,使生阴而愈,故用参每多至数斤,设在今时,非猗顿①之家不可为矣。

雄按:阴竭之证,今时尤多,人参之价,近日更昂。惟西洋人参性凉生液,最为可用。而时师辄以桂、附、干姜治阴虚狂躁,益非魏君所能逆料矣。

**按**:本条为魏氏为李士材治吴文哉伤寒狂躁案所加评按。其人患伤寒,烦躁面赤,乱冈欲绝,时索冷水,手扬足踢,难以候脉,众人按之诊其脉洪大无伦,按之如丝。李氏认为其脉浮大沉小,乃为阴症似阳,遂用理中汤加人参四钱,附子一钱,煎成,入井水冰冷与饮。甫及一时,狂躁定矣,再剂而神爽。服参至五斤而安。魏氏据此认为,病属阴竭之证,当以六味地黄丸去淡渗之品加麦冬、枸杞等滋阴以治之,而李氏以补阳生阴之法调治亦颇取效,然究因人参其价不菲,而不为世人所易得,而滋阴正补之法似切实用。孟英指出时下庸医习用香燥、世人喜受温补,致使阴竭之证愈多,当以滋阴之法为治,可用西洋参以甘凉养阴生液,而时医泥于温补之论,滥用热补之剂,因人参难求,而喜投桂、附、干姜,竟于魏氏滋阴之说置之草芥、毫不体察。

内真寒而外假热,诸家尝论之矣。至内真热而外假寒,论及者罕矣。

**按**:本条为魏氏为吴孚先治伤寒案所加评按。其人患伤寒,身寒逆冷,时或战栗,神气昏昏,大便秘,小便赤,六脉沉伏、重按之则滑数有力,愈按愈甚,视其舌则燥,探其足则暖。吴氏认为病属阳症似阴,遂用苦寒峻剂,煎成乘热顿饮而瘥。魏氏认为此证外象虽似属阴寒之证,因其症见大便秘、小便赤,便知其必非阴证,且其脉沉按滑数有力,可知其为内真热而外假寒之象。取苦寒峻剂乘热顿饮,乃为寒药热用法。与上条李士材治伤寒狂躁案之内真寒而外假热证,实有可资借鉴玩味之妙。

景岳治王生阴虚伤寒燥渴,用凉水是矣。而又杂与桂、附各数两,治法未能无疵。至舌苔成壳脱落,恐桂、附使之然也。

雄按:今人明知其阴虚,而放胆肆用桂、附者,皆效景岳之尤也。

**按**:《景岳全书》记载燕都王生患阴虚伤寒,其舌芒刺干裂,焦黑如炭,身热便结,大渴喜冷,脉无力,神昏沉。群医诊其为阳症阴脉,必死无疑。景岳诊之,察其形气未脱,遂以甘温壮水等药,大剂进之,以救其本。间用凉水,以滋其标。张氏认为水为天一之精,凉能解热,甘可助阴,非苦寒伤气可比;对于津液干燥,阴虚便结,而热渴火盛之症,可斟酌选用。由是水药并进,然后诸症渐退,饮食渐进,神气俱复。魏氏引叶天士"阴虚者,水因火耗,当用滋阴"之论,认为此证可用凉水滋阴润燥止渴,而用温补之桂、附,则不切阴虚之机。孟英亦附和魏氏之论,认为后世不辨证候虚实,妄投温补之风日盛,乃为深受景岳温补论影响之故。

---

① 猗顿:战国时期大商人,以经营河东盐池而成巨富,后成珠宝专家。此指富裕人家。

喻氏治伤寒以救阴为主一语，为治传经证之秘旨。

**按**：《寓意草》记载黄长人犯房劳后病伤寒，未服药，身热自退十余日后，忽然昏沉，浑身战栗，手足如冰。喻嘉言诊之，认为此属热深厥深之证，乃为房劳之后，阴虚阳往乘之所致。治以调胃承气汤，约重五钱，煎成，热服半盏，少顷，又热服半盏，厥渐退，人渐苏。仍与前药服至剂终，人事大清。忽然浑身壮热，再与大柴胡一剂，热退身安。喻氏强调"凡伤寒病初起发热，煎熬津液，鼻干口渴便秘，渐至发厥者，不问而知为热也……盖伤寒才一发热发渴，定然阴分先亏……故见厥除热，存津液元气于什一"。并将其概括为"治伤寒以救阴为主"。

魏氏极为推崇喻氏之论，认为其说堪称"治传经证之秘旨"。

躁脉多凶，疫病热郁之极，脉亦躁也。

疫证脉双伏，或单伏而四肢厥冷，或爪甲青紫，欲战汗也。宜熟记。

**按**：上述两条为魏氏为孙文垣治吴球泉内人案所加评按。《孙文垣医案》记载吴球泉内人，痢疾后感寒，又月水适至，大发热，口渴，遍身疼，胸膈饱闷烦躁，头微疼，耳亦聋，大便泻，舌上白苔，脉七八至，乱而无序。孙氏认为此属三阳合病，即春温症。以柴胡、葛根、白芍、枳实、桔梗、酒芩、竹茹、天花粉、炙甘草、桂枝，服后但觉遍身冷如冰，面与四肢尤甚，六脉俱无。孙氏认为此非死候，至夜半阴极阳生，势欲作汗。四鼓后果战而汗出，衣被皆湿，四肢体面渐温，神思清爽，欲进食。次日惟耳尚聋，腹中大响，脉近六至，改以柴苓汤加乌梅，两剂而愈。本病起自阳明，感寒而使邪入太阳，月水至而致邪入血室，病及少阳，

此属三阳合病之证，当投三阳之药以使邪从发表、和解、清泄而出。然温病病多危急，临证之时，于四诊之要犹须究心。本病三阳诸证繁杂，其脉犹当详审。初诊时，其脉疾且乱，当为热郁之极而躁之象；服药后，六脉深伏，且四肢厥冷，知其为邪正交争、正欲祛邪外出之象。温病病势多急，其起病常多见躁脉；邪正交争之时其症多重，常见脉伏、肢厥、爪甲青紫等症，多为欲战汗之兆，临证当需详察。

房劳外感，即谓阴证而与热药，杀人多矣。

**按**：《孙文垣医案》记载孙氏族侄仲登，醉后房事已，起而小溲，即脐下作痛，水泻肠鸣，一日十余度，发热头痛。医与理中汤一帖，反加呕逆，烦躁口渴。孙氏诊之，左脉弦大，右洪大，俱七至，不食不眠，面赤唇燥，舌苔黄厚。认为此为春温证。以温胆汤加姜汁炒黄连、柴胡、干葛，二帖，令当夜饮尽，则病不他传。因畏竹茹、黄连，只进一服，呕逆止，余症悉在。次日诊之，脉洪大搏指，与白虎汤加竹茹两帖，亦令服完。因畏石膏，只进一服，泻止，小腹仍痛。又次日，脉洪长坚硬，非桃仁承气不可，觑面煎服，连饮二剂，下黑燥矢五六枚，痛热俱减。再诊，六脉皆缓弱，以四君子汤加白芍、黄连、香附调养数日而愈。

本病初诊之时，腹痛、泄泻诸症似属阴证，前医因之而用理中汤温中补虚不效，反增烦呕、不食不眠、脉弦洪大等症，可知病初当为房劳外感、邪热作祟，法当清解；反施补益助邪内陷少阳，治宜和解少阳之法；病家用药失度，药少力薄，祛邪不力，致使邪热内传阳明，法宜甘寒清热；复因服药不谨，邪热继传入腑，宜攻下之法治之，药尽，病已向愈。因久泄及攻下耗气，而致脉缓弱，随以益气之品调养而愈。魏氏认为此证房劳外感，仅发热头痛二证即可断其并

非阴证，且其脉弦洪大，如辨为阴证而进热补药，则病必内陷深传而成危证。

虚人肝肾之气上浮，宛如痰在膈间，须投峻剂养阴。俾龙雷之火，下归元海。

雄按：叶香岩云，龙雷之起，总因阳亢，宜滋补真阴。今人反用热药，悖矣。详见《景岳发挥》，医者不可不读也。

**按**：本条为魏氏为孙文垣治吴勉斋暴厥案所加评按。《孙文垣医案》记载吴氏年六十七，形体丰腴，喜嗜烤炙，任性纵欲，极躁急。一日跌伤其齿，恬不为意，阅三日复跌，亦不为意，复跌之次日晚，左手足忽不能动，口眼㖞斜。孙氏诊其脉，左洪大，右缓大，观其色苍黑，神昏鼾呼，呼长而吸短，呼至口气出不能回，终日偃卧如醉，人不能动。孙氏认为其乃中风之渐，方来且不可测。先以六君子汤加全蝎、僵蚕、天麻、钩藤以平肝熄风，竹茹以清热涤痰，石菖蒲、远志以化痰宣窍，当归、白芍养阴柔肝，如此加减调理弥月，诸症悉除。本证病人年老，肝肾本虚，又加形体丰腴，喜嗜烤炙，且极易急躁，致使内生痰热，肝阳易亢。病乃阴虚阳亢之体，复因跌仆，引动肝阳挟痰热亢行于上，蒙窍阻络而成。魏氏认为此属虚人肝肾之气上浮，宜以峻剂以养阴，以引肝肾龙雷之火归元。孟英亦认为肝肾相火妄动，总由阴虚无以敛阳而阳亢所致，并引征叶天士滋补真阴以制亢阳之论，驳斥时下之人误用热药温补施治之谬。

凡病尸厥，呼之不应，脉伏者死，脉反大者死。

**按**：本条为魏氏引徐应秋之尸厥论为梁革治青衣案所加按语。《太平广记》收录《续异录》中记载，唐朝太和初年，金吾骑曹梁革得和扁之术，按察使于教有青衣曰莲子，念之甚厚。一旦以笑语获罪，斥出为从事御史所得，请革评其脉。革诊其臂曰："二十春无疾之人也。"未一年，莲子暴死。欲葬，革召其枢而归曰："此固非死，盖尸厥耳。"乃令破棺出之，遂刺其心及脐下各数处，凿去一齿，以药一刀圭于口中，衣以单衣，卧空床上，以练素缚其手足，有微火于床下。其气通若狂，慎勿令起，逡巡自定。定而困，困即解其缚，以葱粥灌之，莲子遂活。《三因极一病证方论》认为尸厥是"由脏气相刑，或与外邪相忤，则气遏不行，闭于经络，诸脉匿伏，昏不知人"。《脉经》认为尸厥其脉应为"寸口沉大而滑，沉则为实，滑则为气"，实气相搏，血气入于脏，邪气内伏则脉多伏；"大则病进"，脉大乃为邪气愈实之象。故徐应秋认为尸厥脉伏或大，均为病情危重之征。

凡卒暴病，如中风、中气、中寒、暴厥，俱不得移动喧闹，以断其气，《内经》明言气复返则生。若不谙而扰乱，其气不得复，以致夭枉者多矣。盖暴病多火，扰之则正气散而死也。病家医士，皆宜知此。

**按**：本条为魏氏为汪石山治暴厥案所加评按。其人卒厥暴死，不知人，汪氏据其先因微寒，数发热，面色萎黄，六脉沉弦而细，而断其为中气久郁所致，与人参七气汤一服，药未热而暴绝。遂令一人紧抱，以口接其气，徐以热姜汤灌之，禁止喧闹移动，以防气绝不返。有顷果苏，温养半月而安。魏氏之女，年十八，忽暴厥，家人不知此移动之禁，群集喧哄，又扶挟而徙之他所，致苏而复绝，救之已不及。故魏氏认为，譬如中风、中气、中寒、暴厥诸暴病，其来俱速，其病亦急，多为气或火邪实之极，跌坠挪移则恐扰乱正气更助其邪，惟当制之以静，方可使正气回复，祛邪外出。此为至理，世人皆宜通晓于心。

余常见父母有肝病者,其子女亦多有之,而禀乎母气者尤多。

> **按**:《孙文垣医案》记载丁耀川长姐,常患晕厥,吐痰碗许乃苏。后又口渴,五更倒饱,肠鸣,腹疼泄泻,小水短涩,咳嗽。孙文垣诊之,其脉两寸濡弱,两关滑大,认为其为中焦痰积所致,先与二陈汤加苍术、山楂、麦芽以健脾为臣,以白芍止痛为君,以滑石、泽泻引湿热从小便出为佐,黄芩为裨佐十帖,二阴之痛俱止。改以六味而愈。而魏氏则认为本病晕厥乃为肝火上扰挟痰上攻所致,痰随吐出而厥亦苏,而后见腹痛肠鸣、泄泻、便赤诸症,均为肝火内扰之象,中焦痰积应为标病,治宜先以健运化痰之品治标,继以滋阴泄火之品治本而愈。
>
> 魏氏又观孙文垣治丁氏之母案,其人患胃脘痛。七月,因怒,吐血碗许,不数日平矣。九月又怒,吐血如前,加腹痛。次年二月,忽里急后重,肛门大疼,小便短涩,痛不可言,腰与小腹热。身不能侧,侧则左胯并腿作痛。两胯原有痛,二阴痛不能坐,遇惊恐则下愈坠疼,经不行者两月。往行经时,腰腹必痛,下紫黑血块甚多。今又白带如注,口渴不寐,不思饮食,多怒,面与手足虚浮,喉中梗梗有痰,肌肉半消。孙氏诊之,脉仅四至,两寸软弱,右关滑,左关弦,两尺涩。据脉,上焦气血不足,中焦有痰,下焦气凝血滞,郁而为火,盖下焦肝肾所摄,腰胯肝之所经,二便肾之所主也。据症,胃脘痛,则为肝木侮胃;腹痛,则为肝木乘脾;二阴痛,则为肝火迫及前后;腰腹热甚,则为三阴火炽;腿胯俱痛,则为诸痛属火。当先为开郁清热,条达肝气,保过夏令。后再峻补阴血,必戒恼怒,使血得循经乃可愈。
>
> 魏氏据丁氏母女二案,其病俱由肝病所起,结合临证观察,认为因子女禀赋父母之精气而生,其病气亦可经禀赋传受,肝病亦然。因肝藏血而主疏泻,女子之经带胎产与肝密切相关,故女子以肝为本。《临证指南医案》亦有"女子以肝为先天"之论,故肝病之中多以禀赋母亲之气为多。

木热则流脂,断无肝火盛而无痰者。

雄按:此语未经人道,余每以雪羹①、龙荟治痰,殊与魏君暗合。

> **按**:《孙文垣医案》记载白仰云令眷,每触怒即晕厥,必闭门合目静坐,不令人在旁,手足皆冷,汗出如雨,气息俱微,越一时许,苏如常。原以项瘰疬,多服女医草头药,及专科用斑蝥等毒,致脾胃损,元气亏也。年三十八,未尝生育。欲睡则腿必捶敲,即睡则心常惊跳。经将行,小腹先疼二日,色紫有块,惟肌肉饮食如常人。孙文垣诊之,其脉两寸短弱,左关大而有力,右关滑,左尺滑,右尺沉微。孙氏据脉认为其乃肺气虚,肝木实,胃土实,胃中有痰之症也。据症可知,肝木素郁,怒则化火挟痰上扰清窍,故见晕厥,眠差,寐则易惊;虽进服药毒,未伤及胃气,故饮食如常;治宜培土以制木,补金以防木刑,潜降以平肝;方用六君子汤加丹参、酒连、青皮,并与真珠母丸及独活汤调理而安。魏氏认为本证由肝火而起,肝火既旺,每易煎灼津液成痰,病本在肝,不必责诸胃。孟英常用当归龙荟丸、雪羹汤等方治疗肝火挟痰证,实与前贤妙法不谋而合。

张子和治新寨马叟之证,本因惊而得,尤不能无郁也。盖惊入心,心受之则为癫痫。今心不受而反传之肝,则为瘛疭,亦母救其子之义也。肝病则乘其所胜,于是生风生痰,怪证莫

---

① 雪羹:雪羹汤乃清代名医王士雄创造之名方,药用海蜇、荸荠,功能清热化痰,多用于肺热咳嗽,痰浓黄稠者。

测。治以上涌下泄，乃发而兼夺之理。并行不悖，最合治法。

雄按：马无胆而善惊，故惊字从马，似与恐惧怵惕之从心者异焉。古人虽曰惊入心，然非胆薄，断不患惊。凡病惊者，其色必青。肝胆相连，殆不必心不受而后始传入也。

按：《儒门事亲》记载新寨马叟，其人因秋欠税，受杖刑，得惊气，成风搐已三年。病大发则手足颤掉，不能持物，食则令人代哺，口目张，唇舌嚼烂，抖擞之状，如线引傀儡。夜卧发热，衣被尽去，遍身燥痒，中热而反外寒。张氏先以通圣散汗之，继服涌剂，则痰一、二升，至晚又下五、七行，其疾小愈。待五日，再一涌，出痰三、四升，如鸡黄成块。又下数行，立觉足轻，颤减，热亦不作，是亦能步，手能巾栉，自持匙箸。未至三涌，病去如濯。病后但觉极寒，张氏认为其乃大疾将去，卫气未复，故宜以散风导气之药，切不可以热剂温之，恐反成他病也。魏氏认为此证因惊而得，心未受邪而传于肝，肝火愈旺则生风，肝风内动，筋脉拘急，故见手足抽搐诸证；肝旺乘脾，健运失职，痰湿内生。治宜发汗以散火，涌吐泄下以祛痰。《内经》云"火郁发之，土郁夺之"，王冰曰"发谓汗、夺谓下"，张氏此案可谓深悟《内经》证治之要法。孟英观马叟因无胆而善惊，推之人既受惊，其胆气必弱，胆为中正之官，胆气虚则易怯。认为因肝胆经络相连，表里相合，胆既病肝必受其累，故惊而伤肝，乃由胆气虚怯所致，非由心不受邪反传于肝使然。

肝火亦作头晕，不尽属之气虚也。经云：诸风掉眩，皆属于肝。肝之脉上络巅顶，余尝以一气汤①加左金，治此甚效。

按：《内科摘要》记载祝枝山因怒头晕，拗内筋挛，时或寒热，日晡热甚。薛立斋诊之，认为其乃肝火筋挛，气虚头晕之证，遂用八珍加柴胡、山栀、牡丹皮，二十余剂而愈。《薛案辨疏》认为："此案种种现症，皆属肝火，如因怒肝火动也。拗内是肝经所属，筋是肝经所主。肝火动，拗内之筋为之挛也。寒热是肝经现症，晡热是肝经血分，肝火动则寒热晡热之甚也。以是而论，则头晕亦肝火所为。《内经》谓：诸风掉眩，皆属于肝。而何以知其为气虚头晕耶？其或有气虚夹杂于其内，抑或有气虚之脉现于其间。"观其用药，以八珍气血两补之方，加柴、栀、丹清散之品，攻补兼施，乃为因怒而动肝经之实火，非清散则不退；气血之两虚，非补益而难复。魏氏据《内经》"诸风掉眩，皆属于肝"之论，认为头晕可由肝火循经上扰巅顶所致，并非尽是气虚之证，其常以全真一气汤合左金丸，滋阴降火与辛开苦降并用，疗效颇佳。

补中益气汤，为东垣治内伤外感之第一方。后人读其书者，鲜不奉为金科玉律。然不知近代病人，类多真阴不足。上盛下虚者，十居九焉。即遇内伤外感之证，投之辄增剧，非此方之谬，要知时代禀赋各殊耳。陆丽京曰：阴虚人误服补中益气，往往暴脱，司命者其审诸！

雄按：东垣此方，谓气虚则下陷，升其清阳，即是益气。然命名欠妥，设当时立此培中举陷之法，名曰补中升气汤。则后人顾名思义。庶知其为升剂也，原以升药举陷，乃既曰补中，复云益气，后人遂以为参、术得升、柴。如黄芪得防风而功愈大，既能补脾胃之不足，又可益元气之健行，而忘其为治内伤兼外感之方。凡属虚人，皆宜服饵。再经薛氏之表章，每与肾气丸相辅而行。幸张景岳一灵未泯，虽好温补，独谓此方未可浪用。奈以卢不远之贤亦袒薛氏甚矣，积重之难返也。徐洄溪云：东垣之方，一概以升提中气为主，学者不可误用。然此方之升、柴，

---

① 一气汤：又名全真一气汤、三才一气汤，功专滋阴降火，为清代名医冯兆张所创名方。

尚有参、芪、术、草之驾驭，若升麻葛根汤、柴葛解肌汤等方，纯是升提之品，苟不察其人之阴分如何，而一概视为感证之主方，贻祸尚何言哉！叶香岩柴胡诸①劫肝阴，葛根竭胃汁之说，洵见道之言也。

> **按**：本条为魏氏为陆养愚治韦汝经案所加评按。其人初春天寒夜坐，倦怠倚几而睡，为寒迫醒，身觉寒甚，头微痛。天明自服参苏饮，二剂未得汗，他无所苦，但头痛数日不止。有人言其体弱，必攻苦劳神，上气不足而痛，令以补中益气汤，倍人参服之，便觉神昏闷，胸膈不舒，从早至夕，粒米不进，晚发热，呃逆，睡卧不安。某医以脉带数，是火也，用知、贝、芩、连、竹茹辈投之，反遍身壮热，呃逆不止。陆氏诊之，面赤戴阳，郁冒呕呃，左脉浮数而弦，右脉尚和，认为其病轻而用药差误所致，因未发汗而病情加剧，当得汗即可解。遂以火郁汤倍麻黄，强覆，大汗之，至晚诸症如失。
> 
> 本案因素有内伤，复感寒邪而得，当发汗而未彻，邪未尽祛，本当重剂发汗，医反施以补益之品，致使表邪深陷。魏氏据此认为，补中益气汤原为阳虚外感所设，而时下之人多阴虚之体感邪发病，当滋阴解表治之。正如陆氏所言，若以补中益气法施治，病本阴虚，更补盛阳，则阴愈虚而阳愈亢，易致阳脱于外。孟英亦尚此说，认为世人泥于补中益气汤升阳举陷之功，于其治阳虚外感之用疏于论述。内伤阳虚之人，皆适用之。又引徐大椿之论，告诫后世治内伤兼感证，当详审阴分之盛虚而权衡选用补中益气汤。

凡素患虚损人，忽有外感，宜细审之。

雄按：此处最易误人，拙案《仁术志》②内曾论及之。

> **按**：《张氏医通》记载太仓州尊陈鹿屏夫人，素患虚羸骨蒸，经闭少食，偶风热咳嗽，误进滋阴清肺二剂，遂昏热痞闷异常。张路玉诊之，其脉人迎虚数，气口濡细，寸口瞥瞥，两尺搏指。认为此乃肝血与胃气皆虚，复感风热之象，方用加减葱白豆豉汤，一服热除痞止。惟咳嗽头痛微汗，更与小剂保元汤而安。魏氏认为本案为内伤虚损之体，感受风热之邪所致，临证当须权衡标本缓急而定攻补之先后。孟英认为此等虚实夹杂之证，辨证不审慎，用药不守度，则最易变生枝节舛谬。
> 
> 《王氏医案》记载罗元奎患伤寒，孟英诊之，其脉虚细已极。认为其为阴分大亏，复感外邪，不可徒攻其病。遂以熟地、当归、酒炒白芍、炙甘草、橘皮、柴胡等药，一剂而瘳。孟英深体喻嘉言"三分内伤，七分外感，外感为重；七分内伤，三分外感，内伤为重"，内伤外感兼病权衡标本之旨，感叹世医治伤寒满纸温散、无一药顾及内伤之举，可谓误人无限。临证常详辨内伤外感兼病之标本、缓急、轻重，组方用药严守法度，调治颇多效验。

伤寒及感证日久，津液既枯，不能行汗。得大剂三才一气汤一服，乃蒸变为汗而愈矣。若曾多风药及香燥者，药入必大作胀，一二时许，然后来苏，后贤以此为内托之奇，余谓仍是仲景啜粥法耳，后人安能越古人之范围哉！

> **按**：本条为魏氏为卢复治严忍公内人案所加评按。其人病发热无汗，呕吐不止。卢复诊之，其脉沉弱中独右关表弦而中滑。认为其为风邪挟胃中水饮停积所致。遂用干葛、半夏、吴萸、黄连急煎缓服，呕吐遂止，而热转盛。复诊视，脉势欲浮，命其进粥，呷浓米饮半杯，遂有汗而热平。

---

① 诸：之乎。兼词。
② 《仁术志》：又名《王氏医案续编》，为王孟英临证医案汇编性著作。

再进薄粥，汗多而热退。食粥除热之法，实乃卢氏师法仲景桂枝汤治风，服已啜粥之精义。卢氏认为，风者属木，木克土，脾胃受之。仲景治法，妙在不治风木，但令湿土气行，而风木之邪自散。今热转盛而脉势欲浮，是风邪欲散之象。非谷气扬溢，则胃力屏弱，汗无从来。故借桂枝之义，以除风邪之不能汗者。

魏氏认为伤寒及感证日久，津液耗损，无力作汗，宜用三才一气汤治之。方中熟地滋肾水之干，麦冬五味润肺金之燥，人参白术补中宫土气，俾上能散津于肺，下能输精于肾，附子性温以补火，牛膝引火气下行，不为食气之壮火而为生气之少火，则可使汗蒸变而出。若多服辛散香燥等药，则具疏散肝木风邪之功，非为内托之法，实为仿效仲景先师啜粥法培土植木之治。

伤风一证，殊非小恙。有寒燠①不时，衣被失节而成者，此必鼻塞声重，咳嗽多痰。在元气平和之人，即弗药自愈。若在肾水素亏，肝火自旺者，不过因一时风寒所束，遂作干咳喉痛，此外邪本轻，内伤实重，医者不察，辄与表散，致鼓其风木之火上炎，反令发热头痛，继又寒热往来，益与清解，不数剂而肝肾与肺三脏，已伤损无遗。远者周年，近者百日，溘然逝矣。而世俗谈者，咸以伤风不醒便成劳为言。噫！彼劳者，岂真由伤风而成耶？愚哉言也。当易之曰：伤风误表必成劳耳。

雄按：阴虚误表固然，若外邪未清，投补太早，其弊同也。《不居集》论之详矣。故徐洄溪有伤风难治之论也。

**按**：本条为魏氏论述伤风兼有内伤证的病理转归。魏氏认为伤风证，对于正气盛实之人，可不服药而使正气祛邪外出。若本为内伤之体，无力御邪，外邪虽轻，便可乘虚而入，且变证繁杂。不可随手便攻，否则正愈伤，而邪愈炽。故魏氏提出内伤之人伤风误用表散则必成虚损之证。孟英更发伤风误补之论，认为外邪未尽，而过早施补，其害亦深。清人吴澄的虚劳专著《不居集》中阐发甚详，学者可参同揣摩。伤风证，施行攻补尤须审慎，故徐大椿亦认为伤风难治。

疟疾后饮食不运，多属气虚，然每有痢以下多而亡阴，疟以汗多而耗液。饮食难运，多由相火盛，真气衰。非大剂二冬二地投之，多见缠绵不已也。《寓意草》谓感后宜甘寒清热，说得极透彻，最中肯綮②。

雄按：世人治此，但知六君以补脾，桂附以益火，杀人最伙，可为寒心。

**按**：《寓意草》记载王玉原，昔年曾患感证，治之不善，一身津液尽为邪热所铄，究竟十年余热未尽去，右耳之窍常闭。今夏复病感，缠绵五十多日，面足浮肿，卧寐不宁，耳间气往外触。喻嘉言认为其为新热与旧热相合，狼狈为患，是以难于去体。延至秋深，金寒水冷，病方自退。然浅者可因时而自退，深者未由遽退也。喻氏认为人当感后，身中之元气已虚，身中之邪热未退。魏氏亦认为疟痢感冒等感证之后，多伤津耗液，损伤元气，且伴余热未尽。真气既衰，真阴亦损，身中相火无以制约，旺而妄动，治宜峻剂甘寒滋阴以清热降火。切不可滥施温补助阳补火，故孟英于妄投温补之害，深为痛惜。

肺气败者，多见两足肿溃，小水全无二证。

雄按：粗工但知为湿邪阻塞也。

**按**：《寓意草》记载一病例，秋月肺气不能下行，两足肿溃，而小水全无，脐中

---

① 燠（yù 玉）：暖，热。
② 肯綮：筋骨结合的地方，比喻最重要的关键。

之痛，不可名状，以手揉左则痛攻于右，揉右则痛攻于左，当脐揉熨，则满脐俱痛，叫喊不绝。利水药服数十剂不效。用敷脐法及单服琥珀末两许，亦不效。喻嘉言诊时，弥留已极，已无可救药。魏氏认为此为肺气衰败之故，秋月肺金行令之时，两足肿且小便闭，乃为肺失通调之功。孟英亦认为其为感后余热在肺而为足肿，不可概视为气复阴虚，而投补血之药也，亦不可视为湿邪阻塞而投渗利之品。

阴虚证，初投桂、附有小效，久服则阴竭而死，余目击数十矣。

雄按：此真阅历见道之言。又徐洄溪曰：大热大燥之药，杀人最烈。盖热药有毒，其性急暴，一入脏腑，则血涌气升。若其人之阴气本虚，或当天时酷暑，或其人伤暑伤热，一投热剂，两火相争，目赤便闭①，舌燥齿干，口渴心烦，肌裂神躁，种种恶候，一时俱发。医者及病家俱不察，或云更宜引火归元，或云此是阴证，当加重剂热药而佐以大补之品，其人七窍流血，呼号宛转，状如服毒而死。病家全不以为咎，医者亦洋洋自得，以为病势当然。总之，愚人喜服热补，虽死不悔。我目中所见不一，垂涕泣而道之，而医者与病家无一能听从者，岂非所谓命哉！夫大寒之药，亦能杀人，其势必缓，犹为可救。不若大热之药，断断不可救也。愚谓此非激论，的是名言。今年春间，韩贡甫因患便血，误服热补，变证蜂起，业治木矣。其妇翁陈春湖嘱延余诊，已为治愈。迨季夏，其弟正甫患时疟，越医王某连进温燥药而剧，始邀余视之，乃府实证，下之而瘥。既而贡甫令壸②患感，凛寒身热，眩渴善呕，余曰暑也，宜从清解。彼不之信，仍招越医王某治之，连服苍术、厚朴、姜、椒之剂，呕渴愈甚，泛事妄行，四肢不温，汗多不解。再邀余诊，脉渐伏，曰：此热深厥深也，温燥热补，切勿再投。彼仍不信，另招张某黄某会诊，佥③谓阴暑，当舍时从证，迳用姜附、六君加萸、桂、沉香等药服之，肢愈冷，药愈重。八剂后，血脱如崩而逝，即以春间所治之棺殓焉。岂非数邪，此

病家不知悔悟之一证也。继有许兰屿室，患左季胁刺痛，黄某目击韩证之死，亦不愧悔。初诊即用桂、附，愈服愈痛，痛剧则白带如注，渐至舌赤形消。彼犹曰温补之药力未到，方中桂、附日增，甚至痛无宁晷④，始逆余诊。授以壮水和肝养营舒络之方而愈，往者不可追，来者犹可谏，故附赘之。

热补药谓之劫剂，初劫之而愈，后反致重，世不知此，以为治验。古今受其害者，可胜数哉！

**按**：上述二条为魏氏历陈时医不辨虚实滥施温补之弊。魏氏认为热补之药，初服亦可见效，用之既久则反加重病情，实乃妄投温补之贻害。孟英于此论亦颇有同感，援引徐大椿热燥毒害之论，并举目睹热补害人及力挽热补之案，意在警示时医及世人不可浪用温补害人或自害。

《医学源流论·劫剂论》阐发此意甚详，学者可参较细察。论曰："世有奸医，利人之财，取效于一时，罔顾人之生死者，谓之劫剂。劫剂者，以重药夺截邪气也。夫邪之中人，不能使之一时即出，必渐消渐托而后尽焉。今欲一日见效，势必用猛厉之药，与邪相争。或用峻补之药，遏抑邪气。药猛厉则邪气渐伏，而正亦伤。药峻补则正气骤发，而邪气内陷。一时似乎有效，及至药力尽而邪复来，元气已大坏矣。如病者身热甚，不散其热，而以沉寒之药遏之；腹痛甚不求其因，而以香燥之药御之；泻痢甚不去其积，而以收敛之药塞之之类。此峻厉之法也。若邪盛而投以大剂参附，一时阳气大旺，病必潜藏，自然神气略定。

---

① 閟(bì 必)：同"闭"。
② 令壸(kǔn 捆)：壸，与"阃"通。令阃，对他人之妻的尊称。
③ 佥(qiān 千)：全，都。
④ 晷(guǐ 鬼)：古代测量日影以定时刻的仪器。此处引申为时刻、时光。

越一二日元气与邪相并，反助邪而肆其毒，为祸尤烈，此峻补之法也。此等害人之术，奸医以此欺人而骗财者，十之五。庸医不知而效尤以害人者，亦十之五。为医者不可不自省，病家亦不可不察也。"

呕吐证，良由肝火上逆者极多。张景岳偏于温补，以为多属胃寒，其误人谅不少矣。

**按**：《景岳全书》记载金氏少妇素任性，每多胸胁痛及呕吐等证，随调随愈。后于秋尽时，前证复作，而呕吐更甚，病及两日，甚至厥脱不省如垂绝者。景岳诊之，见其脉乱数甚，且烦热躁扰，据《内经》"诸逆冲上，皆属于火"，认为其为阳明之火上冲所致。先予冷水使饮之，未吐，遂以太清饮与滋阴轻清之品调理而愈。景岳认为呕吐多属胃寒，亦有火证而致者。魏氏则认为呕吐肝火上逆证居多，景岳因善用温补故以呕吐多为胃寒证，学者不可笃信而执迷于此说，否则为害无穷。

完谷不化，有邪火不杀谷，火性迫速，愈甚而愈迫者。

**按**：本条为魏氏为易思兰治瑞昌王妃案所加评按。其人患泄泻，屡用脾胃门消耗诸药，四五年不能止。一医用补中益气汤加人参，服一月不泄。忽一日，胸膈胀满，腹响如雷，大泻若倾，昏不知人，口气手足俱冷，浑身冷汗如雨，用人参煎汤灌苏。病者服久，自觉口中寒逆，医者以为汗出过多，元气虚弱，于前汤内加人参、附、桂，昏厥尤甚，肌肤如冰，夏暑亦不知热。至冬，饭食入口，实时泻出，腹中即饥，饥即食，食即泻，日十数次，身不知寒，目畏灯。易氏初诊之，六脉全无，久按来疾去缓，有力，闻其声尚雄壮。认为其为大郁火证，因火势甚烈，不可偏用苦寒，故以平胃之温，为脾胃之引。遂以黄连四钱，入平胃散与之。复用通元二八丹，与汤药间服一月，饮食调和，其病遂愈。魏氏认为本证乃胃阴有伤，邪热内炽，热迫肠腑，传化失常，谷不能化而发为飧泄；火主疾速而热甚，故火愈炽则泄愈甚。施治之法，《古今医彻》主张"宜用甘苦温之药助之"，不可过用"苦寒以伐其生气"。

发热之时，脉虽豁然空大，未可便断为虚寒也。

**按**：本条为魏氏为马元仪治宋初臣案所加评按。其人年四十，患疟，寒则战栗，热则躁烦。马氏诊之，其脉两关尺空大，按之豁然，所服不过汗下温和之剂。认为此证得之内虚所感，其受伤在少阴肾之一经，与风暑痰热发疟者，有天渊之别。治宜大振阳气，以敌虚邪。令密煎人参一两，附子三钱服之，得大睡，寒热顿止，再剂而安。魏氏认为本证为内伤虚损兼感疟邪，四诊之时详参诸症，细审其虚在阴阳气血、何经何脏，不可单凭空大豁然之脉便定为虚寒之证而妄投参、附温补之剂。

痢疾补涩太早，每成休息。

**按**：本条为魏氏为杨乘六治蔡某案所加评按。其人患痢疾，脐腹绞痛，里急后重，日夜无度。自服皆培肾燥脾之剂，幸不误事，但病根不断，每周时或五七次，迁延三载，形肉渐脱，力不能支。杨氏诊之，其脉附骨而紧，左尺尤甚，面白，舌淡嫩且胖且滑，认为其为寒积在大肠底，诸药不能到，故经年累月，痢无止息。因其人已脾肾大亏，须服养荣、八味各数十帖，待其气血充足，然后以蜡丸巴豆一枚，空心服，以热水送之，则药到积所乃化，其积自除。魏氏认为本案所患痢疾，过早使用补益敛涩之品，致使邪实深陷肠腑不得出，每遇外邪相引或饮食不当则病作，迁延日久，则愈加损伤正气，而成休息痢。可见，痢疾之病，当详审邪正盛衰及证之虚实寒热，初痢宜通，久痢宜涩，不可过早补涩，以防邪气内陷。

张景岳平生临证，遗憾多矣。观其治食停少腹一案，夫面角①由胃入肠，已至小腹之角，岂能作痛如是，而又如拳如卵耶？必其人素有疝病，偶因面食之湿热发之，或兼当日之房劳，遂乃决如是。故推荡之亦不应，得木香、火酒一派辛热香窜痛止耳。至谓食由小腹下右角而后出广肠，谓自古无言及者，更堪捧腹。经谓大小肠皆盘屈十六曲，则左旋右折可知，岂如筒如袋而直下乎？嘻！

**按**：《景岳全书》记载某上舍，因食水煮面角，至夜，小腹下至右角间见痛，遂停积不行，而坚突如拳，大如鹅卵，痛剧。景岳诊之，认为其乃面积已入大肠，而成不通则痛之证。与木香槟榔丸，其痛如故。因疑药力之缓，犹未及病，更投神授丸以泻之，又不效。又疑前药性皆寒，故滞而不行。再投备急丸，虽连得大泻，而坚痛毫不为减。今既逐之不及，当借气以行之。乃用火酒磨木香，令其嚼生蒜一大瓣，而以木香酒送之。三四服后，痛渐止，而食渐进，而小腹之块仍在，后至半年许，始得消尽。由是知饮食下行之道，乃必由小腹下右角间，而后出于广肠，此自古无言及者。

魏氏认为此案景岳所论有失偏颇，病非食停少腹，乃因本有疝病，偶因面食积滞所生之湿热下迫，或兼当日之房劳损伤元气致中气下陷所致。景岳不察，虽用推荡之法而周效，后用辛热香窜之剂虽可止痛，而疝不得复。至于景岳"食由小腹下右角

而后出广肠"之论，魏氏更觉荒诞，因《内经》有"肠胃所入至所出，回曲环反三十二曲"之说，可见其必曲折旋转，而非往来通直之形。

《伤寒》论病人素有痞积，及病传入三阴则死，谓之脏结。盖新邪与旧邪合并也。

**按**：《张氏医通》记载叶新宇患停食感冒，张路玉诊之，其脉两寸关俱涩数模糊，两尺皆沉，按之益坚。虽其人尚能行走，而脉少冲和。认为此证必向有陈气在少腹。询之则知其果患寒疝数年。因缓辞不用药，是夜其人腹满而逝。张氏认为，凡人胃满则肠虚，肠满则胃虚，更实更虚，其气乃居。今胸有痰而腹有积，上下俱困，能保其不交攻为患乎？当知厥疝入腹、香港脚冲心等疾，皆是阴邪搏结。郁积既久，则挟阴火之势而上升。若胸中阳气有权，则阴邪仍归阴位而止。今胸中先为宿食填塞，腹中陈气不逆则已，逆则上下俱满，正气无容身之地，往往有暴绝之虞，所以不便用药。故凡诊六部中病脉有不相应处，即当审其有无宿病，不可轻忽。

魏氏认为本案与《伤寒论辨证广注》所论"因误下而伤中焦之阴，阴血既伤，则风邪亦乘虚而入，内结于脏"所致之"脏结"病，均为本有宿疾，复感外邪，新邪与旧邪合并而发。

苦楝皮取新白皮一握，切，焙，入麝少许，水二碗，煎至一碗，空心饮之，杀消渴之虫屡验。

**按**：本方为宋朝洪迈所著《夷坚志》中首载。《医方集解》认为："消渴一证，有虫耗其精液而成者，盖饮醇食炙，积成胃

---

① 面角：大成本作"面食"。

热,湿热生虫。理固有之,临病宜谛审也。"苦楝根皮,功擅杀诸虫,故以此药合麝香峻烈之性,杀虫尤速。《医门法律》"杀虫方"条下载"饮醇食爆,积成胃热,湿热生虫。不独消渴一证为然",意在指出湿热生虫之证,非消渴病所独有,而消渴病亦非尽为虫耗精液所致,学者不可不察。

孙文垣治吴肖峰室,善后不用滋水生木,弦脉安能退哉。

**按**:《孙文垣医案》记载吴肖峰内室患咳嗽体倦,多汗腹痛,呻吟不绝口者半月,诸治愈加。孙文垣诊之,其脉左手三五不调,而右手沉弦,面色青,息甚微,腹中漉漉有声。问上年夏日曾病否?曰:曾头痛体倦多汗,但不咳嗽,不腹痛,今五月初,病如上年。前医谓伤风,用参苏饮发之,始咳嗽,与治嗽则加腹痛。又谓通则不痛,以沉香滚痰丸下之,遂愈不可支。孙氏认为此乃疰夏病,即仲景所谓春夏剧,秋冬瘥者。因其原不咳嗽,由参苏饮重发其汗,肺金受伤,故燥而咳。因治咳,寒其中气故腹痛。况又服滚痰丸之剂,以重伤之。五月六阳之气,布散于外,汗而又汗,汗多则亡阳。夏至一阴将萌,腹中尚虚,虚而复下,下多则亡阴。阴阳俱亡,遂衰愈不支。乃用小建中汤予服,自虚回汗敛而痛止。惟稍咳嗽,加五味子、麦冬,兼治注夏而全愈矣。然孙氏认为其病克伐太过,今虽愈,而脉弦不退,犹为可虑。宜戒恼怒,节饮食,恬淡颐养。否则有害,至亥月阴极阳生,恐不能保无患。后至期,与肖峰龃龉,怒而绝药,病剧而终。

魏氏认为本案证属阴阳俱虚,只以温散之剂,阳可得复,而阴无以全;且面青脉弦,乃肝木盛而脾土受克之象。孙氏只知调摄休养权宜之法,不知当用滋水生木愈病之道,方可使阴复而肝平。

李士材治顾宗伯心肾两亏,用八味、十全,与后医之元参、知母。其失正均,惟集灵膏一方,真圣剂也。

雄按:集灵膏见《广笔记》,方用人参、枸杞、牛膝、二冬、二地,或加仙灵脾。

**按**:李士材《里中医案》记载顾宗伯患发热困倦,目昏耳鸣,脚软不能行,大便燥结,手足麻痹,腰胯疼痛。李氏诊之,认为此乃肾虚不能上交、心虚不能下济之证。遂用八味丸、十全大补汤,加龙眼肉三十枚。五十余日,精神渐旺,肌肉渐充。一日,多饮虎骨酒,大便乃结。医者皆云:八味丸非久服之药,十全大补宜去肉桂,反用知母、元参佐之。服之数月,遂至不起。

魏氏认为本案乃心肾阴虚俱亏之证,治宜滋补真阴。八味丸及十全大补汤为阴阳两补之方,虽可奏补益扶正之功,但非正补之剂,惟《先醒斋医学广笔记》所载之集灵膏,峻补真阴,药专力精,最宜此证。《续名医类案》载其可"治一切气血虚,身热咳嗽者,皆获效。凡少年但觉气弱倦怠,津液短少,虚火上炎,正合服之,免成劳病"。孟英亦称"峻滋肝肾之阴,无出此方之右者"。

凡治小儿,不论诸证,宜先揣①虚里穴。若跳动甚者,不可攻伐,以其先天不足故也。幼科能遵吾言,造福无涯矣。此千古未泄之秘也,珍之贵之。

雄按:大人亦然。小儿则脉候难凭,揣此尤为可据。

**按**:本条为魏氏为吴厚先治薛氏子,其人吐血止后,忽患心跳振衣,或时惊恐,用熟地、山药、女贞、山萸、枸杞,服二十余帖,后以本方加元武胶(龟版胶)为丸,症顿减。吴

---

① 揣:量度。此处引申为诊察。

氏认为此心跳乃虚里之动所致。经曰：胃之大络名虚里，贯膈络肺，出于左乳下，其动应衣，宗气泄也。因肾属水而肺主气，气为水母，肾虚不纳，故宗气上泄，而肾水愈竭于下。凡患肾虚劳怯者，多见此症。治宜补阴配阳以纳气归元。

魏氏认为诊治儿科疾病，应先诊虚里穴，或望或触，以察宗气之有无。若虚里跳动剧烈，是先天禀赋不足之兆，不可轻施攻伐之药，以防更伤其正。孟英认为虚里穴于成人亦颇具诊疗价值，惟幼儿诊脉不易，诊虚里穴简捷且能察病机，临证尤须究心。

劳损病已不可为，服药得法，往往有骤效，乃虚阳暂伏也。数服后证皆仍旧矣。临证者不可不知。

**按**：本条为魏氏为柴屿青治宗室某子案所加评按。其人年十五岁，咳嗽吐痰，两脉细数，柴氏诊之，认为其乃阴亏已极之证，病危已不可治，遂辞不治。勉强开一方，以为服药渐愈，饮食加增，后屡邀柴氏，不得已再往，而脉如故，认为已不可治，后果然病逝。

《慎柔五书》中"虚损死证"引刘河间之论"虚损之疾，寒热因虚而感也。感寒则损阳，阳虚则阴盛，损自上而下，治之宜以辛甘淡，过于胃则不可治也；感热则损阴，阴虚则阳盛，故损自下而上，治之宜以苦酸咸，过于脾则不可治也"。魏氏亦认为本案劳损阴虚已极，服药虽可速效，实为浮阳暂得伏潜之故，继服则无效，因亏极之阴难复，病已垂危，已非药石可挽。

肺热之人，虽产妇误服人参，多致痰饮胶结胸中，为饱为闷，为咳嗽不食等证。

**按**：《寓意草》记载钱叔翁，形体清瘦，平素多火少痰，经年内蕴之热，蒸湿为痰。夏秋间，湿热交胜时，忽患右足麻木，冷如冰石。前医以其足跗之冷，误以牛膝木瓜防己加皮羌独之属温之。甚且认为下元虚惫，误用附桂河车之属补之。由是肿溃出脓水，浸淫数月。踝骨以下，足背指踵，废而不用。喻嘉言诊之，认为其乃热极似寒之证。前医误用温补，以火济火，以热益热。所用参膏，但可专理元气，而无清解湿热之药以佐之，是以未显厥效。且用参膏后，脾气亦既大旺，健运有加。于日食而外，加以夜食。虽脾气之旺，不为食所伤。然以参力所生之脾气，不用之运痰运热，止用之以运食，诚可惜也。今者食入亦不易运，以助长而反得衰，乃至痰饮胶结于胸中，为饱为闷，为频咳而痰不应。总为脾失其健，不为胃行津液，而饮食反以生痰，渐渍充满肺窍，咳不易出。

魏氏据此认为，素有蕴热之人，误服人参温补之品，更助内热灼津成痰，胶结胸中，气之升降出入为之阻滞，气化失司，易成气逆、气滞、食停诸证。

喻氏治郭台尹之证，多由醉饱入房，大伤真阴，绝其带脉，水亏木燥，乘其所不胜之脾成胀耳。鱼盐之论，恐未必然。

**按**：《寓意草》记载郭台尹年来似有劳怯意，胸腹不舒，治之罔效。喻嘉言诊之，见其精神言动俱如平人，但面色萎黄，有蟹爪纹，而得五虚脉应之。问之可有多怒、善忘、口燥、便秘、胸紧、胁胀、腹疼诸症？答曰皆有。喻氏据此认为其虽外症未显，内形已具，将来必成血蛊之证。所以然者，东海擅鱼盐之饶，鱼者甘美之味，多食使人热中。盐者咸苦之味，其性偏于走血，血为阴象，初与热合不觉其病，日久月增，中焦冲和之气亦积渐而化为热。气热则结，而血始不流矣，于是气居血中，血裹气外而成血蛊之候。

魏氏则认为本案乃由酒醉饱食复因房劳，耗损真阴，带脉受损，肾水亏虚而肝木火燥，肝旺乘脾，肝脾失调，疏泄健运失职，气血凝聚瘀滞腹中而成肿胀之证，而非喻氏所论鱼盐生热积气凝血之理。

又治顾鸣仲之证，似属肝肾二经，与膀胱无干涉，乃舍肝而强入膀胱，便觉支离满纸。

**按**：《寓意草》记载顾鸣仲有腹疾近三十年，朝宽暮急，每一大发，腹胀十余日方减，食湿面及房劳其应如响，腹左隐隐微高鼓，呼吸触之，汩汩有声。以痞治之，内攻外贴无效。喻嘉言诊之，认为此症乃肾脏之阴气，聚于膀胱之阳经所致。魏氏则认为其病本在肝肾，非在膀胱。肝肾虚，故房劳即发。

火盛而郁者，多畏风畏寒。

雄按：人但知伤风畏风，伤寒畏寒，能识此者鲜矣。

梅核证，由郁怒忧思，七情致伤而成，无非木燥火炎之候。古人多用香燥之剂，岂当时体质厚耶？

**按**：上述两条为魏氏为孙文垣治张溪亭家眷所加评按。其人喉中梗梗有肉如炙脔，吞之不下，吐之不出，鼻塞头晕，耳常啾啾不安，汗出如雨，心惊胆怯，不敢出门，稍见风则遍身疼，小腹时痛，小水淋涩而疼。脉两尺皆短，两关滑大，右关尤搏指。孙氏认为此为梅核气病，遂用半夏厚朴汤治之而愈。魏氏认为本案是由七情所伤，凝痰滞气结于咽喉所致；气郁日久化火，郁结于内，内热过盛，阳气闭郁不能外达，故见畏风畏寒，实属真热假寒证，乃由"木燥火炎"所致；与外感风寒所致之畏风畏寒而欲近衣，有真假之别。魏氏认为梅核气由木火上炎所致，对于仲景用半夏厚朴汤香燥之品克伐而治之颇感疑惑。然观历代半夏厚朴汤方论，论及梅核气多由痰气郁结所致，故以此方化痰利气为治，若郁久化火者，自当配伍清热泻火之品加减用之。

余治肝肾亏损，气喘吸促之证，必重投熟地、人参，无力之家不能服参者，以枣仁、杞子各一两代之，亦应如桴鼓。

雄按：枸杞一味，专治短气，其味纯甘，能补精神气血津液诸不足也。

**按**：本条为魏氏为吴孚先治李成槐妻室案所加评按。其人气喘，呼吸促急，提不能升，咽不能降，气道喧塞，势甚危。吴氏诊之，其脉两尺微细无神。认为此属肝肾亏损，子午不交，气脱之证。遂用人参一两，熟地二两，当归五钱，甘草二钱，一帖稍定，二帖喘平。魏氏临证每遇肝肾亏损，气喘吸促之证，亦喜用大剂熟地、人参以滋养肝肾之阴、培补下焦之气，从而使摄纳有权。《景岳全书》载"熟地以至静之性，以至甘至浓之味，实精血形质中第一品纯浓之药。且其得升、柴则能发散，得桂、附则能回阳，得参、芪则入气分"。且认为"熟地之与人参，一阴一阳，相为表里，一形一气，互主生成，性味中正，无逾于此，诚有不可假借而更代者"。书中更以熟地、当归、炙甘草三药组方"贞元饮"，治疗气短似喘，呼吸促急等症，若气虚脉微至极者，急加人参随宜。因人参价高难求，故魏氏经多年临证经验，总结出以枣仁、枸杞子各一两以代之，亦颇有效。《本草经疏》载："枸杞子，润而滋补，而专于补肾润肺、生津益气，为肝肾真阴不足、劳乏内热补益之要药。"《圣济总录》载"枸杞汤"以一味枸杞，专治气短,总由肾虚纳气失司,则吸气不能归根而短,故用枸杞补肾精以填之。孟英亦以此药颇具补益之功,并多以此药用治气短之证。枸杞峻补真阴,得枣仁更助敛气之功。故魏氏常以此二药相伍,用治肝肾阴虚诸证。

缪氏谓阳明热邪传里,故身凉发哕,是金针也。

**按**:本条为魏氏为缪仲淳治高存之邻人案所加评按。其人患伤寒,微哕,两日夜不省人事。缪氏诊之,问其家人知其发病时曾头身热,且未曾服汗吐下诸药。认为伤寒头痛、口渴、身热诸症,应属阳明热邪传里之证。但因其人年老多作劳,故选用白虎汤中加人参三钱,二剂立愈。魏氏亦认为此证当属热邪入里郁结于内,热盛则阳气受郁而不得外达而失其温煦之功,故见身凉之症。

凡损证脉见右寸厥厥然如豆,按之梗指,其病不起,以肺金败也。

**按**:《脉经》云:"动脉,见于关上,无头尾,大如豆,厥厥然动摇。"而于动脉所主病,《伤寒论》云:"阴阳相搏,名曰动,阳动则汗出,阴动则发热形冷恶寒,数脉见于关上,上下无头尾,如豆大,厥厥动摇者,名曰动。"成无己认为"阴阳相搏,则虚者动,故阳虚则阳动,阴虚则阴动"。庞安常则认为"关前三分为阳,后三分为阴,关位半阴半阳,故动随虚见"。右寸为肺金所主,肺阳虚衰,虚而无制,动而无常,故脉见右寸厥厥然如豆,为病情危重之象。

杨介都梁丸治头痛,惟阳明风热宜之,余不可服。

雄按:古方治病,皆当察其药所主之证而用之,不独都梁丸尔也。学者须知隅反。

**按**:《是斋百一选方》记载王定国因被风吹,项背拘急,头目昏眩,太阳并脑俱痛,都梁名医杨吉老诊之,即与药一弹丸,用荆芥点腊茶细嚼下,连进三丸,即时病失。恳求其方,则用香白芷一味,洗晒为末,炼蜜丸弹子大,每嚼一丸,二茶清或荆芥汤化下,遂名都梁丸。主治诸风眩晕,妇人产前产后,乍伤风邪,头目昏重,及血风头痛,服之令人目明。暴寒乍暖,神思不清,伤寒头目昏晕,并宜服之。《本草纲目》载白芷"解利阳明及肺经风寒风热,皮肤风痹瘙痒,利九窍"。《本草述钩元》载白芷"色白味辛,行手阳明庚辛;性温气浓,行足阳明戊土;芳香上达,入手太阴肺经。凡所主病不离三经。治中风寒热、正阳明头痛、肺经风热、解利手阳明头痛及眉棱骨痛、颈项强痛、两胁痛、头风眩晕、疗风邪"。因白芷有祛风胜湿之功,且能上清头目,故善疗头项诸痛、眩晕诸症。魏氏所言都梁丸"惟阳明风热宜之,余不可服",似有失偏颇,观其服法,以辛温之荆芥与苦寒之茶同服,当为因证之寒热所宜而用,临证须详辨病在何经、证属寒热而权衡服用,故孟英有"察其药所主之证而用"之论。

《医学钩元》有目病不宜服六味辨,谓泽泻、茯苓、山茱萸不宜于目。余谓凡肝肾虚,皆不宜此三味,不惟目也。

雄按:用药治病,须知量体裁衣,执死方以治活病,有利必有弊也。

**按**:黄履素曾言其少时神气不足,患目疾,每用目少过,辄酸涩无光者累日。博考方书,多云六味地黄丸可治目。连服二三料,目疾转甚。改用别方补肾气血之药,始得少愈。后读《医学钩元》有目病不宜服六味丸辨,谓泽泻、茯苓渗水,山茱萸不宜于目,言之甚详。然目病有属血虚,亦有属气虚者。其血固不足，气则尤虚。薛立斋治两目紧涩，不能瞻视，以为元气下陷，用补中益气汤，倍加参、芪而愈。遂悔往时不多服前汤，而专事于补肾养血，致久不瘥。迨四十后，以指麻多服前汤，原无意于治目，而目光渐充，始信往时之误。魏氏认为山茱萸味酸，肝开窍于目，经云肝病者毋多食酸。故凡肝肾病皆不宜此三味，不惟目也。《银海精微》认为"目者肝之外候也。肝取木，肾取水，水能生木，子肝母肾，焉有子母而能相离者哉！故肝肾之气充则精彩光明，肝肾之气乏则昏朦眩晕"。本案乃肝肾之气血亏耗之证，治宜补益肝肾之气，方可使气充而神明，滋阴则恐腻邪，渗利又恐耗气，故诸如泽泻、茯苓、山茱萸之品皆非所宜。

景岳见燕都女子喉窍紧涩，而不能以左归合生脉救之，乃误用辛温解散，既而知其肺绝，又效粗工避谤，不敢下手。按：丹溪云：咽喉肿痛，有阴虚阳气飞越，痰结在上，脉必浮大，重取必涩，去死为近，宜人参一味浓煎，细细呷之，如作实证治，祸如反掌。观此，丹溪之学，何可薄哉？《传忠录》①之言，九原②有知，宜滋愧矣。

**按**：《景岳全书》记载燕都一女子，年及笄，于仲秋时，无病而喉窍紧涩，息难出入，不半日紧涩愈甚。景岳诊其脉，认为非火证。问其喉，无肿无痛。面清目瞪，不能语，其声之细如针，息之窘如线，伸颈挣命。认为此乃风邪闭塞喉窍证，非辛温不解散，遂以二陈汤加生姜，毫忽无效。意欲用独参汤，以救其肺。然见其势危若此，恐滋谤怨，终亦未敢下手。他医见之，亦束手而已，竟一日夜而殁。魏氏认为，本案喉证不肿不痛，其脉无火象，且其声细息窘，辛温解散之品乏效，应属肺气衰绝之证，可用左归丸合生脉散治之，或尊丹溪阴虚虚阳外越，宜独参汤急救回阳亦可，不可误作实证，景岳以辛温解散为治，是识证不清之举，学者当详辨虚实，择其所宜之法。

戴人治一将军病心痛，张曰：此非心痛也，乃胃脘当心而痛也。余谓此二语，真为此证点睛。然余更有一转语曰：非胃脘痛也，乃肝木上乘于胃也。世人多用四磨、五香、六郁、逍遥等方，新病亦效，久服则杀人。又用玉桂亦效，以木得桂而枯也。屡发屡服，则肝血燥竭，少壮者多成劳病，衰弱者多发厥而死，不可不知。余自创一方，名一贯煎，用北沙参、麦冬、地黄、当归、枸杞、川楝六味，出入加减投之，应如桴鼓。口苦燥者，加酒连尤捷。可统治胁痛吞酸吐酸疝瘕一切肝病。

雄按：胸胁痛，有因于痰饮者，滋腻亦不可用也。

**按**：《儒门事亲》记载某将军病心痛，子和认为其非心痛，而是胃脘痛及心窝之证。《内经》曰："岁木太过，风气流行"、"木郁之发，民病胃脘当心而痛"。故魏氏亦遵其旨，认为胃脘痛证，多肝气横逆乘犯胃腑，肝胃不和，胃失和降，气机郁滞，不通则痛所致。世人习用辛香理气之品，新得之病服之易效，久服易耗伤气阴，正如张山雷所云："香燥破气，轻病得之，往往有效。然燥必伤阴，液愈虚而气愈滞，势必渐发渐剧，而香药、气药不足恃矣。若脉虚舌燥，津液已伤者，则行气之药，尤为鸩毒。"故体壮实者易成劳损诸病，体素虚者易致厥脱之证而病危。魏氏为挽时弊，自创滋养肝阴之一贯煎，方用生地滋阴养血、补益肝肾；北沙参、麦冬、当归、枸杞益阴柔肝，育阴涵阳；少佐川楝子疏肝泄热，理气止痛。

---

① 《传忠录》：明代医家张景岳的医论著作，重点阐发"阳非有余，阴常不足"的学术观点，是研究张氏医学思想和实践的重要著作。
② 九原：九泉、黄泉。

口苦而燥,是上焦郁火之象,故以川连泄火;连本苦燥,而入于大剂养阴药中,反为润燥之用。此方对诸如胁痛、吞酸、吐酸、㿗瘕等属肝肾阴虚之肝病均可酌情选用。因养阴药物有滋腻之性,故孟英提出对于痰饮内停之胸胁痛病应慎用。

香附、郁金,为治肝要药。然用之气病则可,用之血病,则与干将莫邪①无异也。慎之!

二地腻膈之说,不知始自何人,致令数百年来,人皆畏之如虎,俾举世阴虚火盛之病,至死而不敢一尝。迨已濒危,始进三数钱许,已无及矣。哀哉!

雄按:此为阴虚火盛者说。若气虚湿盛、气滞痰凝者,误用则腻膈矣。

**按**:上述二条为魏氏为柴屿青治范弘宾太夫人案所加评按。其人吐痰胁痛,饮食无味。告以肝病一二十年,率服平肝之药,凡香附、郁金等,各服过数斤,今为我理肝气可也。柴氏认为此证肝脉已虚,无再用伐肝之理,况肝肾同治,乙癸同源,自应以滋肾养肝为主。令先服加味逍遥散二剂,即以八仙长寿丸进。太夫人言熟地腻膈,恐勿堪用。柴氏指出此方熟地直走肾家,断无腻膈之弊,且风以散之,必需雨以润之。服后果验,调理数月而康。魏氏认为本案初病在气,服香附、郁金等药理气疏肝治之稍效,然则日久,耗损肝肾之阴,不可再施破气克伐之品,恐更伤阴血,治宜滋养肝肾为主。然病家又恐方中生熟地有腻膈之嫌,柴氏则认为二地专补肝肾之阴,既无滋腻之弊,更可直补肝肾,于阴虚火盛之证最为适宜。孟英亦认为阴虚火盛当用二地滋阴泄火,但于气虚湿盛、气滞痰凝之证,用之则不免滋腻停湿聚痰之害,究非所宜。可见二地之不腻,是针对脾肺火燥之体,而非脾肺虚寒之人。

凡胁腹结块,隐现不常,痛随止作者,全属肝伤。木反克土,非实气也。时师多以香燥辛热治之,促人年寿。余治此多人,悉以一炁②汤加川楝、米仁、蒌仁等,不过三五剂,其病如失。若立斋多用加味逍遥散,鼓峰东庄辈多用滋水生肝饮,皆不及余法之善也。逍遥散亦当慎用,缘柴胡、白术皆非阴虚火盛者所宜也。

**按**:本条为魏氏为朱丹溪治方提领案所加评按。其人因饮酒后受怒气,于左胁下与脐平作痛,自此以后渐成小块,或起或不起,起则痛,痛止则伏,面黄口干无力,食少,进食便嗳,服行气药转恶风寒。丹溪诊之,其脉左大于右,弦涩而长,左手重取则全弦。认为此属热散太多,以致胃气大伤,阴血下衰之证。遂与和胃汤,以补胃气,滋养阴血,并下保和丸,助其运化。待胃稍实,阴血稍充,改用消积和胃之品。魏氏认为此证当属怒气伤肝,木郁克土,肝胃不和,气滞作胀之证。其块隐现不常,乃为虚气,并非有形实邪。魏氏一反辛热香燥之常,习用一气汤为主加减施治,且疗效颇佳。一气汤功专滋阴降火,较之加味逍遥散之清泄肝火与滋水生肝饮之滋养肝肾则可兼具两全之功,尤宜于阴虚肝旺化火之证。因逍遥散本为肝脾两虚所设,今肝木既旺,用之则更助肝火,故阴虚火盛之证宜慎用之。

景岳生平于薛氏诸书,似未寓目③,至胁痛由于肝脉为病,至死不知,良可哀也。如案中载治其姻家胁肋大痛一证,全属谬论,幸得一灸而愈。此与呃逆病诸治不效,灸虚里立瘥正同也。

---

① 干将莫邪:古代铸剑名家,亦代指良剑。《吴越春秋》:"请干将铸作名剑二枚。干将者,吴人也;莫邪,干将之妻也。"此处指香附、郁金二药有耗血之弊,用作血药犹如利剑之害人。

② 炁(qì气):同"气"。

③ 寓目:寓,寄托。意为过目。

**按**：《景岳全书》认为："胁痛之病，本属肝胆二经，以二经之脉皆循胁肋故也。然而心肺脾胃肾与膀胱亦皆有胁痛之病，此非诸经皆有此证，但以邪在诸经，气逆不解，必以次相传，延及少阳、厥阴，乃致胁肋疼痛。故凡以焦劳忧虑而致胁痛者，此心肺之所传也；以饮食劳倦而致胁痛者，此脾胃之所传也；以色欲内伤，水道壅闭而致胁痛者，此肾与膀胱之所传也，传至本经，则无非肝胆之病矣。至于忿怒疲劳，伤血伤气，伤筋，或寒邪在半表半里之间，此自本经之病。"可见，魏氏所言景岳不知胁痛乃由肝脉为病之说，似属偏激之辞，有失公允。

书中所载景岳曾治一姻家子，年力正壮，素日饮酒，亦多失饥伤饱。一日偶因饭后胁肋大痛，自服行气化滞等药，复用吐法，尽出饮食，吐后逆气上升，胁痛虽止，而上壅胸膈，胀痛更甚，且加呕吐。景岳用行滞破气等药，呕痛渐止，而左乳胸胁之下，结聚一块，胀实拒按，脐腹隔闭，不能下达，每于戌、亥、子、丑之时，则胀不可当。认为因其呕吐既止，已可用下，诸般攻下，毫不能效，而愈攻愈胀，肋下一点，按着则痛连胸腹，正在章门穴。章门为脾之募，为脏之会，且乳下肋间，正属虚里大络，乃胃气所出之道路，而气实通于章门，景岳因悟其日轻夜重，本非有形之积，而按此连彼，则病在气分无疑。但用汤药，以治气病，本非不善，然经火则气散，而力有不及。乃制神香散，兼用艾火灸章门十四壮，以逐散其结滞之胃气，胀果渐平，食乃渐进，始得保全。可见本案胁痛乃因食滞气所致，复经吐下损伤胃气，土虚木乘，土虚无以健运，木旺气郁滞不行而成胁胀之证。

凡泄泻，火证极多。

**按**：《儒门事亲》记载张子和女僮，适逢远途徒行后，面赤如火，腰胯大痛，里急后重，痛则如见鬼神。子和认为此为病在少阳经，在身侧为相火。使服舟车丸、通经散，泻至数盆，病犹未瘥。复令服调胃承气汤二两，加牵牛头末二两同煎，服之大下数十行，病大减。但发渴，恣其饮水、西瓜、梨、柿等。子和认为，凡治火，莫若冰水，天地之至阴也。约饮水一二桶，犹觉微痛。乃刺其足少阳胆经之阳陵穴，以伸其滞，自是方宁。女僮自言，此病每一岁须泻五七次，今年不曾泻，故现前症。子和门人常仲明悟其言，认为其人素有湿病，故一岁作泻十余行，病始已。本证泄泻乃因本有内湿作祟，每年必作泻以自去，然湿蕴既久，又逢远行阳热势张，湿郁随阳化热生火，故现诸般火症，必待火清湿化则病得痊愈。

带浊之病，多由肝火炽盛，上蒸胃而乘肺。肺主气，气弱不能散布为津液，反因火性迫速而下输。膀胱之州都，本从气化，又肝主疏泄，反禀其令而行，遂至淫淫不绝，使但属胃家湿热，无肝火为难，则上为痰而下为泻耳。古今医案于带浊二门，独罕存者，亦以未达其旨而施治无验也。至单由湿热而成，一味凉燥，虽药肆工人，亦能辨此。

雄按：此诚确凿之论。

**按**：带浊之病，《济阴纲目》认为："人有带脉，横于腰间，如束带之状，病生于此，故名为带。"李东垣认为："白滑之物下流，未必全拘于带脉，亦有湿痰流注下焦，或肾肝阴淫之湿胜，或因惊恐而木乘土位，浊液下流"，而魏氏认为此病与肝、肺、胃关系密切，肝火盛，木旺乘土，蒸腾胃津酿湿化热，湿热下注；或肝木旺侮肺金，水失通调，为火所迫下行，膀胱失其气化之职，遂致带下白浊之证。亦有脾胃湿热下注之证,虽无肝火为患,宜以苦寒燥湿泄热之品治之,证显而易辨,故临证需详辨有无肝火之象,方得明辨治验之旨。

胞痹,俗名尿梗病。香燥之药,误投杀人,世罕知也。观张石顽治闵少江证,误服丹皮、白术,即胀痛不禁,可见。

**按**:《张氏医通》记载,闵少江年高体丰,患胞痹十三年,历治罔效。凡遇劳心嗔恚,或饮食失宜,则小便频数滴沥,涩痛不已。夜略交睫,即渗漉而遗,醒则阻塞如前。服人参、鹿茸、紫河车无算,然皆无碍。独犯丹皮、白术即胀痛不禁。张路玉诊之,认为此为胞痹病,由膏粱积热于上,作强伤精于下,湿热乘虚聚于膀胱所致。《素问》云:"胞痹者,少腹膀胱按之内痛,若沃以汤,涩于小便,上为清涕。"详析其文,则知膀胱虚滞,不能上吸肺气,肺气不清,不能下通水道,所以涩滞不利。得汤热之助,则小便涩滞微通。其气循经蒸发,肺气暂开,则清涕得以上泄。因与肾沥汤方服之,其效颇捷。其人寝则遗溺,可知肝虚火扰,疏泄失宜,所以服丹皮疏肝之药则胀者,不胜其气之窜,以击动阴火而然。服白术亦胀者,不胜其味之浊,以壅滞湿热所致。服人参、鹿茸、河车无碍者,虚能受热,但补而不切于治。更拟加减桑螵蛸散,用羊肾汤泛丸,庶有合于病情。魏氏认为本案胞痹病,又名尿梗病,多属湿热为患,再施辛温香燥之品,则更犯虚虚实实之戒,于病无补,而于邪有利,故不可滥用。

景岳治朱翰林太夫人证,乃阴虚阳越之风秘,亦类中之轻者,一跌而病,良有已也。未可归功姜、附。不知阴证二字,何以插入?其生平见解,大可知矣。

冯氏治崔姓风秘证,亦阴虚阳越之病,甚则为类中,其治法亦大醇而小疵耳。至云阴伏于内,逼阳于外,亦与景岳治朱太夫人谓为阴证,同一模糊,盖缘风秘一条,人多不讲也。

**按**:上述二条为魏氏为阴虚阳越证之风秘案所加评述。《景岳全书》记载,朱翰林太夫人,年近七旬,偶因一跌,即致寒热。某医与滋阴清火之剂,其势转甚。景岳诊之,六脉无力,虽头面上身有热而口不渴,且足冷过股,认为此非跌仆所致,乃阴虚而受邪之阴证。遂以理阴煎加人参、柴胡,二剂而热退,日进粥二三碗。随后,大便半月不通,腹且渐胀,众人疑为燥结为火,欲复用凉剂,景岳认为不可,若再用清火,其人元气必败。正如《内经》所云:"肾恶燥,急食辛以润之。"乃以前药更加姜、附,倍用人参、当归,数剂而便通,腹胀退而愈。魏氏认为,本案应属阴虚阳越所致之风秘证,亦是类中之轻证,并非阴证。

《冯氏锦囊秘录》记载,某崔姓人,身热,四肢厥冷,发狂谵语,连夜不寐,口渴喜饮,二便俱秘,六脉沉微。冯楚瞻认为此为阴伏于内、逼阳于外之证,因津液不行,故小便秘而口干渴,并非实热。因谷食久虚,故大便虚秘不通,亦非燥结。若不急为敛纳,则恐真阴真阳并竭。遂用熟地、麦冬以壮金水,炒白术以托住中气,牛膝、五味以下趋藏敛,制附子以引火归源,另重煎人参冲服,不数剂狂定神清,思食而愈。魏氏认为本证极似阳明热证,实则为阴虚阳越之证,甚则为类中,而冯氏却断为阴伏逼阳,是舍症从脉之治。二案均为阴虚无以敛阳,浮越于外之证,而景岳、楚瞻则辨为阴证、阴伏逼阳于外证,虽治法效验,终未能明察病之机要。

伤寒疟痢之后患闷结者,皆由攻下表散失宜所致。究其由,则皆血燥为病。至若风秘一证,其病本由燥火生风,医者昧于风字,动用风药,死者已矣。存者幸鉴之。

雄按:凡内风为病,不论何证,皆忌风药。医不知风有内外之殊,以致动手便错。

**按**：本条为魏氏为胡念庵治陈姓盐商案所加评按。其人年七十六岁，春时患中风脱症，重剂参、附，二百余帖获痊。至十月，大便秘结不行，日登厕数十次，冷汗大出，面青肢厥，胡氏诊之，认为其为老年之人患脱证后，幸参、附救全，不能安养，过于思虑，以致津液枯竭，传送失宜，津亏肠燥之证。魏氏认为，诸如伤寒疟疾、痢疾等证，因误用或过用攻下或汗法，耗损阴津，致使津亏血燥，肠失濡润，而成大便秘结之症。"风秘"证，多见于老年体弱及素患风病者。《证治要诀》认为："风秘之病，由风搏肺脏，传于大肠，故传化难；或其人素有风病者，亦多有秘。宜小续命汤去附子倍芍药，入竹沥少许。实者，吞脾约麻仁丸。虚者，吞养正丹。"魏氏认为，风秘多由内生燥火，盛极化风所致，治宜润燥泻火为法，不可妄用风药，以防香燥更耗气阴而加重病情。风有内外之分，外风宜散，内风宜滋、宜镇，病机迥异，治宜有别，不可混同，正如孟英所言，内风应忌风药辛散，学者当以之为鉴。

观《医通》载妇科郑青山愤喜交集，因而发狂一事，业医者亦可怜哉。有志之士，慎勿为此。彼云不可不知医者，非圣人之言也。

**按**：《张氏医通》记载，妇科郑青山因治病不顺，沉思彻夜，兼受他医讽言，心甚怀愤。天明，病者霍然，愤喜交集，病家设酬酬之，而讽者已遁，愤无从泄，忽然大叫发狂，同道治之罔效。目科王道来诊之，认为此为神不守舍之虚证，遂令以人参一味煎汤服之顿安，三啜而病如失。更与归脾汤调理而愈。魏氏据此认为，从医之人非独诊病为难，待人处事亦难，志向远大之人不可拘泥于"不可不知医"之论而委身于此，需慎重而择之。魏氏之论，虽有欠稳当，但实为告诫习医之人当知医之任重攸关，不可草率而行之。

凡心腹痛而唇红吐白沫者，或好啖者，多属虫证。

**按**：《孙文垣医案》记载，一妇人心痛唇红，痛则大发热头痛，少顷出汗，脉大小不一。孙文垣诊之，认为其乃虫痛之证，痛吐白沫即为虫积痛证之象。正如《症因脉治》所云"内伤胃脘痛……呕吐清水，面上白斑，唇红能食，时或吐蛔，此虫积症也……湿土主生生之令，饮食不谨，湿热内生，则虫积而成痛矣。痛而能食，得食痛减，常下虫积者，平胃散加使君子"。《望诊遵经》亦云"人之涎下者，虫动也。吐涎心痛，发作有时者，蛔之为病也，蛔心痛……唇色或红或白，胃口时痛时止，频呕清涎者，虫吐也……面上白斑，唇红能食，颜色不常，脸上有蟹爪路者，便有虫也。痛如咬心，时作时止，口吐清水，人中鼻唇一时青黑者，虫痛之证也"。故魏氏认为心腹痛、唇红、吐白沫、好啖（即能食），多为虫证之象。

阴虚火盛之人，初服桂、附、姜、萸等燥热刚药，始则甚得其力，所谓劫治也。昧不知止，久而决裂，莫可挽回，余目击其敝者，数十人矣。

**按**：此条为魏氏极言阴虚证妄用温补热燥之害，可与前条诸论参同赏较。

二便俱从前阴出者，宜集灵膏，重用人参以补肺而润肠。盖肺与大肠相表里而主气，又肺者相傅之官，治节出焉。肺得养，斯大肠之燥可清，又得枸杞、二冬以滋其血槁，然后故道可复，而清浊自分矣。

**按**：《寓意草》记载，姜宜人患奇证，二便俱从前阴出，前医断为交肠证，欲仿《世医得效方》之法拟五苓散治之，喻嘉言诊之，以为不可，认为此与"大小便易位而出"之交肠证似是而非，《药症宜忌》认为"其病或因大怒，或因醉饱，遂至脏气乖乱，不循常道，法当宣吐以开提其气，使阑门清利，得司泌别职则愈矣"。且交肠乃暴病，骤然而气乱于中。此症乃久病，以渐而血枯于内，二者有毫厘千里之别。本证始于忧思伤脾，脾伤则不能统血，而错出下行，有若崩漏，实名脱营，宜大补急固。前医误以凉血清火为治，脱出转多，于是手阳明之血，亦渐消亡。故血尽然后气乱，气乱然后水谷舍故趋新，并归一路，大肠枯槁，幽门骤闭，饮食至此无庸泌别，遂清浊并走前阴。势必大肠复通，令渣滓率由故道，方得其要。魏氏则认为本案仍是交肠证，但又非骤然气乱所致，观其拟用《顾松园医镜》所载集灵膏益气补血、滋阴壮水为治，可知其为肺虚肠燥，津血虚亏之证。喻魏二人虽有交肠所论之别，然施治之法如出一辙，学者需详察证候实质而权衡论治之法。

近时专科及庸手，治产后一以燥热温补为事，杀人如麻。

雄按：非独产后也，如呕吐泄泻，疟痢哮喘，痿痹肿胀，痰饮腹痛，疝瘕诸证，粗工无不悉指为寒，而不知其属热者多也。

**按**：《景岳全书》认为"盖产后气血俱去，诚为虚证，然有虚者，有不虚者，有全实者，凡此三者，但当随证随人，辨其虚实，以常法治疗，不得执有成心，概行大补，以致助邪"。《温热经纬》引徐大椿之论"产后血脱，孤阳独旺，虽石膏、犀角对证，亦不禁用。而世之庸医，误信产后宜温之说，不论病症，皆以辛热之药戕其阴，而益其火，无不立毙"。力驳妄补之说。孟英认为不独产后病，诸如吐泄肿痛等病，证候均有寒热之异，临证需详加辨别，不可妄断尽为寒证，而轻投热补之剂。学者当细察先贤阐论之要，参较比对而分别用之，悉因其人其证，而或清或补，各得其宜，庶几可以两全，而无偏失之患。

冯楚瞻之媳，胎前多服八味丸，所以生子百日内即患疠证。

**按**：《冯氏锦囊秘录》记载，冯楚瞻之儿媳素患吐血夜热之症，自受妊以来，八味丸加牛膝、五味，日服勿间。及临盆，胞水已下，而数日未产。冯氏诊之，其脉洪数而带坚象，认为其乃阴道枯槁已极，不能流通生育所致。投以补养气血催生之药，脉候如故。知为群药功力不专，乃单以熟地三两，浓煎，日进三次，脉始洪缓而软。但坐蓐数日，子母俱困，胎气毫无运动下达之意，众人疑胎已死，再以人参五钱，煎汤，细刮肉桂之最佳者钱许，调服之，连进三剂乃生。其子生下百余日，遍体癫疮。后湿热下趋，两足溃烂，清水淋漓，指甲皆脱。乳母旁人，近者无不传染。冯氏认为其为先天热毒之气，已尽出外之象。后于耳后结一大毒，认为其为阴虚无根之火凝聚所致。以八味加牛膝、五味煎汤，数剂，高肿脓而愈。自后津液衰涸，疮属干枯，或愈或发。防其内攻，乃以羊肉四两煎汤，入生地、当归、银花、炒升麻、姜、枣煎服。不及十剂，足疮全愈，升于头项。再服，头疮亦瘥。魏氏认为本案妇人妊娠期间过服桂附燥热之品，致使热毒结聚于内，日久搏结胎中，其子禀受胎元热毒之气，生后遂致癫疮诸症。可见，医者不察证候之本原、病体之宜忌，滥施温补之剂，为害可谓骇人。

产后恶露不下有二,一则瘀滞宜行,一则血虚宜补。

> **按**：《济阴纲目》认为"夫恶露不下者,由产后脏腑劳伤,气血虚损,或胞络挟于宿冷,或产后当风取凉,风冷乘虚而搏于血,则壅滞不宣,积蓄在内,故令恶露不下也"。魏氏集前贤高论,对产后恶露不下证之病机与治法总结甚为精到,补虚行瘀,可谓言简意赅。

肝火病其状如疟,盖胆为肝府,肝病则胆亦病矣。

> **按**：本条为魏氏为杨乘六治许氏妇案所加评按。其人产后动怒,寒热往来,胁痛口苦,渐次发热晡热。前医以为风证,肆用表散,腹左忽增一块,大如掌,日夜作痛。或疑寒凝,或疑食滞,或疑瘀蓄,或疑痞积,杂治之,病益甚,食减肌瘦。杨氏诊之,其脉右关弦洪、左关弦数,面色黑瘦,舌色淡黄而干,认为其乃怒气伤肝经,血少而燥痛之证。因肝居胃左,本藏血之脏,血足则其叶软而下垂,血亏则其叶硬而横举,内与胃相磨,外与肌相逼,而致隐痛。凡性躁多怒者,往往患此,而妇女尤多。妇人产后血虚肝旺,肝胆表里相合且相连,肝火为患,必病及胆腑,而见寒热如疟之邪在少阳之症。

产后病多属阴虚,治必养营。若气血兼补,杂以姜、附刚剂,非担延①时日,即贻病者后患,临证者审之。

> **按**：《胎产秘书》认为,产后病"起于血气之衰,脾胃之虚,况产妇气血脾胃之虚弱,有甚焉者。是以丹溪论产后必当以大补气血为主,虽有他症,以本治之。此二语也,已括尽医产后大旨矣"。产后血脱,

阴血亏虚,故魏氏主张滋养营阴、气血兼补之法为治,然血虚生燥,复以姜、附热补之剂则恐更伤营阴,学者当明辨此理。

火极似水,乃物极必反之候。凡患此,为燥热温补所杀者多矣,哀哉！

> **按**：本条为魏氏论述真热假寒之证不可妄用热补之药,前条所论已备,此处不作冗续。

立斋谓产后阴气大虚,正喜亡阳与阴齐等,云可勿药而愈,此正薛氏生平不能峻用养阴之缺处也。冯楚瞻治一产后头汗证,拘泥薛法而不与药,致病家属之庸手而败,是守而未化之过也。

雄按：阴虚不敢救阴,亦泥于产后宜温之俗说,乃云正喜亡阳,是何言耶？非仅缺处,直是谬论,无怪乎徐洄溪以薛氏为庸医之首也。

> **按**：《冯氏锦囊秘录》记载,一产妇因头汗甚多,余无他苦。冯楚瞻诊之,其脉虽洪而缓,认为其人头汗过多,诸症谓之亡阳,然产后阴气太虚,正喜其亡阳与阴齐等,此薛氏之谓可勿药而愈也。病家疑之,别延一医,峻用参、芪温补,遂暴注下泻,完谷不化。更作阳虚,重用参、附、炮姜,其泻愈甚。不数日,其肉尽削,精神困顿。复延冯氏诊,六脉洪弦甚数,认为此乃真阴衰竭之证,产后头汗乃阴虚,虚火上蒸,孤阳上迫,津液不能闭藏,误作阳虚,重加温补燥热之气,暴注下趋,而为完谷不化,乃火性急速,不及变化而出也。重以温热焚灼,势必穷极,无药可救。魏氏认为案中正喜亡阳与阴齐等,薛氏谓可勿药而愈,此正薛氏生平不能峻用养阴之缺处。魏氏曾遇此

---

① 担延：大成本作"耽延"。意为耽搁、拖延。

症，以重剂生熟地、白芍、杞子、麦冬、枣仁，察其有火则少加芩、连，不过二三剂即愈。冯氏论此症虽明而不与药，使病家属之庸手而败，亦守旧论而未能变通之过。孟英认为冯氏虽可明证，但因泥于产后宜温补之说，故不敢用壮水养阴之法。本条意在强调产后多阴虚之证，不可峻施温补以防更耗真阴。

患痘腰痛，曾有房事者，最称难治。余谓以大剂左归饮与之，必有可挽。

**按**：《医宗金鉴·痘疹心法要诀》认为："凡痘发热时而腰痛者，最为恶候。盖腰为肾之府也。毒火亢极，真阴不能胜邪，故频频作痛。须用加味归宗汤速泻其毒，不使传于肾经，庶可望生。治若少缓，毒火冲炽，痘必干枯紫黑，肾阴绝则难救矣！"房事之时，相火愈盛，而毒火愈炽，更伤肾阴，邪亦深陷，病愈危重，故魏氏认为患痘发热腰痛之人，最忌房事，否则病危难治。魏氏据证而主张以峻补真阴之左归饮重剂服用，可填补真阴，阴得复而邪易出。

医学无真知而参末议，最能误人，智者慎之。

**按**：本条为魏氏论述行医之人不知谨言慎行，识病不专且喜尚谈空论，每易误导病人而贻患无穷。前述"浅见反若深虑"条已有阐发，此处不作详论。

麻疹之发，本诸肺胃。治之但宜松透，一切风燥寒热之剂，不可入也。余常遇表散过甚，绵延不已者，一以生地、杞子、地骨、麦冬、蒌仁、沙参等味，三四剂必嗽止热退而安。若吕东庄之用桂、附，因其苦寒过剂，故处方如是，非可一切试之也。

**按**：《麻疹备要方论》认为"疹出于脾肺二经，初必因外感而发，与伤风伤寒无异……疹由胎毒，亦必因时令之气而发，先宜表托，使毒尽达于肌表。若过用寒凉，遏伏热毒，则必不能出透，多致喘闷而亡。若已出透，又当清利，以解余热，免致疹后变生诸症。且疹属阳，热重则阴分受伤，血为所耗，故没后必须养血，以保阴亏发燥，勿执泥于清利也"。《麻疹阐注》认为"麻疹为正疹，亦胎元之毒，伏于六腑，感天地邪阳火旺之气，自肺脾而出……主治大法，以表发清利养血三项该之。然此其大法也，表发固忌清利，亦有火闭而宜兼用清凉者，没后固宜养血，亦有匿表而宜兼用疏散者，火郁而宜兼用清凉者，且有元气本虚，初发而即宜兼补气血，没后而即用温补者，亦有初发而兼补气血，没后而反用清凉者。麻疹千变万化，医者亦当以千变万化应之"。魏氏则认为，麻疹发于肺胃，治宜松透之法，不宜过用表散之剂，以防损耗元阴，若犯此戒，主张以一贯煎为主加减为治。吕东庄治钱氏子案，其人病疹，吕氏以桂、附治之，乃因其人过用苦寒之剂而成真寒假热之证。表散温补二法，实由麻疹病证多变复杂，其治亦宜变通为善。

病危之家，亲宾满座，议论纷纭，徒乱人意，不可不知。

**按**：《黄帝内经素问》认为"医不能严，不能动神，外为柔弱，乱至失常，病不能移，则医事不行，此治之四过也"。意为医家诊治之时，如不能严格要求自己和病人，极易受庸医之论或病家急切之言所扰，心神凌乱，而辨证难免不谬。故魏氏认为医者诊治病危之人时，易为家眷亲朋惑乱，行医之人尤须谨慎。

余尝诊一儿,见其左掌拳曲,询其由,乃小时患惊搐,为母抱持太急,病愈手遂不能伸舒,若初起即以大剂滋肝肾真阴与之,必能伸舒如故。惜世无知者。

**按**:魏氏曾治一小儿,其人患惊搐,发作时为母抱持太急,病愈后手遂不能伸舒而成左掌拳曲之症。本证由惊搐将养失宜所致,张子和曾诫之曰:"小儿风热惊搐,乃常病也。当搐时,切戒抱捉手足,握持太急,必半身不遂也。气血偏胜,必痹其一臂,渐成细瘦,至老难治。当其搐时,置一竹簟,铺之凉地,使儿寝其上,待其搐,风力行遍经络,搐极自止,不至伤人。"调治之法,魏氏主张以大剂滋肝肾真阴之品治之,以方测证,大抵魏氏认为本证以风热耗伤阴津所致,故滋养真阴以使筋脉得濡,运用灵活。

肿证多湿热为患,虽云脾虚,必审其小便长短清浊,及大便溏燥浓淡,以施治法。若概云脾虚,参、术蛮补,必致绵延不已。

**按**:《素问·至真要大论》云:"诸湿肿满,皆属于脾。"《东垣十书》亦认为"脾胃气虚弱,不能运化精微,而致水谷聚而不散"。可见,水肿之证,与脾关系极为密切。脾虚运化失职,水湿内生,郁久化热而成湿热肿证;然湿热行令,或因暑湿郁蒸,湿热上蒸于肺,中伤脾胃,下注损肾,三焦壅塞,水道不通,亦致湿热肿证。魏氏认为,湿热与脾虚多并存,虚实夹杂,临证须详辨虚实主次,如审小便之清赤、长涩,大便便质之溏结、便色之黄淡,相应权衡清利补益之法为治。不可一概视为脾虚,而妄投温补之品,以防病情缠绵难愈。

肝脉挟胃贯膈,又曰是所生病者,为胸满,故胸之痈疽,本由于肝。然此证最难别白,即

《内经》所谓内有裹大脓血之证也。吾乡一名医自患此,同道诊之,不知为痈也。杂进参、附、丁、桂之剂,久之吐出臭脓乃省,已无及矣。

**按**:本条为魏氏为薛立斋治张都宪夫人案所加评按。其人性刚多怒,胸前作痛,肉色不变,恶寒,薛氏诊之,其脉数。经云:洪数之脉,应发热而反恶寒,疮疽之谓也。认为其脉洪数,为脓已成之象。但体丰浓,故色不变,似乎无脓。其人因痛极始肯用针,入数寸,脓出数碗,遂以清热消毒药治之而愈。魏氏认为本案为胸痛之证。其人肝旺善怒,肝火循经熏肺,灼伤肺络,煎耗阴津成痰而成痈脓。即《内经》所谓"内有裹大脓血"之证。病既由肝火而起,不可更施辛热燥补之剂,以防更助火势。魏氏所举同乡名医患痈案,意在告诫来者妄投温补之害。

寸强尺弱之脉,多属阴虚火炎之候,误服八味丸,每致贻患。

不拘内外病,凡阴虚者服参、芪诸气分药,非惟无益,而反害者。

**按**:上述两条为魏氏强调阴虚证不可妄用温补之剂,前条阐述已详,此处不作赘叙。

诸病火盛而汗出者,若骤敛之,反增他证。

**按**:《景岳全书》云:"汗证有阴阳……但察其有火无火,则或阴或阳,自可见矣。盖火盛而汗出者,以火烁阴,阴虚可知也;无火而汗出者,以表气不固,阳虚可知也……阴虚者阳必凑之,故阳蒸阴分则血热,血热则液泄而为汗也。治宜清火补阴,此其大法,固亦不可不知也。"魏氏认为,汗由火盛而出者,不宜骤施敛法,宜清

泄、滋阴为法，敛涩之法恐致留邪，故不可早用、轻用。

凡肝郁病误用热药，皆贻大患。

**按**：《丹溪心法》云："气血冲和，万病不生，一有怫郁，诸病生焉。"《证治汇补》认为："五脏郁症，有本气自郁而生病者……肝郁胁胀嗳气……郁病虽多，皆因气不周流，法当顺气为先，开提为次，至于降火化痰消积，犹当分多少治之……木郁，治宜达之。达者，通畅之义。如怒动肝气，火因上炎，治以苦寒辛散而不愈者，则用升发之品，加厥阴报使之药以从治之。又如久风入中为飧泄，及清气在下为飧泄者，则用轻扬之剂举而升之。又如木实为病，脉弦而急，用降气苦寒不愈者，则吐以提之，使木气舒畅，则痛自止。此皆达之之法也。"魏氏认为肝郁为病，不可轻投热药，大抵肝郁日久易化火，热以助热，则病益甚。因肝为刚脏，自当顺其条达之性，以柔济之法为治。

肝木为龙，龙之变化莫测，其于病也亦然。明者遇内伤证，但求得其本，则其标可按籍而稽矣。此天地古今未泄之秘。《内经》微露一言曰：肝为万病之贼，六字而止。似圣人亦不欲竟其端委，殆以生杀之柄不可操之人耳。余临证数十年，乃始获之，实千虑之一得也。世之君子，其毋忽诸。

雄按：肺主一身之表，肝主一身之里，五气之感，皆从肺入，七情之病，必由肝起，此余夙论如此。魏氏长于内伤，斯言先获我心。盖龙性难驯，变化莫测，独窥经旨，理自不诬。

**按**：魏氏擅长治疗内伤杂病，以"肝为万病之贼"立论，实与肝之生理特性和病理特点有关。肝藏血而主疏泄，体阴而用阳，其性主升主动，肝之经络上至巅顶，下络阴器，旁与脾胃相邻，又与心包同属厥阴；故其疏泄失常则气机乖舛，或上逆，或下迫，或横犯脾胃，或窜入心包。故魏氏有内伤多从肝而起之论，此说亦为孟英所信，孟英认为肺主表而肝主里，外感之病悉从肺入，而七情内伤之病，多自肝而发。魏氏、孟英论内伤重肝，实为深谙肝之体性而论。

### <篇名>附方

（续名医类案简妙愈病之方附采于下）

瘅疟，青蔗汁任饮之，并治蛔动痞痛。

**按**：瘅疟，又名温疟、暑疟、瘅热、阳明瘅热，为疟疾之一种。临床以但热不寒为主症。《素问·疟论》："但热而不寒者，阴气先绝，阳气独发，则少气烦冤，手足热而欲呕，名曰瘅疟……瘅疟者，肺素有热，气盛于身，厥逆上冲，中气实而不外泄，因有所用力，腠理开，风寒舍于皮肤之内、分肉之间而发，发则阳气盛，阳气盛而不衰则病矣；其气不及于阴，故但热而不寒，气内藏于心，而外舍于分肉之间，令人消烁肌肉，故命曰瘅疟。"《景岳全书·杂证谟》："瘅疟一证……治此之法有三，如热邪内蓄而表邪未解者，则当散以苦凉；如热因邪致，表虽解而火独盛者，则当清以苦寒，此皆治其有余也；若邪火虽盛而气血已衰，真阴日耗者，急宜壮水固元，若但知泻火，则阴日以亡，必致不救。"青蔗汁即甘蔗汁，《得配本草》载其"甘、寒，入足太阴经。润燥生津，和中助脾"。《本草再新》载其可"和中清火，平肝健脾，生津止渴，治吐泻、疟、痢，解疮火诸毒。"因瘅疟由邪热所致，故用甘蔗汁甘寒清泄之而热可自退。《野史》中载有卢绛中患瘅疟疲瘵食蔗数挺而愈之案。《本草述钩元》载甘蔗"能节蛔虫"，魏氏认为蛔能令人痞胀，故可以其治蛔动所致痞痛证。

久疟不愈,以枣一枚,安病患口上。咒曰:我从东方来,路逢一池水,水内一尊龙,九头十八尾。问他吃甚么,专吃疟疾鬼。太上老君,急急如律令,敕。咒三遍,将枣纳入口中,令嚼食之即瘥。

雄按:此即上古祝由之意,必邪已渐衰,始能有效。

> **按**:本条为《二酉余谈》所载以祝由之法治久疟不愈之证。《冷庐医话》认为"禁咒治病,自古有之,往往文义不甚雅驯,而获效甚奇,殆不可以理测"。曹炳章认为"此等疗法,皆属心理疗法,如祝由科之类,然用之亦多奇效,合之科学实质,咸谓玄学邪说矣"。孟英认为此法必待"邪已渐衰,始能有效",似暗指类似心理疗法的祝由法,利用心理作用鼓舞正气祛邪外出,邪盛则此法力轻,需待邪气已衰,方可奏效。

又何首乌五钱,陈皮二钱,青皮三钱,酒一碗,河水一碗,煎至一碗,温服即愈。

> **按**:本方为据《景岳全书》所载"何人饮"加减而来。书中载其"截疟如神。凡气血俱虚,久疟不止,或急欲取效者,宜此主之……于发前二、三时,温服之。若善饮者,以酒一钟,浸一宿,次早加水一锺煎服"。方中何首乌补益精血,人参益气扶正,二药相合,气血双补为君;当归养血和营为臣;橘皮、生姜理气和中,助补药之运行,均为佐使。诸药合用,共奏补气血、截虚疟之功。《医学真传》"久疟流连不愈,及三阴疟三日一作者,当分五脏之虚,而施温补。宜以景岳何人饮、休疟饮常服"。以方测证,本方以何人饮去参、归、姜,加青皮化裁而成,可知本方适用于脾胃虚弱、气血耗伤,以血虚为主的久疟。

又石首鱼悆啖可愈。雄按:邪未衰者忌之。

> **按**:《续名医类案》记载魏氏从侄藻明患疟,治不效。偶端午大啖黄鱼,竟愈。又数人患此,遇朔日亦瘥。黄鱼为石首鱼的别名,《随息居饮食谱》载其可"甘温开胃,补气填精"。《本草经疏》言其"能开胃,胃气开则饮食增,五脏皆得所养,而气自益矣"。以方测证,因石首鱼具补益之功,可能多用于久疟正虚的治疗。为防过补助邪,故孟英主张邪实未衰者不可服食石首鱼。

血痢久不瘥,乌梅肉、胡黄连、伏龙肝等分为末,茶调下。

> **按**:《本草纲目》云:"《医说》载曾鲁公痢血百余日,国医不能疗。陈应之用盐水梅肉一枚研烂,合腊茶,入醋服之,一啜而安。大丞梁庄肃公亦痢血,应之用乌梅、胡黄连、灶下土等分为末,茶调服,亦效。盖血得酸则敛,得寒则止,得苦则涩故也。"本方较乌梅丸重敛涩之力而少温补之功,虽血痢久而不愈,但阳虚不甚,临证尤须细辨。

五色痢久不瘥,大熟栝蒌一个,煅存性出火毒,为末作一服,温酒下。

> **按**:《医宗金鉴·杂病心法要诀》曰:"五色痢者,五色脓血相杂而下也。五色、休息二痢,皆因用止涩药早,或因滞热下之未尽,蕴于肠胃伤脏气也。用一切补养之药不应,则可知初病非止涩太早,即下之未尽也。诊其脉若有力,虽日久仍当攻也。其余治法,与诸痢同。"《时病论》认为:"《医通》曰:患五色痢者,良由脏腑之气化并伤,是以五色兼见。然古人皆言肾病,以

肾藏精之室,所居之位,最下最深,深者既病,其浅而上者,安有不病之理,精室既伤,安能任蛰藏之令乎?仲景以五液注下,脐筑痛,命将难全也。夫以精室受伤,五液不守之患,须知益火消阴,实脾堤水,兼分理其气,使失于气化之积,随之而下,未失气化之精,统之而安,诚不出乎此法。"前言止涩太早,滞热未尽;后言脏腑之气化并伤,归于肾病。合而论之,斯疾有虚有实,当分别治之。如初起者为实,日久者为虚,里急后重者为实,频频虚坐者为虚,脉实有力者为实,脉虚无力者为虚。虚则宜补,以补火生土法治之;实则宜泻,以清痢荡积法治之。栝蒌即瓜蒌,《本草备要》载其可"泻火润肺,滑肠止血……炒香酒服,止一切血"。瓜蒌味甘,气寒,正可凉血止血为用,取煅用更增止血之功,故于五色痢虽病久而正虚未甚尤为适用。

热毒下痢脓血,痛不可忍,水浸甜瓜恣啖之。

**按**:《儒门事亲》记载,一男子病脓血恶痢,痛不可忍,忽见水浸甜瓜,心酷喜之,连皮食数枚,脓血皆已。世人只知痢是虚冷,温之、涩之、截之,岂知风、暑、火、湿、燥、寒六者皆可为痢。《类证治裁》认为"论致痢之由,其暑湿伤胃者,郁热居多,生冷伤脾者,寒滞为甚,入手宜分。郁热者清之,寒滞者温之"。本案之下痢脓血及痛症是由实热之毒壅塞肠腑所致,当以荡涤积热为治。甜瓜又名甘瓜,味甘性寒,《名医别录》载"甘瓜子,主腹内结聚,破溃脓血,最为肠胃脾内壅要药"。《本草纲目》载"深秋作痢,最为难治。惟以皮蜜浸收之良,皮亦可作羹食"。水浸甜瓜,更增寒凉之性,荡涤肠腑湿热之力更盛,故以其治热毒下痢脓血其效甚佳。

噤口痢,牛乳频灌之。

**按**:《医宗金鉴·杂病心法要诀》曰:"噤口痢者,下利不食,或呕不能食也。"

《证治准绳》认为"痢疾不纳食,或汤药入口,随即吐出者,俗名噤口。有因邪留,胃气伏而不宣,脾气涩而不布,故呕逆而食不得入者;有阳气不足,胃中宿食因之未消,则噫而食卒不下者;有肝乘脾胃发呕,饮食不入,纵入亦反出者;有水饮所停,气急而呕,谷不得入者;有火气炎炽,内格呕逆,而食不得入者;有胃气虚冷,食入反出者;有胃中邪热不欲食者;有脾胃虚弱不欲食者;有秽积在下,恶气熏蒸而呕逆,食不得入者。当各从其所因以为治"。牛乳,《本草纲目》载其"甘、微寒……补益劳损,润大肠,治气痢"。牛乳以其补益之功,于脾胃虚弱而不欲食之噤口痢颇为对证。

传尸劳,宜先服玉枢丹,继以苏合丸,其虫即下。

**按**:传尸劳,又名传尸、劳瘵、尸注、殗殜、复连、骨蒸等,是一种相互传染而广泛流行的病证。《圣济总录》认为"传尸劳者,骨蒸之病,流传五脏也"。《证治要诀》认为"传尸劳,骨肉相传,甚至灭门,此其五脏中皆有劳虫,古名瘵疾"。《证治准绳》认为"传尸劳,其源皆由房室、饮食过度,冷热不时,忧思悲伤,有欲不遂,惊悸喜惧。或大病后行房,或临尸哭泣,尸气所感。邪气一生,流传五脏,蛊食伤心,虽有诸候,其实不离乎心阳肾阴也。人知劳之名,未知其理。人生以血为荣,气为卫,二者运转而无壅滞,劳何由生。故劳者倦也,血气倦则不运,凝滞疏漏,邪气相乘……治疗之法,大抵以保养精血为上,去虫次之。安息、苏合、阿魏、麝、犀、丹砂、雄黄,皆驱伐恶气之药"。玉枢丹,《百一选方》载其可治

"久病劳瘵"；苏合香丸，《仁斋直指方论》载其可"疗传尸骨蒸"。二方均具芳香辟秽之功，故以二者急治其标，则劳虫可下，续以补益气血善后收功。

吐血用水澄蚌粉研细，入朱砂少许，米饮调下二钱。

**按**：吐血证，《血证论》认为"平人之血，畅行脉络，充达肌肤，流通无滞，是谓循经，谓循其经常之道也。一旦不循其常，溢出于肠胃之间，随气上逆，于是吐出。血失其经常之道，或由背脊走入膈间，由膈溢入胃中；又或由两胁肋，走油膜，入小肠，重则潮鸣有声，逆入于胃，以致吐出。来路不同，治法亦异。由背上来者，以治肺为主；由胁下来者，以治肝为主"。蚌粉、朱砂均为性寒质重之品，功专降逆泻火，合米饮同服以防金石碍胃，适用于火盛迫血妄行、逆而上行所致的吐血证。

衄血，用赤金打一戒指，带左手无名指上，如发病，将戒指捏紧箍住，则血止矣。或以蒜杵烂，贴涌泉穴。

又真麻油纸捻纴①鼻中，打嚏即止，或以人乳挤入即止。

又用灯盏数枚，沸汤中煮热安顶上，冷即易之。

**按**：上述三条所载为治鼻衄验方。《医学真传》云："血从鼻出，谓之衄。衄之出也，由阳明经脉之气，不循胃络而横通周遍，致悍热之气伤其荣血，遂迫血妄行而为衄。若伤寒阳热过盛，络脉寒凝，荣卫不调，身发热者，得衄则阴阳和而热气平，其病可愈，故俗称鼻衄为红汗也。其有不病伤寒，时出衄者，乃阳明热气有余，不循经下行，反上逆而伤其络脉之所致也；衄出，则阳明亢热之气亦平，故不药亦愈，此衄至轻者也。又有阳明经脉虚寒，其人禀质素弱，内则耗其精血，外则劳其形体，衄大出不止，用凉血滋阴药，其衄反甚者，乃阳明阳气失职，必用人参、附子，补气以摄血，助阳以救阴，其血方止，此衄之至重者也。"麻油，《本草纲目》载其"生用之，有润燥、解毒、止痛、消肿之功"。人乳，《本草经疏》载"乳属阴，其性凉而滋润，血虚有热，燥渴枯涸者宜之"。二药均有濡润之功，且同为外用，故所治之证应以阴虚有热灼伤鼻络为宜。杵蒜敷涌泉穴，以引火下行，故以火热上炎，迫血妄行所致之鼻衄为宜。至于赤金裹指之法，古法多用，今人难知，以备参考。灯盏即灯心草，《本草纲目》载其可"降心火，止血，散肿"。魏氏认为，以百沸汤煮之乘热覆于头顶，类似于灸督脉之上星、囟会二穴，以发挥其清热泻火之功，使火从上发，适用于火盛于上，热迫血溢所致之鼻衄。

牙衄，用苦竹茹四两，醋煮含漱，吐之。

**按**：苦竹茹，《食疗本草》载其"主下热壅"，《本草纲目》载其可"止尿血"，大抵因其苦寒沉降之性，又兼止血之功，《本草汇言》载醋可"解热毒，消痈肿"，二药同煮，含漱外用，对于火热上壅迫血妄行、溢于络外而致的牙衄，尤为适宜。

舌衄，赤小豆一升杵碎，水三碗和捣取汁，每服一盏，外以槐花末糁②之。

**按**：赤小豆，《药性解》载其"味甘酸，性平，主消热毒，排痈肿，解烦热，补血脉"。内服赤小豆汁清解热毒，活血和血；

---

① 纴（rèn 认）：古代织布帛的丝线。
② 糁（sǎn 散）：将药末摊布于（疮面）。

外敷槐花末凉血止血，如此内外标本合治，适用于热毒壅盛、灼伤脉络、血溢脉外所致的舌衄证。

筋骨疼，如夹板状，痛不可忍者，以驴骡修下蹄甲，砂锅内炒为炭，研细末，酒或白汤下。

雄按：此方并治臁疮久不愈，麻油调敷之。疮湿者掺之。

**按**：《本草纲目》载牛蹄甲可"和油涂臁疮"，《乾坤秘蕴》载有以牛蹄甲、乳香、没药烧灰和膏外敷治损伤接骨。大抵牛蹄甲有活血止痛、敛疮接骨之功，故用以治疗臁疮等证。驴骡与牛同属畜类，蹄甲亦应同具此功。且《本草纲目》载"慜（驴）蹄烧灰敷痈疽、散脓水"。故据此可以为证。

醋哮，用粉甘草二两，去皮破开，以猪胆六七枚取汁，浸三日，炙干为末，蜜丸，清茶下三四十丸。

**按**：饮醋呛喉，喘哮不止，乃由醋阻喉间，气道挛急而作。甘草温中下气且味甘能缓急，现代药理研究证明其与猪胆均具有一定的镇咳平喘作用。故可用治非宿疾所引发之哮喘，类似于现在所谓的"过敏性哮喘"。

怒后呃忒①，用铁二斤烧红，淬水饮之。

**按**：怒气伤肝，肝气横逆犯胃，胃失和降，气逆作呃，治宜降逆止呃。铁，《本草汇言》载其"平肝气，安惊痫"。因其质重坠，故烧红淬水饮可用以降肝胃逆气以止呃。

痰喘久不瘥，五味子、白矾等分为末，熟猪肺蘸末细嚼，白汤下。

**按**：白矾，《本草纲目》载其可"吐利风热之痰涎，取其酸苦涌泄也"；五味子，《本草求真》载其"宁嗽定喘，收耗散之气，为保肺滋肾要药"；猪肺，《本草图经》载其可"补肺"，《本草纲目》载其可"疗肺虚咳嗽、嗽血"。三者合用，可收化痰补肺平喘之效，适用于因痰作喘，久作不愈，虚实夹杂之证。

偏头风，南星、半夏、白芷等分为末，生姜、葱白杵烂，和捏为饼，贴太阳上，一夕良已。

头疼如劈，目中溜火，酒制大黄为末，茶调服三钱。

偏头风，蓖麻仁同乳香、食盐捣贴。

头风畏冷久不愈，荍②麦面二升，水调作二饼，更互合头上，微汗即愈。

**按**：上述四条为治头痛验方。头痛证，《医林绳墨》认为"浅而近者，名曰头痛；深而远者，名曰头风。头痛卒然而至，易于解散也；头风作止不常，愈后触感复发也"。头风多因素有痰火，风寒袭入则热郁而头痛经久难愈。偏头风，又名偏头痛、边头风，是指头痛之偏于一侧者。《张氏医通》认为"偏头风者，其人平素先有湿痰，加以邪风袭之，久而郁热为火，总属少阳、厥阴二经"。以风火激动痰湿之气，可见头左痛忽移于右，右痛忽移于左。治宜祛风通络，舒肝豁痰，补肝养血。南星、半夏燥湿化痰，白芷散风湿之邪且能通窍止痛，生姜葱白辛散寒邪，诸药合用外敷太阳穴，能尽祛诸经风寒湿邪而偏头风可愈。蓖麻仁，《本草纲目》载"其性善走……开通关窍经络，能止诸痛"。乳香可活血定痛，《本草拾遗》载食盐可"除风邪"，三者捣贴，共

---

① 呃忒（tè 特）：呃逆的俗名。
② 荍（qiáo 乔）麦：荍，同"荞"。荍麦即荞麦。

奏活血祛风、通窍止痛之功。大黄,《医学衷中参西录》载其"味苦,气香,性凉。能入血分,破一切瘀血。为其气香故兼入气分,少用之亦能调气,治气郁作疼……性虽趋下而又善清在上之热"。《汤液本草》认为其"以苦泄之,性峻至于下。以酒将之,可行至高之分",故用酒制大黄以苦寒之茶调服可治火郁头痛。菝麦即荞麦,《随息居饮食谱》载其可"益气力,御风寒",故可以之磨面调敷头部以散风寒邪气而头风可愈。

拳毛倒睫,木鳖子一个,去壳为末,棉裹塞鼻中,左目塞右,右目塞左,一二夜即痊。

**按**:拳毛倒睫,为以睫毛倒入,内刺眼珠,畏光流泪为主要表现的外障类疾病。多因椒疮经久不愈,胞睑瘢痕挛缩内翻所致。本病相当于西医学所说的睑内翻倒睫。《银海精微》认为"拳毛倒睫者,此脾与肺二经之得风热也"。木鳖子,又名土木鳖,《本草经疏》载其"为散血热、除痈毒之要药",《本草备要》载其可"泻热,外用治疮。消肿、追毒、生肌"。本为治目,反以药塞鼻,乃鼻目相通之故,可收消疮、散风热之功,则倒睫可愈。

烂弦风眼,黄连、淡竹叶各一两,柏树皮干者一两,如半湿者用二两,㕮咀,水二斗,煎五合。稍冷,用滴目眦及洗烂处,日三四。

**按**:烂弦风眼,是以睑弦红赤、溃烂、刺痒为特征的眼病。俗称烂弦风、烂眼边。《眼科纂要·风弦赤烂外障》认为"烂弦风,脾胃湿热冲"。本方黄连苦寒清热燥湿,淡竹叶甘寒清凉解热,柏树皮,《名医别录》载其"主火灼烂疮",三药合用外洗及滴,可清热除湿敛疮,适用于因湿热上蒸所致的睑弦赤烂证。

鼻䪌①,瓜蒂、细辛等分细研,以棉包豆许塞之,化水而消。或以瓜蒂研末,羊脂和敷亦妙。

**按**:鼻䪌,又名鼻痔,即鼻息肉。《外科正宗》认为"由肺气不清,风湿郁滞而成"。瓜蒂,《名医别录》载其可"去鼻中息肉"。细辛,《本草备要》载其可"宣散风湿,利九窍;有息肉者,为末吹鼻"。二者共研末塞鼻,疗鼻息肉甚效。《太平圣惠方》所载瓜蒂膏,即以瓜蒂研末和羊脂敷息肉上,取效甚捷。

胃火鼻赤,每晨以盐擦齿,噙水漱口,旋吐掌中,掬②以洗鼻,月余而愈。

**按**:食盐,《本草纲目》载其"咸、微辛,寒……解毒,凉血润燥"。阳明经胃火上炎则鼻赤、齿痛、齿衄诸症毕现。内服易催吐,故以盐擦齿,噙水漱口、洗鼻,则可泻火止血兼可益齿,对于上述胃火炎上诸症用之颇为简便效验。

鼻流臭黄水,脑痛如虫啮,用丝瓜藤近根三五尺许,烧存性研细,酒调下。

**按**:本条为《医学正传》所载治鼻渊验方。鼻渊是指鼻流浊涕、量多不止为主要特征的鼻部病证。常伴有头痛,鼻塞,嗅觉减退,久则常感头晕,相当于西医的急、慢性鼻窦炎。多由肺经风热或胆腑郁热或脾胃湿热等循经上扰,结滞鼻窍而成。鼻流臭黄水,脑痛如虫啮,为鼻渊重症,又名"脑漏"、"脑渗"、"历脑"、"控脑痧"、"脑泻",多属郁热壅滞鼻窍所致。丝瓜藤,性微寒、味苦,可除郁热,多用于鼻渊实证。

---

① 䪌(xì细):息肉。
② 掬(jū居):用两手捧起。

食物从鼻中缩入脑中,介介①痛不得出,以羊脂如指头大,内鼻中吸入,须臾脂消,物随出。

> **按**:进食不慎,食物逆行入鼻腔不得出,疼痛不适,当以滑润之品入鼻,使鼻腔濡润而物易出。羊脂质润,取润以导之,故适用于异物入鼻之证。

齿肿痛,用黑豆以酒煮汁,漱之立愈。

> **按**:黑大豆,《本草汇言》载其为"解百毒、下热气之药"。《神农本草经》载其可"涂痈肿,止痛"。适用于因火热上炎所致的齿龈肿痛证。

蛀牙疼,川椒为末,巴豆一粒,同研成膏,饭为丸,如绿豆大,以棉裹安蛀孔内立效。

> **按**:川椒,又名蜀椒,《本草经疏》载其"气味俱厚,阳也。疗鬼疰蛊毒,杀虫、鱼毒者,以其得阳气之正,能破一切幽暗阴毒之物也"。《药性论》载其可"除齿痛"。巴豆,《本草备要》载其"辛热有大毒。其毒性又能解毒杀虫,疗疮疡蛇蝎诸毒"。二者同为大辛大热之品,且均能杀虫,外用塞蛀孔即可达到杀灭蛀虫、虫去痛消的效果,故可用于因虫蛀牙齿所引起的蛀牙疼痛。

脱齘②,以酒饮之令醉,取皂角末吹入鼻中,嚏透即止。

> **按**:脱齘,俗称掉下巴,以耳前关节区疼痛,不适,下颌不能正常活动为特征。多因外力强迫或张口过大,下颌关节从关节臼滑出所致。皂角研末吹鼻,利用人体自身生理反应发挥手法复位的功效,为消除病人紧张与疑虑,取嚏之前,饮酒使之醉而肌肉及心理放松,再施其法,可谓精思审慎之举。

咽喉壅塞,吹皂角末于鼻中取嚏,外以李树近根磨水涂喉外。

> **按**:皂角,又名皂荚,《本草纲目》载其"味辛而燥,气浮而散。吹之导之,则通上下诸窍。通肺及大肠气,治咽喉痹塞,痰气喘咳"。搐鼻取嚏,则可催吐痰涎、通利喉窍。李树根,性寒,善清火解毒,故外用以治其标。如此可标本兼顾,痰消窍利。适用于因痰涎壅滞喉窍,闭塞不通之证。

急喉痹,口开不得者,巴豆仁拍碎,棉裹随左右塞鼻中,即吐出恶物,喉宽即拔去之,后鼻中生小疮,亦无害。

喉痛危困,令人以手用力揪其顶心发即愈。无发者,用力撮其顶心皮。

> **按**:上述二条所载为喉痹治验方。《尤氏喉科秘书》认为"喉痹属痰,属风,属热,皆应郁火而兼热毒,肿甚不仁,乃咽喉之重症。喉痹者,总名也。要去风痰,解毒,开郁闷,其症自愈"。巴豆,《本草纲目》载其"气热味辛,生猛熟缓,能吐能下,能上能行,是可升可降药也"。《药鉴》载其"善开关窍,破癥坚积聚,逐痰饮,杀诸恶毒虫毒蛊毒,排脓消肿,喉痹牙疼诸证"。巴豆塞鼻,可使壅塞喉窍之痰浊经呕吐而出,从而达到通利喉窍的目的,故可用治因痰湿秽浊阻塞喉窍所致的喉痹证。顶心,应为百会穴,《针灸大成》载"咽喉最急先百会,太冲、照海及阴交"。《针灸聚英》载"吐涎百会丝竹同";可见,百会有祛痰利喉窍之功,故喉痛急剧之时,不及刺灸,可急以手揪顶心发或撮顶心皮,亦可与刺灸百会同功。

---

① 介介:象声词,此指异物在鼻腔内活动时发出的声音。
② 脱齘(xiè 谢):齘,上下牙齿相磨切。脱齘,即下颌关节脱位。

心腹久痛,栀子炭一两,生姜五片,煎服。

> **按**：本条为薛立斋治一妇人心腹痛案所载验方。其人心腹作痛,久而不愈,薛氏认为此为肝火伤及脾胃之证。治宜清泻肝胃之火、调养脾胃为主。用炒山栀一两,生姜五片,煎服而痛止。更以二陈加山栀、桔梗,乃不发。栀子,《名医别录》载其"大寒,主治胸心大小肠大热,心中烦闷,胃中热气"。炒黑取其下行之性,又可止胃脘之血。故适用于肝胃郁热所致的心腹久痛证。

鹤膝风,乳香、没药各一钱五分,地骨皮三钱,无名异五钱,麝香一分,各为末,车前草捣汁,入老酒少许,和敷患处。

> **按**：鹤膝风,亦名鹤游风、游膝风、鹤节、膝眼风等。指病后膝关节肿大变形,股胫变细,形如鹤膝者。该病多由经络气血亏损,风邪外袭,阴寒凝滞而成。《本草纲目》载"乳香活血,没药散血,皆能止痛消肿生肌。故二药每相兼用。散血消肿,定痛生肌"。地骨皮,《本草发挥》载其"气寒味苦,解骨蒸肌热,主风湿痹,坚筋骨"。无名异,《本草经疏》载其"咸能入血,甘能补血,寒能除热,故主金疮折伤内损及止痛生肌肉也"。麝香,《本草经疏》载"其香芳烈,为通关利窍之上药。凡邪气着人,淹伏不起,则关窍闭塞,辛香走窜,自内达外,则毫毛骨节俱开,邪从此而出……借其气以达于病所也"。车前草,《湖南药物志》载其可"除湿痹,散血消肿",捣汁外敷可渗利湿邪;合老酒以行药力,诸药合用,共奏散寒、除湿、消肿之功。对鹤膝风证,可谓药证合拍。

脚气,袋盛赤小豆,朝夕践踏展转之,渐愈。又樟脑排两股间,以脚绷系定。

脚气上攻,及一切肿毒流注,以甘遂研细末,水调敷患处,另浓煎甘草汤服之,二物相反,须二人各处买,并不可安放一所,用之立效。

> **按**：上述三条所载为治脚气病单验方。《严氏济生方》认为："千金言:香港脚皆由感风毒所致。又经云:地之寒暑风湿皆作蒸气,足常履之,遂成香港脚。寒暑风湿,皆能致此,非特风毒而已矣。"赤小豆,《食性本草》载其"坚筋骨,疗水气",《圣济总录》所载赤小豆汤,即以赤小豆、商陆为主配伍,逐水利湿以治脚气气急,两脚气胀成水之证;樟脑,《本草纲目》载其"辛热香窜,禀龙火之气,去湿杀虫",可治寒湿脚气,《医林集要》所载治香港脚肿痛方,即以樟脑、乌头研末醋糊为丸,每置一丸于足心踏之;甘遂,《本草纲目》载其"泻肾经及隧道水湿,脚气",《儒门事亲》所载治肾脏风攻注脚膝方,即以甘遂、木鳖子为末内服;甘草,味甘性温,温中补脾,脾既健运而湿邪可祛;此二药内服外敷,标本同治,可用于因湿邪为患所致的脚气及肿毒流注。

诸疝,以灰布门槛上,脱袴①坐之,阴囊着灰,即有一印。左患灸左印,右患灸右印,须避四眼,五月五日灸尤效。

> **按**：本条所载为治疝气验方。书中云:张建东秘传治一切疝气神方:于洗浴毕,湿身坐门槛上,两囊着水,印一湿卵,即于湿卵,患左灸左,患右灸右,俱患则左右俱灸,须避四眼。又一法:午月午日午时灸尤妙。或小儿不须洗浴,但用灰布门槛上,令儿坐之,亦就所印灸即愈。此法所述虽详,且言之凿凿,然其理匪夷所思,似属古代祝由之法。

---

① 袴:同"裤"。

风颠神方,乌犀角四两剉①末,每用一两,清水十碗,砂锅内煎至一碗,滤净,再加水十碗,熬至二酒杯,另以淡竹叶四两,水六碗,煎二碗去渣,加犀角汁同服,尽四剂即愈。

> **按**:犀角,《药性论》载其可"辟中恶毒气,镇心神,解大热。主疗时疾热如火,烦闷,毒入心中,狂言狂语"。《本草图经》载"凡犀入药者,有黑白两种,以黑者为胜"。故取乌犀角为药。淡竹叶善清心火,二者分煎同服,清心泄热解毒之功犹良。《素问·至真要大论》曰:"诸躁狂越,皆属于火。"故本方适用于因火热上炎、扰乱心神所致的癫狂证。

稻芒着喉,鹅涎灌之。

> **按**:《夷坚志》记载,小儿误吞稻芒着咽喉中,不能出者,名曰谷贼,惟以鹅涎灌之即愈。大抵鹅涎可化谷而相制,亦如鸡内金可化石故多用以治食积证之理,悉皆格物之妙而不可以言明之。

误吞铜钱,面筋置新瓦煅作炭,研细,开水调温服,未下咽者,即从口出,已下咽者从大便出,神效。未下咽者,以生大蒜塞鼻中亦能出,尤简便。

> **按**:本条所载为治疗误服异物验方。面筋,历代本草未曾述及其有上涌下泄之功,其治误吞铜钱之证,虽其法可行,然其源难溯,其理难名。大蒜,《本草纲目》载"其气熏烈,能通五脏,达诸窍,辟邪恶",盖因其气味浓烈辛窜,可通达喉咽,促使铜钱经呕而出。

误吞铁针,乳香、荔枝、朴硝为末,猪脂入盐和之,吞服。

> **按**:本条为《物理小识》所载验方。《本草纲目》载"铁畏皂荚、猪犬脂、乳香、朴硝、硇砂、盐卤、荔枝"。乳香可活血止痛,荔枝可止血,《本草蒙筌》载朴硝"善消化驱逐",故可逐铁外出,得猪脂之润滑而易出,此法颇为简便,堪为良方。

防蛊毒,须袖中常带当归,遇饮食讫,即咀嚼少许。若有毒,实时呕吐。又法,食不辍醋,蛊不入肚。

解蛊毒,败鼓皮烧灰,服方寸匕,须臾自吐。

又生甘草五钱煎汁,半温饮之,入咽即吐,恐未尽再一服。

又马兜铃藤十两,水一斗,酒二升,煮三升,分三服。

又升麻、郁金煎服,不吐则下,毒自去矣。

又玉枢丹,井华水调服。

> **按**:上述六条所载为防治蛊毒验方。《证治准绳·杂病》认为"凡蛊毒有数种,曰蛇毒、蜥蜴毒、虾蟆毒、草毒等,皆是变乱元气,人有故造作之者,即谓之蛊也。多因饮食内行之,与人祸患,祸患于他则蛊主吉利,所以人畜事之,中其毒者,心腹绞痛,如有物啮,或吐下血皆如烂肉……诊其脉缓大而散,皆其候也。然其毒有缓有急,急者仓卒或数日便死,缓者延引岁月,游走肠内,蚀五脏尽则死"。可见,蛊毒应是一种毒物,可分为毒虫蛊、动物蛊、植物蛊和物品蛊。有自然而生者,亦有人为畜养者。人或无意感之,亦有人为蓄意种施者。当归,《本草衍义补遗》载其"气温味辛,气味俱轻扬也。又阳中微阴,大能和血补血……大补不足,决取立效之药。气血昏乱,服之而定气血"。醋,《本草经疏》载其"散邪毒者,酸苦涌泄,能吐出一切邪气毒物也"。二者一可扶正,一可祛邪,故可

---

① 剉(cuò 错):同"锉",用锉刀切削。

常服以防蛊毒。败鼓皮，《名医别录》载其"主中蛊毒"。甘草，生用性大凉，功擅清热解毒，故《肘后备急方》载其"岭南俚人解蛊毒药，并是需用之物"。马兜铃藤，又名天仙藤，《本草正义》载其可"宣通经隧，导达郁滞"，其味辛苦、性寒，其体轻则性上涌，故治蛊毒，一味浓煎，服之探吐，其毒即解。升麻，《名医别录》载其"味苦，微寒，无毒，主解毒入口皆吐出"。郁金，《本草求真》载其"入心，散瘀通滞……若使恶血、恶痰、恶瘀、恶淋、恶痔在于下部而难消者，俟其辛气既散，苦气下行，即为疏泄，而无郁滞难留之弊矣"。故《本经逢原》认为"岭南蛊毒为害，初觉胸腹痛，即用升麻或胆矾吐之；若膈下急痛，以米汤调郁金末三钱服之，即泻出恶物；或合升麻、郁金服之，不吐则下"。玉枢丹，专擅解毒辟秽。井华水，《本草纲目》载"井水新汲，疗病利人。平旦第一汲，为井华水，其功极广，又与诸水不同"。其性洁净清凉，送服玉枢丹，则祛秽解毒之力犹胜。上述诸方均皆简便易施，学者当权衡各法所宜而用。

阴毛生虱，生银杏杵烂敷之。

**按**：银杏，又名白果，《本草纲目》载其"气薄味厚，能杀虫消毒"，可杀"阴虱"。生用其功犹专，故以捣烂外敷，用之颇效。

烟火熏死，芦菔捣汁灌之。

**按**：人为烟火熏，其气为污浊之气所闭，故气机不相顺接，其人若尸。芦菔，又名莱菔，即萝卜。生者味辛，性冷，捣汁服用可止渴宽中，且《食疗本草》载其可"除五脏中风，练五脏中恶气"，故可以之救治因烟熏而气闭之急症。

中砒毒，白扁豆生研细，新汲水下二三钱。

**按**：本条为宋代《吴内翰备急方》所载验方。砒石，《本草纲目》载其"辛、酸，大热，有大毒，须煎绿豆汁兼冷水饮之"。《本草经疏》载"绿豆禀土中之阴气，故其味甘气寒无毒。夫丹石之药，气悍而性热，多服则火动，上升为烦热，甚则口鼻出血，狂闷躁扰。甘寒能除热下气解毒，故主丹石药人毒发烦热也"。白扁豆，《本草纲目》载其"性温平，得乎中和，脾之谷也。入太阴气分，通利三焦，能化清降浊，故专治中宫之病，消暑除湿而解毒也"。历代本草言及绿豆解砒毒者甚众，唯吴氏主张以白扁豆为方，大抵以其培补脾土中宫，扶正以祛毒邪外出为要旨。

河豚毒，麻油灌之。

**按**：河豚，唐代陈藏器所撰《本草拾遗》载其"肝及子有大毒，入口烂舌，入腹烂肠"。《卫生易简方》载"食河豚鱼毒，一时困殆，仓卒无药，急入清油多灌之，使毒物尽吐出为愈"。服食河豚中毒，以麻油灌之，量多且油腻，胃不能容，遂以吐出为快，所食之物尽为吐出，毒物亦随之而出。河豚之毒甚剧，误食或清洗不净而中毒，毒发之始，服药不及，当急用麻油灌服，使毒物涌吐而出，是急救之法，而非为解毒专用。至于解毒之法，《本草纲目》载"世传中其毒者，以至宝丹或橄榄及龙脑浸水皆可解。复得一方，惟以槐花微炒，与干胭脂等分同捣粉，水调灌之，大妙"。

丹石毒，萘①菜频煮食之。

---

① 萘（tián 田）菜：阁本续类案作"葵菜"。

**按**：宋代庐陵浮云居士曾敏行所著《独醒杂言》记载，毛公弼守泗洲，泄痢久不愈。庞安常诊之，认为此为丹石毒发作所致，并非痢疾。令煮葵菜食之。且云：当有所下。后果洞泄，烂斑五色。安常视之，认为其为丹毒泄出，邪疾将去之象。但年高人久痢，又乍去丹毒，脚当弱，不可复饵他药。因赠牛膝酒两瓶，饮尽遂强如初。葵菜，又名冬苋菜、滑菜，《本草纲目》载其"甘、寒、滑……脾之菜也。宜脾，利胃气，滑大肠……滑窍，能利二便"。《食疗本草》载"久服丹石人时吃一顿，佳也……冬月，葵菹汁。服丹石人发动，舌干咳嗽，每食后饮一盏，便卧少时"。本案因久服丹石，金石碍脾，运化失司，内湿由生，且丹石其性辛热，易致湿热兼挟缠绵，久之邪入肠腑，灼伤肠络，而成泄痢之证。治宜清利湿热为法，故以葵菜煮食，泄益甚而邪亦随之而出，丹石之毒得泄而病亦向愈。

狐媚，以桐油涂阴上，即绝迹，男女皆可用此法。

**按**：狐媚，又名狐魅、鬼魅。其症见夜寐梦见与陌生异性交合，夜夜如此，似有其事，而无其实。古人昧于狐怪鬼魅之说，而以为狐鬼作祟，经由男女阴部施祸于人而有是病。并据此而立施治之法，以性窜味烈有毒之品于睡前涂于阴部，则狐魅可除而病可得愈。《本草纲目拾遗》记载治狐魅方，云："珍珠兰味辛，窨茶香郁，其根有毒……此根狐肉沾之即死，性能毒狐，尤捷效也。"清人周鼎臣所著《敬信录》记载，狐魅"用梧桐油搽阴处自去"。桐油，《本草纲目》载其"微辛，寒，有大毒"。本病类似梦交、鬼交等证，起病之因可由所欲不遂或阴阳失调所致。古人迷信鬼神之说，故以此病为狐鬼邪祟。所施外用之法虽效，似属假借药物移情易性之法。

邪祟，玉枢丹频服之，并以烧烟于卧室，即愈。

**按**：邪祟证，清代丹徒名医李冠仙所著《仿寓意草》认为"邪祟者，非必有鬼魅，或空房暗室久无人住，阴气甚重，集久成祟。遇气血亏虚之人，祟气即乘虚而入，使人如疯如魔，痴呆不语，病名淹瘵。又即《左传》所谓晦淫惑疾也。盖左氏载医和之言有云：天有六气，曰阴阳风雨晦明，过则为灾。内有云：晦淫惑疾，淫者过也，晦太过则中人而成惑疾，有如邪祟"。玉枢丹，功专辟秽解毒，故以其祛体内之邪气，以烟熏逐外来之秽浊，内外合治，则邪可尽去而不得复入。

鬼交，鹿角末三指一撮，清酒和服。

**按**：本条为《食疗本草》所载验方。鬼交之证，《妇人大全良方》认为"夫人禀五行秀气而生，承五脏神气而养。若阴阳调和，则脏腑强盛，风邪鬼魅不能伤之。若摄理失节而血气虚衰，则风邪乘其虚、鬼邪干其正。然妇人与鬼交通者，由脏腑虚，神不守，故鬼气得为病也"。《景岳全书·妇人规》认为"妇人之梦与邪交，其证有二：一则由欲念邪思，牵扰意志而为梦者，此鬼生于心，而无所外干也；一则由禀赋非纯，邪得以入，故妖魅敢于相犯，此邪之自外至者，亦有之矣"。《素问·刺法论》曰："神失守位，则邪鬼外干。"即此类也。鹿角，《本草经疏》载其"生角则味咸气温，惟散热，行血消肿，辟恶气而已。咸能入血软坚，温能通行散邪，故主恶疮痈肿，主邪恶气"，因其逐邪散恶气之功甚良，故以其治脏腑虚亏，神不内守，邪乘虚入所致之鬼交证。

飞尸，玉枢丹以忍冬藤煎浓汤灌之。

**按**：《证治准绳》认为"飞尸者，发无由渐，忽然而至，其状心腹刺痛，气息喘急胀满……用忍冬藤叶，锉数斛，煮令浓，取汁煎服日三瘥。太乙神精丹、苏合香丸，治此疾第一"。《普济本事方》认为"飞尸者，游走皮肤，穿脏腑，每发刺痛，变作无常"。飞尸证，《药症宜忌》认为"此系天地阴邪杀厉之气，乘虚中人……忌破气，复忌补气，燥热，酸敛。宜辟恶气，安神镇心，辛香发散，金石镇坠"。忍冬藤，《医学真传》载"银花之藤，至冬不凋，乃宣通经脉之药也。金花走血，银花走气，又调和气血之药也。通经脉而调气血"，故《得配本草》载其"煎取浓汁和温酒服，治五种尸疰"。玉枢丹，功擅辟秽解毒，以忍冬藤煎汤送服，最能辟恶逐邪，故用治飞尸证多效。

走马牙疳，蚕退纸烧存性，入麝少许，蜜和敷，加白矾尤妙。

**按**：走马牙疳，《景岳全书》认为"走马牙疳，牙床腐烂，齿牙脱落。谓之走马者，言其急也。此盖热毒蕴蓄而然。凡病此者，大为凶候"。《外科启玄》认为"凡走马牙疳者，乃疮蚀之急也。是胃口有湿热之轻重，故疮毒有缓急"。患牙疳而发病急速，势如走马，故名走马牙疳。多因病后或时行疫病之邪，余毒未清，复感外邪，积毒上攻齿龈所致。多见于小儿。病势险恶，发展迅猛。蚕退纸，《本草纲目》载其可"治牙宣、牙痛、牙疳、牙痈"。《姚僧垣集验方》载"治缠喉风及喉痹，牙宣，牙痛，口疮并小儿走马疳。蚕退纸不计多少，烧成灰存性，入麝香少许，贴患处佳"。《景岳全书》所载"麝矾散"即以麝香、白矾为主组方治疗走马牙疳。大抵以麝香辛散邪毒，白矾除固热在骨髓且蚀恶肉，蚕退纸止血，诸药合用，共奏逐邪祛热之功。然魏氏在《续名医类案》中认为，走马牙疳，最为枭毒，须用大承气加川连、胡黄连、雄黄等大下之，全泻去黑矢，然后改用凉血解毒之剂，外用针砭烂肉与好肉交关处，全出恶血，再以搽牙药敷之，庶可望愈。若专恃外治，未有不致误事者。其论颇为中肯，学者应斟酌而用之。

小儿好吃粽，成积胀痛。白酒曲同黄连末为丸服，或以熬酒调曲末服亦可。

又吃鸭蛋不消，用砂仁末钱许，枣汤下。

**按**：上述两条所载为治食积验方。食积证，《证治准绳》认为"小儿宿食不消者，胃纳水谷而脾化之，儿幼不知撙节胃之所纳，脾气不足以胜之，故不消也"。食停中焦脾胃，则气机升降为之壅遏，食滞日久蕴湿生热，气滞日久为胀作痛。论治之法，《幼幼集成》认为"夫饮食之积，必用消导。消者，散其积也；导者，行其气也。脾虚不运则气不流行，气不流行则停滞而为积……故必消而导之，轻则和解常剂，重必峻下汤丸。盖浊阴不降，则清阳不升；客垢不除，则真元不复……若积因脾虚，不能健运药力者，或消补并行，或补多消少，或先补后消，洁古所谓养正而积自除"。酒曲，《本草蒙筌》载其"系诸药合造，味辛而性气大温，下气并驱冷气。酒痰尤劫，宿食竟消"。因其为五谷腐化而成，故具消食之功。黄连，《本草正义》载其"大苦大寒，苦燥湿，寒胜热，能泄降一切有余之湿火"。酒曲合黄连，消积与清热并举，适用于食积生热所致胀痛诸证。砂仁，《药类法象》载其"气温，味辛，治脾胃气结滞不散。主虚劳冷泻，心腹痛，下气，消食"。因其辛温香窜，颇具和胃醒脾、快气调中、通行结滞之功,且又能消食,合大枣甘温益气补中以助胃气,适用于食积气滞为甚之证。二方一消一导,临证须详审所宜而选用。

小儿口噤不开,猪乳饮之立效。若月内胎惊,同朱砂、牛乳少许抹口中,甚良。

按:《太平圣惠方》认为"夫小儿初生口噤,此由在胎之时,热入儿心脾,心脾偏受于热,故令口噤者也"。《幼幼新书》认为"胎惊者,在母胎内八、九月时,母曾中惊,胎纳邪气,传之心脏,发时亦壮热吐涎,眼带翻张。此候生一月日或半月后发"。猪乳,《本草纲目》载"小儿体属纯阳,其惊痫亦生于风热。猪乳气寒,以寒治热,谓之正治"。口噤因热而起,饮猪乳可清泄热邪而病愈。朱砂质重坠可镇惊安神,牛乳善补虚羸,合猪乳以祛邪热,三者同用则可补虚定惊泄热,标本兼顾,适用于因婴儿在母胎中之时,腑脏未具,神气微弱,其母调摄失宜,受惊气乱,胎感其气所致的胎惊证。

小儿惊风,导赤散煎汤送泻青丸,大妙。

按:本条为万密斋治徐道淑之子案所用验方。其人病惊风,病已七日,发搐无时,痰鸣气急,势甚危。万氏认为此为肝火化风之证,小儿肝常有余,脾常不足,肝主风,搐搦气逆,皆属于肝。经曰:太过则乘其所胜,而侮所不胜,故肝木旺则乘脾土,侮肺金,而致痰鸣、搐搦等症。按治惊之法,先降其痰,次止其搐,后补其虚,一言以蔽之,惟治其火而已。遂用河间凉膈散,改朴硝为马牙,水煎成汤,入青礞石末调服之,痰下喘止。随用泻青丸、导赤散,二方相合,作汤服之而搐止。肝火为患,当以寒凉直折火势,故用泻青丸泻肝木之有余,导赤散以泻心经之火,母子同治,木火同调,则可火熄风平而搐止。

小儿噤口痢,干山药半生用,半炒黄色,研细末,米饮下。

按:小儿噤口痢,《医宗金鉴·幼科心法要诀》认为"乃火毒冲胃而成,其证脉大身热,不能饮食,舌赤唇红,惟喜饮冷"。不能乳食,脾胃愈虚,故宜泄火除热与补脾和中兼施为法。山药,《神农本草经》载其"味甘,温。补虚羸,除寒热邪气,补中,益气力",生用可除热,炒用可健脾,故取两用以攻补兼顾,则病可尽愈。

肿毒初起,用鸡子一枚,以银簪插一孔,用透明雄黄三钱,研极细末入之,仍以簪搅匀,封孔放饭上蒸熟食之,日三枚神效。

又方,麦粉(即小粉,乃洗麸造面筋澄下者也)不拘多少,陈醋和之,熬成膏,贴之即愈,陈久者愈佳。

又方,糯米饭乘热入盐并葱管,杵极烂如膏贴之。

按:上述三条所载为治肿毒初起验方。肿毒初起,湿热毒邪尚未强盛,当此之时,急以解毒散邪之品敷贴外用,可免毒邪深入之害。鸡子,又名鸡卵,即鸡蛋。《神农本草经》载其可"主除热火疮",以其性寒善祛热毒。雄黄,《本草经疏》载其"味苦,平,气寒寒热鼠瘘恶疮,疽痔死肌,疥虫䘌疮诸证,皆湿热留滞肌肉所致,久则浸淫而生虫,此药苦辛,能燥湿杀虫,故为疮家要药"。《日华子本草》认为"通赤亮者为上",故质透明者效良。二者同蒸服食,适用于各种疮疡肿毒初起未破未溃者。麦粉,又名小粉,即小麦粉。其性凉味甘,《积善堂经验方》所载乌龙膏即以上法外贴,可"治一切痈肿发背,无名肿毒,初发焮热未破者"。醋,《本草纲目》载"大抵醋治主疮肿积块,无非取其酸收之意,而又有散瘀解毒之功"。醋以陈者味浓功良。糯米,《仁斋直指方》载可"解毒,能酿而发之"。葱,《本草纲目》载其"所治之症多属太阴、阳明,皆取其发散通气之功,通气故能解毒及理血病。气者血之帅也,气通则血活矣。金疮磕损,折伤血出,疼痛不止"。《日华子本草》载其"茎叶用盐研罨蛇虫并金疮"。三者杵烂贴敷,犹能解毒活血止痛,故适用于痈肿疮毒初起之证。

发背,玉枢丹内服外涂,即可得瘳。

**按**:发背,指背部生痈疽之较重者。多因脏腑气血不调,或火毒内攻,或阴虚火盛凝滞,使气血蕴滞于背而发。依其所发部位之不同,又有上发背、中发背、下发背之分。玉枢丹长于解毒消肿止痛,内服外涂,标本兼顾,痈疽发背用之敛疮生肌效佳。

翻花疮,藜芦末,生猪脂调涂。

**按**:翻花疮,又名反花疮,指以生疮溃后胬肉突出,其状如菌,生长迅速,损破后流血不止为主要表现的癌类疾病。本病相当于西医学所说的鳞状细胞癌。《诸病源候论》认为"反花疮者,由风毒相搏所为"。多因肝虚血燥,邪毒结聚皮肤,逐渐恶变而成。藜芦,味苦辛性寒,《本草经疏》载"疮疡皆湿热所生,湿热不去,则肌肉溃烂,苦寒能泻湿热,则马刀、恶疮、烂疮、死肌皆愈"。此药祛腐敛疮功良,然究非治本之法。《外科枢要》认为翻花疮"属肝经风热血燥,当清肝热,养肝血。彼遂内用栀子清肝散,外用藜芦膏而痊"。内外合治,方不失周全。

腰疽未破者,新杀牡猪肝,切如疮大贴之,以布缠定,一周时即愈。肝色变黑,犬亦不食。

雄按:一切痈疽,似亦可用。

**按**:腰疽,指有头疽生于腰部肾俞穴者,多由湿毒流注腰府所致。猪肝,味苦,善泄湿邪,且雄性属阳,擅克阴邪,外敷可吸湿毒外出,故以痈疽未破者为宜。

痔疮,芦菔煎汤频洗佳。

又,玉枢丹服之良,亦治便毒。

又先以木鳖子煎汤熏洗,后以葱涎蜂蜜对调匀,敷之立效。

**按**:上述三条所载为治痔疮验方。芦菔,即萝卜,又名莱菔。《本草纲目》载其能"散瘀血",故用以煎汤外洗可消痔疮肿痛。玉枢丹,《外科正宗》载其"解诸毒,疗诸疮,利关窍……治新久痔疮",以其消肿止痛,故内服以疗痔疾。木鳖子,《本草经疏》载其"为散血热、除痈毒之要药。夫结肿恶疮、粉刺、肛门肿痛、妇人乳痈等证,皆血热所致。甘温能通行经络,则血热散,诸证无不瘳矣"。葱涎,《本草纲目》载其"散瘀血,止衄止痛,消痔漏,解众药毒"。蜂蜜润燥解毒止痛,先用木鳖子煎汤熏洗以散热毒,继以葱涎蜂蜜调敷以止痛,如此可标本兼治,病得痊愈,适用于肠道热毒所致之痔疮。

阴囊溃烂,紫苏末敷之,杉木灰亦可并用。

**按**:本条为薛立斋治胡同知案所载验方。其人年逾五十,阴囊肿痛,得热愈甚,服蟠葱散等药不应。薛氏诊之,其肝脉数,认为属囊痈证,乃肝经湿热所致。脓已成,急针之。并服龙胆泻肝汤,脉症悉退。更以托里滋阴药,外搽杉木灰、紫苏末,月余而愈。杉木,《本草汇言》载其"气味芬芳,能下逆气,散毒邪,有开达内出之功,大能发扬火郁，疏申肝令，独擅其长者矣"。紫苏，《本草纲目》载其可"和血，止痛"。故二者合用外搽，可发散湿热毒邪、活血止痛，适用于湿热下注所致阴囊溃烂证。

便毒，棉地榆四两，白酒三碗，煎一碗服，即愈。

**按**：《外科证治全书》认为"便毒者，言于不便之处为患也。按便毒生小腹下腿根上折纹缝中，即横痃之部位……初起色红，热肿痛，大小便秘涩者，此湿热秽毒所发，则为便毒"。地榆，《本草经疏》载其"沉寒入下焦，故多主下部湿热诸病"。白酒，《本草拾遗》载其可"通血脉，润皮肤，散湿气"，且可行药势以助药力，二者同煎服，适用于因湿热下注所致的便毒证。

臁疮，先以淡齑①水洗净浥②干，次用驻车丸研极细，加乳香少许干掺之。

又烂捣马齿苋敷之，并疗多年恶疮，百方不效者。

又松香一两，轻粉三钱，乳香五钱，细茶五钱，共打成膏，先以葱白花椒汤熏洗净，用布摊膏浓贴，用绢缚定，黄水流尽，腐退生肌。

**按**：上述三条所载为臁疮治验方。臁疮，《外科大成》认为"生于外臁者，由三阳经湿热，易治。生于内臁者，由三阴经虚热，难瘥"。《外科启玄》称之为裤口毒、裙边疮等。又因其患病后长年不敛，愈后每易复发而称老烂脚，即现代医学的小腿慢性溃疡。多因湿热下注，瘀血凝滞经络所致。驻车丸本治血痢滞下之剂，而此疮亦由气血凝注所成，故可改内服药为外用疗疮疡，即所谓"异病同治"。马齿苋，《本草经疏》载"《原病式》云：诸痛痒疮，皆属心火。马齿苋辛寒能凉血散热，故主痈疮疔肿，捣敷则肿散疔根拔"。《本草正义》言其最善解痈肿热毒，亦可做敷药。故可用治臁疮及多年恶疮。松香，《本草经疏》载其"味苦而兼甘，性燥，燥则除湿散风寒；苦而燥，则能杀虫；甘能除热……湿热之邪散，则血不瘀败，荣气通调而无壅滞，故主痈疽恶疮"。轻粉，又名汞粉，即水银粉。《本草正》载其可"治瘰疬诸毒疮，去腐肉，生新肉"。乳香，《本草纲目》载其"香窜，入心经，活血定痛，故为痈疽疮疡、心腹痛要药"。葱白、花椒均为味辛发散之品，能解散肌肤郁热，故用煎汤熏洗以除湿热。诸药合用，可清利湿热、祛腐生新、活血止痛，堪为治臁疮之良药。

耳疔，夏枯草、甘菊、贝母、忍冬、地丁，大剂饮之。

髭疔，牙关紧急者，用患者耳垢齿垢，并刮手足指甲屑，和匀如豆大，放茶匙内镫火上炙少顷，取作丸，将银针挑开疔头抹入，外以棉纸一层津湿覆之，立愈。兼治红丝疔。

**按**：上述二条所载为治疗疮验方。疔疮，《外科理例》认为其"以其疮形如丁盖之状也，多因肥甘过度，不慎房酒，以致邪毒蓄结，遂生疔疮"。生于耳部者名耳疔，上五味乃五味消毒饮去蒲公英、天葵，加夏枯草、金银花所成。诸药合用，功专清热解毒，消散疔疮，适用于疔疮初起未溃之证。生于口唇周边者名髭疔，耳垢、齿垢及人指甲，《本草纲目》载古人多以此物治痈肿疔毒之证。大抵三者皆为脏气所发，气血之余，发散开破之力尤专，功可破血消肿散瘀，故可用治髭疔等痈疽肿毒证。

---

① 齑(jī机)：碎，细。
② 浥(yì义)干：浥，水下流貌。浥干，指水尽流尽而干，即晾干。

诸疔，用陈年露天铁锈，碾如飞面，以金簪脚挑破疔头纳入，仍将皮盖好，少顷黑水流出，中有白丝如细线，慢慢抽尽，此疔根也。抽尽立愈。或用甘菊花并根叶捣汁，以酒下之。

**按**：铁锈，《本草经疏》载其"味苦、气寒，恶疮疥癣，湿热所生；蜘蛛虫咬，毒气伤血。辛苦能除湿热，寒能解热毒气，故主之也"。《本草汇言》载其可"解疔毒，消恶疮，退风癣"。甘菊花，即菊花。《本草经疏》载其"生捣最治疔疮，血线疔尤为要药，疔者风火之毒也"。《外科十法》所载菊花甘草汤，即以菊花为主药治疗疔疮。其叶及根亦颇具疗疔之功，《寿世良方》所载菊花饮即以菊花叶及根捣汁合酒煮服治疗疔毒及一切无名肿毒。

诸癣，先以温浆水洗之，旧帛拭干，用芦荟一两，炙甘草半两，研细和匀敷之。

**按**：芦荟，《本草经疏》载其"寒能除热，苦能泄热燥湿，苦能杀虫，至苦至寒，故为除热杀虫之要药"。《本经逢原》载："芦荟入厥阴肝经及冲脉。其功专于杀虫清热。同甘草为末，治头项顽癣甚效。"

冻疮，黄柏烧存性研，鸡蛋清调涂，破者掺之。

**按**：冻疮，《外科启玄》认为"多起于贫贱卑下之人，受其寒冷，致令面耳手足初痛次肿，破出脓血，遇暖则发烧，亦有元气弱之人，不奈其冷者有之"。《外科大成》认为"冻疮者，由寒极气凝，血滞肌死而成也。甚则手足耳鼻受冷，至不知痛痒者。宜置温处，以绵浓裹之，或用热手熨之，切忌火烘汤泡。犯之则肉死。至春月必落，宜服内托之药，以助阳气，则腐肉自溃，良肉自生"。黄柏，《本草备要》载其"又末乳调，能涂冻疮"。鸡蛋清，又名鸡子白，甘寒质润，可润肤解毒。疮面未破可以鸡蛋清调敷，已破则以黄柏末掺布于疮面。

一切恶疮，陈米饭紧作团，或用肥皂亦可，火煅存性，加腻粉研细，麻油调敷。

**按**：陈米，又名陈仓米，《本草述》载"五谷为养，而更取其陈者，谓其气味俱尽，还归于淡。淡乃五味之主，可以养胃气，且淡能渗湿，即化滞热，是又可以裕脾阴"。《本草求真》载"陈米津液既枯，气味亦变。既有煮汁养胃之功，复有祛湿除烦之力。一切恶疮百药不效者，用此作饭成团，火煅存性，麻油腻粉调敷。可知冲淡和平，力虽稍逊，而功则大未可忽也"。腻粉，即轻粉，《本草正》载其可"治瘰疬诸毒疮，去腐肉，生新肉"。肥皂，又名肥皂荚，《本草经疏》载"凡肠胃有垢腻秽恶之气，郁于中则外生瘰疬恶疮肿毒；泄于外则为肠风，下痢脓血。肥皂荚专能荡涤垢腻，肠胃洁净则诸证自除"。三者或擅除湿，或擅祛腐生新，适用于各类疮疡及痈疽。

坐板疮，松香五钱，雄黄一钱，研细和匀，以棉纸包捻成条，腊月猪油浸透，点火烧着，取滴下油搽之立效，如湿痒者，加苍术末三钱同包。

**按**：坐板疮，又名风疳，《外科大成》载"风疳生于臀腿，俗名坐板疮。形如疥癣，破流黄水，先痒后疼，由风寒客于谷道所致"。松香，又名松脂，《本草经疏》载其"味苦而兼甘，性燥，燥则除湿散风寒；苦而燥，故能杀虫……主疽恶疮"。雄黄，《本草经疏》载"此药苦辛，能燥湿杀虫，故为疮家要药"。二药相合，调猪油烧油外搽，则散寒除湿效佳。若湿邪盛，可加苍术以苦寒燥湿同用。

下疳,生槐蕊,开水送三钱,日三服。

又小蓟、地骨皮每五两,煎浓汤洗净(鲜者更妙,久浸即瘥),再以黄芩、黄柏、宫粉、珍珠、冰片,研末敷之。

**按**:下疳,《外科正宗》载"下疳者,邪淫欲火郁滞而成。其来有三:一由男子欲念萌动,阳物兴举,淫火猖狂而未经发泄者,以致败精浊血流滞中途,结而为肿者一也;二由妇人阴器瘀精浊气未净,接与交媾,以致淫精传袭而成者二也;三由火郁未发而成者三也"。槐蕊,即槐花,《本草正》载其可"凉大肠,杀疳虫。治痈疽疮毒、阴疮湿痒,解杨梅恶疮、下疳伏毒"。小蓟,《医学衷中参西录》载其可"治一切疮疡肿疼,花柳毒淋,下血涩疼,盖其性不但能凉血止血,兼能活血解毒,是以有以上种种诸效也"。地骨皮,《本草备要》载其可"泻热凉血"。黄芩、黄柏苦寒清热燥湿。宫粉,即铅粉,《本草经疏》载其"寒能解热毒,故疗恶疮毒"。珍珠,《本草汇言》载其可"解结毒,化恶疮,收内溃破烂"。冰片,王纶认为其"大辛善走,故能散热,通利结气,目痛、喉痹、下疳诸方多用之者,取其辛散者也"。诸药研末外敷,可收清热燥湿、敛疮生肌之功。适用于下疳初溃或溃久难愈之证。

梅疮,干荷叶浓煎代茶饮,甚效。

又松香、铅粉研末,麻油调涂。

**按**:梅疮,《外科正宗》载"夫杨梅疮者,以其形似杨梅;又名时疮,因时气乖变,邪气凑袭;又名绵花疮,自期绵绵难绝。有此三者之称,总由湿热邪火之化,但气化传染者轻,精化欲染者重"。荷叶,《本草纲目》载其"能升发阳气,散瘀血,留好血,清水肿、痈肿"。松香,《本草汇言》载其"入疡科敷贴料中,可去脓拔毒,腐秽初作或初溃

者可用",又能除湿祛热,可主恶疮;铅粉可清解热毒,疗恶疮。二方一者散瘀消肿,一者除湿热敛疮,用治杨梅疮颇中肯綮。

打扑损伤,生姜自然汁、米醋牛皮胶、同熬溶,入马勃末不拘多少,搅匀如膏。以薄纸摊贴患处即效。

**按**:生姜,《本草拾遗》载其"汁,解毒药,破血调中"。牛皮胶,又名黄明胶,《本草纲目》载其可治"打扑损伤,汤火灼伤,一切痈疽肿毒,活血止痛,润燥……牛皮胶同姜汁化,贴骨节痛"。《本草汇言》载其为"止诸般失血之药也。散痈肿,调脓止痛,护膜生肌,则又迈于阿胶一等"。米醋,《本草求真》载其"酸主敛,故书多载散瘀解毒"。马勃,《本草从新》载其"辛平,解热散血。外用敷诸疮良。每见用寒凉药敷疮者,虽愈而热毒内攻,变生他病,为害不小,此药辛平而散,甚为稳妥"。《外科大成》载"杖疮用荆川纸摊极薄贴之,热则易之,其疗瘀即散,疼痛立止"。诸药合用,可收活血止痛、解毒散瘀之效,适用于跌打损伤肿痛诸证。

杖不知痛,三七、无名异、地龙共捣,白蜡为丸,酒服,或以白蜡一两,䗪虫一枚,酒服亦妙。

**按**:本方为《客中闲集》所载验方。书中认为受杖刑前服此方,则疼痛感可大为减轻。三七,《本草备要》载其"甘苦微温,散血定痛,为金疮杖疮要药。杖时先服一二钱,则血不冲心。杖后敷之,去瘀消肿,易愈。大抵阳明、厥阴血分之药,故治血病"。无名异,《开宝本草》载其可治"金疮折伤内损,止痛,生肌肉"。地龙,《本草求真》载其"本有钻土之能,化血之力,而凡跌扑受伤,血瘀经络,又安有任其停蓄而

不为之消化乎"。三药功擅活血化瘀、消肿止痛，故外力打仆时，血不易瘀，故可减轻疼痛。

杖丹，水蛭为末，和朴硝少许，水调敷之。

**按**：本条为《志雅堂杂抄》所载治杖疮验方。杖丹，即杖疮，《景岳全书》载其"味咸苦，性微寒。能逐恶血瘀血……折伤跌扑，瘀血不散"。《本经逢原》载其"咸走血，苦胜血，水蛭之咸苦以除蓄血，乃肝经血分药，故能通肝经聚血，攻一切恶血坚积"。朴硝，味咸入血分，善消瘀血。二者合用水调外敷，可散瘀解毒消肿，适用于棍棒击伤所致的肿痛证。

被笞身无完肤者，骨碎补烂研取汁，酒调或煎服，渣敷患处。

**按**：骨碎补，《本经疏证》载其"主破血、止血、补伤折，言能不使瘀结者留滞，不使流动者妄行，而补诸伤折如未尝伤折也"。其所破之血，乃伤折之瘀血；所止之血，乃伤折之好血。气味苦温，故能入肾坚肾补伤折。其活血散瘀，止血续断之功尤专，捣汁外用或内服，对严重皮外伤的愈合恢复疗效颇佳。

箭镞炮子入肉，干苋菜研末，沙糖调涂。

**按**：苋菜，《滇南本草》载其可"通血脉，逐瘀血"，《本草衍义补遗》载其"入血分，且善走"。沙糖为甘蔗汁之晶，具甘寒质润之性，调敷伤口，可起润滑之用，以导异物而出，且又兼清热解毒敛疮之效，故可使残碎箭头弹片从肌表自出。然此法应以箭头弹片在皮肤表浅部位为宜。部位深入，非外用药可取，当施整骨麻药，剖解开取为宜。

金疮，黄牛胆存性，研细敷之。

**按**：黄牛胆，其味苦，其气大寒，功擅清热解毒、凉血止血，煅后止血犹良。故外敷可用于皮外伤，消肿止痛止血可促进伤口愈合。

汤火伤，松树皮（自剥落而薄者更良）阴干研细，入轻粉少许，生油调敷，如敷不住，纱绢缚之。或用地榆末糁。

又夏枯草研细，麻油调，厚敷之。

**按**：上述二条所载为治汤火伤验方。松树皮，《本草纲目》载"痈疽疮口不合，生肌止血"。轻粉，可去腐肉，生新肉，合生油调敷，可祛腐生肌敛疮。疮口渗液过多而药不易敷，可用纱布裹药包缠，或用清热解毒敛疮之地榆末糁药撒布疮面。夏枯草，《药性解》载其"味苦辛，性寒，散血破癥，生肌解毒"。二法简便易行，且祛腐生肌之效尤显，故适用于各种烧伤、烫伤所致的痛不可忍，或溃烂，或恶疮等症。

竹木刺，乌羊矢捣烂，水调厚罨①之，即出。

**按**：羊矢即羊屎，新鲜者可清热解毒、凉血散血、消痈止痛。《疡科全书》所载羊屎散方，即以羊屎为主外敷治疗疮痈肿毒。竹木刺入，以羊屎捣烂水调敷，取其散瘀促新之意，催迫异物拔出。《卫生易简方》载有此法治铁针竹木刺入不出之证。

蜂螫，蚯蚓矢涂之。

**按**：蚯蚓屎，又名蚯蚓泥、蚯蚓矢，《本草纲目》载有以蚯蚓粪外敷治疗蜈蚣、

---

① 罨（yǎn眼）：覆盖。

狂犬咬伤及痈肿丹毒诸证。大抵蚯蚓屎其性寒凉,长于清热解毒,故于蜂螫所致的肿痛之证有消肿止痛之功。

犬咬,栀子研末,芦菔汁调敷,猘①犬咬者,服玉真散(玉真散即防风、天南星等分研末)。并治金刃伤,打扑跌坠,及破伤风皆效。

**按**:栀子,其性苦寒,善涤瘀郁之热,又兼止血之功。芦菔,《本草纲目》载其可"散瘀血",生捣涂打仆、汤火伤。二者合用,散瘀止血功良。可用于治疗犬蛇等动物咬伤,有止痛止血促进伤口愈合之效。玉真散长于祛风解痉,可用于防治狂犬病及破伤风所致的牙关紧急、角弓反张等症。

疔疽发背,瘰疬恶疮,及毒蛇猘犬伤,并宜以艾灸之。

雄按:徐灵胎云,痈疽阳毒,及生头面者,皆不可灸。

**按**:薛立斋认为"若发背、脑疽、疔毒及患在四肢,必用灸法,拔引郁毒,以行瘀滞,尤不可专于攻毒"。至于外科疮疡病施行灸法之因,陈自明认为:"大抵发背、脑疽、大疔、恶痈、脱疽、脚发之类,皆由膏梁浓味,尽力房劳,七情六欲,或丹石补药,精虚气郁所致,非独因荣卫凝滞而生也。必灸之以拔其毒,更辨其因,及察邪在脏腑之异,虚实之殊而治。"

然灸法之用,亦有宜忌。正如魏氏在《续名医类案》中所说:"灸有补泻,不可轻议。大率沉结寒冷之症,施之为宜。盖阴寒湿气凝留血脉,汤剂熨引,不能独治。惟火艾足以烁其势,岂非火能营运阳气,驱逐阴邪,其效有速于药石者?……若夫阳病灸之,则为大逆。是以论伤寒者,谓微数之脉,既汗之后,脉浮,热甚,三者悉不可灸。惟少阴皆恶寒,吐利,脉不足,与夫脉从手足厥之类,三者为可灸焉。"又因头为诸阳之会,所以,徐大椿有"痈疽阳毒,及生头面者,皆不可灸"之论。

---

① 猘(zhì 至)犬:猘,疯狂。猘犬即疯狗。

图书在版编目(CIP)数据

中医必读百部名著·医论医话卷/许敬生主编．－北京：华夏出版社,2008.6
ISBN 978－7－5080－4859－8

Ⅰ．中… Ⅱ．许… Ⅲ．①中国医药学－古籍－汇编②医论－古籍－汇编
Ⅳ．R2－52

中国版本图书馆 CIP 数据核字(2008)第 083068 号

华夏出版社出版发行
(北京东直门外香河园北里4号 邮编:100028)
新 华 书 店 经 销
北京中科印刷有限公司印刷装订
787×1092　1/16 开本　24.25 印张　643 千字　插页 1
2008 年 6 月北京第 1 版　2008 年 7 月北京第 1 次印刷
定价:48.00 元

本版图书凡印刷装订错误可及时向我社发行部调换